Krankenhaus-Report 2021

Jürgen Klauber · Jürgen Wasem · Andreas Beivers ·
Carina Mostert
Hrsg.

Krankenhaus-Report 2021

Versorgungsketten – Der Patient im Mittelpunkt

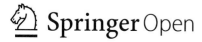

Hrsg.
Jürgen Klauber
Wissenschaftliches Institut der AOK
Berlin, Deutschland

Prof. Dr. Andreas Beivers
Hochschule Fresenius
München, Deutschland

Prof. Dr. Jürgen Wasem
Universität Duisburg-Essen
Essen, Deutschland

Carina Mostert
Wissenschaftliches Institut der AOK
Berlin, Deutschland

ISBN 978-3-662-62707-5
https://doi.org/10.1007/978-3-662-62708-2

ISBN 978-3-662-62708-2 (eBook)

Die Deutsche Nationalbibliothek verzeichnet diese Publikation in der Deutschen Nationalbibliografie; detaillierte bibliografische Daten sind im Internet über http://dnb.d-nb.de abrufbar.

Fotonachweis Umschlag: © izusek, istockphoto.com

Springer ist ein Imprint der eingetragenen Gesellschaft Springer-Verlag GmbH, DE und ist ein Teil von Springer Nature.
Die Anschrift der Gesellschaft ist: Heidelberger Platz 3, 14197 Berlin, Germany

Vorwort und Einführung

Das Gesundheitswesen ist kein Selbstzweck. Vielmehr steht der Patient im Mittelpunkt aller Bemühungen. Betrachtet man jedoch die heutigen Versorgungsketten des deutschen Gesundheits- und Krankenhausmarktes, kommen Zweifel an diesem hehren Anspruch auf. So trägt u. a. die sektorale Trennung des deutschen Gesundheitssystems, beispielsweise in der Kapazitätsplanung genauso wie in der Vergütungssystematik, bekannterweise wesentlich dazu bei, dass vorhandene Potenziale nicht ausreichend realisiert werden können und die Behandlungsergebnisse teilweise hinter ihren Möglichkeiten zurückbleiben. Auch im internationalen Vergleich weist das deutsche Krankenhauswesen beachtliche Effizienzreserven auf. Trotz vieler (gesetzgeberischer) Aktivitäten und Initiativen zur Verbesserung der Versorgungsketten besteht immer noch großer Handlungsbedarf. Das hat sich gerade in Zeiten der Corona-Pandemie eindrucksvoll bewiesen und die herausragende Bedeutung funktionierender und verfolgbarer Versorgungs- und Informationsketten rund um die Patientinnen und Patienten aufgezeigt. Dies gilt für alle Bereiche der Versorgung – von der Notfallversorgung bis hin zur Rehabilitation.

Anstelle einer sektorenübergreifenden, systemoptimalen Versorgung dominiert eine lediglich sektorenoptimale Leistungserstellung. Simultan dazu ist jedoch zu beobachten, dass es beispielsweise durch die zunehmende Ambulantisierung im Versorgungsalltag prozessbedingt zu einem Zusammenwachsen der Sektoren kommt und dies digital unterstützt werden kann und soll. Der Krankenhaus-Report 2021 nimmt sich mit dem Schwerpunkt *„Versorgungsketten – Der Patient im Mittelpunkt"* dieses Problems an und beleuchtet die Schnittstellenprobleme im Status quo über die verschiedensten Versorgungsbereiche hinweg und versucht – auch vor dem Hintergrund internationaler Erfahrungen und digitaler Lösungen – innovative Ansätze zu einer patientenzentrierten Versorgung vor- und dazustellen.

Mit einem einführenden Blick auf die *Versorgungsprozesse und das Zusammenspiel der Sektoren im internationalen Vergleich* befasst sich der Artikel von *Struckmann, Winkelmann und Busse*. Demnach ist in Europa eine allgemein zunehmende Tendenz zur ambulanten Durchführung von Operationen festzustellen, jedoch mit unterschiedlicher Geschwindigkeit. In Deutschland, dessen Gesundheitsversorgung stark fragmentiert ist und das dementsprechend eine starke Schnittstellenproblematik aufweist, haben gesetzliche Maßnahmen dem Artikel zufolge bislang nur zu einer punktuellen Milderung, nicht jedoch zu einer Behebung dieser Problematik geführt. Der Beitrag untersucht dies anhand der Länder Finnland, Norwegen, Niederlande, Österreich und Dänemark. Nationale Gesundheitsreformen wurden auf den Weg gebracht, um eine gemeinsame integrative Versorgungsplanung sowie Steuerung und Finanzierung über die Sektorengrenzen hinweg zu realisieren wie damit auch die Abhängigkeit vom Krankenhaussektor zu verringern. Alle untersuchten Länder setzen zunehmend auf das Prinzip des Gatekeeping durch Hausärzte bzw. Primärversorger, das eine verbesserte Kommunikation, Steuerung und Koordination zwischen ambulanter medizinischer Versorgung und stationärer Behandlung ermöglichen soll. Viele der dargestellten Reforminitiativen verbinden die Perspektive der integrativen Versorgungsplanung und -steuerung mit der Einführung multidisziplinärer Teams und der Einbindung von Gesundheitsfachberufen. Schließlich weist der Beitrag darauf hin, dass die meisten Länder bei der Verbesserung der Versorgungsprozesse vielfach auf die Chancen der Digitalisierung gesetzt haben, vor allem im Hinblick auf Interoperabilität, Patientenakten und Telemedizin.

Im Anschluss an das einführende Kapitel untersuchen die Autoren *Geraedts und de Cruppé* in ihrem Beitrag die *Zuweisung und Patientennavigation ins Krankenhaus*. Rechtlich gesehen dürften nämlich nur solche Patientinnen und Patienten im Krankenhaus stationär aufgenommen werden, bei denen eine ambulante oder teilstationäre Behandlung nicht möglich ist. Der Beitrag zeigt hingegen auf, dass derzeit viele elektive Krankenhausbehandlungen, aber auch Notfallbehandlungen eigentlich in das ambulante Leistungsspektrum gehören. Auch im Bereich der Indikationsstellung ergeben sich Fragen nach der Angemessenheit. Aus den vermuteten Fehlsteuerungen schließen die Autoren auf einen unzureichend umgesetzten Informations- und Beratungsbedarf der Patienten beim Krankenhauszugang. Die idealerweise zu stellenden Informationsansprüche sind mehrdimensional (Struktur-, Prozess- und Ergebnisqualität, Patientenerfahrung) und diese Informationen müssen die Patienten laienverständlich und objektiv vergleichend erreichen. Faktisch vollzieht sich die Krankenhauswahl aber nach wie vor in der Regel auf Basis von eigenen Vorerfahrungen oder Empfehlungen von Angehörigen, Bekannten oder sie wird durch die behandelnden niedergelassenen Ärzte getroffen. Qualitätsberichte und objektive Kriterien finden – den Autoren zufolge – in der Praxis hingegen bisher nur wenig Verwendung.

Der folgende Beitrag von *Messerle, Schreyögg und Gerlach* fokussiert den Themenkomplex der *patientenorientierten Notfallsteuerung*. Mehr als die Hälfte der ambulanten Notfälle wird durch die Notaufnahmen der Kliniken behandelt. Dabei geraten jedoch auch viele Personen ohne akut schwerwiegende Erkrankung oder Verletzung an die Notaufnahmen oder den Rettungsdienst, obwohl sie ein Fall für den Bereitschaftsdienst der KVen wären. Dies ist zum einen dem Umstand geschuldet, dass die Patienten oftmals die Dringlichkeit ihrer medizinischen Lage nicht richtig einschätzen können. Zum anderen führen die Unkenntnis der Versorgungsstrukturen und auch finanzielle Fehlanreize dazu, dass die Patienten bevorzugt stationär aufgenommen werden, auch wenn eine ambulante Behandlung zielführender wäre. So stellt der Beitrag fest, dass auch die Notfallversorgung in Deutschland stark durch eine sektorale Trennung gekennzeichnet ist, an der ambulant tätige Ärzte, der Rettungsdienst und die Krankenhäuser teilnehmen. Die Versorgung erfolgt häufig wenig integriert, ist regional unterschiedlich ausgestaltet, es herrscht hinsichtlich der Qualität der Notfallversorgung wenig Transparenz und Digitalisierungsfortschritte finden sich nur in Modellprojekten bzw. Teilbereichen. Im Zentrum der Notfallversorgung sollen zukünftig sektorenübergreifend Integrierte Leitstellen (ILS) und Integrierte Notfallzentren (INZ) stehen, mit dem Ziel, die Notfallversorgung zu zentralisieren, um bessere Qualität bei geringerem Ressourceneinsatz zu erreichen.

Mit dem Beitrag klinischer Pfade zu einer *patientenorientierten Versorgungssteuerung im Krankenhaus* befassen sich *Ronellenfitsch und Schwarzbach*. Klinische Pfade stellen einen geordneten Behandlungsablauf für bestimmte, klar definierte klinische Probleme oder Eingriffe dar. Eine zentrale Voraussetzung für die erfolgreiche Anwendung ist ihre Akzeptanz bei den beteiligten Mitarbeitern. Dazu bedarf es der Berücksichtigung lokaler Gegebenheiten sowie der praktischen Handhabbarkeit. Bei der Erstellung klinischer Pfade sollte daher das gesamte Spektrum der an der entsprechenden Behandlung beteiligten Mitarbeiterinnen und Mitarbeiter über alle Hierarchiestufen einbezogen werden. Generell erscheint den Autoren der Einsatz klinischer Pfade steigerungsfähig. Die Integration klinischer Pfade in Krankenhausinformationssysteme und elektronische Patientenakten im Zuge der Digitalisierung im Gesundheitswesen könnte dem Einsatz und der Akzeptanz des Behandlungsinstruments zugutekommen. Weiter wäre wünschenswert, wenn Elemente der Intersektoralität in klinischen Pfaden stärker berücksichtigt würden, was allerdings weitere Herausforderungen mit sich bringt.

Die beiden darauffolgenden Artikel beschäftigen sich mit der Frage der Optimierung sektorenübergreifender Versorgungsketten, beginnend mit einem Beitrag von *Lingnau, Blum, Willms, Pollmann, Gohmann und Broge* zum *Entlassmanagement – Status quo und Lösungsansätze zur Verbesserung*. Das seit 2015 gesetzliche verankerte Entlassmanagement soll den Übergang der Patienten aus dem Krankenhaus in die Nachversorgung beziehungsweise in die häusliche oder pflegerische Umgebung bruchfrei gestalten. Tatsächlich jedoch bestehen Studien zufolge noch zahlreiche Schwierigkeiten, die zentral mit dem Fehlen einheitlicher Standards, mit Defiziten in der Kommunikation und Unklarheiten bezüglich der Ansprechpartner und Zuständigkeiten verbunden sind. Der Beitrag befasst sich mit Lösungsansätzen zur Verbesserung des Entlassmanagements, wie sie in zwei Innovationsfondsprojekten verfolgt wurden bzw. werden. Ein initiales Assessment, ein Baustein des Prozesses gemäß nationalem Expertenstandard, soll auf Basis von Routinedaten die bisherige Patientenkarriere einbeziehen und so Patienten bereits frühzeitig identifizieren helfen, auf die im Entlassmanagement ein besonderes Augenmerk gelegt werden sollte. Dabei macht, den Autoren folgend, der routinedatenbasierte Ansatz die Erhebung von patientenbezogenen Primärdaten zum Zwecke des Entlassmanagements nicht obsolet, sondern komplettiert die Prognosegrundlagen. Wesentlich ist die Etablierung von digitalisierten und automatisierten Genehmigungsverfahren an den Schnittstellen zu Kostenträgern.

Der Beitrag *Schnittstelle Krankenhaus-Rehabilitation* von *Wasem, Frankenhauser-Mannuß, Hüer und Walendzik* betrachtet die medizinische Rehabilitation als eine Querschnittaufgabe innerhalb des Gesundheitswesens, die durch unterschiedliche Einrichtungen erbracht wird. Schnittstellenprobleme ergeben sich derzeit vor allem bei der indikationsbezogenen Anschlussrehabilitation durch den Wechsel aus der Akut- in die nachgelagerte Versorgung, bei dem nicht nur die leistungserbringende Einrichtung, sondern vielfach auch der Finanzierungsträger gewechselt wird. In der Diskussion stand vor allem, ob Patienten aus Gründen der Erlösoptimierung zu früh aus dem Krankenhaus in die Reha verlegt würden. Der Studienlage zufolge sind jedoch die in die Reha überwiesenen Patienten weit überwiegend voll rehabilitationsfähig. Mehrere Innovationsfonds-Projekte zielen vornehmlich darauf ab, durch eine bessere Abstimmung und gegebenenfalls durch eingeschobene Kurzzeitpflege die „Reha-Lücke", also die Pause zwischen Krankenhaus und Rehabilitationsklinik, möglichst kurz zu halten.

Die folgenden vier Beiträge analysieren indikationsspezifische Versorgungsketten und zeigen, primär aufgrund empirischer Analyse, Verbesserungspotenziale auf – vor allem hin zu mehr Patientenzentrierung.

Den Aufschlag hierzu macht der Artikel *Sektorenübergreifende Versorgung bei Herzinsuffizienz* von *Störk, Peters-Klimm, Bleek, Ninic und Klöss*. Die Behandlung von Patienten mit Herzinsuffizienz zeichnet sich durch häufige Wechsel zwischen den Sektoren aus. Wie die Analyse der AOK-versicherten Herzinsuffizienzpatienten des Jahres 2018 zeigt, sind meist alte, an diversen Krankheiten leidende und mit umfänglicher Medikation versorgte Personen betroffen, die häufig auch pflegebedürftig sind. Diverse Faktoren erschweren die reibungslose Kooperation zwischen Hausarzt und Kardiologen, auch das Überleitungsmanagement. Insgesamt kommen die Autoren zu dem Schluss, dass die Versorgung von Patienten mit Herzinsuffizienz ein koordiniertes Vorgehen der Leistungserbringer voraussetzt, dem auch bei der Vergütung Rechnung getragen werden muss. Daher werden eine Reihe von Ansätzen des Case Managements vorgestellt. Der Beitrag stellt darüber hinaus regionale und überregionale Projekte/Verträge zusammen.

Hoffmann, Schweigkofler, Reimertz und Bouillon betrachten hingegen die *Versorgungskette von Patienten mit Polytrauma.* Demnach konnte durch die Einrichtung von Traumanetzwerken die Kooperation und Koordination zwischen Leistungserbringern verbessert werden. Standards zur Struktur, zu den Prozessen und der Organisation einer qualitativ hochwertigen Versorgung Schwerverletzter wurden definiert, die am Traumanetzwerk teilnehmenden Kliniken sind Versorgungsstufen zugeordnet. Das kontinuierliche Absinken der Sterblichkeit wird nach Ansicht von Fachleuten außer auf den medizinischen Fortschritt vor allem auf die strukturellen Verbesserungen eines flächendeckenden Traumasystems zurückgeführt. Aus planerischer Perspektive müssen aber hochspezialisierte Zentren mit hoher Versorgungsdichte bestmöglich personell wie apparativ ausgestattet werden, was bei begrenzten Ressourcen nur unter Berücksichtigung regionaler wie überregionaler Bedarfsaspekte gelingt. Generell plädieren die Autoren auch dafür, Luftrettung stärker einzusetzen. Verbesserungspotenzial besteht darüber hinaus u. a. im Bereich der Rehabilitation für Unfallopfer.

*Greve, Bomke, Kurzewitsch und Becke*r sprechen sich für *Versorgungsnetze für Menschen mit psychischen Störungen* aus. So existiert seit 2013 eine durch die DGPPN erarbeitete diagnoseübergreifende Leitlinie für die Behandlung psychiatrischer Patienten. Diese Leitlinie, die beispielsweise den Verbleib des Patienten in seinem gewohnten Lebensumfeld und eine aufeinander abgestimmte, verbundene Leistungserbringung vorsieht, kann als Referenzpunkt für die Beurteilung der tatsächlich existierenden Strukturen dienen. Tatsächlich wird in der psychiatrischen Behandlung in Deutschland oftmals von diesem Ideal abgewichen. Im Ergebnis kommt es dem Beitrag zufolge zu vermeidbaren Chronifizierungen, die mit hohen medizinischen und volkswirtschaftlichen Kosten verbunden sind – und dies, obgleich im Grunde ein umfangreiches und leicht zugängliches Angebot an psychiatrischer Behandlung vorhanden ist. Die Autoren empfehlen die Etablierung eines integrierten Versorgungssystems, was eine möglichst nah an der Lebenswirklichkeit verankerte Versorgung sicherstellt, sowie die Schaffung regionaler Verbundstrukturen.

Des Bereichs der *Palliativversorgung* nehmen sich *Ateş, Jaspers, Peuten, Schneider und Radbruch* an und zeigen auf, dass die Palliativversorgung auf Palliativstationen sowie durch krankenhausinterne Palliativdienste stattfindet und daneben auch im Rahmen der 2007 eingeführten Spezialisierten Ambulanten Palliativversorgung (SAPV). Eine möglichst frühe Integration der Palliativversorgung im Krankheitsverlauf von Patientinnen und Patienten mit fortschreitenden lebenslimitierenden Erkrankungen halten die Autoren für wünschenswert. So wurde u. a. in einer amerikanischen Studie nachgewiesen, dass ein frühzeitiger Zugang zur Palliativversorgung nicht nur die Lebensqualität steigern, sondern auch die Behandlungskosten senken kann. In der Praxis findet die Einbindung der Palliativversorgung in die Behandlung erst zu einem späten Zeitpunkt – nämlich kurz vor dem Versterben – statt. In den Krankenhäusern kommt gemäß dem Beitrag den Palliativdiensten eine besondere Bedeutung für die frühe Integration der Palliativversorgung zu. Den Autorinnen und Autoren zufolge mangelt es aber nach wie vor an einer flächendeckenden Versorgung, insbesondere im ländlichen Raum. Ebenso fehlen klare Grundlagen für eine zielgenaue Identifikation von Patienten mit Bedarf an Palliativversorgung.

Den primär indikationsspezifischen Betrachtungen folgt nun ein umfassender Blick von *Messerle und Schreyögg* zur Steuerung der patientenorientierten Versorgungsketten durch den Artikel *Sektorenübergreifende Versorgungssteuerung.* Den Autoren zufolge existiert ein sehr großes Potenzial an sektorenunabhängigen Leistungen, das heißt an solchen, die unter medizinischen Gesichtspunkten sowohl ambulant als auch stationär erbracht werden könnten. Eine zukünftige Versorgungsplanung muss daher die bestehende, rein historische Fortschreibung sektoraler Ansätze ablösen und einige Kernprinzipien beachten. Kooperative Strukturen und Netzwerke zwischen Leistungserbringern sind weiter voranzubringen. Maßgeblich in der Versorgung sollten datengetriebene Versorgungspfade sein. Die gesetzlichen Anreize für die Krankenkassen, sich im Markt mit besonderen Versorgungsangeboten zu differenzieren, sind derzeit nicht ausreichend.

Ein Praxisbeispiel zur Umsetzung optimierter Versorgungsketten zeigt der Beitrag von *Steiner* zu *Versorgungsplanung am Beispiel der Spitallisten der beiden Basel*. Mit der Zielsetzung einer Erhöhung der Versorgungsqualität und der Dämpfung des Kostenanstiegs ist seit 2019 eine gemeinsame Krankenhausplanung der Kantone Basel-Stadt und Basel-Landschaft möglich. Das zugrunde liegende Modell floss wesentlich in das Gutachten zur Krankenhauslandschaft in NRW ein. Die Leistungsmengenermittlung geschieht dabei auf Basis eines Regressionsmodells, das demographische, gesundheitsbezogene und soziodemographische Faktoren berücksichtigt. Für die Krankenhausplanung, somit auch in Deutschland, verbindet der Autor mit seinem im Beitrag dargestellten Ansatz vor allem folgende Aspekte: Den Übergang von einer kapazitätsorientierten zu einer leistungsorientierten Planung, die die medizinischen Notwendigkeiten (inklusive Mindestmengen) berücksichtigt und die Chance auf eine transparent operationalisierte politische Zielsetzung, die Regionalität, ausreichend berücksichtigt (Planung in Gesundheitsräumen).

Der letzte Beitrag zum Schwerpunktthema von *Döbler und Follert* thematisiert *Stand und Perspektiven einer sektorenübergreifenden Qualitätssicherung*. Sektorenübergreifende Qualitätssicherungsverfahren stellen eine effektive und praktikable Weiterentwicklung und Ergänzung sektorenspezifischer Qualitätssicherung dar. Sie können beispielsweise als „Schnittstellenindikatoren" zur Optimierung der Versorgung an Sektorengrenzen beitragen, als Follow-up-Indikatoren eine bessere Erfassung von Ergebnisqualität ermöglichen und generell eine stärkere Integration der aktuellen Sektoren unterstützen. Zentral bleibt aber aus Sicht der Autoren, dass Qualitätsindikatoren Handlungsrelevanz erlangen, was voraussetzt, dass die Verantwortlichkeit für Ergebnisqualität geklärt ist. Deutlich größer sind diese Herausforderungen, wenn der Blick über die einzelne Einrichtung hinausführt, etwa bei Versorgungsketten, regionalen Strukturen oder Versorgungsverträgen. Zusammenfassend wird festgestellt, dass noch erheblicher Bedarf an Forschung und Entwicklung besteht, um die Ergebnisqualität von Versorgungsketten erfassbar zu machen und handlungsrelevante Auswertungsebenen zu identifizieren.

Unter der Rubrik „*Zur Diskussion"* widmen sich vier Beiträge unterschiedlichen aktuellen Themen der Krankenhausversorgung. Den Start machen *Behrendt, Schwinger, Tsiasioti, Stammann, Willms, Hasseler, Studinski, Özdes, Krebs und Klauber* mit dem Beitrag *Multisektorale Schnittstelle: Hospitalisierungen von Pflegeheimbewohnenden mit Schwerpunkt Sturz*. Krankenhausaufenthalte stellen für Pflegeheimbewohnende ein besonderes Risiko dar. Neben den Risiken des Transports sind hier z. B. die Sturzgefahr, nosokomiale Infektionen, Dekubiti oder die Umstellung der Medikation mit dem Risiko unerwünschter Arzneimittelwirkungen zu nennen. Im Falle von dementen Patientinnen und Patienten sind diese Risiken nochmals erhöht und bergen die zusätzliche Gefahr einer verstärkten psychischen Desorientierung. Jeder fünfte Heimbewohnende (21 %) war mindestens einmal pro Quartal im Krankenhaus. Stürze und sturzbedingte Verletzungen zählen zu den häufigsten Ursachen für Krankenhausaufnahmen von Pflegeheimbewohnenden in Deutschland. Daher kommt der Sturzprophylaxe eine erhebliche Bedeutung zu. Den empirischen Analysen zufolge zeigt ein Viertel der Pflegeeinrichtungen nach Risiko-adjustierung eine Erhöhung des Risikos für eine sturzbedingte Hospitalisierung zwischen 30 und 190 Prozent. Offensichtlich besteht daher nach Sicht der Autorinnen und Autoren ein Potenzial zur Verringerung des Sturzrisikos.

Um das Krankenhauspersonal geht es in dem Artikel *Personalfluktuation in deutschen Krankenhäusern: Jeder sechste Mitarbeiter wechselt den Job* von *Pilny und Rösel*. Der Beitrag analysiert auf Basis einer Sonderauswertung der Bundesagentur für Arbeit die Personalfluktuation in den deutschen Krankenhäusern für die Jahre 2004 bis 2016. Die Schwierigkeit der Krankenhäuser, Personal zu finden, lässt sich demnach nicht nur an der Zahl der offenen Stellen erkennen, die in den vergangenen Jahren tatsächlich stark zugenommen hat. Aufschlussreich ist auch die Personalfluktuation in deutschen Krankenhäusern, die im Zeitraum von 2004 bis 2016 zugenommen hat. Die Autoren kommen zu dem Schluss, dass neben einer grundlegenden Unzufriedenheit mit den Arbeitsbedingungen in der Krankenhauspflege auch die allgemeine Arbeitsmarktlage eine Rolle für den Wunsch nach einem Arbeitsplatzwechsel spielt. Die Verbesserung der Jobsituation für Pflegerinnen und Pfleger bleibt eine Top-Priorität auf der gesundheitspolitischen Agenda.

Einen wichtigen Beitrag „Zur Diskussion" liefern *Mostert, Hentschker, Scheller-Kreinsen, Günster, Malzahn und Klauber* mit ihrem Artikel *Auswirkungen der Covid-19-Pandemie auf die Krankenhausleistungen im Jahr 2020*. Der Beitrag gewährt erstmals einen zusammenfassenden Überblick über die Entwicklung der akut-stationären Krankenhausversorgung im Jahr 2020, differenziert nach drei Pandemiephasen. Dabei wird sowohl die Versorgung insgesamt als auch die Versorgung von Covid-19-Patienten betrachtet. Während der ersten Pandemiephase kam es zu massiven Einbrüchen in allen Leistungsbereichen und über alle Krankenhausgruppen. Auch in den Sommermonaten mit niedrigen Infektionszahlen und nicht mehr so strikten Vorgaben zur Freihaltung von Kapazitäten wurden im Vergleich zum Vorjahr weniger Fälle in den Krankenhäusern behandelt. In der zweiten Pandemiewelle wurden – trotz insgesamt höherer Covid-19-Fallzahlen – überwiegend gestufte Vorgaben zur Freihaltung definiert und differenziertere Freihaltepauschalen angewendet. Die Analysen belegen für diesen Zeitraum ebenfalls hohe Leistungsrückgänge, die sich jedoch auf niedrigerem Niveau als während der ersten Pandemiephase bewegten. Inwiefern sich in den einzelnen Pandemiephasen regulatorische Vorgaben, Apelle, ökonomische Anreize beziehungsweise ein möglicherweise geändertes Einweiserverhalten sowie die Reaktionen der Bevölkerung auf die Fallzahlen im Krankenhaus ausgewirkt haben, können die Autorinnen und Autoren zu diesem Zeitpunkt (noch) nicht beantworten.

Dies ergänzend, betrachtet der letzte Diskussionsbeitrag von *Leclerque und Mostert* die *Krankenhausbudgets 2018 und 2019 im Vergleich* und untersucht dabei die Veränderungen in den jährlich zu vereinbarenden Budgets der Jahre 2018 und 2019 auf Basis von 1.181 somatischen Krankenhäusern. Deren Budgets (ohne Berücksichtigung von Ausgleichen) sind um 4,5 Prozent gestiegen, was einem Mittelzuwachs von etwa 2,9 Mrd. € entspricht. Der Budgetanstieg liegt damit rund 1,4 Prozentpunkte höher als im Vorjahr. Budgeterhöhend hat sich dabei erneut vor allem die Preisentwicklung ausgewirkt. Wenngleich die Gesamtentwicklung der Budgets durch den DRG-Bereich dominiert wird, ist die Dynamik bei den Zusatzentgelten höher. Fortgesetzt hat sich die Tendenz zu deutlich späteren Verhandlungen und Genehmigungen der AEBs. Gemessen am gesamten Casemixvolumen wurden 2019 nur knapp 38 Prozent unterjährig umgesetzt.

Wie in jedem Jahr enthält der Report die *Krankenhauspolitische Chronik* und einen Statistikteil mit Auswertungen auf Basis der Daten des Statistischen Bundesamtes und des Wissenschaftlichen Instituts der AOK (WIdO). Das *Krankenhaus-Directory 2019* gibt eine Übersicht über zentrale Kennziffern für mehr als 1.300 Krankenhäuser, bezogen auf Struktur, Leistungsspektrum, Wettbewerbssituation und Qualität.

Den Mitgliedern des Editorial Boards gilt wie immer unser besonderer Dank. Ihre Anregungen und ihr Engagement von der konzeptionellen Gestaltung bis zur praktischen Umsetzung haben den Krankenhaus-Report in seiner vorliegenden Form erst möglich gemacht.

Wir trauern um Herrn Dr. Gerhard Brenner, der uns viele Jahre engagiert im Editorial Board unterstützt hat und Anfang 2020 verstorben ist.

Dem Springer-Verlag danken wir wie immer für seine professionelle und erfahrene verlegerische Betreuung des Projekts. Schließlich gebührt großer Dank auch den Mitarbeiterinnen und Mitarbeitern des WIdO für die vielfältige Unterstützung, insbesondere Susanne Sollmann und Gregor Leclerque für die redaktionelle Betreuung.

Jürgen Klauber
Jürgen Wasem
Andreas Beivers
Carina Mostert
Berlin, Essen und München
im März 2021

Inhaltsverzeichnis

Herausgeber, Editorial Board sowie Autorinnen und Autoren des Krankenhaus-Reports 2021

Herausgeber

Jürgen Klauber Wissenschaftliches Institut der AOK, Berlin, Deutschland

Prof. Dr. Jürgen Wasem Universität Duisburg-Essen, Essen, Deutschland

Prof. Dr. Andreas Beivers Hochschule Fresenius, München, Deutschland

Carina Mostert Wissenschaftliches Institut der AOK, Berlin, Deutschland

Editorial Board

Prof. Dr. Boris Augurzky RWI – Leibniz-Institut für Wirtschaftsforschung e. V., Essen, Deutschland

Prof. Dr. med. Reinhard Busse, MPH, FFPH Lehrstuhl Management im Gesundheitswesen, WHO Collaborating Centre for Health Systems, Research and Management, Technische Universität Berlin, Berlin, Deutschland

Prof. Dr. med. Saskia Drösler Hochschule Niederrhein, Krefeld, Deutschland

Hans-Jürgen Firnkorn Weil der Stadt, Deutschland

Prof. Dr. med. Max Geraedts, M. san. Institut für Versorgungsforschung und Klinische Epidemiologie, Fachbereich Medizin, Philipps-Universität, Marburg, Deutschland

Dr. Christopher Hermann Berlin, Deutschland

Dr. Wulf-Dietrich Leber Abteilung Krankenhäuser, GKV-Spitzenverband, Berlin, Deutschland

Prof. Dr. Markus Lüngen Fakultät Wirtschafts- und Sozialwissenschaften, Hochschule Osnabrück, Osnabrück, Deutschland

Prof. Dr. Günter Neubauer IfG Institut für Gesundheitsökonomik, München, Deutschland

Prof. Dr. Julia Oswald Fakultät Wirtschafts- und Sozialwissenschaften, Hochschule Osnabrück, Osnabrück, Deutschland

Prof. Dr. Holger Pfaff Institut für Medizinsoziologie, Versorgungsforschung und Rehabilitationswissenschaft (IMVR), Universität zu Köln, Köln, Deutschland

Prof. Dr. med. Bernt-Peter Robra, M.P.H. Hannover, Deutschland

Prof. Dr. Jonas Schreyögg Hamburg Center for Health Economics, Universität Hamburg, Hamburg, Deutschland

Prof. Dr. Eberhard Wille Abteilung Volkswirtschaftslehre, Universität Mannheim, Mannheim, Deutschland

Autorinnen und Autoren

Dr. Gülay Ateş Klinik für Palliativmedizin, Universitätsklinikum Bonn, Bonn, Deutschland

Prof. Dr. med. Thomas Becker Klinik für Psychiatrie und Psychotherapie II der Universität Ulm Bezirkskrankenhaus Günzburg, Bezirkskliniken Schwaben, Günzburg, Deutschland

Susann Behrendt Wissenschaftliches Institut der AOK, Berlin, Deutschland

Julian Bleek AOK-Bundesverband, Berlin, Deutschland

Dr. Karl Blum Deutsches Krankenhausinstitut (DKI), Düsseldorf, Deutschland

Ute Bölt Statistisches Bundesamt, Bonn, Deutschland

Paul Bomke Pfalzklinikum für Neurologie und Psychiatrie, Klingenmünster, Deutschland

Prof. Dr. med. Bertil Bouillon Klinikum Köln-Merheim, Kliniken der Stadt Köln gGmbH, Köln, Deutschland

Björn Broge aQua – Institut für angewandte Qualitätsförderung und Forschung im Gesundheitswesen GmbH, Göttingen, Deutschland

Dirk Bürger AOK-Bundesverband, Berlin, Deutschland

Prof. Dr. Reinhard Busse Fachgebiet Management im Gesundheitswesen H 80, Technische Universität Berlin, Berlin, Deutschland

Dr. Werner de Cruppé Institut für Versorgungsforschung und Klinische Epidemiologie, Institut für Gesundheitssystemforschung, Philipps-Universität Marburg, Marburg, Deutschland

Dr. med. Klaus Döbler KCQ – Kompetenzzentrum Qualitätssicherung/Qualitätsmanagement, Stuttgart, Deutschland

Peter Follert GKV-Spitzenverband, Berlin, Deutschland

Dr. Julia Frankenhauser-Mannuss AOK Baden-Württemberg – Hauptverwaltung, Stuttgart, Deutschland

Prof. Dr. Max Geraedts Institut für Versorgungsforschung und Klinische Epidemiologie, Institut für Gesundheitssystemforschung, Philipps-Universität Marburg, Marburg, Deutschland

Prof. Dr. med. Ferdinand M. Gerlach Zentrum der Gesundheitswissenschaften, Institut für Allgemeinmedizin, Goethe-Universität Frankfurt am Main, Frankfurt am Main, Deutschland

Dr. Philipp Gohmann Abteilungsreferat Strategie & Innovation, KNAPPSCHAFT, Bochum, Deutschland

Nils Greve Dachverband Gemeindepsychiatrie e. V., Köln, Deutschland

Prof. Dr. Martina Hasseler Fakultät Gesundheitswesen, Ostfalia Hochschule für Angewandte Wissenschaften, Wolfsburg, Deutschland

Dr. Corinna Hentschker Wissenschaftliches Institut der AOK, Berlin, Deutschland

Prof. Dr. Reinhard Hoffmann BG Unfallklinik Frankfurt am Main gGmbH, Frankfurt, Deutschland

Theresa Hüer Alfried Krupp von Bohlen und Halbach-Stiftungslehrstuhl für Medizinmanagement, Universität Duisburg-Essen, Essen, Deutschland

Dr. Birgit Jaspers Klinik für Palliativmedizin, Universitätsklinikum Bonn, Bonn, Deutschland

Jürgen Klauber Wissenschaftliches Institut der AOK, Berlin, Deutschland

Andreas Klöss Wissenschaftliches Institut der AOK (WIdO), Berlin, Deutschland

Stephanie Krebs Fakultät Gesundheitswesen, Ostfalia Hochschule für angewandte Wissenschaften, Wolfsburg, Deutschland

Elisabeth Kurzewitsch Bad Bergzabern, Deutschland

Dr. Gregor Leclerque Wissenschaftliches Institut der AOK, Berlin, Deutschland

Ruth Lingnau aQua – Institut für angewandte Qualitätsförderung und Forschung im Gesundheitswesen GmbH, Göttingen, Deutschland

Robert Messerle Lehrstuhl für Management im Gesundheitswesen, Universität Hamburg, Hamburg, Deutschland

Carina Mostert Wissenschaftliches Institut der AOK, Berlin, Deutschland

Rajko Ninic AOK-Bundesverband, Berlin, Deutschland

Tanyel Özdes Wissenschaftliches Institut der AOK, Berlin, Deutschland

Prof. Dr. med. Frank Peters-Klimm Abteilung Allgemeinmedizin und Versorgungsforschung, Universitätsklinikum Heidelberg, Heidelberg, Deutschland

Dr. Sarah Peuten Philosophisch-Sozialwissenschaftliche Fakultät, Universität Augsburg, Augsburg, Deutschland

Dr. Adam Pilny Rheinisch-Westfälisches Institut für Wirtschaftsforschung, Essen, Deutschland

Thorsten Pollmann aQua – Institut für angewandte Qualitätsförderung und Forschung im Gesundheitswesen GmbH, Göttingen, Deutschland

Andreas Pritzkau Wissenschaftliches Institut der AOK, Berlin, Deutschland

Martina Purwins AOK-Bundesverband, Berlin, Deutschland

Dr. Lukas Radbruch Klinik für Palliativmedizin, Universitätsklinikum Bonn, Bonn, Deutschland

Dr. Christoph Reimertz BG Unfallklinik Frankfurt am Main gGmbH, Frankfurt, Deutschland

PD Dr. med. Ulrich Ronellenfitsch Universitätsklinik und Poliklinik für Viszerale, Gefäß- und Endokrine Chirurgie, Universitätsklinikum Halle (Saale), Halle (Saale), Deutschland

Dr. Felix Rösel Niederlassung Dresden, ifo Institut, Dresden, Deutschland

Torsten Schelhase Statistisches Bundesamt, Bonn, Deutschland

Prof. Dr. Werner Schneider Philosophisch-Sozialwissenschaftliche Fakultät, Universität Augsburg, Augsburg, Deutschland

Prof. Dr. Jonas Schreyögg Lehrstuhl für Management im Gesundheitswesen, Universität Hamburg, Hamburg, Deutschland

Prof. Dr. Matthias Schwarzbach Klinikum Frankfurt Höchst GmbH, Frankfurt a. M., Deutschland

Dr. Uwe Schweigkofler BG Unfallklinik Frankfurt am Main gGmbH, Frankfurt, Deutschland

Dr. Antje Schwinger Wissenschaftliches Institut der AOK, Berlin, Deutschland

Jutta Spindler Statistisches Bundesamt, Bonn, Deutschland

Carina Stammann aQua – Institut für angewandte Qualitätsförderung und Forschung im Gesundheitswesen GmbH, Göttingen, Deutschland

Michael Steiner Kanton Basel-Stadt, Basel, Schweiz

Prof. Dr. med. Stefan Störk Universitätsklinikum Würzburg, Würzburg, Deutschland

Dr. Verena Struckmann Fachgebiet Management im Gesundheitswesen H 80, Technische Universität Berlin, Berlin, Deutschland

Elisa Studinski Wissenschaftliches Institut der AOK, Berlin, Deutschland

Chrysanthi Tsiasioti Wissenschaftliches Institut der AOK, Berlin, Deutschland

Dr. Anke Walendzik Alfried Krupp von Bohlen und Halbach-Stiftungslehrstuhl für Medizinmanagement, Universität Duisburg-Essen, Essen, Deutschland

Prof. Dr. Jürgen Wasem Universität Duisburg-Essen, Essen, Deutschland

Dr. Gerald Willms aQua – Institut für angewandte Qualitätsförderung und Forschung im Gesundheitswesen GmbH, Göttingen, Deutschland

Juliane Winkelmann Fachgebiet Management im Gesundheitswesen H 80, Technische Universität Berlin, Berlin, Deutschland

Schwerpunktthema

Inhaltsverzeichnis

Versorgungsprozesse und das Zusammenspiel der Sektoren im internationalen Vergleich

Verena Struckmann, Juliane Winkelmann und Reinhard Busse

Inhaltsverzeichnis

© Der/die Autor(en) 2021
J. Klauber et al. (Hrsg.), *Krankenhaus-Report 2021*, https://doi.org/10.1007/978-3-662-62708-2_1

■ ■ Zusammenfassung

Eine sektorenübergreifende Sichtweise ist insbesondere vor dem Hintergrund der zahlreichen technischen Fortschritte, steigender Kosten und einer alternden Gesellschaft mit zunehmend chronischen, aber häufig ambulant behandelbaren Erkrankungen wichtig. Mehrere europäische Länder begegnen diesen Entwicklungen, indem sie die Leistungserbringung über die Sektorengrenzen hinweg neu gestalten und Versorgungsprozesse systematisch durch eine Re-Organisation der Gesundheitsversorgung im ambulanten und stationären Sektor steuern. Anhand der Beschreibung aktueller Reformen, Verschiebungen von Zuständigkeiten, dem Aufbau der Leistungserbringung anhand von Patientenpfaden mit besonderem Fokus auf Schnittstellen, Organisation und Kommunikation wird deutlich, dass diese Herausforderungen in anderen europäischen Ländern (Dänemark, Finnland, Niederlande, Norwegen und Österreich) bereits konkreter als in Deutschland angegangen wurden. Auch wenn sich Gesundheitssysteme unterscheiden, was das Lernen von anderen verkompliziert, gibt es durchaus Ansätze und dafür notwendige Voraussetzungen, die auch für den deutschen Kontext Anregungen bieten können.

A cross-sectoral approach is particularly important in the light of the many technological advances, rising costs and an ageing society with an increasing number of chronically ill people who can also be treated in ambulatory settings. Several European countries are countering these developments by reorganising the provision of services across sectoral boundaries and systematically managing care processes by re-organising health care in the outpatient and inpatient sector. Based on the description of current reforms, shifts of responsibilities, service provision with patient pathways across sectors, organisation and communication in several European countries (Austria, Denmark, Finland, the Netherlands and Norway), this chapter shows that compared to Germany, these challenges have already been tackled more explicitly in the countries investigated. Even if health care systems differ, which complicates mutual learning, there are certainly approaches and necessary prerequisites that can also provide inspiration and ideas for the reorganisation of health service provision in Germany.

1.1 Hintergrund

Im Sinne einer kontinuierlichen, koordinations- und patientenorientierten Versorgung sind sektorenübergreifende Versorgungsstrukturen zentral. Das deutsche Gesundheitssystem ist aufgrund zahlreicher Kostenträger und Leistungserbringer allerdings stark von einer Fragmentierung der medizinischen Leistungen und Zuständigkeiten zwischen der ambulanten und stationären Versorgung geprägt. Diese Fragmentierung führt zu vielfachen Schnittstellen zwischen Personen, Versorgungseinrichtungen und -ebenen (Prävention, ambulante und stationäre Versorgung sowie Rehabilitation und Pflege), Sektoren oder Arbeitsprozessen, die unzureichend koordiniert sind. Diese Schnittstellen stellen einen neuralgischen Punkt dar und führen daher regelmäßig zu Informations-, Wirkungs- und Qualitätsverlusten, zu Doppeluntersuchungen und zu Einbußen bei der Wirtschaftlichkeit und behindern so eine bedarfsgerechte und kontinuierliche Leistungserbringung (Straub et al. 2016; European Union 2017; FES 2017). Darüber hinaus kann der medizinisch-technische Fortschritt als wesentlicher Kostentreiber identifiziert werden. Oftmals orientiert sich die Versorgung nicht am medizinischen oder Patientenbedarf, sondern an Regelungen zur Vergütung und Leistungserbringung, die für den jeweiligen Sektor spezifisch sind. Das gilt besonders für die Schnittstelle zwischen akutstationärer und ambulanter Versorgung, allerdings entstehen auch Brüche zwischen allgemein- und fachärztlicher Versorgung. Mit der immer älter werdenden Bevölkerung entstehen an diesen

1

Schnittstellen zusätzliche neue Probleme und Herausforderungen, da beispielsweise Patienten den akutstationären Sektor zunehmend mit einem höheren Versorgungsbedarf aufgrund von chronischen Vorerkrankungen oder Multimorbidität verlassen (SVR 2012; Albrecht et al. 2020).

Die Verpflichtung zur Vermeidung von Schnittstellenproblemen wurde bereits im Jahr 2007 mit dem Gesetz zur Stärkung des Wettbewerbs in der gesetzlichen Krankenversicherung (GKV-WSG) festgehalten und im Rahmen des Gesetzes zur Verbesserung der Versorgungsstrukturen in der gesetzlichen Krankenversicherung (GKV-VStG) im Jahr 2011 noch einmal präzisiert (SVR 2012). Mit diesen Reforminitiativen, aber auch bereits vorher und seitdem wurde versucht, die mit den Sektorengrenzen verbundenen Defizite in der Versorgung zu beheben (z. B. mit der Einführung von Modellvorhaben nach §§ 63–65 SGB V, des Innovationsfonds nach § 92a SGB V, von MVZs nach § 95 (1a) SGB V, vor- und nachstationärer Behandlung nach § 115a, ambulantem Operieren nach § 115b, der ambulanten spezialfachärztlichen Versorgung nach § 116b, der besonderen Versorgung nach § 140a). Das Ergebnis ist ein inkonsistentes Sammelsurium verschiedener Einzelregelungen, deren bisherige Entwicklung deutlich hinter ihrem vermuteten Potenzial und den Erwartungen des Gesetzgebers, der beteiligten Akteure und den Anforderungen an eine bedarfsorientierte Gesundheitsversorgung blieb (Leber und Wasem 2016). Es fehlt damit weiterhin eine eigenständige kohärente gesetzliche Grundlage für eine Versorgungsform, die eine sektorenübergreifende Koordination als konstitutives Element bzw. als notwendige Bedingung voraussetzt. Die grundlegenden, historisch gewachsenen strukturellen Sektorengrenzen und die damit einhergehende Fragmentierung konnten bisher nicht bzw. nur unzureichend überwunden werden. Nicht ohne Grund halten wichtige Akteure (GKV-Spitzenverband, SVR) seit Jahren

eine Reform des ambulant-stationären Schnittstellenbereichs für dringend notwendig (SVR 2009, 2012, 2018; GKV-SV 2017).

Auch andere europäische Länder stehen vor der Herausforderung, die Leistungserbringung über die Sektorengrenzen hinweg neu zu gestalten und Versorgungsprozesse systematisch zu steuern, um dadurch den Auswirkungen einer alternden Bevölkerung und einer steigenden Zahl von Menschen mit chronischen Erkrankungen wirksam zu begegnen. Ziel ist es, die Qualität und Effizienz der Gesundheitsversorgung zu steigern, Kosten einzudämmen und somit die Kosten-Effektivität zu erhöhen. So werden in einigen europäischen Ländern durch eine Re-Organisation der Gesundheitsversorgung verstärkt Zuständigkeiten verschoben, sodass ambulante Leistungen eine stationäre Versorgung ersetzen. Um die deutsche Versorgungssituation und das Zusammenspiel der Sektoren besser einordnen zu können, kann ein Blick in andere europäische Länder helfen, Strukturen und bereits etablierte Ansätze zu identifizieren, die eine erfolgreiche Implementierung in Deutschland erleichtern würden.

Dieser Beitrag untersucht, wie die Behandlungspfade zwischen den unterschiedlichen Sektoren und Versorgungsebenen in anderen europäischen Ländern organisiert und aufgeteilt sind, wie Arbeitsabläufe und Kommunikation zwischen ambulanten und stationären Leistungserbringern gestaltet und wie Schnittstellen organisiert sind. Anhand ausgewählter Länderbeispiele werden aktuelle Entwicklungen und Reformen in der Verschiebung von Zuständigkeiten, Organisation und Versorgungsprozessen aufgezeigt, die darauf zielen, die ambulante und stationäre Versorgung neu zu strukturieren und stärker zu integrieren. Anschließend wird anhand von Patientenpfaden dargestellt, wie unterschiedlich Versorgungsketten aufgebaut sind und wie die intersektorale Organisation und Kommunikation stattfindet.

1.2 Methode

1.2.1 Länderauswahl

Auf Basis einer gezielten Literaturreche, der internationalen Gesundheitssystem-profil-Serie (Health Systems in Transition – HiT) und länderspezifischen Gesundheitsprofilen des European Observatory on Health Systems and Policies sowie grauer Literatur wurden europäische Länder mit interessanten Ansätzen für die Neuorganisation und Koordination der Versorgung zwischen den verschiedenen Sektoren und Versorgungsebenen identifiziert. Dabei bestand ein besonderes Interesse, unterschiedliche Modelle der Leistungserbringung und verschiedene Lösungsansätze für die Schnittstellenproblematik zu berücksichtigen. Es werden somit Optionen für einen besseren Zugang für Patienten und eine Reduktion von Abhängigkeiten vom stationären Sektor vorgestellt. Die Länder wurden auch dahingehend ausgewählt, dass sie unterschiedliche sektorenübergreifende Versorgungspfade abbilden. Insbesondere wurden Länder berücksichtigt, die in den letzten Jahren Reformen für eine verbesserte Koordination zwischen den Sektoren und Versorgungsebenen durchgeführt haben, die Potenzial für eine Übertragbarkeit auf Deutschland bieten.

Auf dieser Grundlage wurden Dänemark, Finnland, die Niederlande, Norwegen und Österreich für die weitere Untersuchung ausgewählt und werden in den folgenden thematischen Abschnitten beschrieben.

1.2.2 Definitionen

Im Folgenden werden die unterschiedlichen Sektoren und Versorgungsebenen in Gesundheitssystemen beschrieben, an denen sich Schnittstellen befinden und es oft zu Brüchen in den Versorgungspfaden von Patienten kommt.

International wird zwischen den Sektoren der ambulanten und stationären Versorgung unterschieden. Innerhalb dieser Sektoren wird zwischen den Versorgungsebenen der primären, sekundären bzw. fachärztlichen und der tertiären bzw. spezialfachärztlichen Versorgung unterschieden. Zum ambulanten Sektor gehören sowohl die Primärversorgung als auch Teile der Sekundärversorgung. In der stationären Versorgung existiert neben der Sekundärversorgung auch die hochspezialisierte Tertiärversorgung.

■■ Ambulante Versorgung

Zur ambulanten Versorgung gehören alle Gesundheitsleistungen, die nicht während eines stationären Aufenthalts erbracht werden. Sie schließen somit Primärversorgung und Teile der Sekundärversorgung mit ein. Ambulante Leistungen sind u. a. ärztliche und zahnärztliche Versorgung, ambulante diagnostische und operative Verfahren, Rehabilitation, Arzneimittelversorgung, Geburtshilfe, erste Hilfe und Notfallversorgung, Gesundheitsprävention und Gesundheitsförderung.

■■ Primärversorgung

In den meisten Ländern deckt die Primärversorgung einen Großteil (teils über 90 %) der Patientenkontakte mit dem Gesundheitssystem ab. Die Primärversorgung wird überwiegend durch Hausärzte sichergestellt. In einigen Ländern werden auch Kinderärzte, Gynäkologen, Zahnärzte oder Psychotherapeuten zu den Primärversorgern gezählt.

Die Primärversorgung ist in Europa sehr unterschiedlich organisiert. In vielen traditionellen Sozialversicherungsländern dominieren Hausärzte, die freiberuflich in Einzelpraxen praktizieren, obwohl Gruppenpraxen, in denen mehrere Ärzte als Angestellte arbeiten (jetzt offiziell „Berufsausübungsgemeinschaften") zunehmend an Bedeutung gewinnen (z. B. Frankreich, Deutschland oder Österreich; s. u.). In Ländern mit einem nationalen Gesundheitsdienst sind Gesundheitszentren oder große Gruppenpraxen weit verbreitet,

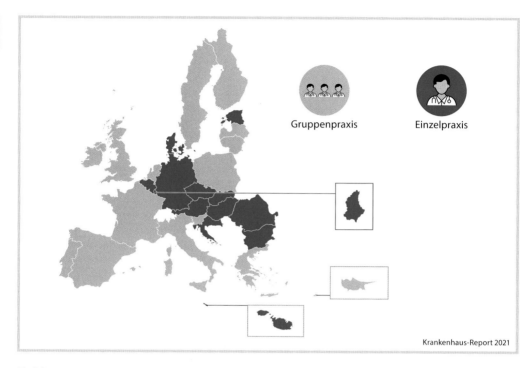

Gruppenpraxis   Einzelpraxis

Krankenhaus-Report 2021

◘ **Abb. 1.1**   Vorherrschende Form der ärztlichen Primärversorgung in Ländern der Europäischen Union (Quelle: European Union 2017)

in denen sowohl Hausärzte als auch Krankenpflegekräfte und evtl. weiteres Gesundheitspersonal wie Physiotherapeuten, Ergotherapeuten oder Sozialarbeiter tätig sind (z. B. Finnland, Italien, Norwegen Schweden, Spanien, UK) (s. ◘ Abb. 1.1).

In vielen Ländern agieren Primärversorger als Gatekeeper zu anderen Versorgungsebenen des Gesundheitssystems, d. h. dass Patienten zum Beispiel in Dänemark, Finnland oder den Niederlanden zunächst einen Hausarzt aufsuchen müssen, bevor sie an einen Facharzt überwiesen werden. Im Kontext von alternden Gesellschaften und zunehmend multimorbiden Patienten kommt der Primärversorgung eine immer zentralere Rolle bei der umfassenden, kontinuierlichen und koordinierenden Versorgung zu. In den traditionellen Sozialversicherungsländern ging der Trend in den letzten Jahren dahin, die Gatekeeping-Funktion der Primärversorgung und die Registrierung bei einem Hausarzt zu unterstützen, um die Ko-

ordination zwischen Gesundheitsdiensten und die Steuerung der Versorgung zu gewährleisten. In traditionell steuerfinanzierten Ländern liegt der Fokus stärker auf der Einführung alternativer Primärversorgungsformen, wie den sog. „Walk-in"-Kliniken oder Zentren und der Ausweitung der Wahl des Hausarztes.

▪▪ Ambulante Sekundärversorgung
Ambulante Leistungen werden nicht nur von Primärversorgern erbracht, sondern auch von Spezialisten auf sekundärer Ebene, in der Regel nach Überweisung aus der Primärversorgung. So gehören beispielsweise Fachärzte und anderes medizinisches Fachpersonal in Krankenhausambulanzen, in Einzel- oder Gruppenpraxen oder Dialysezentren zur ambulanten Sekundärversorgung. Neue Technologien und Organisationsmodelle ermöglichen, dass sekundäre Leistungen, die früher einen stationären Aufenthalt erforderlich machten (chirurgische Eingriffe, komplexe diagnosti-

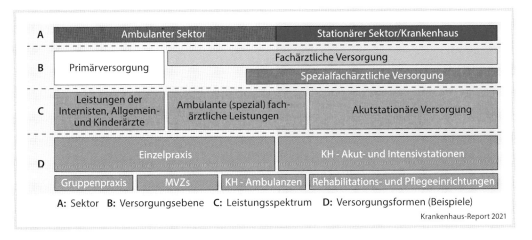

A	Ambulanter Sektor	Stationärer Sektor/Krankenhaus

B	Primärversorgung	Fachärztliche Versorgung / Spezialfachärztliche Versorgung

C	Leistungen der Internisten, Allgemein- und Kinderärzte	Ambulante (spezial) fachärztliche Leistungen	Akutstationäre Versorgung

D	Einzelpraxis / Gruppenpraxis / MVZs / KH - Ambulanzen	KH - Akut- und Intensivstationen / Rehabilitations- und Pflegeeinrichtungen

A: Sektor **B:** Versorgungsebene **C:** Leistungsspektrum **D:** Versorgungsformen (Beispiele)

Krankenhaus-Report 2021

◼ **Abb. 1.2** Stark fragmentierte Leistungserbringung in Deutschland: schematische Darstellung nach Sektoren, Versorgungsebenen, Leistungsspektrum und Versorgungsformen. Abkürzungen: KH – Krankenhaus, MVZ – Medizinische Versorgungszentren

sche Verfahren, Chemotherapie oder Rehabilitierung), verstärkt ambulant erbracht werden können. Im Jahr 2011 wurde in Deutschland mit dem GKV-Versorgungsstrukturgesetz der neue Versorgungsbereich der ambulanten spezialfachärztlichen Versorgung geschaffen, in dem Vertragsärzte und Krankenhausambulanzen nach einheitlichen Rechtsvorschriften Patienten mit komplexen, schwer therapierbaren und/oder seltenen Erkrankungen versorgen. Außerdem gibt es in Deutschland noch weitere Rechtsformen, unter denen Krankenhäuser ambulante Leistungen erbringen können (u. a. Psychiatrische Institutsambulanzen, vor- und nachstationäre Behandlung im Krankenhaus, ambulantes Operieren, Pädiatrische Spezialambulanzen) (Leber und Wasem 2016).

■ ■ **Stationäre Versorgung**

Die stationäre Versorgung von Patienten erfolgt in Krankenhäusern, Pflegeeinrichtungen oder Reha-Einrichtungen. Stationäre Versorgung setzt voraus, dass Patienten für mindestens eine Nacht in einer dieser Einrichtungen aufgenommen werden. Bei der stationären Versorgung lassen sich zwei Ebenen unterscheiden. Die untere Ebene wird als Teil der Sekundärversorgung gesehen (neben der ambu-

lanten Sekundärversorgung), da sie zumindest die zweite Stufe nach der Primärversorgung ist. Zusätzlich gibt es in vielen Ländern die tertiäre Versorgung, womit – zumeist nicht trennscharf zur sekundären Versorgung – hochkomplexe medizinische Leistungen beschrieben werden, die in großen, spezialisierten Krankenhäusern erbracht werden. Tertiäre Leistungen werden meist nach Überweisung durch Fachärzte aus der Sekundärversorgung bzw. Verlegung aus einem Krankenhaus der Sekundärversorgung erbracht. Tertiäre Krankenhäuser versorgen in der Regel eine größere Region mit teureren und aufwendigeren Leistungen.

Auch wenn in Deutschland die gesetzlichen Grundlagen zur Stärkung der sektorenübergreifenden Versorgung und insbesondere die Rechtsformen der ambulanten Behandlung durch Krankenhäuser gestärkt wurden, sind Sektorengrenzen nach wie vor relativ starr (KOMV 2019). ◼ Abb. 1.2 fasst vereinfachend Versorgungsebenen und Versorgungsformen mit ihrem Leistungsspektrum zusammen, um als Grundlage für den Vergleich mit anderen Ländern zu dienen.

So finden in Deutschland effektiv sehr wenige ambulante Leistungen in Krankenhäusern im Vergleich zu anderen europäischen Ländern statt. Die Analyse der Ausgaben von einzelnen Leistungserbringergruppen in 19 europäischen Ländern (Geissler et al. 2016) zeigt, dass in Deutschland relativ wenig ambulante Leistungen in Krankenhäusern erbracht werden (2,8 % der Ausgaben für ambulante Versorgung) im Gegensatz zu Ländern wie Dänemark, Finnland, Portugal, Schweden oder Spanien, wo durchschnittlich 32,4 % auf Ausgaben für ambulante Versorgung in Krankenhäusern entfallen. Die Analyse zeigte insgesamt von 2000 bis 2012 einen deutlichen Anstieg der Ausgaben für ambulante Krankenhausleistungen in den meisten europäischen Ländern.

Der folgende ▶ Abschn. 1.3 beschäftigt sich mit der Etablierung neuer Versorgungsansätze und -formen und Verschiebungen von ambulanter Versorgung in den Krankenhaussektor innerhalb Europas.

1.3 Verschiebungen von Zuständigkeit, Organisation und Versorgungsprozessen

In diesem Abschnitt werden anhand von Länderbeispielen (Österreich, Norwegen und Finnland) Reformen bezüglich der Organisation und Neustrukturierung der Gesundheitsversorgung exemplarisch vorgestellt. Außerdem wird der Einsatz ambulanter Operationen als Instrument, das finanzielle, strukturelle und personelle Vorteile bietet, vorgestellt.

1.3.1 Reformen in europäischen Ländern

Eine verbesserte Koordination zwischen den Sektoren und Versorgungsebenen wird in vielen europäischen Ländern durch umfassende Reformen – insbesondere auch der Zuständigkeiten – angestrebt. Ziele der Reformen sind eine engere Zusammenarbeit zwischen den Sektoren und Akteuren (Beispiel Österreich, Finnland) und den Versorgungsebenen

(primär, sekundär und tertiär) mit dem primären Ziel einer besseren Qualität der Versorgung. Im Folgenden soll aufgezeigt werden, wie Reformen und Entwicklungen in den letzten Jahren in Bezug auf die Verschiebung von Zuständigkeiten und die verstärkte Integration von ambulanter und stationärer Versorgung in Ländern wie Österreich, Norwegen und Finnland stattgefunden haben.

▪▪ Österreich

Die zentrale Reform des Gesundheitssystems von 2013 in Österreich hatte als wesentliches Ziel die Verbesserung der Koordination und Kooperation zwischen den verschiedenen Akteuren im fragmentierten Gesundheitssystem. Die Reform führte durch eine vertragliche Vereinbarung zwischen dem Bund, den Ländern und den Sozialversicherungsträgern ein zielorientiertes Steuerungssystem ein („Zielsteuerungsverträge"). Diese Verträge zielten darauf, eine gemeinsame integrative Versorgungsplanung sowie die gemeinsame Steuerung und Finanzierung zu schaffen. Insbesondere sollte auch der Abbau der übermäßigen Abhängigkeit von Krankenhäusern vorangetrieben werden, da Österreich – ähnlich wie Deutschland – ein fragmentiertes Gesundheitssystem mit einem starken Krankenhaussektor hat. Ein weiteres wichtiges Ziel war die Stärkung der Primärversorgung und die Entwicklung eines neuen Primärversorgungskonzepts, das letztlich zur Verabschiedung des Primärversorgungsgesetzes im Jahr 2017 führte. Das Gesetz sieht die Errichtung von multidisziplinären Primärversorgungseinheiten vor, die aus einem Kernteam aus Allgemeinärzten, Krankenpflegern und Praxisassistenten bestehen, die für die Patientenorientierung und die Koordinierung der Leistungen verantwortlich sind. Ziel ist es, eine ganzheitliche und kontinuierliche Patientenbetreuung zu erreichen. Die Primärversorgungseinheiten können auch Kinderärzte und andere Fachkräfte (Physiotherapeuten oder Sozialarbeiter) umfassen. Primärversorgungseinheiten können entweder aus bestehenden Strukturen weiterentwickelt werden oder von Grund auf neu errichtet und gestaltet werden. Sie können in Form von Zentren (multiprofessionelles Team in einer Praxis) oder Netzwerken (multiprofessionelle Teamarbeit an unterschiedlichen Standorten) gegründet werden und eng mit anderen Anbietern (Apotheken, Fachärzten, Krankenhäusern, Pflegeheimen, Schulen, Sozialversicherungsträgern usw.) kooperieren (OECD/European Observatory on Health Systems and Policies 2019a).

Auch wenn mit den Zielsteuerungsverträgen ein innovatives Steuerungssystem eingeführt wurde, das es den Hauptakteuren ermöglicht, die zentralen Herausforderungen des österreichischen Gesundheitssystems anzugehen, so blieb jedoch die verfassungsrechtliche Trennung der Zuständigkeiten bestehen. In Österreich sind traditionell die Sozialversicherungsträger für die ambulante Versorgung und die Bundesländer für die Finanzierung und Leistungserbringung der Krankenhäuser verantwortlich (Bachner et al. 2019; Schmidt et al. 2018). Was das Beispiel Österreich vor allem zeigt ist, dass trotz konzertierter und mehrjähriger Zusammenarbeit aller wichtigen Partner im Gesundheitswesen mit dem Ziel, die sektorale Trennung (ambulant vs. stationär) abzuschaffen, es nicht gelungen ist, die Zuständigkeiten neu festzulegen. Jedoch sind die Primärversorgungszentren, die kontinuierlich neu entstehen, ein wichtiger Schritt in Richtung einer stärker koordinierten und integrierten Versorgung. Für Deutschland stellt Österreich aufgrund der Ähnlichkeiten (z. B. starke Selbstverwaltungspartner) ein interessantes Beispiel dar.

■ ■ Norwegen

Das norwegische Gesundheitssystem ist teilweise zentralisiert, der Staat ist verantwortlich für die Sekundärversorgung und die Kommunen für Primärversorgung, Langzeitpflege und soziale Dienste. Eine Reihe von Reformen in den letzten Jahren zielten darauf, die Koordination zwischen den Sektoren und Versorgungsebenen zu verbessern: (1) Die Koordinationsreform von 2012 sollte die Koordination in der Gesundheitsversorgung zwischen Kommunen und Krankenhäusern verbessern, (2) der nationale Gesundheits- und Krankenhausplan für 2016–2019 zielte auf eine verbesserte Koordination zwischen den Krankenhäusern und (3) der Report (White Paper) „Primärversorgung von morgen" (2015) erkennt an, dass Lösungen zur Verbesserung der Koordination zwischen Primär- und Sekundärversorgung notwendig sind.

Mit der Koordinationsreform (1) erhielten die Kommunen die Verantwortung, Notfallbetten für Patienten mit Bedarf für vor- und poststationäre Behandlungen/Vor- und Nachbehandlungsleistungen zur Verfügung zu stellen, die allerdings nur für maximal 72 Stunden von einem Patienten, also nicht für Langzeitpflege, genutzt werden dürfen. Mit der Reform erhielten die Kommunen auch mehr Verantwortung für die Koordination der Versorgung, da sie Verträge mit Krankenhäusern für eine angemessene und koordinierte Versorgung von Patienten mit komplexen Bedürfnissen erstellen mussten. Ein zentrales Ziel des nationalen Gesundheits- und Krankenhausplans 2016–2019 (2) war die Verbesserung der Koordination durch Organisation von Krankenhäusern in regionalen Netzwerken. Aufbauend auf den Zielen und Errungenschaften dieser Reformen wird die Stärkung der Primärversorgung für Patienten mit komplexen Bedürfnissen kontinuierlich verfolgt, u. a. durch neue Versorgungsmodelle multidisziplinärer Versorgungsteams (Sperre Saunes et al. 2020b; OECD/European Observatory on Health Systems and Policies 2019b).

■ ■ Finnland

In Finnland fallen die Organisation und Finanzierung der Gesundheitsleistungen in die Zuständigkeit der Gemeinden. Vom Gesetzgeber sind diese mit der Sicherstellung der Gesundheitsversorgung beauftragt, allerdings existiert keine genaue Definition, wie die Leistungen zu erbringen sind. Dies liegt allein im Ermessen der Gemeinden, die zunehmend auch bestimmte Leistungen vom Privatsektor einkaufen. Als Verwaltungsbehörden agieren die über 300 Gemeinden damit sowohl als

1

„Krankenversicherer" als auch als Betreiber von Gesundheitszentren und Krankenhäusern. Die Gemeinden schließen sich in 20 Krankenhausbezirken zusammen, die die Träger der öffentlichen Krankenhäuser im jeweiligen Bezirk sind. Die Gemeinden eines Krankenhausbezirks beziehen die notwendigen ambulanten und stationären Leistungen von den Krankenhäusern dieses Bezirks, können aber auch über Ausschreibungen Leistungen von anderen Krankenhausbezirken oder von privaten Kliniken in Anspruch nehmen (Preusker 2019; Keskimäki et al. 2019).

Seit mehr als zehn Jahren wird in Finnland über eine grundlegende Reform des Gesundheit- und Sozialsektors diskutiert, die eine umfassende Gebietsreform mit der Verlagerung der Zuständigkeiten für die Gesundheitsversorgung von Kommunen auf neu einzurichtende Regionen einschließt. Statt der derzeit noch über 300 Kommunen sollen 22 neu geschaffene Regionen die gesundheitliche und soziale Versorgung sicherstellen. Wichtige Aspekte der Reform sind die Förderung einer stärkeren Integration von Diensten und die Einführung von Wahlfreiheit für Patienten bei der Auswahl von Gesundheitsdienstleistern. Das übergeordnete Ziel der Reform ist es, die Erbringung von Dienstleistungen effizienter zu gestalten und die wachsenden Ausgaben für Gesundheits- und Sozialleistungen einzudämmen. Zudem wird die Neuordnung der Krankenhausversorgung mit einer verstärkten Zentralisierung der Akut- und Notfallversorgung, der Konzentration von hochspezialisierten Leistungen sowie der Vorgabe von Mindestmengen angestrebt. Aufgrund der so weitreichenden Änderungen und politischer Verwerfungen über die Inhalte ist das Reformprojekt im März 2019 jedoch kurz vor der Parlamentswahl gescheitert und führte zum Rücktritt der Regierung. Die neue Regierung hat die Reformbestrebungen wieder in ihr Regierungsprogramm aufgenommen (Keskimäki et al. 2019). Der aktuelle Gesetzesentwurf zur Reform der Gesundheits-, Sozial- und Rettungsdienste wird im Dezember 2020 dem Parlament vorgelegt und sieht im Wesentlichen die Umwandlung von Gesundheitszentren zu integrierten Gesundheits- und Sozialzentren vor (Sote-uudistus 2020).

1.3.2 Tagesfälle und ambulante Operationen in Europa

Fast alle Länder experimentieren mit der Re-Organisation der Gesundheitsversorgung und dem Verschieben von Zuständigkeiten zwischen den Sektoren und den verschiedenen Ebenen, um die Kontinuität und Qualität der Versorgung und von Informationen zu verbessern, die Wahlmöglichkeiten der Patienten zu erhöhen und die kontinuierlich steigenden Kosten abzudämpfen. Um Übergänge zwischen den Sektoren zu verbessern und dem Koordinationsbedarf von Patienten gerecht zu werden, haben die meisten europäischen Länder in den letzten Jahrzehnten verstärkt den Krankenhaussektor reformiert und versucht, neue Versorgungsansätze und -formen zu etablieren, in denen Patienten ambulant im Krankenhaus behandelt werden können (ambulante Operationen) oder die Versorgung durch ambulante Gesundheitsdienstleister erbracht wird. In vielen Ländern ersetzen ambulante Leistungen dadurch verstärkt die stationäre Versorgung (Nair et al. 2020; OECD 2018). Die Anteile von ambulant durchgeführten operativen Eingriffen sind im letzten Jahrzehnt in den meisten europäischen Ländern gestiegen, jedoch unterschiedlich stark. Daher variieren die Anteile der Tagesfälle zwischen den Ländern (OECD 2018) und korrelieren oft mit den Anteilen an ambulanten Leistungen im Krankenhaus. Die nordischen Länder, aber auch die Niederlande und das Vereinigte Königreich haben bei der Einführung der Tagesoperation eine Vorreiterrolle gespielt; eine wachsende Anzahl von Operationen werden dort ambulant durchgeführt (OECD 2018; Geissler et al. 2016). In Finnland wird beispielsweise seit den 1990er Jahren eine Verlegung von ambulanten Operationen in den tagesklinischen Bereich angestrebt. Dazu sind in vielen Krankenhäusern spezifische ambulante Operationszentren sowie Tageskliniken entstanden. Das Land weist den stärksten Anstieg von ambulant durchgeführten Tonsillektomien zwischen 2000 und 2016 im Vergleich zu 23 anderen EU-Ländern auf sowie die größten Anteile an ambulanten Operationen für Katarakt- und Mandeloperationen mit 98,8 % bzw. 86,6 % gegenüber dem Durchschnitt von 84,2 % bzw. 29,2 % von 24 EU-Ländern (OECD 2018). Heutzutage machen ambulante Behandlungsverfahren dort etwas weniger als die Hälfte aller chirurgischen Eingriffe aus, wenn auch mit großen Unterschieden zwischen den Krankenhausbezirken (Preusker 2019). Mehrere Länder in West- und Südeuropa waren mäßig schnelle Anwender von Tagesoperationen. In Österreich, Deutschland und mehreren Ländern Mittel- und Osteuropas (z. B. Ungarn, Polen und Rumänien) war die Verbreitung der Tagesoperation für die meisten Eingriffe allgemein viel langsamer (OECD 2018).

1.4 Neue Formen und Prozesse der Zusammenarbeit im ambulanten und stationären Sektor: Leistungserbringung und Patientenpfade in europäischen Ländern

Auch wenn viele Länder ähnliche Ziele hinsichtlich einer verbesserten Koordination und Kommunikation an den Schnittstellen zwischen den Sektoren und Versorgungsebenen verfolgen, sind die strukturellen Ausgangspositionen sehr verschieden. Jedes Land hat aufgrund der historischen Entstehung und kontextueller Faktoren eine andere Organisation der Zuständigkeiten und andere Strukturen und Funktionen der Leistungserbringung im Gesundheitssystem. Damit unterscheidet sich auch, wie sich Patientinnen und Patienten in dem jeweiligen Gesundheitssystem bewegen und mit Gesundheitsanbietern interagieren, d. h. wo und von wem sie welche Leistung er-

halten. Anhand von Länderbeispielen aus den Niederlanden, Norwegen und Finnland soll in diesem Abschnitt aufgezeigt werden, wie Prozesse in den Bereichen der intersektoralen Organisation, Kommunikation und Arbeitsabläufe an den Schnittstellen zwischen ambulanten und stationären Leistungserbringern gestaltet sind. Mit Hilfe von detailliert dargestellten Patientenpfaden aus Finnland und den Niederlanden wird exemplarisch dargestellt, wie unterschiedlich Versorgungsketten in verschiedenen europäischen Ländern aufgebaut sind.

■■ Niederlande

Die Primärversorgung in den Niederlanden umfasst eine Vielzahl von Leistungserbringern, darunter Hausärzte, Physiotherapeuten, Apotheker, Psychologen und Hebammen. Hausärzte spielen eine zentrale Rolle in der Primärversorgung und im Gesundheitssystem im Allgemeinen, da sie als „Gatekeeper" fungieren. In Kasten 1 wird der Patientenpfad innerhalb der Primärversorgung exemplarisch für einen multimorbiden Patienten detailliert beschrieben. Alle Bürgerinnen und Bürger sind bei einem Hausarzt eingeschrieben, der in Wohnortnähe tätig ist. Eingeschriebene Patienten haben so die Möglichkeit, außerhalb der regulären Öffnungszeiten des Hausarztes das Notfallangebot in Anspruch zu nehmen. Fast alle Hausärzte (82 %) arbeiteten 2016 in kleinen Praxen von zwei bis sieben Ärzten; nur 18 % arbeiteten in Einzelpraxen (Wammes et al. 2020; Kroneman et al. 2016).

Die Sekundärversorgung umfasst jene Versorgungsformen, die nur auf Überweisung eines Primärversorgers zugänglich sind. Diese Formen der Versorgung werden hauptsächlich von Krankenhäusern und psychiatrischen Einrichtungen erbracht, denn Fachärzte sind zu einem Großteil in Krankenhäusern tätig. Krankenhäuser verfügen sowohl über stationäre und ambulante Abteilungen als auch über 24-Stunden-Notfallstationen. Ambulante Abteilungen werden auch für die Diagnose vor oder nach einem Krankenhausaufenthalt genutzt. Innerhalb der Krankenhäuser sind etwa 60 % der Fachärzte selbstständig. In ei-

1

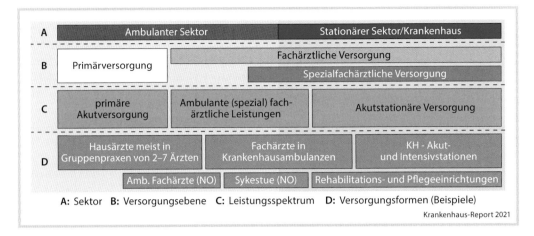

	A	Ambulanter Sektor	Stationärer Sektor/Krankenhaus

A: Sektor   B: Versorgungsebene   C: Leistungsspektrum   D: Versorgungsformen (Beispiele)

Krankenhaus-Report 2021

◨ **Abb. 1.3** Ambulante fachärztliche Versorgung im Krankenhaus: schematische Darstellung nach Sektoren, Versorgungsebenen, Leistungsspektrum und Versorgungsformen in den Niederlanden und Norwegen

nigen wenigen Krankenhäusern, insbesondere in Universitätskliniken, sind alle Fachärzte im Krankenhaus angestellt. Darüber hinaus sind alle Kinderärzte in Krankenhäusern im Angestelltenverhältnis tätig (Kroneman et al. 2016). ◨ Abb. 1.3 beinhaltet eine schematische Darstellung der ambulant-fachärztlichen Versorgung im Krankhaus in den Niederlanden.

Bei der Organisation der Notfallversorgung findet eine verstärkte Koordination zwischen ambulanter und stationärer Versorgung statt. Denn hier nehmen ambulant tätige Hausärzte die entscheidende Triage-Funktion in Krankenhäusern ein und steuern damit den Fluss der Patienten, die entweder stationär oder ambulant behandelt werden (Nagel et al. 2017; Kroneman et al. 2016; OECD/European Observatory on Health Systems and Policies 2019c).

Kasten 1 – Patientenpfad eines multimorbiden Patienten in den Niederlanden
Die Verantwortung für die Koordination der Versorgung eines multimorbiden Patienten liegt in den Niederlanden beim Hausarzt. Wenn jedoch der größte Teil der Behand-

lungen durch einen Facharzt erfolgt, wird die Koordination von diesem übernommen. Je nach Komplexität der Erkrankungen sind andere Leistungserbringer der Primär- und/oder Sekundärversorgung an der Versorgung beteiligt (z. B. Gemeindepflegekraft, Physiotherapeut, Ergotherapeut, Facharzt). In der Regel ist eine Krankenpflegekraft aus der Primärversorgung ebenfalls an der Versorgung beteiligt.

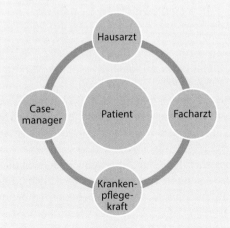

Der Hausarzt übernimmt regelmäßige Untersuchungen (Überprüfung der Medikation gemeinsam mit dem Apotheker) zur Überwachung des Gesundheitszustandes, zur Behandlung und zur gemeinsamen Vereinbarung individueller Behandlungspläne, die zunehmend Verwendung finden. Diese Behandlungspläne, die Prioritäten bei der Behandlung, Zielvorgaben und Selbstmanagementaktivitäten beinhalten, werden regelmäßig mit dem Patients besprochen und aktualisiert. Damit werden sich die Behandlungs- und Versorgungsziele im Verlauf der Erkrankung und je nach Auftreten von Komplikationen, Prognose und Lebenserwartung immer wieder verändern.

Leidet der Patient unter einer der folgenden chronischen Erkrankungen, wird eine nationale Versorgungsleitlinie angewendet: Diabetes mellitus, COPD oder Herz-Kreislauf-Erkrankung. Ein Case Manager wird hinzugezogen, wenn die Koordination zu komplex wird, da beispielsweise zu viele Leistungserbringer beteiligt sind, Widersprüche in den Behandlungsplänen entstehen oder die Resilienz des Patienten nicht ausreichend ist. Der Case-Manager ist in der Regel eine Krankenpflegekraft der primären Gesundheitsversorgung, deren Aufgabe es primär ist, den Patienten sowie pflegende Angehörige beim Versorgungsmanagement zu unterstützen und anzuleiten. (Quelle: Kroneman et al. 2016)

■■ **Norwegen**

In Norwegen sind die Kommunen für die Primärversorgung verantwortlich. Sie können frei entscheiden, wie die Versorgung organisiert werden soll; dazu gehört auch, ob sie Hausärzte als öffentliche Angestellte einstellen oder Verträge mit privaten Ärzten abschließen. Die meisten Hausärzte sind selbstständig, arbeiten in hausärztlichen Gemeinschaftspraxen und im Auftrag der Kommunen. Eine typische Praxis besteht normalerweise aus zwei bis sechs Ärzten und Hilfskräften. Jeder Norweger ist angehalten, sich fest bei einem Hausarzt einzu-

schreiben, der auch als „Gatekeeper" fungiert. Sollte der Hausarzt im akuten Krankheitsfall keinen freien Termin haben oder außerhalb der Sprechzeiten nicht zugänglich sein, stehen in allen großen und mittelgroßen Städten und Orten rund um die Uhr Ambulanzzentren (sog. Legevakt) zur Verfügung.

Eine ambulante fachärztliche Versorgung wird normalerweise in ambulanten Krankenhausabteilungen angeboten, die als Polikliniken bezeichnet werden, sowie durch selbständige, privat praktizierende Fachärzte (z. B. Geburtshelfer, Fachärzte für Innere Medizin), die im Rahmen einer vertraglichen Vereinbarung mit den nationalen Gesundheitsbehörden meist in ihren eigenen Praxen arbeiten. Auf letztere entfallen etwa 25 % aller ambulanten Fachkonsultationen. In den ländlichen und entlegeneren Teilen des Landes erfolgt die Versorgung in kommunalen Krankenhäusern. Sie bieten Leistungen an, die nicht am Wohnort des Patienten in Anspruch genommen werden können, aber keine Krankenhauseinweisung sowie eine Nachsorge nach dem Krankenhausaufenthalt erfordern, und entscheiden, ob ein Krankenhausaufenthalt in einem Akutkrankenhaus erforderlich ist. Diese Einrichtungen sind häufig zusammen mit anderen kommunalen Gesundheitsdiensten untergebracht. Eine Reihe von Behandlungen werden in Norwegen heute nur noch vorwiegend in Form ambulanter Tagespflege angeboten, darunter somatische Behandlungen (z. B. Operationen), psychiatrische Betreuung (z. B. Behandlung von Essstörungen) und Behandlung von Drogen- und Alkoholabhängigkeit. ◨ Abb. 1.3 beinhaltet eine schematische Darstellung der ambulantfachärztlichen Versorgung im Krankenhaus in Norwegen.

Sekundäre Rehabilitationsleistungen werden in Krankenhäusern, in speziellen Rehabilitationsabteilungen oder in anderen Einheiten wie Rheumatologie- oder Neurologieabteilungen erbracht (Sperre Saunes et al. 2020a).

■■ **Finnland**

Patienten in Finnland, die keinen medizinischen Notfall darstellen, wenden sich in der

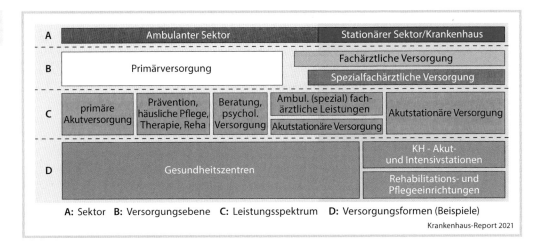

A	Ambulanter Sektor				Stationärer Sektor/Krankenhaus	
B	Primärversorgung				Fachärztliche Versorgung	
					Spezialfachärztliche Versorgung	
C	primäre Akutversorgung	Prävention, häusliche Pflege, Therapie, Reha	Beratung, psychol. Versorgung	Ambul. (spezial) fach-ärztliche Leistungen Akutstationäre Versorgung	Akutstationäre Versorgung	
D	Gesundheitszentren				KH - Akut- und Intensivstationen	
					Rehabilitations- und Pflegeeinrichtungen	

A: Sektor   B: Versorgungsebene   C: Leistungsspektrum   D: Versorgungsformen (Beispiele)

Krankenhaus-Report 2021

◘ **Abb. 1.4** Stationäre Abteilungen in Gesundheitszentren in Finnland: schematische Darstellung nach Sektoren, Versorgungsebenen, Leistungsspektrum und Versorgungsformen

Regel an die Gesundheitszentren ihrer Gemeinde, die die Grundversorgung der Bevölkerung mit präventiven und kurativen Leistungen und Vorsorgeleistungen sicherstellt. Gesundheitszentren bezeichnen vorwiegend Hausarztpraxen, in denen auch Internisten, Kinderärzte, Krankenschwestern und Krankenpflegespezialisten (sog. Public Health Nurses und zum Teil auf chronisch Kranke spezialisiertes Pflegepersonal) beschäftigt sind. Niedergelassene Ärzte in eigenen Praxen existieren in Finnland dagegen nicht. Die landesweit etwa 150 Gesundheitszentren sind entweder im Besitz einer oder mehrerer Gemeinden (Ministry of Social Affairs and Health 2020). Die Leistungserbringung von Gesundheitszentren kann an verschiedenen Orten stattfinden: entweder in Gesundheitszentren selbst, in einer Klinik oder zunehmend auch dezentral, also am Wohnort des Patienten. Die Leistungen eines Gesundheitszentrums erstrecken sich auf ambulante und stationäre Versorgung: (1) ambulante Versorgung sowohl für akut als auch chronisch Kranke; (2) Präventionsdienste einschließlich Schwangerschaftsvorsorge und Kinderkliniken; (3) häusliche Pflege für ältere Patienten oder für ausgewählte Gruppen chronisch Kranker; (4) zahnmedizinische Versorgung; (5) Rehabilitation in verschiedenen Formen; (6) psychiatrische Dienste und Drogenmissbrauchsdienste. Gesundheitszentren verfügen in der Regel über einen Bestand an Medikamenten für den Eigenbedarf. Je nach Gemeinde können in Gesundheitszentren andere Dienstleistungen wie Physiotherapie, Psychotherapie, Logo- und Sprachtherapie, Ergotherapie und medizinische Fachberatung angeboten werden. Größere Gesundheitszentren sind in der Regel gut mit Personal und medizinischer Technologie ausgestattet. Sie haben routinemäßigen Zugang zu anderen Fachärzten, zum Beispiel zur Interpretation radiologischer Untersuchungen. Ein Austausch erfolgt hier häufig über sog. Remote-Dienste, da die Digitalisierung in Finnland eine zentrale Rolle spielt. Zusätzlich verfügen sie über radiologische Einrichtungen, Laboratorien für Probenentnahmen, andere Diagnosegeräte (z. B. für die Durchführung von Elektrokardiogramm- und Ultraschalluntersuchungen) und Einrichtungen für kleinere chirurgische und endoskopische Untersuchungen (Keskimäki et al. 2019).

Stationäre Abteilungen in Gesundheitszentren sind ein besonderes Merkmal der finnischen Grundversorgung (s. ◘ Abb. 1.4). Im Jahr 2015 gab es 226 dieser stationären Krankenstationen, die mit Krankenschwestern besetzt waren und von einem Hausarzt, Beleghausarzt oder Facharzt für Geriatrie geleitet wurden. Auf diese Einheiten entfallen etwa 20–25 % aller akutstationären Aufnahmen. Eine typische stationäre Einrichtung eines Gesundheitszentrums verfügt über 30 bis 60 Betten. In größeren Städten wie Helsinki sind sie jedoch noch größer und schließen medizinische Fachkräfte in das feste Mitarbeiterteam ein. Diese Stationen werden seit langem zur Langzeitbehandlung älterer Patienten mit chronischen Krankheiten eingesetzt. Während des letzten Jahrzehnts haben diese von Hausärzten geführten Einrichtungen aufgrund der Zentralisierung der Facharztversorgung und der veränderten Betreuung älterer Patienten eine aktivere Rolle übernommen, z. B. im Bereich der Rehabilitation und in einigen Teilen der Facharztversorgung (z. B. Krebsbehandlung). Gegenwärtig werden diese Stationen häufig zu gleichen Teilen für die Akut- und die chronische Versorgung genutzt, wobei einige Betten für Patienten reserviert sind, die an Demenz leiden oder anderweitig zeitweise betreut werden müssen. Alle Gesundheitszentren verfügen ebenfalls über eine Notfallambulanz während der Öffnungszeiten, deren Besetzung durch Hausärzte oder Krankenschwestern sichergestellt wird. Seit 2013 wird die Notfallambulanz außerhalb der Sprechstunden durch Kliniken sichergestellt. Die spezialisierte ambulante Versorgung erfolgt hauptsächlich in ambulanten Abteilungen öffentlicher Krankenhäuser oder bei kleineren Behandlungen und – wenn das erforderliche Fachwissen verfügbar ist – in größeren Gesundheitszentren. Die stationäre Versorgung wird größtenteils von Krankenhausbezirken erbracht. Die Rehabilitation im Gesundheitswesen erfolgt je nach Pflegebedarf des Patienten in Krankenhäusern, Gesundheitszentren und Einrichtungen für betreutes Wohnen oder ambulant (Keskimäki et al. 2019; Preusker 2019). Durch die Primärversorgungszentren mit multiprofessioneller Ausrichtung und ihrem umfassenden Leistungsprofil (Gesundheitsförderung, Prävention, Diagnose, Therapie, soziale, rehabilitative, edukative Leistungen) wird eine integrierte Versorgung ermöglicht. Die Beschreibung des Patientenpfades einer Patientin mit elektiver Hüftprothese verdeutlicht ein Bespiel einer Versorgungskette in Finnland (Kasten 2).

> **Kasten 2 – Patientenpfad einer Patientin mit elektiver Hüftprothese in Finnland**
>
> **1. Termin Gesundheitszentrum** Besteht Bedarf zur Terminvereinbarung, ruft die Patientin direkt ihr zuständiges Team (bestehend aus Krankenschwester und Hausarzt) im Gesundheitszentrum ihrer Wohngemeinde an. Innerhalb von einigen Wochen erhält sie daraufhin einen Termin bei ihrem Hausarzt im Gesundheitszentrum (eine Online-Terminvergabe ist zunehmend möglich). Während des Termins beurteilt der Hausarzt den Gesundheitszustand der Patientin, ordnet ein Röntgenbild der Hüfte, Laboruntersuchungen und ggf. Medikamente und Physiotherapie an.
>
> **2. Termin Gesundheitszentrum** Im Gesundheitszentrum wird eine mögliche Verschlechterung oder Verbesserung des Gesundheitszustandes geprüft und in einem gemeinsamen Entscheidungsfindungsprozess mit der Patientin ein möglicher operativer Eingriff besprochen. Daraufhin schreibt der Hausarzt eine Überweisung zum Orthopäden, über den einige Gesundheitszentren verfügen. Muss die Patientin ein öffentliches Krankenhaus mit orthopädischen Leistungen aufsuchen, das von dem Krankenhausbezirk betrieben wird, zu dem ihre Wohngemeinde gehört, ist es möglich, dass die Patientin drei Monate oder länger auf ihren Facharzttermin warten muss.
>
> **3. Termin beim Facharzt, Operation und Nachsorge** Letztlich beurteilt der orthopädische Chirurg, ob eine Operation notwendig ist, nachdem nochmals überprüft wird, ob nicht-chirurgische Maßnahmen wie z. B.

1

Gewichtsabnahme die Symptome nicht bereits gebessert haben. Nach erfolgter Operation und ersten Rehabilitationsmaßnahmen (Physiotherapie) im Krankenhaus wird die Patientin entlassen. Abhängig von den Zuständigkeiten innerhalb der Gemeinde der Patientin überprüft z. B. ein Physiotherapeut ihre Wohnung auf notwendige Anpassungen wie das Entfernen von Stolperfallen und den Einsatz von Hilfsmitteln. Dieser setzt die Therapie nach der Entlassung fort. Andere vom Krankenhaus verordnete ambulante Pflegeleistungen werden von der Gemeinde gegen eine geringe, einkommensabhängige Gebühr erbracht. Der Hausarzt erhält eine Entlassungszusammenfassung vom Krankenhaus und die Erstversorgungsschwester entfernt auf Anweisung des Chirurgen die Fäden und kontrolliert die Wunde. Wahrscheinlich wird ein anschließender Krankenhausbesuch stattfinden, um das Ergebnis des Verfahrens zu überprüfen. (Quelle: Keskimäki et al. 2019)

1.5 Zentrale Bereiche zur Überwindung von Schnittstellenproblemen

Das Interesse an einer Weiterentwicklung von Versorgungsprozessen, die darauf zielen, die ambulante und stationäre Versorgung neu zu strukturieren und stärker zu vernetzen, spiegelt sich in den untersuchten Ländern in den Reformen wider. Diese reichen von gesetzgeberischen Maßnahmen, um die stationäre Versorgung verstärkt durch ambulante Leistungen zu ersetzen, bis hin zu selektiven Kooperationsverträgen, um eine verbesserten Koordination und Kommunikation an den Schnittstellen zwischen den Sektoren und Versorgungsebenen zu verfolgen. Die Bereiche Steuerung und Zuständigkeiten, Finanzierung und Digitalisierung sind bei Sicherstellung der Versorgungskontinuität an Schnittstellen zentral. Im

folgenden ▶ Abschn. 1.5.1 wird dargestellt, wie diese drei Kernbereiche bereits als Lösungsoption in anderen europäischen Ländern eingesetzt werden und dadurch wichtige Voraussetzungen geschaffen worden sind, um fortbestehende Schnittstellenprobleme zu beheben oder zumindest erheblich zu verringern.

1.5.1 Lösungsansätze für den Bereich Steuerung und Zuständigkeiten aus Finnland, den Niederlanden und Norwegen

Die Verteilung der Zuständigkeiten für die ambulante und stationäre Versorgung, die für die Primär-, Sekundär- und Tertiärversorgung verantwortlich sind, ist zentral für die Bewältigung bestehender Schnittstellenprobleme zwischen der ambulanten und der stationären Gesundheitsversorgung. In Deutschland sind für die Sicherstellung der ambulanten Versorgung primär die Kassenärztlichen Vereinigungen zuständig, für die stationäre Versorgung, die Krankenhausplanung und -investitionen liegt die Verantwortung hingegen bei den Bundesländern. Für die Bereiche der ambulanten Sekundärversorgung sowie für Prävention und Gesundheitsförderung sind mehrere Akteure zuständig. Die damit einhergehende Interessenheterogenität zwischen den Interessenvertretern der Leistungserbringer erschwert eine effektive Handlungskoordinierung zwischen den Sektoren. Spezielle Versorgungsformen wie die ambulante spezialfachärztliche Versorgung und Kooperationsverträge von Krankenhäusern mit niedergelassenen Ärzten sind Ansätze, die bereits existieren, eine sektorenübergreifende Versorgung begünstigen und erfolgreich punktuell/regional umgesetzt werden (SVR 2018). Jedoch sind diese Modellvorhaben und Initiativen meist unzusammenhängende Einzelmaßnahmen (KOMV 2019). Derzeit fehlt es in Deutschland an einem ordnungspolitischen Konzept, mit dem umfassende sektorenübergreifende Strategien umgesetzt werden, die von der Bedarfsplanung, Vergütung, Mengensteuerung, Zulassung und Versorgungssteuerung bis hin zu einzelvertraglichen Möglichkeiten reichen.

Die aufgeführten Beispiele aus europäischen Ländern wie Finnland, die Niederlande und Norwegen zeigen, welche grundlegenden Umstrukturierungen in der Versorgungslandschaft und Ausweitungen der Versorgungsaufträge der Krankenhäuser und niedergelassenen Ärzte notwendig sind, um eine teilweise Überwindung sektoraler Grenzen zu erreichen. Die Versorgungsbeispiele zeigen auch, wie Krankenhäuser regional stärker vernetzt sein und kooperieren können. Ferner haben die Reformen gezeigt, dass Verschiebungen von Zuständigkeiten notwendig sind, um die sektorale Trennung im Schnittstellenbereich von ambulant und stationär zu überwinden.

1.5.2 Lösungsansatz für den Bereich Finanzierung aus den Niederlanden

Eine sektorenübergreifende Finanzierung bedarf adäquater Finanzierungsquellen und angemessener Vergütungsmethoden (Anderson 2011) sowie gleicher Rahmenbedingungen (Leistungsdefinitionen, Qualitätssicherung, einheitliche Art der Kodierung und Leistungsdokumentation) zwischen dem ambulanten und dem stationären Sektor. Derzeitig gängige Vergütungsmechanismen im deutschen Gesundheitswesen reichen für eine qualitativ hochwertige und koordinierte Versorgung an den Schnittstellen nicht aus und bieten nicht genügend Anreize für eine sektorenübergreifende oder integrierte Versorgung. Insbesondere an der ambulant-stationären Schnittstelle treffen mit dem EBM, der GOÄ und dem DRG-System drei verschiedene Vergütungssystematiken aufeinander, zusätzlich zu den Vergütungsregelungen für besondere Versorgungsformen (SVR 2018; KOMV 2019). Daher ist es wichtig, ein sektorenüber-

greifendes Vergütungssystem zu entwickeln und zu implementieren, das eine bessere Koordination sowie Integration der Versorgung fördert (Struijs et al. 2011; SVR 2018).

Lösungsansätze für sektorenübergreifende Vergütung sind u. a. sog. bundled payments, die in den Niederlanden seit 2015 Anwendung finden. Dort wurde ein neues Vergütungssystem eingeführt, das aus drei Segmenten besteht: (1) Das erste Segment setzt sich aus einer Kopfpauschale und Einzelleistungsvergütung zusammen und (2) das zweite Segment stellt die Grundlage der Vergütung von (mehrfach) chronischen Erkrankungen im Rahmen einer integrierten und multidisziplinären Versorgung dar. Für eine schnittstellenfreie Versorgung schließen sich hier Haus- und Fachärztinnen und -ärzte zu sog. „Care Groups" zusammen (zwischen 4 und 150 Ärzten). Die Leitung und Koordination der Care Groups übernehmen die Hausärzte. Die Vergütung wird in diesem Fall durch eine diagnosebezogene Pauschale (bundled payments) bestimmt. Diese wird zwischen der „Care Group" und den Krankenkassen ausgehandelt und aufwandsorientiert – nach Anteil am gesamten Behandlungsprozess – unter den Mitgliedern der Care Group verteilt (IGES 2019). Durch die Einführung der interdisziplinären Behandlung und Vergütung von Care Groups im Rahmen des zweiten Segments sind die Krankenhauseinweisungen chronisch erkrankter Patientinnen und Patienten deutlich zurückgegangen (Czypionka et al. 2015). Bei ambulanten Behandlungen im Krankenhaus wird die Vergütung entweder durch eine diagnosebezogene Pauschale im Rahmen einer Care Group bestimmt oder zwischen Krankenhaus und Fachärztin/-arzt verhandelt (de Graaff und Spee 2018). (3) Das dritte Segment umfasst Selektivverträge zwischen Krankenkassen und Leistungserbringern und zielt dabei insbesondere auf die Förderung von Innovationen und der Qualität der Versorgung ab und ist daher Outcome-bezogen.

Die Ergebnisse des EU-Projekts ICARE-4EU, das unter anderem die Finanzierungsmechanismen integrierter Versorgungsprogramme für multimorbide Menschen erhoben hat,

1

haben gezeigt, dass innovative Vergütungsansätze, die potenziell zur Förderung von sektorenübergreifender Versorgung genutzt werden könnten, (1) koordinations- bzw. kooperationsorientierte Vergütung, die beispielsweise die Häufigkeit der Überweisung an andere Leistungserbringer positiv beeinflusst, (2) Gewinnausschüttungen, bei denen der erzielte Gesundheitsnutzen stärker im Fokus steht, und (3) Komplexpauschalen in Kombination mit verschiedenen Vergütungsansätzen, die in einem bestimmten Land funktionieren (z. B. Budgets, Kopfpauschale, Fallpauschalen und Einzelleistungsvergütung) umfassen (Struckmann et al. 2017).

Ebenso ist eine Weiterentwicklung der Krankenhausvergütung wichtig, wie das Gutachten des Sachverständigenrates 2018 hervorgehoben hat (SVR 2018), insbesondere die Integration von Vorhaltepauschalen für Leistungen in bedarfsnotwendigen Krankenhäusern, die unabhängig von der Fallzahl erbracht werden müssen. Darauf aufbauend könnten durch Pauschalen für sektorengleiche Leistungen, beispielsweise zur Erbringung von Operationen und anderer stationärer Leistungen, Anreize geschaffen werden, diese künftig ambulant zu erbringen. Derartige Veränderungen benötigen jedoch klare finanzielle Anreize und entsprechende Vorgaben durch den Gesetzgeber, die eingehalten werden müssen.

1.5.3 Lösungsansätze für den Bereich Digitalisierung aus Estland, Dänemark und den Niederlanden

Durch den Einsatz digitaler Lösungen, z. B. in Form einer elektronischen Patientenakte, ist es möglich, eine sektorenübergreifende Koordination und Kommunikation zu optimieren und bestehende Barrieren zu überwinden, bei gleichzeitiger Steigerung der Effizienz und Versorgungsqualität im Gesundheitssystem (Schneider 2016). Wird der Prozess der Überwindung der sektoralen Versorgungshin-

dernisse mit der weiteren Einführung der Digitalisierung kombiniert, sind die Effekte zur Steigerung von Effizienz und Effektivität umso stärker. Strukturähnliche Länder wie beispielsweise Dänemark oder Estland sind bei der Einführung elektronischer Patientenakten bereits viel weiter als Deutschland. **Estland** setzte bei der Umsetzung seiner E-Health-Strategie auf einen Mix aus gesetzlichen Vorschriften sowie finanziellen Anreizen und Sanktionen, um Leistungserbringer zur Mitarbeit zu motivieren (Lai et al. 2013). Außerdem wurde die Einführung der elektronischen Patientenakte durch eine bereits vorhandene digitale Infrastruktur in der öffentlichen Verwaltung stark gefördert. Inzwischen sind alle rund 50 estnischen Krankenhäuser Bestandteil des E-Health-Systems, ebenso fast alle Haus- und über die Hälfte der Facharztpraxen. Sie sind in der Lage, die elektronische Patientenakte einzusehen, um aktuelle Diagnose- und Behandlungsinformationen zu ergänzen oder Medikationspläne von Patienten zu aktualisieren. Das umfangreiche E-Health-System spart Zeit und Geld, z. B. indem unnötige Doppeluntersuchungen vermieden werden. Die Esten haben eine „Opt-out"-Option, das heißt sie können sich der Teilnahme verweigern; die Nutzung der elektronischen Patientenakte und der elektronischen Abrechnung ist für Leistungserbringer allerdings verpflichtend (Bertram et al. 2019).

In **Dänemark** wurde mit der Einführung einer elektronischen Patientenakte und von E-Rezepten bereits im Jahr 2003 parallel auch eine Integration aller Versorgungsbereiche vorangetrieben. Das staatlich finanzierte internetbasierte Gesundheitsportal sundhed.dk stellt hier die Schnittstelle aller Digital-Health-Anwendungen dar, führt die Informationen verschiedener Leistungserbringer zusammen und dient als gemeinsame Kommunikationsplattform. Die Plattform wird u. a. zu Abrechnungszwecken verwendet, von Patientinnen und Patienten, um Zugang zu ihren eigenen Gesundheitsdaten zu erhalten, oder von Apotheken, wenn sie Rezepte erhalten. Patient haben durch die Plattform Zugang zu ihrer eigenen elektronischen Gesundheitsakte (*Sundhedsjournalen*), die aktuellste Informationen über bisherige Behandlungen und Diagnosen enthält, und zu ihrer eigenen elektronischen Krankenhausakte (e-jornal), die Informationen zu Behandlungen in den öffentlichen Krankenhäusern sammelt. Außerdem haben sie die Möglichkeit, Termine bei ihrem Hausarzt zu buchen, verschreibungspflichtige Medikamente zu erneuern, die eigene Medikamenten-Compliance zu überwachen und Wartelisten für Operationen sowie Qualitätsbewertungen von Krankenhäusern einzusehen (Sundhed.dk 2020).

In den **Niederlanden** hatte die Einführung der digitalen Plattform „ZorgDomein" vor mehr als 15 Jahren das Ziel, durch eine stärkere Integration von Hausärzten, Krankenhäusern und anderen sekundären Gesundheitsdiensten die Versorgung besser zu koordinieren. Es findet ein digitaler und standardisierter Informationsaustausch zwischen Krankenhäusern und Hausärzten und Krankenhäusern und Leistungsanbietern häuslicher Pflege statt. Dieser wird von ZorgDomein koordiniert und Hausärzte überweisen ihre Patienten über das sog. eReferral-System, das den Hausarzt während des gesamten Prozesses unterstützt. Das eReferral-System verfügt über eine Schnittstelle zur elektronischen Patientenakte des Hausarztes, um eine doppelte Registrierung zu vermeiden und die Datenbank der elektronischen Patientenakte nach der Einweisung, einer Anfrage oder dem Arztbesuch auf dem neuesten Stand zu halten. Somit wird der Informationsaustausch und die Kommunikation von Patienten und allen an der Versorgung beteiligten Leistungserbringern verbessert. Patienten erhalten durch ZorgDomein schneller einen Termin, Überweisungen in ein Krankenhaus erfolgen digital und unnötige Arztbesuche können so vermieden werden.

1.6 Zusammenfassung und Fazit

Die Probleme, die im Gesundheitswesen mit Schnittstellen einhergehen, insbesondere zwischen dem ambulanten und dem stationären Sektor, sind immer häufiger zentraler Gegenstand gesundheitspolitischer Diskussionen. Es wird dabei oftmals diskutiert, welche organisatorischen und strukturellen Rahmenbedingungen geändert werden müssen, um eine effektivere und effizientere Zusammenarbeit vor allem in der ambulanten und stationären Versorgung zu erreichen.

Der vorliegende Beitrag zeigt, dass diese Herausforderungen in anderen europäischen Ländern bereits konkreter angegangen wurden. Einige Länder haben in der jüngeren Vergangenheit entscheidende Reformen zur Re-Organisation der Gesundheitsversorgung durchgeführt, indem Zuständigkeiten zwischen den Sektoren verschoben wurden; einige Ansätze und dafür notwendige Voraussetzungen können durchaus auch im deutschen Kontext diskutiert werden.

Erstens zielen derzeitige Reformen in den untersuchten Ländern darauf, die Zuständigkeiten für die Steuerung und Planung von ambulanten und stationären Leistungen umzustrukturieren. Die Beispiele aus Norwegen, Finnland und Österreich haben gezeigt, dass nationale Gesundheitsreformen auf den Weg gebracht wurden, um eine gemeinsame integrative Versorgungsplanung sowie eine gemeinsame Steuerung und Finanzierung über die Sektorengrenzen hinweg zu schaffen und die Abhängigkeit vom Krankenhaussektor zu verringern. Die Reforminitiativen sind ein erster Schritt in eine fundamentale Umstrukturierung der Gesundheitssysteme. Insgesamt werden in fast allen europäischen Ländern zunehmend stationäre Leistungen ambulant durchgeführt.

Zweitens nutzen alle untersuchten Länder zunehmend das Prinzip des Gatekeeping durch Hausärzte bzw. Primärversorger, das eine verbesserte Kommunikation, Steuerung und Koordination zwischen ambulanter medizini-

1

scher Versorgung und stationärer Behandlung ermöglicht. Insgesamt scheint es in den ausgewählten Ländern mittels der eingeführten Gatekeeper-Instrumente gelungen zu sein, die starre sektorale Trennung der unterschiedlichen Versorgungsbereiche zu überwinden.

Drittens sehen Reforminitiativen in z. B. Österreich, Finnland und Norwegen die Einführung multidisziplinärer Teams vor, um vor allem die Versorgung von Menschen mit komplexen Bedürfnissen über Schnittstellen hinweg besser zu koordinieren. Hierzu gehört auch die Einbindung von Gesundheitsfachberufen, die über eine reine Praxisassistenz hinausgehen. In Deutschland sind derartige Bestrebungen zur Stärkung der Primärversorgung zwar vorhanden (s. SVR 2009, 2014) jedoch bisher lediglich in Form von Modellprojekten umgesetzt. Eine Umsetzung und Überführung in die Regelversorgung fehlt bisher.

Viertens haben die meisten Länder mittels verschiedener Gesetzesinitiativen die Digitalisierung im Gesundheitswesen vorangetrieben, vor allem im Hinblick auf Interoperabilität, Patientenakten und Telemedizin. Einen entscheidenden Fortschritt in Bezug auf die Digitalisierung des Gesundheitssystems erzielten Dänemark und Estland mittels starker Steuerung, politischer Bereitschaft, frühzeitiger und verbindlicher Zielsetzung und der Schaffung von nationalen oder regionalen Rahmenbedingungen (Bertram et al. 2019; Thiel et al. 2018). Inhalte und Funktionen der elektronischen Patientenakte wurden von Anfang an klar definiert und Endanwender, also beispielsweise Patienten oder Leistungserbringer, wurden bei der Entwicklung aktiv mit einbezogen. Außerdem wurden technische sowie Interoperabilitätsstandards vorgegeben.

Derartige Initiativen könnten Teil zukünftiger bundesweiter Reformen werden und eine sektorenübergreifende Versorgung im deutschen Gesundheitswesen fördern.

Literatur

Albrecht M, Al-Abadi T, Czihal T, Mangiapane S (2020) Sektorenübergreifende Versorgung und Vergütung. In: Klauber J, Geraedts M, Friedrich J, Wasem J, Beivers A (Hrsg) Krankenhaus-Report 2020. Springer, Berlin, Heidelberg, S 243–261 https://doi.org/10.1007/978-3-662-60487-8_13

Anderson GF (2011) The latest disease burden challenge: people with multiple chronic conditions. In: OECD (Hrsg) Health reform: meeting the challenge of ageing and multiple morbidities. OECD Publishing, Paris, S 15–35 https://doi.org/10.1787/9789264122314-en

Bachner F, Bobek J, Habimana K, Ladurner J, Lepuschutz L, Ostermann H, Rainer L, Schmidt AE, Zuba M, Quentin W, Winkelmann J (2019) Das österreichische Gesundheitssystem – Akteure, Daten, Analysen. Health Syst Transit 20(3):1–288. https://jasmin.goeg.at/434/13/Das%20%C3%B6sterreichische%20Gesundheitssystem_2019.pdf. Zugegriffen: 14. November 2020

Bertram N, Püschner F, Oliveira Gonçalves AS, Binder S, Amelung V (2019) Einführung einer elektronischen Patientenakte in Deutschland vor dem Hintergrund der internationalen Erfahrungen. In: Klauber J, Geraedts M, Friedrich J, Wasem J (Hrsg) Krankenhaus-Report 2019. Springer, Berlin, Heidelberg, S 3–16 https://doi.org/10.1007/978-3-662-58225-1_1

Czypionka T, Kraus M, Kronemann F (2015) Bezahlungssysteme in der Primärversorgung (Bd 2015). Wien. https://www.sozialversicherung.at/cdscontent/load?contentid=10008.715455&version=1477896840. Zugegriffen: 2. Sept. 2020

de Graaff R, Spee I (2018) Current developments in the Dutch healthcare market: Edition 2018. Seijgraaf Consultancy BV, Heemstede. https://www.welfaretech.dk/media/6800/current-developments-in-the-dutch-healthcare-market.pdf. Zugegriffen: 7. Sept. 2020

European Union (2017) State of health in the EU: companion report 2017. Publications office of the European Union, Luxembourg. https://ec.europa.eu/health/sites/health/files/state/docs/2017_companion_en.pdf. Zugegriffen: 1. Sept. 2020

Friedrich-Ebert-Stiftung (FES) (2017) Positionspapier PATIENT FIRST! Für eine patientengerechte sektorenübergreifende Versorgung im deutschen Gesundheitswesen. 2017/03. http://library.fes.de/pdf-files/wiso/13280.pdf. Zugegriffen: 2. Sept. 2020

Geissler A, Quentin W, Busse R (2016) Ambulante Leistungen von Krankenhäusern im europäischen Vergleich. In: Klauber J, Geraedts M, Friedrich J, Wasem J (Hrsg) Krankenhaus-Report 2016. Schwerpunkt: Ambulant im Krankenhaus. Schattauer, Stuttgart, S 29–41

GKV-Spitzenverband (2017) Positionspapier des GKV-Spitzenverbandes für die 19. Legislaturperiode 2017–2021. GKV-Spitzenverband, Berlin

IGES (2019) Internationaler Vergleich ambulanter Vergütung. Gutachten zu einem internationalen Vergleich der ambulanten ärztlichen Vergütung aus gesundheitsökonomischer Perspektive. Ergebnisbericht für das Bundesministerium für Gesundheit. https://www.bundesgesundheitsministerium.de/fileadmin/Dateien/5_Publikationen/Ministerium/Berichte/Gutachten_IGES_-_internat_oek_Vergleich_bf.pdf. Zugegriffen: 2. Sept. 2020

Keskimäkl I, Tynkkynen LK, Reissell E, Koivusalo M, Syrjä V, Vuorenkoski L, Rechel B, Karanikolos M (2019) Finland: health system review. Health Syst Transit 21(2):1–166

KOMV (2019) Empfehlungen für ein modernes Vergütungssystem in der ambulanten ärztlichen Versorgung (Bericht der Wissenschaftlichen Kommission für ein modernes Vergütungssystem – KOMV. Im Auftrag des Bundesministeriums für Gesundheit)

Kroneman M, Boerma W, van den Berg M, Groenewegen P, de Jong J, van Ginneken E (2016) The Netherlands: health system review. Health Syst Transit 18(2):1–239

Lai T, Habicht T, Kahur K, Reinap M, Kiivet R, Ginneken E (2013) Estonia: health system review. Health Syst Transit 15(6):1–196

Leber W-D, Wasem J (2016) Ambulante Krankenhausleistungen – ein Überblick, eine Trendanalyse und einige ordnungspolitische Anmerkungen. In: Klauber J, Geraedts M, Friedrich J, Wasem J (Hrsg) Krankenhaus-Report 2016, Schwerpunkt: Ambulant im Krankenhaus. Schattauer, Stuttgart, S 3–28

Ministry of Social Affairs and Health, Finland (2020) https://stm.fi/en/primary-health-care. Zugegriffen: 10. Sept. 2020

Nagel E, Neukirch B, Schmid A, Schulte G (2017) Wege zu einer effektiven und effizienten Zusammenarbeit in der ambulanten und stationären Versorgung in Deutschland (Gutachten im Auftrag des Zentralinstitut für die kassenärztliche Versorgung in Bundesrepublik Deutschland (ZI))

Nair S, Oliver D, Cracknell A (2020) Meeting the needs of frail older patients. In: McKee M, Merkur S, Edwards N, Nolte E (Hrsg) The changing role of the hospital in European health systems. European Observatory on Health Systems and Policies. Cambridge University Press, Cambridge, S 85–119 https://doi.org/10.1017/9781108855440.004

OECD/European Union (2018) Health at a glance: Europe 2018: state of health in the EU cycle. OECD publishing, Paris/European Union, Brussels. https://doi.org/10.1787/health_glance_eur-2018-en. Zugegriffen: 30. Okt. 2020

OECD, European Observatory on Health Systems and Policies (2019a) Österreich: Länderprofil Gesundheit 2019, State of Health in the EU. OECD Publishing, European Observatory on Health Systems and Policies, Paris, Brussels

OECD, European Observatory on Health Systems and Policies (2019b) Norway: country health profile 2019, state of health in the EU. OECD Publishing, European Observatory on Health Systems and Policies, Brussels, Brussels

OECD, European Observatory on Health Systems and Policies (2019c) The Netherlands: Country Health Profile 2019, State of Health in the EU. OECD Publishing, European Observatory on Health Systems and Policies, Paris, Brussels

Preusker U (2019) Reform des Gesundheitssystems in Finnland. In: Dormann F, Klauber J, Kuhlen R (Hrsg) Qualitätsmonitor 2019. Medizinisch Wissenschaftliche Verlagsgesellschaft, Berlin, S 3–18 https://doi.org/10.32745/9783954664344-1.1

Sachverständigenrat zur Begutachtung der Entwicklung im Gesundheitswesen (SVR) (2009) Koordination und Integration – Gesundheitsversorgung in einer Gesellschaft des längeren Lebens. Sondergutachten. Deutscher Bundestag Drucksache 16/13770

Sachverständigenrat zur Begutachtung der Entwicklung im Gesundheitswesen (SVR) (2012) Wettbewerb an der Schnittstelle zwischen ambulanter und stationärer Gesundheitsversorgung. Sondergutachten. Deutscher Bundestag Drucksache 17/10323

Sachverständigenrat zur Begutachtung der Entwicklung im Gesundheitswesen (SVR) (2014). Bedarfsgerechte Versorgung – Perspektiven für ländliche Regionen und ausgewählte Leistungsbereiche. Deutscher Bundestag Drucksache 18/1940

Sachverständigenrat zur Begutachtung der Entwicklung im Gesundheitswesen (SVR) (2018) Bedarfsgerechte Steuerung der Gesundheitsversorgung. Gutachten. Deutscher Bundestag Drucksache 19/3180

Schmidt AE, Bachner F, Rainer L, Zuba M, Bobek J, Lepuschütz L, Ostermann H, Winkelmann J, Quentin W (2018) Ambulatory care on the rise? Lessons from the Austrian health care reforms. Eurohealth 24(4):21–24

Schneider UK (2016) Einrichtungsübergreifende elektronische Patientenakten – zwischen Datenschutz und Gesundheitsschutz. Springer Vieweg, Wiesbaden https://doi.org/10.1007/978-3-658-11597-5

Sote-uudistus (2020) Health and social services reform. https://soteuudistus.fi/en/frontpage. Zugegriffen: 10. Sept. 2020

Sperre Saunes IS, Karanikolos M, Sagan A (2020a) Norway: health system review. Health Syst Transit 22(1):1–163

Sperre Saunes IS, Sagan A, Karanikolos M (2020b) Norway's Healthcare Communities are set up to build bridges between hospitals and primary care. Eurohealth 26(1):29–33

Straub C, Bosch-Cleve B, Hölscher A, Walther A, Wineck S (2016) Versorgung patientenorientiert gestalten – sektorübergreifende Versorgung. In: Gesundheitswesen aktuell. Beiträge und Analysen. Barmer GEK, S 14–35

Struckmann V, Quentin W, Busse R, van Ginneken E (2017) How to strengthen financing mechanisms to promote care for people with multimorbidity in Europe? Policy Brief 24. European Observatory on Health Systems and Policies, Brussels

Struijs JN, Til JT, Baan CA (2011) Experimenting with a bundled payment system for diabetes care in the Netherlands: the first tangible effects. Int J Integr Care 2011(11):e139

Sundhed.dk (2020) https://www.sundhed.dk/borger/service/om-sundheddk/ehealth-in-denmark/background/. Zugegriffen: 25. Aug. 2020

Thiel R, Deimel L, Schmidtmann D, Piesche K, Hüsing T, Rennoch J, Stroetmann V, Kostera T (2018) Smart Health Systems: Auszug Portugal. Digitalisierungsstrategien im internationalen Vergleich Bd. 1. Bertelsmann Stiftung, S 1–12

Wammes J, Stadhouders N, Westert G (2020) International health care system profiles, Netherlands. Commonwealth Fund. https://www.commonwealthfund.org/international-health-policy-center/countries/netherlands. Zugegriffen: 4. Sept. 2020

Zuweisung und Patientennavigation ins Krankenhaus

Max Geraedts und Werner de Cruppé

Inhaltsverzeichnis

© Der/die Autor(en) 2021
J. Klauber et al. (Hrsg.), *Krankenhaus-Report 2021*, https://doi.org/10.1007/978-3-662-62708-2_2

2

■ ■ **Zusammenfassung**

Rechtlich gesehen dürfen nur Patientinnen und Patienten stationär im Krankenhaus behandelt werden, die ambulant nicht behandelt werden können. Empirisch sieht es jedoch so aus, dass viele elektive Patienten in Krankenhäuser stationär eingewiesen und dort behandelt werden, obwohl deren Erkrankungen oder zumindest Teile der notwendigen Prozeduren auch ambulant hätten behandelt bzw. durchgeführt werden können. Ob dieser Zuweisung der Patienten eine informierte Krankenhauswahl zugrunde lag, muss zumindest bezweifelt werden – weder Patientinnen und Patienten noch zuweisende Ärztinnen und Ärzte nutzen bisher in größerem Umfang die zur Verfügung stehenden objektiven Informationen. Stattdessen dominieren bei der Krankenhauswahl und -zuweisung weiterhin die eigenen oder die Erfahrungen von Angehörigen und Bekannten. Dabei hat sich das Informationsangebot über Krankenhäuser vor allem durch vergleichende Internetportale, die die Daten der Qualitätsberichte der Krankenhäuser nutzen, in den letzten Jahren stetig erhöht. Jedoch sind die grundlegenden Fragen der Krankenhauswahl für den Großteil der Patienten kaum mit Hilfe dieser Portale zu beantworten – verfügt das Krankenhaus über die zur Behandlung notwendige technische und personelle Ausstattung, behandelt das Krankenhaus nach den aktuell effektivsten und sichersten Methoden, welche Ergebnisse können Patienten erwarten, welche Erfahrungen haben vergleichbare Patienten gemacht? Entweder fehlen diese Informationen, sie sind schwer zu finden oder sie sind nicht laienverständlich. Darüber hinaus wird die Krankenhauswahl und Zuweisung von Patienten durch interessengebundene Informationen und Aktivitäten professioneller Informationsvermittler, aber auch Krankenhäuser beeinflusst, sodass vermutlich zuweilen auch in nicht geeignete Krankenhäuser zugewiesen wird. Von einer sorgfältig abgewogenen Krankenhauswahl bzw. -zuweisung, bei der

Patienten und einweisende Ärzte auch digital verfügbare Informationen berücksichtigen, um das geeignetste Krankenhaus zu finden, sind wir noch weit entfernt.

Legally speaking, only patients who cannot be treated on an outpatient basis may be treated as inpatients. Empirically, however, it seems that many elective patients are admitted to hospitals and treated there, although their diseases or at least parts of the necessary procedures could have been treated or performed on an outpatient basis. Whether this allocation of patients was based on an informed choice of hospital must at least be doubted – neither patients nor referring doctors have so far made extensive use of the available objective information. Instead, their own experience or that of relatives and acquaintances continues to dominate the choice and allocation of hospitals. In this context, the supply of information about hospitals has increased steadily in recent years, especially through comparative Internet portals that use the data from the hospitals' quality reports. However, for the majority of patients the basic questions of hospital selection can hardly be answered with the help of these portals: does the hospital have the technical and personnel equipment necessary for treatment, does the hospital treat according to the currently most effective and safest methods, what results can patients expect, what experiences have comparable patients made? Either the information is missing, it is difficult to find or it is not understandable for laymen. In addition, the choice of hospital and the allocation of patients is influenced by information and activities of professional information brokers and also by hospitals, so that patients are probably sometimes allocated to unsuitable hospitals. We are still a long way from a carefully controlled hospital selection and allocation process which supports patients and referring doctors on the basis of digitally available information, to find the most suitable hospital.

2.1 Zugang zum Krankenhaus: rechtlicher Rahmen

Den Zugang für elektive Patientinnen und Patienten regeln das fünfte Sozialgesetzbuch (SGB V), der Bundesmantelvertrag – Ärzte (BMV-Ä) und verschiedene Richtlinien des Gemeinsamen Bundesausschusses (B-BA). § 39 des SGB V – genauso wie § 26 BMV-Ä – sehen vor, dass Versicherte „Anspruch auf vollstationäre oder stationsäquivalente Behandlung durch ein nach § 108 zugelassenes Krankenhaus" haben, „wenn die Aufnahme oder die Behandlung im häuslichen Umfeld nach Prüfung durch das Krankenhaus erforderlich ist, weil das Behandlungsziel nicht durch teilstationäre, vor- und nachstationäre oder ambulante Behandlung einschließlich häuslicher Krankenpflege erreicht werden kann". Niedergelassene Ärztinnen und Ärzte müssen bei der Verordnung von Krankenhausbehandlung deren Notwendigkeit begründen, wenn sich dies nicht aus der Diagnose oder den Symptomen ergibt. Der Verordnung sollen sie die für die Indikation der stationären Behandlung der Patientin oder des Patienten bedeutsamen Unterlagen zu Anamnese, Diagnostik und ambulanter Therapie beifügen. Zudem sollen einweisende Ärztinnen und Ärzte bei der Verordnung „in geeigneten Fällen" auch die beiden nächsterreichbaren, für die vorgesehene Behandlung geeigneten Krankenhäuser angeben und die Versicherten gemäß der Krankenhauseinweisungs-Richtlinie (KE-RL) des G-BA zu geeigneten Krankenhäusern beraten. Wählen Versicherte ein anderes Krankenhaus als auf der Verordnung angegeben, können die Krankenkassen eventuell entstehende Mehrkosten zurückverlangen. Seit 2018 sind einweisende Ärztinnen und Ärzte gemäß der Richtlinie zum Zweitmeinungsverfahren (Zm-RL) des G-BA verpflichtet, bei der Indikation zu bestimmten planbaren Eingriffen (z. Zt. Tonsillektomie/Tonsillotomie, Hysterektomie, arthroskopische Eingriffe am Schultergelenk) den Patienten auf das Recht zur Einholung einer Zweitmeinung hinzuweisen, geeignete „Zweitmeiner" bzw. das entsprechende Verzeichnis der Kassenärztlichen Vereinigungen zu benennen und ihm die Indikationsstellung begründende Befunde auszuhändigen.

2.2 Erkrankungsspektrum elektiver Krankenhauspatientinnen und -patienten

Der rechtliche Rahmen gibt also vor, dass nur solche Patientinnen und Patienten im Krankenhaus behandelt werden dürfen, bei denen keine ambulante oder teilstationäre Alternative existiert. Ein Blick auf die Realität der stationären Inanspruchnahme lässt zumindest bezweifeln, dass diesem Grundsatz in allen Fällen gefolgt wird. Zur Beschreibung der Versorgungswirklichkeit wurden die beim WIdO gespeicherten Daten zu den Krankenhausbehandlungen der AOK-Versicherten des Jahres 2019 analysiert und zum Teil mit einer repräsentativen Befragung von knapp 2.000 Krankenhauspatienten aus dem Jahr 2012 kontrastiert. Bei dieser Befragung wurden Patienten während ihres Krankenhausaufenthalts zur Krankenhauswahl und zu den Aufnahmegründen befragt (de Cruppé und Geraedts 2017).

2.2.1 Elektive Fälle und Prozeduren

Die bundesweite Gesamtzahl vollstationär behandelter Patientenfälle betrug im Jahr 2018 19,4 Mio., an denen 61,4 Mio. nach dem Operationen- und Prozedurenschlüssel (OPS) kodierte Maßnahmen vorgenommen wurden (3,2 OPS/Fall). Bei der AOK sind aktuell rund 26,8 Menschen versichert – dass sind 32,2 % der der 83,2 Mio. Bundesbürger und 36,7 % der 73 Mio. gesetzlich Versicherten. Betrachtet man nun die in ◻ Tab. 2.1 angeführte Fallzahl sowie Anzahl verschlüsselter Prozeduren, dann lässt sich daraus schließen, dass diese Kennziffern bei den AOK-Versi-

2

■ **Tabelle 2.1** Übersicht ICD-10-Hauptdiagnose-Fälle und OPS der AOK-Krankenhauspatienten im Jahr 2019 nach Aufnahmestatus, alters- und geschlechtsdifferenziert; Vergleich mit einer repräsentativen Stichprobe vollstationärer Krankenhauspatienten

	Gesamt		<60 Jahre		≥ 60 Jahre		Männer		Frauen	
	N	%	n	%	n	%	n	%	n	%
ICD-10-AOK-Patientenfälle										
Gesamtfallzahl	6.531.081	100,0	3.074.490	100,0	3.456.591	10,00	2.912.987	100,0	3.618.094	100,0
Elektive Fälle	3.804.865	58,3	1.878.947	61,1	1.925.918	55,7	1.658.924	56,9	2.145.941	59,3
Notfälle	2.726.216	41,7	1.195.543	38,9	1.530.673	44,3	1.254.063	43,1	1.472.153	40,7
OPS-AOK-Patientenfälle										
OPS-Gesamtzahl	21.933.795	100,0	8.300.683	100,0	13.693.112	100,0	10.797.637	100,0	11.196.158	100,0
OPS-Anzahl bei elektiven Fällen	13.327.025	60,6	5.500.469	66,3	7.826.556	57,2	6.472.504	59,9	6.854.521	61,2
OPS-Anzahl bei Notfällen	8.666.770	39,4	2.800.214	33,7	5.866.556	42,8	4.325.133	40,1	4.341.637	38,8
Stichprobe Krankenhauspatienten										
Patienten	1.911	100,0	854	100,0	1.056	100,0	865	100,0	1.046	100,0
Elektive Aufnahme	841	44,0	386	45,2	454	43,0	383	44,3	458	43,8
Akute Aufnahme*	1.070	56,0	468	54,8	602	57,0	482	55,7	588	56,2

* = am gleichen oder am Folgetag der Indikationsstellung

Krankenhaus-Report 2021

cherten sehr ähnlich zum Bundesdurchschnitt ausgeprägt sind. Auch wenn es aufgrund der unterschiedlichen Sozialstruktur der AOK-Versicherten (u. a. höheres Durchschnittsalter, weniger Männer, schlechtere Schulabschlüsse, schlechterer selbst eingeschätzter Gesundheitszustand (Hoffmann und Icks 2012)) im Vergleich zu den Versicherten anderer gesetzlicher Krankenkassen und privater Krankenversicherungsunternehmen Unterschiede in der Verteilung der Behandlungshauptdiagnose und der durchgeführten OPS gibt, kann die hier vorgenommene Gesamtbetrachtung elektiver Krankenhausbehandlungen dieses Patientendrittels als hinreichend genau für alle Patienten angesehen werden, weshalb bei den vorliegenden Analysen von den AOK-Versicherten auf die Gesamtheit der Bundesbürger geschlossen wird.

Tab. 2.1 zeigt die Zahl der stationären Fälle AOK-Versicherter sowie die Zahl der bei diesen Fällen kodierten Prozeduren. Dabei werden jeweils die Gesamtzahlen und die Zahlen differenziert für Männer und Frauen sowie Jüngere/Ältere (< oder ≥ 60 Jahre) berichtet.

Vergleichbar zum Bundesdurchschnitt (ein Krankenhausfall pro 4,3 Bürger, im Durchschnitt 23,3 % aller Bürger) wurde 2019 unter den AOK-Versicherten jeweils ein Krankenhausfall pro 4,1 Versicherte (24,4 % der Versicherten) gezählt.

Die vielfach kritisch gesehene Einteilung der Aufnahmesituation aus Arzt- und Krankenhaussicht in Notfall versus elektiv (Krämer et al. 2019) gemäß der Kodierung in der Krankenhausstatistik zeigt auf Fallebene eine Verteilung von 58,3 % elektiven zu 41,7 % Notfallaufnahmen. Diese Einteilung scheint aus der Perspektive der Wahlmöglichkeiten für Patienten, bei der davon ausgegangen wird, dass elektive Fälle eine solche Wahlmöglichkeit besitzen, unzureichend genau. Die Analyse der Befragung vollstationär aufgenommener Patienten zeigt nämlich, dass 56,0 % angeben, am gleichen oder am Folgetag der Indikationsstellung stationär aufgenommen worden zu sein (Notfall oder dringlicher Krankenhausaufenthalt) und 44,0 % nach mehr als einem Tag (frühelektiv oder aber elektiv). Aus Patientensicht ist der Anteil sehr kurzfristiger Aufnahmen also höher als die Zahl der fachlich geschätzten Notfallaufnahmen und damit liegt der Anteil geplanter, mit mehr Zeit verbundener, elektiver Aufnahmen vermutlich niedriger als die hier nach Aufnahmeanlass definierte Angabe von 58,3 % der Krankenhausaufnahmen. Im Hinblick auf den Anteil elektiver Fälle in Abhängigkeit vom Alter und Geschlecht liegen insgesamt nur geringe Unterschiede vor, wobei diese in den Abrechnungsdaten höher ausfallen als in den Befragungsdaten; Ältere und Männer weisen jeweils höhere Notfallanteile auf.

Ebenfalls vergleichbar, mit leichter Tendenz zu höheren Zahlen, war die Zahl der kodierten Prozeduren mit 3,36 pro AOK-Fall. Auch hier sind bei Männern (3,7 OPS/Fall) und Älteren (4 OPS/Fall) höhere Raten als im Durchschnitt festzustellen. Die geringsten Raten sind bei jüngeren, als Notfall aufgenommenen Patienten zu verzeichnen (2,3 OPS/Fall), die höchsten Raten bei elektiven Fällen ≥ 60 Jahre (4,1 OPS/Fall).

2.2.2 Elektives Fall- und Prozedurenspektrum

Eine weitergehende Analyse der den Fällen zugrunde liegenden Hauptdiagnosen sowie der insgesamt erbrachten Prozeduren offenbart, dass sich die elektiven Anlässe zum Teil mit den Notfällen überschneiden und in beiden Rubriken zumindest bei oberflächlicher Betrachtung Anteile ambulant behandelbarer Anlässe zu finden sind. Die Darstellung wurde in Tab. 2.2 dahingehend begrenzt, dass nur solche Hauptdiagnosen betrachtet werden, bei denen deutschlandweit vermutlich mehr als 100.000 Fälle vorliegen – entsprechend Hauptdiagnosen, die bei mehr als 33.000 AOK-Versicherten im Jahr 2019 kodiert wurden. Dem Konzept der ambulant-sensitiven Krankenhausaufnahmen (ASK = Krankenhausfälle, die durch effektives Management chro-

◻ Tabelle 2.2 Häufigste ICD-Hauptdiagnosen der AOK-Krankenhauspatienten im Jahr 2019 bei elektiven Fällen und Notfällen (ASK nach Sundmacher et al. 2015 sind fett dargestellt)

Elektive ICD-Fälle

Rang	ICD-Code	ICD-Name	N	% dieser ICD
1	Z38	Lebendgeborene nach dem Geburtsort	205.143	99,9
2	I50	Herzinsuffizienz	90.202	44,4
3	I70	Atherosklerose	60.604	80,9
4	M17	Gonarthrose [Arthrose des Kniegelenkes]	57.256	95,6
5	C34	Bösartige Neubildung der Bronchien und der Lunge	54.902	76,5
6	I48	Vorhofflimmern und Vorhofflattern	53.731	55,9
7	K80	Cholelithiasis	52.292	62,9
8	I25	Chronische ischämische Herzkrankheit	51.378	82,8
9	M16	Koxarthrose [Arthrose des Hüftgelenkes]	47.693	95,2
10	K40	Hernia inguinalis	46.440	89,3
11	I20	Angina pectoris	43.421	54,9
12	J44	Sonst. chron. obstruktive Lungenkrankheit	41.938	39,7
13	M54	Rückenschmerzen	40.949	57,3
14	E11	Diabetes mellitus, Typ 2	35.796	55,3
15	O80	Spontangeburt eines Einlings	33.472	64,1

ICD-Notfälle

Rang	ICD-Code	ICD-Name	N	% dieser ICD
1	I50	Herzinsuffizienz	112.756	55,6
2	S06	Intrakranielle Verletzung	71.518	80,0
3	J44	Sonst. chron. obstruktive Lungenkrankheit	63.807	60,3
4	I63	Hirninfarkt	60.624	67,5
5	I10	Essentielle (primäre) Hypertonie	58.737	72,6
6	J18	Pneumonie, Erreger nicht näher bezeichnet	54.444	64,5
7	I21	Akuter Myokardinfarkt	52.154	68,9
8	S72	Fraktur des Femurs	47.682	70,2
9	I48	Vorhofflimmern und Vorhofflattern	42.440	44,1
10	A09	Sonst. Gastroenteritis und Kolitis	39.684	65,7
11	R55	Synkope und Kollaps	37.322	74,5
12	F10	Psychische und Verhaltensstörungen durch Alkohol	37.090	74,5
13	N39	Sonstige Krankheiten des Harnsystems	36.672	58,8
14	E86	Volumenmangel	36.446	68,2
15	A41	Sonstige Sepsis	35.891	71,8
16	I20	Angina pectoris	35.677	45,1
17	G40	Epilepsie	35.609	67,0
18	R07	Hals- und Brustschmerzen	34.887	68,5

Krankenhaus-Report 2021

◻ **Tabelle 2.3** Häufigste OPS der AOK-Krankenhauspatienten im Jahr 2019 bei elektiven Fällen und Notfällen

Elektive OPS-Fälle					OPS-Notfälle				
Rang	OPS-Code	OPS-Name	N	% dieser OPS	Rang	OPS-Code	OPS-Name	N	% dieser OPS
1	9984	Pflegebedürftigkeit	712.627	47,3	1	9984	Pflegebedürftigkeit	794.129	52,7
2	8930	Monitoring von Atmung, Herz und Kreislauf ohne PAP- u. ZVD-Messung	309.727	43,0	2	3200	Natives CT des Schädels	501.780	69,6
3	3990	Computergestützte Bilddatenanalyse mit 3D-Auswertung	275.420	42,6	3	8930	Monitoring von Atmung, Herz und Kreislauf ohne PAP- u. ZVD-Messung	410.188	57,0
4	9262	Postnatale Versorgung des Neugeborenen	263.243	96,4	4	3990	Computergestützte Bilddatenanalyse mit 3D-Auswertung	370.621	57,4
5	1632	Diagnostische Ösophagogastroduodenoskopie	255.692	52,1	5	1632	Diagnostische Ösophagogastroduodenoskopie	234.807	47,9
6	1208	Registrierung evozierter Potentiale	228.003	83,0	6	3225	CT des Abdomens mit Kontrastmittel	194.850	48,5
7	3200	Natives CT des Schädels	219.120	30,4	7	3222	CT des Thorax mit Kontrastmittel	164.900	47,9
8	3225	CT des Abdomens mit Kontrastmittel	206.939	51,5	8	8800	Transfusion von Vollblut, Erythrozytenkonzentrat und Thrombozytenkonzentrat	149.098	47,8
9	3222	CT des Thorax mit Kontrastmittel	179.497	52,1	9	1275	Transarterielle Linksherz-Katheteruntersuchung	136.509	45,8
10	8800	Transfusion von Vollblut, Erythrozytenkonzentrat und Thrombozytenkonzentrat	162.965	52,2	10	1207	Elektroenzephalographie (EEG)	129.518	58,7
11	1275	Transarterielle Linksherz-Katheteruntersuchung	161.711	54,2	11	1440	Endoskopische Biopsie an oberen Verdauungstrakt, Gallengängen und Pankreas	123.748	46,2
12	8522	Hochvoltstrahlentherapie	151.620	75,9	12	8837	PTCA	117.240	47,2
13	1710	Ganzkörperplethysmographie	147.953	64,7	13	3800	Natives MRT des Schädels	112.250	59,4
14	1650	Diagnostische Koloskopie	147.636	61,1	14	8831	Legen und Wechsel eines ZVK	111.073	49,7

2

■ Tabelle 2.3 (Fortsetzung)

Elektive OPS-Fälle					OPS-Notfälle				
Rang	OPS-Code	OPS-Name	N	% dieser OPS	Rang	OPS-Code	OPS-Name	N	% dieser OPS
15	1440	Endoskopische Biopsie an oberem Verdauungstrakt, Gallengängen und Pankreas	144.288	53,8					
16	1620	Diagnostische Tracheobronchoskopie	132.561	63,3					
17	8837	PTCA	131.035	52,8					
18	5984	Mikrochirurgische Technik	121.577	82,8					
19	8831	Legen und Wechsel eines ZVK	112.259	50,3					
20	9401	Psychosoziale Interventionen	108.329	60,4					

Krankenhaus-Report 2021

nischer Erkrankungen, effektive Akutbehandlungen im ambulanten Sektor oder Immunisierungen vermieden werden können) und der von Sundmacher (Sundmacher et al. 2015) veröffentlichten Liste ambulant-sensitiver Diagnosen folgend, gehörten im Jahr 2019 acht von 15 elektiven und neun von 18 Notfall-Anlässen mit jeweils mehr als 100.000 Betroffenen zu den ASK. Bei beiden Anlässen dominieren die Herz-Kreislauf-Erkrankungen.

Bei Betrachtung des Spektrums der häufigsten im Krankenhaus durchgeführten und kodierten Prozeduren fällt auf, dass sich die aufgeführten – in der Mehrzahl diagnostischen Prozeduren – bei den elektiven und Notfällen vielfach überschneiden. ■ Tab. 2.3 führt diejenigen OPS auf, die mindestens 100.000-mal bei Krankenhausaufenthalten AOK-Versicherter im Jahr 2019 kodiert wurden. Bei durchschnittlich etwas mehr als drei OPS pro Fall wird also wieder auf rund 33.000 Fälle und damit 100.000 Fälle im Bundesdurchschnitt Bezug genommen.

Die Analyse der Unterschiede bei den häufigsten Prozeduren in Abhängigkeit vom Geschlecht und Alter ergab – bis auf die nur jeweils einem Geschlecht zuzuordnenden Prozeduren – keine auffälligen Befunde, sodass diese nicht tabellarisch aufgeführt werden.

Die Analysen belegen, dass diejenigen Erkrankungen bzw. elektiven Prozeduren, zu denen explizite Zweitmeinungsverfahren eingeführt wurden (Tonsillektomie/Tonsillotomie, Hysterektomie, Schultergelenksarthroskopie), nicht zu den häufigsten Erkrankungen bzw. Prozeduren gehören. Dagegen führen Erkrankungen, die den elektiven endoprothetischen Eingriffen an Knie- und Hüftgelenk sowie der Wirbelsäulenchirurgie zugrunde liegen, häufig zu Krankenhausaufenthalten. Insgesamt lässt sich feststellen, dass bei elektiven Fällen viele Prozeduren vorgenommen werden, die auch zum ambulanten Leistungsspektrum gehören und damit eventuell ambulant oder prästationär erbracht werden könnten.

2.3 Krankenhauswahlverhalten aus Sicht vollstationär aufgenommener Krankenhauspatientinnen und -patienten

Wie kommen nun Patientinnen und Patienten, bei denen die im vorigen Abschnitt genannten Erkrankungen oder die Indikation zu solchen Prozeduren vorliegen, in welches Krankenhaus? Bevor diese Frage aus Sicht der Zuweisenden beantwortet wird, soll zunächst einmal die Sicht der Patienten selbst beleuchtet werden. Denn die relevanten Personen für die freie Krankenhauswahl sind Patienten, die wissen, dass für sie eine Krankenhausbehandlung notwendig ist und damit eine Aufnahme ansteht. Eine prospektive, repräsentative Erhebung des Krankenhauswahlverhaltens von Patienten mit gerade erfolgter Indikationsstellung ist logistisch sehr aufwändig. Praktikabel ist es hingegen, gerade stationär aufgenommene Patienten nach ihrem Vorgehen bei der Krankenhauswahl zu befragen. Eine solche Studie wurde in Deutschland von den Autoren mit 1.925 konsekutiv stationären Patienten aus elf Fachgebieten von 46 Fachabteilungen in 17 Krankenhäusern unterschiedlicher Regionen Nordrhein-Westfalens in den Jahren 2012 und 2013 durchgeführt (de Cruppé und Geraedts 2017). Folgende Ergebnisse dieser Studie beschreiben Möglichkeit und Vorgehen aus Patientensicht: 63 % der Patienten entscheiden selbst über das Krankenhaus und 80 % werden binnen sieben Tagen stationär aufgenommen. Die wichtigsten Informationsquellen der Patienten sind die eigene Vorkenntnis des Krankenhauses, Angehörige sowie ihre ambulanten Behandler. Die relevanten Kriterien, nach denen sie entscheiden, sind wiederum die eigene Krankenhausvorerfahrung, die Empfehlung Angehöriger und der Behandler sowie die Wohnortnähe; Qualitätsberichte und ihre objektiven Angaben verwenden Patienten praktisch nicht. Dies bestätigt frühere Ergebnisse einer repräsentativen Befragung in der Allgemeinbevölkerung, wonach wenige Personen von den Qualitätsbe-

richten gehört, noch weniger diese angeschaut und diejenigen mit bevorstehender elektiver Krankenhausaufnahme die Berichte praktisch nicht zu Rate gezogen hatten (Geraedts 2006). Dabei sind die Informationen auch weiterhin für Patienten mitunter schwer verständlich (Sander et al. 2017; Emmert et al. 2014).

2.4 Beratung zur Krankenhauswahl durch zuweisende Ärztinnen und Ärzte

Für Patientinnen und Patienten sind also nicht objektive Daten von Qualitätsberichten ausschlaggebend für die Krankenhauswahl, stattdessen sind ihre ambulanten Behandler eine wichtige fachkompetente Informationsquelle über Krankenhäuser und deren Empfehlung ein wichtiges Entscheidungskriterium. In dieser Vermittler- und Beraterrolle sind die niedergelassenen Ärztinnen und Ärzte potenzielle Nutzer und insofern auch Übersetzer der Informationen aus den Qualitätsberichten für ihre Patienten.

Schaut man sich den Anteil elektiver Einweisungen unter allen in den einzelnen Fachabteilungen stationär behandelten Patienten an, dann sind es eher die kleineren Fachabteilungen, bei denen eine Beratung zur Krankenhauswahl häufig möglich ist. ◘ Tab. 2.4 zeigt eine entsprechende Analyse aus der bereits erwähnten Befragung stationärer Krankenhauspatienten. Demnach werden in der Urologie, Hals-Nasen-Ohrenheilkunde, Gynäkologie und Orthopädie am häufigsten Patientinnen und Patienten behandelt, die zwischen Indikationsstellung und Krankenhausaufnahme mehr als einen Tag Zeit hatten.

Aber wie gehen einweisende Ärztinnen und Ärzte typischerweise bei der Beratung vor? Werden bei der Beratung die folgenden grundsätzlichen Fragen einbezogen, die einer Krankenhauswahl zugrunde liegen sollten?

a) Ist das Krankenhaus so ausgestattet (Medizintechnik und Personal), dass die indizierte Behandlung dort sicher möglich ist?

2

◻ **Tabelle 2.4** Anteil Krankenhausaufnahmen mit mehr als einem Tag zwischen Mitteilung einer anstehenden stationären Behandlung und Aufnahme aus Patientensicht, nach Fachgebieten

Urologie	72 %	Geriatrie	59 %	Innere Medizin	33 %
HNO	66 %	Chirurgie	54 %	Neurologie	28 %
Gynäkologie	65 %	Geburtshilfe	53 %	Pädiatrie	18 %
Orthopädie	64 %	Psychiatrie	45 %		

Krankenhaus-Report 2021

b) Arbeitet das Krankenhaus nach den aktuell anerkannten Regeln von Wissenschaft und Kunst?

c) Welche Ergebnisse zeigt die Behandlung in diesem Krankenhaus bei vergleichbaren Patienten?

d) Welche Erfahrungen haben vergleichbare Patienten mit der Behandlung in diesem Krankenhaus gemacht?

Aspekte dieser Fragen lassen sich in Deutschland, aber auch vielen anderen Ländern, auf der Basis strukturierter Qualitätsberichte der Krankenhäuser beantworten, die zur Beratung genutzt werden könnten. Ob die Qualitätsberichte zur Patientenberatung tatsächlich genutzt werden und welche anderen Erkenntnisse zur Beratungssituation vorliegen, soll im Folgenden kurz anhand einiger Studienergebnisse vorgestellt werden.

Nach dem Stellenwert der Qualitätsberichte befragt, beurteilen niedergelassene Hausärzte, Internisten, Orthopäden und Chirurgen in Deutschland diese für ihre Praxis zurückhaltend und setzen sie selten in der Patientenberatung zur Krankenhauswahl ein (Hermeling und Geraedts 2013). In den Berichten fehlen ihnen Angaben zur Erfahrung mit dem Krankenhaus aus Arzt- und Patientensicht (Geraedts et al. 2007, 2018; Kolb et al. 2018) sowie relevante Ergebnisangaben, die – wenn vorhanden – in der von ihnen gewünschten Weise dargestellt werden sollten (Geraedts et al. 2012). Studien aus dem europäischen Ausland vertiefen sowohl mit qualitativen als auch quantitati-

ven Befragungen, wie vor allem Hausärzte bei der Krankenhauszuweisung ihrer Patienten vorgehen. Da die spezialfachärztliche Versorgung in vielen Ländern überwiegend an Krankenhäusern angesiedelt ist, bezieht sich die Zuweisung auf ambulante Behandlungen im Krankenhaus wie auch elektive Einweisungen zu stationären Behandlungen in der Routineversorgung. Für diese Behandlungen können Patienten das Krankenhaus auch in den oft staatlich organisierten Gesundheitssystemen frei wählen und entscheiden sich wie in Deutschland häufig in Absprache mit ihren Hausärzten. In Frankreich geben Hausärzte an, ihre Empfehlung nach der eigenen Erfahrung in der Zusammenarbeit mit dem Krankenhaus, in informellen Netzwerken, nach dem Ruf des Krankenhauses und nach Wohnortnähe für die Patienten auszurichten; die öffentliche Qualitätsberichterstattung spielt für Hausärzte in Frankreich dabei keine Rolle (Ferrua et al. 2016), ebenso wenig in den Niederlanden (Ketelaar et al. 2014). Zwar sehen Hausärzte sehr wohl die Bedeutung der Krankenhausqualität auch im Gespräch mit ihren Patienten, doch Qualitätsberichte werden hierzu nicht genutzt und Patienten nicht auf sie hingewiesen – sei es, weil sie nicht die relevanten Angaben enthalten oder ihnen nicht vertraut wird (Doering und Maarse 2015). Zentral in der Beurteilung und Empfehlung auch in den Niederlanden ist die eigene Erfahrung mit dem Krankenhaus und mit den dortigen Spezialisten (Doering und Maarse 2015). Gleichsinnig gehen auch dänische Hausärzte in ihrer Beratung der Patienten bei Krankenhauszuweisungen vor: Wohnortnähe für die Patienten, die eigene Erfahrung in der Zusammenarbeit wie auch die berichtete Erfahrung der Patienten mit dem Krankenhaus sind die wesentlichen Empfehlungskriterien (Birk und Henriksen 2012). Wenig untersucht scheint bisher, ob Hausärzte ihre Patienten aktiv bei ihren Empfehlungen zur elektiven Krankenhauswahl einbeziehen. Eine Studie aus Schweden zeigt, dass schwedische Hausärzte nur sehr selten Patienten bei der Frage einbeziehen, in welchem Krankenhaus sie bei elektiven operativen Eingriffen behandelt werden, sondern entscheiden selbst nach medizinischen Kriterien (Winblad 2008). Ebenso gehen holländische Hausärzte vor, die Patienten für Diagnostik oder Therapie einem Krankenhaus zuweisen (Victoor et al. 2013).

Aus der Studienlage aus europäischen Ländern, in denen Patienten wie in Deutschland ein Krankenhaus wählen können, lässt sich daher schlussfolgern, dass zuweisende Ärztinnen und Ärzte bisher wenig als Vermittler und Übersetzer externer, objektiverer qualitätsbezogener Informationen bei der Krankenhauswahl auftreten. Stattdessen beraten sie weiterhin vor allem auf der Basis eigener Erfahrungen und der Erfahrungen ihrer Patientinnen und Patienten.

2.5 Internetportale zur Krankenhaussuche

Gemäß aktueller Befragungsergebnisse der Initiative D21 e. V. nutzen inzwischen 86 % der Bundesbürger das Internet. Mit der Verbreitung der Internetnutzung gerade auch in den Altersgruppen, die in besonderem Maße von elektiven Krankenhausaufenthalten betroffen sind, könnte die Bedeutung des Internets auch für die Krankenhauswahl zunehmen. Dabei bietet das Internet bei der Krankenhaussuche unterschiedliche Vorgehensweisen. Ausgangspunkt kann für Patientinnen und Patienten oder Angehörige zum einen die Suche nach Informationen in einer der allgemeinen

Suchmaschinen zu einer Erkrankung, einer bevorstehenden Diagnostik oder Behandlung sein. Zum anderen können sie aber auch direkt mit der Suche nach einem Krankenhaus beginnen. Hierbei ermöglichen Krankenhaussuchportale eine Krankenhauswahl nach verschiedenen Kriterien und Filtereinstellungen. Wenn Patienten bereits entschieden haben, wo sie sich behandeln lassen wollen, können sie auch gezielt Internetseiten von Krankenhäusern beziehungsweise Verbundträgern aufsuchen, um dort Auskünfte zu finden. Nachfolgend wird auf einige bundesweite Krankenhaussuchportale und einige Unterschiede im Hinblick auf Trägerschaft, Datenquellen sowie Such-, Filter- und Vergleichsmöglichkeiten eingegangen. Die Zusammenstellung in ◘ Tab. 2.5 orientiert sich dabei an einer ähnlichen Zusammenstellung von Emmert et al. 2016.

Die wesentliche Datenquelle für den Großteil der Internetangebote zur Krankenhaussuche sind die von allen Krankenhäusern gesetzlich verpflichtend zu erstellenden Qualitätsberichte. Über eine Referenzdatenbank macht der Gemeinsame Bundesausschuss diese Qualitätsberichte ab dem Berichtsjahr 2012 allgemein zugänglich (g-ba-qualitaetsberichte.de), ergänzt um eine erläuternde Patienteninformation, eine Leseanleitung und ein Glossar. Gleichwohl ist der Bekanntheitsgrad der Qualitätsberichte gering (Geraedts 2006) und die Lektüre sprachlich für medizinische, statistische und wissenschaftliche Laien schwer verständlich (Friedemann et al. 2009). In zahlreichen Krankenhaussuchportalen sind die Angaben der Qualitätsberichte dennoch die entscheidende Datengrundlage und dort aufbereitet durchsuchbar. So bietet der „Klinikfinder" des Verbandes der Ersatzkassen e. V. (vdek) und des Betriebskrankenkassen Dachverbandes e. V. eine Portalsuche nach Krankenhäusern auf dieser Datengrundlage an. Als Stichwort bei der Suche können Patienten eine Krankheit, eine Behandlung oder einen Krankenhausnamen eingeben und auf Wunsch Ort oder Postleitzahl sowie einen km-Umkreis. Als Filterkriterien können zahlreiche Strukturan-

◘ **Tabelle 2.5** Übersicht zu Internetportalen zur Krankenhaussuche

Portalname (Träger)	Datenquellen	Qualitäts-angaben	Struktur-angaben	Patientenerfahrungen, Zufriedenheit, Kommentare, individuelle Bewertungen	KH-Vergleichs-funktion
Qualitätsberichte.de (G-BA)	QB*	QB	QB	Nein	Nein
Deutsches Krankenhausverzeichnis (DKG)	QB, Aktualisierung durch KH** möglich	QB	QB	Nein	Ja
Weisse Liste (Bertelsmann-Stiftung, Kooperation mit AOK, Barmer, KKH, AXA)	QB, PEQ***	QB	QB	Ja	Ja
Kliniklotse/-finder (vdek, BKK Dachverband)	QB	QB	QB	Nein	Ja
oncomap (Dt. Krebsgesellschaft)	Daten der Zertifizierungsstelle der DKG	Nein	Nein	Nein	Nein
DKV-Webseite (Dt. Krankenversicherung)	DKV-KH-Vertragsdaten	Nein	Nein	Nein	Nein
derprivatpatient.de (Verband der Privaten Krankenversicherung e. V.)	QB, PKV-KH-Vertragsdaten	QB	Ja	Nein	Ja
Klinikbewertungen.de (MedizInfo®, Jürgen Wehner)	Name und Adressangaben durch MedizInfo®, alles Weitere durch KH selbst	Nein	Nein	Patientenbewertungen	Nein
krankenhausbewertungen.de (Stephan Brandtstaetter)	QB, Patientenbewertungen	Nein	QB	Individuelle Patientenbewertung	Nein
Jameda (Jameda)	Name und Adressangaben durch jameda, alles Weitere durch KH selbst	Nein	Nein	Individuelle Patientenbewertungen, arztbezogen	Nein
Sanego (ärzte.de MediService Verwaltungs GmbH)	Name und Adressangaben durch sanego, alles Weitere durch KH selbst	Nein	Nein	Individuelle Patientenbewertungen, arztbezogen	Nein
medführer.de (Deutscher Verlag für Gesundheitsinformation GmbH)	Name und Adressangaben durch medführer, alles Weitere durch KH selbst	Nein	Nein	Nein	Nein
Klinikkompass.com (Lukas Hoffmann)	KH können selbst kostenpflichtig Informationen einstellen, Focus-Klinikbewertung, Zertifizierungslisten, QB	Nein	Nein	Nein	Nein

□ Tabelle 2.5 (Fortsetzung)

Portalname (Träger)	Datenquellen	Qualitäts-angaben	Struktur-angaben	Patientenerfahrungen, Zufriedenheit, Kommentare, individuelle Bewertungen	KH-Vergleichs-funktion
Bonmedi.de (bonmedi GmbH)	QB, Zertifikate, Expertenmeinungen, Google-Maps-Bewertungen	QB, Expertenein-schätzung	QB	Patientenzufriedenheit aus Google-Maps-Bewertungen	Nein
Klinikradar.de (Innomeda GmbH)	QB, Focus-Klinikliste, Zertifizierungsliste DKG, TK-Patientenbefragung, KH selbst	Auszeichnungen (Focus-Liste, TK-Patientenbe-wertung)	QB	Nein	Nein
krankenhaus.de (Spitality GmbH)	QB, eigene Patientenbewertungen, KH selbst	QB	QB	Individuelle Patientenbe-wertungen	Nein

* = Qualitätsberichte der Krankenhäuser; ** = Krankenhäuser; *** = Patients' Experience Questionnaire

Krankenhaus-Report 2021

2

gaben aus den Qualitätsberichten festgelegt werden – beispielsweise Fachgebiet, Barrierefreiheit, medizinische, pflegerische oder allgemeine Leistungsangebote, apparative Ausstattung oder Personalqualifikation. Aus den Ergebnissen können dann mehrere Krankenhäuser in eine Vergleichsübersicht gebracht werden. Auch das als Suchportal verfügbare Krankenhausverzeichnis der Deutschen Krankenhausgesellschaft basiert auf den Qualitätsberichtsdaten, wobei Krankenhäuser hier bestimmte Angaben auch selbstständig aktualisieren können. Die Such-, Filter- und Vergleichsmöglichkeiten entsprechen weitgehend dem Klinikfinder. Die „Weisse Liste" als Suchportal für Krankenhäuser, getragen von der Bertelsmann Stiftung und den gesetzlichen Krankenkassen AOK, Barmer und KKH sowie der privaten Krankenversicherung Axa, erweitert die Datengrundlage um Patientenzufriedenheitsbewertungen auf Krankenhaus- und teilweise auf Fachabteilungsebene. Diese Angaben werden stetig von zufällig ausgewählten Krankenhauspatienten der teilnehmenden Krankenkassen nach deren Entlassung schriftlich mit dem Patients' Experience Questionnaire (PEQ)-Fragebogen (Gehrlach et al. 2010) erhoben und gibt Auskunft über die Zufriedenheit mit der ärztlichen Versorgung, der pflegerischen Betreuung, mit der Organisation und dem Service sowie der Bereitschaft, das erlebte Krankenhaus an Angehörige weiterzuempfehlen. Freitextkommentare sind hierbei nicht vorgesehen. Als weitere Datenquelle gehen die Qualitätsangaben aus dem QSR-System (Qualitätssicherung mit Routinedaten der AOK) in das Portal ein. Dementsprechend ist die Such- und Filterfunktion in der „Weisse Liste"-Suche um diese Kriterien im Vergleich zum Klinikfinder erweitert.

Spezifisch für Krebserkrankungen bietet die Deutsche Krebsgesellschaft mit „oncomap" eine Suche in der Gesamtliste der von ihr zertifizierten Krebszentren an, zu denen Adress- und Kontaktangaben hinterlegt sind. Ob diese Information einen Beitrag zu der in Deutschland zu beobachtenden Konzentration der Krebsversorgung in Zentren geleistet hat,

ist bisher nicht belegt (Henning et al. 2018; Lewers und Geraedts 2015).

Für privat versicherte Patienten bietet der Verband der Privaten Krankenversicherungen e. V. eine Krankenhaussuche an, die sich einerseits auf die Qualitätsberichtsdaten stützt, die um Angaben zu Direktabrechnungsverträgen ergänzt werden. Zudem hebt diese Seite sogenannte „Partnerkliniken" hervor, die in der externen Qualitätssicherung überdurchschnittliche Werte erreichen und besondere Wahlleistungskriterien des Verbandes erfüllen.

Vier kommerzielle Portale setzen ganz auf die direkte individuelle Bewertung durch Patienten und deren Erfahrungsberichte in Freitextform als Datenquellen. Diese Portale beschreiben ausführlich, was Patienten beim Abfassen ihrer Bewertung beachten sollen, wie sie sie einreichen können und dass sie durch eine redaktionelle Sichtung gehen, bevor sie eingestellt werden. Im Portal „klinikbewertungen.de" bewerten Patienten ein Krankenhaus oder eine Fachabteilung mit bis zu fünf Sternen in Bezug auf ihre Gesamtzufriedenheit, Qualität der Beratung, medizinische Behandlung, Verwaltung und Abläufe sowie Ausstattung und Gestaltung und können als Freitexte Pros, Kontras, Krankheitsbild, Versichertenstatus und einen Erfahrungsbericht abgeben. Als Portalnutzer sucht man dann gezielt interessierende Krankenhäuser und erhält deren Bewertungen; weitere Angaben zum Krankenhaus gibt es nur, wenn Krankenhäuser kostenpflichtig eigene Informationen hinterlegen. Zwei der vier Portale, die auf Patientenbewertungen basieren, „Jameda" und „Sanego", sind auf Krankenhausärzte ausgeweitete Arztbewertungsportale; krankenhausbezogene Informationen können Krankenhäuser kostenpflichtig hinterlegen. Ein weiteres kommerzielles Portal kombiniert eine umfängliche Suche nach Kriterien anhand der Qualitätsberichtsdaten zusammen mit auf der Seite erhobenen Patientenbewertungen der Krankenhäuser bzw. Fachabteilungen.

Vier weitere Krankenhaussuchportale kommerzieller Anbieter sind unterschiedlich konzipiert. Mal steht eine Liste an

Eingriffen zur Auswahl, zu denen dann in Anlehnung an Klinik-Rankings oder Krankenhauszertifikate eine Handvoll Krankenhäuser empfohlen werden, mal besteht ein Portal nur aus einem Adressverzeichnis und harrt der kostenpflichtigen Eintragungen durch Krankenhäuser, mal werden mehrere Datenquellen wie Qualitätsberichte, Klinik-Rankings oder Krankenhauszertifikate systematisch eingepflegt und können durch Krankenhäuser kostenpflichtig ergänzt werden, mal ist das Ziel, eine solche umfängliche Krankenhaussuche, ergänzt um eigene Expertenbewertungen, in eine individuell organisierte, perioperative Patientenbetreuung durch den Portalanbieter münden zu lassen.

Eine noch zu erwähnende Entwicklung besteht in der Übertragung der Krankenhaussuche auf portable Endgeräte wie Handy oder Tablet, vorzugsweise in Form einer App, die einen direkteren Zugang zu den Kundendaten ermöglicht und filternde Browsereinstellungen vermeidet. Diesen Schritt ist beispielsweise die „Weisse Liste" oder die BARMER mit ihren Apps zur Krankenhaus- und Arztsuche gegangen. Auch Klinikbetreiber (z. B. Helios) und zunehmend auch einzelne Krankenhäuser (z. B. Uniklinik Heidelberg, Bethesda Krankenhaus Duisburg) bieten ihren Patienten über eine App Zugang zu Informationen über das Krankenhaus. Hier werden sich perspektivisch mit der persönlichen Registrierung personalisierte Termine, Empfehlungen und weitere Behandlungs- oder Präventionsangebote mit gleichzeitiger Kundenbindung integrieren lassen.

Zuletzt sollen noch die als Broschüre publizierten drei Klinik-Rankings der Zeitschriften bzw. Zeitungen „Focus", „Stern" und „FAZ" als mögliche Orientierungshilfen bei der Krankenhaussuche für Patientinnen und Patienten in Deutschland genannt werden. Alle nutzen umfänglich die Qualitätsberichtsdaten, dazu in unterschiedlicher Zusammensetzung selbst eingeholte Expertenmeinungen aus dem Gesundheitssystem, die QSR der AOK, die PEQ-Patientenbefragung oder Patientenbewertungen aus „Klinikbewertungen.de", und erstellen

daraus nach eigenen Gewichtungen die zahlreichen Listen „bester Krankenhäuser" bzw. Kliniken – was zumeist Krankenhausfachabteilungen bedeutet – je Region, Erkrankung oder Behandlung. Die vollständigen Informationen werden aber nicht im Internet frei zugänglich zur Verfügung gestellt, sondern müssen jeweils käuflich erworben werden.

In der Zusammenschau der im Internet zur Verfügung gestellten Informationen über Krankenhäuser bleibt der Eindruck, dass es zwar eine Fülle von Informationen gibt, die zur Krankenhauswahl genutzt werden könnten, die Beantwortung der oben genannten grundlegenden Fragen, die sich elektive Patienten und zuweisende Ärzte stellen könnten (adäquate Personalausstattung und Medizintechnik, effektive und sichere Behandlungsverfahren, Ergebnisse und Erfahrungen vergleichbarer Patienten) wird jedoch nur versierten Nutzern der Informationsquellen gelingen. Für die Nutzer der Krankenhausportale besteht zudem die Schwierigkeit, die interessengeleitete Informationsvermittlung gerade bei kommerziellen Angeboten richtig einzuordnen. Weiterhin stellt sich ganz praktisch der entscheidende erste Suchschritt in den Portalen oftmals als schwierig dar. Dies gilt eher nicht, wenn man die vorhandenen wohnortnahen Krankenhäuser aufgelistet bekommen möchte, denn geleitet durch Ort oder Postleitzahl ist das Auffinden meistens leicht. Krankheits- oder eingriffsspezifisch ist die Suche jedoch nicht immer einfach, da frei eingegebene Stichworte in der Suchmaske zumeist in schwer zu verstehende ICD- und OPS-Begrifflichkeiten übersetzt und zur Auswahl angezeigt werden. Dieser Sprachwechsel und die Beurteilung, welcher vorgeschlagene Fachbegriff der richtige ist, dürfte für zahlreiche Suchende eine Hürde sein, um an die für sie persönlich relevanten Suchergebnisse zu kommen. Inwieweit die in Zusammenarbeit mit der „Weissen Liste" vom Bundesministerium für Gesundheit auf der neuen Internetseite www.gesund.bund.de zur Verfügung gestellte Krankenhaussuche oder aber das vom IQTIG geplante „Qualitätsportal" diese Probleme be-

2

wältigen werden, kann noch nicht beurteilt werden.

2.6   Weitere Entwicklungen – empirisch kaum zugänglich

Bei der Beantwortung der Frage, wie elektive Patientinnen und Patienten in ein bestimmtes Krankenhaus kommen, müssen weitere Aspekte angesprochen werden, die sich einer typischen empirischen Analyse entziehen. Unbekannt ist beispielsweise, inwiefern das im Qualitätsmanagement propagierte Instrument der Einweiserbefragung heute eher als Instrument des Einweiser- oder Zuweisermanagements genutzt wird. Beratungsfirmen bieten dazu Hilfestellung an, bei der es darum geht, die im Zeitalter der DRG-Vergütung hochrelevante Fallzahl zu beeinflussen. Ein typisches Zitat soll diese Feststellung untermauern: *„Niedergelassene Ärzte in Einzelpraxen, in Gemeinschaftspraxen und vor allem in Praxisnetzwerken werden als Vermittler oder Lotsen idealer Patientenfälle für das Krankenhaus immer wichtiger. Als Wegweiser für Patienten sichern sie die Auslastung und sind neben den Patienten selbst ohne Zweifel die wichtigste Zielgruppe eines Krankenhauses. … Eine Hauptaufgabe bei der Befragung der niedergelassenen Ärzte ist es, diejenigen Faktoren zu ermitteln, die konkret zu Nicht-Einweisungen führen.“*[1] Eine weitere Unsicherheit besteht im Bereich der Zielvereinbarungen mit Chefärztinnen und Chefärzten, bei denen trotz der bereits 2013 durch die Deutsche Krankenhausgesellschaft vorgelegten „Empfehlungen zu leistungsbezogenen Zielvereinbarungen in Chefarztverträgen" Klauseln existieren, die Anreize zu einer Fallzahlsteigerung auslösen. Die hierzu genutzten Methoden reichen von Aktivitäten des Einweisermanagements über die vielerorts etablierten Patienteninformationsveranstaltungen, die neben der reinen

Information eben auch den Aspekt der „Kundengenerierung" beinhalten, hin zur Etablierung von MVZ am Krankenhaus, der Zusammenarbeit mit Firmen, die international selbstzahlende Patienten rekrutieren oder zum Betreiben von Notfallambulanzen auch ohne Ermächtigung bzw. Erfüllung der Voraussetzungen zur Notfallversorgung. Inwiefern diese Methoden Einfluss auf die Zuweisung von Patienten bzw. die Auswahl eines Krankenhauses durch elektive Patienten ausüben, lässt sich in der qualitätsgesicherten publizierten Forschung nicht erfahren. Ebenfalls zu nennen sind Klinik- und Praxissoftwareanbieter, die eine direkte Kommunikation zwischen Praxen und einzelnen Krankenhäusern – zum Beispiel zur Befundübermittlung – ermöglichen oder aber beim Aufrufen des Einweisungsformulars direkt „passende" Krankenhäuser anzeigen. Solche Applikationen können gezielt zu den tatsächlich geeignetsten Krankenhäusern steuern – mit der höchsten Wahrscheinlichkeit für gute Ergebnisse und einer Passung zu den Patientenpräferenzen – oder aber eine dem Wettbewerb und dem vorherrschenden Vergütungssystem geschuldete Zuweisung zu präferierten Krankenhäusern vorschlagen. Letztlich sind der Phantasie kaum Grenzen gesetzt, wenn es darum geht, den Weg potenzieller, möglichst „lukrativer" Patienten in ein bestimmtes Krankenhaus mit Methoden der Informationsvermittlung zu beeinflussen. Ob dadurch ein Mehr an Gesundheit resultiert, bleibt fraglich.

2.7   Fazit

Ins Krankenhaus werden viele Fälle zugewiesen, bei denen vermutet werden kann, dass ein ambulantes Behandlungspotenzial existiert. Dabei wählen sowohl Patientinnen und Patienten als auch einweisende Ärztinnen und Ärzte ein Krankenhaus – trotz der inzwischen vielfältigen Möglichkeiten der informierten Entscheidung auf der Basis von Internetportalen zur Krankenhaussuche – weiterhin größ-

---

1   www.iqme.de/befragungen/aerzte.html;   Zugriff 19.08.2020.

tenteils aufgrund eigener und der Erfahrungen von Angehörigen/Bekannten aus. Ursächlich ist vermutlich im Wesentlichen, dass Internetportale kein Vertrauen in die Behandler vermitteln können, das nur im Erleben von Sozialbeziehungen entsteht. Darüber hinaus gestaltet sich die Suche auf diesen Portalen für viele Patienten schwierig, da die zur Entscheidung individuell wichtigen Informationen entweder fehlen oder unverständlich präsentiert werden. Zudem wird die Krankenhauswahl und Zuweisung von Patienten durch interessengebundene Informationen und Aktivitäten professioneller Informationsvermittler, aber auch Krankenhäuser beeinflusst, sodass vermutlich zuweilen auch in nicht geeignete Krankenhäuser zugewiesen wird. Von einer sorgfältig abgewogenen Krankenhauswahl bzw. -zuweisung, bei der Patienten und einweisende Ärzte auch digital verfügbare Informationen berücksichtigen, um das geeignetste Krankenhaus mit den wahrscheinlich besten Behandlungsergebnissen zu finden, sind wir noch weit entfernt.

Literatur

Birk HO, Henriksen LO (2012) Which factors decided general practitioners' choice of hospital on behalf of their patients in an area with free choice of public hospital? A questionnaire study. BMC Health Serv Res 12:126. https://doi.org/10.1186/1472-6963-12-126

de Cruppé W, Geraedts M (2017) Hospital choice in Germany from the patient's perspective: a cross-sectional study. BMC Health Serv Res 17(1):720. https://doi.org/10.1186/s12913-017-2712-3

Doering N, Maarse H (2015) The use of publicly available quality information when choosing a hospital or health-care provider: the role of the GP. Health Expect 18(6):2174–2182. https://doi.org/10.1111/hex.12187

Emmert M, Hessemer S, Meszmer N, Sander U (2014) Do German hospital report cards have the potential to improve the quality of care? Health Policy 118(3):386–395. https://doi.org/10.1016/j.healthpol.2014.07.006

Emmert M, Meszmer N, Simon A, Sander U (2016) Internetportale für die Krankenhauswahl in Deutschland: Eine leistungsbereichsspezifische Betrachtung. Gesundheitswesen 78(11):721–734. https://doi.org/10.1055/s-0035-1549968

Ferrua M, Sicotte C, Lalloué B, Minvielle E (2016) Comparative quality indicators for hospital choice: do general practitioners care? PLoS ONE 11(2):e147296. https://doi.org/10.1371/journal.pone.0147296

Friedemann J, Schubert H-J, Schwappach D (2009) Zur Verständlichkeit der Qualitätsberichte deutscher Krankenhäuser: Systematische Auswertung und Handlungsbedarf. Gesundheitswesen 71(1):3–9. https://doi.org/10.1055/s-0028-1086010

Gehrlach C, Altenhöner T, Schwappach D (2010) Der Patients' Experience Questionnaire: Patientenerfahrungen vergleichbar machen. Bertelsmann Stiftung, Gütersloh

Geraedts M (2006) Qualitätsberichte deutscher Krankenhäuser und Qualitätsvergleiche von Einrichtungen des Gesundheitswesens aus Versichertensicht. In: Böcken J, Braun B, Amhof R, Schnee M (Hrsg) Gesundheitsmonitor 2006: Gesundheitsversorgung und Gestaltungsoptionen aus der Perspektive von Bevölkerung und Ärzten. Bertelsmann Stiftung, Gütersloh, S 154–170

Geraedts M, Schwartze D, Molzahn T (2007) Hospital quality reports in Germany: patient and physician opinion of the reported quality indicators. BMC Health Serv Res 7:157. https://doi.org/10.1186/1472-6963-7-157

Geraedts M, Hermeling P, de Cruppé W (2012) Communicating quality of care information to physicians: a study of eight presentation formats. Patient Educ Couns 87(3):375–382. https://doi.org/10.1016/j.pec.2011.11.005

Geraedts M, Hermeling P, Ortwein A, de Cruppé W (2018) Public reporting of hospital quality data: What do referring physicians want to know? Health Policy 122(11):1177–1182. https://doi.org/10.1016/j.healthpol.2018.09.010

Henning A, Sibert NT, Bruns J, Wesselmann S (2018) Krebspatienten qualitätsgesichert, multidisziplinär und evidenzbasiert versorgen: das Zertifizierungssystem der Deutschen Krebsgesellschaft. In: Gesundheitswesen aktuell 2018 – Beiträge und Analysen, S 136–155

Hermeling P, Geraedts M (2013) Kennen und nutzen Ärzte den strukturierten Qualitätsbericht? Gesundheitswesen 75(3):155–159. https://doi.org/10.1055/s-0032-1321744

Hoffmann F, Icks A (2012) Unterschiede in der Versichertenstruktur von Krankenkassen und deren Auswirkungen für die Versorgungsforschung: Ergebnisse des Bertelsmann-Gesundheitsmonitors. Gesundheitswesen 74(5):291–297. https://doi.org/10.1055/s-0031-1275711

Ketelaar NABM, Faber MJ, Elwyn G, Westert GP, Braspenning JC (2014) Comparative performance information plays no role in the referral behaviour of GPs. BMC Fam Pract 15:146. https://doi.org/10.1186/1471-2296-15-146

2

Kolb B, Emmert M, Sander U, Patzelt C, Schöffski O (2018) Do German public reporting websites provide information that office-based physicians consider before referring patients to hospital? A four-step analysis. Z Evid Fortbild Qual Gesundhwes 137–138:42–53. https://doi.org/10.1016/j.zefq.2018.07.010

Krämer J, Schreyögg J, Busse R (2019) Classification of hospital admissions into emergency and elective care: a machine learning approach. Health Care Manag Sci 22(1):85–105. https://doi.org/10.1007/s10729-017-9423-5

Lewers D, Geraedts M (2015) Konzentration der stationären Krebsversorgung in zertifizierten Zentren. Onkologe 21(2):148–155. https://doi.org/10.1007/s00761-014-2851-7

Sander U, Kolb B, Taheri F, Patzelt C, Emmert M (2017) Verstehen Laien Informationen über die Krankenhausqualität? Eine empirische Überprüfung am Beispiel der risikoadjustierten Mortalität. Z Evid Fortbild Qual Gesundhwes 127–128:21–29. https://doi.org/10.1016/j.zefq.2017.09.010

Sundmacher L, Fischbach D, Schuettig W, Naumann C, Augustin U, Faisst C (2015) Which hospitalisations are ambulatory care-sensitive, to what degree, and how could the rates be reduced? Results of a group consensus study in Germany. Health Policy 119(11):1415–1423. https://doi.org/10.1016/j.healthpol.2015.08.007

Victoor A, Noordman J, Sonderkamp JA, Delnoij DMJ, Friele RD, van Dulmen S, Rademakers JJDJM (2013) Are patients' preferences regarding the place of treatment heard and addressed at the point of referral: an exploratory study based on observations of GP-patient consultations. BMC Fam Pract 14:189. https://doi.org/10.1186/1471-2296-14-189

Winblad U (2008) Do physicians care about patient choice? Soc Sci Med 67(10):1502–1511. https://doi.org/10.1016/j.socscimed.2008.07.016

Patientenorientierte Notfallsteuerung

Robert Messerle, Jonas Schreyögg und Ferdinand M. Gerlach

Inhaltsverzeichnis

© Der/die Autor(en) 2021
J. Klauber et al. (Hrsg.), *Krankenhaus-Report 2021*, https://doi.org/10.1007/978-3-662-62708-2_3

3

Zusammenfassung

Der Referentenentwurf zur Notfallversorgung wurde kurz vor einer der größten Krisen der Bundesrepublik veröffentlicht. Strukturelle Probleme des deutschen Gesundheitswesens wurden in der Krise besonders sichtbar und mussten quasi über Nacht zumindest provisorisch gelöst werden. Schon zuvor legten steigende Fallzahlen und eine weitgehend fehlende Steuerung die Probleme der Notfallversorgung offen. Eine grundlegende Strukturreform zur längerfristigen Behebung der verschiedenen Defizite erscheint einmal mehr notwendig, wurde aber vom Gesetzgeber zunächst vertagt.

Der Sachverständigenrat stellte dazu bereits 2018 umfassende Empfehlungen vor, welche hier vorgestellt und punktuell ergänzt werden. Das Leitbild sind sektorenübergreifend koordinierte, klar abgestufte Versorgungspfade. In Integrierten Leitstellen (ILS) beurteilen erfahrene Fachkräfte rund um die Uhr die Behandlungsdringlichkeit der Anrufer und lenken die Versorgung in bedarfsgerechte und effiziente Strukturen. Ebenfalls rund um die Uhr erreichbare Integrierte Notfallzentren (INZ) stellen an qualitativ besonders geeigneten Kliniken den ersten Anlaufpunkt dar. Die weitere Behandlung erfolgt aus einer Hand, ambulant oder stationär.

The draft bill on emergency care was published shortly before one of the biggest crises in the history of Germany. Structural problems of the German health care system became particularly evident during the corona crisis and had to be resolved – at least provisionally – almost overnight. Even before that, rising numbers of cases and a lack of patient guidance revealed the shortcomings of emergency care. A fundamental structural reform to remedy the various deficits appears very necessary, but was postponed by the legislature.

The Advisory Council on the Assessment of Developments in the Health Care System (SVR) presented comprehensive recommendations on this issue as early as 2018. These suggestions are presented in this paper and supplemented at certain points. The guiding principle are cross-sectoral coordinated tiered clinical pathways. Experienced specialists in integrated control centers (ILS) carry out a qualified initial assessment (i.e. triage) around the clock and direct the patients into needs-based and efficient care structures. Integrated emergency centres (INZ), located at high-quality clinics and also available around the clock, are the first point of contact. The subsequent treatment is provided from a single source, either on an outpatient or inpatient basis.

3.1 Einleitung

Als Notfall wird im Allgemeinen eine unerwartete Situation verstanden, in der schnelle Hilfe notwendig ist. Die auf den ersten Blick simpel erscheinende Frage, was einen Notfall in der medizinischen Versorgung charakterisiert, lässt sich jedoch kaum allgemeingültig beantworten und ist stark von der eingenommenen Perspektive abhängig (Wolcott 1979). Dementsprechend reicht die Definition eines Notfalls von der (zumeist juristischen) Beschränkung auf rein lebensbedrohliche Situationen (z. B. BSG Az. B 6 KA 1/12 R) bis zur Berücksichtigung von akuten, lediglich geringfügigen Gesundheitsproblemen, deren unverzügliche Betreuung aber aus subjektiver Patientensicht notwendig ist (z. B. Behringer et al. 2013).

An der Behandlung der Not- und Akutfälle nehmen in Deutschland grundsätzlich drei Versorgungsbereiche (▣ Abb. 3.1) mit in der Theorie unterschiedlichen Aufgaben teil. Die ambulante Versorgung obliegt bei nicht lebensbedrohlichen Fällen den niedergelassenen Ärztinnen und Ärzten im Rahmen des Sicherstellungsauftrages (§ 75 SGB V). Für die Versorgung außerhalb der Sprechzeiten organisieren die Kassenärztlichen Vereinigungen (KV) den ärztlichen Bereitschaftsdienst (ÄBD). Der Rettungsdienst ist für die not-

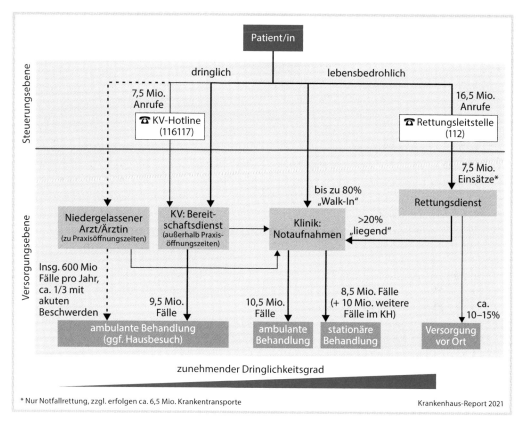

□ Abb. 3.1 Derzeitige Struktur der Notfallversorgung in Deutschland (Quelle: Grafisch modifiziert nach SVR 2018. Die Daten zum Fallaufkommen beruhen auf Destatis 2019; Europäische Kommission 2020; Trentzsch et al. 2019; Zi 2019b. Angaben für den Rettungsdienst sind nur vereinzelt, z. B. für einzelne Bundesländer und Kreise, oder als Hochrechnung verfügbar. Herangezogen wurden Günther et al. 2017; Schmiedel und Behrendt 2019; SQR-BW 2020. Alle Angaben sind auf 500.000 gerundet. Die Zahlen der stationären Notfälle und zum Rettungsdienst umfassen auch PKV-Versicherte, alle anderen Angaben nur GKV-Versicherte. Mit gestrichelten Pfeilen sind Behandlungsmöglichkeiten gekennzeichnet, die üblicherweise nicht zur Notfallversorgung gezählt werden, in denen aber dennoch die Versorgung zumindest akuter Fälle stattfindet.)

fallmedizinische Versorgung vor Ort zur Abwendung von Lebensgefahr und schweren gesundheitlichen Schäden, die qualifizierte Beförderung der Patientinnen und Patienten ins Krankenhaus („Notfallrettung") sowie für den allgemeinen Krankentransport zuständig. Die Notaufnahmen der Krankenhäuser übernehmen die Anschlussversorgung an den Rettungsdienst und dienen als Zugang zur weiteren stationären Versorgung. Sie stellen jedoch auch eine direkte Anlaufstelle dar und behandeln Patientinnen und Patienten ambulant.

Mit der Notrufnummer (112) und der Rufnummer des ÄBD (116117) existieren zwar Ansätze zur Steuerung, jedoch steht es den Patientinnen und Patienten letztendlich frei, die aus ihrer Sicht passende Versorgungsebene auszuwählen (siehe ▶ Abschn. 3.2). Die Angaben zur Inanspruchnahme zeigen, dass – außerhalb der Regelversorgung bei den niedergelassenen Ärztinnen und Ärzten – vor allem den klinischen Notaufnahmen eine zentrale Rolle zukommt. Sie behandeln mit ca. 10,5 Mio. Fällen mehr als 50 % der ambulanten Notfälle (Zi 2019b). Sie stellen außerdem den Zugang

3

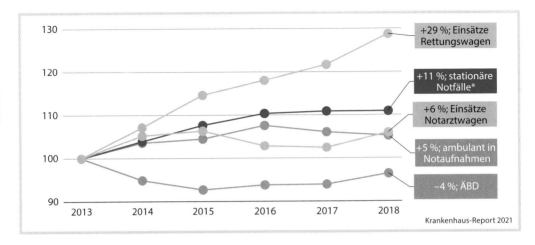

□ Abb. 3.2 Veränderung der Inanspruchnahme in der Akut- und Notfallversorgung seit 2013, in % (Quelle: Eigene Darstellung basierend auf BMG 2020a; Destatis 2019; Zi 2019a, 2019b. *Die Zahlen der stationären Notfälle umfassen auch PKV-Versicherte, alle anderen Angaben nur GKV-Versicherte)

für jährlich etwa 8,5 Mio. stationäre Notfälle dar.[1]

Die behandelten Indikationen und die Art der erbrachten Leistungen unterscheiden sich zwischen dem ÄBD und den Notaufnahmen. Notaufnahmen behandeln ein relativ homogenes Indikationsspektrum – vorrangig Verletzungen – und setzen häufig diagnostische bzw. bildgebende Verfahren ein. Im ÄBD wird hingegen ein deutlich breiteres Behandlungsspektrum abgedeckt[2], das eher selten mit technischen Leistungen verbunden ist (Dräther und Schäfer 2017).

Die in den letzten Jahren zu beobachtende stetige Verlagerung der Versorgung in die Notaufnahmen scheint vorerst gestoppt (□ Abb. 3.2). Die Inanspruchnahme hat sich in den meisten Bereichen stabilisiert. Eine Ausnahme bildet der Rettungsdienst. Dessen Nutzung steigt, insbesondere ohne Beteiligung eines Notarztes, weiterhin stark an. Im Gegenzug nehmen die durchschnittlichen Zeiten bis zum Eintreffen am Einsatzort seit Jahren zu (Schmiedel und Behrendt 2019).

3.2 Herausforderungen in der Notfallversorgung

Der kurze Überblick zur Struktur und Inanspruchnahme verrät bereits, dass an verschiedenen Stellen der Notfallversorgung Defizite vorliegen. Auf der einen Seite bestehen strukturelle Probleme, infolge derer die zur bedarfsgerechten Versorgung benötigten Mittel nicht zur Verfügung stehen. Auf der anderen Seite fehlt es an Information und Steuerung, wodurch auch die bestehenden Strukturen nicht bedarfsgerecht genutzt werden.

---

1 Dies entsprach im Jahr 2018 etwa 46 % aller vollstationären Fälle der Krankenhäuser (2005 betrug der Anteil noch 34 %). Die Zuordnung als stationärer Notfall ist jedoch eher administrativer Art und ein Hinweis darauf, ob eine Einweisung vorlag oder der Fall über die Notaufnahme stationär aufgenommen wurde (Krämer et al. 2019).

2 „Krankheiten des Atmungssystems" sind mit 16 % das häufigste ICD-Kapitel. Daneben stellen unspezifische Diagnosen wie Rücken- oder Bauch- und Beckenschmerzen häufige Gründe für die Inanspruchnahme des ÄBD dar (Dräther und Schäfer 2017).

3.2.1 Informations- und Steuerungsdefizite

Notfälle stellen u. a. aufgrund der nur beschränkten Planbarkeit einen hohen Anspruch an die Steuerung der Versorgung dar. Da keine klare Aufgabentrennung zwischen den Sektoren existiert und Strukturen teilweise mehrfach vorgehalten werden, ist im Status quo jedoch letztendlich die Entscheidung der Patienten für den weiteren Versorgungsablauf maßgeblich.[3]

Doch bei diesen herrscht oftmals Unwissenheit sowohl über die Strukturen der Notfallversorgung und die vorgesehenen Versorgungspfade (Somasundaram et al. 2018) als auch über wichtige Leitsymptome klinischer Notfälle (Luiz et al. 2017). Innerhalb und außerhalb der Praxissprechzeiten ist daher das Krankenhaus der erste Ansprechpartner in der Not (KBV 2020; kkvd 2017). In städtischen Regionen kommen bis zu 80 % der Notaufnahmepatienten selbstständig („zu Fuß") zur Klinik (Trentzsch et al. 2019). Sie selbst verstehen sich in der Regel als Not- bzw. zumindest als Akutfall. Diese Selbsteinstufung weicht jedoch oft von der professionellen Einschätzung ab. Aus medizinischer Sicht besteht im Schnitt bei etwa der Hälfte dieser Patientinnen und Patienten nur eine geringe Dringlichkeit (Reinhold et al. 2020; Trentzsch et al. 2019).

Der Einsatz der Leitstellen als Steuerungsinstrument gestaltet sich herausfordernd. Trotz verstärkter Informationskampagnen ist die 116117, die bis vor kurzem nur zu bestimmten Uhrzeiten erreichbar war, lediglich 20 % der Bevölkerung bekannt (KBV 2020). Die 112 ist zwar deutlich geläufiger (etwa 80 %, PwC 2019), sie ist jedoch auf schwerwiegende und zeitkritische Not- und Unfälle fokussiert. Für die differenzierte Steuerung weniger dringlicher Akutfälle sind die Rettungsleitstellen in der Regel weder spezifiziert noch ausgestattet. So sind z. B. strukturierte Notrufabfragen nicht flächendeckend implementiert (Luiz et al. 2019). Bei bis zu 60 % der vom Rettungsdienst aufgesuchten Patientinnen und Patienten liegt retrospektiv keine akut lebensbedrohliche Situation vor (Lechleuthner et al. 2019). Hier könnte die bisher nicht verbindliche Zusammenarbeit beider Rufnummern inkl. einer koordinierten Anrufübergabe helfen.

Eine Behandlung in der vertragsärztlichen Versorgung käme für viele Patientinnen und Patienten dabei auch aus subjektiver Sicht in Frage. Wahrgenommene Zugangsbarrieren („Terminschwierigkeiten") in der ambulanten Versorgung und die Erwartung besserer Behandlungsmöglichkeiten führen jedoch insbesondere bei jüngeren Patienten zur Vorstellung in der Notaufnahme, obwohl andere Behandlungsoptionen ggf. besser geeignet wären (Scherer et al. 2017; Somasundaram et al. 2018). Dies geht zum Teil so weit, dass sie eher eine Notaufnahme in der nächsten Stadt als niedergelassene Ärzte bzw. den ÄBD in der Nähe aufsuchen (Reinhold et al. 2020).

Doch auch niedergelassene Ärzte schicken ihre Patienten unter der Annahme besserer Ressourcen zur weiteren Diagnostik und Behandlung in die Notaufnahmen (Oslislo et al. 2019; Schmiedhofer et al. 2017). Denn die Einschätzung der Behandlungsdringlichkeit, oft anhand unspezifischer Leitsymptome, stellt auch Fachkräfte vor eine Herausforderung. Diese Unwägbarkeit führt zusammen mit Angst vor Fehlentscheidungen und deren rechtlichen Folgen dazu, dass auch „Bagatellpatienten" diagnostischen und therapeutischen Aufwand verursachen und zur starken Auslastung der Strukturen beitragen (Searle et al. 2015).

Der Rettungsdienst sieht sich ähnlichen Herausforderungen gegenüber. Der Anteil der Notarzteinsätze nimmt stetig ab; nur an etwa 40 % der Notfälle ist noch ein Notarzt beteiligt. Über 10 % der Notfalleinsätze werden ohne Sonderrechte (vereinfacht gesagt „ohne Blaulicht und Sirene") gefahren (Schmiedel

---

3 Eine Beteiligung der Patientinnen und Patienten ist im Sinne einer partizipativen Entscheidungsfindung sinnvoll (SVR 2018). Jedoch sollte diese auf informierter Basis erfolgen – was im Fall der Notfallversorgung durchaus bezweifelt werden kann.

3

und Behrendt 2019). Dort, wo Leerfahrten finanziert werden (siehe unten), wird ein stetig zunehmender Anteil der Patienten gar nicht erst transportiert, sondern ambulant behandelt (SQR-BW 2020). Auch scheinen teilweise eher pflegerische und weniger notfallmedizinische Aspekte Grund von Einsätzen zu sein (SVR 2018). Bei im Rettungsdienst tätigen Fachkräften besteht daher weitestgehend Einigkeit, dass hinter der wachsenden Inanspruchnahme im Wesentlichen keine unmittelbar lebensbedrohlichen Erkrankungen stehen. Aufgrund der in den meisten Bundesländern dürftigen Datenlage im Rettungsdienst sind genauere Aussagen aber nur schwer möglich (Lechleuthner 2017).

3.2.2 Strukturelle Probleme

Die dargelegten Steuerungs- und Informationsdefizite werden durch strukturelle Probleme verschärft. Für eine bedarfsgerechte Steuerung sind kaum Versorgungspfade verfügbar.

Das Fehlen abgestufter Behandlungsmöglichkeiten beginnt bereits in den Leitstellen. Diesen steht nur eine sehr begrenzte Auswahl zur Disposition. Die Entsendung eines Krankentransports unterliegt der ärztlichen Verordnung, der ÄBD und niedergelassene Ärzte sind nicht eingebunden. Es verbleibt oft nur die Frage, ob zusätzlich zum Rettungswagen ein Notarzt alarmiert wird. An der Schnittstelle zur klinischen Versorgung ergeben sich weitere Probleme. Notfallmedizinische Leitlinien sehen den Transport in das „nächste geeignete Krankenhaus" vor. Die Behandlung mit spezialisierten Ressourcen verspricht bessere Behandlungsergebnisse als in einem für die konkrete Versorgung nicht geeigneten, aber dafür nahen Krankenhaus (z. B. Nimptsch und Mansky 2017). Abhängig von der Indikation können z. B. der Zugriff auf eine Stroke Unit oder die Kapazitäten eines Traumazentrums entscheidend sein (Fischer et al. 2016).

Etwa ein Drittel der Krankenhäuser hat aber nicht einmal Kapazitäten zur intensiv-

medizinischen Versorgung; viele, vor allem kleinere Krankenhäuser haben kein CT (Destatis 2017). Selbst vorhandene Ressourcen können oft nicht vollständig genutzt werden. Eine Umfrage legt nahe, dass Notfall- und Operationskapazitäten in vier von fünf Krankenhäusern zumindest gelegentlich aus Personalmangel eingeschränkt sind (Karagiannidis et al. 2019). Die Wahl eines Krankenhauses mit geeigneten und verfügbaren Kapazitäten ist daher elementar wichtig. Welches dazu zählt ist jedoch mangels strukturierter und zentraler Dokumentation der sehr heterogenen Versorgungsstrukturen und deren Auslastung häufig weder für den Rettungsdienst noch für die Leitstellen klar. E-Health-Anwendungen wie IVENA setzen an dieser Schnittstelle an und ermöglichen den Zugriff auf Kapazitäten und Auslastungen der Krankenhäuser sowie den Austausch elektronischer Patientendaten (Walter und Fischer 2017), werden jedoch nicht deutschlandweit eingesetzt. Die Abmeldung von Kapazitäten erfolgt daher z. T. noch telefonisch oder per Fax (Niedersächsischer Landtag 2015). Dieser unzureichende Informationsaustausch kennzeichnet nicht nur die Schnittstelle von Präklinik zur Klinik, sondern ist symptomatisch für die gesamte Notfallversorgung.

Für nicht lebensbedrohlichen Behandlungsbedarf stehen die niedergelassenen Ärzte und der ÄBD – auch durch Hausbesuche – zur Verfügung. Sie sind jedoch in die Steuerung der Notfallversorgung kaum eingebunden und die Organisation des ÄBD sowie der Kooperationsgrad mit den Kliniken differiert trotz verschiedener Reformen weiterhin stark (Schmidt und Wildner 2019). Die Portal- bzw. Notdienstpraxen sind je nach Wochentag und Region unterschiedlich erreichbar und an normalen Praxistagen z. T. nur für zwei Stunden geöffnet. Dies ist auch darauf zurückzuführen, dass sich der durchgängige Betrieb einer Portalpraxis ohne weitere Anpassung der Versorgungsstrukturen nur an wenigen Standorten wirtschaftlich lohnt (Augurzky et al. 2018).

Die Leitstellen und der Rettungsdienst stehen zusätzlich vor dem Spagat, einerseits in das System der Gefahrenabwehr bzw. die Versorgung bei Großschadensereignissen eingebunden zu sein, andererseits jedoch im Regelbetrieb auch wenig dringliche Akutfälle versorgen zu müssen. Folge dieser auseinanderlaufenden Anforderungen ist – wie auch im ÄBD – eine sehr heterogene Besetzung und Qualifikation des Leitstellenpersonals (Hackstein et al. 2015; Breckner et al. 2020). Im Rettungsdienst wurde hingegen mit dem Notfallsanitäter ein deutschlandweit einheitliches Berufsbild geschaffen. Die Ausübung des Berufs unterliegt bei heilkundlichen Maßnahmen jedoch großer rechtlicher Unsicherheit. Um dieses Dilemma zu umgehen, werden auf der Ebene des Rettungsdienstträgers oder Bundeslandes ergänzende Regelungen getroffen (vgl. z. B. Breuer et al. 2020). In der Folge unterscheiden sich die Kompetenzen der Notfallsanitäter sowohl zwischen den Bundesländern (Deutscher Bundestag 2020) als auch zwischen den Rettungsdienstbereichen (Mann et al. 2020)

Die beschriebenen Defizite sind auch dadurch bedingt, dass eine gemeinsame, übergreifende Planung fehlt. Jeder Bereich plant einzeln: Die Organisation des Rettungsdienstes folgt der Aufgabenträgerschaft und wird zumeist auf Kreisebene für etwa 300 Rettungsdienstbereiche getrennt durchgeführt (Augurzky et al. 2015). Den ÄBD organisieren die KVen in eigener Verantwortung. Die Krankenhausplanung übernehmen die Bundesländer. Für die Notfallversorgung erfolgt dabei kaum bzw. keine Zielsetzung. So wird bisher auf die Vorgaben des Gemeinsamen Bundesausschusses (G-BA) zu gestuften Notfallstrukturen nur in drei Bundesländern Bezug genommen (Stand Dezember 2019, DKG 2019).

Eine Reihe finanzieller Fehlanreize verschärft die Situation. Zunächst ist der Erstattungsanspruch für Rettungsfahrten gegenüber den Krankenkassen in der Regel an die Verknüpfung mit einer medizinischen Leistung – wie die Weiterversorgung im Krankenhaus – gebunden (BSG Az. 1 KR 38/07 R).[4]

Für Patienten und Rettungsdienstträger ist der Transport ins Krankenhaus anstelle einer „Leerfahrt" aus finanzieller Sicht daher oft die bessere Wahl. In der Notaufnahme angekommen, ist die ambulante Vergütung aus Sicht der Krankenhäuser nicht kostendeckend (Haas et al. 2015), sodass die Notaufnahmen zunehmend die Eintrittspforte für stationäre Aufnahmen darstellen. Erschwert wird die Situation dadurch, dass die ambulante Notfallversorgung – dem Sicherstellungsauftrag folgend – direkt aus dem „Budget" (der morbiditätsbedingten Gesamtvergütung) der niedergelassenen Ärzte finanziert wird (§ 87b Abs. 1 SGB V). Jeder ambulant in einer Notaufnahme behandelte Fall senkt also die für die vertragsärztliche Vergütung zur Verfügung stehenden Mittel. Entsprechend scharf sind die Diskussionen zwischen den Beteiligten und entsprechend groß die Vorbehalte hinsichtlich einer stärkeren Kooperation.

Im Ergebnis werden in Notaufnahmen und im Rettungsdienst auch Patientinnen und Patienten versorgt, die diese spezialisierten Ressourcen nicht benötigen und deren Behandlung durch abgestufte Versorgungsangebote bedarfsgerechter und gleichzeitig effizienter erfolgen könnte. Als Resultat der undifferenzierten Inanspruchnahme der Versorgungsstrukturen stehen neben unzufriedenem und überlastetem Personal erhöhte Warte- und Behandlungszeiten sowie schlechtere Behandlungsergebnisse bis hin zu einer erhöhten Mortalität (Morley et al. 2018).

3.2.3 Internationale Einordnung

Die Notfallversorgung steht nicht nur in Deutschland vor großen Herausforderungen, ähnliche Probleme werden auch international seit vielen Jahren diskutiert (Graff 1999; Miles et al. 2017). Dementsprechend stoßen auch andere Länder Reformprozesse an (siehe z. B. Baier et al. 2019; Roßbach-Wilk et al. 2019 für Übersichten).

---

4   Inwieweit dies infolge regionaler Vereinbarungen noch gilt, ist umstritten (vgl. BAND 2020).

3

Inhalt solcher Bestrebungen ist oft, den Zugang zum primärärztlichen Versorgungsangebot für Akutfälle zu erleichtern. Dies wird z. B. durch rund um die Uhr verfügbare Hotlines mit telefonischer ärztlicher Beratung und digitale Informationsplattformen versucht. Außerdem werden die verfügbaren Ressourcen der Akut- und Notfallversorgung in größeren Versorgungseinheiten an oder in der Nähe von Kliniken konzentriert. Die Versorgung von Notfällen erfolgt dort in der Regel durch speziell weitergebildete Notfallmediziner, für besonders schwere Behandlungsbilder übernehmen Zentren mit spezialisierten Kapazitäten die Versorgung. Vorreiter in diesem Konzentrationsprozess ist vermutlich Dänemark, das die Notfallversorgung in landesweit nur 21 Notaufnahmen zentriert.[5] Für die adäquatere Behandlung von weniger dringlichen Fällen werden international die Akut- und Notfallversorgung sowohl räumlich als auch organisatorisch stärker verschränkt und die Patientinnen und Patienten durch eine frühzeitige Auskunft und Beratung in bedarfsgerechte Strukturen gelenkt.

Evaluationen dieser Reformen ergeben – auch infolge der komplexen Ursachen und der im Regelfall nicht singulären Maßnahmen – ein eher gemischtes Bild (Cooper et al. 2019; Foster et al. 2020; Gonçalves-Bradley et al. 2018; van den Heede und van de Voorde 2016). Die Betrachtung einzelner Vorreiter wie Dänemark ermöglicht ebenfalls keine klare Schlussfolgerung. Dort werden infolge der regionalen Ausgestaltung sehr unterschiedliche Entwicklungen gemeldet[6]. Im Ergebnis unterstreichen

internationale Erfahrungen, dass ein breites Bündel an Maßnahmen notwendig ist, um eine bedarfsgerechte Notfallfallversorgung zu erreichen.

3.3 Lösungsansätze für eine patientenorientierte Notfallsteuerung

Angesichts der breit und intensiv diskutierten Defizite der Notfallversorgung in Deutschland wird ein grundlegender Reformbedarf von allen Beteiligten anerkannt. Verschiedene Positionspapiere mit unterschiedlichen Herangehensweisen wurden vor diesem Hintergrund erarbeitet und im Krankenhaus-Report bereits dargelegt (Slowik et al. 2018). Die im Folgenden präsentierten Lösungsansätze basieren auf dem im Herbst 2017 erstmals vorgestellten und im Sommer 2018 veröffentlichten Konzept des Sachverständigenrates (SVR 2018).

Leitbild des Konzepts ist, dass den Patientinnen und Patienten zukünftig sektorenübergreifend koordinierte, klar abgestufte Versorgungspfade zur Verfügung stehen. Hilfesuchenden soll durch die Versorgung „aus einer

---

5 Allerdings werden die 21 Notaufnahmen noch nicht durchgängig mit eigenen angestellten Fachkräften (z. B. für Notfallmedizin) besetzt. Stattdessen wird insbesondere nachts und am Wochenende auf ein „virtuelles Modell" zurückgegriffen, in dem Assistenzärzte aus anderen Fachabteilungen des Krankenhauses die Notfallversorgung sicherstellen (Moellekaer et al. 2019).

6 Als Folge der systematischen Patientensteuerung wurden aus mehreren dänischen Regionen sinkende Behandlungszahlen in den Notaufnahmen gemeldet (Ministeriet for Sundhed og Forebyggelse 2014). Neuere Daten zeigen nun eine auseinandergehende Entwick-

lung zwischen der Hauptstadtregion und dem Rest Dänemarks (Fløjstrup et al. 2020). Denn in der Hauptstadtregion wurde 2014 gemeinsam mit der Einführung der systematischen Patientensteuerung die Kooperation mit der Vertretung der Allgemeinmediziner aufgehoben. Der Bereitschaftsdienst wurde in der Folge eingestellt und die Anzahl der Hausbesuche deutlich reduziert. Stattdessen wurden die Notaufnahmen als zentrale und alleinige Anlaufstelle etabliert. Die Leitstelle vereinbart seitdem für Patientinnen und Patienten, die einen Arztkontakt benötigen, direkt einen Termin in den neu strukturierten Notaufnahmen (VIVE 2018; Søvsø et al. 2020). Der Umstrukturierung folgte ein sprunghafter Anstieg der Notaufnahmebesuche um 30 %, während diese in den anderen Regionen stabil blieben (Fløjstrup et al. 2020). Inwiefern sich die Gesamtbelastung der Notfallversorgung verändert hat und die Mehrbelastung der Notaufnahmen dadurch gerechtfertigt werden kann, ist nicht bekannt. In der Zwischenzeit scheint in der Hauptstadtregion jedoch wieder auf eine stärkere Kooperation mit den Allgemeinmedizinern gesetzt zu werden (vgl. The Capital Region of Denmark 2019).

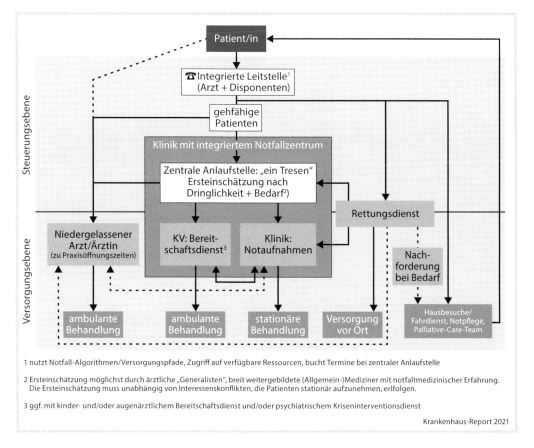

1 nutzt Notfall-Algorithmen/Versorgungspfade, Zugriff auf verfügbare Ressourcen, bucht Termine bei zentraler Anlaufstelle

2 Ersteinschätzung möglichst durch ärztliche „Generalisten", breit weitergebildete (Allgemein-)Mediziner mit notfaltmedizinischer Erfahrung.
Die Ersteinschätzung muss unabhängig von Interessenskonflikten, die Patienten stationär aufzunehmen, erfolgen.

3 ggf. mit kinder- und/oder augenärztlichem Bereitschaftsdienst und/oder psychiatrischem Kriseninterventionsdienst

Krankenhaus-Report 2021

◘ **Abb. 3.3** Konzept des SVR zur Notfallversorgung (Quelle: Grafisch modifiziert nach SVR 2018. Durchgehend gezeichnete Pfeile stellen die regelhaften Versorgungspfade dar. Mit gestrichelten Pfeilen sind Behandlungsmöglichkeiten gekennzeichnet, die genutzt werden können, jedoch seltener auftreten.)

Hand" und die zentrale Beratung und Anleitung eine bedarfsgerechte und dabei effiziente Behandlung gewährleistet werden. Unter Rückgriff auf leitliniengestützte Notfallalgorithmen soll eine objektive Einschätzung der Dringlichkeit, die individuelle Auswahl des besten Versorgungspfades und eine (digitale) Begleitung des weiteren Behandlungsablaufs erfolgen.

Um dies zu erreichen, werden die ambulanten und stationären Strukturen enger verzahnt sowie Versorgungsangebote eingebunden. Der Rettungsdienst wird über die reine Transportleistung hinaus als präklinische Notfallmedizin in das Versorgungssystem integriert. Begleitet werden muss die Umstrukturierung der

Notfallversorgung mit Aufklärungskampagnen und umfangreichen, adressatengerechten Patienteninformationen, damit Transparenz und Verständnis für die neuen Strukturen geschaffen werden. Voraussetzung für eine erfolgreiche Umsetzung der Reformpläne ist die Implementierung einer flächendeckenden digitalen Infrastruktur und eines reibungslosen Informationsaustauschs aller Beteiligten.

◘ Abb. 3.3 stellt das Konzept überblicksartig dar. Kernstück der neuen Notfallversorgung sind Integrierte Leitstellen (ILS) und Integrierte Notfallzentren (INZ). Die neuen Versorgungspfade basieren auf diesen beiden neuen Elementen und binden darauf aufbauend abgestufte Behandlungsmöglichkeiten ein.

3

3.3.1 Integrierte Leitstellen

Die Integrierten Leitstellen[7] übernehmen rund um die Uhr die initiale Koordination der Notfallversorgung. Sowohl Akut- als auch Notfälle werden in den Leitstellen mittels einer standardisierten Notrufabfrage und unter Nutzung digitaler Entscheidungsalgorithmen telefonisch ersteingeschätzt.

Idealerweise werden die Anrufe unter einer deutschlandweit einheitlichen Telefonnummer entgegengenommen, um den Patientinnen und Patienten die Entscheidung abzunehmen, welche die angemessene Versorgungsebene ist. In der Annahme, dass eine gewisse Vorfilterung sinnvoll sein könnte und eine umfangreiche Aufklärung zukünftig zu einer gezielten Nutzung der 112 oder der 116117 führt, erscheint jedoch auch die Beibehaltung beider Rufnummern zielführend. Wichtig ist, dass die Bearbeitung der Anrufe technisch und organisatorisch reibungslos integriert wird. Hierzu gehört neben dem digitalen Austausch von Patientendaten auch ein gemeinsamer Stand zu den verfügbaren Versorgungsstrukturen und deren Kapazitäten.

Darüber hinaus müssen unter beiden Rufnummern möglichst einheitliche Algorithmen und Standards eingesetzt werden. Eine zusätzliche Herausforderung ist, dass ein in den ILS eingesetztes Ersteinschätzungssystem zu den im INZ verwendeten Systemen kompatibel sein muss. Sowohl im Rettungsdienst als auch im ÄBD gibt es aktuell Bestrebungen, Systeme zur optimierten Patientensteuerung zu entwickeln (Lechleuthner et al. 2019; von Stillfried et al. 2019). Bei Vertretern der Notaufnahmen besteht eher die Tendenz, an etablierten

Systemen wie dem Manchester Triage System festzuhalten (Kumle et al. 2019). Insgesamt zeigt sich dabei, dass die Vorstellungen zwischen der (prä-)klinischen Notfallmedizin und dem niedergelassenen Bereich stark divergieren (vgl. DGINA und DIVI 2019).

Keines der verfügbaren Systeme wird aktuell den Anforderungen der Patientensteuerung vollumfänglich gerecht (vgl. Möckel et al. 2019). So ist z. B. die Unsicherheit vor allem außerhalb der klar lebensbedrohlichen bzw. eindeutig nicht-dringlichen Fälle relativ groß (Hinson et al. 2019). Daher ist die zielgerichtete Weiterentwicklung und Evaluation der Systeme notwendig. Neuere, stärker IT-gestützte Ansätze könnten an dieser Stelle ansetzen und eine genauere Zuweisung ermöglichen. So konnten Algorithmen aus dem Bereich des maschinellen Lernens in verschiedenen (retrospektiven) Studien eine bessere Differenzierung der benötigten Versorgung (z. B. die anschließende Notwendigkeit intensivmedizinischer Behandlung) erreichen als ein klassisches Triagesystem wie der Emergency Severity Index. Die Systeme nutzen zur Klassifikation demographische Informationen, Leitsymptome (auch als Freitext), Vitalzeichen und Informationen aus der medizinischen Patientenakte (z. B. Levin et al. 2018; Raita et al. 2019). Auch ohne Informationen zur medizinischen Vorgeschichte, die zum Zeitpunkt der Ersteinschätzung ggf. nicht vorliegen, zeigten derartige Ansätze bessere Ergebnisse (Joseph et al. 2020). Sie sind daher vielversprechende Instrumente zur Unterstützung der Ersteinschätzung, müssen aber noch in praktischen Studien erprobt werden.

Welches System letztlich für den Einsatz geeignet ist, sollte auf Basis wissenschaftlicher Evaluierungen entschieden werden. Vorstellbar ist, dass unterschiedliche Ansätze mit klar definierten Schnittstellen in einem abgestuften System gemeinsam zur Anwendung kommen. So könnte ein möglichst einheitlich eingesetztes Ersteinschätzungssystem wie z. B. die inzwischen bundesweit von allen 116117-Leitstellen genutzte „Strukturierte medizinische

---

[7]   Der Begriff Integrierte Leitstelle bezeichnet im Bereich der Gefahrenabwehr üblicherweise die Zusammenführung von Dispositionseinrichtungen der Feuerwehr, des Katastrophenschutzes und des Rettungsdienstes. Diese Zusammenarbeit soll in den Vorschlägen des Sachverständigenrates beibehalten und um die weitergehende Integration des ärztlichen Bereitschaftsdienstes ergänzt werden.

Ersteinschätzung in Deutschland (SmED)"[8], ggf. mit Vor-Triage zur Feststellung der Dringlichkeit, genutzt und mit dem webbasierten „Interdisziplinären Versorgungsnachweis (IVENA eHealth)"[9], mit dem die Verfügbarkeit (stationärer und ambulanter) Kapazitäten in Kliniken bzw. Partnerpraxen in Echtzeit abgebildet wird, kombiniert werden.

Die eigentliche Filterung und Einschätzung der Anrufe sowie die sich anschließende Steuerung erfolgt durch erfahrene und speziell geschulte Rettungsdienstdisponenten. Um die bisher sehr heterogene Struktur der Leitstellen in Deutschland zu vereinheitlichen, sollte eine gezielte Personalentwicklung inkl. eines einheitlichen Berufsbildes vorangetrieben werden (vgl. Hackstein et al. 2015). Zusätzlich stehen in den ILS breit weitergebildete (Allgemein-)Ärzte mit Notfallerfahrung zur direkten telefonischen Abklärung komplexerer medizinischer Sachverhalte bereit.

Basierend auf der Ersteinschätzung der Fachkräfte in den ILS wird die jeweils individuell geeignete Versorgungsebene bzw. -struktur ausgewählt. Dies kann auch eine rein telefonische Beratung und Behandlung umfassen. Die wissenschaftliche Evidenz zur Auswirkung der telefonischen Ersteinschätzung und Beratung ist ambivalent (Boggan et al. 2020; van den Heede und van de Voorde 2016). Studien und Erfahrungen aus dem europäischen Ausland legen jedoch nahe, dass erfahrenes und geschultes (nicht zwingend ärztliches) Fachpersonal in vielen Fällen eine abschließende und sichere telefonische Versorgung sicherstellen kann (Boggan et al. 2020). Außerdem kann mit dem Ausbau der telefonischen Beratung Forderungen nach einem besseren Informationszugang Rechnung getragen werden (Köster-Steinebach 2019). Erfahrungen aus Pilotprojekten in Deutschland (z. B. „docdirekt") und aus den ausgeweiteten Möglichkeiten zur telefonischen Behandlung während der Corona-Pandemie sollten in der Umsetzung berücksichtigt werden.

Im Regelfall wird die ILS eine weitere nicht-telefonische Behandlung veranlassen. Hierfür bedarf es eines breiten Spektrums an Optionen. Für gehfähige Patientinnen und Patienten mit akutem Abklärungsbedarf werden kurzfristige Termine in den INZ (siehe ▶ Abschn. 3.3.2) vergeben. Für wenig dringliche Akutfälle kann die ILS auf explizit ausgewiesene Partnerpraxen verweisen oder im Zusammenspiel mit den Terminservicestellen unmittelbar Termine bei niedergelassenen Ärztinnen und Ärzten vergeben. Eine begleitende (monetäre) Anreizsetzung zur Flexibilisierung und ggf. Ausweitung der Sprechstundenzeiten in Haus- und Facharztpraxen würde die Terminvergabe erleichtern und darüber hinaus zur Entlastung der Notfallversorgung beitragen (Morley et al. 2018). Außerdem sollte die Disposition von Hausbesuchen innerhalb festgelegter Fristen möglich sein. Entscheidet die ILS, dass ein Krankentransport anstelle einer Rettungsfahrt ausreichend ist, muss die Entscheidung einer ärztlichen Verordnung gleichstehen.

In manchen Fällen steht weniger ein notfallmedizinischer als vielmehr ein pflegerischer Aspekt im Vordergrund. Für diesen Fall wird die ILS neu einzurichtende Notpflegeteams alarmieren können. Diese können etwa in Pflegeheimen, aber auch bei Hausbesuchen eingesetzt werden, um bei bestimmten Einsätzen den Rettungsdienst und den ÄBD zu entlasten und pflegerische Aufgaben (z. B. einen Blasenkatheterwechsel) gezielt zu übernehmen. Auch die palliative Betreuung durch spezialisierte Palliativ-Care-Teams wird über die ILS koordiniert. So können Patientinnen und Patienten im finalen Krankheitsstadium auf Wunsch in ihrem heimischen Umfeld verbleiben, anstatt ungewollt in ein Krankenhaus transportiert zu werden.

Ein Beispiel für diesen weitgehenden Aufgabenausbau der Leitstellen findet sich in Österreich. Dort wurde eine telefonbasierte Erstberatungseinrichtung durch diplomierte Gesundheits- und Krankenpflegekräfte in der Landesleitstelle der Feuerwehr und des Rettungsdienstes im Land Vorarlberg (ca. 400.000

---

8   www.zi.de/smed/.
9   www.ivena.de.

3

Einwohner) angesiedelt. Ziel ist sowohl die Steuerung in geeignete Versorgungsstrukturen[10] als auch die direkte Beratung. Seit 2020 wird auch der ärztliche Bereitschaftsdienst durch die Leitstelle disponiert. Die Einbindung der verschiedenen Aufgaben erfolgt unter verschiedenen Rufnummern, die Bearbeitung geschieht jedoch in einer gemeinsamen Leitstelle. In der Gesundheitsberatung kann etwa einem Viertel der Anrufer rein telefonisch durch eine Beratung geholfen werden. Ansonsten werden unterschiedliche Dringlichkeitsstufen vom Notfall bis zur Routinebehandlung festgelegt oder konkrete nicht-ärztliche Versorgungspunkte benannt (Marxgut 2020).

Damit auch die ILS in Deutschland diese Aufgabenvielfalt erledigen können, sind gewisse Voraussetzungen zu schaffen. So ist ein flächendeckender Ausbau der digitalen Infrastruktur zwingend notwendig. Bisher verfügen die Leitstellen nicht durchgängig über aktuelle Informationen zu den Strukturen und Kapazitäten der Krankenhäuser bzw. Notaufnahmen. Um gezielt Versorgungspfade auszuwählen, müssen diese Informationen für alle an der Notfallversorgung Beteiligten erhoben werden und digital zugänglich sein. Auch eine einrichtungs- und sektorenübergreifende elektronische Patientenakte wäre für das Gelingen des Konzepts äußerst hilfreich, denn reibungslose Versorgung benötigt reibungslosen Informationsaustausch.

Mittelfristig ist außerdem eine stärkere horizontale Integration der Rettungsdienstbereiche und damit auch der Leitstellen anzustreben. Die bisherige oftmals kleinteilige Organisation bietet aus organisatorischer und ökonomischer Sicht Verbesserungsmöglichkeiten. Dabei geht es nicht darum, regionale Strukturen abzuschaffen und durch zentrale Lösungen zu ersetzen, sondern Organisationseinheiten so zu skalieren, dass die verfügbaren Ressourcen für eine bedarfsgerechte Versorgung optimal eingesetzt werden können.

Schließlich ist eine wissenschaftliche Evaluation der ILS, die das konkrete Nutzungsverhalten der Patientinnen und Patienten, die sich ergebenden Steuerungseffekte und nach Möglichkeit auch die gesundheitlichen Outcomes untersucht, dringend anzuraten.

3.3.2 Integrierte Notfallzentren

Ausgehend von den Integrierten Leitstellen sind die neu zu schaffenden Integrierten Notfallzentren (INZ) die zentralen Anlaufstellen für die Versorgung von Notfällen. Sie integrieren die ambulanten und stationären Behandlungskapazitäten und bieten eine interdisziplinäre und sektorenübergreifende Versorgung „aus einer Hand". Dazu werden ärztliche Bereitschaftspraxen und Notaufnahmen funktionell in eine gemeinsame Organisationseinheit am Standort einer Klinik integriert und deren Verfügbarkeit rund um die Uhr gewährleistet. Die INZ binden so die häufig isoliert agierenden Portalpraxen in ein gemeinsames Behandlungskonzept mit den Notaufnahmen ein. Die örtliche Zusammenführung in Verbindung mit einer rein medizinisch bedingten Versorgungssteuerung erscheint insbesondere sinnvoll, da ein hohes Substitutionspotenzial zwischen Leistungen des ÄBD und der ambulanten Versorgung in Notaufnahmen besteht, das infolge der bisher fehlenden Steuerung auch praktisch genutzt wird (Krämer und Schreyögg 2019).

Um für alle Patientinnen und Patienten die Dringlichkeit sowie die geeignete Versorgungsstruktur zu bestimmen, ist der weiteren Versorgung eine zentrale Anlaufstelle („ein gemeinsamer Tresen") vorgeschaltet. Dort werden alle gehfähigen sowie die vom Rettungsdienst nicht als kritisch eingeschätzten Patientinnen und Patienten (ggf. erneut) auf Basis eines gemeinsamen bzw. zu den ILS voll kompatiblem Systems ersteingeschätzt (siehe ▶ Abschn. 3.3.1). Ziel ist eine strukturierte und konsistente Entscheidung über das benötigte Versorgungssetting.

---

10 Über das proprietäre „Emergency Communication Nurse System". Ärztliches Personal steht für Rücksprachen bereit.

Abhängig von Dringlichkeit und Bedarf kann dies die direkte Weiterleitung zur zentralen Notaufnahme im INZ mit einer ggf. stationären Weiterbehandlung oder die ambulante Behandlung durch den vor Ort integrierten ÄBD sein. Wird im Verlauf der Behandlung ein von der Ersteinschätzung abweichender Behandlungsbedarf festgestellt, können die Versorgungspfade „auf kurzem Dienstweg" innerhalb des INZ angepasst werden. Fehlt die medizinische Dringlichkeit, kann die Ersteinschätzung auch einen Verweis auf die Untersuchung und Behandlung bei niedergelassenen Ärztinnen und Ärzten zur Folge haben. Im Zusammenhang mit einer direkten Terminvergabe ist die Behandlungssicherheit dennoch gewährleistet. Diese Möglichkeit erscheint notwendig, damit das INZ ausschließlich der Notfallversorgung dient und nicht als attraktives Zentrum einer schnellen und gut ausgestatteten Regelversorgung unnötige Inanspruchnahme induziert (Cooper et al. 2019).

Die Ersteinschätzung sollte im Idealfall durch breit qualifizierte Fachärzte (für Allgemeinmedizin) vorgenommen werden. Es gibt Hinweise dafür, dass die Einschätzung durch erfahrene Ärzte Wartezeiten und Wiedervorstellungen, stationäre Aufnahmeraten sowie Sterberaten verringern kann (Abdulwahid et al. 2016; Benabbas et al. 2020; Morley et al. 2018). Da die Einschätzung von ärztlichem und nicht-ärztlichem medizinischem Personal meist jedoch gut übereinstimmt (Pishbin et al. 2019), kann alternativ auch speziell geschultes Pflegepersonal diese Aufgabe übernehmen, sofern bei Bedarf ärztliche Expertise unmittelbar verfügbar ist. Wichtig ist, dass die Einschätzung weisungsunabhängig, rein auf Basis medizinischer Kriterien erfolgt.

Die interdisziplinäre und -professionelle Behandlung in den INZ setzt voraus, dass ärztliches Personal unterschiedlicher Facharztrichtungen und eine adäquate Ausstattung mit Pflegepersonal, wie sie auch für Notaufnahmen gefordert wird, verfügbar ist (Behringer et al. 2019). Neben unfallchirurgischen und internistischen Ärztinnen und Ärzten sind breit qualifizierte Generalisten wie Fachärzte für Allgemeinmedizin – möglichst mit notfallmedizinischer Erfahrung – Basis der Personalausstattung. Eine solch breite Besetzung erlaubt es, unterschiedlichen patientenseitigen Anforderungen gerecht zu werden. Dringliche, aber ambulant behandelbare Patienten können mit geringem Diagnostikeinsatz versorgt werden, während die Behandlung komplexer und ggf. lebensbedrohlicher Fälle gewährleistet ist.

Die Rekrutierung von Personal, gerade in den Randzeiten, stellt viele Länder vor eine Herausforderung (Berchet und Nader 2016) und wird für die Schaffung dieser neuen Versorgungsstrukturen einen kritischen Erfolgsfaktor darstellen. Durch die Abschaffung von Doppelstrukturen und die Vermeidung nicht notwendiger organisatorischer Aufgaben kann jedoch bei ähnlichem Ressourceneinsatz eine höhere Qualität der Versorgung erzielt werden. Die hohe Attraktivität der neuen Arbeitsstrukturen kann ebenfalls zum Gelingen beitragen.

Analog zum Konzept in der stationären Notfallversorgung ist dazu eine gestufte Definition durch den G-BA mit personellen, infrastrukturellen und technischen Anforderungen zu beschließen. So können an einem Teil der INZ spezialisierte kinder- und jugendärztliche oder augenärztliche Behandlungskapazitäten vorgehalten werden und Zugriff auf einen psychiatrischen Kriseninterventionsdienst bestehen. Weitere Anforderungen sollten z. B. eine 24-stündige CT/MRT-Bereitschaft und Rückgriffmöglichkeiten auf spezialisierte Fachärzte der Kliniken (z. B. Radiologen oder Neurologen) umfassen. Höhere Stufen könnten die Verbindung mit im gleichen Haus bestehenden stationären Notfallkapazitäten, z. B. Chest Pain oder Stroke Units, voraussetzen. Zu den Anforderungen gehört auch, dass die stationäre Aufnahme von Patienten jederzeit sichergestellt ist; entweder durch eigene Bettenkapazitäten oder durch Kooperationsverträge mit anderen Krankenhäusern. Um unnötige stationäre Aufnahmen zu vermeiden und eine bestmögliche Abklärung im INZ zu erreichen, sind außerdem Kurzliegerstationen sinnvoll, in denen Patientinnen und Patienten ohne weitere Verlegung in die Klinik über

3

Nacht überwacht werden können. So kann von der Basisnotfallversorgung bis hin zur Behandlung in spezialisierten Zentren mit besonderen Kapazitäten eine umfassende Versorgung auch in ländlichen Regionen gewährleistet werden.

Die Verantwortung für die INZ obliegt KV und Krankenhaus gemeinsam. Dabei sind verschiedene Ausgestaltungen mit unterschiedlicher Integrationstiefe – abhängig von den regionalen Strukturen – denkbar. Eine wünschenswerte Möglichkeit wäre die weitreichende organisatorische Integration, bei der die Leistungserbringung direkt durch das INZ mit eigenen Ressourcen und beim INZ angestellten Personal erfolgt. Ziel einer solchen Umsetzung ist, ein Vorbild für die sektorenübergreifende Versorgungssteuerung und Vergütung zu schaffen (siehe den Beitrag von Messerle und Schreyögg, ▶ Kap. 11 im gleichen Band). Denkbar sind jedoch auch Modelle mit geringerem Integrationsgrad. „Virtuelle INZ" können die Leistungen des ÄBD und der zentralen Notaufnahme einkaufen und die benötigten Ressourcen vertraglich sicherstellen. Operationelles Kerngeschäft des INZ ist dann einzig der zentrale Tresen. Wesentliche Voraussetzung ist jedoch auch dann eine sektorenübergreifend einheitliche digitale Infrastruktur und der reibungslose Austausch digitaler Patientendaten. Nur unter dieser Bedingung kann die variable Inkorporation bereits bestehender Modelle und die Adaption an regionale Gegebenheiten flexibel gelingen.

Entsprechend dem Vorbildcharakter der neu strukturierten Notfallversorgung muss die bisher fragmentierte Planungszuständigkeit vereinheitlicht werden und die Kapazitäts- und Standortplanung sektorenübergreifend aus einer Hand erfolgen. Die Gesamtplanung wird auf Landesebene verortet, aber unter Beachtung zentraler Vorgaben und mit Blick auf überregionale Koordination und Kooperation.

Die eigentliche Auswahl der Standorte und Vorgabe der benötigten Kapazitäten sollten gesetzlich weiterentwickelte Landesgremien nach § 90a SGB V (mit entsprechender personeller Unterstützung) vornehmen. Die Länder würden die Rolle der Rechtsaufsicht wahrneh-

men und im Falle der Nichteinigung Ersatzvornahmen beschließen können. Die Kriterien für die Standort- und Stufenwahl müssen auf den vom G-BA beschlossenen Anforderungen basieren und u. a. Fallzahl, Strukturqualität und räumliche Abdeckung berücksichtigen. Es ist davon auszugehen, dass sowohl bei Maximalversorgern als auch bei ländlichen Krankenhäusern mit Sicherstellungszuschlag aufgrund der besonderen Strukturqualität bzw. der besonderen regionalen Bedeutung ein INZ errichtet würde. Für die Auswahl der Standorte ist aber ein transparentes und nachvollziehbares Verfahren durch den G-BA festzulegen, das durch die regionale Selbstverwaltung auf den lokalen Kontext angewendet wird. Eine denkbare Lösung ist auch, anstelle einer konkreten Standortplanung Kriterien für eine Ausschreibung zu definieren.

Krankenhäuser, an denen die abschließende Planung kein INZ vorsieht, nehmen nicht weiter an der Notfallversorgung teil. Dies erscheint auch infolge der unter Qualitäts- und Effizienzgesichtspunkten gebotenen Konzentration der Versorgung notwendig. Das de facto bereits heute konzentrierte Versorgungsgeschehen (zwei Drittel der Krankenhäuser erbringen 95 % der stationären Notfallversorgung; G-BA 2018), die im internationalen Vergleich geringe durchschnittliche Auslastung der Notaufnahmen (von Stillfried et al. 2017) und die – rein rechnerisch – geringe Anzahl der zur Abdeckung des Versorgungsbedarfs benötigten Notfallzentren (Augurzky et al. 2019) sprechen für eine weitergehende Konzentration. Dies bedeutet im Gegenzug jedoch, dass den verantwortlichen Planungsgremien die Schließung von Notfallstandorten anvertraut werden muss. Da voraussichtlich vor allem Krankenhäuser in urbanen Verdichtungsräumen aus der Notfallversorgung ausscheiden würden, erscheint die Sorge vor fehlenden Kapazitäten, z. B. im Falle von Großschadensereignissen (vgl. Wurmb und Kowalzik 2019), unbegründet. Außerdem können ausscheidende Krankenhäuser durch Vereinbarungen, z. B. hinsichtlich der zielgerichteten Verlegung stationärer Patienten, in ein übergreifendes Versorgungsnetz eingebunden werden. Entsprechende Wettbewerbsauswirkungen müssen dabei evaluiert werden.

Insgesamt ist zu erwarten, dass die Versorgungslandschaft der Notaufnahmen mittelfristig in die Strukturen der INZ migriert. Die hohen Qualitätsanforderungen und die finanzielle Aufwertung der Notfallversorgung (siehe unten) werden sicherstellen, dass ein höheres Qualitätsniveau als in der heutigen Situation erreicht werden kann. Die knappen Ressourcen, insbesondere im Bereich des qualifizierten Personals, werden konzentriert für eine hochwertige Notfallversorgung herangezogen.

Die Vergütung der INZ folgt als sektorenübergreifende Finanzierung den neu geschaffenen integrierten Strukturen. Leitgedanke ist, Transparenz über die Vergütung der Notfallversorgung herzustellen und Vergütungsanreize für eine optimale Patientenversorgung zu setzen. Das INZ wird hierfür als eigenständige wirtschaftliche Einheit etabliert. Die Vergütung setzt sich aus einer pauschalen Grundfinanzierung der Vorhaltekosten und einer Vergütung pro Fall zusammen. Die Höhe der Grundpauschale orientiert sich an der Stufen-Einordnung des INZ. Wie für den stationären Bereich zunehmend gefordert (Milstein und Schreyögg 2020), wird über eine solide Grundfinanzierung die Entkoppelung der Sicherstellung von den Fallzahlen erreicht und Mengenanreize oder Querfinanzierungen werden verhindert. Hierzu ist durch den G-BA eine angemessene Vorhaltepauschale in Abhängigkeit von der Versorgungstufe und ggf. geografischer Faktoren zu bestimmen. Die fallweise Vergütung erfolgt unabhängig von der Behandlungskomplexität. Lediglich die Beobachtung über Nacht wird durch einen Zuschlag separat finanziert. Ansonsten erhält das INZ unabhängig vom letztendlichen Ort der Behandlung – Bereitschaftsdienst oder Notaufnahme – eine Fallpauschale zur Deckung der Grenzkosten. Auch die Fallpauschalen sind vom G-BA festzulegen und könnten an das regionale Preisniveau angepasst werden.

Die eigentliche Kalkulation der Vergütung wird eher DRG- als EBM-ähnlich sein und sollte gemeinsam durch InBA und InEK erfolgen. Die Vorhaltepauschale wird auf die Krankenkassen nach (ggf. demographisch gewichtetem) Versichertenanteil aufgeteilt, die Fallpauschale direkt vom INZ mit der betroffenen Krankenkasse abgerechnet. Diese extrabudgetäre Vergütung wird durch eine Bereinigung der morbiditätsbedingten Gesamtvergütung sowie die sich aus der Versorgungsverlagerung ergebende Senkung der Klinikbudgets (z. B. durch den Wegfall pseudostationärer Fälle/Stundenfälle) refinanziert. Die Kritik an der Schaffung eines sogenannten „dritten Sektors" mit eigenen Abrechnungsregeln und Strukturen (Korzilius 2019) geht insofern ins Leere, als dass nach diesem Verständnis wohl schon deutlich über zehn Sektoren existieren (vgl. die Liste der Regelungskreise in Leber und Wasem 2016). Doch eine gesonderte Vergütungsregel für gemeinsame Strukturen begründet keinen neuen Versorgungssektor. Jeglicher Fortschritt für eine am Patientenbedarf ausgerichtete sektorenübergreifende Versorgung und Vergütung (siehe auch ▶ Kap. 11, 12 und 13 in diesem Band) könnte andernfalls mit der interessengeleiteten Befürchtung eines „dritten Sektors" negiert werden.

3.3.3 Rettungsdienst

Der Rettungsdienst stellt die dritte Säule der Notfallversorgung dar, wird jedoch bisher in der Sozialgesetzgebung als reine Transportleistung betrachtet. Hier sollte der Entwicklung der präklinischen Notfallmedizin Rechnung getragen und der Rettungseinsatz selbst als medizinische Leistung definiert werden. Dadurch würde der Fehlanreiz beseitigt, der durch die Verknüpfung der Fahrtkosten mit weiteren Leistungen besteht. Dies kann die anderen Bereiche der Notfallversorgung entlasten.

Durch die vorgestellten Reformen wird sich das Behandlungsspektrum des Rettungsdienstes stark verändern. Die Aufwertung der Leitstellen und der Zugriff auf zusätzliche Versorgungspfade wie die Hausbesuche des ÄBD,

3

aber auch die individuelle telefonische Beratung führen dazu, dass sich die Versorgung im Rettungsdienst stärker auf lebensbedrohliche Situationen konzentrieren wird. Dies könnte neben der Entlastung auch zu einer wieder steigenden Attraktivität des Berufsbildes beitragen.

Dem Rettungsdienst wird außerdem zukünftig eine größere steuernde Rolle in der Versorgung zukommen. Stellt er vor Ort fest, dass entgegen der initialen Einschätzung der ILS kein Bedarf für die Versorgung im INZ oder im Krankenhaus vorliegt, kann der Rettungsdienst andere ihm angemessen erscheinende Ressourcen nachfordern. Als Option sollten auch der Transport des Patienten zu geeigneten ambulanten Partnerpraxen, die freiwillig verfügbare Notfallslots an die (elektronischen) Ressourcennachweissysteme melden, oder die ambulante Versorgung vor Ort in Frage kommen.

In diesem Zusammenhang sollten auch die Kompetenzen der Notfallsanitäter definiert und harmonisiert werden, damit sich die Befugnisse nicht von Kreis zu Kreis zum Teil erheblich unterscheiden und diesem neuen Berufsbild eine klare Versorgungsrolle zugewiesen wird. Auch die telemedizinische Zusammenarbeit mit fachärztlichem Personal sollte deutlich ausgebaut werden. So ist es möglich, Tätigkeiten – wie etwa die Medikamentengabe – unter Supervision an die Notfallsanitäter am Einsatzort zu delegieren und rechtlich abzusichern. Teilnehmer an einem Telenotarztmodell in Aachen stellten u. a. eine leitlinienkonformere Versorgung und die Erhöhung der Diagnosesicherheit fest (Schneiders et al. 2012). Weitere Studien legen nahe, dass der Telenotarzt die notärztlichen Kapazitäten entlasten und insbesondere für den ländlichen Raum eine vielversprechende Ergänzung in der präklinischen Notfallversorgung darstellen könnte (Süss et al. 2020).

Kernkompetenz des Rettungsdienstes ist die effektive und zeitkritische Versorgung in lebensbedrohlichen Situationen sowie der anschließende zeitgerechte Transport in eine geeignete Zielklinik (Bernhard et al. 2017). Hier kann es durch eine Konzentration der Versorgung in manchen Fällen zu längeren Zeitintervallen bis zur klinischen Versorgung kommen. Es existiert jedoch gute Evidenz dafür, dass auch bei längeren Transportwegen die Versorgung in besonders geeigneten Kliniken vorzuziehen ist (Ibanez et al. 2018). Dies kann – neben der für bestimmte Behandlungen benötigten speziellen Infrastruktur – darauf zurückzuführen sein, dass höhere Fallzahlen und die damit einhergehende Erfahrung eine besonders schnelle und sichere Durchführung erlauben (Nimptsch und Mansky 2017). Dementsprechend sehen notfallmedizinische Leitlinien den Transport in ein geeignetes Krankenhaus, nicht in das örtlich nächste, vor (Fischer et al. 2016). Die Feststellung der geeigneten Versorgungsstrategie und die darauf basierende Auswahl der Zielklinik bedarf einer hohen notärztlichen Kompetenz (Bernhard et al. 2017). Auch vor diesem Hintergrund ist eine stärkere telemedizinische Zusammenarbeit zu begrüßen.

Die Auswahl geeigneter Versorgungsstrukturen ist nur möglich, wenn Informationen zu den Versorgungsmöglichkeiten und -kapazitäten stets aktuell zur Verfügung stehen. Hier ist analog zu den ILS ein flächendeckender Ausbau der digitalen Infrastruktur, z. B. durch Systeme wie IVENA, zu fördern. In dieser müssen nicht nur die Daten zu verfügbaren Krankenhäusern, sondern auch zu anderen Leistungserbringern abgebildet sein. Andernfalls ist weder die Anfahrt von Partnerpraxen noch die Nachforderung von Behandlungsressourcen umsetzbar. Außerdem ist der digitale und standardisierte Austausch von Einsatz- und Patientendaten notwendig, um reibungslose Behandlungsübergänge zu gewährleisten. Die digitale Infrastruktur stellt also auch hier einen wichtigen Baustein der zukünftigen Notfallversorgung dar.

Schließlich sollte die Organisation und Finanzierung des Rettungsdienstes überarbeitet werden. Analog zur Krankenhausfinanzierung sind die Vorhaltekosten des Rettungsdienstes im Rahmen der Daseinsvorsorge des Staates aus Steuermitteln zu finanzieren. Nur die Betriebskosten sollten von den Krankenkas-

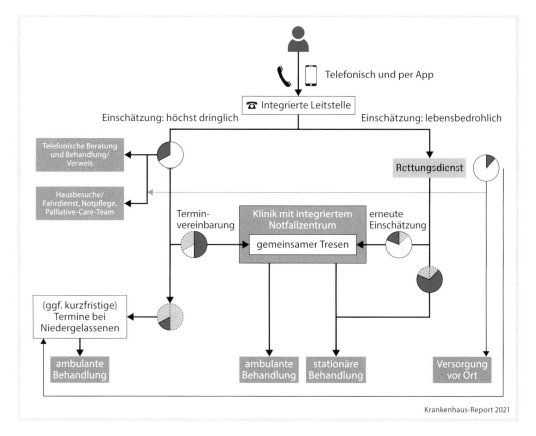

□ Abb. 3.4 Patientenpfade in der zukünftigen Notfallversorgung

sen vergütet werden. Um den schleichenden Rückzug der Länder aus der finanziellen Verantwortung – ähnlich der Situation in der Krankenhausfinanzierung – zu verhindern, ist eine Rahmenregelung zur Finanzierung auf Bundesebene vorzuschreiben. Einzelheiten der Finanzierung sollten jedoch auf Landesebene geregelt werden, um weiterhin die Vereinbarung von Gesamtleistungsbudgets wie z. B. in Baden-Württemberg zu ermöglichen, welche die Kosten der Notfallversorgung insgesamt reduzieren können.

3.3.4 Patientenpfade

Die folgenden Einschätzungen stellen eine subjektive Zusammenstellung auf Basis ver-

schiedener Quellen und Annahmen dar und sind angesichts der Komplexität der Veränderungen nur als grobe Orientierungswerte zu verstehen. Basierend auf dem vorgestellten Konzept könnte sich der Prozess der Notfallversorgung nach Kontaktierung der ILS ungefähr wie in □ Abb. 3.4 darstellen.

Im Falle einer lebensbedrohlichen Situation rückt der (notarztbesetzte) Rettungsdienst aus. Trotz systematischer und strukturierter Ersteinschätzung wird ein kleiner Anteil der Patienten, voraussichtlich unter 10 %[11], keinen Transport durch den Rettungsdienst benötigen, sondern kann abschließend vor Ort versorgt werden. Transportierte Patienten werden aufgrund der hohen Dringlichkeit in der Regel

---

11 Also unter dem heutigen Anteil in Baden-Württemberg, wo Daten dazu vorliegen (SQR-BW 2020).

direkt in die stationäre Versorgung überstellt. In bestimmten Fällen kann aber auch eine ambulante Behandlung bzw. zunächst eine erneute Einschätzung im INZ oder der Transport in eine Partnerpraxis ausreichend sein. Aktuell wird etwa ein Drittel der mit dem Rettungsdienst kommenden Patienten in Notaufnahmen ambulant behandelt (basierend auf Zahlen für München; Trentzsch et al. 2019). Durch eine verbesserte Ersteinschätzung und Steuerung sowie die Änderung finanzieller Anreize im Rettungsdienst sollte dieser Anteil aber sinken.

Bei den höchstens als dringlich eingeschätzten Fällen zeigen Erfahrungen (Marxgut 2020) und Studien (Boggan et al. 2020), dass ein Viertel bis ein Drittel der Patienten telefonisch abschließend versorgt werden können; Verweise auf andere Versorgungsebenen (z. B. Apotheker) und die Disposition spezieller Hilfsangebote (z. B. Notfallpflege) ergänzen dieses Angebot. Für etwa ein Fünftel kann ein (ggf. kurzfristig) vereinbarter Termin in einer Praxis ausreichend sein (ebenfalls Marxgut 2020). Dementsprechend benötigt voraussichtlich höchstens die Hälfte der Fälle einen Termin für die akute ärztliche Versorgung in einem INZ, wo sie eine Versorgung aus einer Hand erhalten – unabhängig davon, ob letztlich ambulant oder stationär behandelt wird.

3.4 Politische Entwicklungen

Die Notfallversorgung ist seit langem Gegenstand gesundheitspolitischer Diskussionen. Dementsprechend werden wissenschaftliche Empfehlungen bereits seit vielen Jahren erarbeitet und vorgestellt (Slowik et al. 2018). Der Sachverständigenrat plädierte bereits 2003 und 2014 für die stärkere Vernetzung der Versorgungsbereiche und die Einrichtung Integrierter Leitstellen (SVR 2003, Ziff. 183 ff., 2014, Ziff. 552 ff.). 2018 veröffentlichte der Sachverständigenrat schließlich ein detailliertes Gesamtkonzept für die Zukunft der Notfallversorgung

in Deutschland (SVR 2018, Ziff. 902 ff.), das in diesem Beitrag skizziert wurde.

Infolge der intensiven medialen Berichterstattung rückte die Notfallversorgung zunehmend auch in den Fokus der Öffentlichkeit und der Gesetzgeber wurde aktiv. So wurden die KVen mit dem GKV-Versorgungsstärkungsgesetz 2015 und dem Krankenhausstrukturgesetz 2016 schrittweise zu einer stärkeren Kooperation mit den Krankenhäusern angehalten. Das Krankenhausstrukturgesetz beauftragte darüber hinaus den G-BA, Regelungen zu einem gestuften System von stationären Notfallstrukturen zu erarbeiten.

Weitere Ideen wurden mit dem Terminservice- und Versorgungsgesetz (TSVG) umgesetzt. Zum einen wurden die 2016 eingeführten Terminservicestellen in ihrem Einsatzgebiet deutlich erweitert und mit der bundeseinheitlichen Bereitschaftsdienstnummer (116117) zusammengelegt. Diese sollen den Versicherten rund um die Uhr und auch digital in Akutfällen zur unmittelbaren ärztlichen Versorgung an eine Arztpraxis, eine Bereitschaftsdienstpraxis oder auch eine Notfallambulanz vermitteln. Zum anderen führte das TSVG finanzielle Anreize ein, die das Versorgungsangebot für Akutfälle im niedergelassenen Bereich erweitern sollen.

Nachdem im Dezember 2018 erste Eckpunkte zu einer umfassenden Reform der Notfallversorgung veröffentlicht wurden, folgte im Sommer 2019 ein Diskussionsentwurf. Nach zum Teil heftigen Diskussionen hat das Bundesministerium für Gesundheit erst im Januar 2020 – kurz vor Ausbruch der Corona-Pandemie in Deutschland – den Referentenentwurf des Gesetzes zur Reform der Notfallversorgung vorgelegt (BMG 2020b). Dieser enthält die bereits im Koalitionsvertrag verabredeten Notfallleitstellen und integrierten Notfallzentren (CDU, CSU und SPD 2018, S. 100) sowie weitere Regelungen zum Rettungsdienst. Infolge der umfangreichen Diskussionen wurden die geplanten Reformen letztlich jedoch verschoben. Wie die Pläne in der nächsten Legislaturperiode aussehen werden, bleibt abzuwarten.

▪▪ Gemeinsames Notfalleitsystem (GNL)

Die im Referentenentwurf als Gemeinsames Notfallleitsystem (GNL) bezeichnete Lösung soll zukünftig die zentrale Lotsenfunktion für die Notfallversorgung übernehmen. Wesentliches Merkmal der GNL ist ein gemeinsames Ersteinschätzungssystem für die 112 und die 116117. Die Disposition der Einsatzmittel erfolgt jedoch weiterhin getrennt: Während die 112 Rettungs- und Notarztwagen sowie zukünftig auch Krankentransporte disponieren kann, verbleiben für die 116117 die telefonische/telemedizinische Behandlung und Hausbesuche des ärztlichen Bereitschaftsdiensts. Über das GNL sollen die Leitstellen und alle an der Notfallversorgung Beteiligten umfassend digital vernetzt werden. Fokus ist neben dem Austausch einer digitalen Behandlungsdokumentation der Echtzeitzugriff auf die verfügbaren Ressourcen und Versorgungskapazitäten.

▪▪ Integrierte Notfallzentren (INZ)

Die INZ sollen, wie vom Sachverständigenrat empfohlen, an ausgewählten Standorten zentrale und rund um die Uhr verfügbare Anlaufstellen der Akut- und Notfallversorgung werden. In den INZ erhalten die Patientinnen und Patienten eine Ersteinschätzung und werden im Anschluss ambulant durch das INZ oder gezielt stationär in der Klinik versorgt. Die INZ werden unter Leitung der KV gemeinsam mit dem Krankenhaus betrieben. Hierfür sind Kooperationsvereinbarungen vorgesehen, welche die INZ räumlich so in das Krankenhaus einbinden, dass sie als erste Anlaufstelle im Notfall wahrgenommen werden.

Planungsvorgaben zur Anzahl und Standortauswahl der integrierten Notfallzentren, Richtlinien zur räumlichen, personellen und technisch-apparativen Ausstattung sowie Vorgaben zum Umfang der Notfallversorgung bestimmt der G-BA. Gestufte Vorgaben sind nicht vorgesehen. Die eigentliche Standortplanung der INZ erfolgt unter Beachtung der G-BA-Vorgaben durch erweiterte Landesausschüsse nach § 90 SGB V. Bereits bestehende

Portalpraxen und die Notfallambulanzen der Krankenhäuser sollen sukzessive in INZ überführt werden.

Die Vergütung der INZ erfolgt extrabudgetär nach EBM. Hierzu sollen eine Grundpauschale sowie nach Schweregrad differenzierte Fallpauschalen aufgenommen werden.

▪▪ Rettungsdienst

Der Rettungsdienst soll als eigener Leistungsbereich in das SGB V aufgenommen werden. Dabei werden sowohl die Versorgung vor Ort als auch die Rettungsfahrt als eigenständige Leistungen anerkannt. Es wird ferner festgehalten, dass durch den Rettungsdienst grundsätzlich die INZ anzufahren sind. Bei klar identifiziertem stationärem Behandlungsbedarf dürfen außerdem Krankenhäuser, die nach § 136c Absatz 4 SGB V an der stationären Notfallversorgung teilnehmen, direkt angesteuert werden. Weitergehende Festlegungen, etwa zur Finanzierung und zur Planung, sieht der Referentenentwurf nicht vor. Die ursprünglich im Diskussionsentwurf vorgesehenen bundesweiten Rahmenvorgaben sowie die Vorgaben zur Aufteilung der Finanzierung zwischen Bundesländern und Krankenkassen wurden gestrichen, wohl um eine Grundgesetzänderung zu vermeiden. Diese wäre gegen den Widerstand der Länder (Bensch 2019) nicht umsetzbar gewesen. Lediglich in der Gesetzesbegründung findet sich noch der Hinweis auf die verfassungsrechtlich mit der Länderkompetenz einhergehende Finanzierungsverantwortung.

Die Situation der Notfallsanitäter bleibt weiter offen. Nach unterschiedlichen Vorschlägen aus Landes- und Bundesebene (Deutscher Bundestag 2019a, 2019b) wird im MTA-Gesetz ein erneuter Versuch unternommen. Unter bestimmten Bedingungen sollen Notfallsanitäter eigenverantwortlich heilkundliche Maßnahmen invasiver Art durchführen können. Inwiefern dies abschließende Rechtssicherheit bringt und ob das Gesetz letztlich so beschlossen wird, ist zum Redaktionsschluss unklar.

3

3.5 Fazit

Der Referentenentwurf zur Notfallversorgung wurde kurz vor einer der größten Krisen der Bundesrepublik veröffentlicht. Strukturelle Probleme des deutschen Gesundheitswesens wurden in der Krise besonders sichtbar und mussten quasi über Nacht zumindest provisorisch gelöst werden. Die fehlende Steuerung führte dazu, dass erst eine massive öffentliche Kommunikation die Patientenströme auf die 116117 aufmerksam machte. Verunsicherte Patienten trafen dennoch auf zum Teil unvorbereitete Krankenhäuser. Denn eine hohe Zahl an Krankenhausbetten bedeutet nicht automatisch, dass die Behandlung von COVID-19-Patienten gesichert wäre. Hierfür sind vielmehr spezielle Kenntnisse auf internistischen Stationen und die Verfügbarkeit von Intensivstationen mit Beatmungskapazitäten erforderlich. Dies ist vor allem bei Universitätskliniken und Maximalversorgern gegeben. Viele dieser Versorger haben zu wenige Intensivpflegekräfte, da sich das vorhandene Personal in Deutschland auf viele Kliniken verteilt, darunter auch auf Kliniken, die eine qualitativ hochwertige Notfallversorgung nicht erbringen können (Schreyögg 2020).

Im Verlauf der Krise führte die grassierende Angst und Unwissen über Versorgungsstrukturen mangels steuernder und anleitender Strukturen zur Vermeidung von Arztkontakten, möglicherweise mit gravierenden medizinischen Spätfolgen. Ansonsten zeigte sich insbesondere die fehlende digitale Vernetzung einmal mehr als großes Dilemma. So wurden unter anderem Zahlen gefaxt, per Telefon gemeldet oder händisch in Computer eingegeben. Eine bundesweite Kapazitätsmeldung wurde zwar schnell entwickelt, allerdings ergab sich in Bundesländern, in denen Krankenhäuser und Rettungsdienst bereits über IVENA vernetzt sind, ein doppelter Dokumentationsaufwand – von der Tatsache, dass die Ressourcen täglich manuell gemeldet werden mussten, ganz abgesehen. Auch die bereits bekannten Konflikte zur Vergütung der Notfallversor-

gung traten erneut hervor (Deutsches Ärzteblatt 2020a; Ney 2020).

Vor diesem Hintergrund erscheint eine Reform der Notfallversorgung, wie sie oben dargestellt wurde und wie sie gesetzlich – trotz Verschiebung – für die Zukunft weiterhin geplant ist, einmal mehr notwendig. Eine bedarfsgerechte Steuerung der Patientenströme ist elementar für die Sicherstellung der Notfallversorgung. Diese kann nicht durch Kliniken oder niedergelassene Ärzte allein, sondern nur gemeinsam gewährleistet werden. Gut ausgestattete Krankenhäuser mit abgestuften Kapazitäten als zentrale Versorgungspunkte für schwerere Fälle müssen eng verknüpft mit einem ambulanten Versorgungsnetz zusammenarbeiten. Integrierte Leitstellen lenken die Versorgung – neben der telefonischen Beratung, die gerade während der Pandemie eine bedeutende Rolle einnahm – wo angemessen in die Strukturen der niedergelassenen Ärzte. In Integrierten Notfallzentren kann eine weitere Differenzierung der Versorgungsbedarfe vorgenommen werden. Durch den Aufbau klar abgestufter Strukturen mit adäquaten Ressourcen kann auch verhindert werden, dass Schwersterkrankte eine Vielzahl anderer Patienten in überfüllten Anlaufstellen infizieren.

Es sollte jedoch nicht vergessen werden, dass es weitere Bereiche gibt, die im Zusammenhang mit einer Reform der Notfallversorgung Fortschritte bedürfen. Zu nennen sind hier insbesondere die sektorübergreifende Vergütung und die Digitalisierung im Gesundheitswesen (siehe Fraunhofer IAIS 2020 für Potenziale in der Notfallversorgung), aber auch eine Krankenhausstruktur- und -vergütungsreform ist notwendig. Mediale Ankündigungen, dass das Gesundheitssystem nach Corona zu reformieren sei (Deutsches Ärzteblatt 2020b), verheißen eine spannende Zeit.

Literatur

Abdulwahid MA, Booth A, Kuczawski M, Mason SM (2016) The impact of senior doctor assessment at triage on emergency department performance measures: systematic review and meta-analysis of comparative studies. Emerg Med J 33:504–513. https://doi.org/10.1136/emermed-2014-204388

Augurzky B, Beivers A, Giebner M, Kirstein A (2015) Organisation der Notfallversorgung in Dänemark: Lösungsansätze für deutsche Probleme? In: Klauber J, Geraedts M, Friedrich J, Wasem J (Hrsg) Krankenhaus-Report 2015. Schwerpunkt: Strukturwandel. Schattauer, Stuttgart, S 77–97

Augurzky B, Beivers A, Breidenbach P, Budde R, Emde A, Haering A, Kaeding M, Roßbach-Wilk E, Straub N (2018) Notfallversorgung in Deutschland; Projektbericht im Auftrag der Kassenärztlichen Bundesvereinigung

Augurzky B, Beivers A, Breidenbach P, Haering A, Straub N (2019) Versorgungsplanung durch datenbasierte Marktraumanalysen am Beispiel von Notfallzentren. In: Klauber J, Geraedts M, Friedrich J, Wasem J (Hrsg) Krankenhaus-Report 2019. Das digitale Krankenhaus. Springer, Berlin Heidelberg, S 161–174

Baier N, Geissler A, Bech M, Bernstein D, Cowling TE, Jackson T, van Manen J, Rudkjøbing A, Quentin W (2019) Emergency and urgent care systems in Australia, Denmark, England, France, Germany and the Netherlands – Analyzing organization, payment and reforms. Health Policy 123:1–10. https://doi.org/10.1016/j.healthpol.2018.11.001

BAND (Bundesvereinigung der Arbeitsgemeinschaften Notärzte Deutschlands) (2020) BAND-Stellungnahme zum „Entwurf eines Gesetzes zur Reform der Notfallversorgung". Notarzt 36:75–77. https://doi.org/10.1055/a-1107-6358

Behringer W, Buergi U, Christ M, Dodt C, Hogan B (2013) Fünf Thesen zur Weiterentwicklung der Notfallmedizin in Deutschland, Österreich und der Schweiz. Notfall Rettungsmed 16:625–626. https://doi.org/10.1007/s10049-013-1821-8

Behringer W, Graeff I, Dietz-Wittstock M, Wrede CE, Mersmann J, Pin M, Kumle B, Möckel M, Gries A, Eisenburger P, Exadaktylos A, Dodt C (2019) Empfehlungen der notfallmedizinischen Gesellschaften DGINA, AAEM, SGNOR, DIVI, DGAI und DGIN zur pflegerischen Besetzung von Klinischen Notfallzentren. Notfall Rettungsmed 22:330–333. https://doi.org/10.1007/s10049-019-0585-1

Benabbas R, Shah R, Zonnoor B, Mehta N, Sinert R (2020) Impact of triage liaison provider on emergency department throughput: a systematic review and meta-analysis. Am J Emerg Med. https://doi.org/10.1016/j.ajem.2020.04.068

Bensch H (2019) Notfallversorgung – Widerstand gegen Spahns Notfallpläne wächst. https://www.bibliomedmanager.de/news/38921-widerstand-gegen-spahns-notfallplaene-waechst. Zugegriffen: 25. Mai 2020

Berchet C, Nader C (2016) The organisation of out-of-hours primary care in OECD countries. OECD Health Working Papers Nr. 89

Bernhard M, Helm M, Lechleuthner A (2017) Erstversorgung vor Ort oder schnellstmöglicher Transportbeginn? Notfall Rettungsmed 20:579–585. https://doi.org/10.1007/s10049-017-0360-0

BMG (Bundesministerium für Gesundheit) (2020a) KG 2-Statistik. Leistungsfälle bei Rettungsfahrten und Krankentransporten der Versicherten der gesetzlichen Krankenversicherung. In: www.gbe-bund.de (Gesundheitsversorgung > Beschäftigte und Einrichtungen der Gesundheitsversorgung > Rettungsdienste, Krankentransportwesen)

Bundesministerium für Gesundheit (2020b) Referentenentwurf zur Reform der Notfallversorgung

Boggan JC, Shoup JP, Whited JD, van Voorhees E, Gordon AM, Rushton S, Lewinski AA, Tabriz AA, Adam S, Fulton J, Kosinski AS, van Noord MG, Williams JW, Goldstein KM, Gierisch JM (2020) Effectiveness of acute care remote triage systems: a systematic review. J Gen Intern Med. https://doi.org/10.1007/s11606-019-05585-4

Breckner A, Roth C, Wensing M, Paulus J (2020) Quo vadis 116117? Bundesweiter Überblick über den Status quo und aktuelle Veränderungen. Gesundheitswesen 82:324–327. https://doi.org/10.1055/a-1075-2330

Breuer F, Pommerenke C, Lamers A, Schloack S, Langhammer S, Dahmen J, Jüttner JP, Plock G, Drescher S, Poloczek S (2020) Generaldelegation von heilkundlichen Maßnahmen an Notfallsanitäter – Umsetzung im Land Berlin. Notfall Rettungsmed. https://doi.org/10.1007/s10049-020-00683-x

CDU, CSU, SPD (2018) Ein neuer Aufbruch für Europa. Eine neue Dynamik für Deutschland. Ein neuer Zusammenhalt für unser Land; Koalitionsvertrag zwischen CDU, CSU und SPD. 19. Legislaturperiode

Cooper A, Davies F, Edwards M, Anderson P, Carson-Stevens A, Cooke MW, Donaldson L, Dale J, Evans BA, Hibbert PD, Hughes TC, Porter A, Rainer T, Siriwardena A, Snooks H, Edwards A (2019) The impact of general practitioners working in or alongside emergency departments: a rapid realist review. Bmj Open 9:e24501. https://doi.org/10.1136/bmjopen-2018-024501

Destatis (Statistisches Bundesamt) (2017) Grunddaten der Krankenhäuser. Fachserie 12 Reihe 6.1.1

Destatis (Statistisches Bundesamt) (2019) Vollstationäre Patientinnen und Patienten in Krankenhäusern (DRG-Statistik, Eckdaten). In: www.gbe-bund.de (Datenquellen des Statistischen Bundesamtes > Datenquelle: DRG-Statistik PEPP-Statistik)

Deutscher Bundestag (2019a) Ausschuss für Gesundheit; Ausschussdrucksache 19(14)108.1. Änderungsantrag 1 der Fraktionen der CDU/CSU und SPD zu BT-Drs. 19/13825

3

Deutscher Bundestag (2019b) Gesetzentwurf des Bundesrates Entwurf eines Gesetzes zur Änderung des Notfallsanitätergesetzes. Drucksache 19/15274

Deutscher Bundestag (2020) Das Berufsbild der Notfallsanitäterin und des Notfallsanitäters unter besonderer Berücksichtigung der Ausbildungszielbestimmung des § 4 Abs. 2 Nr. 2 Buchstabe c Notfallsanitätergesetz; Bundesrechtliche Vorgaben und Umsetzung in den Bundesländern. Aktualisierung der Arbeit WD 9–042/16

Deutsches Ärzteblatt (Hrsg) (2020a) Neuer Streit um Notfallversorgung. https://www.aerzteblatt.de/nachrichten/114950/Neuer-Streit-um-Notfallversorgung. Zugegriffen: 24. Juli 2020

Deutsches Ärzteblatt (Hrsg) (2020b) Söder: Deutsches Gesundheitssystem muss nach Corona reformiert werden. https://www.aerzteblatt.de/nachrichten/111878/Soeder-Deutsches-Gesundheitssystem-muss-nach-Corona-reformiert-werden. Zugegriffen: 3. Sept. 2020

DGINA (Deutsche Gesellschaft Interdisziplinäre Notfall- und Akutmedizin), DIVI (Deutsche Interdisziplinäre Vereinigung für Intensiv- und Notfallmedizin) (2019) Gemeinsame Stellungnahme DGINA und DIVI zur derzeitigen Entwicklung. https://www.dgina.de/news/gemeinsame-stellungnahme-dgina-und-divi-zur-derzeitigen-entwicklung-ersteinschatzung_82

DKG (Deutsche Krankenhausgesellschaft e. V.) (2019) Bestandsaufnahme zur Krankenhausplanung und Investitionsfinanzierung in den Bundesländern (Stand: Dezember 2019)

Dräther H, Schäfer T (2017) Die ambulante Notfallversorgung in Notfallambulanzen und bei Vertragsärzten im Zeitraum 2009 bis 2014. In: Klauber J, Geraedts M, Friedrich J, Wasem J (Hrsg) Krankenhaus-Report 2017. Zukunft gestalten. Schattauer, Stuttgart, S 25–40

Europäische Kommission (2020) Implementation of the single European emergency number 112 – Results of the thirteenth data-gathering round. Communications Committee. Working Document COCOM20-05

Fischer M, Kehrberger E, Marung H, Moecke H, Prückner S, Trentzsch H, Urban B (2016) Eckpunktepapier 2016 zur notfallmedizinischen Versorgung der Bevölkerung in der Prähospitalphase und in der Klinik. Notfall Rettungsmed 19:387–395. https://doi.org/10.1007/s10049-016-0187-0

Fløjstrup M, Bogh SB, Henriksen DP, Bech M, Johnsen SP, Brabrand M (2020) Increasing emergency hospital activity in Denmark, 2005-2016: a nationwide descriptive study. Bmj Open 10:e31409. https://doi.org/10.1136/bmjopen-2019-031409

Foster H, Moffat KR, Burns N, Gannon M, Macdonald S, O'Donnell CA (2020) What do we know about demand, use and outcomes in primary care out-of-hours services? A systematic scoping review of international literature. Bmj Open 10:e33481. https://doi.org/10.1136/bmjopen-2019-033481

Fraunhofer IAIS (Fraunhofer-Institut für Intelligente Analyse- und Informationssysteme) (2020) Whitepaper »Künstliche Intelligenz im Krankenhaus«

Gemeinsamer Bundesausschuss (2018) Neue G-BA-Regelung zur stationären Notfallversorgung: Sichere Erreichbarkeit, verbesserte Qualität und zielgenaue Finanzierung; Pressemitteilung. https://www.g-ba.de/presse/pressemitteilungen/744/. Zugegriffen: 7. Mai 2020

Gonçalves-Bradley D, Khangura JK, Flodgren G, Perera R, Rowe BH, Shepperd S (2018) Primary care professionals providing non-urgent care in hospital emergency departments. Cochrane Database Syst Rev. https://doi.org/10.1002/14651858.CD002097.pub4

Graff L (1999) Overcrowding in the ED: An international symptom of health care system failure. Am J Emerg Med 17:208–209. https://doi.org/10.1016/S0735-6757(99)90064-5

Günther A, Schmid S, Bruns A, Kleinschmidt T, Bartkiewicz T, Harding U (2017) Ambulante Kontakte mit dem Rettungsdienst. Notfall Rettungsmed 20:477–485. https://doi.org/10.1007/s10049-017-0268-8

Haas C, Larbig M, Schöpke T (2015) Gutachten zur ambulanten Notfallversorgung im Krankenhaus; Fallkostenkalkulation und Strukturanalyse

Hackstein A, Lenz W, Marung H (2015) Personalqualifikation in der Leitstelle. Notfall Rettungsmed 18:553–559. https://doi.org/10.1007/s10049-015-0048-2

Hinson JS, Martinez DA, Cabral S, George K, Whalen M, Hansoti B, Levin S (2019) Triage performance in emergency medicine: a systematic review. Ann Emerg Med 74:140–152. https://doi.org/10.1016/j.annemergmed.2018.09.022

Ibanez B, James S, Agewall S, Antunes MJ, Bucciarelli-Ducci C, Bueno H, Caforio ALP, Crea F, Goudevenos JA, Halvorsen S, Hindricks G, Kastrati A, Lenzen MJ, Prescott E, Roffi M, Valgimigli M, Varenhorst C, Vranckx P, Widimský P (2018) 2017 ESC Guidelines for the management of acute myocardial infarction in patients presenting with ST-segment elevation: The Task Force for the management of acute myocardial infarction in patients presenting with ST-segment elevation of the European Society of Cardiology (ESC). Eur Heart J 39:119–177. https://doi.org/10.1093/eurheartj/ehx393

Joseph JW, Leventhal EL, Grossestreuer AV, Wong ML, Joseph LJ, Nathanson LA, Donnino MW, Elhadad N, Sanchez LD (2020) Deep-learning approaches to identify critically Ill patients at emergency department triage using limited information. J Am Coll Emerg Physicians Open. https://doi.org/10.1002/emp2.12218

Karagiannidis C, Kluge S, Riessen R, Krakau M, Bein T, Janssens U (2019) Auswirkungen des Pflegepersonalmangels auf die intensivmedizinische Versorgungskapazität in Deutschland. Med Klin Intensivmed Notfmed 114:327–333. https://doi.org/10.1007/s00063-018-0457-3

Kassenärztliche Bundesvereinigung (2020) KBV Versichertenbefragung 2019; Anlaufstellen Notfallversorgung. https://gesundheitsdaten.kbv.de/cms/html/36643.php. Zugegriffen: 12. Sept. 2020

kkvd (Katholischer Krankenhausverband Deutschlands) (2017) Notfallversorgung in Deutschland; Forsa-Umfrage. https://kkvd.de/wp-content/uploads/downloads/Daten_Forsa.pdf. Zugegriffen: 12. Sept. 2020

Korzilius H (2019) Notfallreform: Gestritten wird über das „Wie", nicht über das „Ob". Dtsch Arztebl 116:A-1579

Köster-Steinebach I (2019) Anforderungen aus Patientensicht. Kooperationstagung Rettungsleitstellen, Berlin, 16. Jan. 2019

Krämer J, Schreyögg J (2019) Substituting emergency services: primary care vs. hospital care. Health Policy 123:1053–1060. https://doi.org/10.1016/j.healthpol.2019.08.013

Krämer J, Schreyögg J, Busse R (2019) Classification of hospital admissions into emergency and elective care: a machine learning approach. Health Care Manag Sci 22:85–105. https://doi.org/10.1007/s10729-017-9423-5

Kumle B, Hirschfeld-Warneken A, Darnhofer I, Busch HJ (2019) Telefon-Triage und klinische Ersteinschätzung in der Notfallmedizin zur Patientensteuerung. Notfall Rettungsmed 22:568–577. https://doi.org/10.1007/s10049-019-0622-0

Leber W-D, Wasem J (2016) Ambulante Krankenhausleistungen – ein Überblick, eine Trendanalyse und einige ordnungspolitische Anmerkungen. In: Klauber J, Geraedts M, Friedrich J, Wasem J (Hrsg) Krankenhaus-Report 2016. Schwerpunkt: Ambulant im Krankenhaus. Schattauer, Stuttgart, S 3–28

Lechleuthner A (2017) Gestuftes Versorgungssystem im Rettungsdienst (GVS) (Working Paper)

Lechleuthner A, Wesolowski M, Brandt S (2019) Gestuftes Versorgungssystem im Kölner Rettungsdienst. Notfall Rettungsmed 22:598–607. https://doi.org/10.1007/s10049-019-00644-z

Levin S, Toerper M, Hamrock E, Hinson JS, Barnes S, Gardner H, Dugas A, Linton B, Kirsch T, Kelen G (2018) Machine-learning-based electronic triage more accurately differentiates patients with respect to clinical outcomes compared with the emergency severity index. Ann Emerg Med 71:565–574.e2. https://doi.org/10.1016/j.annemergmed.2017.08.005

Luiz T, Dittrich S, Pollach G, Madler C (2017) Kenntnisstand der Bevölkerung über Leitsymptome kardiovaskulärer Notfälle und Zuständigkeit und Erreichbarkeit von Notrufeinrichtungen: Ergebnisse der KZEN-Studie in der Westpfalz. Anaesthesist 66:840–849. https://doi.org/10.1007/s00101-017-0367-4

Luiz T, Marung H, Pollach G, Hackstein A (2019) Implementierungsgrad der strukturierten Notrufabfrage in deutschen Leitstellen und Auswirkungen ihrer Einführung. Anaesthesist 68:282–293. https://doi.org/10.1007/s00101-019-0570-6

Mann V, Mann STW, Müller M, Edeler B, Sander M, Brenck F (2020) Standardisierte Handlungsanweisungen für (invasive) heilkundliche Maßnahmen durch Notfallsanitäter. Notfall Rettungsmed 23:16–22. https://doi.org/10.1007/s10049-018-0556-y

Marxgut S (2020) Die Leitstelle als Wegweiser im Gesundheitssystem. Notfall Rettungsmed. https://doi.org/10.1007/s10049-020-00777-6

Miles J, O'Keeffe C, Jacques R, Stone T, Mason S (2017) 17 Exploring ambulance conveyances to the emergency department: a descriptive analysis of non-urgent transports. Emerg Med J 34:A872–A873. https://doi.org/10.1136/emermed-2017-207308.17

Milstein R, Schreyögg J (2020) Bedarfsgerechte Gestaltung der Krankenhausvergütung – Reformvorschläge unter der Berücksichtigung von Ansätzen anderer Staaten. Techniker Krankenkasse (TK), Hamburg

Ministeriet for Sundhed og Forebyggelse (2014) Faglig Gennemgang Af Akutmodtagelserne

Möckel M, Reiter S, Lindner T, Slagman A (2019) „Triagierung" – Ersteinschätzung von Patienten in der zentralen Notaufnahme: Eine Übersicht mit systematischem Review. Med Klin Intensivmed Notfmed. https://doi.org/10.1007/s00063-019-0589-0

Moellekaer A, Duvald I, Obel B, Madsen B, Eskildsen J, Kirkegaard H (2019) The organization of Danish emergency departments. Eur J Emerg Med 26:295–300. https://doi.org/10.1097/MEJ.0000000000000554

Morley C, Unwin M, Peterson GM, Stankovich J, Kinsman L (2018) Emergency department crowding: a systematic review of causes, consequences and solutions. PLoS ONE 13:e203316. https://doi.org/10.1371/journal.pone.0203316

Ney R (2020) DKG kritisiert fehlende Kostensicherheit für COVID-19-Tests in Kliniken. Ärzte Zeitung. https://www.aerztezeitung.de/Politik/DGK-kritisiert-fehlende-Kostensicherheit-fuer-COVID-19-Tests-in-Kliniken-408547.html. Zugegriffen: 14. Aug. 2020

Niedersächsischer Landtag (2015) Antworten auf Mündliche Anfragen gemäß § 47 der Geschäftsordnung des Niedersächsischen Landtages – Drs. 17/4530. Drucksache 17/4595

Nimptsch U, Mansky T (2017) Hospital volume and mortality for 25 types of inpatient treatment in German hospitals: observational study using complete national data from 2009 to 2014. Bmj Open 7:e16184. https://doi.org/10.1136/bmjopen-2017-016184

3

Oslislo S, Heintze C, Schmiedhofer M, Möckel M, Schenk L, Holzinger F (2019) How to decide adequately? Qualitative study of GPs' view on decision-making in self-referred and physician-referred emergency department consultations in Berlin, Germany. Bmj Open 9:e26786. https://doi.org/10.1136/bmjopen-2018-026786

Pishbin E, Ebrahimi M, Mirhaghi A (2019) Do physicians and nurses agree on triage levels in the emergency department? A meta-analysis. Notfall Rettungsmed 22:379–385. https://doi.org/10.1007/s10049-019-0580-6

PwC (PricewaterhouseCoopers) (2019) Notaufnahmen in Not? Eine Studie zur Notfallversorgung in Deutschland 2019

Raita Y, Goto T, Faridi MK, Brown DFM, Camargo CA, Hasegawa K (2019) Emergency department triage prediction of clinical outcomes using machine learning models. Crit Care 23:64. https://doi.org/10.1186/s13054-019-2351-7

Reinhold AK, Greiner F, Schirrmeister W, Walcher F, Erdmann B (2020) Der Notfall „geht" ins Krankenhaus: Eine Befragung von Patienten mit niedriger Dringlichkeit in einer Notfallaufnahme mit regionaler Alleinstellung. Med Klin Intensivmed Notfmed. https://doi.org/10.1007/s00063-020-00681-4

Roßbach-Wilk E, Beivers A, Dodt C (2019) Patientensteuerung von Notfallpatienten mit niedrigem Gesundheitsrisiko. Notfall Rettungsmed 22:561–567. https://doi.org/10.1007/s10049-019-0618-9

Scherer M, Lühmann D, Kazek A, Hansen H, Schäfer I (2017) Patients attending emergency departments. Dtsch Arztebl Int 114:645–652. https://doi.org/10.3238/arztebl.2017.0645

Schmidt FM, Wildner M (2019) Übersicht über die Organisation des vertragsärztlichen Bereitschaftsdienstes in Deutschland: Auf welche Basis bauen Krankenhausstrukturgesetz und Versorgungsstärkungsgesetz auf? Gesundheitswesen 81:e133–e140. https://doi.org/10.1055/a-0725-8193

Schmiedel R, Behrendt H (2019) Analyse des Leistungsniveaus im Rettungsdienst für die Jahre 2016 und 2017. Berichte der Bundesanstalt für Straßenwesen

Schmiedhofer M, Searle J, Slagman A, Frick J, Ruhla S, Möckel M (2017) Bedeutung der Notaufnahme für die ambulante medizinische Versorgung in einer ruralen Region in Sachsen-Anhalt: Qualitative Befragung von Patienten und Hausärzten. Dtsch Med Wochenschr 142:e61–e73. https://doi.org/10.1055/s-0043-100639

Schneiders M-T, Herbst S, Schilberg D, Isenhardt I, Jeschke S, Fischermann H, Bergrath S, Rossaint R, Skorning M (2012) Telenotarzt auf dem Prüfstand. Notfall Rettungsmed 15:410–415. https://doi.org/10.1007/s10049-011-1535-8

Schreyögg J (2020) Corona-Krise trifft auf Strukturprobleme im Gesundheitswesen. Wirtschaftsdienst 100:226–227

Searle J, Muller R, Slagman A, Schäfer C, Lindner T, Somasundaram R, Frei U, Möckel M (2015) Überfüllung der Notaufnahmen. Notfall Rettungsmed 18:306–315. https://doi.org/10.1007/s10049-015-0011-2

Slowik M, Wehner C, Dräther H, Fahlenbrach C, Richard S (2018) Sektorübergreifende Neuordnung der Notfallversorgung. In: Klauber J, Geraedts M, Friedrich J, Wasem J (Hrsg) Krankenhaus-Report 2018. Schwerpunkt: Bedarf und Bedarfsgerechtigkeit. Schattauer, Stuttgart, S 233–257

Somasundaram R, Geissler A, Leidel BA, Wrede CE (2018) Beweggründe für die Inanspruchnahme von Notaufnahmen – Ergebnisse einer Patientenbefragung. Gesundheitswesen 80:621–627. https://doi.org/10.1055/s-0042-112459

Søvsø MB, Huibers L, Bech BH, Christensen HC, Christensen MB, Christensen EF (2020) Acute care pathways for patients calling the out-of-hours services. BMC Health Serv Res 20:146. https://doi.org/10.1186/s12913-020-4994-0

SQR-BW (Stelle zur trägerübergreifenden Qualitätssicherung im Rettungsdienst Baden-Württemberg) (2020) Qualitätsbericht; Berichtsjahr 2019. Rettungsdienst Baden-Württemberg

von Stillfried D, Czihal T, Erhart M (2017) Rolle der Krankenhäuser in der Notfallversorgung in Deutschland: Daten belegen massiven Reformbedarf. Zi-Paper 11/2017

von Stillfried D, Czihal T, Meer A (2019) Sachstandsbericht: Strukturierte medizinische Ersteinschätzung in Deutschland (SmED). Notfall Rettungsmed 22:578–588. https://doi.org/10.1007/s10049-019-0627-8

Süss R, Dewenter C, Ekinci A, Laslo T, Fleßa S (2020) Das Telenotarztsystem – Potentiale für die präklinische Notfallversorgung im ländlichen Raum. Gesundh Ökon Qual Manag. https://doi.org/10.1055/a-1100-2639

SVR (Sachverständigenrat für die Konzertierte Aktion im Gesundheitswesen) (2003) Finanzierung, Nutzerorientierung und Qualität. Nomos, Baden-Baden

Sachverständigenrat zur Begutachtung der Entwicklung im Gesundheitswesen (2014) Bedarfsgerechte Versorgung; Perspektiven für ländliche Regionen und ausgewählte Leistungsbereiche. Huber, Bern

SVR (Sachverständigenrat zur Begutachtung der Entwicklung im Gesundheitswesen) (2018) Bedarfsgerechte Steuerung der Gesundheitsversorgung; Gutachten 2018. Medizinisch Wissenschaftliche Verlagsgesellschaft, Berlin

The Capital Region of Denmark (2019) More patients in the Capital Region of Denmark to be treated at home and avoid acute hospital admissions. https://www.regionh.dk/english/press-and-news/latest-news/Pages/More-patients-in-the-Capital-Region-of-Denmark-to-be-treated-at-home-andavoid-acute-hospital-admissions.aspx. Zugegriffen: 8. Juni 2020

Trentzsch H, Dodt C, Gehring C, Veser A, Jauch K-W, Prückner S (2019) Analyse der Behandlungszahlen in den Münchener Notaufnahmen des Jahres 2013/2014. Gesundheitswesen. https://doi.org/10.1055/a-0925-8989

van den Heede K, van de Voorde C (2016) Interventions to reduce emergency department utilisation: a review of reviews. Health Policy 120:1337–1349. https://doi.org/10.1016/j.healthpol.2016.10.002

VIVE (Det Nationale Forsknings- og Analysecenter for Velfærd) (2018) Regionale lægevagter og Akuttelefonen 1813

Walter C, Fischer F (2017) Interdisziplinärer Versorgungsnachweis (IVENA): Verbesserung der Notfallversorgung durch E-Health? Notarzt 33:50–51. https://doi.org/10.1055/s-0043-105634

Wolcott BW (1979) What is an emergency? Depends on whom you ask. J Am Coll Emerg Physicians 8:241–243. https://doi.org/10.1016/S0361-1124(79)80188-4

Wurmb T, Kowalzik B (2019) Fokus Krankenhäuser: Neustrukturierung der Notfallversorgung in Deutschland – Großschadensereignisse auf dem Schirm? In: Visarius J, Kloepfer A (Hrsg) iXForum. Gesundheitspolitik in der Diskussion Institut für Gesundheitssystem-Entwicklung, S 10–16

Zi (Zentralinstitut für die kassenärztliche Versorgung) (2019a) Grafik des Monats; Juli 2019. https://www.zi.de/presse/grafikdesmonats/. Zugegriffen: 24. Juli 2020

Zi (Zentralinstitut für die kassenärztliche Versorgung) (2019b) Zahlen zur ambulanten Notfallversorgung in Deutschland. https://www.zi.de/fileadmin/images/content/PDFs_alle/Broschuere_final.pdf. Zugegriffen: 24. Aug. 2020

Patientenorientierte Versorgungssteuerung im Krankenhaus

Ulrich Ronellenfitsch und Matthias Schwarzbach

Inhaltsverzeichnis

© Der/die Autor(en) 2021
J. Klauber et al. (Hrsg.), *Krankenhaus-Report 2021*, https://doi.org/10.1007/978-3-662-62708-2_4

4

■ ■ **Zusammenfassung**

In der Patientenversorgung tätige Mitarbeiter erleben häufig einen Konflikt zwischen dem systemimmanent vorgegebenen Ziel einer möglichst wirtschaftlichen Behandlung und der berufsethisch geprägten Bestrebung, ein aus Sicht des Patienten möglichst gutes Behandlungsergebnis zu erreichen. Dieser Konflikt kann durch den Einsatz von Instrumenten zur patientenorientierten Versorgungssteuerung abgemildert werden. Klinische Pfade stellen ein solches Instrument dar. Sie sind interdisziplinäre evidenzbasierte Behandlungspläne für definierte Erkrankungen, Beschwerdebilder oder Prozeduren und geben die idealerweise während der Behandlung durchzuführenden diagnostischen und therapeutischen Maßnahmen vor. Für ihre Erstellung, die Implementierung in den klinischen Alltag und ihren fortwährenden Einsatz ist ein interdisziplinärer und partizipativer Ansatz unabdingbar. Ihr Inhalt ist kontextabhängig anzupassen. Daten zum Nutzen Klinischer Pfade weisen ein eingeschränktes Evidenzlevel auf, da randomisierte Studien methodisch nur schwierig durchführbar sind. Es wäre wünschenswert, wenn Elemente der Intersektoralität in Klinischen Pfaden bislang noch stärker berücksichtigt würden.

Health providers often experience an overt conflict between the system-immanent goal of an economically profitable treatment and the ethically motivated aim of achieving the best outcomes from a patient's perspective. This conflict can be mitigated by employing tools for patient-oriented management of care. Clinical Pathways are an example for such a tool. They can be defined as evidence-based care plans for defined diseases, symptoms, or procedures. They stipulate the diagnostic and therapeutic measures to be ideally performed during the respective treatment. For their design, implementation into clinical routine and continuous usage, a multidisciplinary and participative approach is paramount. Their content should be adapted to the respective con-text. Data regarding their efficacy have a limited evidence level, given that randomized trials are methodologically difficult to conduct. Moreover, Clinical Pathways should account more for intersectoral elements.

4.1 Herausforderungen an die Versorgungssteuerung im Krankenhaus

Angesichts der rechtlichen und organisatorischen Vorgaben sowie insbesondere des vom Gesetzgeber beschlossenen Finanzierungsmodells sieht sich die Versorgung stationärer Krankenhauspatienten in Deutschland mit einer Reihe von Herausforderungen konfrontiert. Kliniken sind gezwungen, unter den gegebenen Rahmenbedingungen möglichst wirtschaftlich zu arbeiten. Im Fallpauschalensystem kann dies nur erreicht werden, wenn die Behandlung eines Patienten mit einer definierten Kombination aus Diagnosen und Prozeduren möglichst effizient abläuft. Unnötige und redundante Maßnahmen, die mit Kosten verbunden sind, sollen vermieden werden. Gleichzeitig wird die stationäre Einrichtung systemimmanent motiviert, die Aufenthaltsdauer des Patienten möglichst eng an der im Fallpauschalenkatalog definierten unteren Grenzverweildauer zu orientieren (Thalheimer 2020). Hierdurch sollen die verweildauerabhängigen Kosten gesenkt und die Behandlung möglichst vieler Patienten bei gleichbleibenden Ressourcen gewährleistet werden. Diese rein ökonomische Betrachtungsweise kollidiert nicht selten mit dem Berufsethos von Ärzten und anderen in der unmittelbaren Patientenversorgung tätigen Mitarbeitern (Donabedian 1990; Lenk et al. 2005). Für sie steht im Vordergrund, den Patienten individuell und bestmöglich im Hinblick auf patientenrelevante Outcomes zu behandeln. Diese umfassen verschiedene „objektive" Messgrößen wie Mortalität oder Überleben, aber auch „subjektive" Parameter wie die Lebensqualität, Schmerzfreiheit oder Zufriedenheit mit

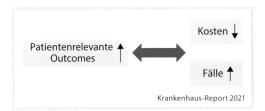

Abb. 4.1 Spannungsfeld zwischen dem Berufsethos, das die bestmöglichen patientenrelevanten Outcomes erzielen möchte, und vom Gesundheitssystem gemachten pekuniären Vorgaben

der Behandlung. Wirtschaftliche Erwägungen spielen in diesem Kontext allenfalls eine untergeordnete Rolle. Ein Verzicht auf diagnostische oder therapeutische Maßnahmen oder die anzustrebende Verkürzung der Dauer der stationären Krankenhausbehandlung aufgrund pekuniärer Vorgaben ist mit dieser Behandlungsmaxime nicht vereinbar. Dieses Spannungsfeld (■ Abb. 4.1) gilt es zur größtmöglichen Zufriedenheit aller Beteiligten, also der direkt in der Patientenversorgung Tätigen, der administrativ im Gesundheitssystem Tätigen sowie der Patienten, aufzulösen.

4.2 Konzept für einen Lösungsansatz

Da sich weder die Rahmenbedingungen der stationären Versorgung kurzfristig und grundlegend ändern lassen noch die Maxime der im Sinne patientenrelevanter Outcomes bestmöglichen Behandlung zur Diskussion steht, ist ein integratives Konzept zur Auflösung dieses Spannungsfeldes erforderlich. Dieses Konzept basiert auf der Annahme, dass die Behandlung für eine bestimmte Erkrankung (Beispiel: akute Cholezystitis), ein Beschwerdebild (Beispiel: akuter Oberbauchschmerz) oder eine definierte Prozedur (Beispiel: laparoskopische Cholezystektomie) unter gleichzeitiger Verbesserung der Behandlungsqualität und Outcomes weitgehend standardisiert werden kann (Greenwald et al. 2000). Hierfür ist es unverzichtbar, dass die aktuell verfügbare Evidenz zur jeweiligen Behandlung genauso in die Standardisierung einfließt wie lokal tradierte und bewährte Behandlungsschritte (Beispiel: so genannte „Hausstandards" und individuell auf den Patienten zugeschnittene Maßnahmen, ■ Abb. 4.2). Zudem sollte

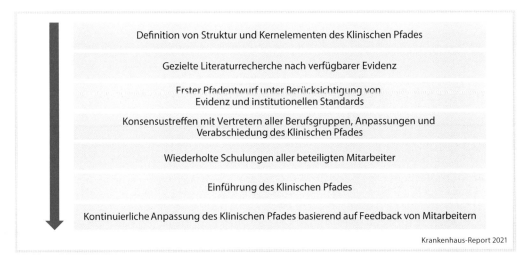

Abb. 4.2 Empfohlene Sequenz bei der Entwicklung, Implementierung und kontinuierlichem Einsatz eines Klinischen Pfades (adaptiert aus Schwarzbach und Ronellenfitsch 2017)

4

das Konzept Schnittstellen zum prästationären ambulanten Sektor sowie zur nachstationären Versorgung im ambulanten oder rehabilitativen Sektor beinhalten. Diese würden im Idealfall die zeitgerechte Planung der stationären Behandlung erlauben, redundante oder kontraindizierte diagnostische und therapeutische Maßnahmen vermeiden und insbesondere auch die poststationäre Weiterbehandlung der Patienten ohne Qualitätsverlust und ohne zeitlichen Verzug gewährleisten. Konkrete Beispiele für durch funktionierende Schnittstellen effektiver durchzuführende Maßnahmen sind die Koordination prästationärer Untersuchungen, die prospektive Planung eines verfügbaren Aufnahme- und ggfs. Operationstermins sowie die Verlegung zu einer Rehabilitationsmaßnahme ohne eine rein administrativ bedingte zeitliche Latenz (Ronellenfitsch und Schwarzbach 2019). Das beschriebene Konzept vereint Elemente des Case Management mit evidenzbasierter Medizin und Qualitätssicherung. Entscheidend für ein Gelingen des Konzepts und das Erzielen der gewünschten Effekte ist letztendlich seine konkrete Umsetzung in der Behandlung des einzelnen Patienten. Hierfür bietet sich das Behandlungsinstrument der *Klinischen Pfade* an.

4.3 Klinische Pfade: Definition

Klinische Pfade lassen sich zwanglos als zeitlich und inhaltlich strukturierte Ablaufpläne für umschriebene Erkrankungen, Beschwerdebilder oder Prozeduren beschreiben. Ihr Ziel besteht darin, die im Zuge einer Behandlung idealerweise durchzuführenden diagnostischen und therapeutischen Maßnahmen vorzugeben und somit den an der Behandlung beteiligten Personen zu empfehlen. Hierbei soll ein multidisziplinärer und evidenzbasierter Ansatz verfolgt werden (Oberender 2005; Roeder und Küttner 2007).

Gemäß der 2010 publizierten Definition von Kinsman et al. muss ein Klinischer Pfad mindestens die fünf folgenden Kriterien erfüllen (Rotter et al. 2010):

(1) Ist ein multidisziplinärer Behandlungsplan
(2) „Übersetzt" Leitlinien oder Evidenz in lokale Strukturen
(3) Definiert einzelne Behandlungsschritte in einem Plan oder Algorithmus
(4) Orientiert sich an einer Zeitachse bzw. am Erreichen einzelner Behandlungsschritte
(5) Standardisiert die Behandlung für ein spezifisches klinisches Problem oder einen Eingriff in einer definierten Population

Die Terminologie bezüglich des Behandlungsinstruments ist uneinheitlich. Begriffe wie Klinischer Pfad, Klinikpfad, Behandlungspfad, Patientenpfad oder die aus dem englischen übernommenen Bezeichnungen Clinical Pathway, Critical Pathway, oder Care Pathway werden häufig synonym verwendet (De Bleser et al. 2006). In dieser Arbeit soll einheitlich der Begriff Klinischer Pfad benutzt werden.

4.4 Klinische Pfade: Aufbau, Erstellung und Implementierung

Hinsichtlich des Aufbaus Klinischer Pfade gibt es keine einheitliche Vorgabe. Im Jahre 2009 beschrieben Uerlich et al. (2009) mehrere so genannte Entwicklungsstufen Klinischer Pfade:

- Entwicklungsstufe E1: Der Klinische Pfad ergänzt die Patientenakte/-kurve durch zusätzliche Dokumente zur Information des Behandlungsteams, zur Steuerung und Dokumentation der Behandlung sowie ggfs. zur Auswertung der Ergebnisse der Behandlung.
- Entwicklungsstufe E2: Die herkömmlichen Behandlungsdokumente werden im Zuge der Einführung des Klinischen Pfades ganz oder teilweise durch spezielle Dokumente zur Verbesserung von Informationen des Behandlungsteams, Steuerung und Dokumentation der Behandlung und ggfs. zur

Auswertung der Ergebnisse der Behandlung ersetzt.

- Entwicklungsstufe E3: Der Klinische Pfad ist ein integrierter Bestandteil einer Klinik-EDV bzw. des Krankenhausinformationssystems. Informationen sind für das Behandlungsteam situationsgerecht verfügbar. Die Kommunikation und Anordnung diagnostischer und therapeutischer Maßnahmen werden deutlich erleichtert. Die Dokumentation kann automatisch zur Auswertung der Behandlungsergebnisse genutzt werden und erlaubt eine unmittelbare Steuerung während der laufenden klinischen Versorgung.
- Entwicklungsstufe E4: Klinische Pfade sind soweit in die EDV integriert und dergestalt programmiert, dass sie eine umfassende Steuerung und Auswertung variabler Pfaddurchläufe erlauben, mit der Möglichkeit, ein breiteres Patientenspektrum aufzunehmen und Pfadabbrüche zu vermeiden. Aus diesem Ansatz entstand in der Folge auch das Konzept der „Dynamischen Pfade" (Ballies 2017).

Die Definition der einzelnen Entwicklungsstufen wird in der Praxis jedoch nur selten angewandt. In vielen Kliniken werden nach wie vor Klinische Pfade eingesetzt, die formal der Entwicklungsstufe E1 zuzuordnen sind. Der Grund hierfür ist, dass gewohnte, papierbasierte oder elektronische Dokumentationssysteme beibehalten werden sollen und eine Integration Klinischer Pfade in die Krankenhausinformationssysteme oft technisch anspruchsvoll ist und größerer Ressourcen bedarf (Schilling et al. 2006). Bei der Implementierung klinischer Pfade ist letztlich entscheidend, dass die oben genannten fünf Kriterien umgesetzt werden. Die genaue Ausgestaltung des Behandlungsinstruments kann und muss den lokalen infrastrukturellen Gegebenheiten sowie den Vorkenntnissen und der Bereitschaft der an der Behandlung beteiligten Mitarbeiter angepasst werden. Im Zuge der wünschenswerten zunehmenden Digitalisierung der Krankenhäuser sollten jedoch Bestrebungen unternommen werden, höhere Entwicklungsstufen der Klinischen Pfade und ihre Integration in Krankenhausinformationssysteme und elektronische Patientenakten zu erreichen. Dies könnte insgesamt zu einer höheren Akzeptanz und einem vermehrten Einsatz des Instruments Klinischer Pfad führen.

Um Klinische Pfade mit nachhaltigem Erfolg im klinischen Alltag zu etablieren, ist die Art und Weise ihrer Erstellung und Implementierung entscheidend. Vor der Implementierung muss die Auswahl des Patientenkollektivs für einen Klinischen Pfad nach festgelegten Kriterien erfolgen (z. B. Häufigkeit des Krankheitsbildes oder durchschnittliche Behandlungskosten). Die Akzeptanz des Konzepts eines standardisierten klinischen Behandlungsinstruments bei den Mitarbeitern stellt einen entscheidenden Faktor dar. Nur wenn die Mitarbeiter Klinische Pfade annehmen und authentisch vertreten, kommen sie bei der Behandlung des einzelnen Patienten auch tatsächlich zum Einsatz. Sich übergangen fühlende und demotivierte Mitarbeiter werden das Konzept bestenfalls nicht einsetzen und sich ihm schlimmstenfalls aktiv entgegenstellen. Eine von den Autoren an einer chirurgischen Institution durchgeführte qualitative Studie konnte mehrere Erfolgsfaktoren für die Erstellung und Implementierung Klinischer Behandlungspfade identifizieren (De Allegri et al. 2011):

- Interdisziplinarität
- Partizipation der Mitarbeiter am Projekt („Bottom-up-Ansatz")
- Zusammengehörigkeitsgefühl innerhalb des Entwicklungsteams, aber auch innerhalb der ganzen Mitarbeiterschaft
- Vorhandensein exponierter Schlüsselpersonen
- Kontinuierliche Schulung der Mitarbeiter
- Kontinuierliches Feedback von allen Mitarbeitern zur stetigen Anpassung der Pfade

Ein zu empfehlender Weg ist es, eine Projektgruppe zu bilden unter Beteiligung von Repräsentanten aller Disziplinen und Berufsgruppen, die an der Behandlung des jeweiligen

Krankheits- oder Beschwerdebildes bzw. an der Behandlung vor, während und nach der definierten Prozedur mitwirken. Um den Bottom-up-Ansatz zu realisieren, sollte darauf geachtet werden, dass nicht nur Führungspersonen wie der Klinikdirektor bzw. Chefarzt oder pflegerische Stationsleitungen in der Gruppe repräsentiert sind, sondern auch Vertreter niedrigerer Hierarchiestufen. Für die Erzeugung eines Zusammengehörigkeitsgefühls innerhalb der Gruppe gibt es kein universelles Rezept. Je homogener die Gruppe ist und je inklusiver die Gruppe von ihrem idealerweise im Konsens zu bestimmenden Leiter geführt wird, desto leichter lässt sich ein solches Gefühl erzeugen. Allerdings muss darauf geachtet werden, dass sich die Gruppe durch zu enge Zusammengehörigkeit nicht gegenüber den „normalen" Mitarbeitern abschottet, da für die spätere Implementierung der Klinischen Pfade die Motivation aller Mitarbeiter entscheidend ist. Dem Leiter der Projektgruppe kommt als Schlüsselperson eine besondere Aufgabe zu. Hier sollte eine im gesamten Behandlungsteam breit akzeptierte und respektierte Person ausgewählt werden (Ibarra et al. 1996; Little und Whipple 1996).

Bei der Erstellung Klinischer Pfade muss ein besonderes Augenmerk auf die Translation von aktueller Evidenz und insbesondere von gültigen Leitlinien in lokale Strukturen gelegt werden. Innerhalb der Gruppe sollte ein Konsens bezüglich der Elemente der Behandlung, die im Klinischen Pfad definiert werden, gefunden werden (Abb. 4.2). Dies lässt sich am Beispiel einer Colonresektion gut illustrieren. Einige mögliche Elemente wären hier: präoperativ notwendige Untersuchungen, perorale Darmvorbereitung, intraoperatives Flüssigkeitsmanagement, intraoperative Platzierung von Drainagen, postoperative Mobilisation, postoperatives Drainagen- und Kathetermanagement, postoperativer Kostaufbau, postoperative Laboruntersuchungen, Entlasskriterien. Diese Elemente sollten dann in einem zweiten Schritt hinsichtlich bestehender Evidenz und gültiger Empfehlungen, aber auch hinsichtlich bestehender institutioneller Standards exploriert werden. Hierzu bietet sich es an, dass eine oder mehrere gut mit dem jeweiligen Behandlungsaspekt vertraute Personen eine systematische Literaturrecherche sowie eine Leitliniensuche durchführen. Die institutionellen Standards sollten von Mitarbeitern mit ausreichend langer Erfahrung im jeweiligen Einsatzgebiet identifiziert werden. Die auf diese Art und Weise ermittelten Behandlungsempfehlungen müssen dann in der Projektgruppe konsentiert werden. Nach Konsensbildung kann dann das Grundgerüst des Klinischen Pfades mit einer Matrix aus einer Zeitachse, auf der nicht zwingend jeder Abschnitt einem gleich großen Zeitraum entsprechen muss, sowie den einzelnen Elementen der Behandlung erstellt und mit detaillierten Inhalten ausgefüllt werden (Tab. 4.1). Dieser Schritt sollte zur Vermeidung von Redundanzen und Auslassungen von einer definierten Person vorgenommen werden. Die so erstellte Version des Klinischen Pfades muss dann abschließend vor ihrem Inkrafttreten von allen Mitgliedern der Projektgruppe konsentiert werden.

Bevor Klinische Pfade am Patienten eingesetzt werden, müssen die beteiligten Mitarbeiter geschult werden. Diese Schulung sollte idealerweise innerhalb der einzelnen Abteilungen bzw. Bereiche, nach Möglichkeit aber berufsgruppenübergreifend erfolgen. Hierfür bietet es sich an, dass die jeweils in der Projektgruppe vertretenen Personen als Multiplikatoren und „exponierte Schlüsselpersonen" agieren und die Schulung durchführen. Für das Format der Schulung gibt es keine strikten Vorgaben; es sollte sich an den Bedürfnissen und Erwartungen der Mitarbeiter orientieren. Nach erfolgreicher Schulung aller relevanten Mitarbeitergruppen kann der Klinische Pfad zu einem definierten Stichtag formal eingeführt werden. Für den effektiven dauerhaften Einsatz Klinischer Pfade ist es wichtig, dass diese fortlaufend im Sinne einer Verbesserung angepasst werden (Cheah 2000; Darrikhuma 1999). Hierfür sind zum einen Anregungen aus dem Kreise der Mitarbeiter oder auch von Patienten sehr wichtig. Zum anderen sollte in regelmäßigen Abständen eine Aktualisierung der

Tabelle 4.1 Ausschnitt aus dem klinischen Pfad für Colonresektionen, der 2008 an der Universitätsmedizin Mannheim implementiert wurde. Grundlage ist die Matrix aus einer Zeitachse sowie aus den einzelnen Elementen der Behandlung. (Adaptiert aus Schwarzbach und Ronellenfitsch 2017)

Patientendaten (Aufkleber)		OP-DATUM		
Colonresektion	PRÄSTATIONÄR	STATIONÄR		
		Aufnahmetag	OP-Tag	1. Post-OP Tag
DIAGNOSTIK/ MONITORING/ BEOBACHTUNG	– Anamnese – Klinische Untersuchung – Basislabor (Blutbild, intern. Block, Gerinnung, HbA1c bei Diabetikern, CEA, CA 19-9) – Totale Coloskopie, falls Malignom-Verdacht mit PE *Bei Malignomen:* – Sono Abd., falls suspekt → MRT – Rö-Thorax, falls suspekt → CT – In ausgewählten Fällen (fragliche OP-Fähigkeit, metastasierter Tumor etc.) ITM-Tumorboard, OP-Indikation? – Vorstellung Anästhesie (inkl. Aufklärung PDK), ggfs. erforderl. Zusatzuntersuchungen – Aufnahme-/OP-Termin vereinbaren (Patientenmanagement)	– Labor (Blutbild, Schneller Block, CRP, Gerinnung; intern. Block und Tumormarker nur, wenn nicht bereits in Ambulanz bestimmt) – Kreuzblut (2 EKs)	*Intraoperatives Monitoring:* – RR/HF – Relaxation – Körpertemperatur (Soll >36 °C) – BZ (Soll 120–160 mg/dl) – FiO_2 (Soll 0,7) – ZVD *Postoperativ* – Entscheidung Wach-/Normalstation durch Operateur – Monitoring RR/HF 2 × tgl. – Monitoring Ausscheidung – Monitoring Drainageinhalt (falls Drainage vorhanden) – abends BB, Schneller Block, Gerinnung – Röntgen Thorax falls ZVK gelegt – Kontrolle Verband/PDK bei Übernahme auf Station	– Monitoring RR/HF/Temp. 2 × tgl. – Monitoring Drainageinhalt (falls Drainage vorhanden) – Labor (Blutbild, Schneller Block, Gerinnung, CRP)
ANÄSTHESIE			– Ceftriaxon 2 g i. v. (bei Penicillinallergie Ciprobay 400 mg i. v.)/Metronidazol 500 mg i. v. 30–60 min vor Schnitt – Prewarming – ITN	

□ Tabelle 4.1 (Fortsetzung)

Patientendaten (Aufkleber)		OP-DATUM		
Colonresektion	PRÄSTATIONÄR	STATIONÄR		
		Aufnahmetag	OP-Tag	1. Post-OP Tag
ZUGÄNGE			– G16 Venenverweilkanüle – ZVK und arterieller Zugang nur bei Risikopatienten – Magensonde intraop., bei Extubation entfernen – thor. PDK (Th 8-10)	– falls vorhanden arterieller Zugang ex
HARNABLEI-TUNG			– DK in Einleitung, abends ex, falls Wachstation → am nächsten Morgen ex	– DK ex falls Wachstation
ERNÄHRUNG	– Vollkost soweit möglich	– Feste Nahrung bis 6 h präop.	– Gesüßter Tee bis 2 h präop. (6 Uhr falls OP-Abruf nicht planbar) – ab 2 h postop. Tee (maximal 1.500 ml); 2 Portionen Joghurt	– Voll-/Diabeteskost – Trinkmenge > 1.500 ml
STUHLGANG/DARMVORBE-REITUNG			– Klysma/Einlauf präop. – Magium Brausetbl. po 3-mal täglich bis 1. Stuhlgang	– Magium Brausetbl. po 3-mal täglich bis 1. Stuhlgang
MEDIKATION	– Hausmedikation – Absetzen Gerinnungshemmer, bei Voll-AK Fraxi 0,1/10 kg KG 2 × tgl. – Absetzen orale Antidiabetika am Aufnahmetag	– Hausmedikation mit Einschränkungen (Anordnung Stationsarzt) – Insulinschema: BZ 140–200: 4 iE; BZ 200–280: 8 iE; BZ > 280: 12 iE Altinsulin sc, Kontrolle jeweils nach 2 h – Bei Voll-AK und geplanter PDK-Anlage Fraxi 0,1/10 kg KG am Abend präop. Pause	– Hausmedikation mit genannten Einschränkungen spätestens 2 h präop. – Prämedikation lt. Anordnung Anästhesie – Insulinschema: BZ 140–200: 4 iE; BZ 200–280: 8 iE; BZ > 280: 12 iE Altinsulin sc, Kontrolle jeweils nach 2 h – Fraxiparin 0,3 ml sc abends (bei Voll-AK gewichtsadaptierte Dosis)	– Hausmedikation mit genannten Einschränkungen – Insulinschema: BZ 140–200: 4 iE; BZ 200–280: 8 iE; BZ > 280: 12 iE Altinsulin sc, Kontrolle jeweils nach 2 h – Pantozol 40 mg po 1-0-0 – Fraxiparin 0,3 ml sc 0-0-1 (Voll-AK: gewichtsadaptierte Dosis 2 × tgl.)

4

Tabelle 4.1 (Fortsetzung)

Patientendaten (Aufkleber)	OP-DATUM			
Colonresektion	**PRÄSTATIONÄR**	**STATIONÄR**		
		Aufnahmetag	OP-Tag	1. Post-OP Tag
SCHMERZ-THERAPIE I.V.			*Intra-op.* – Novalgin 1 g i. v. *Post-op.* – Novalgin 1 g i. v. – Dipidolor 7,5 mg i. v. nur bei Versagen PDK	– vermeiden
SCHMERZ-THERAPIE ORAL				*Schmerzschema* – Stufe 1: Metamizol 4 × 1 g p.o, b. Bed. Paracetamol 4 × 1 g p. o. – Stufe 2: zusätzlich Targin 10/5 mg p. o., Oxygesic dispersa 5–10 mg b. Bed. – Stufe 3: Schmerzkonsil – Targin nur 5/2,5 mg bei Alter > 75 Jahre

Krankenhaus-Report 2021

4

Evidenz- und Leitliniensuche vorgenommen werden. Hierfür bietet es sich an, dass dies die ursprünglich mit der Aufgabe betrauten Personen tun. Es ist aber auch möglich und in bestimmten Situationen sogar wünschenswert, dass diese Aufgabe von anderen Mitarbeitern, die sich beispielsweise besonders bei der täglichen Umsetzung der Klinischen Pfade oder in der Behandlung des jeweiligen Krankheitsbildes engagieren, übernommen wird. Diese Vorgehensweise führt zu einer regelmäßigen Überarbeitung der Klinischen Pfade und zur Verabschiedung neuer Versionen. Dies sollte durch wiederkehrende Schulungsmaßnahmen in den einzelnen Bereichen, wo sich im Zuge der Fluktuation und Rotation auch laufend neue Mitarbeiter einfinden, flankiert werden.

4.5 Evidenz zum Nutzen Klinischer Pfade in der Versorgungssteuerung

Im Zuge der Einführung von Fallpauschalen in den USA wurden in den 1980er Jahren Klinische Pfade erstmals eingesetzt. Während sich ihre Anwendung zunächst allerdings weitestgehend auf das Case Management, also eher auf die administrative Versorgungssteuerung beschränkte, hielten sie in der Folge vor allem für operative Behandlungen Einzug in die klinische Routine und unmittelbare Behandlung von Patienten. Nachdem sich ihre Anwendung noch in den 2000er Jahren auf angelsächsische Länder konzentrierte (Vanhaecht et al. 2006), verbreitete sich das Konzept seither in vielen weiteren Gesundheitssystemen. Mit zunehmender Anwendung geriet auch der mögliche Nutzen Klinischer Pfade hinsichtlich relevanter Outcomes der stationären Patientenversorgung in den Focus der Wissenschaft. Eine grundlegende Übersichtsarbeit zeigt, dass Klinische Pfade eine Reihe versorgungsrelevanter Indikatoren insbesondere der Prozess- und Ergebnisqualität beeinflussen (Shabaninejad et al. 2018). Mehrere Übersichtsarbeiten, teils mit Meta-Analysen, beleuchteten den Nutzen Klinischer Pfade in spezifischen Behandlungsfeldern. Zusammenfassend ist zu sagen, dass für viele Krankheits- oder Beschwerdebilder und Prozeduren eine Verbesserung der Prozess- und für bestimmte Indikatoren auch der Ergebnisqualität mit dem Einsatz Klinischer Pfade assoziiert ist. Eine 2010 publizierte und innerhalb der Cochrane Collaboration durchgeführte systematische Übersichtsarbeit mit Meta-Analyse schloss nur Studien mit qualitativ höherwertigem Design zu Klinischen Pfaden für ambulante und stationäre Krankenhausbehandlungen ein. Sie zeigte eine geringere Inzidenz von Komplikationen sowie eine verkürzte Verweildauer mit reduzierten Kosten bei gleichbleibender Mortalität und Wiederaufnahmerate für Patienten, die mit Klinischen Pfaden behandelt wurden (Rotter et al. 2010). Eine 2019 publizierte Übersichtsarbeit beschränkte sich auf Klinische Pfade, die durch Gesundheitsinformationstechnologie unterstützt wurden, also solche der Entwicklungsstufe E3 und höher, und zeigte einen positiven Effekt auf patientenrelevante Outcomes, Behandlungsqualität und Ressourcenverbrauch (Neame et al. 2019). Weitere Übersichtsarbeiten untersuchten unter anderem Klinische Pfade für Patienten mit chronisch-obstruktiven Lungenerkrankungen oder Herzinsuffizienz und konnten ebenfalls wünschenswerte Effekte wie eine Reduktion der Inzidenz von Komplikationen oder für das letztgenannte Krankheitsbild auch eine Reduktion der Mortalität feststellen (Kul et al. 2012; Plishka et al. 2019).

Da der Effekt Klinischer Pfade mutmaßlich stark von den Charakteristika des jeweiligen Gesundheitssystems abhängt, ist Evidenz aus Deutschland von besonderem Interesse. Während in der ersten Dekade dieses Jahrtausends sehr viele Einrichtungen Klinische Pfade einführten oder einführen wollten, scheint sich diese Bestrebung in der zweiten Dekade aus einer Vielzahl von Gründen abgeschwächt zu haben. Folglich ist auch die Menge an publizierten wissenschaftlichen Studien zum Einsatz und Nutzen Klinischer Pfade aus Deutschland überschaubar. Ein Behandlungsfeld, in dem jedoch eine Vielzahl von Studien durchgeführt wurde, ist die Chirurgie mit Klinischen Pfaden für chirurgische Krankheitsbilder bzw. spezifische Operationen. Es zeigte sich für viele Eingriffe unter anderem in der Colorektalchirurgie, der bariatrischen Chirurgie, der Thorax- und Transplantationschirurgie sowie für Cholezystektomien und Herniotomien eine signifikante Verbesserung der Prozessqualität und signifikante Kosteneffekte bei weitgehend unveränderter Ergebnisqualität (Hardt et al. 2013; Muehling et al. 2008; Richter-Ehrenstein et al. 2012; Ronellenfitsch et al. 2012; Schwarzbach et al. 2010a, 2010b, 2010c, 2011; Téoule et al. 2019, 2020a, 2020b).

Zusammenfassend besteht derzeit eine hinreichende Evidenz, dass Klinische Pfade die Behandlung von Patienten hinsichtlich unterschiedlicher Teilaspekte zu verbessern vermögen. Ja nach untersuchten Parametern handelt es sich hierbei um objektive oder subjektive direkt patientenrelevante Outcomes wie Morbidität oder Patientenzufriedenheit, aber auch um primär aus der Sicht des Gesundheitssystems wichtige Variablen wie Krankenhausverweildauer oder Kosten. Viele Effekte scheinen jedoch system- und institutionsabhängig zu sein und lassen sich nicht in jeder Studie reproduzieren. Zudem muss konstatiert werden, dass die bislang zum Thema durchgeführten Untersuchungen meist in ihrem Evidenzlevel beschränkt sind, da es sich um nicht-randomisierte Studien handelt. Eine Randomisierung im Kontext der Nutzenbetrachtung Klinischer Pfade gestaltet sich allerdings methodisch schwierig, da bei Randomisierung innerhalb einer Institution ein relevanter „Contamination Bias" zu erwarten wäre (Robinson et al. 2020). Ein gangbarer Weg ist eine Cluster-Randomisierung, in der nicht Patienten, sondern komplette Institutionen hinsichtlich des Einsatzes Klinischer Pfade randomisiert werden (Jabbour et al. 2013; Murphy et al. 2006).

4.6 Intersektorale Schnittstellen in Klinischen Pfaden

Obwohl sie ein wichtiger Aspekt im Hinblick auf eine effiziente und mit guten Ergebnissen verbundene Behandlung darstellt, kommt der Intersektoralität häufig in Klinischen Pfaden keine ausreichende Bedeutung zu. Idealerweise könnten institutionsspezifische Klinische Pfade von der entsprechenden Einrichtung den Versorgern im niedergelassenen Bereich zur Verfügung gestellt werden. So könnten indizierte und erforderliche Untersuchungen bereits prästationär ambulant erfolgen, während nicht notwendige Maßnahmen möglichst vermieden würden. Auch für die nachstationäre Behandlung und Nachsorge könnten die Empfehlungen der stationären Einrichtung durch den Klinischen Pfad an die ambulanten Versorger übermittelt werden.

Eine Schwierigkeit bezüglich der Intersektoralität besteht darin, dass Kliniken mit einer Vielzahl von ambulanten Versorgern und umgekehrt niedergelassene Einrichtungen mit einer Vielzahl von Kliniken zusammenarbeiten. Dies würde zu mehreren Klinischen Pfaden führen, die eine Praxis je nach Krankenhaus, dem der Patient letztlich zugewiesen wird, einsetzen muss. Bei elektronisch angewendeten Klinischen Pfaden (Entwicklungsstufe E3 und höher) ergibt sich zusätzlich häufig eine EDV-Schnittstellenproblematik. Eine grundsätzliche Frage ist, ob sich ambulante Versorger mit den in Klinischen Pfaden dargelegten Empfehlungen zu Diagnostik und Therapie einverstanden zeigen oder sich hierdurch in ihrer therapeutischen Freiheit eingeschränkt fühlen und daher eine Anwendung möglicherweise ablehnen. Um Synergismen zu nutzen, sollten zukünftig alle Beteiligten auf eine engere intersektorale Verzahnung bei Erstellung, Implementierung und Einsatz Klinischer Pfade hinwirken.

4

4.7 Fazit

Klinische Pfade stellen ein evidenzbasiertes Instrument zur patientenorientierten Versorgungssteuerung im Krankenhaus dar. Sie können dazu beizutragen, den häufig erlebten Konflikt zwischen geforderter Effizienz und Wirtschaftlichkeit in der Behandlung und dem Berufsethos der Behandelnden, das die subjektiven und objektiven für die Patienten relevanten Ergebnisse der Behandlung und damit das Wohl der Patienten an oberster Stelle sieht, abzumildern. Ihre Auswahl, Erstellung, Implementierung und ihr kontinuierlicher und nachhaltiger Einsatz in der Patientenversorgung erfordern ein strukturiertes und abgestimmtes Vorgehen. Eine Integration Klinischer Pfade in Krankenhausinformationssysteme und elektronische Patientenakten im Zuge der Digitalisierung im Gesundheitswesen könnte dem Einsatz und der Akzeptanz des Behandlungsinstrumentes zugutekommen. Studienergebnisse belegen den kontextabhängigen Nutzen Klinischer Pfade, weisen jedoch ein eingeschränktes Evidenzlevel auf, da randomisierte Studien methodisch nur äußerst schwierig durchführbar sind. Elemente der Intersektoralität sind in vielen Klinischen Pfaden bislang noch nicht ausreichend berücksichtigt.

Literatur

Ballies A (2017) Dynamische Pfade – Eine Steuerungsmethode akut-stationärer Abläufe als Alternative zum standardisierten Patienten. Cuvillier, Göttingen

Cheah J (2000) Development and implementation of a clinical pathway programme in an acute care general hospital in Singapore. Int J Qual Health Care 12:403–412

Darrikhuma IM (1999) Development of a renal transplant clinical pathway: one hospital's journey. AACN Clin Issues 10:270–284

De Allegri M, Schwarzbach M, Loerbroks A, Ronellenfitsch U (2011) Which factors are important for the successful development and implementation of clinical pathways? A qualitative study. BMJ Qual Saf 20:203–208

De Bleser L, Depreitere R, De Waele K, Vanhaecht K, Vlayen J, Sermeus W (2006) Defining pathways. J Nurs Manag 14:553–563

Donabedian A (1990) Quality and cost: choices and responsibilities. J Occup Med 32:1167–1172

Greenwald JA, McMullen HF, Coppa GF, Newman RM (2000) Standardization of surgeon-controlled variables: impact on outcome in patients with acute cholecystitis. Ann Surg 231:339–344

Hardt J, Schwarzbach M, Hasenberg T, Post S, Kienle P, Ronellenfitsch U (2013) The effect of a clinical pathway for enhanced recovery of rectal resections on perioperative quality of care. Int J Colorectal Dis 28:101–126

Ibarra V, Titler MG, Reiter RC (1996) Issues in the development and implementation of clinical pathways. AACN Clin Issues 7:436–447

Jabbour M, Curran J, Scott SD, Guttman A, Rotter T, Ducharme FM, Lougheed MD, McNaughton-Filion ML, Newton A, Shafir M, Paprica A, Klassen T, Taljaard M, Grimshaw J, Johnson DW (2013) Best strategies to implement clinical pathways in an emergency department setting: study protocol for a cluster randomized controlled trial. Implement Sci 8:55

Kul S, Barbieri A, Milan E, Montag I, Vanhaecht K, Panella M (2012) Effects of care pathways on the in-hospital treatment of heart failure: a systematic review. BMC Cardiovasc Disord 12:81

Lenk C, Biller-Andorno N, Alt-Epping B, Anders M, Wiesemann C (2005) Ethics and diagnosis related groups. Dtsch Med Wochenschr 130:1653–1655

Little AB, Whipple TW (1996) Clinical pathway implementation in the acute care hospital setting. J Nurs Care Qual 11:54–61

Muehling BM, Halter GL, Schelzig H, Meierhenrich R, Steffen P, Sunder-Plassmann L, Orend KH (2008) Reduction of postoperative pulmonary complications after lung surgery using a fast track clinical pathway. Eur J Cardiothorac Surg 34:174–180

Murphy AW, Esterman A, Pilotto LS (2006) Cluster randomized controlled trials in primary care: an introduction. Eur J Gen Pract 12:70–73

Neame MT, Chacko J, Surace AE, Sinha IP, Hawcutt DB (2019) A systematic review of the effects of implementing clinical pathways supported by health information technologies. J Am Med Inform Assoc 26:356–363

Oberender P (Hrsg) (2005) Clinical Pathways: Facetten eines neuen Versorgungsmodells. Kohlhammer, Stuttgart

Plishka CT, Rotter T, Penz ED, Hansia MR, Fraser SA, Marciniuk DD (2019) Effects of Clinical Pathways for COPD on Patient, Professional, and Systems Outcomes: A Systematic Review. Chest 156:864–877

Richter-Ehrenstein C, Heymann S, Schneider A, Vargas Hein O (2012) Effects of a clinical pathway 3 years after implementation in breast surgery. Arch Gynecol Obstet 285:515–520

Robinson K, Allen F, Darby J, Fox C, Gordon AL, Horne JC, Leighton P, Sims E, Logan PA (2020) Contamination in complex healthcare trials: the falls in care homes (FinCH) study experience. BMC Med Res Methodol 20:46

Roeder N, Küttner T (Hrsg) (2007) Klinische Behandlungspfade. Deutscher Ärzteverlag, Köln

Ronellenfitsch U, Schwarzbach M (2019) Case Management in der Chirurgie. Allg Visceralchir Up2date 13:75–86

Ronellenfitsch U, Schwarzbach M, Kring A, Kienle P, Post S, Hasenberg T (2012) The effect of clinical pathways for bariatric surgery on perioperative quality of care. Obes Surg 22:732–739

Rotter T, Kinsman L, James E, Machotta A, Gothe H, Willis J, Snow P, Kugler J (2010) Clinical pathways: effects on professional practice, patient outcomes, length of stay and hospital costs. Cochrane Database Syst Rev. https://doi.org/10.1002/14651858.CD006632.pub2

Schilling MK, Richter S, Jacob P, Lindemann W (2006) Clinical pathways – first results of a systematic IT-supported application at a surgical department of a university hospital. Dtsch Med Wochenschr 131:962–967

Schwarzbach M, Bönninghoff R, Harrer K, Weiss J, Denz C, Schnülle P, Birck R, Post S, Ronellenfitsch U (2010a) Effects of a clinical pathway on quality of care in kidney transplantation: a non-randomized clinical trial. Langenbecks Arch Surg 395:11–17

Schwarzbach MH, Ronellenfitsch U, Wang Q, Rössner ED, Denz C, Post S, Hohenberger P (2010b) Effects of a clinical pathway for video-assisted thoracoscopic surgery (VATS) on quality and cost of care. Langenbecks Arch Surg 395:333–340

Schwarzbach M, Rössner E, Schattenberg T, Post S, Hohenberger P, Ronellenfitsch U (2010c) Effects of a clinical pathway of pulmonary lobectomy and bilobectomy on quality and cost of care. Langenbecks Arch Surg 395:1139–1146

Schwarzbach M, Hasenberg T, Linke M, Kienle P, Post S, Ronellenfitsch U (2011) Perioperative quality of care is modulated by process management with clinical pathways for fast-track surgery of the colon. Int J Colorectal Dis 26:1567–1575

Schwarzbach M, Ronellenfitsch U (2017) Klinische Behandlungspfade im perioperativen Prozessmanagement. In: Schwenk W (Hrsg) Perioperative Medizin. Thieme, Stuttgart New York, S 517–521

Shabaninejad H, Alidoost S, Delgoshaei B (2018) Identifying and classifying indicators affected by performing clinical pathways in hospitals: a scoping review. Int J Evid Based Healthc 16:3–24

Téoule P, Birgin E, Mertens C, Schwarzbach M, Post S, Rahbari NN, Reißfelder C, Ronellenfitsch U (2020a) Clinical Pathways for Oncological Gastrectomy: Are They a Suitable Instrument for Process Standardization to Improve Process and Outcome Quality for Patients Undergoing Gastrectomy? A Retrospective Cohort Study. Cancers (Basel) 12:434

Téoule P, Kunz B, Schwarzbach M, Birgin E, Rückert F, Wilhelm TJ, Niedergethmann M, Post S, Rahbari NN, Reißfelder C, Ronellenfitsch U (2020b) Influence of Clinical pathways on treatment and outcome quality for patients undergoing pancreatoduodenectomy? A retrospective cohort study. Asian J Surg 43:799–809

Téoule P, Römling L, Schwarzbach M, Birgin E, Rückert F, Wilhelm TJ, Niedergethmann M, Post S, Rahbari NN, Reißfelder C, Ronellenfitsch U (2019) Clinical Pathways For Pancreatic Surgery: Are They A Suitable Instrument For Process Standardization To Improve Process And Outcome Quality Of Patients Undergoing Distal And Total Pancreatectomy? – A Retrospective Cohort Study. Ther Clin Risk Manag 15:1141–1152

Thalheimer M (2020) DRG-Basiswissen – von der Fallpauschale zum Budget. medhochzwei, Heidelberg

Uerlich M, Dahmen A, Tuschy S, Ronellenfitsch U, Eveslage K, Vargas Hein O, Türk-Ihli G, Schwarzbach M (2009) Klinische Pfade – Terminologie und Entwicklungsstufen. Perioper Medizin 1:155–163

Vanhaecht K, Bollmann M, Bower K, Gallagher C, Gardini A, Guezo J, Jansen U, Massoud R, Moody K, Sermeus W, Van Zelm R, Whittle C, Yazbeck A-M, Zander K, Panella M (2006) Prevalence and use of clinical pathways in 23 countries – an international survey by the European Pathway Association. J Integr Care Pathways 10:28–34

4

Entlassmanagement – Status quo und Lösungsansätze zur Verbesserung

Ruth Lingnau, Karl Blum, Gerald Willms, Thorsten Pollmann, Philipp Gohmann und Björn Broge

Inhaltsverzeichnis

© Der/die Autor(en) 2021

J. Klauber et al. (Hrsg.), *Krankenhaus-Report 2021*, https://doi.org/10.1007/978-3-662-62708-2_5

5

■ ■ **Zusammenfassung**

Durch das Gesetz zur Stärkung der Versorgung in der gesetzlichen Krankenversicherung (GKV-VSG) und den Rahmenvertrag Entlassmanagement soll eine bedarfsgerechte, kontinuierliche Weiterversorgung der Patienten im Anschluss an die Krankenhausbehandlung gewährleistet werden. Die bisherigen Erfahrungen mit der Umsetzung des Rahmenvertrages bestätigen allerdings, dass es nach wie vor Schnittstellenprobleme zwischen den am Patientenübergang beteiligten Akteuren gibt. In diesem Beitrag werden aktuelle Problemlagen im Entlassmanagement beschrieben und Möglichkeiten vorgestellt, wie sich Routinedaten für den Prozess des Entlassmanagements erfolgversprechend nutzen lassen. Dies wird am Beispiel eines aktuellen Projekts beschrieben, das den Informationsaustausch zwischen den Sektoren fördert und so die Entlassplanung verbessern soll. Dabei unterstützt ein auf Routinedaten basierendes Modell das initiale Assessment zur frühzeitigen Identifikation von Patienten mit erhöhtem poststationärem Versorgungsbedarf und ermöglicht zusammen mit einem beschleunigten, IT-basierten Genehmigungsprozess für Nachsorgeleistungen eine effektivere Entlassplanung und Patientenüberleitung.

With the Act to Strengthen Care in Statutory Health Insurance (GKV-VSG) and the framework contract on discharge management it was attempted to ensure that patients receive continuous care in line with their needs following hospital treatment. However, experience gained so far with the implementation of the framework contract confirms that there are still interface problems between the actors involved in the patient transition. This paper describes current problems in discharge management and presents a promising way of using routine data for the discharge management process. This is described using the example of a current project which is intended to promote the exchange of information between the sectors and thereby improve discharge planning.

A model based on routine data supports the initial patient assessment in the early identification of patients with extended care needs and, together with an accelerated, IT-based approval process for aftercare services, allows more effective discharge planning and transition.

5.1   Stand der Umsetzung des Entlassmanagements

5.1.1   Rechtliche Grundlagen und Expertenstandard zum Entlassmanagement

Mit dem Gesetz zur Stärkung der Versorgung in der gesetzlichen Krankenversicherung (GKV-VSG[1]) hat der Gesetzgeber den § 39 Abs. 1a in das Fünfte Buch des Sozialgesetzes eingefügt. Danach umfasst die Krankenhausbehandlung ein Entlassmanagement zur Unterstützung einer sektorenübergreifenden Versorgung der Versicherten beim Übergang in die Versorgung nach Krankenhausbehandlung. Der Versicherte hat gegenüber der Krankenkasse einen Anspruch auf Unterstützung des Entlassmanagements. Soweit dies für die Versorgung des Versicherten unmittelbar nach der Entlassung aus dem Krankenhaus erforderlich ist, können die Krankenhäuser Arznei-, Heil- und Hilfsmittel, Soziotherapie, häusliche Krankenpflege, Spezialisierte ambulante Palliativversorgung (SAPV) und Krankentransporte verordnen sowie die Arbeitsunfähigkeit feststellen. Das Entlassmanagement und eine dazu erforderliche Erhebung, Verarbeitung und Nutzung personenbezogener Daten dürfen

---

1   Das GKV-VSG von 2015 schließt an politische Bemühungen zur Stärkung des Entlassmanagements an, die 2007 mit dem „Gesetz zur Stärkung des Wettbewerbs in der gesetzlichen Krankenversicherung" (GKV-WSG), insbesondere dem § 11 Abs. 4 SGB V, begonnen und mit dem Gesetz zur Verbesserung der Versorgungsstrukturen in der gesetzlichen Krankenversicherung (GKV-VStG) von 2012 fortgesetzt wurde.

nur mit Einwilligung und nach vorheriger Information des Versicherten erfolgen.

Mit dem Entlassmanagement im Krankenhaus ist die zielgerichtete und systematische Überleitung aus dem Krankenhaus in das häusliche Umfeld bzw. in die ambulante oder stationäre Nachsorge gemeint. Zielgerichtet ist der Prozess des Entlassungsmanagements insofern, als dass er darauf ausgerichtet ist, die Versorgung im Einzelfall wie die korrespondierenden Versorgungsstrukturen und -prozesse zu optimieren. Systematisch ist dieser Prozess dann, wenn er im Sinne der Versorgungsziele standardisiert oder strukturiert erfolgt (Blum und Offermanns 2008).

Die weiteren Einzelheiten zum Entlassmanagement gemäß § 39 Abs. 1a SGB V haben der Spitzenverband Bund der Krankenkassen, die Kassenärztliche Bundesvereinigung und die Deutsche Krankenhausgesellschaft in einem entsprechenden Rahmenvertrag festgelegt. Dieser trat zum 01.10.2017 in Kraft und ist seither mehrfach angepasst worden, zuletzt in der 3. Ergänzungsvereinbarung zum Rahmenvertrag, die am 01.07.2020 in Kraft trat. Der Vertrag regelt insbesondere grundlegende Anforderungen an das Entlassmanagement im Krankenhaus, die Aufklärung und Einwilligung des Patienten, die Zusammenarbeit der Leistungserbringer mit den Kassen sowie die Umsetzung der neuen Verordnungsmöglichkeiten im Krankenhaus.

Entsprechende Konkretisierungen beinhaltet der Nationale Expertenstandard zum Entlassmanagement (DNQP 2019). Die Orientierung am Expertenstandard ist in den deutschen Krankenhäusern weit verbreitet (DKI 2018, 2019). Die Zielsetzung des Expertenstandards besteht darin, dass jeder Patient mit erwartbaren poststationären Versorgungsproblemen und einem daraus resultierenden Pflege- und Unterstützungsbedarf ein individuelles Entlassungsmanagement zur Sicherung einer kontinuierlichen bedarfsgerechten Versorgung erhält. Durch eine frühzeitige, systematische Einschätzung von Versorgungsbedarfen nach der Entlassung aus dem Krankenhaus, Beratungs-, Schulungs- und Koordinationsleistungen sowie deren Evaluation soll eine bedarfsgerechte poststationäre Versorgung im nachfolgenden Setting sichergestellt und der Patient bei der Bewältigung seiner veränderten Lebenssituation unterstützt werden (DNQP 2019). Aus Sicht der Krankenhäuser besteht nur für einen Teil der stationär aufgenommenen Patientinnen und Patienten (ca. ein Fünftel) ein so aufwendiger Koordinierungs- und Abstimmungsbedarf im Zuge der Überleitung (DKI 2018; Engeln und Stehling 2006; DNQP 2004). Für die Koordination dieses „erweiterten Entlassmanagements" ist im Regelfall eine verantwortliche Person im Krankenhaus zuständig (z. B. ein Case Manager), die eine Schnittstellenfunktion im Prozess der Entlassplanung erfüllt und den Patienten im Laufe des Entlassprozesses begleitet (aQua 2015).

Nach dem Expertenstandard umfasst der Entlassprozess die vier Phasen Assessment, Entlassplanung, Durchführung der Entlassung und Evaluation (DNQP 2019). Das Assessment dient der ersten Identifikation von Patienten mit poststationären Versorgungsrisiken bzw. Unterstützungsbedarfen (initiales Assessment) sowie einer Ermittlung und Festlegung dieser Bedarfe in Abstimmung mit Patienten und Angehörigen (differenziertes Assessment). Die Entlassplanung umfasst die Information, Schulung und Beratung von Betroffenen und Angehörigen zu den poststationären Versorgungserfordernissen sowie die Abstimmung mit den intern und extern beteiligten Berufsgruppen und Einrichtungen zu den erforderlichen Maßnahmen. Die Durchführung der Entlassung besteht in der plankonformen Patientenüberleitung in die Nachsorge. Die abschließende Evaluation, etwa über die Kontaktaufnahme mit Patienten oder Nachversorgern, dient der Erfolgskontrolle, ob die Entlassplanung angemessen war bzw. umgesetzt werden konnte.

Für das Entlassmanagement definiert der Expertenstandard eine Reihe von Strukturkriterien (z. B. schriftliche Verfahrensregelungen oder qualifikatorische Anforderungen an das verantwortliche Personal), Prozesskriterien (etwa zum Assessment und zur Entlassplanung) und Ergebniskriterien (wie Zahlen und Auswertungsergebnisse zum Entlassmanagement), die im Sinne eines zielorientierten Entlassmanagements umgesetzt werden sollten. Ausdrücklich regelt er jedoch nicht das konkrete organisatorische Vorgehen des Entlassungsmanagements innerhalb der jeweiligen Einrichtungen (DNQP 2019). Diesbezüglich bestehen Freiheitsgrade entsprechend den individuellen Bedingungen, Erfahrungen und Anforderungen vor Ort.

5.1.2 Umsetzungsstand des Rahmenvertrages

Mit Expertenstandard und Rahmenvertrag soll das Entlassmanagement gezielt verbessert werden. Vor diesem Hintergrund haben die Autoren umfassende Bestandsaufnahmen zum Entlassmanagement vorgenommen (aQua

2015; Willms et al. 2017; Broge et al. 2019; DKI 2018, 2019).

Fehlende einheitliche Standards bei der Identifizierung von Patienten mit einem erhöhten poststationären Versorgungsbedarf, das heißt einem Bedarf für ein erweitertes Entlassmanagement, sowie Mängel im strukturierten Informationsfluss gehören zu den am häufigsten erkannten Defiziten bei der Sicherstellung eines qualitativ hochwertigen Entlassmanagements (aQua 2015; Wingenfeld et al. 2009; Philibert und Barach 2012). Dementsprechend beginnt die Entlassungsplanung in den Krankenhäusern teilweise zu spät, nämlich erst am Tag der Entlassung, und verläuft dann unkoordiniert und nicht umfangreich genug (Philibert und Barach 2012; BÄK 2010, Deimel und Müller 2013). Dies führt zu Versorgungslücken im Anschluss an die stationäre Behandlung. Nach eigenen Berechnungen mit Daten von drei Betriebskrankenkassen aus dem Jahr 2014 resultierten beispielsweise aus

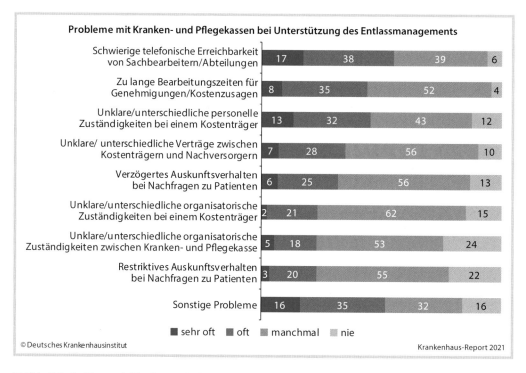

Probleme mit Kranken- und Pflegekassen bei Unterstützung des Entlassmanagements

	sehr oft	oft	manchmal	nie
Schwierige telefonische Erreichbarkeit von Sachbearbeitern/Abteilungen	17	38	39	6
Zu lange Bearbeitungszeiten für Genehmigungen/Kostenzusagen	8	35	52	4
Unklare/unterschiedliche personelle Zuständigkeiten bei einem Kostenträger	13	32	43	12
Unklare/ unterschiedliche Verträge zwischen Kostenträgern und Nachversorgern	7	28	56	10
Verzögertes Auskunftsverhalten bei Nachfragen zu Patienten	6	25	56	13
Unklare/unterschiedliche organisatorische Zuständigkeiten bei einem Kostenträger	2	21	62	15
Unklare/unterschiedliche organisatorische Zuständigkeiten zwischen Kranken- und Pflegekasse	5	18	53	24
Restriktives Auskunftsverhalten bei Nachfragen zu Patienten	3	20	55	22
Sonstige Probleme	16	35	32	16

© Deutsches Krankenhausinstitut   Krankenhaus-Report 2021

◻ **Abb. 5.1** Probleme mit Kranken- und Pflegekassen bei Unterstützung des Entlassmanagements (1. Quartal 2018), Krankenhäuser in %

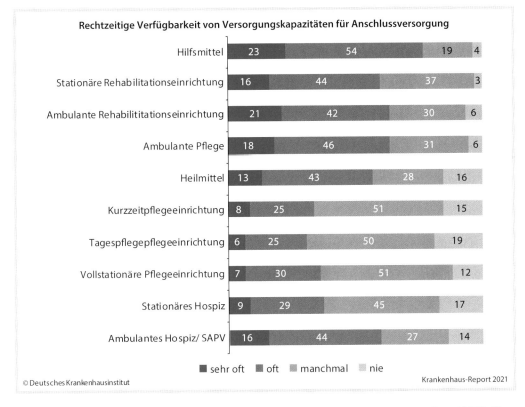

Abb. 5.2 Rechtzeitige Verfügbarkeit von Versorgungskapazitäten für Anschlussversorgung (1. Quartal 2018), Krankenhäuser in %

7,3 % aller Krankenhausfälle ungeplante Wiederaufnahmen (Quelle: eigene Berechnungen im Rahmen eines Projekts) (Broge et al. 2017).

Wechselseitig beklagen Krankenhäuser und Krankenkassen eine schwierige Erreichbarkeit von Verantwortlichen für das Entlassmanagement oder von zuständigen Organisationseinheiten, unklare oder unterschiedliche personelle Zuständigkeiten und ein verzögertes oder restriktives Auskunftsverhalten bei Nachfragen zu Patienten. Seitens der Krankenhäuser werden insbesondere zu lange Bearbeitungszeiten für Genehmigungen und Kostenzusagen bei den Kostenträgern kritisiert (◘ Abb. 5.1). Die organisatorischen Probleme in der Zusammenarbeit von Kassen und Krankenhäusern führen zu Informationsverlusten, Abstimmungsproblemen in der Entlassplanung und Verzögerungen im Entlassprozess.

Sie verhindern bzw. erschweren damit eine reibungslose Überleitung von Patienten in die Nachsorge (Blum et al. 2019; Broge et al. 2019; DKI 2018, 2019).

Diese kann nur gelingen, wenn die intersektorale Kommunikation verbessert wird und erforderliche Nachsorgeangebote zeitnah und hinreichend zur Verfügung stehen. Dies ist insbesondere bei Heilmitteln, ambulanten und stationären Pflegeleistungen sowie der Palliativversorgung nach wie vor zu oft nicht der Fall, wie eine Repräsentativbefragung von rund 250 Allgemeinkrankenhäusern belegt (DKI 2018; ◘ Abb. 5.2). Teilweise ist dies auf nicht ausreichende Angebote zurückzuführen, etwa an Plätzen für die Kurz- und Langzeitpflege, teilweise ist dies aber auch Folge von Schnittstellenproblemen aufgrund fehlender Abstimmung und Kommunikation

5

zwischen den beteiligten Akteuren bei der Patientenüberleitung.

So wird auch die Zusammenarbeit mit den Nachversorgern von ihnen selbst wie von den Krankenhäusern teilweise kritisch gesehen. Zu den Kritikpunkten seitens der Nachversorger zählen vor allem, dass sie nicht oder zu spät über den Entlasszeitpunkt informiert werden und Entlassdokumente wie Entlassbrief oder Überleitungsbogen fehlen, unvollständig sind oder verzögert übermittelt werden. Die Krankenhäuser bemängeln insbesondere mangelnde Informationen zur (zeitnahen) Verfügbarkeit von Nachsorgeangeboten und ein fehlendes Feedback der Nachversorger zur Ergebnisqualität der Patientenüberleitung und der Nachsorge (Broge et al. 2019; DKI 2018, 2019).

Insgesamt fehlt es an einer Evaluation der Überleitung des Patienten nach Entlassung aus dem Krankenhaus. Das Feedback der Nachversorger beschränkt sich auf sporadische Rückmeldungen im Rahmen informeller oder gelegentlicher Kontakte. Auch von den Patienten gibt es kein oder nur sporadisches Feedback zur Zufriedenheit mit der Überleitung und Nachsorge. In Patientenbefragungen wird das Entlassmanagement in der Regel nicht oder nur kursorisch erhoben. Eine Überprüfung der Entlassplanung nach Entlassung bzw. eine systematische Evaluation des Entlassmanagements, etwa in Form von Daten und Auswertungsergebnissen, finden kaum statt (Broge et al. 2019; DKI 2018, 2019).

5.1.3 Zwischenfazit

Die rechtlichen und vertraglichen Vorgaben sowie der Expertenstandard zum Entlassmanagement bezwecken allesamt einen reibungslosen Übergang des Patienten aus dem Krankenhaus nach Hause bzw. in die Weiterbehandlung. Die bisherigen Erfahrungen mit dem Entlassmanagement bzw. der Umsetzung des Rahmenvertrages bestätigen allerdings, dass der Rahmenvertrag bei den meisten Kranken-

häusern bislang zu wenigen Veränderungen bzw. nur zu leichten Verbesserungen geführt hat (DKI 2018, ◻ Abb. 5.3). Relevante Anteile der Krankenhäuser waren vom Rahmenvertrag kaum betroffen, weil sie die entsprechenden Regelungen, laut Selbsteinschätzung, schon vorher weitestgehend umgesetzt sahen. Dies betrifft insbesondere klare personelle Zuständigkeiten für das Entlassmanagement sowie die frühzeitige Kontaktaufnahme mit Kostenträgern und Nachversorgern. Bei anderen Aspekten fallen die Verbesserungen eher moderat aus. Dies betrifft etwa die Kooperation mit den Kostenträgern und Nachversorgern sowie die Überprüfung des Entlassmanagements nach der Entlassung.

Nach wie vor gibt es also Schnittstellenprobleme zwischen Krankenhäusern, Kostenträgern und Nachversorgern. Eine reibungslose Patientenüberleitung ist vor diesem Hintergrund aufgrund der fehlenden Kooperation und Kommunikation nicht durchgängig gewährleistet. Seit 2019 existiert zwar ein Datenaustauschverfahren hinsichtlich des Entlassmanagements, mit dem die Krankenhäuser die Kostenträger direkt einbeziehen können, die hierzu im Rahmen des USER[2]-Projektes befragten Verantwortlichen der Krankenkassen geben allerdings an, dass nur ein sehr geringer Anteil der Krankenhäuser dieses Verfahren nutze, um Informationen bezüglich des Entlassmanagements zu übermitteln. Der gemeldete Unterstützungsbedarf käme zudem in der Regel zu spät bei den Krankenkassen an, teilweise erst nach der Entlassung des Patienten. Die wenigen Krankenhäuser, die das Datenaustauschverfahren nutzten, seien allerdings nach Angaben der Verantwortlichen der Krankenkassen froh darüber, bei gemeldetem Unterstützungsbedarf von der Krankenkasse unterstützt zu werden. Die genannten Schnittstellenprobleme erhöhen die Wahrscheinlichkeit von Versorgungsbrüchen, einer negativen Beeinflussung der Genesung der Patienten und dessen Lebens- und Versorgungssituation sowie von vermeidbaren Fol-

---

2   Förderkennzeichen: 01NVF18010.

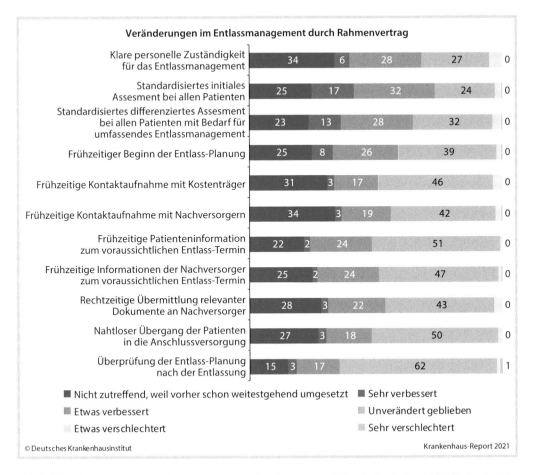

Abb. 5.3 Veränderungen im Entlassmanagement durch Rahmenvertrag (Häufigkeiten 1. Quartal 2018), Krankenhäuser in %

gekosten wie ungeplanten Wiederaufnahmen oder ambulanten Notfallbehandlungen (aQua 2015). Neben den genannten Problemen steigen gleichzeitig durch die faktische Verkürzung der Verweildauern und durch die Entlassung von durchschnittlich immer älteren und weniger rekonvaleszenten Patienten mit einem erhöhten Unterstützungsbedarf die Anforderungen an das Entlassmanagement (Thürmann 2012).

5.2 Neue Kommunikationswege an der Schnittstelle zwischen Krankenhaus und Krankenkasse

Um den Koordinations- und Kommunikationsproblemen sowohl intern im Krankenhaus als auch zwischen den Sektoren zu begegnen, ist es daher essenziell, dass am besten bereits bei der Aufnahme im Krankenhaus die Versorgungsbedarfe der Patienten, die nach dem stationären Aufenthalt erforderlich sind (z. B. bezüglich benötigter Hilfsmittel oder bestehender Rehabilitations- oder Pflegebedarfe) passgenau erfasst und Risikopatienten identifiziert werden (Initiales Assessment). Notwendige Schritte auf Seiten der Krankenhäuser und Krankenkassen können dann schnellstmöglich eingeleitet und während des Krankenhausaufenthalts des Patienten organisiert werden. Dadurch können eine lückenlose Weiterbehandlung nach dem Krankenhaus begünstigt, Komplikationen (z. B. ungeplante Wiederaufnahmen) reduziert und die Patientenzufriedenheit mit der Überleitung erhöht werden (Willms et al. 2017). Aufgrund fehlender einheitlicher Standards und Mängeln im strukturierten Informationsfluss ist allerdings fraglich, ob alle prognostisch relevanten Risikofaktoren für eine sichere Vorhersage über den nachstationären Versorgungsbedarf im initialen Assessment der Krankenhäuser erhoben werden können, z. B. weil die Daten im Krankenhaus nicht zuverlässig erhoben werden können oder weil der Patient es selbst nicht weiß oder möglicherweise nicht in der gesundheitlichen Lage ist, darüber Auskunft zu geben (aQua 2015; Deimel und Müller 2013; Willms et al. 2017). Daher bedarf es neuer Ansätze zur Unterstützung des initialen Assessments, um adäquate Aussagen bezüglich des potenziellen Nachsorgebedarfs treffen zu können.

5.2.1 Optimierung des Entlassmanagements durch Routinedatennutzung

Eine Möglichkeit, das Entlassmanagement in Bezug auf das initiale Assessment zu verbessern, besteht darin, bereits vorliegende, von verschiedenen Institutionen zu unterschiedlichen Zeitpunkten und für unterschiedliche Zwecke erhobene Informationen für diesen Prozess zu nutzen. Unter den vielen Informationen, die von Leistungserbringern, Kostenträgern oder auch epidemiologischen Registern erhoben und gespeichert werden, sind die Routinedaten der Krankenkassen besonders hervorzuheben.

Von diesen Daten sind für die Unterstützung des Entlassmanagements und insbesondere des initialen Assessments vor allem diejenigen patientenbezogenen Informationen relevant, die einen Einfluss auf den Entlassprozess und somit ein großes Potenzial für die Vorhersage des poststationären Versorgungsbedarfs haben (◘ Tab. 5.1). So können Informationen über Vorerkrankungen oder Daten zu vorherigen Inanspruchnahmen von beispielsweise Arzneimitteln, Heil- und Hilfsmitteln oder früheren ambulanten sowie stationären Behandlungen dazu beitragen, möglichen Problemen im aktuellen Behandlungsverlauf vorzubeugen oder Risiken für die Zeit nach der Entlassung zu erkennen. Auch Daten bezüglich einer möglichen Pflegebedürftigkeit und der Inanspruchnahme entsprechender Leistungen werden in den Routinedaten erfasst und können einer besseren Identifikation von Risikopatienten dienen. Ein Zusatznutzen der Routinedatennutzung besteht dabei vor allem darin, dass Routinedaten historische, patientenbezogene Informationen aus mehreren Sektoren und über einen langen Zeitraum beinhalten, mithilfe derer fundierte Entscheidungen getroffen werden können.

Allerdings hat die Nutzung der Routinedaten im Entlassmanagement auch Grenzen, da sie sich immer auf die Vergangenheit beziehen und nicht die „Ist-Situation" eines Patienten abbilden können. Es handelt sich im Wesentlichen um leistungsbezogene Abrechnungsdaten der medizinischen Versorgung, die nicht primär für den Zweck der Entlassplanung erhoben wurden, sondern lediglich dafür nutzbar gemacht werden. So enthalten die Routinedaten zwar beispielsweise Hinweise auf Komplikationen nach früheren Krankenhausaufenthalten (z. B. eine ungeplante Wiederaufnahme), allerdings lässt sich daraus in der Regel nicht ableiten, welche Gründe zu dieser Komplikation geführt haben. Ein weiteres Beispiel sind die Arzneimitteldaten: Zwar ist in den Routinedaten ersichtlich, welche Arzneimittel verschrieben worden sind; ob diese von dem Patienten auch wie vorgeschrieben eingenommen werden, bleibt jedoch unklar.

◻ Tabelle 5.1 Routinedaten im Kontext des Entlassmanagements

Datenbestand nach Abrechnungskontext	Beschreibung	Zeitliche Verzögerung in der Datenverfügbarkeit[a]
§ 300 SGB V	Abrechnung der Apotheken und weiterer Stellen (z. B. Medikamente)	Ca. 6 Wochen bis 7 Monate
§ 301 SGB V	Stationäre Diagnose- und Behandlungsdaten	Ca. 1 bis 3 Monate
§ 302 SGB V	Abrechnung der sonstigen Leistungserbringer (Heil- und Hilfsmittel)	Ca. 1 bis 7 Monate
§ 295 SGB V	Abrechnung vertragsärztlicher Leistungen	Ca. 6 bis 10 Monate

[a] Stand Juli 2020: Angaben gemäß den Ergebnissen einer Abfrage bei Krankenkassen, die am USER-Projekt (Förderkennzeichen: 01NVF18010) beteiligt sind.
Krankenhaus-Report 2021

Zudem werden im Rahmen von Routinedaten wesentliche Faktoren, die eine hohe prognostische Relevanz im Prozess der Entlassplanung haben, nicht erhoben, zum Beispiel Informationen zu aktuellen physischen oder psychischen Beeinträchtigungen sowie zur Lebens- und Versorgungssituation des Patienten.

Ein weiterer wichtiger Punkt betrifft die Datenverfügbarkeit bzw. die begrenzte Aktualität von Routinedaten. Je nach Abrechnungskontext sind die Verfahren zum Datenaustausch zwischen Leistungserbringern und Krankenkassen unterschiedlich geregelt. Wie in ◻ Tab. 5.1 zu sehen, können bis zu zehn Monate vergehen, bis die jeweiligen Informationen vollständig bei der Krankenkasse vorliegen. Dies zeigt vor allem dann negative Auswirkungen, wenn Routinedaten zeitnah bzw. für prognostische Zwecke idealtypisch in Echtzeit nutzbar gemacht, d. h. ausgetauscht werden sollen. Konkret bedeutet der Datenverzug: Wurde bei einem Patienten z. B. vor fünf Monaten im Rahmen einer ambulanten Behandlung eine Erkrankung diagnostiziert und hat dieser Patient bereits vor vier Monaten einen Rollator bekommen, so sind diese Informationen zum Zeitpunkt einer stationären Aufnahme noch nicht verfügbar, da sie den Kassen noch nicht vorliegen. Deswegen ist es zur Ergänzung der Routinedatennutzung im Rahmen des initialen Assessments auch weiterhin erforderlich, aktuelle patientenbezogene Informationen im Krankenhaus zu erfassen. Aufgrund der breiteren Informationsbasis kann das initiale Assessment dann umfassender, verlässlicher und gezielter erfolgen.

Eine Schwierigkeit in der Nutzung der Routinedaten ist es, die Daten für die beteiligten Akteure zugänglich zu machen, da gegenwärtig ein regelhafter Austausch dieser Daten fehlt (Broge et al. 2016). Um diesen zu ermöglichen, spielen zwei Voraussetzungen eine entscheidende Rolle: Die Sicherung des Datenschutzes sowie die Bereitstellung der erforderlichen technischen Infrastruktur. Gesundheitsdaten gelten als hochgradig sensibel und müssen zuverlässig geschützt werden. Für den sicheren und praktikablen Austausch medizinischer Daten wurde daher von der gematik GmbH die Telematikinfrastruktur entwickelt, die berechtigten und zugelassenen Nutzern im Gesundheitswesen einen sicheren Zugriff auf medizinische und persönliche Daten von Versicherten ermöglicht (gematik 2020). Zudem besteht die gesetzliche Verpflichtung, Patienten um ihre Einwilligung der Datennutzung im Rahmen des Entlassmanagements zu bitten, wozu natürlich auch ein Datenaustausch der beteiligten Akteure zählt. Möglicherweise bietet die elektronische Patientenakte ab 2021 Chancen, die Vernetzung der Leistungserbringer und Leistungsträger voranzutreiben und damit den Informationsaustausch zu unterstützen. Durch diese Patientenakte sollen Patientendaten schneller zur Verfügung stehen, indem die an der Versorgung beteiligten Akteure nach Einwilligung des Patienten mithilfe der Telematikinfrastruktur auf besagte Daten zugreifen können.

5.2.2 Routinedatennutzung und Informationsaustausch im Entlassmanagement – das USER-Projekt

Die grundsätzliche Möglichkeit, Routinedaten zur Unterstützung der Identifikation von Patienten mit mutmaßlich erhöhtem Bedarf für ein erweitertes Entlassmanagements zu nutzen, wurde bereits in einem früheren Projekt für den G-BA untersucht (aQua 2014, 2015). Der Ansatz wurde dann in dem Innovationsfondsprojekt „Entwicklung von Methoden zur Nutzung von Routinedaten für ein sektorenübergreifendes Entlassmanagement (EM-SE[3])" weiterentwickelt (Broge et al. 2019) und wird derzeit im Innovationsfondsprojekt „Umsetzung eines strukturierten Entlassmanagements mit Routinedaten (USER)" in sechs Krankenhausträgergesellschaften praktisch erprobt. Durch eine frühzeitige Identifikation von Patienten mit erhöhtem poststationärem Versorgungsbedarf, ein mittels Routinedaten der Krankenkassen unterstütztes Patienten-Assessment und ein beschleunigtes, IT-basiertes Genehmigungsverfahren für Nachsorgeleistungen soll eine effektivere Entlassplanung und Überleitung ermöglicht werden, deren Erfolg abschließend mittels Befragungen von Patienten und Nachversorgern sowie Routinedaten der Krankenkassen zum weiteren Versorgungsgeschehen evaluiert wird. Im Ablauf entspricht das Modell damit dem Phasenmodell bzw. den Struktur-, Prozess- und Ergebniskriterien des Expertenstandards. Ausdrücklich bestehen dabei Freiheitsgrade für die individuelle Umsetzung vor Ort in den Krankenhäusern.

Im Folgenden werden die zwei innovativen Kernelemente des USER-Projekts zur Unterstützung des initialen Assessments (Prognosemodell) und der Entlassplanung (Automatisierte Genehmigungsverfahren) und deren Umsetzung in der Praxis vorgestellt.

■ ■ Entwicklung des Prognosemodells
Wenn ein Patient im Krankenhaus aufgenommen wird, wird (nach seiner Einwilligung) zunächst dessen individueller Bedarf für die Anschlussversorgung im Rahmen des initialen Assessments ermittelt. Um diesen ersten Schritt des Entlassmanagements zu unterstützen, wurde auf Grundlage von anonymisierten Routinedaten der am Projekt beteiligten Krankenkassen ein Prognosemodell entwickelt, um Patienten mit einem Bedarf für ein erweitertes Entlassmanagement zu identifizieren. Dazu wurden in einem ersten Schritt sieben poststationäre Versorgungsbedarfe definiert, die nicht nur mit einem erhöhten Organisations- und Koordinierungsaufwand einhergehen und somit die Durchführung eines erweiterten Entlassmanagements indizieren, sondern sich auch auf der Grundlage von GKV-Routinedaten der Krankenkassen abbilden lassen (◼ Tab. 5.2). Diese Versorgungsbedarfe beziehen sich einerseits auf konkrete Versorgungsleistungen, die während oder unmittelbar nach einer stationären Krankenhausbehandlung erforderlich sind (z. B. die Bereitstellung von Hilfsmitteln oder das Beantragen von Rehabilitationsmaßnahmen). Anderseits stellen die Versorgungsbedarfe bestimmte poststationäre Ereignisse dar, die es vorrangig im Sinne des Patientenwohls zu vermeiden gilt und – sollten sie eintreten – weitere Versorgungsleistungen zur Folge haben. So sollte es beispielsweise nicht nur Ziel eines Entlassmanagements sein, das Versterben eines Patienten nach dessen Entlassung zu prävenieren, sondern auch eine palliative Versorgung in die Wege zu leiten, sobald unvermeidlich ist, dass der Patient verstirbt.

---

3   Förderkennzeichen: 01VSF16041.

◪ Tabelle 5.2 Kriterien für einen poststationären Versorgungsbedarf

Outcome	Definition
Notfallwiederaufnahme	Vollstationäre Wiederaufnahme als Notfall innerhalb von 30 Tagen nach Entlassung
Mortalität	Versterben innerhalb von 30 Tagen nach Entlassung
Ambulanter Notfall	Ambulante Notfallbehandlung innerhalb von 30 Tagen nach Entlassung
Hilfsmittelbedarf	Mindestens eine Hilfsmittelverordnung, die während des Krankenhausaufenthaltes oder innerhalb von 30 Tagen nach Entlassung erfolgt
Medizinische Reha/AHB	Ambulante oder stationäre medizinische Rehabilitationsleistung oder Anschlussheilbehandlung innerhalb von 30 Tagen nach Entlassung
Pflegegraderhöhung	Erhöhung des Pflegegrades innerhalb von 90 Tagen nach Entlassung im Vergleich zum Pflegegrad zum Zeitpunkt der Aufnahme
Stationäre Pflege	Erstmalige oder neu aufgetretene Inanspruchnahme einer stationären Pflegeleistung innerhalb von 30 Tagen nach Entlassung im Vergleich zum Zeitraum von einem Jahr vor Aufnahme

Krankenhaus-Report 2021

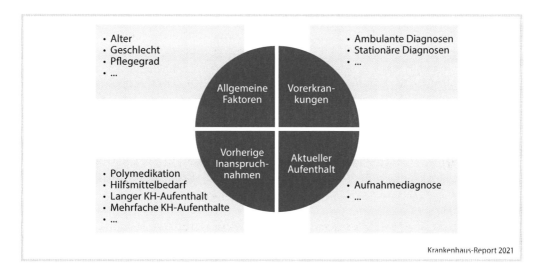

Krankenhaus-Report 2021

◪ Abb. 5.4 Darstellung der in das Prognosemodell einbezogenen Prädiktoren (aQua)

In einem zweiten Schritt wurde für diese sieben Versorgungsbedarfe auf Grundlage der Versichertendaten der am EMSE-Projekt beteiligten Krankenkassen jeweils ein Regressionsmodell entwickelt. Dadurch ließen sich Prädiktoren identifizieren, die mit den einzelnen Versorgungsbedarfen assoziiert sind und somit zur Vorhersage der einzelnen Versorgungsbedarfe dienen können. Bei den Prädiktoren handelt es sich um Patientenmerkmale zum Zeitpunkt der Aufnahme (z. B. das Alter oder die Aufnahmediagnose) oder um Leistungsinanspruchnahmen und Diagnosen, die im Vorfeld stattgefunden haben (◪ Abb. 5.4). Mithilfe dieser patientenindividuellen Routinedaten (Prädiktoren) ermöglichen die Modelle, die Wahrscheinlichkeit des Eintretens der einzelnen, patientenindividuellen poststationären Versorgungsbedarfe zu berechnen.

Dieser Anwendungszweck wird derzeit im Rahmen des USER-Projektes in Krankenhäusern erprobt. Unter der Voraussetzung, dass ein stationär aufgenommener Patient in das Entlassmanagement und die Nutzung seiner Routinedaten schriftlich einwilligt, erfolgt ein automatisierter Datenaustausch zwischen dem Krankenhaus und seiner Krankenkasse und es wird mit Hilfe seiner Krankenkassendaten berechnet, wie hoch die prozentuale Wahrscheinlichkeit zum Beispiel für eine Notfallwiederaufnahme, eine Pflegegraderhöhung oder für eine medizinische Rehabilitation ist. Die am Entlassmanagement beteiligten Krankenhausmitarbeiter bekommen anschließend nicht nur die Eintrittswahrscheinlichkeit für jeden poststationären Versorgungsbedarf, sondern auch eine Einschätzungshilfe in Form einer Ampelfarbe (grün/gelb/rot) sowie eine zusammenfassende Beurteilung des generellen Bedarfs für ein erweitertes Entlassmanagement in Form eines Index angezeigt. Wie Interviews und Befragungen im Zuge des EMSE-Projektes gezeigt haben, werden die Entlassmanagement-Prozesse in den Krankenhäusern sehr unterschiedlich umgesetzt (Broge et al. 2019). Die Angaben zu den prognostizierten Bedarfen sind daher nicht an verbindliche Maßnahmen geknüpft, sondern sie verstehen sich vielmehr als Entscheidungshilfe für das initiale Assessment.

■■ Digitalisierte und automatisierte Genehmigungsverfahren

Wenn für einen Patienten oder eine Patientin im Rahmen des initialen Assessments erkannt wird, dass ein erweiterter poststationärer Versorgungsbedarf besteht, muss dieser konkret geplant werden, um eine reibungslose Weiterversorgung zu ermöglichen. Ein Problem stellen dabei die teils sehr langwierigen Genehmigungsverfahren von Leistungen der Kranken- und Pflegekassen (z. B. Hilfsmittelanträge, Reha-Anträge) dar. Zur Verbesserung der nachstationären Versorgung wäre es daher sinnvoll, im Rahmen des Entlassmanage-ments nicht nur patientenbezogene Routinedaten zwischen Krankenkasse und Krankenhaus auszutauschen, um das initiale Assessment zu unterstützen. Wichtig wäre auch, entsprechende Prozesse im Rahmen der Entlassplanung zu beschleunigen und entbürokratisieren, z. B. durch eine automatisierte, digitale Übermittlung entsprechender Anträge zur Leistungsgenehmigung (z. B. medizinische Rehabilitation) bzw. zu Kostenübernahmeerklärungen (z. B. für Hilfsmittel). Erste Instrumente, die diese Funktionen (teilweise) beinhalten, werden bereits erprobt und genutzt (Gottschalk 2020; Lang 2019). Nützlich wäre in diesem Zusammenhang allerdings nicht nur die Weiterleitung der Anträge vom Krankenhaus zur Krankenkasse, sondern ferner eine Möglichkeit der digitalen Genehmigung ebensolcher Anträge von Seiten der Krankenkassen.

Bereits heute sind über Fax oder E-Mail-Anhang Möglichkeiten gegeben, Anträge zeitnah an die Kostenträger zu übermitteln bzw. Genehmigungen durch diese zu erteilen. Das Problem beschleunigter Genehmigungsverfahren besteht insofern weniger in der schnellen Datenübermittlung. Ursächlich für das Problem sind vielmehr Schwierigkeiten im Genehmigungsprozess, z. B. eine verzögerte Beantragung genehmigungspflichtiger Leistungen, Abstimmungsprobleme zwischen Krankenhäusern und Krankenkassen oder lange Bearbeitungszeiten bei den Kostenträgern.

Hier kann ein vollständig automatisiertes Genehmigungsverfahren zu weniger Bürokratie, einer Steigerung der Effizienz und Transparenz und dadurch schließlich zu beschleunigten Genehmigungsverfahren und einer optimierten Patienten-Anschlussversorgung beitragen. Durch eine Bereitstellung und den Austausch der Patientendaten können Anträge bereits automatisch und vorausgefüllt an die dafür zuständigen Stellen übermittelt und kassenseitig automatisch geprüft werden, was den Prozess der Antragstellung effizienter gestaltet und den Mitarbeitern im Krankenhaus mehr Zeit für die Versorgung der Patienten verschafft (Broge et al. 2019). Dennoch schließt dies eine direkte und persönliche Kommunikation zwischen den Leistungserbringern und Leistungsträgern nicht aus. Diese ist auch weiterhin bezüglich einzelner Aspekte notwendig und sinnvoll, z. B. wenn Auswahlentscheidungen getroffen werden müssen, die mit dem Patienten abzustimmen sind.

■ ■ **Umsetzung der Prognosemodelle und der Genehmigungsverfahren in der Praxis**

Eine Möglichkeit, wie das Prognosemodell und die automatisierten Genehmigungsverfahren technisch umgesetzt werden können, wird im USER-Projekt derzeit erprobt. Dazu wurden die beiden Bestandteile in die elektronische Behandlungsinformation (eBI) der KNAPPSCHAFT eingebaut, welche die Infrastruktur sowie die Datenbasis für die Bausteine von USER bietet. eBI ermöglicht es den teilnehmenden Krankenhäusern, behandlungsrelevante Informationen über Versicherte mit deren Einverständnis elektronisch bei der KNAPPSCHAFT abzurufen. Dies sind u. a. Informationen zu Arzneimitteln, Heil- und Hilfsmitteln, Diagnosen, Operationen und Prozeduren, behandelnden Ärzten sowie zu vergangenen Krankenhausaufenthalten. Zusätzlich bietet eBI den Anwendern diverse Mehrwertdienste, um diese Informationen bestmöglich zu nutzen, wie z. B. eine Arzneimitteltherapiesicherheitsprüfung. Die Bereitstellung erfolgt unter Berücksichtigung datenschutzrechtlicher und datensicherheitstechnischer Anforderungen. Hierzu nutzt das Krankenhaus einen Konnektor – eine im teilnehmenden Krankenhaus zu installierende serverbasierte Software. Die Anfrage zur Datenlieferung an die zentrale Kommunikationsplattform der Krankenkasse erfolgt doppelt verschlüsselt und erhält eine eindeutige Kennung. Im Erfolgsfall werden die abgerufenen Daten lokal per Internet-Browser auf der Arbeitsstation dargestellt (Knappschaft-Bahn-See 2020).

Neben der Implementierung des Prognosescores in eBI hat die KNAPPSCHAFT außerdem vier weitere Krankenkassen an das eBI-System angeschlossen, sodass der Service nun kassenübergreifend genutzt werden kann. Dafür erfolgte eine Anbindung über die Kopf-

stelle der BITMARCK ebenfalls unter Beachtung aller Datenschutz- und Datensicherheitsanforderungen. Die umgesetzten synchronen Prozesse ermöglichen Antworten an das eBI-System nahezu in Echtzeit, sodass bereits während des Aufnahmegesprächs im Krankenhaus die benötigten Routinedaten des Versicherten zur Verfügung stehen (BKK Dachverband 2020).

Die Evaluation des USER-Projektes teilt sich in zwei Arbeitspakete auf: Zum einen werden die Ergebnisse der Intervention anhand von zwei primären Outcomes zu möglichen Versorgungslücken nach Entlassung gemessen. Das primäre Outcome *Vermeidung von Notfallwiederaufnahmen* wird mittels Routinedaten der beteiligten Krankenkassen erhoben und ausgewertet. Die Messung des primären Outcomes *Beurteilung des Übergangs nach der Entlassung aus Patientensicht* erfolgt über eine spezifische Patientenbefragung zum Entlassmanagement. Zur Effektmessung der Intervention werden die primären Outcomes der Patienten in den Projektkrankenhäusern (Interventionsgruppe) mit den Outcomes von Patienten der beteiligten Krankenkassen aus anderen Krankenhäusern verglichen (Kontrollgruppe). Zum anderen wird analysiert, ob die Elemente der Intervention wie geplant umgesetzt werden konnten und an welchen Stellen ggf. Anpassungen erforderlich sind. Zu diesem Zweck werden Workshops, Interviews und Befragungen von u. a. Nachversorgern, Kassen- und Krankenhausmitarbeitern durchgeführt sowie Prozess- und Routinedaten ausgewertet, etwa zur praktischen Umsetzung von Entlassplänen und zur Dauer von Genehmigungsprozessen.

5.3 **Fazit**

Auch wenn in vielen Krankenhäusern bereits klare personelle Zuständigkeiten für das Entlassmanagement geregelt sind und die Kontaktaufnahme mit Kostenträgern und Nachversorgern frühzeitig erfolgt, zeigt die Erfahrung, dass das Entlassmanagement auch nach den Reformen durch das Versorgungsstärkungsgesetz (2015) und den Rahmenvertrag Entlassmanagement (2017) noch zu verbessern ist.

Wesentliche Aktionsfelder zur Förderung der Qualität des Entlassmanagements sind das initiale bzw. differenzierte Assessment und die Entlassplanung. Die Krankenhäuser sollten möglichst früh in die Lage versetzt werden, den nachstationären Versorgungsbedarf ihrer Patienten umfassend und korrekt einschätzen zu können und Risikopatientinnen und -patienten schnell zu identifizieren, um so die Entlassplanung frühzeitig zu initiieren und die notwendigen Maßnahmen (z. B. Beantragung von Hilfsmitteln, Rehabilitationsmaßnahmen oder Pflegeleistungen) schnellstmöglich einleiten zu können (Willms et al. 2017; Broge et al. 2019). Potenziale bestehen vor allem darin, diese Prozesse mit einer guten Informationsbasis, z. B. mithilfe von Routinedaten, zu unterlegen und zu beschleunigen. Vorhandene, meist knappe (personelle) Ressourcen (z. B. Case Manager) können dann gezielter für Patienten mit einem Bedarf für ein erweitertes Entlassmanagement eingesetzt werden.

In den vorgestellten Projekten wird eine konsequente IT-Unterstützung verwendet, um diese Ziele zu erreichen. Gleichzeitig werden Krankenkassen als aktive Partner in den Prozess einbezogen, wodurch eine gute intersektorale Zusammenarbeit ermöglicht wird sowie Versorgungsbrüche vermieden werden. Im Rahmen der Implementierung zeigt sich bisher, dass dies eine hohe Verbindlichkeit der Prozesse, Aufgaben und Strukturen auf allen Seiten erfordert.

Ziel der dargestellten Lösungsansätze ist es, Versorgungslücken zu schließen und ungeplante Wiederaufnahmen („Drehtüreffekt") zu reduzieren. Inwiefern dieses Ziel erreicht werden kann, wird gegenwärtig erprobt und evaluiert. Unabhängig von den noch ausstehenden Ergebnissen sind die Bestandteile des USER-Projektes als ergänzende Instrumente zu betrachten, die nicht den Anspruch haben, eine allumfassende Lösung zu sein. Aufgrund der ebenfalls in diesem Beitrag beschriebenen Li-

mitationen der Routinedatennutzung im Rahmen des Entlassmanagements soll noch einmal darauf hingewiesen werden, dass Entscheidungen im Prozess des Entlassmanagements nicht ausschließlich auf Grundlage der Routinedaten-Ergebnisse getroffen werden können. Vielmehr sollen die Daten den Verantwortlichen im Krankenhaus eine Unterstützung bieten, um Risikopatienten zu identifizieren, bei denen der nachstationäre Versorgungsbedarf auf den ersten Blick nicht eindeutig festzustellen ist, und um bestimmte Prozesse im Rahmen des Entlassmanagements zu beschleunigen. Neben diesen Informationen ist und bleibt eine Erhebung von patientenbezogenen Primärdaten innerhalb des Krankenhauses und speziell des Initial-Assessments obligatorisch, z. B. bezüglich des aktuellen „Ist-Zustandes" (z. B. Informationen zu aktuellen physischen oder psychischen Beeinträchtigungen sowie zur Lebens- und Versorgungssituation) des Patienten, da dieser mithilfe der Routinedaten nicht abgebildet werden kann.

Literatur

aQua (2014) Allgemeine Spezifikation für die Nutzung der Sozialdaten bei den Krankenkassen. Technische Dokumentation. Stand: 31 März 2014. aQua – Institut für angewandte Qualitätsförderung und Forschung im Gesundheitswesen, Göttingen

aQua (2015) Konzeptskizze der Institution nach § 137a SGB V für ein Qualitätssicherungsverfahren für Entlassmanagement, aQua – Institut für angewandte Qualitätsförderung und Forschung im Gesundheitswesen, Göttingen. https://www.g-ba. de/downloads/39-261-2339/2015-09-17_Abnahme_ Konzeptskizze_Entlassungsmanagement.pdf. Zugegriffen: 28. Juli 2020

BÄK – Bundesärztekammer (2010) Prozessverbesserung in der Patientenversorgung durch Kooperation und Koordination zwischen den Gesundheitsberufen. Bundesärztekammer, Berlin

BKK Dachverband (2020) Pressemitteilungen – Innovationsprojekt USER geht neue Kommunikationswege im Entlassmanagement. https://www.bkk-dachverband. de/presse/pressemitteilungen/detailansicht/news/ detail/News/innovationsfondsprojekt-user-geht-neue-kommunikationswege-im-entlassmanagement. html. Zugegriffen: 28. Juli 2020

Blum K, Offermanns M (2008) Entlassungsmanagement im Krankenhaus – Studie des Deutschen Krankenhausinstituts (DKI) mit finanzieller Unterstützung der Gesundheits GmbH Deutschland (GHD), Deutsches Krankenhaus Institut, Düsseldorf. https://www.dki.de/sites/default/files/2020-07/DKI-Studie%20-%20Entlassmanagement%20im%20Krankenhaus_1.pdf. Zugegriffen: 28. Juli 2020

Blum K, Löffert S, Offermanns M, Steffen P (2019) Entlassmanagement – Was hat der Rahmenvertrag gebracht? Krankenhaus 111(4):298–303

Broge B, Focke K, Finger B (2016) Entlassmanagement – Paradigmenwechsel durch Kooperation und Überwindung von Sektorengrenzen. GuS 70(6):17–21

Broge B, Focke K, Blum K, Finger B, Kleine-Budde K, Behrenz L, Grobe T, Willms G (2017) EMSE – Entwicklungen von Methoden zur Nutzung von Routinedaten für ein sektorenübergreifendes Entlassmanagement. In: Amelung VE, Eble S, Hildebrandt H, Knieps F, Lägel R, Ozegowski S, Schlenker RU, Sjuts R (Hrsg) Innovationsfonds – Impulse für das deutsche Gesundheitssystem. Medizinisch Wissenschaftliche Verlagsgesellschaft, Berlin, S 368–373

Broge B, Kleine-Budde K, Pollmann T, Blum K, Finger B (2019) Ergebnisbericht – Entwicklung von Methoden zur Nutzung von Routinedaten für ein sektorenübergreifendes Entlassmanagement. https://innovationsfonds.g-ba.de/downloads/projekt-dokumente/11/2020-04-03_EMSE_Ergebnisbericht.pdf. Zugegriffen: 28. Juli 2020

Deimel D, Müller ML (2013) Entlassmanagement: Vernetztes Handeln durch Patientenkoordination. Thieme, Stuttgart

DKI – Deutsches Krankenhausinstitut (2018) Krankenhaus Barometer – Umfrage 2018, Deutsches Krankenhausinstitut, Düsseldorf. https://www.dki.de/sites/default/files/2019-01/2018_11_kh_barometer_final.pdf. Zugegriffen: 28. Juli 2020

DKI – Deutsches Krankenhausinstitut (2019) Psychiatrie Barometer 2018/2019. Deutsches Krankenhausinstitut, Düsseldorf. https://www.dki.de/sites/default/files/2019-12/Psychiatrie%20Barometer%202018_2019_final_0.pdf. Zugegriffen: 28. Juli 2020

DNQP – Deutsches Netzwerk für Qualitätsentwicklung in der Pflege (2004) Ergebnisse der modellhaften Implementierung zum Expertenstandard Entlassungsmanagement in der Pflege. Deutsches Netzwerk für Qualitätsentwicklung in der Pflege, Osnabrück

DNQP – Deutsches Netzwerk für Qualitätsentwicklung in der Pflege (2019) Expertenstandard Entlassungsmanagement in der Pflege. Deutsches Netzwerk für Qualitätsentwicklung in der Pflege, Osnabrück

Engeln M, Stehling H (2006) Expertenstandard. Geplant und professionell. Einführung eines strukturierten Entlassungsmanagements. Die Schwest Pfleg 45(1):50–54

gematik (2020) Telematikinfrastruktur – das digitale Gesundheitsnetz für Deutschland. https://www.gematik.de/telematikinfrastruktur/. Zugegriffen: 28. Juli 2020

Gottschalk M (2020) Digitales Entlassmanagement. https://presseblog.aokplus-online.de/digitales-entlassmanagement/. Zugegriffen: 2. Sept. 2020

Knappschaft-Bahn-See (2020) eBI: die elektronische Behandlungsinformation der KNAPPSCHAFT. https://www.kbs.de/DE/Services/FuerLeistungserbringer/eBIFuerKrankenhaeuser/ebifuerkrankenhaeuser_node.html. Zugegriffen: 28. Juli 2020

Lang M (2019) Entlassmanagement – Digitale Pflegeüberleitung ersetzt Telefon. https://www.kma-online.de/aktuelles/it-digital-health/detail/digitale-pflegeueberleitung-ersetzt-telefon-a-42312. Zugegriffen: 2. Sept. 2020

Philibert I, Barach P (2012) The European HANDOVER Project: a multi-nation program to improve transitions at the primary care-inpatient interface. BMJ Qual Saf 21(Suppl 1):i1–i6

Thürmann PA (2012) Sicherstellung von Versorgungskontinuität als Kernaufgabe des Schnittstellenmanagements. Sachverständigenrat zur Begutachtung der Entwicklung im Gesundheitswesen Präsentation in Berlin am 18. Sept. 2012

Willms G, Wehner K, Szecsenyi J (2017) Qualität des Entlassungsmanagements. In: Dormann F, Klauber J (Hrsg) Qualitätsmonitor 2017. Medizinisch Wissenschaftliche Verlagsgesellschaft, Berlin, S 49–64

Wingenfeld K, Bockhorst K, Jansen S (2009) Literaturstudie. In: Deutsches Netzwerk für Qualitätsentwicklung in der Pflege (Hrsg) Expertenstandard Entlassungsmanagement in der Pflege. Hochschule Osnabrück, Osnabrück, S 40–122

5

Schnittstelle Krankenhaus – Rehabilitation

Jürgen Wasem, Julia Frankenhauser-Mannuß, Theresa Hüer und Anke Walendzik

Inhaltsverzeichnis

© Der/die Autor(en) 2021
J. Klauber et al. (Hrsg.), *Krankenhaus-Report 2021*, https://doi.org/10.1007/978-3-662-62708-2_6

6

∎ ∎ Zusammenfassung

Die Schnittstelle zwischen Krankenhaus und Rehabilitation ist mit einem Wechsel des Behandlungsfokus und zugleich der Einrichtung verbunden. Bei Einführung des DRG-Systems geäußerte Befürchtungen, die Krankenhäuser würden zulasten der Rehabilitation ökonomisch optimieren, haben sich zumindest nicht flächendeckend realisiert. Auch der Übergang von der Akutversorgung im Krankenhaus zur Rehabilitation bei Erwerbstätigen gilt hinsichtlich des Finanzierungswechsels von der Kranken- zur Rentenversicherung überwiegend als sinnvoll gestaltet, auch aufgrund regulativer Vorgaben. Demgegenüber wird davon ausgegangen, dass beim Übergang von Krankenhaus in die langzeitpflegerische Versorgung Potenziale zur Rehabilitation nicht ausgeschöpft werden. Dies liegt an einer Reihe von Ursachen, unter anderem auch an finanziellen Anreizen für die untereinander im Beitragssatz-Wettbewerb stehenden Krankenkassen.

The intersection between hospital and rehabilitation is associated with a shift in the focus of treatment and at the same time a change of the institution. When DRGs were implemented in Germany, concerns were expressed that hospitals would optimise their business cases at the expense of rehab clinics. At least on a large scale, this has not been the case. With regard to financing agencies, there is an intersection between social pension insurance, which finances rehab for the workforce, and social health insurance, which finances acute care in hospitals. The management of this interface cum grano salis has been solved adequately since regulatory requirements urge both institutions to a close co-operation. However, there are concerns that with regard to the transition from hospital care to long-term care potentials for rehabilitation are not sufficiently exploited. Among other reasons, this is due to financial incentives for social health insurance funds competing with each other, with a low contribution rate as the most important factor for success.

6.1 Einleitung

Das deutsche Gesundheitssystem ist in mehrfacher Weise gegliedert bzw. segmentiert. Einerseits bezieht sich dies auf die Versorgungskontexte und -bereiche, andererseits auf die Finanzierungsträger. Der Versorgungsbedarf von Patienten reicht allerdings in vielen Fällen über einzelne Segmente hinaus. In diesen Fällen entstehen Schnittstellen. Es bedarf des Managements der Schnittstellen. Aus der Existenz und dem Management von Schnittstellen können Schnittstellenprobleme entstehen, die sowohl zu Versorgungsbrüchen und -lücken als auch zu doppelter Leistungserbringung führen können. Schnittstellenprobleme sind einerseits eine Folge von Kommunikations- und Kooperationsproblemen, Informationsdefiziten und mangelnder Transparenz. Andererseits können sie vorgeprägt sein durch rechtliche Rahmenbedingungen, die ein optimales Hand-in-Hand-Greifen an den Schnittstellen erschweren, oder aber durch ökonomische Anreize für Akteure, die im Wege einzelwirtschaftlicher Optimierung Schnittstellen nicht adäquat bedienen.

Das Risiko, dass aus dem Vorhandensein von Schnittstellen Probleme resultieren, ist für die Rehabilitation in besonderer Weise gegeben. Denn hier treffen die Segmentierung nach Versorgungskontexten und -einrichtungen und die Gliederung nach Finanzierungsträgern aufeinander. In diesem Beitrag werden die Schnittstellenprobleme zwischen dem Krankenhaus und der Rehabilitation skizziert.

6.2 Versorgungskontexte von Patienten und Medizinische Rehabilitation

Leistungen der medizinischen Rehabilitation richten sich im Kern an Menschen mit Behinderung oder solche, die von Behinderung bedroht sind. Rehabilitation soll ihnen gegenüber erbracht werden, „um ihre Selbstbestimmung und ihre volle, wirksame und gleichberechtigte Teilhabe am Leben in der Gesellschaft zu fördern, Benachteiligungen zu vermeiden oder ihnen entgegenzuwirken."[1] Diese Perspektive gründet auf dem bio-psycho-sozialen Modell der Weltgesundheitsorganisation (WHO) und hat sich in der von dieser entwickelten International Classification of Functioning, Disability and Health (ICF) niedergeschlagen.[2]

So verstandene Rehabilitation ist eine Querschnittsaufgabe im Gesundheitswesen, die in unterschiedlichen Handlungskontexten relevant wird. Medizinische Rehabilitation wird insbesondere einerseits indikationsspezifisch erbracht. Hier geht es darum, eingetretene und drohende Beeinträchtigungen infolge bestimmter Erkrankungen durch Rehabilitation zu adressieren – etwa im Rahmen von kardiologischer Rehabilitation (z. B. nach Herzinfarkt), neurologischer Rehabilitation (etwa nach Schlaganfall), orthopädischer Rehabilitation (etwa nach Hüftgelenksoperationen) oder als Suchtrehabilitation. Die indikationsübergreifende geriatrische Rehabilitation zielt auf Personen mit erhöhtem Risiko, Beeinträchtigungen ihrer selbstbestimmten Lebensführung bis zur Pflegebedürftigkeit aufgrund von zusätzlichen Gesundheitsproblemen und eingeschränkten Reservekapazitäten zu erleiden, ab; die Ursache der Einschränkungen liegt in altersphysiologischen Veränderungen oder bereits bestehenden Schädigungen von Körperstrukturen und -funktionen (Medizinischer Dienst des Spitzenverbandes Bund der Krankenkassen 2018). Andererseits werden Rehabilitationsleistungen auch zielgruppenspezifisch erbracht – etwa als Rehabilitation für Mütter und Väter oder für Kinder und Jugendliche.

Wesentlich für den Versorgungskontext ist der Zeitpunkt der Rehabilitation im Rahmen des Krankheitsfortschritts. Je nach Zeitpunkt können unterschiedliche Reha-Ziele verfolgt werden. Hier hat sich für die indikationsspezifische Rehabilitation etwa in der Neurologie ein explizites Phasenmodell (A bis F) etabliert (Bundesarbeitsgemeinschaft für Rehabilitation 2018). In anderen Erkrankungsfeldern ist dies weniger formalisiert, wobei auch dort die Rehabilitation einer entsprechenden Abfolge unterliegt. Die Phasen seien an der Neurologie expliziert: Um den engen Zusammenhang von Akutbehandlung und Rehabilitation auszudrücken, wird die Akutbehandlung in diesem Schema als Phase A bezeichnet. Indikationsübergreifend gilt, dass die sog. „Frührehabilitation" (Phase B) schon parallel zur Akutbehandlung durchgeführt wird, etwa wenn unter Fortsetzung der ärztlich-pflegerischen Akutbehandlung nach einem Schlaganfall Fähigkeiten wie Sprechen oder Bewegung wieder aufgebaut werden sollen; in dieser Phase ist die Rehabilitationsfähigkeit noch sehr eingeschränkt. In der „Weiterführenden Rehabilitation" (Phase C) tritt demgegenüber die Akutbehandlung etwas zurück, nimmt jedoch weiterhin noch einen deutlichen Platz in der Patientenversorgung ein; hier ist der Patient schon in stärkerem Maße als während der Frührehabilitation in der Lage, sich aktiv in den Rehabilitationsprozess einzubringen. In einigen Indikationen folgt die „Anschlussheilbehandlung" (Phase D); dies ist die Phase, in der die Akutbehandlung abgeschlossen ist und die medizinische Rehabilitation zentral im Fokus steht. Die Nachsorge (Phase E) umfasst einerseits nachgehende medizinische Maßnahmen zur Sicherung des Rehabilitationserfolges, andererseits fallen hierunter auch Maßnahmen der Reintegration in das Alltags- und Berufsleben, insbesondere mit beruflich-schulischem Schwerpunkt; hier wird also teilweise nicht nur der engere Bereich der medizinischen Rehabilitation, sondern auch des Gesundheitswesens verlassen. Schließlich wird auch die Langzeitrehabilitation und aktivierende Pflege relevant (Phase F), wenn der Gesundheitszustand des Patienten dies verlangt; auch dies zählt nicht mehr zur medizinischen Rehabilitation im engeren Sinne.

In der zielgruppenspezifischen Rehabilitation ist demgegenüber kein Phasenmodell

---

1   § 1 Satz 1 SGB IX.
2   Vgl. https://www.who.int/classifications/icf/en/ (Zugegriffen: 4. September 2020).

6

etabliert. Sie wird in eigenen stationären Einrichtungen für die Rehabilitation für Mütter und Väter und für Kinder und Jugendliche durchgeführt.

Die unterschiedlichen Phasen der indikationsspezifischen Rehabilitation finden typischerweise in unterschiedlichen Einrichtungen statt. Akutbehandlung, Frührehabilitation und weiterführende Rehabilitation werden in der Regel in Akutkrankenhäusern durchgeführt. Die Akutkrankenhäuser werden weit überwiegend über morbiditätsorientierte Fallpauschalen vergütet; seit Anfang 2020 sind dabei die Pflegekosten ausgegliedert und werden über ein einrichtungsspezifisches Pflegebudget anhand der tatsächlichen Ausgaben vergütet.[3] Die Vergütungen gelten gemeinsam und einheitlich für alle belegenden Kostenträger, die bei Plankrankenhäusern sowie Hochschulkliniken einem Kontrahierungszwang unterliegen.[4]

Die Anschlussheilbehandlung demgegenüber wird in eigenen Rehabilitationseinrichtungen erbracht. In Deutschland waren lange stationäre Rehabilitationseinrichtungen vorherrschend, teilstationäre und ambulante Rehabilitation sind demgegenüber erst spät entstanden. Jüngst hat sich aus der ambulanten Rehabilitation die mobile Rehabilitation entwickelt, die als aufsuchende Leistung im gewohnten Wohnumfeld des Rehabilitanden erbracht wird (Medizinischer Dienst des Spitzenverbandes Bund der Krankenkassen 2018). Die stationären Rehaeinrichtungen werden im Wesentlichen durch einrichtungsspezifische indikationsabhängige tagesgleiche Pflegesätze finanziert; die Stellung der Leistungträger, die quasi als Einweiser fungieren und insoweit nur einem eingeschränkten Kontrahierungszwang unterliegen, in den Vergütungsverhandlungen gilt als relativ stark (Staudt und Grabein 2019), auch wenn die Krankenkassen in der Notwendigkeit stehen, ihre Versicherten durch verfügbare Reha-Plätze (Betten) versorgen zu müssen. Die Nachsor-

ge wiederum wird im Rahmen der ambulanten ärztlichen und nicht-ärztlichen Versorgung durchgeführt.

Der deutlich überwiegende Teil indikationsspezifischer Rehabilitation findet in Form der Anschlussheilbehandlung nach einem Krankenhausaufenthalt statt.

Zu den Aufgaben des Krankenhauses gehört auch die Initiierung einer Rehabilitationsmaßnahme. Es sind Verfahrensabläufe implementiert worden, mit denen das Krankenhaus den Prozess zur Durchführung einer Reha-Maßnahme startet (Diedrich et al. 2019). In aller Regel wird die daraus resultierende Anschlussheilbehandlung in diesen Fällen in einer vollstationären Rehabilitationsklinik durchgeführt.

Die Schnittstelle des Krankenhauses mit einer stationären Rehabilitationseinrichtung nimmt also für die Patienten eine ganz entscheidende Stelle ein.

6.3 Medizinische Rehabilitation im gegliederten sozialen Sicherungssystem

Medizinische Rehabilitation wird im gegliederten bundesdeutschen sozialen Sicherungssystem von sechs Rehabilitationsträgern durchgeführt: Neben der gesetzlichen Krankenversicherung (GKV) sind dies die gesetzlichen Rentenversicherung (GRV), die gesetzliche Unfallversicherung (GUV), Träger nach dem sozialen Entschädigungsrecht (wie etwa die Kriegsopferversorgung), Träger der Jugendhilfe und Träger der Eingliederungshilfe.[5]

Dabei besteht keine Gleichrangigkeit, mit der die Träger in die Finanzierungsverantwortung für medizinische Rehabilitation gehen. So leistet die GKV nur, „wenn nach den für andere Träger der Sozialversicherung geltenden Vorschriften ... solche Leistungen nicht

---

3   Vgl. §§ 5 bis 6a KHEntgG.
4   § 109 SGB V.

5   Vgl. § 6 Abs. 1 SGB IX.

erbracht werden können."[6] Daraus resultiert insbesondere eine Nachrangigkeit der Leistungspflicht der GKV gegenüber GRV und GUV. Demgegenüber ist die Leistungspflicht der Krankenkassen etwa vorrangig gegenüber medizinischer Rehabilitation durch die Träger der Eingliederungshilfe.[7] In der Summe kommt dabei der Finanzierung durch GKV und GRV herausragende Bedeutung zu: Die Ausgabenrechnung des Statistischen Bundesamtes für die laufenden Gesundheitsausgaben weist die Rehabilitationseinrichtungen nur gemeinsam mit den Vorsorgeeinrichtungen aus. Danach sind für Leistungen in solchen Einrichtungen 2018 rd. 10,1 Mrd. € ausgegeben worden. Hiervon entfielen auf die Rentenversicherung 4,01 Mrd. € und auf die Krankenversicherung 3,1 Mrd. €. Es folgen die öffentlichen Haushalte mit 1,3 Mrd. €.[8]

Die gesetzlich vorgegebenen Zielsetzungen insbesondere von GRV und GKV in der Rehabilitation unterscheiden sich deutlich: Bei der GRV geht es nur um einen Ausschnitt des im Kontext der ICF umschriebenen Zielhorizontes von Rehabilitation, nämlich um die Wiederherstellung oder die Vermeidung des Verlustes oder der Verringerung der Erwerbsfähigkeit.[9] Daraus folgt auch, dass die Rentenversicherung im Wesentlichen der zuständige Rehabilitationsträger für Erwerbstätige ist. Demgegenüber geht die Zielsetzung der Reha in der Krankenversicherung deutlich weiter und ist stärker angelehnt an die allgemeinen Ziele, die das SGB IX aufweist: Medizinische Rehabilitation in der GKV hat das Ziel, eine Behinderung einschließlich Pflegebedürftigkeit abzuwenden, zu beseitigen, zu mindern, auszugleichen, ihre Verschlimmerung zu verhüten oder ihre Folgen zu mildern.[10] Aufgrund der skizzierten Nachrangigkeit der GKV ge-

genüber der GRV folgt, dass die Krankenversicherung im Wesentlichen für Nicht-Erwerbstätige als Reha-Träger zuständig ist.

Innerhalb der Rentenversicherung besteht zwar im Allgemeinen, insbesondere hinsichtlich der Rentenzahlungen, ein Finanzverbund zwischen den verschiedenen bundesweiten und regionalen Trägern; dies gilt jedoch nicht für die Ausgaben für Rehabilitation. Diese werden von jedem einzelnen Träger getragen; dabei hat der Gesetzgeber Ende der 1990er Jahre trägerspezifische Rehabudgets vorgegeben, die jährlich weiterentwickelt werden.[11] Der einzelne Rentenversicherungsträger ist daher verpflichtet, seine Rehabilitationsmaßnahmen so zu steuern, dass das ihm zur Verfügung stehende Budget nicht überschritten wird.

Anders als die Rentenversicherungsträger, denen die Versicherten ohne Wahlrechte zugewiesen werden,[12] unterliegen die Krankenkassen einem Wettbewerb, da die GKV-Mitglieder regelmäßig die Krankenkasse wechseln können.[13] Zentraler Wettbewerbsparameter ist der Zusatzbeitragssatz einer Krankenkasse. Die einzelne Krankenkasse hat daher starke Anreize, die Differenz zwischen ihren Ausgaben und den Zuweisungen aus dem Gesundheitsfonds im Rahmen des morbiditätsorientierten Risikostrukturausgleichs möglichst gering zu halten (statt vieler: Wasem 2015).

Anders als Kranken- und Rentenversicherung gehört die soziale Pflegeversicherung nicht zu den Rehabilitationsträgern. Die Pflegeversicherung ist insoweit von der hier zu diskutierenden Thematik angesprochen, als Personen, die nach einer Akutbehandlung pflegebedürftig sind, in ihren Leistungsbereich fallen. Die Pflegekassen sind verpflichtet, wenn dies aus ihrer Perspektive erforderlich ist, bei dem zuständigen Rehabilitationsträger auf notwendige Rehaleistungen hinzuwirken sowie bei sofortigem Handlungsbedarf vorläufige Leistungen selbst zu erbringen.[14] Der Me-

---

6 § 40 Abs. 4 SGB V.
7 § 91 SGB IX.
8 Vgl. Statistisches Bundesamt, Gesundheitsausgaben nach Leistungsarten, Tabelle 23611-0002. (Download unter https://www-genesis.destatis.de/genesis// online?operation=table&code=23611-0002 Zugegriffen: 4. September 2020).
9 § 10 SGB VI.
10 § 11 Abs. 2 SGB V.

---

11 § 219 Abs. 1 SGB VI.
12 Vgl. § 127 SGB VI.
13 Vgl. § 173 SGB V.
14 §§ 5 Abs. 4 und 32 SGB XI.

dizinische Dienst der Krankenversicherung ist verpflichtet, bei der Begutachtung des Vorliegens von Pflegebedürftigkeit auch zu prüfen, inwieweit Maßnahmen der Rehabilitation angezeigt sind, insbesondere, um dadurch Pflegebedürftigkeit zu vermeiden bzw. ihr Ausmaß zu verringern.

6.4 Zweifaches Schnittstellenmanagement erforderlich

Die vorstehende Beschreibung hat deutlich gemacht, dass beim Übergang vom Krankenhaus in die Rehabilitation ein zweifaches Schnittstellenmanagement erforderlich ist: Zum einen geht es um den Übergang von einer Einrichtung (dem Krankenhaus) in eine andere Einrichtung (die Reha-Klinik). Zum anderen geht es aber auch um Übergänge der Finanzierung zwischen gesetzlicher Kranken-, gesetzlicher Renten- und sozialer Pflegeversicherung. An beiden Schnittstellen bestehen – miteinander verwobene – Debatten, in deren Folge Gesetzgeber und Selbstverwaltungen bereits mehrfach reagiert haben.

Für die Akutkrankenhäuser wird bereits seit den 1990er Jahren diskutiert, ob ihre Anreize darauf gerichtet sind, Patienten „zu früh" aus der vollstationären Behandlung in die Rehabilitationseinrichtungen zu entlassen. So wurde in einer Fallstudie zu den Herzzentren beobachtet, dass Patienten möglichst rasch in die Rehaklinik entlassen werden, damit Betten frei werden und die Herzkatheter und die Herzchirurgie „Patientennachschub" bekommen können (Staender und Bergner 1997).

Die Besorgnis darüber nahm dann nach der Entscheidung des Gesetzgebers, Akutkrankenhäuser über Fallpauschalen zu finanzieren, zu. Insbesondere wurde rasch vermutet: „Stationäre Verweildauerverkürzungen infolge der Einführung der DRGs können zur Verschiebung von Teilleistungen aus dem Akutkrankenhaus in die Rehabilitationseinrichtung führen. So müssen infolge einer Überweisung zu einem früheren Zeitpunkt im Genesungsprozess und rationalisierungsbedingten Qualitätseinbußen in der Akutversorgung unter Umständen andere bzw. zusätzliche, in der herkömmlichen Rehabilitationsmaßnahme nicht enthaltene Leistungen durchgeführt werden." (Kleinow et al. 2002)

Nach Einführung der DRGs haben empirische Untersuchungen ein differenziertes, zum Teil auch widersprüchliches Bild gezeigt: Der Anteil der Patienten in den Rehakliniken, die unmittelbar aus Akutkrankenhäusern in eine solche Einrichtung gelangen, hat im Vergleich zur Situation vor Einführung der Fallpauschalen deutlich zugenommen (Baumann 2007). Dies lässt darauf schließen, dass Krankenhäuser das Instrument der Verlegung in eine Reha-Klinik im Rahmen ihrer Deckungsbeitragsoptimierung unter DRG-Bedingungen nutzen. Entsprechend wird aus den Rehabilitationskliniken berichtet, dass „die Patienten an einer früheren Stelle des Krankheitsprozesses in die Rehabilitation aufgenommen werden" (van Eiff et al. 2007). Etwa wurde für die Orthopädie „eine steigende Anzahl von Wundheilstörungen und Hämatomen verifiziert"; für die Kardiologie wurde berichtet: „. . . die Bypass-Patienten wiesen eine Häufung von Perikard- und Pleuraergüssen auf".[15] Allerdings stellt die gleiche Studie im Vorher-Nachher-Vergleich keine eingeschränkte Reha-Fähigkeit der untersuchten Patienten fest. Die DRG-Begleitforschung schlussfolgert, die Tatsache, dass parallel zur Einführung der DRGs die Verweildauer in den Reha-Kliniken gesunken ist, deute „nicht auf eine Verlagerung von Leistungen aus den Krankenhäusern in Rehabilitationseinrichtungen hin" (Fürstenberg et al. 2013, S. 14 f.).

Damit Krankenhäuser Patienten in die Rehabilitation entlassen können, müssen diese hinreichend rehabilitationsfähig sein. Dies bedarf entsprechender frührehabilitativer Maßnahmen im Krankenhaus. Damit diese auskömmlich finanziert sind, hat die Selbstverwaltung auf der Bundesebene bei der Ausge-

---

15 Ebenda.

staltung des DRG-Systems entsprechend reagiert. Bereits der erste Fallpauschalenkatalog von 2003 kannte die Durchführung von Frührehabilitation als Differenzierungsmerkmal. Dieses ist im Laufe der Jahre mehrfach ausgeweitet worden. Damit sollen starke Anreize für die Krankenhäuser abgeschwächt werden, sich gegen die Durchführung frührehabilitativer Maßnahmen zu entscheiden.

Bei Erwerbstätigen ist der Wechsel vom Akutkrankenhaus zur Rehaklinik in der Regel mit dem gleichzeitigen Wechsel von der Finanzierungszuständigkeit der Krankenversicherung zur Finanzierungszuständigkeit der Rentenversicherung verbunden. Der Gesetzgeber hat schon früh erkannt, dass hier potenzielle Probleme des Schnittstellenmanagements bestehen. Die Sozialleistungsträger sind daher zur Zusammenarbeit verpflichtet. Insbesondere soll dadurch verhindert werden, dass Unkenntnis über Zuständigkeiten seitens der Versicherten und Patienten zu deren Lasten zu Zeitverzögerungen oder Lücken in der Versorgung führt. Auf Ebene der Spitzenverbände sowie in der Bundesarbeitsgemeinschaft für Rehabilitation wird die Zusammenarbeit durch Rahmenvereinbarungen und Empfehlungen vorgeprägt.[16] Im Gegensatz zur Schnittstelle zwischen Rehaklinik unter Reha-Trägerschaft der GRV und der Nachsorge, bei der teilweise die Finanzierungsträgerschaft und die Leistungsansprüche der Versicherten noch immer nicht befriedigend geklärt sind (Hüer und Walendzik 2019), erscheint der Übergang vom Krankenhaus in die Rehaklinik bei Erwerbstätigen mittlerweile in der Regel vergleichsweise gut gemanaged.

Deutlich kritischer wird in der Debatte nach wie vor die Schnittstelle zwischen Behandlung im Krankenhaus, Rehabilitation und Pflegebedürftigkeit für Nicht-Erwerbspersonen, insbesondere bei älteren Versicherten und Patienten, beurteilt. Unter anderem der Sachverständigenrat Gesundheit hat mehrfach darauf hingewiesen, dass wohl die Potenziale nicht ausgeschöpft werden, durch Re-

habilitation beim Umgang mit einer schweren chronischen Erkrankung den Eintritt von Pflegebedürftigkeit zu vermeiden oder den Schweregrad von Pflegebedürftigkeit zu verringern (Sachverständigenrat 2014). Auch hier findet Rehabilitation als Anschlussmaßnahme an Krankenhausaufenthalte statt – nach dem Erfahrungsbericht des GKV-Spitzenverbandes kommen rd. 80 % aller Rehabilitationsmaßnahmen bei Pflegebedürftigen bzw. von Pflegebedürftigkeit bedrohten Personen im unmittelbaren Anschluss an einen Krankenhausaufenthalt zustande (GKV-Spitzenverband 2018). Demgegenüber spielt das oben angesprochene Instrument der Reha-Empfehlung im Kontext der Begutachtung bei Pflegebedürftigkeit durch die Medizinischen Dienste faktisch kaum eine Rolle.

Dass Rehabilitation zur Vermeidung oder Verringerung von Pflegebedürftigkeit als unterausgebaut gilt, wird auch auf die finanziellen Anreizstrukturen in diesem Zusammenhang zurückgeführt: Die Ausgaben für die Rehabilitation bei diesem Personenkreis müssten die jeweiligen Krankenkassen übernehmen. Die finanziellen Effekte in Form geringerer oder gar vermiedener Pflegeleistungen kämen der Pflegeversicherung zugute. Aufgrund des Beitragswettbewerbs gehen die Krankenkassen – so die allgemeine Einschätzung – die Thematik nicht beherzt an. Lösungsansätze werden daher zumeist in veränderten finanziellen Anreizen gesehen – etwa indem die Krankenkassen an den erzielten Einsparungen beteiligt werden (Jahn et al 2009; Jacobs und Greß 2017).

6.5 Innovationsfonds-Projekte „Neue Versorgungsformen" zum Schnittstellenmanagement

Im Rahmen der Förderschiene „Neue Versorgungsformen" wird die Schnittstelle zwischen Krankenhausbehandlung und Rehabilitation in einer Reihe von Projekten untersucht. Die

---

16 Vgl. §§ 25, 26 SGB IX.

Sichtung verweist auf den von den Akteuren wahrgenommenen Handlungsbedarf. Daher soll hier exemplarisch auf drei Projekte kurz eingegangen werden. Die Informationen basieren auf den Informationen auf der Webseite des Innovationsausschusses:

Das Projekt *RehaKompetenz – Interdisziplinäre und individualisierte Rehaberatung bei drohender Versorgungslücke sowie bei persistierenden Teilhabestörungen* nimmt seinen Ausgangspunkt bei der Feststellung, dass „es den behandelnden Akutkliniken … häufig an Zeit und Fachwissen (fehlt), um eine passende Rehabilitationsstrategie für komplizierte Fälle zu entwickeln und zu planen."[17] In dem von einer Akut- und mehreren Rehakliniken initiierten Projekt sollen sog. Reha-Kompetenzzentren diese Lücke schließen. Die Zentren sollen für potenzielle Rehabilitanden basierend auf einer umfänglichen Untersuchung „passgenaue Rehabilitationspläne" ausarbeiten.

Fehlende Rehabilitationsfähigkeit zum Zeitpunkt der Entlassung aus dem Krankenhaus führt häufig dazu, dass die Patienten vom Krankenhaus entweder in das häusliche Umfeld oder aber in eine Pflegeeinrichtung entlassen werden. Das Projekt *REKUP – Rehabilitative Kurzzeitpflege im stationären Umfeld – Ein Versorgungskonzept für Versicherte mit und ohne vorbestehende Pflegebedürftigkeit*, das unter Konsortialführung der AOK Baden-Württemberg mit Beteiligten aus stationärer Akut- und Reha-Versorgung durchgeführt wird, will rehabilitative Kurzzeitpflege als Missing Link einsetzen. Damit sollen im stationären Umfeld die Rehafähigkeit verbessert und die Voraussetzungen für eine anschließende erfolgreiche Rehabilitation hergestellt werden können.[18]

Die Abstimmung zwischen Akutkliniken, ambulanten und stationären Reha-Einrichtungen zu verbessern, insbesondere durch Etablierung eines zentralen, sektorübergreifenden Versorgungskoordinators, steht im Mittelpunkt des Projektes *MSTVK – Aufbau und Implementierung eines multimodalen, sektoren- und trägerübergreifenden Versorgungskonzeptes bei Majoramputation*[19], das unter Konsortialführung der Klinik für Rehabilitationsmedizin der MH Hannover durchgeführt wird.

6.6 Fazit

Dieser Beitrag thematisiert die Schnittstelle zwischen dem Krankenhausaufenthalt und einer anschließenden Rehabilitationsmaßnahme. Es zeigt sich, dass sowohl das Management der Schnittstelle zwischen den beteiligten Leistungserbringern als auch das Management zwischen den beteiligten Finanzierungsträgern voraussetzungsvoll ist. Der Gesetzgeber wie auch die Selbstverwaltung haben mehrfach in der Vergangenheit Informations-, Kommunikations- und Zusammenarbeits-Verpflichtungen geschaffen sowie ökonomische Anreize neu austariert. Dadurch sollen die Voraussetzungen für einen am Versorgungsbedarf der Patienten orientierten Umgang mit der Schnittstelle verbessert werden.

Während bei Einführung des DRG-Systems gemutmaßt wurde, die Krankenhäuser würden im Rahmen einzelwirtschaftlicher Optimierung möglichst rasch noch nicht rehabilitationsgeeignete Patienten auf nachgelagerte Rehabilitationseinrichtungen verlegen, hat sich dies zumindest flächendeckend nicht realisiert. Damit die Krankenhäuser ihrerseits der Verpflichtung zur Frührehabilitati-

---

17 Zitiert nach: https://innovationsfonds.g-ba.de/projekte/neue-versorgungsformen/rehakompetenz-interdisziplinaere-und-individualisierte-rehaberatung-bei-drohender-versorgungsluecke-sowie-bei-persistierenden-teilhabestoerungen.284 (Zugegriffen: 20. September 2020).

18 Vgl. https://innovationsfonds.g-ba.de/projekte/neue-versorgungsformen/rekup-rehabilitative-kurzzeitpflege-im-stationaeren-umfeld-ein-versorgungskonzept-fuer-versicherte-mit-und-

ohne-vorbestehende-pflegebeduerftigkeit.290 (Zugegriffen: 20. September 2020).

19 Vgl. https://innovationsfonds.g-ba.de/projekte/neue-versorgungsformen/mstvk-aufbau-und-implementierung-eines-multimodalen-sektoren-und-traegeruebergreifenden-versorgungskonzeptes-bei-majoramputation.108 (Zugegriffen: 20. September 2020).

on noch während eines Krankenhausaufenthalts nachkommen, werden hierfür über das DRG-System pauschalierte Ressourcen bereitgestellt. Allerdings wird Optimierungspotenzial in der Reha-Planung durch Krankenhäuser gesehen.

In der versorgungspolitischen Debatte wird insbesondere davon ausgegangen, dass die Möglichkeiten, im Anschluss an einen Krankenhausaufenthalt durch Rehabilitation Pflegebedürftigkeit zu vermeiden, nach wie vor unzureichend ausgeschöpft werden. Es ist zu vermuten, dass dies eine Reihe von Ursachen hat. Zu nennen sind die begrenzten Möglichkeiten von Krankenhäusern, adäquate Rehabilitationsmaßnahmen zu identifizieren, die am Ende des Krankenhausaufenthalts oft nicht ausreichend bestehenden Rehabilitationsfähigkeiten der Patienten sowie fehlende Anreize für die Krankenkassen, kostenträchtige Rehabilitation zu finanzieren, während finanzielle Einsparungen der Pflegeversicherung zugutekämen.

Die exemplarisch genannten Projekte der Neuen Versorgungsformen, die sich mit der Schnittstelle von Krankenhaus und Rehabilitation befassen, verweisen schlaglichtartig auf die aktuell perzipierten Defizite und die von Akteuren als untersuchungswert angesehenen Lösungsansätze. Dies entbindet den Gesetzgeber jedoch nicht von der Aufgabe, potenziell Schnittstellenprobleme erzeugende Finanzierungsregelungen wie im Falle der medizinischen Rehabilitation für Nicht-Erwerbstätige auf Reformnotwendigkeiten zu überprüfen.

Literatur

Baumann L (2007) Aus dem Krankenhaus direkt in die Reha. Stat Monatsh Baden-Württemb 2:22–24

Bundesarbeitsgemeinschaft für Rehabilitation (2018) Rehabilitation. Vom Antrag bis zur Nachsorge – für Ärzte, Psychologische Psychotherapeuten und andere Gesundheitsberufe. Springer, Berlin

Diedrich V, Fuchs H, Morfeld M, Risch L, Ruschmeier R (2019) Studie zur Implementierung von Instrumenten der Bedarfsplanung. BMA Forschungsbericht Nr. 540. Download unter. https://www.ssoar.info/ssoar/handle/document/65991. Zugegriffen: 20. Sept. 2020

Fürstenberg T, Laschat M, Zich K, Kein S, Gierling P, Nolting H-P, Schmidt T (2013) G-DRG-Begleitforschung gemäß § 17b Abs. 8 KHG. Endbericht des dritten Forschungszyklus. IGES-Institut, Berlin

GKV-Spitzenverband (2018) Bericht das GKV-Spitzenverbandes nach § 18a Abs. 3 SGB XI. https://www.gkv-spitzenverband.de/media/dokumente/pflegeversicherung/richtlinien__vereinbarungen__formulare/pflege_berichte/2018_5/190831_Pflege-Bericht_Reha-Empfehlungen_18a.pdf. Zugegriffen: 14. Sept. 2020

Hüer T, Walendzik A (2019) Schnittstellenprobleme und Lösungsansätze in der medizinischen Rehabilitation. GuS 2:36–42. https://doi.org/10.5771/1611-5821-2019-2-36

Jacobs K, Greß S (2017) Schnittstellenprobleme bei der gesundheitlichen Versorgung von Pflegebedürftigen. In: Jacobs K, Kuhlmey A, Greß S, Klauber J, Schwinger A (Hrsg) Pflege-Report 2017. Schwerpunkt: Die Versorgung der Pflegebedürftigen. Schattauer, Stuttgart, S 205–215

Jahn R, Lux G, Walendzik A, Wasem J (2009) Weiterentwicklung des RSA zur Vermeidung von Pflegebedürftigkeit – Erarbeitung eines Konzepts zur nachhaltigen Stärkung von Anreizen für die gesetzlichen Krankenkassen zur Vermeidung von Pflegebedürftigkeit. Diskussionsbeiträge aus dem Fachbereich Wirtschaftswissenschaften der Universität Duisburg-Essen. Campus, Essen (Nr 175)

Kleinow R, Hessel F, Wasem J (2002) Auswirkungen der Krankenhausfallpauschalen für Einrichtungen der geriatrischen Rehabilitation. Z Gerontol Geriat 35:355–360

Medizinischer Dienst des Spitzenverbandes Bund der Krankenkassen (2018) Begutachtungsanleitung Vorsorge und Rehabilitation. Stand: 02.07.2018. https://www.mds-ev.de/fileadmin/dokumente/Publikationen/GKV/Begutachtungsgrundlagen_GKV/BGA_Vorsorge-Reha_18-07-02.pdf. Zugegriffen: 14. Sept. 2020

Sachverständigenrat zur Begutachtung der Entwicklung im Gesundheitswesen (2014) Gutachten 2014. Bedarfsgerechte Versorgung – Perspektiven für ländliche Regionen und ausgewählte Leistungsbereiche. Sachverständigenrat zur Begutachtung der Entwicklung im Gesundheitswesen, Berlin

Staender J, Bergner E (1997) Schnittstellen in der kardiologischen Versorgung. Z Gesundheitswissenschaften 5:343–357

Staudt S, Grabein K (2019) Rehabilitation. In: Wasem J, Matusiewicz D, Neumann A, Noweski M (Hrsg) Medizinmanagement, 2. Aufl. Medizinisch Wissenschaftliche Verlagsgesellschaft, Berlin, S 199–216 van Eiff W, Meyer N, Klemann A, Greitmann B, Karoff M (2007) Rehabilitation und Diagnosis Related Groups (REDIA-Studie): Auswirkungen der DRG-Einführung im Akutbereich auf die medizinische Rehabilitation. Rehabilitation 46:74–81

Wasem J (2015) GKV-Finanzarchitektur als Eckpfeiler der Wettbewerbsordnung: Stand und Weiterentwicklung. GuS 69(4):28–33

Sektorübergreifende Versorgung bei Herzinsuffizienz

Stefan Störk, Frank Peters-Klimm, Julian Bleek, Rajko Ninic und Andreas Klöss

Inhaltsverzeichnis

© Der/die Autor(en) 2021
J. Klauber et al. (Hrsg.), *Krankenhaus-Report 2021*, https://doi.org/10.1007/978-3-662-62708-2_7

7

▪ ▪ Zusammenfassung

Die Versorgung von Patienten mit Herzinsuffizienz ist gekennzeichnet durch hohe Behandlungsintensität und häufige Wechsel zwischen den Leistungssektoren. Dies macht ein hohes Maß an Abstimmung und Kommunikation zwischen den Leistungserbringern der beteiligten Versorgungsebenen erforderlich. Dieser Beitrag geht der Frage nach, inwieweit das deutsche Gesundheitssystem Strukturen bereithält, die eine nahtlose Versorgung von Herzinsuffizienzpatienten unterstützen.

Als Ausgangspunkt der Betrachtungen diente eine Routinedatenanalyse auf der Grundlage bundesweiter Abrechnungsdaten von über 26 Mio. AOK-Versicherten aus den Jahren 2018–2019. Der Fokus lag auf zentralen Charakteristika der Herzinsuffizienz-Population und der Versorgungsprozesse sowie wichtiger Schnittstellen der Versorgung. Erwartungsgemäß fanden sich unter den Herzinsuffizienz-Patienten viele ältere und pflegebedürftige Menschen. Die Komorbiditätslast und Polypharmaziequote waren hoch. Dies spiegelte sich in einem hohen Betreuungsbedarf mit vielen Arztkontakten und Krankenhausaufenthalten wider.

Studiendaten weisen auf Versorgungsdefizite hinsichtlich einer frühen und validen Diagnosestellung sowie der Langzeitbehandlung hin. Ungenügend implementierte Regelungen der Kooperation, fehlende Kommunikationsformate sowie Vergütungsstrukturen, die wenig Anreize für kooperative Versorgungsformen bieten, tragen dazu bei, dass das Zusammenspiel von Hausarzt und Kardiologe noch nicht optimal funktioniert. Ein optimaler Übergang vom Krankenhaus in die ambulante Weiterversorgung ist personal- und ressourcenintensiv und trotz sinnvoller gesetzgeberischer Vorgaben häufig nicht umgesetzt. Brüche bestehen zudem in Bezug auf die Anbindung des Patienten an das professionelle System.

Die hier vorgestellten Case-Management-Strategien enthalten verschiedene Komponenten, die geeignet sind, Schwachstellen in der bestehenden Versorgung zu kompensieren. Neben der Erfassung von Körperwarnsignalen *scheinen insbesondere verbindliche Regelungen zur Kooperation, die Einbindung nichtärztlicher Fachkräfte sowie die Etablierung sektorübergreifender Kommunikationsformen essentiell, um eine nahtlose Versorgung von Herzinsuffizienz-Patienten zu gewährleisten. Eine wichtige Rolle spielt zudem das Vergütungssystem, das mit seiner sektoralen Trennung und dem Bezug auf einzelne Leistungserbringer nicht ausreichend Anreize für eine kooperative Versorgung setzt.*

The care of patients with heart failure is characterised by high treatment intensity and frequent changes between service sectors. This requires a high degree of coordination and communication between the service providers of the levels of care involved. This article examines the question of the extent to which the German health care system provides structures that support seamless care for heart failure patients.

The starting point was a routine data analysis based on nationwide billing data of more than 26 million AOK-insurees for 2018–2019. The focus was on central characteristics of the heart failure population and the care processes as well as important interfaces of care. As expected, the heart failure patients included many elderly people and people in need of care. The comorbidity burden and polypharmacy rate were high. This was reflected in a high need for care with many contacts with physicians and hospital stays.

Study data point to care deficits with regard to early and valid diagnosis and long-term treatment. Due to inadequately implemented regulations on cooperation, a lack of communication formats and remuneration structures that offer little incentive for cooperative forms of care, the interaction between GP and cardiologist does not yet work optimally. An optimal transition from inpatient to outpatient care is personnel- and resource-intensive and, despite sensible legislative requirements, often not implemented. Fractures also exist with regard to the patient's connection to the professional system.

The case management strategies presented here contain various components that are suitable for compensating for weaknesses in existing care. In addition to a recording of body warning signals, binding regulations on cooperation, the integration of non-physician professionals, and the establishment of cross-sectoral forms of communication seem particularly essential to ensure seamless care for heart failure patients. Another important factor is the remuneration system, which with its sectoral separation and reference to individual service providers does not provide sufficient incentives for cooperative care.

7.1 Einleitung und Gliederung des Beitrags

Die Versorgung von Menschen mit Herzinsuffizienz entwickelt sich vor dem Hintergrund des wachsenden Anteils älterer Menschen an der Gesamtbevölkerung zu einer gesellschaftlichen Herausforderung. Zunehmende Möglichkeiten, das Leben herzkranker Menschen zu verlängern, gehen einher mit einer hohen Behandlungsintensität und häufigen Wechseln zwischen den Versorgungssektoren. Die Anforderungen an die Gesundheitskompetenz der Patienten, aber auch an das Wissen und die kommunikativen Fähigkeiten der in die Behandlung involvierten Ärzte steigen. Die Notwendigkeit einer funktionierenden Kooperation zwischen den Leistungserbringern der verschiedenen Versorgungsebenen wächst.

Vor diesem Hintergrund stellt sich die Frage, ob das deutsche Gesundheitssystem Strukturen bereithält, die diesen Anforderungen standhalten.

Herzinsuffizienz kann aufgrund seiner multiplen krankheitsbedingten Facetten, seiner zahlenmäßigen Häufigkeit und der weitreichenden Durchdringung aller Versorgungssegmente als Modellerkrankung dienen, um a) typische Nahtstellen in der intersektoralen Versorgung zu beschreiben, b) damit verbundene

Probleme zu adressieren und c) Leitkonzepte für *Chronic-Care*-Versorgung zu beschreiben bzw. abzuleiten.

Nach einer kurzen Einführung in das Thema (▶ Abschn. 7.2) werden in ▶ Abschn. 7.3 Datengrundlage und Methoden einer Routinedatenanalyse beschrieben, die mit dem Ziel einer Veranschaulichung wesentlicher Merkmale der Herzinsuffizienz-Population sowie des Versorgungsprozesses auf der Datenbasis von annähernd 26 Mio. AOK-Versicherten durchgeführt wurde. In ▶ Abschn. 7.4 werden die Ergebnisse und ihre Einbettung in den internationalen Forschungskontext dargestellt. ▶ Abschn. 7.5 adressiert zentrale Nahtstellen und Brüche im Versorgungsprozess herzinsuffizienter Patienten. In ▶ Abschn. 7.6 werden ausgewählte Ansätze zur Verbesserung der Versorgung vorgestellt. Aufbauend darauf werden in ▶ Abschn. 7.7 Bausteine einer „idealen Versorgung" skizziert.

7.2 Syndrom Herzinsuffizienz als medizinische Herausforderung

Herzinsuffizienz ist eine syndromale Erkrankung: In Abhängigkeit von der zugrunde liegenden Ätiologie und dem Schweregrad kann die strukturelle Herzerkrankung zur Beeinträchtigung praktisch aller Organsysteme führen (Ponikowski et al. 2016). Während die Herzinsuffizienz als „oligosymptomatisch" betrachtet wird – mit den charakteristischen, aber unspezifischen Leitsymptomen Dyspnoe, Leistungsminderung, Erschöpfung und ggf. Symptomen der Flüssigkeitsretention –, ist ihre klinische Ausprägung multidimensional. Präzise Diagnostik und Klassifizierung des Syndroms Herzinsuffizienz sowie der Komorbiditäten bilden die Grundlage einer Vielzahl unterschiedlicher Therapieoptionen. Sie umfassen kausale Therapieansätze (KHK, Vitien, Arrhythmien), nichtmedikamentöse (Schulungen, körperliches Training, Modifikation des Lebensstils), prognose- und symptomverbessernde medikamentöse Therapie sowie apparative und operative Maßnahmen.

Die aktuellen Leitlinien teilen die Herzinsuffizienz anhand der linksventrikulären Ejektionsfraktion (LVEF) in drei Gruppen ein, die epidemiologisch auch etwa gleich groß bzw. bedeutsam sind. Der Gruppe mit LVEF < 40 % (Heart Failure with reduced Ejection Fraction = HFrEF) kommt eine zentrale Bedeutung zu, da hier die beste Evidenz für eine an den Schweregrad (NYHA-Stadium) angepasste Therapie besteht. Evidenzbasierte, jedoch komplexe Algorithmen regeln die sinnvoll kombinierte Zusammensetzung dieser Elemente. Im Fokus stehen hierbei Pharmakotherapie sowie Implantation sog. Devices (z. B. Defibrillator oder resynchronisierender Herzinsuffizienz-Schrittmacher). Neben einer einwandfreien Indikationsstellung sind multiple Kontraindikationen zu beachten, ebenso wie Aspekte der Polypharmazie sowie der Umstand, dass sowohl Pharmaka wie Devices einer iterativen Nachjustierung und Kontrolle bedürfen (Ponikowski et al. 2016). Die beiden anderen Gruppen beschreiben zum einen Patienten mit LVEF > 50 % (Heart Failure with preserved Ejection Fraction = HFpEF), für die bislang keine (isolierte) Pharmakotherapie Behandlungsvorteile zeigen konnte, sodass hier empfohlen wird, die jeweils im Vordergrund stehenden Begleiterkrankungen intensiv zu therapieren. Zum anderen existiert eine dritte Gruppe mit LVEF zwischen 40 und 50 % (Heart Failure with mid-range Ejection Fraction = HFmrEF), die noch unscharf charakterisiert ist und sowohl Patienten mit im Verlauf verbesserter wie auch verschlechterter Pumpfunktion umfasst. Aus Sicht der Leitlinien eindeutig und bereits langjährig mit der höchsten Evidenzklasse versehen ist jedoch die Auffassung, dass aufgrund des syndromalen Charakters des Krankheitsbildes alle Patienten mit chronischer Herzinsuffizienz in ein strukturiertes Versorgungskonzept eingebunden werden sollten (Ponikowski et al. 2016; BÄK et al. 2019).

Damit ist die evidenz- und zugleich patientenorientierte Versorgung zum einen medizinisch komplex und aufwändig, da die detaillierten Empfehlungen der Leitlinien eine vertiefte differenzialdiagnostische und -therapeutische Auseinandersetzung mit dem Einzelfall, Umgang mit Ko- bzw. Multimorbidität, wiederholte Therapieanpassungen im mittelfristigen Verlauf und klinische, technische und laborchemische Kontrollen erfordern. Zum anderen sind bei der Wahl der Behandlung mit dem Patienten wiederholt die individuellen Therapieziele festzulegen, wobei idealerweise eine vorausschauende Kommunikation und Versorgungsplanung neben dem allgemeinen physischen Status auch psychosoziale Aspekte miteinbezieht.

7.3 Datengrundlage und Methoden

Zur Veranschaulichung wesentlicher Merkmale der Herzinsuffizienz-Population sowie des Versorgungsprozesses wurde eine Routinedatenanalyse auf Basis von rund 26 Mio. AOK-Versicherten (N = 26.503.928 im Jahr 2018) durchgeführt. Neben Versichertenstammdaten fanden hierbei ambulante Abrechnungsdaten nach § 295 SGB V, von den Apotheken übermittelte Arzneiverordnungsdaten gemäß § 300 SGB V sowie Daten zur Krankenhausbehandlung gemäß § 301 SGB V Verwendung. Für alle Analysen zu punktuellen Ereignissen (z. B. Charakteristika der Zielpopulation) wurden Daten aus dem Jahr 2018 zugrunde gelegt. Sofern zeitliche Zusammenhänge untersucht wurden (z. B. Arztkontakt nach Krankenhausaufenthalt) wurde – falls erforderlich – zusätzlich auf Daten aus dem Jahr 2019 zurückgegriffen. Die Zielpopulation (Versicherte mit Herzinsuffizienz) wurde über folgende Aufgreifkriterien selektiert:

- mindestens 18 Jahre alt (Stichtag 31.12.2017)
- im Jahr 2018 und 2019 durchgängig AOK-versichert (> 350 Tage je Jahr) und
- mit für 2018 ambulant gesicherter (M2Q-Kriterium) oder stationärer Hauptdiagnose:

I50   Herzinsuffizienz

I11.0 Hypertensive Herzkrankheit mit (kongestiver) Herzinsuffizienz

I13.0 Hypertensive Herz- und Nierenkrankheit mit (kongestiver) Herzinsuffizienz

I13.2 Hypertensive Herz- und Nierenkrankheit mit (kongestiver) Herzinsuffizienz und Niereninsuffizienz.

Auf diese Weise wurden insgesamt N = 1.063.267 Versicherte mit einer Herzinsuffizienzdiagnose identifiziert. Die berichteten Ergebnisse beziehen sich überwiegend auf diese Zielpopulation. Bei der Bestimmung der Mortalitätsraten (Mortalität, Versterben nach Krankenhausentlassung) wurden zusätzlich Versicherte berücksichtigt, die bedingt durch ihr Versterben im Jahr 2018 oder 2019 nicht das Kriterium des durchgängigen Versichertenstatus erfüllten (N = 210.337 Patienten).

Neben der Deskription der Zielpopulation (Alter, Geschlecht, Prävalenz der Herzinsuffizienz, Komorbidität) lag der Fokus der Analysen darauf, einen Eindruck der ambulanten und stationären Versorgungsintensität zu vermitteln, insbesondere durch Quantifizierung der

◻ Tabelle 7.1 Übersicht über die verwendeten Indikatoren und Leitlinienempfehlungen

Identifikator	Beschreibung	Quelle
QISA D13	Anteil der älteren Patienten ($\geq$ 65 Jahre) mit Polypharmazie (> 5 Wirkstoffe)	(Kaufmann-Kolle et al. 2019)
QISA B24	Zahl der verschiedenen konsultierten Fachärzte je eingeschriebenem Versicherten	(Broge et al. 2009)
QISA C8 12	Anteil der Patienten mit HI mit herzinsuffizienzbedingter Hospitalisierung	(Peters-Klimm und Andres 2020)
QSR ID 2000	Versterben innerhalb von 90 Tagen nach Krankenhausaufnahme	(WIdO 2019)
QSR ID 2016	Wiederaufnahme wegen HI innerhalb von 90 Tagen nach Entlassung	(WIdO 2019)
QSR ID 2017	Anteil der Patienten, die innerhalb eines Jahres nach Entlassung mit einem ACE-Hemmer oder AT1-Blocker behandelt werden	(WIdO 2019)
QSR ID 2018	Anteil der Patienten, die innerhalb eines Jahres nach Entlassung mit einem Betarezeptorenblocker behandelt werden	(WIdO 2019)
NVL Empf. 12-4	Patienten, die nach kardialer Dekompensation aus einer stationären Behandlung entlassen wurden, sollen engmaschig kardiologisch kontrolliert werden	(BÄK et al. 2019)
NVL Empf. 12-12	Bei Patienten mit chronischer HI sollte im Rahmen des interprofessionellen Entlassmanagements mit dem Hausarzt kommuniziert und Termine zur Nachkontrolle innerhalb von 7–10 Tagen (bei schwerer HI innerhalb von maximal 3 Tagen) vereinbart werden	(BÄK et al. 2019)

HI: Herzinsuffizienz; NVL: Nationale VersorgungsLeitlinie; QISA: Qualitätsindikatorensystem für die ambulante Versorgung; QSR: Qualitätssicherung mit Routinedaten; ACE: Angiotensin Converting Enzyme; AT1: Angiotensin 1

Krankenhaus-Report 2021

Kontakte zu Haus- und anderen Vertragsärzten und der Krankenhausaufenthalte. Anzahl und Zeitpunkt der Kontakte zu Haus- und anderen Vertragsärzten wurden über Behandlungstage innerhalb eines Behandlungsfalls bzw. über das Behandlungsdatum ermittelt.

Ergänzt wurden diese Analysen um Berechnungen, die erste Rückschlüsse auf die Versorgungsqualität von Herzinsuffizienzpatienten ermöglichen, insbesondere für die Phase nach einem Krankenhausaufenthalt. Als Grundlage dienten Indikatoren des QISA-Systems (Qualitätsindikatorensystem für die ambulante Versorgung) sowie Indikatoren des QSR-Verfahrens (Qualitätssicherung mit Routinedaten). Zudem wurden Empfehlungen der aktuell gültigen Nationalen Versorgungsleitlinie Chronische Herzinsuffizienz für die Zeit nach der Krankenhausentlassung berücksichtigt (BÄK et al. 2019). Die verwendeten Indikatoren bzw. Empfehlungen sind in ◘ Tab. 7.1 zusammengefasst.

Die Operationalisierung der QISA-Indikatoren beruht auf Vorarbeiten aus QuATRo (Qualität in Arztnetzen – Transparenz mit Routinedaten), einem bundesweiten Qualitätsprojekt der AOK, in dem die entsprechenden Indikatoren seit dem Jahr 2013 jährlich berechnet werden.

Die vorgeschlagene Operationalisierung der QSR-Indikatoren zur poststationären Pharmakotherapie (ID 2017, 2018) wurde dahingehend modifiziert, dass statt 90 DDD (definierte Tagesdosen) eine einmalige Verordnung des entsprechenden Arzneimittels als ausreichend betrachtet wurde. Bei der Berechnung des ID 2000 wurde anstelle des Aufnahmedatums das Entlassdatum verwendet.

Darüber hinaus wurden die Indikatoren zum Versterben bzw. zur Wiederaufnahme nach Krankenhausaufenthalt sowie zur Polypharmazie mit weiteren Bezugsgrößen (Zeiträume bzw. Anzahl Wirkstoffe) berechnet.

Folgende Kataloge fanden bei der Operationalisierung Verwendung: Diagnosen: ICD-10-Klassifikation (DIMDI 2018), Arzneimittel: Amtliche Fassung des ATC-Index mit DDD-Angaben für Deutschland im Jahre 2018 (WIdO 2018), Arztgruppenschlüssel: Schlüsseltabelle der Kassenärztlichen Bundesvereinigung (KBV 2019).[1]

7.4 Ausgewählte Charakteristika der Herzinsuffizienzpopulation und des Versorgungsprozesses

Nachstehend werden die Ergebnisse im Kontext ausgewählter nationaler Berichte exemplarisch besprochen. In einer aktuellen Auswertung eines Datensatzes des *Health Risk Institute*, der ca. 10 % aller deutschen gesetzlich Versicherten umfasste, wurde die Prävalenz der Herzinsuffizienz in Deutschland mit 3,9 % beziffert (Störk et al. 2017). Im hier untersuchten Kollektiv volljähriger AOK-Versicherter lag die Prävalenz demzufolge etwas höher, nämlich bei 5,3 % (1.063.267/19.988.224). Diese Daten sind konsistent mit den in den letzten Jahren berichteten Prävalenzwerten für Deutschland (BÄK et al. 2019; Störk et al. 2017; Holstiege et al. 2018; Riens und Bätzing-Feigenbaum 2014; Christ et al. 2016), liegen jedoch deutlich über den Angaben anderer Länder (Ponikowski et al. 2016; Seferovic et al. 2013).

Das Kodierungsverhalten unterschied sich im stationären Sektor deutlich von dem des ambulanten (◘ Tab. 7.2): Stationär wurde häufiger I50.1 (67 % vs. 43 %) und I50.01 (34 % vs. 7 %) kodiert, es fanden sich aber wesentlich seltener ICD-Codes, die für eine Herzinsuffizienz mit nicht eingeschränkter Pumpfunktion kodieren, also I11.0, I13.0, I13.2 (4 % vs. 23 %). Ambulant wurden zudem deutlich häufiger unspezifische I50-Codes vergeben (50,6 % vs. 0,5 %). Unterschiede können in den spezifischen Rollen der Leistungserbringer im Versorgungsprozess (Routine vs. Akutversorgung), aber auch in fehlenden verbindlichen Regelungen zur Vergabe von Dia-

---

1   Weitere Details zur Operationalisierung sind auf Anfrage bei den Autoren erhältlich.

◻ **Tabelle 7.2** Verteilung der ICD-Codierung in der Zielpopulation[a] (N = 1.063.267)

ICD-kodierte Herzinsuffizienz	Stationär oder ambulant N = 1.063.267	Ambulant (M2Q) N = 1.022.510	Stationär (nur Hauptdiagnose) N = 94.209
I50 [Herzinsuffizienz]	973.779 (91,5 %)	933.496 (91,3 %)	91.050 (96,6 %)
I50.1 [Linksherzinsuffizienz]	487.811 (45,8 %)	442.989 (43,3 %)	63.305 (67,2 %)
I50.00 [Primäre Rechtsherzinsuffizienz]	9.796 (0,9 %)	8.948 (0,9 %)	864 (0,9 %)
I50.01 [Globale Herzinsuffizienz mit sekundärer Rechtsherzinsuffizienz]	96.810 (9,1 %)	68.419 (6,7 %)	31.561 (33,5 %)
I50.9 [Herzinsuffizienz, nicht näher bezeichnet]	517.851 (48,7 %)	517.533 (50,6 %)	513 (0,5 %)
I11.0 [Hypertensive Herzkrankheit mit (kongestiver) Herzinsuffizienz] *oder* I13.0 [Hypertensive Herz- und Nierenkrankheit mit (kongestiver) Herzinsuffizienz] *oder* I13.2 [Hypertensive Herz- und Nierenkrankheit mit (kongestiver) Herzinsuffizienz und Niereninsuffizienz]	238.109 (22,3 %)	234.894 (22,9 %)	3.528 (3,7 %)

[a] 2018 und 2019 durchgängig versichert, mindestens 18 Jahre alt, mindestens eine der folgenden ICD-Codes: I50, I11.0, I13.0, I13.2.
Krankenhaus-Report 2021

gnoseschlüsseln im vertragsärztlichen Bereich begründet sein.

Exakte Aussagen zum Anteil der Patienten mit eingeschränkter Pumpfunktion erlauben die Daten jedoch nicht, da die ICD-Klassifikation lediglich eine Kodierung der Linksherzinsuffizienz ohne Differenzierung zwischen HFrEF und HFpEF vorsieht.

Herzinsuffizienz ist in Deutschland – nach der „Diagnose Geburt" – die häufigste Krankenhaus-Entlassdiagnose. Mehr als zwei Drittel (69 %) dieser Hospitalisierungen betreffen Menschen, die mindestens 75 Jahre alt sind (Christ et al. 2016; Störk et al. 2017). Im aktuellen Datensatz lag demnach das mittlere Alter, wie erwartet, bei 75 Jahren (Median 78 Jahre), 56 % waren Frauen (◻ Tab. 7.3). Die Altersabhängigkeit des Syndroms Herzinsuffizienz war ebenso gut nachzuvollziehen wie die hohe Komorbiditätslast mit wichtigen, ebenfalls mehrheitlich mit Therapieleitlinien abge-

sicherten Erkrankungen. Hier ist insbesondere die hohe Prävalenz an komorbidem Diabetes mellitus, Niereninsuffizienz und Depression hervorzuheben (ebd.). Dies ist konsistent mit früheren Berichten, die ähnliche Häufigkeiten multipler Komorbiditäten berichteten, die einerseits die Behandlung komplizieren und andererseits wichtige Treiber für Rehospitalisierungen darstellen (Ponikowski et al. 2016; Holstiege et al. 2018; Braunstein et al. 2003; Störk et al. 2008). Es wird vermutet, dass im Langzeitverlauf „bei optimalem Management" ein wesentlicher Prozentsatz, nämlich etwa die Hälfte dieser herzinsuffizienz- bzw. komorbiditätsassoziierten Hospitalisierungen vermeidbar wäre (Braunstein et al. 2003).

Die hohe Belastung mit Begleiterkrankungen spiegelte sich in weiteren Charakteristika wider. So fand sich ein sehr hoher Anteil älterer Patienten, die mehr als 5 bzw. mehr als 10 verschiedene Medikamente einnahmen, näm-

◘ Tabelle 7.3 Basischarakteristika der Zielpopulation (N = 1.063.267, Versicherte mit Herzinsuffizienz: I50, I11.0, I13.0, I13.2) im Jahre 2018

	Herzinsuffiziente Patienten
Alter [Jahre], MW (SD)	75,4 (11,8)
Alterskategorie, n (%)	
< 60 Jahre	117.515 (11,1)
60–74 Jahre	293.761 (27,6)
75–90 Jahre	588.657 (55,4)
> 90 Jahre	63.334 (6,0)
Geschlecht, n (%)	
Männlich	469.548 (44,2)
Weiblich	593.719 (55,8)
Komorbidität, n (%)	
KHK (I20–I25)	523.362 (49,2)
Bluthochdruck (I10)	923.551(86,9)
Diabetes mellitus Typ 2 (E11)	468.291 (44,0)
COPD (J44)	223.973 (21,1)
Niereninsuffizienz (N18)	362.753 (34,1)
Depression (F32, F33)	276.302 (26,0)
≥ drei der o. g. Komorbiditäten	561.274 (52,8)
Beeinträchtigung der Selbständigkeit, n (%)	
Kein Pflegegrad	707.343 (66,5)
Pflegegrad 1[a]	35.762 (3,4)
≥ Pflegegrad 2[b]	320.162 (30,1)
Arzneimittelverordnungen, n (%)	
≥ 65 Jahre und Verordnung von	
> 5 Wirkstoffen in mind. 1 Quartal	651.486 (61,3)
> 10 Wirkstoffen in mind. 1 Quartal	214.716 (20,2)
Arztkontakte	
Hausarztkontakt stattgefunden, n (%)	1.059.516 (99,6)
Kardiologenkontakt stattgefunden, n (%)	389.436 (36,6)
Hausarztkontakte pro Patient pro Jahr, MW (SD)	18,5 (12,0)
Konsultierte Fachärzte pro Patient pro Jahr (inkl. Hausärzte), MW (SD)	5,2 (2,9)

◻ **Tabelle 7.3** (Fortsetzung)	
	Herzinsuffiziente Patienten
Hospitalisierungen, n (%)	
Krankenhausaufenthalt (unabhängig vom Aufnahmegrund)	438.507 (41,2)
Krankenhausaufenthalt wegen Herzinsuffizienz	94.209 (9,4)

[a] Pflegegrad 1: „geringe Beeinträchtigungen der Selbständigkeit"
[b] Pflegegrad 2: „erhebliche Beeinträchtigungen der Selbständigkeit", Pflegegrad 3: „schwere Beeinträchtigungen der Selbständigkeit", Pflegegrad 4: „schwerste Beeinträchtigungen der Selbständigkeit", Pflegegrad 5: „schwerste Beeinträchtigungen der Selbständigkeit mit besonderen Anforderungen an die pflegerische Versorgung" (Quelle: Sozialgesetzbuch (SGB XII) § 61b Pflegegrade)
Krankenhaus-Report 2021

lich 61 % bzw. 20 % (◻ Tab. 7.3). Ebenfalls hoch war der Anteil an Patienten (ca. 30 %), die in Pflegegrad 2 oder höher versorgt waren (ebd.). Dieser Prozentsatz war fast 5-mal höher als im Gesamtkollektiv der AOK-Versicherten (6,4 %). Erwartungsgemäß übersetzten sich all diese Faktoren in eine hohe Mortalitätsrate von 8 % bzw. 9 % im ersten resp. zweiten Jahr des Untersuchungszeitraums (Zahlen nicht dargestellt).

Die ambulante Versorgung herzinsuffizienter Patienten ist geprägt von multiplen Kontakten zu Haus- und Fachärzten. Praktisch alle Patienten sahen mindestens einmal im Jahr 2018 ihren Hausarzt. Die mittlere Kontaktfrequenz lag bei 19 Besuchen im Jahr. Im Verhältnis dazu sah mit 37 % ein deutlich geringerer Anteil aller Patienten einen Kardiologen. Durchschnittlich waren in die Behandlung von Patienten mit Herzinsuffizienz fünf verschiedene Fachärzte involviert (◻ Tab. 7.3). Die Datenquellen erlaubten jedoch keine Bewertung der jeweils beim Kontakt (mit Hausarzt bzw. Facharzt) betriebenen Aufwände.

Die gesundheitspolitische und -ökonomische Bedeutung dieses klinischen Syndroms ist in den vergangenen 15 Jahren permanent gestiegen (um 65 % von ca. 240.000 im Jahre 2000 auf ca. 400.000 Hospitalisierungen im Jahre 2016) (Christ et al. 2016). Gesundheitsökonomische Analysen zeigten konsistent, dass in diesem Kontext iterative Hospitalisierungen den führenden kostentreiben-

den Faktor darstellen (Nuckols et al. 2017). Im vorliegenden Datensatz war die Hospitalisierungsquote wie erwartet hoch: 41 % der Zielpatienten hatten im Jahr 2018 mindestens einen Krankenhausaufenthalt jedweder Ursache und knapp 10 % mindestens einen Krankenhausaufenthalt wegen Herzinsuffizienz (◻ Tab. 7.3).

◻ Tab. 7.4 gibt die Versorgungssituation und Prognose der Subgruppe von Patienten wieder, die mindestens einmal wegen Herzinsuffizienz hospitalisiert waren. Ein hoher Anteil (83 %) hatte in den ersten zehn Tagen nach Entlassung aus dem Krankenhaus erneut Kontakt mit einem Arzt, vorwiegend dem Hausarzt. Allerdings wurden in den ersten 90 Tagen nach Entlassung nur knapp 21 % der Patienten einem Kardiologen vorgestellt. Mit Blick auf die beiden wichtigsten Säulen der Herzinsuffizienz-Pharmakotherapie, ACE-Hemmer/AT1-Blocker bzw. Betablocker, sieht man eine recht gute Durchdringung mit diesen Substanzklassen, die z. B. höher liegt als vor 15 Jahren (Störk et al. 2008). Dennoch gilt weiterhin, dass „Hospitalisierung wegen Herzinsuffizienz" als schwerwiegendes Warnsignal gelten muss, das u. a. eine intensivierte poststationäre Versorgung nach sich ziehen sollte: In der Subgruppe von Patienten mit Herzinsuffizienz-verursachter Hospitalisierung lag im ersten Vierteljahr nach Entlassung aus dem Krankenhaus die Rehospitalisierungsrate bei fast 17 %, die korrespondierende Mortalität lag

7

◼ **Tabelle 7.4** Poststationärer Verlauf und Versorgung von Patienten nach einem Krankenhausaufenthalt wegen Herzinsuffizienz im Jahre 2018 (N = 94.209[a])

	N (%)
Poststationäre Versorgung	
Kontakt zu Facharzt (Hausarzt oder Kardiologe) innerhalb von 10 Tagen nach Entlassung	74.185 (83,2)
Kontakt zu Kardiologe innerhalb von 90 Tagen nach Entlassung	13.365 (20,8)
Verordnung ACE-Hemmer/AT1-Blocker innerhalb von 12 Monaten	79.608 (84,5)
Verordnung Betablocker innerhalb von 12 Monaten	78.749 (83,6)
Poststationärer Verlauf	
Wiederaufnahme wegen Herzinsuffizienz innerhalb von	
7 Tagen	3.952 (4,2)
30 Tagen	9.193 (9,8)
90 Tagen	15.448 (16,4)
Versterben nach Krankenhausentlassung innerhalb von	
7 Tagen	2.846 (1,8)
30 Tagen	9.174 (5,8)
90 Tagen	18.631 (11,8)

[a] Die berichteten Mortalitätsdaten beziehen sich zusätzlich auf Versicherte (mit Krankenhausaufenthalt wegen Herzinsuffizienz), die durch ihr Versterben 2018 oder 2019 nicht das Kriterium der Versichertendauer erfüllen (N = 157.758).
Krankenhaus-Report 2021

nach einem Monat bei knapp 6 % und nach drei Monaten bei fast 12 % (◼ Tab. 7.4). Dies ist konsistent mit Beobachtungen europäischer Register (Lund et al. 2012; Crespo-Leiro et al. 2016; Tromp et al. 2020). Im Vergleich mit der hier beschriebenen Zielpopulation wiesen diese durchweg etwas günstigere Morbiditäts- und Mortalitätswerte auf – vermutlich, weil sie näher an der stärker kontrollierten Studienwelt als der klinischen Realität angesiedelt waren.

7.5   Schnittstellen und Brüche in der Versorgung

Die vorgestellten Daten verdeutlichen die Vulnerabilität einer großen Anzahl von Patienten mit Herzinsuffizienz. Sie skizzieren ein Bild der Versorgung, das durch eine hohe Behandlungsintensität, die Involvierung verschiedener Facharztgruppen und Kontakt zu verschiedenen Leistungssektoren gekennzeichnet ist. Dies setzt ein hohes Maß an Abstimmung und Kommunikation zwischen den Leistungserbringern der beteiligten Versorgungsebenen voraus. Im Folgenden werden wichtige Schnittstellen der Versorgung beleuchtet und exemplarisch Probleme und Bruchstellen skizziert.

7.5.1 Schnittstelle Hausarzt – Kardiologe

Besteht der Verdacht auf eine Herzschwäche, empfehlen die Leitlinien die Durchführung einer Basisdiagnostik durch den Hausarzt, der im Versorgungsprozess die „Lotsenfunktion" übernimmt (BÄK et al. 2019). Erhärtet sich der Verdacht, soll zeitnah die Überweisung zum Kardiologen erfolgen (Ponikowski et al. 2016; BÄK et al. 2019). Ziel dieser initialen diagnostischen Kaskade ist die valide Diagnosestellung, Identifizierung von behandelbaren Ursachen und die frühzeitige Einleitung einer leitliniengerechten Therapie. Jeder Monat früher, mit dem eine zielgerichtete Herzinsuffizienztherapie begonnen werden kann, ist assoziiert mit einer 1-prozentigen Mortalitätsreduktion im Vergleich zu nicht therapierten Patienten (Zaman et al. 2017). Einer Studie auf der Basis bundesweiter Routinedaten aus den Jahren 2008 bis 2013 zufolge wird die Neudiagnose einer Herzinsuffizienz in ca. 60 % aller Fälle im niedergelassenen Bereich gestellt und davon zu 61 % im hausärztlichen Bereich, aber nur zu ca. 15 % durch einen Kardiologen (Störk et al. 2017). Weil die Treffsicherheit dieser Diagnose mit einem hohen Unsicherheitsfaktor behaftet ist und nur bei 40 bis 60 % liegt, ist die Verdachtsdiagnose möglichst immer echokardiographisch durch einen Kardiologen zu verifizieren (vgl. BÄK et al. 2019). Das Alter des Patienten und Zugänglichkeit (insbesondere in ländlichen Regionen) sind für diesen essentiellen Schritt limitierende Faktoren (Riens und Bätzing-Feigenbaum 2014; Holstiege et al. 2019).

Auch in der ambulanten Langzeitbetreuung weist die Nationale Versorgungsleitlinie (NVL) dem Hausarzt die zentrale Rolle in der Koordination diagnostischer, therapeutischer und rehabilitativer Maßnahmen zu – in Kooperation mit Kardiologen und anderen Fachdisziplinen (BÄK et al. 2019). Studiendaten legen jedoch den Schluss nahe, dass Kardiologen nicht regelhaft in die entscheidende Phase der ersten Behandlungsjahre einbezogen sind, die jedoch anerkanntermaßen entscheidend sind, um die Therapie optimal angepasst auf die individuelle Situation des Patienten und den Schweregrad der Erkrankung anzupassen (Ponikowski et al. 2016; Zaman et al. 2017). So werden ca. 84 % der Patienten mit Herzinsuffizienz in den beiden Folgejahren nach Erstdiagnose vorwiegend oder ausschließlich vom Hausarzt betreut (Riens und Bätzing-Feigenbaum 2014). Hinsichtlich der Qualität der Langzeitbehandlung legt eine Studie aus dem hausärztlichen Kontext insbesondere Defizite in der Auftitration der Herzinsuffizienz-Medikation offen. So war zwar der Prozentsatz der Patienten, die mit ACE-Hemmern/AT1-Blockern bzw. Betablockern oder beiden Substanzklassen versorgt wurden, relativ hoch (80 %, 75 % und 62 %). Die Zieldosis wurde aber, auch unter Berücksichtigung von potenziellen Kontraindikationen, lediglich bei 49 % (ACE-Hemmer/AT1-Blocker) bzw. 46 % (Betablocker) der Patienten erreicht (Peters-Klimm et al. 2008).

Verschiedene Faktoren erschweren das Gelingen der Kooperation zwischen Hausarzt und Kardiologe. So ist in der Praxis die Aufgabenverteilung zwischen den Fachgruppen, insbesondere in der Langzeitbetreuung, nicht klar definiert – bei gleichzeitiger Überschneidung in der fachlichen Kompetenz. Das betrifft beispielsweise die Frage, welche Fachgruppe sich um die Auftitration der Medikation und das damit verbundenen Monitoring kümmert. Eine effektive Arbeitsteilung erfordert regelmäßige Absprachen zwischen den Fachdisziplinen. Einfache Formate der bilateralen Kommunikation über das Telefon hinaus, wie z. B. eine gemeinsam geführte elektronische Patientenakte, sind jedoch in der Praxis bislang nicht etabliert. Da niedergelassene Ärzte grundsätzlich ein Wirtschaftsunternehmen führen, müssen sie ihr Handeln auch an der Vergütungslogik ausrichten. Diese honoriert aber die Leistungserbringung getrennt je Fachgruppe; Anreize für eine kooperative Versorgung und den damit verbundenen interprofessionellen Austausch fehlen.

7

7.5.2 Schnittstelle Krankenhaus – ambulanter Sektor

Eine weitere sensible Nahtstelle findet sich am Übergang zwischen stationärer und ambulanter Betreuung. Ein unzureichendes Überleitungsmanagement kann zu zeitnahen erneuten Hospitalisierungen führen, beispielsweise, weil die häusliche Versorgung des Patienten nicht sichergestellt ist, Behandlungslücken entstehen oder ein klares Konzept für die Weiterbehandlung im ambulanten Sektor fehlt (BÄK et al. 2019). Bereits mit dem GKV-Versorgungsstärkungsgesetz 2015 wurde das Entlassmanagement dahingehend reformiert, dass Nachbehandlungen und Leistungen verordnet werden dürfen, sodass Krankenhausärzte nunmehr z. B. Arzneimittel für einen Übergangszeitraum von bis zu sieben Tagen verordnen dürfen. Seit Inkrafttreten des Rahmenvertrags Entlassmanagement im Oktober 2017 sind Krankenhäuser nach § 39 Absatz 1a des SGB V verpflichtet, ein effektives Entlassmanagement zur Unterstützung des Übergangs in die Anschlussversorgung zu gewährleisten. Im Fokus steht die frühzeitige Erhebung des patientenindividuellen Bedarfs für die Anschlussversorgung sowie das Erstellen eines Entlassplans (vgl. Rahmenvertrag Entlassmanagement 2018).

Dieser Ansatz birgt viel Potenzial und ist vermutlich sehr wirksam, beinhaltet allerdings für Personengruppen mit komplexen Versorgungsbedarfen eine aufwändige Vorarbeit und Einbeziehung zahlreicher Komponenten: differenzierte Assessments zur Erhebung des poststationären Bedarfs, Prüfung der Erforderlichkeit von Anschlussmedikation, fortdauernder Arbeitsunfähigkeit und anderer verordnungs- bzw. veranlassungsfähiger Leistungen, Sicherung der Versorgung im Bereich Pflege (häusliche Krankenpflege, außerklinische Intensivpflege, Kurzzeitpflege, Haushaltshilfe, Rehabilitation, Hilfsmittelversorgung). Das Krankenhaus soll rechtzeitig vor der Entlassung die für die Umsetzung dieses Entlassplans erforderliche Versorgung organisieren.

Dies erfordert die Kontaktaufnahme und häufig intensivierte organisatorische Planung mit weiterbehandelnden Ärzten (Hausarzt, andere Vertragsärzte, Reha-Einrichtung, ambulanter Pflegedienst, stationäre Pflegeeinrichtung). Die gesetzlichen Vorgaben führen berechtigterweise zur Erwartung der weiterbehandelnden Ärzte, nach Entlassung des Patienten aus dem Krankenhaus einen gut ausgearbeiteten und implementierbaren Entlassplan mit u. a. spezifischen Empfehlungen zur Behandlung der Herzinsuffizienz zu erhalten. Gegenwärtig jedoch scheitert die Umsetzung dieses sinnvollen Konzepts zumeist an den in der Regel nicht zur Verfügung stehenden Personalressourcen. Als weitere Gründe für eine mangelnde Umsetzung in die Praxis werden fehlende Regelungen von Zuständigkeiten sowie der Vergütung für die zusätzlichen zeitlichen und personellen Aufwände diskutiert (BÄK et al. 2019).

7.5.3 Schnittstelle Patient – professionelles System

Eine zentrale Schnittstelle, deren Qualität sich auf die gesamte Versorgungskette auswirkt, besteht zudem zwischen Patient und professionellem System. Zeitnahe Vorstellung beim weiterbehandelnden Arzt nach einem Krankenhausaufenthalt, regelmäßige und korrekte Einnahme verordneter Medikamente sowie rechtzeitige Inanspruchnahme professioneller Hilfe bei einer Verschlechterung der Symptomatik sind Schritte im Versorgungsprozess, die die Mitwirkung und Initiative des Patienten erfordern. Sie setzen körperliche und geistige Fähigkeiten, Wissen um die Erkrankung, Motivation und Willen voraus. Dies ist vor dem Hintergrund der in ▶ Abschn. 7.3 gezeigten Patientencharakteristika mit einem hohen Anteil an älteren, multimorbiden, in der Selbständigkeit eingeschränkten Patienten relevant. Wird die individuelle und soziale Situation des Patienten in der Behandlung nicht ausreichend berücksichtigt, drohen Brüche in der Versorgung. Beispielsweise können kognitive Einschränkungen die korrekte Einnahme der Medikation erschweren. Studien zufolge verringerte sich die Adhärenz im hohen Lebensalter jenseits der achten Lebensdekade. Zudem war sie negativ assoziiert mit einer steigenden Anzahl täglicher Tabletten, insbesondere, wenn mehr als vier Medikamente gleichzeitig eingenommen werden sollten (Gorenoi et al. 2007).

Die Evaluation der individuellen Ressourcen des Patienten und des möglichen Unterstützungsbedarfs gehört zu den originären Aufgaben des Hausarztes. Der Hausarzt findet sich hierbei allerdings in dem Dilemma, wie er in einem sehr knappen Zeitsegment diesem Anspruch gerecht werden soll. Bei bestimmten Patientengruppen mit hohem Unterstützungsbedarf kann es notwendig sein, eine enge Verbindung zum Patienten aufrechtzuerhalten, z. B. per Telefon oder Hausbesuch. Hausbesuche gelten derzeit aber als unattraktiv vergütet (z. B. DÄ 2019). Modelle der Delegation, beispielsweise durch den Einsatz speziell ausgebildeter, nicht-ärztlicher Fachkräfte („VERAH", „EVA", „AGNES") könnten Lücken schließen und Ressourcen einsparen helfen, sind aber noch nicht in allen Regionen flächendeckend etabliert. Auch hier wird eine auskömmliche Finanzierung in Frage gestellt (z. B. DÄ 2018).

7.6 Konzepte zur Verbesserung der Versorgung: Selektivverträge, DMP, Case-Management

Die Diskontinuitäten in der Versorgungskette von chronisch kranken Menschen im Allgemeinen und mit Herzinsuffizienz im Speziellen haben gesetzgeberische Aktivitäten veranlasst, die auf eine stärkere Integration und Kooperation im Versorgungsprozess abzielen. Zu nennen sind hier die Integrierte Versorgung nach § 140a SGB V, die hausarztzentrierte Versorgung nach § 73b SGB V oder Programme für die Versorgung chronisch Kranker nach § 137f SGB V („DMP"). Tatsächlich wurden die eröffneten Möglichkeiten von den an der Versorgung beteiligten Akteuren auf regionaler und überregionaler Ebene durchaus gestaltend aufgegriffen. So wurden in den vergangenen zwei Dekaden verschiedene Versorgungsmodelle für herzkranke und herzinsuffiziente Menschen entwickelt und in die Praxis implementiert.

Beispielhaft erwähnt sei hier der Facharztvertrag Kardiologie in Baden-Württemberg nach § 73c SGB V. Vertragspartner sind neben Kostenträgern (AOK, BKK) mehrere Verbände der beteiligten Leistungserbringer (vgl. ◻ Tab. 7.5). Wesentlicher Bestandteil des Facharztprogramms ist ein zwischen Hausarzt und Kardiologe gemeinsam erarbeitetes und vertraglich festgelegtes Schnittstellen-Management, das in verbindlicher Form das Zusammenwirken regelt. Die Basis bilden indikationsspezifisch definierte Versorgungsziele und daraus abgeleitete und vertraglich fixierte Diagnose- und Therapiepfade anhand der gültigen Leitlinienempfehlungen. Die ganzheitliche Beratung mit rascher und verlässlicher Befundübermittlung und Kommunikation sind weitere Bausteine der interdisziplinären Schnittstellenbeschreibung. Die Vergütung erfolgt morbiditätsadaptiert. So kann der Kardiologe Herzinsuffizienz-Patienten je nach Schwere der Erkrankung mehrmals im Quartal sehen und sich diese Kontakte angemessen vergüten lassen. Auch hinsichtlich der Kommunikation setzt das Facharztprogramm an. Der Hausarzt verpflichtet sich zu vollständigen Begleitbriefen, der Facharzt zu einem zeitnahen und ausführlichen Facharztbrief. Der Kardiologe soll regelmäßig eine Auflistung von bestehenden Diagnosen, Vorbefunden, eingenommenen Medikamenten, Laborwerten erhalten, ergänzt durch die aktuelle Fragestellung vom Hausarzt. Umgekehrt benötigt der Hausarzt eine zügige und ausführliche Information vom Facharzt (vgl. AOK BaWü et al. 2020). Die über den Innovationsfond geförderte Evaluation des Facharztvertrages Kardiologie (Förderkennzeichen: 01VSF16003) zeigte Hinweise auf eine positive Beeinflussung patientenrelevanter Endpunkte wie Klinikaufenthalte und Mortalität (AOK BaWü 2020). Allerdings profitieren von diesem oder anderen regional begrenzten und nur von einzelnen Krankenkassen unterstützten Versorgungsmodellen im Verhältnis zur Regelversorgung nur Bruchteile aller Patienten mit Herzinsuffizienz.

Parallel zur Entwicklung regionaler Lösungsansätze wird auf Ebene des Gemeinsamen Bundesausschusses (G-BA) im gesetzlich vorgegebenen Rahmen über konkrete Ausgestaltungen der allgemeinen Versorgung von Herzinsuffizienz-Patienten verhandelt. 2018 wurde das Disease-Management-Programm für Patienten mit chronischer Herzinsuffizienz (DMP HI) beschlossen (G-BA 2018). Das neue DMP HI richtet sich an den Empfehlungen der bestehenden Leitlinie aus und ist auf die Subgruppe der Patienten mit HFrEF ($\leq 40\%$) beschränkt. Die Einschreibung soll vorwiegend durch den Hausarzt erfolgen, aber auch durch den Facharzt (Kardiologe) möglich sein. Zu den Kernelementen der Behandlung gehören neben einer leitliniengerechten Pharmakotherapie und der Stärkung der Selbstsorge des Patienten auch Vorgaben zur Kooperation der Leistungserbringer. Um dem variablen Krankheitsbild mit zeitweise instabilen Phasen besser Rechnung zu tragen, wurde die Möglichkeit geschaffen, dass Patienten über die vierteljährlichen Kontakte hinaus zusätzlich eine intensivierte Fallbetreuung („Besonderes Unterstützungsangebot") erhalten. Diese kann unter Berücksichtigung der Schwere der Erkrankung sowie der individuellen Konstellation hausärztlich oder fachärztlich geführt werden. Nichtärztliche Fachkräfte sollen dabei Arzt und Patienten bei der Erfassung und Beurteilung von Körperwarnsignalen, Schulung und Motivationsförderung unterstützen und bei ggf. auftretenden Problemen Hilfestellung leisten (ebd.).

Neben den Aktivitäten auf Ebene der Kostenträger und der gemeinsamen Selbstverwaltung werden seitens der universitären Kardiologie und Allgemeinmedizin seit einigen Jahren große Anstrengungen unternommen, die bestehenden Versorgungsbrüche über Case-Management-Strategien zu kompensieren. Zu diesem Zweck wurden – zum Teil in Kooperation mit Industrieunternehmen – komplexe Interventionen entwickelt und im Rahmen wissenschaftlicher Studien erprobt. Einige dieser Ansätze zeigten in randomisierten kontrollierten Studien positive Effekte auf patientenrelevante Endpunkte wie Mortalität oder Re-Hospitalisierung wegen Herzinsuffizienz, sind aber in der Regelversorgung bislang nicht wirksam geworden.

Einen Überblick über ausgewählte Case-Management-Ansätze mit Relevanz für den deutschen Versorgungskontext gibt ◻ Tab. 7.5.

Alle Case-Management-Ansätze – ob von Kassen oder Leistungserbringern entwickelt – verfolgen im Grundsatz das Ziel, über eine Erfassung von Körperwarnsignalen Zeichen einer drohenden Dekompensation frühzeitig zu erkennen und zu behandeln, um beispielsweise Krankenhausaufenthalte zu vermeiden. Alle Programme bestehen aus komplexen Interventionen, die sich aus mehreren Komponenten zusammensetzen. In Teilaspekten jedoch weisen die Programme deutliche Unterschiede auf. So variieren Zielpopulation und Startpunkt der Intervention (z. B. direkt im Anschluss an Hospitalisierung vs. unabhängig vom Krankenhausaufenthalt), das Ausmaß des Technikeinsatzes bei der Erfassung von Körperwarnsignalen (z. B. Telefon vs. kardiale Devices), die Rolle nicht-ärztlicher Fachkräfte (z. B. aktive Einbindung in Betreuung vs. Beschränkung auf Datenauswertung/Assistenz) oder die Verortung der primären Verantwortung für die Behandlung (z. B. Hausarzt vs. Kardiologe).

Die Thematik ist facettenreich. Vor dem Hintergrund der in ▶ Abschn. 7.3 beschriebenen Charakteristika der Herzinsuffizienz-Population soll hier nur ein Aspekt hervorgehoben werden: die Passgenauigkeit der Intervention mit den individuellen Ressourcen des Patienten. So können Multimorbidität, hohes Alter und Gebrechlichkeit bezüglich der Erfordernisse an die Mitwirkung des Patienten zu einer

◻ Tabelle 7.5 Charakteristika von ausgewählten Case-Management-Ansätzen

Name des Programms (Quelle)	Hauptakteure	Einschlusskriterien (Auswahl)	Kernelemente der Intervention	Positive Beeinflussung patientenrelevanter Endpunkte	Studiendesign	Primäre Koordination/ Patientenführung	Status (2020)
DMP Herzinsuffizienz (GBA 2018)	KBV, DGK, GKV-SV, PatV.	HI (EF ≤ 40 %)	Leitliniengerechte Pharmakotherapie, Stärkung der Selbstsorge, Vorgaben zur Kooperation, besondere Unterstützungsangebote	Nicht evaluiert	–	Hausarz., in Ausnahmen Kardiologe, besondere Unterstützungsangebote: NÄF	Keine genehmigten Verträge (Implementierung im Rahmen von Verträgen nach § 137f SGB V zu erwarten)
Facharztvertrag Kardiologie BaWü (AOK BaWü et al. 2020; AOK BaWü 2020)	AOK BaWü, Bosch BKK, MEDI BaWü, BNK, BNFI	KHK oder HI (weitere Schwerpunkte: HRST, Vitier)	Verbindliche Regelungen zur Versorgungssteuerung, Kooperation zwischen Haus- und Facharzt, Qualitätsanforderungen, Vergütung	u. a. Hospitalisierung, Mortalität	Kassendaten, Kontrollgruppe, nicht randomisiert	Hausarzt und Kardiologe	Regional aktiv im Rahmen eines Vertrages gem. § 73c SGB V
AOK-Curaplan Herz Plus (Herold et al. 2018; Liersch et al. 2019)	AOK Nordost, Gesellschaft für Patientenhilfe mbH	HI, Hosp. wegen HI	Tgl. KG und Befinden, telemetrische Übermittlung an TMZ, automat. Datencheck, ggf. tel. Kontakt zu Patient durch NÄF und Initiierung von Maßnahmen, Rückkopplung an behandelnden Arzt	Mortalität, Wirtschaftlichkeit	Kassendaten, Kontrollgruppe, nicht randomisiert	TMZ/Hausarzt	Regional aktiv im Rahmen von § 140a-Verträgen
HiCMan (Peters-Klimm et al. 2010)	Allgemeinmedizin Uni Heidelberg	HI mit reduz. EF	Individualisiertes Telefonmonitoring durch geschulte MFA für 6 Monate, <NYHA III 6-wöchentlich, >NYHA II 3-wöchentlich, 3 Hausbesuche mit zusätzlichem Assessment	Selbstsorgeverhalten, patientenberichtete Versorgungsqualität	RCT	NÄF in Case Manager-Funktion, Hausarzt	Elemente (Monitoring-Tool) sind für das DMP vorgesehen (für Pat. mit besonderem Unterstützungsbedarf)

7

◻ Tabelle 7.5 (Fortsetzung)

Name des Programms (Quelle)	Hauptakteure	Einschlusskriterien (Auswahl)	Kernelemente der Intervention	Positive Beeinflussung patientenrelevanter Endpunkte	Studiendesign	Primäre Koordination/ Patientenführung	Status (2020)
PraCMan (Freund et al. 2016)	Allgemeinmedizin Uni Heidelberg AOK BaWü, MEDI-VERBUND AG	Hohes Hospitalisierungsrisiko Typ 2-Diabetes, COPD oder HI	Eingangsassessment und bedarfsadaptiertes telefonisches Monitoring durch geschulte VERAH	Lebensqualität, Krankenhauseinweisungen	RCT	VERAH in Case-Manager-Funktion, Hausarzt	Regional aktiv im Rahmen des HZV-Vertrages AOK BaWü nach § 73b SGB V
HeartNetCare-HF (Angermann et al. 2012; Güder et al. 2015)	Deutsches Zentrum für Herzinsuffizienz (DZHI), Uni Würzburg	Entlassung nach Hospitalisierung wegen HI	Bedarfsadaptierte Anleitung Selbstmonitoring und Selbstpflege für 18 Monate; Bedürfnis-adaptierte strukturierte telefonbasierte Schulung Nachsorge (1-4 ×/Monat), Optimierung der Medikation	Mortalität und Hospitalisierung, Lebensqualität, Abnahme depressive Verstimmung, Auftitration Pharmakotherapie, Gesundheitsökonomie	RCT	Heart-Failure-Nurse, Klinikarzt	Regional aktiv, aber nicht vergütet
TIM-HF2 (Koehler et al. 2018)	Zentrum für kardiovaskuläre Telemedizin – Charité	Hospitalisierung wegen HI <12 Monate	Tgl. EKG, SpO2, KG, RR via ext. Geräte; Datencheck TMZ, ggf. tel. Kontakt zu Patient und Initiierung von Maßnahmen (in Absprache mit beh. Arzt), Optimierung der Med., Schulung, monatl. Telefoninterview	Verlorene Tage, Hospitalisierung wegen HI, Gesamtmortalität, Lebensqualität, Gesundheitsökonomie	RCT	TMZ, NÄF/HI-Nurse	Methodenbewertung nach § 135 SGB V

◘ Tabelle 7.5 (Fortsetzung)

Name des Programms (Quelle)	Hauptakteure	Einschluss-kriterien (Auswahl)	Kernelemente der Intervention	Positive Beeinflussung patientenrelevanter Endpunkte	Studiendesign	Primäre Koordination/ Patientenführung	Status (2020)
IN-TIME (Hindricks et al. 2014)	Herzzentrum Leipzig	ICD/CRT	Automat. Messung und Übermittlung von HF, HR, Gerätedysfunktion durch ICD/CRT Datencheck TMZ, Kontakt beh. Arzt Reaktion im Ermessen des beh. Arztes, Rückmeldung an TMZ	Score aus Mortalität, HI-bedingte Hospitalisierung, NYHA Klasse, Pat.-Selbsteinschätzung	RCT	TMZ	Methodenbewertung nach § 135 SGB V
CardioMEMS (Abraham et al. 2016)	Ohio State University u. a., St. Jude Medical/Abbott	Hospitalisierung wegen HI <12 Monate, NYHA Stadium III	Pulmonalisdruck via impl. Sensor TMZ: Check Druckanstieg und ggf. Reaktion	Hospitalisierung wegen HI	RCT	TMZ, (HI-Nurse)[a]	Erprobungsstudie nach § 137e SGB V (PASS-PORT-HF)

BaWü: Baden-Württemberg; BNFI: Berufsverband niedergelassener fachärztlich tätiger Internisten; BNK: Bundesverband niedergelassener Kardiologen; CRT: Kardiale Resynchronisationstherapie; EF: Ejektionsfraktion; HÄVG: Hausärztliche Vertragsgemeinschaft AG; HF: Herzfrequenz; HI: Herzinsuffizienz; HR: Herzrhythmus; HRST: Herzrhythmusstörungen; ICD: Implantierbarer Kardioverter-Defibrillator; KG: Gewicht; MFA: Medizinischen Fachangestellte; NÄF: nicht-ärztliche Fachkraft; NYHA: New York Heart Association; RR: Blutdruck; SpO2: Sauerstoffsättigung; TM: Telemonitoring; TMZ: Telemedizinisches Zentrum; VERAH: Versorgungsassistent/in der Hausarztpraxis

[a] Die Studie geriet im Rahmen des FDA-Zulassungsverfahrens in die Kritik, da neben der Nutzung der Daten zum pulmonalarteriellen Druck medizinisches Personal, angestellt beim Hersteller des Systems, in der ersten Studienphase therapierelevante Informationen über Studienteilnehmer des Interventionsarms an Prüfärzte weiterleitete (vgl. FDA Summary of Safety and Effectiveness Data 2014, S. 15)

Krankenhaus-Report 2021

7

Barriere werden (z. B. täglich auf die Waage stellen, Geräte bedienen, Werte dokumentieren etc.). Durch Überforderung, körperliches Unvermögen und schließlich mangelnde Motivation können Feedback-Schleifen gestört und Effekte der Intervention gemindert werden.

Nicht jedes Case-Management mag also zu allen Patienten gleichermaßen „passen". Diesen Schluss legt auch eine Subgruppenanalyse der TIM-HF-Studie nahe, der zufolge Patienten mit Herzinsuffizienz, die gleichzeitig an einer Depression litten, nicht von der Intervention profitierten (Koehler et al. 2012). Das „Profiling", d. h. die Fokussierung der Intervention auf Herzinsuffizienz-Patienten, die von den Maßnahmen am wahrscheinlichsten profitieren, spielt demnach eine wichtige Rolle.

Eine „vermittelnde Rolle" zwischen Patient, Technik und den involvierten Leistungserbringern innerhalb von Case-Management-Ansätzen können nicht-ärztliche Fachkräfte einnehmen. Durch regelmäßige direkte, persönliche Kommunikation – per Telefon oder Hausbesuch – können Patienten geschult, mögliche Barrieren identifiziert und auf die Bedürfnisse des Patienten zugeschnittene Unterstützung geleistet werden. Die Evidenz positiver Versorgungseffekte durch die Einbindung spezialisierter nicht-ärztlicher Fachkräfte im Rahmen strukturierter Versorgungansätze ist mehrfach überzeugend erbracht worden (vgl. BÄK et al. 2019, Abschn. 12.3.1). Insbesondere in Case-Management-Strategien mit vergleichsweise hohem Anspruch an die Mitwirkungsfähigkeit des Patienten ist eine kontinuierliche Betreuung durch spezialisierte nichtärztliche Pflegekräfte ein „integraler Bestandteil der Intervention" (vgl. Koehler et al. 2018).

Angesichts der möglichen Einführung einer Leistung „Telemonitoring bei Herzinsuffizienz" in die vertragsärztliche Versorgung (IQWIG 2019) bleibt zu hoffen, dass bei der Indikationsstellung und im weiteren Behandlungsverlauf sorgfältig geprüft wird, ob Patienten vor dem Hintergrund ihrer individuellen Ressourcen tatsächlich von der Maßnahme profitieren.

7.7 Probleme und Lösungsansätze: Grundelemente einer funktionierenden Versorgung (Fazit)

Wie in ▶ Abschn. 7.2 dargestellt, zeichnet sich das Krankheitsbild der Herzinsuffizienz durch einen variablen Verlauf mit stabilen und instabilen Phasen aus. Die Datenauswertung lässt auf einen hohen Anteil an älteren, pflegebedürftigen und multimorbiden Menschen unter den Patienten mit Herzinsuffizienz schließen. Dementsprechend ist auch der Betreuungsaufwand von Patient zu Patient und auch bei ein und demselben Patienten über den Krankheitsverlauf hinweg variabel. Eine sinnvolle Konzeption der Versorgung, die aus dieser „Vorgabe" folgt, ist **ein gestuftes Versorgungskonzept** im Sinne einer Basisversorgung für alle Patienten in Kombination mit zusätzlichen Unterstützungsangeboten im Bedarfsfall. Dieses Konzept wird im neuen DMP HI bereits ansatzweise sichtbar. Sinnvoll ist zudem ein regelmäßiges Assessment zur Evaluation eines ggf. erhöhten Unterstützungsbedarfs. Hier kann auf Vorarbeiten aus wissenschaftlich erprobten Case-Management-Ansätzen zurückgegriffen werden.

Menschen mit Herzinsuffizienz befinden sich im deutschen Gesundheitssystem in einem komplexen Beziehungsgeflecht von Zuständigkeiten, die häufig weder inhaltlich noch personell eindeutig zuzuordnen sind. Eine **verbindliche sektorübergreifende Aufgabenverteilung** ist somit eine weitere Grundvoraussetzung für eine funktionierende sektorenübergreifende Versorgung. Viele der vorgestellten Case-Management-Ansätze enthalten bereits Vorgaben und Empfehlungen zur Kooperation. Gut zu funktionieren scheint die detaillierte Festlegung von Aufgaben über explizite vertragliche Regelungen, wie im Facharztvertrag Kardiologie in Baden-Württemberg. Dieser beinhaltet auch als einer der wenigen Ansätze eine Vergütungskomponente für den erhöhten Betreuungsaufwand. Die Versorgung chronisch kranker Menschen setzt die Ko-operation von Leistungserbringern verschiedener Versorgungsebenen voraus. Die nach Sektoren getrennte Vergütungssystematik, die i. d. R. die Leistungserbringung des einzelnen Arztes als Grundlage der Zuwendung zugrunde legt, ist hier ungeeignet. Sie birgt die Gefahr einer Verengung des Blicks auf das eigene wirtschaftliche Ergebnis. Es bedarf hier einer „**kooperativen Ökonomie**, die den Blick aller Akteure in regionalen Versorgungslösungen für das Ganze fördert und nicht nur den Interessen des Einzelnen dient" (Deutscher Bundestag 2020). Denkbar wären beispielsweise diagnosebezogene Pauschalen, die für die Behandlung von definierten chronischen Krankheiten an ein Team von Leistungserbringern ausgezahlt werden. Vergleichbare Vergütungsmodelle, die die integrierte Versorgung im Team honorieren, finden sich beispielsweise in den Niederlanden (*bundled payments*) (KOMV 2019).

Der Anteil hochbetagter Menschen unter den Patienten mit Herzinsuffizienz ist groß. Damit verbunden sind körperliche und geistige Einschränkungen, die im Behandlungsprozess berücksichtigt werden müssen. Um daraus resultierende Probleme, die den Behandlungserfolg gefährden könnten, rechtzeitig zu erkennen, ist eine stetige Verbindung zwischen diesen Patienten und professionellem System notwendig. Für die Aufrechterhaltung dieses Kontakts und die Rückkopplung etwaiger Probleme an die involvierten Leistungserbringer eignen sich **nicht-ärztliche Fachkräfte**. In verschiedenen Case-Management-Strategien übernehmen nicht-ärztliche Fachkräfte bereits eine tragende Funktion im Behandlungsprozess. Es geht hier um mehr als die Abfrage von Körperwarnsignalen. Persönliche Besuche vor Ort, Anleitung zur Selbstsorge, Unterstützung bei der korrekten Medikamenteneinnahme etc. sind Leistungen, die nicht von kardialen Devices übernommen werden können. Die Frage der Verortung nicht-ärztlicher Fachkräfte (beim Hausarzt oder Kardiologen) ist bei einer gemeinsamen Vergütung sekundär.

Über diese Funktion hinaus können nicht-ärztliche Fachkräfte die Kommunikation der involvierten Leistungserbringer und Versorgungsebenen unterstützen. Eine Arbeitsgruppe aus Kardiologen hat modellhaft dargelegt, wie spezialisierte Pflegekräfte zur Vernetzung der verschiedenen Versorgungseinheiten beitragen könnten (Ertl et al. 2016). Gerade instabile Phasen im Krankheitsverlauf und Übergänge zwischen den Sektoren erfordern **Formate der gemeinsamen Kommunikation**, die einen zeitnahen Austausch von Arztbriefen, Befunden etc. ermöglichen. Die elektronische Patientenakte (ePA) eröffnet hier neue Perspektiven. Es bleibt abzuwarten, ob und wann diese potenzielle Funktionalität tatsächlich im Sinne einer sektorenübergreifenden Kommunikation in der Versorgung wirksam wird (vgl. Krüger-Brand 2020). Auch sektorenübergreifende Fallkonferenzen oder Qualitätszirkel könnten zu einer verbesserten Abstimmung zwischen den Fachgruppen beitragen. Neben dem fachlichen Austausch können persönliche Treffen hilfreich sein, um Sichtweise und Positionen der jeweils anderen Fachgruppe zu verstehen und Vertrauen zu schaffen – eine Grundvoraussetzung für erfolgreiche Zusammenarbeit.

Literatur

Abraham WT, Stevenson LW, Bourge RC, Lindenfeld JA, Bauman JG, Adamson PB, Group CTS (2016) Sustained efficacy of pulmonary artery pressure to guide adjustment of chronic heart failure therapy: complete follow-up results from the CHAMPION randomised trial. Lancet 387:453–461

Angermann CE, Störk S, Gelbrich G, Faller H, Jahns R, Frantz S, Loeffler M, Ertl G, Competence Network Heart F (2012) Mode of action and effects of standardized collaborative disease management on mortality and morbidity in patients with systolic heart failure: the Interdisciplinary Network for Heart Failure (INH) study. Circ Heart Fail 5:25–35

AOK BaWü (AOK Baden-Württemberg) (2020) Evaluation Vertrag § 73c Kardio-Baden-Württemberg, Vertrag zur Versorgung im Fachgebiet der Kardiologie in BadenWürttemberg gemäß § 73 c SGB V (Kardiologie-Vertrag). Zugegriffen: 17. Nov. 2020

AOK BaWü (AOK Baden-Württemberg) (2020) MEDI-VERBUND, Bundesverband niedergelassener Kardiologen (BNK), Berufsverband niedergelassener fachärztlich tätiger Internisten (BNFI). Zugegriffen: 17. Nov. 2020 (Vertrag zur Versorgung im Fachgebiet der Kardiologie in Baden-Württemberg gemäß § 73 c SGB V (Vertrag vom 10.12.2009 i. d. F. vom 01.04.2020))

BÄK (Bundesärztekammer), Kassenärztliche Bundesvereinigung (KBV), Arbeitsgemeinschaft der Wissenschaftlichen Medizinischen Fachgesellschaften (AWMF) (2019) Nationale VersorgungsLeitlinie Chronische Herzinsuffizienz – Langfassung, 3. Aufl.

Braunstein JB, Anderson GF, Gerstenblith G, Weller W, Niefeld M, Herbert R, Wu AW (2003) Noncardiac comorbidity increases preventable hospitalizations and mortality among Medicare beneficiaries with chronic heart failure. J Am Coll Cardiol 42:1226–1233

Broge B, Stock J, Szecsenyi J (2009) QISA Band B, Allgemeine Indikatoren – Messgrößen für die Qualität regionaler Versorgungsmodelle, Version 1.0. KomPart Verlag, Berlin

Christ M, Störk S, Dörr M, Heppner HJ, Müller C, Wachter R, Riemer U, Trend HFGP (2016) Heart failure epidemiology 2000–2013: insights from the German Federal Health Monitoring System. Eur J Heart Fail 18:1009–1018

Crespo-Leiro MG, Anker SD, Maggioni AP, Coats AJ, Filippatos G, Ruschitzka F, Ferrari R, Piepoli MF, Delgado Jimenez JF, Metra M, Fonseca C, Hradec J, Amir O, Logeart D, Dahlstrom U, Merkely B, Drozdz J, Goncalvesova E, Hassanein M, Chioncel O, Lainscak M, Seferovic PM, Tousoulis D, Kavoliuniene A, Fruhwald F, Fazlibegovic E, Temizhan A, Gatzov P, Erglis A, Laroche C, Mebazaa A (2016) Heart Failure Association of the European Society of C. European Society of Cardiology Heart Failure Long-Term Registry (ESC-HF-LT): 1-year follow-up outcomes and differences across regions. Eur J Heart Fail 18:613–625

Deutscher Bundestag (2020) Gesundheitsregionen – Aufbruch für mehr Verlässlichkeit, Kooperation und regionale Verankerung in unserer Gesundheitsversorgung, Antrag der Fraktion BÜNDNIS 90/DIE GRÜNEN, Drucksache 19/21881, 19. Wahlperiode 26.08.2020

DÄ (Deutsches Ärzteblatt) (2018) Hausärzteverband gibt KBV Rückendeckung in Honorarverhandlung. Donnerstag, 16. August 2018

DÄ (Deutsches Ärzteblatt) (2019) Vertragsärzte drängen weiter auf bessere Vergütung von Hausbesuchen. Freitag, 11 Januar 2019

DIMDI (Deutsches Institut für medizinische Dokumentation und Information) (Hrsg) (2018) Internationale statistische Klassifikation der Krankheiten und verwandter Gesundheitsprobleme, 10. Revision, ICD-10-GM, Version 2018

Ertl G, Angermann CE, Bekeredjian R, Beyersdorf F, Güder G, Gummert J, Katus HA, Kindermann I, Pauschinger M, Perings S, Raake PWJ, Störk S, von Scheidt W, Welz S, Böhm M (2016) Aufbau und Organisation von Herzinsuffizienz-Netzwerken (HF-NETs) und Herzinsuffizienz-Einheiten („Heart Failure Units", HFUs) zur Optimierung der Behandlung der akuten und chronischen Herzinsuffizienz. Kardiologe 10:222–235

Freund T, Peters-Klimm F, Boyd CM, Mahler C, Gensichen J, Erler A, Beyer M, Gondan M, Rochon J, Gerlach FM, Szecsenyi J (2016) Medical Assistant-Based Care Management for High-Risk Patients in Small Primary Care Practices: A Cluster Randomized Clinical Trial. Ann Intern Med 164:323–330

G-BA (Gemeinsamer Bundesausschuss) (2018) Beschluss des Gemeinsamen Bundesausschusses über die 11. Änderung der DMP-Anforderungen Richtlinie (DMP-A-RL): Änderung der Anlagen 2 und 5, Ergänzung der Anlage 13 (DMP Herzinsuffizienz) und Anlage 14 (Herzinsuffizienz Dokumentation). Zugegriffen: 10. Sept. 2020

Gorenoi V, Schönermark MP, Hagen A (2007) Maßnahmen zur Verbesserung der Compliance bzw. Adherence in der Arzneimitteltherapie mit Hinblick auf den Therapieerfolg, 1. Aufl. Schriftenreihe Health Technology Assessment, Bd. 65. Deutsches Institut für Medizinische Dokumentation und Information (DIMDI)

Güder G, Störk S, Gelbrich G, Brenner S, Deubner N, Morbach C, Wallenborn J, Berliner D, Ertl G, Angermann CE (2015) Nurse-coordinated collaborative disease management improves the quality of guideline-recommended heart failure therapy, patient-reported outcomes, and left ventricular remodelling. Eur J Heart Fail 17:442–452

Herold R, van den Berg N, Dörr M, Hoffmann W (2018) Telemedical Care and Monitoring for Patients with Chronic heart failure has a positive effect on survival. Health Serv Res 53:532–555

Hindricks G, Taborsky M, Glikson M, Heinrich U, Schumacher B, Katz A, Brachmann J, Lewalter T, Goette A, Block M, Kautzner J, Sack S, Husser D, Piorkowski C, Søgaard P, IN-TIME study group* (2014) Implant-based multiparameter telemonitoring of patients with heart failure (IN-TIME): a randomised controlled trial. Lancet 384(9943):583–590

Holstiege J, Akmatov MK, Steffen A, Bätzing J (2018) Prävalenz der Herzinsuffizienz – bundesweite Trends, regionale Variationen und häufige Komorbiditäten. Versorgungsatlas-Bericht, Bd. 18/09. Zentralinstitut für die kassenärztliche Versorgung in Deutschland (Zi), DOI https://doi.org/10.20364/VA-18.09

Holstiege J, Akmatov MK, Störk S, Steffen A, Bätzing J (2019) Higher prevalence of heart failure in rural regions: a population-based study covering 87 % of German inhabitants. Clin Res Cardiol 108:1102–1106

IQWIG (Institut für Qualität und Wirtschaftlichkeit im Gesundheitswesen) (2019) Datengestütztes, zeitnahes Management in Zusammenarbeit mit einem ärztlichen telemedizinischen Zentrum bei fortgeschrittener Herzinsuffizienz. IQWIG, Köln

KBV (Kassenärztliche Bundesvereinigung) (2019) Schlüsseltabelle Arztfachgruppe, Version 1.01, gültig ab 01.04.2019

Kaufmann-Kolle P, Holtz S, Endres H, Brand T, Straßner C (2019) Pharmakotherapie, Qualitätsindikatoren für die Verordnung von Arzneimitteln, Version 2,0 Bd. D. KomPart Verlag, Berlin

Koehler F, Winkler S, Schieber M, Sechtem U, Stangl K, Böhm M, de Brouwer S, Perrin E, Baumann G, Gelbrich G, Boll H, Honold M, Koehler K, Kirwan BA, Anker SD (2012) Telemedicine in heart failure: pre-specified and exploratory subgroup analyses from the TIM-HF trial. Int J Cardiol 161(3):143–150

Koehler F, Koehler K, Deckwart O, Prescher S, Wegscheider K, Kirwan BA, Winkler S, Vettorazzi E, Bruch L, Oeff M, Zugck C, Doerr G, Naegele H, Störk S, Butter C, Sechtem U, Angermann C, Gola G, Prondzinsky R, Edelmann F, Spethmann S, Schellong SM, Schulze PC, Bauersachs J, Wellge B, Schoebel C, Tajsic M, Dreger H, Anker SD, Stangl K (2018) Efficacy of telemedical interventional management in patients with heart failure (TIM-HF2): a randomised, controlled, parallel-group, unmasked trial. Lancet 392:1047–1057

KOMV (2019) Empfehlungen für ein modernes Vergütungssystem in der ambulanten ärztlichen Versorgung (Bericht der Wissenschaftlichen Kommission für ein modernes Vergütungssystem – KOMV. Im Auftrag des Bundesministeriums für Gesundheit)

Krüger-Brand HE (2020) Elektronische Patientenakte: Kein „Alles-oder-nichts"-Prinzip. Dtsch Arztebl 117(7):A 300

Liersch S, Franz W-M, Kornek S, Effenberger J, Sehlen S, Wyrwich W (2019) Telemonitoring reduziert signifikant die Mortalität von Patienten mit chronischer Herzinsuffizienz: eine Sekundärdatenanalyse auf Basis von Krankenkassendaten (Posterpräsentation Internistenkongress in Wiesbaden/Herbsttagung der DGK in Berlin)

Lund LH, Benson L, Dahlstrom U, Edner M (2012) Association between use of renin-angiotensin system antagonists and mortality in patients with heart failure and preserved ejection fraction. JAMA 308:2108–2117

Nuckols TK, Keeler E, Morton S, Anderson L, Doyle BJ, Pevnick J, Booth M, Shanman R, Arifkhanova A, Shekelle P (2017) Economic evaluation of quality improvement interventions designed to prevent hospital readmission: A aystematic review and meta-analysis. JAMA Intern Med 177:975–985

Peters-Klimm F, Müller-Tasch T, Schellberg D, Remppis A, Barth A, Holzapfel N, Jünger J, Herzog W, Szecsenyi J (2008) Guideline adherence for pharmacotherapy of chronic systolic heart failure in general practice: a closer look on evidence-based therapy. Clin Res Cardiol 97:244–252

Peters-Klimm F, Campbell S, Hermann K, Kunz CU, Muller-Tasch T, Szecsenyi J, Competence Network Heart F. (2010) Case management for patients with chronic systolic heart failure in primary care: the HICMan exploratory randomised controlled trial. Trials 11:56. https://doi.org/10.1186/1745-6215-11-56

Peters-Klimm F, Andres E (2020) Herzinsuffizienz, Qualitätsindikatoren für die Versorgung von Patientinnen und Patienten mit Herzinsuffizienz, Version 2.0. QISA, Bd. C8. KomPart Verlag, Berlin

Ponikowski P, Voors AA, Anker SD, Bueno H, Cleland JGF, Coats AJS, Falk V, Gonzalez-Juanatey JR, Harjola VP, Jankowska EA, Jessup M, Linde C, Nihoyannopoulos P, Parissis JT, Pieske B, Riley JP, Rosano GMC, Ruilope LM, Ruschitzka F, Rutten FH, van der Meer P, Group ESCSD (2016) 2016 ESC Guidelines for the diagnosis and treatment of acute and chronic heart failure: The Task Force for the diagnosis and treatment of acute and chronic heart failure of the European Society of Cardiology (ESC)Developed with the special contribution of the Heart Failure Association (HFA) of the ESC. Eur Heart J 37:2129–2200

Pressemitteilung der AOK Baden-Württemberg (2019) AOK-Facharztvertrag Kardiologie in Baden-Württemberg: Evaluation belegt bessere Versorgungssteuerung. Stuttgart

Rahmenvertrag über ein Entlassmanagement beim Übergang in die Versorgung nach Krankenhausbehandlung nach § 39 Abs 1a S 9 SGB V (Rahmenvertrag Entlassmanagement) in der Fassung der 2. Änderungsvereinbarung vom 12. Dez. 2018 zwischen dem GKV-Spitzenverband als Spitzenverband Bund der Krankenkassen und als Spitzenverband Bund der Pflegekassen, Berlin, der Kassenärztlichen Bundesvereinigung, Berlin und der Deutschen Krankenhausgesellschaft e V, Berlin. Zugegriffen: 17. November 2020

Riens B, Bätzing-Feigenbaum J (2014) Leitliniengerechte Therapie bei Herzinsuffizienz. Versorgungsatlas-Bericht, Bd. 14/03. Zentralinstitut für die kassenärztliche Versorgung in Deutschland (Zi) https://doi.org/10.20364/VA-14.03

Seferovic PM, Störk S, Filippatos G, Mareev V, Kavoliuniene A, Ristic AD, Ponikowski P, McMurray J, Maggioni A, Ruschitzka F, van Veldhuisen DJ, Coats A, Piepoli M, McDonagh T, Riley J, Hoes A, Pieske B, Dobric M, Papp Z, Mebazaa A, Parissis J, Gal BT, Vinereanu D, Brito D, Altenberger J, Gatzov P, Milinkovic I, Hradec J, Trochu JN, Amir O, Moura B, Lainscak M, Comin J, Wikstrom G, Anker S (2013) Committee of National Heart Failure Societies or Working Groups of the Heart Failure Association of the European Society of C. Organization of heart failure management in European Society of Cardiology member countries: survey of the Heart Failure Association of the European Society of Cardiology in collaboration with the Heart Failure National Societies/Working Groups. Eur J Heart Fail 15:947–959

Störk S, Hense HW, Zentgraf C, Uebelacker I, Jahns R, Ertl G, Angermann CE (2008) Pharmacotherapy according to treatment guidelines is associated with lower mortality in a community-based sample of patients with chronic heart failure: a prospective cohort study. Eur J Heart Fail 10:1236–1245

Störk S, Handrock R, Jacob J, Walker J, Calado F, Lahoz R, Hupfer S, Klebs S (2017) Epidemiology of heart failure in Germany: a retrospective database study. Clin Res Cardiol 106:913–922

Tromp J, Bamadhaj S, Cleland JGF, Angermann CE, Dahlstrom U, Ouwerkerk W, Tay WT, Dickstein K, Ertl G, Hassanein M, Perrone SV, Ghadanfar M, Schweizer A, Obergfell A, Lam CSP, Filippatos G, Collins SP (2020) Post-discharge prognosis of patients admitted to hospital for heart failure by world region, and national level of income and income disparity (REPORT-HF): a cohort study. Lancet Glob Health 8:e411–e422

WIdO (Wissenschaftliches Institut der AOK) (2018) Anatomisch-therapeutisch-chemische-Klassifikation mit Tagesdosen. Amtliche Fassung des ATC-Index mit DDD-Angaben für Deutschland im Jahre 2018. Deutschen Institut für Medizinische Dokumentation und Information (DIMDI)

WIdO (Wissenschaftliches Institut der AOK) (2019) QSR-Verfahren, Indikatorenhandbuch, Verfahrensjahr 2019. Zugegriffen: 10. Juni 2020

Zaman S, Zaman SS, Scholtes T, Shun-Shin MJ, Plymen CM, Francis DP, Cole GD (2017) The mortality risk of deferring optimal medical therapy in heart failure: a systematic comparison against norms for surgical consent and patient information leaflets. Eur J Heart Fail 19:1401–1409

Versorgungskette von Patienten mit Polytrauma

Reinhard Hoffmann, Uwe Schweigkofler, Christoph Reimertz und Bertil Bouillon

Inhaltsverzeichnis

© Der/die Autor(en) 2021
J. Klauber et al. (Hrsg.), *Krankenhaus-Report 2021*, https://doi.org/10.1007/978-3-662-62708-2_8

■ ■ Zusammenfassung

Der Beitrag stellt die aktuelle Organisation und Struktur der Polytraumaversorgung in Deutschland dar. Die Überlebenswahrscheinlichkeit nach Klinikeinlieferung ist hoch. Traumazentren, Traumanetzwerke und Qualitätssicherungsmaßnahmen spielen hierbei eine zentrale Rolle. Schnittstellen werden beschrieben und „Schwachstellen" aufgezeigt. Insbesondere im Bereich der gezielten Allokation knapper werdender Ressourcen, in der Personalrekrutierung und im Bereich der Rehabilitation und Wiedereingliederung müssen künftig verstärkte Schwerpunkte gesetzt werden.

The article presents the current organisation and structure of the German system of polytrauma care. The probability for surviving a major trauma after hospital admission has continuously increased over the years. Trauma centers of different levels, trauma networks and strict quality assurance add to this success. Interfaces of care and "weak spots" are pointed out. Thus, the allocation of increasingly limited resources, the recruitment of (orthopedic) trauma surgeons and rehabilitation gaps continue to be major challenges for the future.

8.1 Einleitung

Der Gesundheitsberichterstattung des Bundes (2018) zufolge hat die Zahl der Verkehrsunfalltoten zwischen 2003 und 2017 um ca. 50 % abgenommen. Das Statistische Bundesamt veröffentlichte am 14.07.2020 mit 3.046 Verkehrstoten für 2019 die niedrigste Zahl seit 60 Jahren. Auch bei den tödlichen Schul- und Arbeitsunfällen ist ein deutlicher Rückgang zu verzeichnen: 2018 lag diese Zahl bei 303. Dagegen nehmen die tödlichen Freizeit- und häuslichen Unfälle weiter zu, mit 12.187 Fällen für 2018. Das Trauma stellt damit in Deutschland weiterhin die häufigste Todesursache in der Altersgruppe unter dem 40. Lebensjahr dar.

Der Rückgang der Verkehrstoten resultiert zum einen aus den stetig verbesserten aktiven und passiven Sicherheitskonzepten der Fahrzeuge, aber auch aus den medizinischen Fortschritten in der operativen und intensivmedizinischen Versorgung mit einer verbesserten Effektivität der Polytraumaversorgung in Deutschland. Als schwerstverletzt gilt ein Patient mit traumabedingter Störung physiologischer Parameter oder durch den Unfallhergang verursachter Einzel- oder Kombinationsverletzungen mit vitaler Gefährdung. Durch fundamentale strukturelle und prozessuale Veränderungen im Rettungsdienst und in den Versorgungsketten sowie durch ein strukturiertes klinisches Management konnte die Klinikletalität von polytraumatisierten Patienten auf knapp über 11 % gesenkt werden; im Jahre 2000 lag die Letalität nach Angaben des Traumaregisters DGU noch bei 17,5 %. Die gesamte Trauma-assoziierte Letalität muss wahrscheinlich jedoch deutlich höher angesetzt werden. Nach Untersuchungen von Kleber et al. (2013) verstarben im Jahr 2010 57 % der Unfallopfer innerhalb der ersten Stunde, davon 59 % wegen der extremen Schwere der erlittenen Verletzungen noch vor Erreichen einer Klinik.

Insbesondere die Deutsche Gesellschaft für Unfallchirurgie (DGU) hat in den vergangenen Jahren in Kooperation mit angrenzenden Fachgesellschaften, Verbänden und Rettungsdiensten die Versorgungslandschaft für Schwer- und Schwerstverletzte in Deutschland richtungsweisend strukturiert und Qualitätsaspekte in den Mittelpunkt gestellt. Die Deutsche Gesetzliche Unfallversicherung (DGUV) hat diese Initiativen aufgenommen und für die berufsgenossenschaftlichen Heilverfahren spezifiziert und weiterentwickelt.

Trotz aller erzielten Erfolge bestehen bei der Versorgung Schwerverletzter jedoch noch grundlegende **Probleme** vor allem im Bereich der gesetzlichen Krankenversicherungen (GKV). Diese betreffen speziell den Bereich der Rehabilitation und der beruflichen und sozialen Wiedereingliederung. Weiterhin müssen angesichts sinkender Unfallzahlen und immer knapperer Finanzmittel sowie einer immer stärkeren medizinischen Spezialisierung zukünftig auch regionale Bedarfsaspekte Berücksichtigung finden. Die bereits angepassten Fallpauschalen (DRG) bilden den Schwerstverletzten zudem nach wie vor defizitär ab und berücksichtigen unter individualmedizinischen Aspekten die Vorhaltekosten für Infrastruktur und Personal nur ungenügend.

8.2 TraumaNetzwerk/Weißbuch/ Traumaregister

8.2.1 Das Konzept TraumaNetzwerk DGU®

Die Initiative TraumaNetzwerk DGU® wurde im Jahr 2006 mit Veröffentlichung des ersten Weißbuchs „Schwerverletzten-Versorgung" gestartet. Grund für diese Initiative war, dass sich Kliniken, unter anderem aus wirtschaftlichen Aspekten, aus der Traumaversorgung zurückzogen und die Sorge bestand, dass die international anerkannt gute Qualität der Traumaversorgung in Deutschland gefährdet sei. Damals existierte ein loses Netzwerk zwischen Kliniken unterschiedlicher Versorgungsstufen: ein standardisiertes flächendeckendes Versorgungsnetz für Schwerverletzte gab es nicht. Analysen zeigten regional signifikante Unterschiede der Sterblichkeit nach schweren Verletzungen. Rettungsdienste beklagten mangels Aufnahmekapazität oder Aufnahmebereitschaft von Kliniken zunehmend Probleme, schwerverletzte Patienten akut unterzubringen. Dies bezog sich nicht nur auf Kliniken der Grund- und Schwerpunktversorgung, sondern auch auf Maximalversorger.

Gründe von Kliniken für den Rückzug aus der „Schwerverletztenversorgung" waren:
- Fehlende Finanzierung der hohen Vorhaltekosten (Infrastruktur, Personal)
- Mangelhafte Refinanzierung der Versorgungskosten im DRG-System
- Abbau von Personal im Bereitschaftsdienst
- Mangel an qualifizierten Ärzten an manchen Orten
- Konzentrierung von Leistungsanbietern auf planbare und ökonomisch lukrative Behandlungen

> Das Ziel der Initiative TraumaNetzwerk DGU® ist es, für jeden Schwerverletzten an jedem Ort in Deutschland zu jeder Zeit in gleicher Qualität das Überleben und die bestmögliche Lebensqualität zu sichern.

Die schnelle und definitive Versorgung eines schwerverletzten Patienten in einem Traumazentrum ist nur durch eine enge Vernetzung der Strukturen der präklinischen und der klinischen Behandlung möglich. Nur eine intensive sektorenübergreifende Zusammenarbeit der Traumazentren mit den Durchführenden des Rettungsdienstes, den Ärztlichen Leitern Rettungsdienst und den (Leitenden) Notärzten innerhalb eines Traumanetzwerks kann sicherstellen, dass der Patient nach zielgerichteten Maßnahmen am Unfallort in ein geeignetes Traumazentrum gebracht wird und dort ein reibungsloser Ablauf der Übergabe und Behandlung erfolgt.

Um die berufliche und soziale Wiedereingliederung sowie eine hohe Lebensqualität nach Abschluss der Akutbehandlung sicherzustellen, ist eine strukturierte und wiederum sektorenübergreifende Interaktion zwischen Akutkliniken, Rehabilitationseinrichtungen und den Einrichtungen der ambulanten Weiterbehandlung entscheidend. Konsequenterweise sind daher auch Traumarehabilitationszentren und ambulante Behandlungseinrichtungen in die regionalen Traumanetzwerke aktiv einzubinden.

8.2.2 Elemente zur Verbesserung von Qualität und Sicherheit im TraumaNetzwerk DGU®

■■ Weißbuch Schwerverletztenversorgung

Das Weißbuch Schwerverletztenversorgung (DGU 2019) definiert Standards zur Struktur, den Prozessen und der Organisation einer qualitativ hochwertigen Versorgung Schwerverletzter. Kernstück dieses Konzeptes sind die standardisierten und systematisch entwickelten und zertifizierten regionalen TraumaNetzwerke DGU® mit ihren dazugehörigen Kliniken, die in Deutschland eine flächendeckende Rund-um-die-Uhr-Versorgung Schwerverletzter an 365 Tagen im Jahr sicherstellen. Für die im Netzwerk eingebundenen Kliniken wurden drei Versorgungsstufen von Traumazentren (TZ) definiert, die mit speziellen Struktur- und Prozessmerkmalen sowie Kennzahlen hinterlegt wurden:

- Lokales Traumazentrum (LTZ)
- Regionales Traumazentrum (RTZ)
- Überregionales Traumazentrum (ÜTZ)

Entsprechend den definierten Struktur- und Prozessmerkmalen werden die beteiligten TraumaZentren DGU® alle drei Jahre auditiert. Eine Zertifizierung des Netzwerkes erfolgt erst durch Nachweis der Kooperation und Vernetzung anhand festgelegter Kriterien innerhalb des entsprechenden regionalen TraumaNetzwerks DGU® (◘ Abb. 8.1). Derzeit (Stand März 2020) existieren in Deutschland 50 – teilweise überlappende – Traumanetzwerke mit 633 TZ, davon 111 ÜTZ, 208 RTZ und 314 LTZ.

■■ Interdisziplinäre S3-Leitlinie Schwerverletztenversorgung

Die aktuelle Version der interdisziplinären S3-Leitlinie Schwerverletztenversorgung stellt den aktuellen Stand der fachlichen und wissenschaftlichen Erkenntnisse der Diagnostik und Therapie Schwerverletzter dar und wurde 2017 publiziert (DGU 2017). Dabei haben interdisziplinär und berufsgruppenübergreifend 20

medizinische Fachgesellschaften und mehr als 200 Autoren mitgewirkt. Kernstück der Leitlinie sind die 307 evidenz- und konsensbasierten Schlüsselempfehlungen für die drei wichtigen Phasen der Akutversorgung:

- **Präklinische Phase**
- **Schockraumphase**
- **Operationsphase**

■■ Schockraumkurse

Die flächendeckende Einführung von interdisziplinären und berufsgruppenübergreifenden Schockraumkursen nach Advanced Trauma Life Support (ATLS®; American College of Surgeons 2018) bzw. European Trauma Course (ETC®; Lott et al. 2009) hat zu einer Standardisierung und Optimierung der Abläufe bei der Erstversorgung von Schwerverletzten geführt. ATLS® strukturiert und priorisiert die Abläufe entsprechend einem Algorithmus und ist die gemeinsame Sprache aller Akteure im Schockraum. Damit wurde eine Standardisierung der zeitkritischen Erstversorgung im Schockraum flächendeckend in allen Traumazentren erreicht. Jedes Traumazentrum verpflichtet sich, Mitarbeiter nach ATLS® bzw. ETC® aus- und regelmäßig fortzubilden. Viele Rettungsdienste haben die standardisierten Abläufe für die präklinische Versorgung entsprechend Pre Hospital Trauma Life Support (PHTLS®; NAEMT 2016) oder International Trauma Life Support (ITLS®; ITLS 2017) übernommen. Damit sprechen Rettungsdienst und Schockraum heute eine „gemeinsame Sprache". Übergaben werden heute regelhaft standardisiert nach dem ABCDE-Prinzip durchgeführt.

■■ TraumaRegister DGU®

Dem TraumaRegister DGU® kommt als Erfassungs- und Dokumentationsinstrument für eine kontinuierliche Qualitätssicherung und als Instrument zur Qualitätsverbesserung in der Schwerverletztenversorgung eine zentrale Bedeutung zu. Nur durch die systematische Auswertung dieser Daten des Traumaregisters ist eine Bewertung der Prozess- und Ergebnisqualität in der Versorgung Schwerverletzter

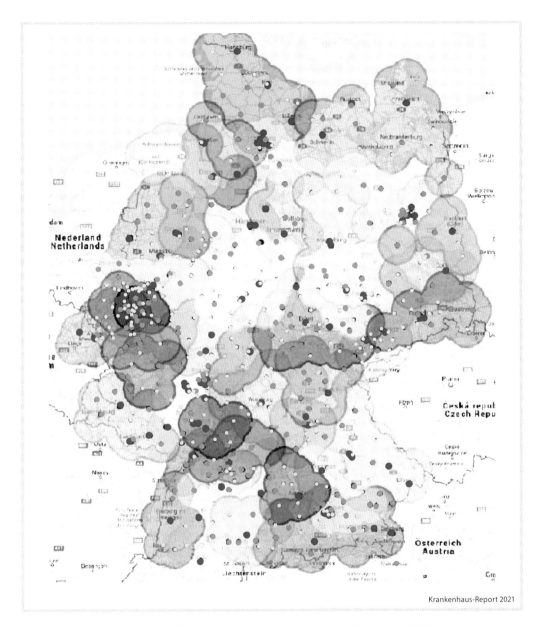

☐ **Abb. 8.1** TraumaNetzwerk DGU® (Juli 2020) (Quelle: Akademie der Unfallchirurgie (AUC))

flächendeckend möglich. Die Dokumentation aller schwerverletzten Patienten im Traumaregister ist für alle am TNW teilnehmenden Kliniken verpflichtend. Das Traumaregister erfasst im Gegensatz zu anderen internationalen Registern sowohl Prozess- als auch Ergebnisdaten. Als entscheidende Größe der Ergebnis-

qualität wird die Klinikletalität im Traumaregister erfasst. Zusätzlich ist die routinemäßige Erfassung der gesundheitsbezogenen Lebensqualität im Verlauf künftig ein wesentlicher Bestandteil zur Beurteilung der Behandlungs- und Ergebnisqualität. Die Prozessqualität wird mit evaluierten Qualitätsindikatoren in einem

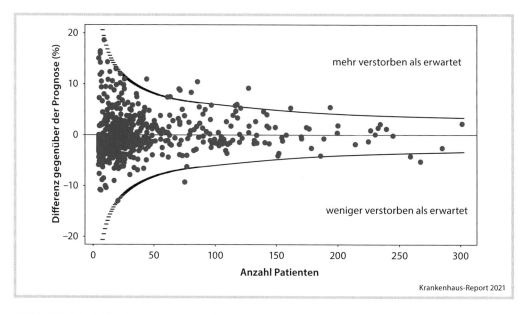

☐ **Abb. 8.2**   Beispiel für eine Auswertung aus dem Jahresbericht TR-DGU 2020 (Quelle: NIS et al. 2018)

standardisierten Berichtwesen dargestellt, das der individuellen Klinik die Prozessqualität im Vergleich zum Durchschnittswert aller Kliniken in Deutschland darstellt. Die Ergebnisse im Traumaregister können sowohl hinsichtlich des Benchmarkings der Prozessparameter als auch der risikoadjustierten Outcome-Analyse von den Kliniken online abgerufen werden. Wesentlicher Bestandteil dieses Qualitätsberichts (☐ Abb. 8.2) ist die Gegenüberstellung der individuellen Klinikdaten gegenüber Daten des zugehörigen Traumanetzwerks und Daten aller eingebenden Kliniken. Auf jährlicher Basis werden die Daten des Traumaregisters in einem strukturierten Jahresbericht zusammengefasst und allen teilnehmenden Kliniken zur Verfügung gestellt. Die Qualität der Dateneingabe im TraumaRegister DGU® wird im Rahmen der Reauditierung der TraumaZentren repräsentativ-stichprobenartig durch einen Abgleich mit der Klinikdokumentation überprüft.

▪ ▪ Qualitätszirkel

Um die Kommunikation und Abläufe zwischen Rettungsdiensten und Traumazentren einerseits und Traumazentren und Rehabili-

tationseinrichtungen andererseits kontinuierlich zu verbessern und abzustimmen, sind die verpflichtenden Qualitätszirkel in den regionalen Traumanetzwerken besonders geeignete Plattformen. Daher sollten Verantwortliche der Rettungsdienste, der Rettungsleitstellen und der Traumarehabilitationszentren in diese Qualitätszirkel aktiv und regelmäßig eingebunden werden. Verantwortlich hierfür sind die Sprecher der regionalen Traumanetzwerke. Weiterhin sollten im Rahmen der Qualitätszirkel der regionalen Traumanetzwerke gemeinsame Fortbildungsveranstaltungen interdisziplinär und interprofessionell unter Einbindung von Rettungsdienstpersonal, Notärzten, Klinikpersonal und Rehabilitationseinrichtungen durchgeführt werden.

Jedes Traumazentrum muss zusätzlich zu allgemeinen qualitätsverbessernden Maßnahmen klinikintern mindestens zweimal jährlich interdisziplinäre und berufsgruppenübergreifende Qualitätszirkel veranstalten und protokollieren. Dabei sollen die Zusammenarbeit der Schwerverletztenversorgung vor Ort optimiert und die im Traumaregister dokumentierten Ergebnisse besprochen werden.

8.2.3 Was wurde bisher erreicht?

Nach Start der Initiative TraumaNetzwerk DGU® 2006 wurden die ersten Kliniken 2008 auditiert. Im Jahr 2009 wurde das TraumaNetzwerk Ostbayern als bundesweit erstes Netzwerk erfolgreich zertifiziert. Knapp zehn Jahre nach Start des Projekts wurde im Oktober 2015 mit der Zertifizierung des Netzwerks Brandenburg Nord-West die letzte Lücke geschlossen. Damit ist es gelungen, eine bundesweit flächendeckende zertifizierte Versorgung der Schwerverletztenversorgung nach einheitlichen Standards zu etablieren.

Im Rahmen des flächendeckenden Ausbaus der Traumanetzwerke kam es zu einer messbaren Verbesserung der Struktur- und Prozessqualität, die sich im eingangs erwähnten Rückgang der Letalität des polytraumatisierten Patienten zeigt (Mand et al. 2012). Vor allem an den LTZ und RTZ konnten umfassende Verbesserungen der personellen, organisatorischen und strukturellen Situation beobachtet werden. Als wesentliche Verbesserungen wurden die Teilnahme am TraumaRegister DGU® für das interne und externe Qualitätsmanagement, die Einführung von Schockraumalgorithmen und Behandlungspfaden sowie die Regelung von zum Teil einrichtungsübergreifenden Kooperationen mit anderen Fachabteilungen, insbesondere für die Versorgung von Schädel-Hirn-Traumata, festgestellt. Strukturelle Verbesserungen fanden sich unter anderem im Bereich der Vorhaltung von Notfallsieben für Notfalleingriffe im Schockraum oder OP, in der Bereitstellung von Ultraschallgeräten im Schockraum und in der Nutzung der Teleradiologie.

Die Kliniksterblichkeit nach schwerer Verletzung konnte – dokumentiert im Trauma-Register DGU® – in den letzten 20 Jahren kontinuierlich gesenkt werden. Dieser Erfolg lässt sich nicht auf eine einzelne Intervention zurückführen, sondern ist nach Ansicht aller Experten neben dem medizinischen Fortschritt vor allem auf die strukturellen Verbesserungen eines flächendeckenden „Traumasystems"

zurückzuführen. Umfragen bei Rettungsdiensten, die obligat bei der Auditierung vorgelegt werden müssen, und Kliniken stützen diese Einschätzung.

Das TraumaRegister DGU® weist weiterhin Verbesserungen in den Abläufen der Schockraumdiagnostik Schwerverletzter nach. Die Zeit für diagnostische Abläufe konnte signifikant reduziert werden, ebenso die Zeit, bis ein Schwerverletzter im Operationssaal definitiv versorgt werden konnte (Mand et al. 2012). Dies gilt insbesondere für instabile Patienten im Schock.

Mit der flächendeckenden Etablierung der TraumaNetzwerke DGU® steht ein System zur Verfügung, das geeignet ist, auch die Bewältigung von Großschadensereignissen zu unterstützen. Am Beispiel einzelner Massenunfälle, wie z. B der Eisenbahnunfall von Bad Aibling; Massenkarambolagen auf Autobahnen A2, konnte gezeigt werden, wie die Strukturen des Traumanetzwerks auch im Ernstfall funktionierten. Die Ereignisse wurden gemeinsam mit den betroffenen Traumanetzwerken, den Rettungsleitstellen, den Rettungsdiensten und den Ärztlichen Leitern Rettungsdienst diskutiert. Der daraus abgeleitete Erkenntnisgewinn wurde über die Qualitätszirkel der Traumanetzwerke an alle Netzwerkkliniken weitergegeben. Viele der für die Bewältigung von Großschadensereignissen erforderlichen Kennzahlen zu verfügbaren Material- und Personalressourcen sowie OP- und Intensivkapazitäten werden bereits im Rahmen des Auditierungs- bzw. Zertifizierungsprozesses erhoben. Die Kenntnis der Versorgungskapazitäten in Abhängigkeit der Sichtungskategorie steht der örtlichen Einsatzleitung und der zuständigen Rettungsleitstelle in der Vorbereitung auf Großschadenslagen zur Verfügung. Kommunikationswege zwischen Rettungsdienst und Kliniken sowie zwischen Kliniken im Regionalen TraumaNetzwerk sind etabliert und können bei Großschadensereignissen genutzt werden.

Problematisch ist die „Zulassung" von Kliniken zu den verschiedenen Stufen der Traumazentren im „Katalogverfahren" unter Prüfung von Struktur-, Personal- und Prozessmerkmalen und **ohne** Berücksichtigung des tatsächlichen regionalen Bedarfs. Über einen regionalen Bedarf entscheidet eine wissenschaftliche Fachgesellschaft wie die DGU allerdings nicht. Ähnliches gilt auch für die Zulassungsverfahren der DGUV für die Verletzungsartenverfahren, die sich – allerdings weiter ausdifferenziert – an den Strukturvorgaben der DGU orientieren. Hier sind wissenschaftliche Fachgesellschaften wie die DGU „überfordert", sie können lediglich die notwendigen Informationen präsentieren und bezüglich der medizinischen Standards einordnen. Eine Beteiligung von Politik und Kostenträger ist erforderlich, um knappe Ressourcen sinnvoll zu zuzuordnen und Top-Spezialisierungen der Kliniken in der Schwerverletztenversorgung und der Katastrophenmedizin zu unterstützen. Bisher hat die Politik die DGU allerdings im Wesentlichen allein gelassen, ohne sich – anders als in anderen europäischen Ländern – planerisch oder ordnend einzuschalten. Nicht selten kommt es daher gerade in Ballungsgebieten zu hohen Ansammlungen von TZ und sogar von ÜTZ, was weder versorgungspolitisch noch wirtschaftlich immer sinnvoll erscheint.

8.3 Präklinische und klinische Versorgung von Schwerverletzten

Im Traumaregister der Deutschen Gesellschaft für Unfallchirurgie (TR-DGU®) wurden im Jahre 2018 durch 660 beteiligte Kliniken (davon 603 aus Deutschland) 40.882 Patienten registriert, die über den Schockraum auf eine Intensivbehandlungseinheit eines Krankenhauses aufgenommen wurden (NIS et al. 2018). Davon hatten 32.580 Patienten schwere Verletzungen (Max. Abbreviated Injury Scale (MAIS > 3)), 17.664 Patienten wiesen einen Injury Severity Score (ISS) > 16 auf und 4.735 galten nach der sog. Berliner Definition (Pape et al. 2014) als polytraumatisiert. 70 % der Patienten waren männlich und hatten ein Durch-

schnittsalter von 52 Jahren. Knapp die Hälfte (49 %) aller Schwerverletzten verunfallte im Straßenverkehr. Die am häufigsten verletzte Körperregion war der Kopf mit 48 %, der Brustkorb mit 45 %, gefolgt von der Wirbelsäule mit 29 %. Die Extremitäten waren mit 24 % (untere) und 28 % (obere), das Becken mit 15 % und die Bauchregion mit 14 % betroffen. Das Zeitintervall zwischen Unfallereignis und Einlieferung in eine Klinik lag im Mittel bei 60 min und hat sich in den letzten fünf Jahren nicht verändert. Hiermit wird das in einem Eckpunktepapier von 2016 gesetzte Zeitintervall gerade erreicht (Fischer et al. 2016).

Die präklinische Traumaversorgung durch den Rettungsdienst basiert auf strukturierten und prioritätenorientierten Behandlungsalgorithmen, wie sie in den Empfehlungen der S3-Leitlinie Polytrauma/Schwerverletzten-Behandlung beschrieben werden (DGU 2017). Die Polytraumaversorgung stellt nach Empfehlungen der Bundesärztekammer eine Notarztindikation dar, im gesamten Einsatzspektrum des Notarztdienstes macht sie jedoch gerade 1 % am gesamten Einsatzgeschehen aus. Anders hingegen in der Luftrettung: Für die Jahre 2005 bis 2011 konnte für die Luftrettung ein „chirurgischer" Einsatzanteil von 30 bis 35 % ermittelt werden, wenn auch mit sinkender Tendenz (Schweigkofler et al. 2015a, 2015b). Im TR-DGU® wurden 2018 18,6 % der Schwerverletzten den Kliniken mit dem Rettungshubschrauber (RTH) zugewiesen. Nicht nur, dass mit der Luftrettung eine überregionale Patientenversorgung sichergestellt werden kann, es sind deutliche Überlebensvorteile für Schwerverletzte durch die Versorgung per Luftrettung nachgewiesen (Andruszkow et al. 2013, 2014). Besonders Schwerverletzte mit Schädel-Hirn-Trauma profitieren von einem Transport durch die Luftrettung in ein ÜTZ. Es muss jedoch auch berücksichtigt werden, dass ca. 40 % der traumatologischen Einsätze mit polytraumatisierten Patienten gemeinsam von Luft- und Bodenrettung abgewickelt werden. Die Einsatzmitteldisposition durch die Einsatzleitstellen ist deutschlandweit noch nicht nach einheitlichen Algorithmen geregelt. Je nachdem, ob eine Parallelalarmierung oder erst eine Nachforderung durch den Rettungsdienst erfolgt, können sich die präklinischen Versorgungszeiten um im Mittel 20 min verlängern, wie die BOLUS Studie zur Schnittstellenanalyse boden-/luftgestützter Notarztdienst ergab (Gries et al. 2014).

> ❯ Es wäre daher insgesamt sinnvoll, für die Polytraumaversorgung am Unfallort sowie für den Transport die deutschlandweit gut und flächendeckend organisierte Luftrettung – soweit wie möglich – grundsätzlich primär einzusetzen.

Das strukturierte Traumamanagement kann präklinisch, wie auch in der frühen klinischen Phase, als etabliert angesehen werden. In Deutschland wird eine sog. „Treat-and-Run"-Strategie angestrebt, d. h. die Durchführung notwendiger Maßnahmen zur Patientenstabilisierung und der rasche Transport in die nächste **geeignete** Klinik. Sowohl nach Empfehlungen des Eckpunktepapiers (Fischer et al. 2016) als auch des Weißbuch Schwerverletztenversorgung (DGU 2019) sollte die klinische Erstversorgung eines solchen Patienten in einem zertifizierten, möglichst überregionalen (ÜTZ) oder regionalen (RTZ) Traumazentrum erfolgen.

Die Wahl der richtigen Zielklinik erfordert nicht nur vom Rettungsdienstpersonal vor Ort, sondern auch von den Disponenten der Leitstelle und den Krankenhäusern eine profunde Kenntnis des gesamten Systems, da hier bereits relevante Weichen für die Definitivversorgung gestellt werden. Nur in Ausnahmefällen muss ein Patient zur Stabilisierung oder zur Durchführung z. B. einer Notfalllaparotomie ins nächst erreichbare Krankenhaus verbracht werden (Naujoks et al. 2019). Nach dem DGU-TR®-Bericht 2018 beträgt der Anteil von Verlegungen im Kollektiv der Schwerverletzten nur 8,2 % – wobei keine Differenzierung bezüglich des zeitlichen Verlaufs möglich ist. Durch eine Patientensteuerung unter Einsatz von Web-basierten Dispositionshilfs-

mitteln, wie z. B. des interdisziplinären Versorgungsnachweises (IVENA), lassen sich nicht nur die Spezifikationen und das Leistungsspektrum der Klinik berücksichtigen, sondern insbesondere auch die aktuell vorhandenen Ressourcen (Schweigkofler et al. 2011). Die in den 90er Jahren oft noch häufig zeitaufwändige der Suche nach Akut-Versorgungskliniken für Schwerverletzte stellt heute daher kein relevantes Problem mehr dar. Dies gilt umso mehr, da ÜTZ verpflichtet sind, jederzeit (24 Stunden am Tag und 365 Tage im Jahr) mindestens zwei Schwerverletzte gleichzeitig erstversorgen zu können.

Die Klinikzuweisung von Schwerverletzten erfolgt gemäß Weißbuch der DGU und der S-3-Leitlinie Polytrauma immer über einen Schockraum (SR). Der Schockraum stellt somit die wichtigste Schnittstelle zwischen der präklinischen Erstversorgung und der interdisziplinären klinischen Behandlung dar. Die Strukturqualität, die Teamzusammensetzung und deren Aus- und Weiterbildung sind im Weißbuch und in der S3-Leitlinie Polytrauma beschrieben. Diese Faktoren werden in den Audits und Rezertifizierungen überprüft, um deutschlandweit eine einheitliche Versorgungsqualität sicherzustellen. Das klinische Schockraummanagement basiert wie die präklinische Versorgung auf einem strukturierten und priorisierenden Behandlungsalgorithmus (treat first, what kills first). Das **A**dvanced-**T**rauma-**L**ife-**S**upport®-Konzept (ATLS) ist sicher das weitesten verbreitete in Deutschland. Nicht nur die Vorhaltung und Schulung von kompletten Schockraumteams, sondern auch die gesteigerte Inanspruchnahme der Schockräume führt zu erheblichen organisatorischen und wirtschaftlichen Belastungen der Kliniken (Marzi et al. 2019). So fand an einem ÜTZ zwischen 2012 und 2016 eine Steigerung der Schockraumzuweisungen von 70 % statt, bei jedoch gleichzeitigem Rückgang der Fallschwere. Eine Ursache dafür ist u. a. der Anteil der Schockraumzuweisungen rein nach Unfallhergang, wie sie in der S3-Leitlinie Polytrauma mit dem Empfehlungsgrad GoR B beschrieben sind (DGU 2017, S. 30). Diese machen in großen Schockräumen von ÜTZs einen Anteil von bis zu 30 % aus. Unter dem bestehenden wirtschaftlichen und organisatorischen Druck wird mancherorts versucht, auf diesen gesteigerten Vorhalteaufwand durch die Besetzung der Schockräume mit einem reduzierten Schockraum-Team (Limited-TraumaTeam: L-TT) zu reagieren. Es ist ein Trend feststellbar, solche L-TT insbesondere bei vermeintlich „leichten Schockräumen", die nach den B-Kriterien der S3-Leitlinie angemeldet werden, einzusetzen. 2019 konnte jedoch nachgewiesen werden, dass es sich bei den Schockraumzuweisungen nach Unfallhergang mitnichten nur um leicht verletzte Patienten handelt (Schweigkofler et al. 2019). Eine Arbeitsgruppe der Sektion NIS (Notfall-Intensiv-Schwerverletztenversorgung) der DGU evaluiert in einem wissenschaftlichen Projekt die derzeit gültigen Schockraumaktivierungskriterien (Waydhas et al. 2018). Bei einer engen Einbindung und Schulung des Rettungsdienstes und der Leitstellen scheint jedoch ein abgestuftes Schockraumalarmierungsschema ohne Qualitätsverluste in der Schockraumversorgung grundsätzlich möglich (Spering et al. 2018).

Die moderne Schockraumversorgung von Schwerverletzten hat neben einem straffen Zeit- und Ressourcenmanagement und einem festgelegten interdisziplinären Behandlungs-Regime eine leistungsfähige CT-Diagnostik (Trauma Scan) als Basis. Innerhalb kürzester Zeit sind lebensgefährliche Verletzungen zu erkennen und zu behandeln. Je nach Erfordernis können lebensrettende Notfalleingriffe noch direkt im Schockraum erfolgen oder es wird eine Notfallversorgung im OP nach dem Damage-Control-Prinzip (Damage Control Surgery) durchgeführt. Es geht hierbei zunächst um „Schadensbegrenzung" (Damage Control) und um eine Stabilisierung der Vitalfunktionen dieser Patienten. Es erfolgt zunächst eine Blutstillung und – je nach Schweregrad der Verletzungen – eine initiale Notfallstabilisierung von Knochenbrüchen und eine Weichteilbehandlung von Gewebequetschungen und offencn Wunden. Die Weiterbehandlung erfolgt dann interdisziplinär zunächst auf der Intensivstation. Eine definitive operative Versorgung wird erst nach Stabilisierung der Patienten durchgeführt. Dies dauert in der Regel einige Tage und wird eng überwacht. Operative Zwischenschritte und eine länger dauernde maschinelle Beatmung sind zudem regelhaft erforderlich. Besonders schwere Schädel-Hirn-Traumata und Thoraxtraumen sind prognostisch wegweisend.

Nach dem TR-DGU® 2018 mussten 65 % der Schwerverletzten operativ versorgt werden. Im Schnitt waren 3,4 Operationen notwendig. Etwa ein Drittel der Schwerverletzten musste beatmet werden. Die mittlere Aufenthaltsdauer auf der Intensivstation betrug 6,2 Tage.

Parallel zur Intensivbehandlung sind die definitive unfallchirurgische Behandlung und die erforderlichen Rehabilitationsmaßnahmen zu planen und einzuleiten.

Entscheidend für den letztlichen Behandlungserfolg ist ein fachlich wie organisatorisch kompetenter sowie durchsetzungsfähiger „Navigator" und „Taktgeber" durch diesen komplexen klinischen Versorgungsprozess. Diese verantwortungsvolle Aufgabe – von Aufnahme bis zur Entlassung – liegt beim Unfallchirurgen, der sie in kollegialer Abstimmung mit den beteiligten Fachabteilungen übernimmt. Der Schwerverletzte benötigt auf seinen vielen Stationen, die er durchläuft, einen „Kümmerer", der auch die Schnittstelle u. a. zu den Angehörigen, dem Sozialdienst und den Rehabilitationseinrichtungen bilden muss. Dieser organisierende „Kümmerer" ist idealerweise der erstversorgende Oberarzt bzw. die Oberärztin der Unfallchirurgie. Diesen Anspruch zu erfüllen kann in Zeiten stark reglementierter Arbeitszeitkorsette und reduzierter Personaldecken rasch problematisch werden. Zudem ist dieser Beruf körperlich wie psychisch überaus fordernd und durch lange Weiterbildungszeiten sowie ständige planerische und handwerklich-operative Trainingserfordernisse belastet. Diese anspruchsvollen Anforderungen an Persönlichkeitsprofile und Talent lassen sich mit strikten Arbeitszeitregulierungen, ausufernder Bürokratie und einer demotivierenden Dokumentationsflut nur schwerlich vereinbaren. Nicht zuletzt sind besonders Unfallchirurgen und Orthopäden zunehmend Vorwürfen von Behandlungsfehlern ausgesetzt. Die allgemeinen Anstellungsbedingungen in den Kliniken für leitende unfallchirurgisch geprägte Positionen verschlechtern sich zudem kontinuierlich. Wie sich die erforderliche Personalgewinnung für diesen schweren wie erfüllenden Beruf unter diesen Rahmenbedingungen zukünftig sicherstellen lässt werden die kommenden Jahre zeigen.

8.4 Rehabilitation Schwerverletzter

Untersuchungen zum langfristigen Outcome polytraumatisierter Patienten zeigen bei nun deutlich höheren Überlebenschancen dauerhafte relevante Beeinträchtigungen der physischen und psychischen Gesundheit mit daraus resultierender Verringerung der Lebensqualität und infolgedessen hohen Kosten für das Gesundheitssystem (Simmel 2018).

Der Betrachtung liegt die ICF (Internationale Klassifikation der Funktionsfähigkeit, Behinderung und Gesundheit), das bio-psychosoziale Betrachtungsmodell der WHO, zugrunde. Körperfunktionen, Körperstrukturen, Aktivitäten und Partizipation (Teilhabe) sowie Umweltfaktoren stehen in der Rehabilitation in direkter Wechselwirkung zueinander und bedingen einander im Positiven wie im Negativen.

Die Rehabilitation schwerverletzter Patienten unterscheidet sich daher folgerichtig auch von der Nach- und Weiterbehandlung nach elektiven konservativen und operativen Behandlungen in Orthopädie und Unfallchirurgie.

Patienten mit schwerem Schädel-Hirn-Trauma oder Querschnittsymptomatik werden in spezialisierten Zentren behandelt, die besondere Anforderungen erfüllen müssen. Ausgehend von einem Vorschlag durch den ehemaligen Verband Deutscher Rentenversicherungsträger ist seit 1995 ein neurologisch/neu-

rochirurgisches Phasenmodell Kostenträgerübergreifend flächendeckend umgesetzt. Die Bundesarbeitsgemeinschaft für Rehabilitation (BAR) hat hierzu inhaltliche und strukturelle Empfehlungen vorgegeben. Schwerbrandverletzte werden in überregionalen Traumazentren mit einem entsprechenden Zentrum behandelt.

Die Polytraumaversorgung wird erst durch eine **schnittstellenfreie** Rehabilitation komplettiert. Das Rehapotenzial schwerverletzter Patienten wird aktuell in den meisten Fällen noch nicht vollständig ausgeschöpft. Auswertungen aus dem TraumaRegister DGU® ergeben, dass 2018 lediglich 15,4 % der Überlebenden nach Polytrauma in eine Reha-Klinik verlegt wurden. 63,1 % wurden in die häusliche Pflege entlassen. In Anlehnung an das neurologische Phasenmodell wurde 2017 ein Phasenmodell der Traumarehabilitation publiziert. Es läuft ebenfalls in sechs Phasen ab, die fließend ineinander übergehen. Bei definierten Ein- und Ausgangskriterien können einzelne Phasen auch übersprungen werden (◘ Abb. 8.3).

8.4.1 Phasenmodell der Traumarehabilitation

- Phase A: Akutbehandlung
- Phase B: Frührehabilitation (während der Akutbehandlung)
- Phase C: Postakute Rehabilitation
- Phase D: Anschlussrehabilitation (z. B. Anschlussrehabilitation (AR), Anschlussheilbehandlung (AHB), Berufsgenossenschaftliche Stationäre Weiterbehandlung (BGSW))
- Phase E: Weiterführende Rehabilitation (z. B. berufliche, psychologische oder Schmerzrehabilitation)
- Phase F: Nachsorge (bei bleibenden oder langfristigen Unfallfolgen)

Die Kriterien der Deutschen Rentenversicherung orientieren sich an einer ausreichen-

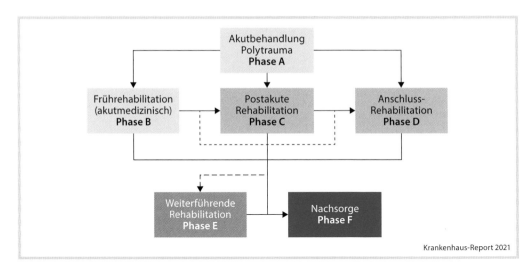

Krankenhaus-Report 2021

◨ **Abb. 8.3** Phasenmodell der Traumarehabilitation

8

den Motivation und Belastbarkeit der Patienten. Die sogenannte „Rehabilitationsfähigkeit" (siehe ◨ Abb. 8.4) ist allerdings auch mit Blick auf die ICF-Kriterien für schwerverletzte Patienten primär irrelevant und wird oftmals erst durch Behandlung in der Phase C hergestellt.

Die Akutbehandlung (**Phase A**) der Traumarehabilitation sowie die Frührehabilitation (**Phase B**) finden im Traumazentrum oder in spezialisierten Akutkliniken statt und beginnen im Bedarfsfall auf der Intensivstation des Akutkrankenhauses mit physikalisch-therapeutischen Maßnahmen.

❯ Die postakute Rehabilitation (Phase C) ist gekennzeichnet durch einen großen Anteil pflegebedürftiger Patienten mit hohem Rehabilitationsbedarf, aber auch durch die medizinische Notwendigkeit einer interdisziplinären Behandlung, weiterführender Diagnostik (auch mittels Großgeräten) und der Möglichkeit, auch komplexe operative Revisionseingriffe durchzuführen.

Gerade in der postakuten Rehabilitation (Phase C) besteht noch ein relevantes „Rehaloch": Die Phase C-Rehabilitation ist lediglich im Bereich der gesetzlichen Unfallversiche-

rung – ausschließlich in den BG-Kliniken – als „Komplexe Stationäre Rehabilitation (KSR)" flächendeckend umgesetzt (Reimertz 2019).

So müssen nach wie vor junge Patienten mit Polytrauma außerhalb des Leistungsangebots der gesetzlichen Unfallversicherung nach der poststationären Phase B zunächst in eine für die Patienten völlig unzureichende Kurzzeitpflegeeinrichtung verlegt werden, da eine häusliche Pflege bzw. ambulante Rehabilitation noch nicht möglich ist.

Die Rehabilitation in der postakuten Phase C stellt an Überregionale Traumarehabilitationszentren (ÜTRZ) besondere Anforderungen, die bislang nur in den **BG-Kliniken** für Patienten aus dem SGB-VII-Bereich umgesetzt sind. Hierzu gehört neben einer (auch räumlich) engen Kooperation und Vernetzung mit den Traumazentren auch:

▬ Sicherstellung zügiger operativer Revisionsmöglichkeiten im Bedarfsfall
▬ Sicherstellung der postakuten Anschluss- und weiterführenden Traumarehabilitation sowie der langfristigen Nachsorge (inkl. Schmerzrehabilitation und neuro-/psychologischer Kompetenz)
▬ Vorhaltung hierfür notwendiger personeller, räumlicher sowie technisch-apparativer Ausstattung

Rehabilitationsfähigkeit

Die Rehabilitandin oder der Rehabilitand muss
- mindestens frühmobilisiert, insbesondere in der Lage sein, ohne fremde Hilfe zu essen, sich zu waschen und auf Stationsebene zu bewegen
- für effektive rehabilitative Leistungen ausreichend belastbar sein
- motiviert und in der Lage sein, aktiv mitzuarbeiten

Keine Rehabilitation möglich bei
- akuten Infektionen, wie zum Beispiel MRSA-Infektionen
- schwerwiegenden Begleiterkrankungen oder Komplikationen

Krankenhaus-Report 2021

◘ **Abb. 8.4** Kriterien der Rehabilitationsfähigkeit aus: Medizinische Voraussetzungen der Anschlussheilbehandlung → AHB Indikationskatalog. Stand: 2/2017, Deutsche Rentenversicherung Bund

— erforderliche fachliche Kompetenz im akuten und rehabilitativen Bereich mit Nachweis fachspezifischer Aus-, Fort- und Weiterbildungen
— ICF basierte multidisziplinäre Rehabilitationsplanung und -durchführung
— Teilnahme an klinischen Studien
— Teilnahme an externen und internen Qualitätssicherungsverfahren

Für Traumarehabilitationszentren der Phase C sollten daher zukünftig besondere Anforderungen definiert werden, da hohe Kompetenzen im akutmedizinischen als auch im rehabilitativen Bereich erforderlich sein müssen (Simmel et al. 2018). Eine monozentrische Auswertung aus 2018 zeigt eine Häufigkeit notwendiger operativer Revisionen in der Phase C von 51 % (Rindermann 2019).

Die Anschlussrehabilitation in der **Phase D** ist etabliert und entspricht den gegenwärtigen Rehabilitationsmaßnahmen: Anschlussrehabilitation (AR), Anschlussheilbehandlung (AHB), Berufsgenossenschaftliche Stationäre Weiterbehandlung (BGSW). Weiterführende, auch ambulante Rehabilitationsmaßnahmen können auch zur sozialen und beruflichen Wiedereingliederung erforderlich werden (**Phase E**).

Um ein erreichtes Ergebnis langfristig zu sichern, ist gerade bei Patienten mit bleiben-

den Unfallfolgen eine kontinuierliche Nachsorge zu gewährleisten. Dies betrifft z. B. Patienten nach Amputationen, bei andauerndem Pflege-, Therapie- oder Hilfsmittelbedarf, chronischen Schmerzen und psychotraumatologischen Langzeitfolgen (**Phase F**).

Ziel eines Phasenmodells Traumarehabilitation ist es, ein bestmögliches Ergebnis für eine möglichst schnelle und lange anhaltende soziale, familiäre und berufliche Wiedereingliederung Schwerverletzter zu erzielen. Um alle Rehabilitationspotenziale der Schwerverletzten zu heben, ist es notwendig, frühestmöglich multidisziplinäre und phasenübergreifende Rehabilitationsmaßnahmen einzuleiten sowie ineinander übergreifende und aufeinander abgestimmte Rehabilitationsphasen nahtlos umzusetzen. Dies ist sowohl in der UN-Behindertenrechtskonvention von 2006 (Artikel 26 Satz 1a) als auch im aktuellen Weißbuch Schwerverletztenversorgung (DGU 2019, S. 25–26) formuliert. Aktuell findet auch in der Öffentlichkeit eine Diskussion hierzu statt. In einem ganzseitigen Artikel in der Frankfurter Allgemeinen Sonntagszeitung vom 05.07.2020 mit dem Titel „Entlassen in den Stillstand – Unfallchirurgen schlagen Alarm", mahnt der derzeitige Präsident der Deutschen Gesellschaft für Unfallchirurgie (DGU), Univ.-Prof. Dr. Michael Raschke, eine lückenlose Rehabilitation an.

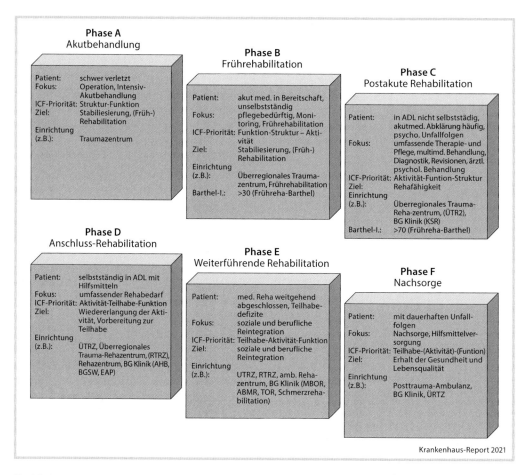

Phase A
Akutbehandlung

Patient:	schwer verletzt
Fokus:	Operation, Intensiv-Akutbehandlung
ICF-Priorität:	Struktur-Funktion
Ziel:	Stabilisierung, (Früh-)Rehabilitation
Einrichtung (z.B.):	Traumazentrum

Phase B
Frührehabilitation

Patient:	akut med. in Bereitschaft, unselbstständig
Fokus:	pflegebedürftig, Monitoring, Frührehabilitation
ICF-Priorität:	Funktion-Struktur – Aktivität
Ziel:	Stabilisierung, (Früh-)Rehabilitation
Einrichtung (z.B.):	Überregionales Traumazentrum, Frührehabilitation
Barthel-I.:	>30 (Frühreha-Barthel)

Phase C
Postakute Rehabilitation

Patient:	in ADL nicht selbstständig, akutmed. Abklärung häufig, psycho. Unfallfolgen
Fokus:	umfassende Therapie- und Pflege, multimd. Behandlung, Diagnostik, Revisionen, ärztl. psychol. Behandlung
ICF-Priorität:	Aktivität-Funtion-Struktur
Ziel:	Rehafähigkeit
Einrichtung (z.B.):	Überregionales Trauma-Reha-zentrum, (ÜTR2), BG Klinik (KSR)
Barthel-I.:	>70 (Frühreha-Barthel)

Phase D
Anschluss-Rehabilitation

Patient:	selbstständig in ADL mit Hilfsmitteln
Fokus:	umfassender Rehabedarf
ICF-Priorität:	Aktivität-Teilhabe-Funktion
Ziel:	Wiedererlangung der Aktivität, Vorbereitung zur Teilhabe
Einrichtung (z.B.):	ÜTRZ, Überregionales Trauma-Rehazentrum, (RTRZ), Rehazentrum, BG Klinik (AHB, BGSW, EAP)

Phase E
Weiterführende Rehabilitation

Patient:	med. Reha weitgehend abgeschlossen, Teilhabedefizite
Fokus:	soziale und berufliche Reintegration
ICF-Priorität:	Teilhabe-Aktivität-Funktion
Ziel:	soziale und berufliche Reintegration
Einrichtung (z.B.):	UTRZ, RTRZ, amb. Rehazentrum, BG Klinik (MBOR, ABMR, TOR, Schmerzrehabilitation)

Phase F
Nachsorge

Patient:	mit dauerhaften Unfallfolgen
Fokus:	Nachsorge, Hilfsmittelversorgung
ICF-Priorität:	Teilhabe-(Aktivität)-(Funtion)
Ziel:	Erhalt der Gesundheit und Lebensqualität
Einrichtung (z.B.):	Posttrauma-Ambulanz, BG Klinik, ÜRTZ

Krankenhaus-Report 2021

Abb. 8.5 Wo kann die Rehabilitation stattfinden? Aufstellung nach Simmel et al. 2017

Damit der richtige Patient zur richtigen Zeit auch in der richtigen Trauma-Reha-Klinik behandelt wird, sind definierte Prozesse und infrastrukturelle Voraussetzungen notwendig (Müller et al. 2018). Im neurologischen Phasenmodell erfolgt die Zuordnung der Patienten zu den einzelnen Reha-Phasen mittels des Pflegegrades (Barthel-Index). Dieser ist ubiquitär verfügbar und stellt auch grundsätzlich eine praktikable Zwischenlösung dar.

Der Pflegebedarf gibt allerdings nur einen Teilaspekt wieder; der tatsächliche Therapiebedarf der Patienten wird nur unzureichend abgebildet. Um den Reha-Bedarf schwerverletzter Patienten reproduzierbar und adäquat zu ermitteln, wäre die Einführung eines Trauma-Reha-Scores sinnvoll. Ein von der AG Traumarehabilitation der Deutschen Gesellschaft für Orthopädie und Unfallchirurgie (DGOU) erarbeiteter Score findet sich derzeit in der klinischen Prüfung.

Die konsequente Umsetzung eines Phasenmodells Traumarehabilitation ließe sich mit einer Weiterentwicklung des aktuellen TraumaNetzwerks DGU® zu mehrstufigen zertifizierten **Trauma-Reha-Netzwerken** abbilden. In Analogie erscheint eine Kategorisierung der an der Traumaversorgung beteiligten Reha-Einrichtungen als lokale (LTRZ), regionale (RTRZ) und überregionale Traumarehabilitationszentren (ÜTRZ) als sinnvoll.

Für Rehabilitationseinrichtungen der Phasen D und E können bereits bestehende Strukturen übernommen werden.

> Eine phasenübergreifende Behandlung für alle Patienten scheitert aktuell zumeist an den Sektorengrenzen und den derzeit definierten Voraussetzungen für eine Rehabilitation (◗ Abb. 8.5).

Im **ambulanten Sektor** ist die Nachbetreuung polytraumatisierter Patienten häufig durch Schnittstellenprobleme geprägt. So fehlt bei komplexen Fraktur- und Verletzungsmustern, die sonst im ambulanten Bereich so nicht vorkommen, häufig schon rein strukturell die „intersektorale Brücke" zum erstversorgenden Traumazentrum. Für Kliniken ohne zugelassene MVZ oder (Teil-)Ermächtigungen fehlt das Feedback zu Verläufen. Stringente, fallbezogene Qualitätskontrollen und ein durchgehendes Verlaufsmanagement werden so massiv erschwert. Die Heilmittel-Budgets der Vertragsärzte sind für diese Patientengruppe zudem häufig nicht ausreichend.

Auch hier spielt die Deutsche Gesetzliche Unfallversicherung (DGUV) für ihre Versicherten wieder eine – vorbildliche – Sonderrolle. Die Schnittstellenproblematik ist durch das „Durchgangsarzt-System" niedergelassener und stationärer Unfallärzte sowie die intersektoralen Aktionsmöglichkeiten der zugelassenen Kliniken grundsätzlich nicht existent. Die berufliche und soziale Wiedereingliederung und Teilhabe werden „mit allen geeigneten Mitteln" unbudgetiert und mit einem konsequenten Fallmanagement der Unfallversicherungsträger angestrebt.

8.5　Fazit

Die Versorgungskette für Patienten mit Polytrauma in Deutschland ist gut strukturiert und belastbar. Deutschlandweite Netzwerke von Traumazentren unterschiedlicher Versorgungsstufen garantieren eine standardisierte, qualitätsgesicherte und ganzjährige „Rund-um-die-Uhr"-Akutversorgung. Diese Strukturen sind auch für die Bewältigung eines Massenanfalls von Verletzten (MANV) gut gerüstet und haben sich in verschiedenen Katastrophenfällen bereits nachweislich bewährt. Wer heute polytraumatisiert in eine Klink eingeliefert wird, hat beste Chancen, das Unfallereignis zu überleben.

Bei allgemein sinkenden Zahlen durch Unfälle Schwerverletzter und zunehmend knapper werdenden finanziellen Mitteln werden die bisher durch die DGU etablierten und quaitätsgesicherten Strukturen von Traumazentren und Traumanetzwerken zukünftig allerdings einem Wandel unterliegen. Hochspezialisierte Zentren mit hoher Versorgungsdichte müssen bestmöglich personell wie apparativ ausgestattet werden. Dies gelingt nur unter Berücksichtigung regionaler wie überregionaler Bedarfsaspekte. Eine Fachgesellschaft wie die DGU kann dies allein nicht leisten. Politik und Kostenträger müssen hier mit den für die Traumaversorgung in Deutschland zuständigen medizinisch-wissenschaftlichen Fachgesellschaften endlich in einen konstruktiven Dialog eintreten. Die DGU hat mit den von ihr geschaffenen qualitätsgesicherten Strukturen jedenfalls die erforderliche und international weithin als „Blaupause" angesehene Vorarbeit dazu geleistet.

In der Behandlungskette Schwerverletzter treten zunehmend Aspekte von Lebensqualität und Teilhabe in den Fokus. Hier bleibt noch einiges zu tun. Lediglich im Bereich der Gesetzlichen Unfallversicherung (DGUV) sind die Rehabilitation und das Reha-Management lückenlos organisiert. In allen anderen Versorgungsbereichen fallen die Patienten nach der Akutbehandlung mit Frührehabilitation meist in ein sogenanntes „Rehaloch". Auch junge Patienten müssen häufig intermittierend zunächst in eine Kurzzeitpflege. Das ist weder menschlich noch ökonomisch vertretbar. Die Rehabilitation wird mindestens verzögert oder wichtige Folgeeingriffe werden ggf. verpasst und der ganze Prozess verzögert sich zum Nachteil der Patienten – und auch der Kostenträger. Hier besteht dringender Handlungbedarf, der wenigstens von einigen Haftpflicht-versicherern auch bereits erkannt wurde und gemeinsam mit der DGU angegangen wird.

Die Versorgung polytraumatisierter Patienten in Deutschland hat insgesamt ein international anerkannt sehr hohes Niveau erreicht. Es gibt aber nichts, was nicht noch besser werden könnte. Ein engerer „Schulterschluss" als bisher zwischen Politik, Kostenträgern, Fachgesellschaften und Verbänden könnte dies zukünftig bewirken.

Literatur

American College of Surgeons (2018) The Committee on Trauma. Advanced Trauma Life Support®. Student Course Manual, 10. Aufl. American College of Surgeons, Chicago

Andruszkow H et al (2013) Survival benefit of helicopter emergency medical services compared to ground emergency medical services in traumatized patients. Crit Care 17(3):R124

Andruszkow H et al (2014) Ten years of helicopter emergency medical services in Germany: do we still need the helicopter rescue in multiple traumatised patients? Injury 45(Suppl 3):53–S58

DGU – Deutsche Gesellschaft für Unfallchirurgie (2017) S3-Leitlinie Polytrauma/ Schwerverletztenbehandlung. https://www.awmf.org/uploads/tx_szleitlinien/012-019l_S3_Polytrauma_Schwerverletzten-Behandlung_2017-08.pdf. Zugegriffen: 16. Okt. 2019

DGU – Deutsche Gesellschaft für Unfallchirurgie (2019) Weißbuch-Schwerverletztenversorgung. Empfehlungen zur Struktur, Organisation und Ausstattung stationärer Einrichtungen zur Schwerverletzten-Versorgung in der Bundesrepublik Deutschland. 3., erweiterte Aufl. https://www.dgu-online.de/fileadmin/published_content/5.Qualitaet_und_Sicherheit/PDF/2019_DGU_Weissbuch_Schwerverletztenversorgung_Vorabdruck.pdf. Zugegriffen: 5. Okt. 2020

Fischer M, Kehrberger E, Marung H et al (2016) Eckpunktepapier 2016 zur notfallmedizinischen Versorgung der Bevölkerung in der Prähospitalphase und in der Klinik. Notfall Rettungsmed 19(5):387–395

Gesundheitsberichterstattung des Bundes (2018) http://www.gbe-bund.de. Zugegriffen: 2. Mai 2020

Gries A, Lenz W, Stahl P et al (2014) Präklinische Versorgungszeiten bei Einsätzen der Luftrettung. Anaesthesist 63:555–562

ITLS – International Trauma Life Support (2017) International Trauma Life Support for Emergency Care

Providers, Global Edition. Pearson Education Limited, Harlow

Kleber C et al (2013) Trauma-related Preventable Deaths in Berlin 2010: Need to Change Prehospital Management Strategies and Trauma Management Education. World J Surg 37(5):1154–1161

Lott C, Araujo R, Cassar MR, Di Bartolomeo S, Driscoll P, Esposito I, Gomes E, Goode P, Gwinnutt C, Huepfl M, Lippert F, Nardi G, Robinson D, Roessler M, Davis M, Thies K-C (2009) The European Trauma Course (ETC) and the team approach: Past, present and future. Resuscitation 80(10):1192–1196

Mand C, Müller T, Ruchholtz S, AKUT, Künzel A, Kühne CA (2012) Organizational, personnel and structural alterations due to participation in TraumaNetworkD DGU. The first stocktaking. Unfallchirurg 115(5):417–426. https://doi.org/10.1007/s00113-010-1886-5

Marzi I et al (2019) Increasing overhead ressources of the trauma room. Unfallchirurg 122(1):53–58

Müller WD et al (2018) Einbindung von Rehabilitationseinrichtungen in die Traumanetzwerke – Praktische Umsetzung des Phasenmodells der Traumarehabilitation. Phys Med Rehab Kuror 28:163–170

NAEMT – National Association of Emergency Medical Technicians (2016) PHTLS: Prehospital Trauma Life Support, 8. Aufl. Jones & Bartlett Learning, Burlington

Naujoks F et al (2019) Auswahl der richtigen Zielklinik –Welcher Patient in welche Klinik? Notfmed up2date. https://doi.org/10.1055/a-0646-3546

NIS – Sektion Intensiv- & Notfallmedizin, S.d.D.G.f.U.e. V., AUC – Akademie der Unfallchirurgie GmbH (2018) Traumaregister DGU: Jahresbericht 2018. http://www.traumaregister-dgu.de/fileadmin/user_upload/traumaregister-dgu.de/docs/Downloads/TR-DGU-Jahresbericht_2018.pdf. Zugegriffen: 5. Okt. 2020

Pape C et al (2014) The definition of polytrauma revisited: An international consensus process and proposal of the new 'Berlin definition. J Trauma Acute Care Surg 77(5):780–786

Reimertz C (2019) Die Versorgungslücke in der Rehabilitation. Deutscher Kongress für Orthopädie und Unfallchirurgie (DKOU), Berlin, 22.–25.10.2019

Rindermann M (2019) Stellenwert der Sondersprechstunden im Rehamanagement. Deutscher Kongress für Orthopädie und Unfallchirurgie (DKOU), Berlin, 22.–25.10.2019

Spering C et al (2018) Optimized resource mobilization and quality of treatment of severely injured patients through a structured trauma room alarm system. Unfallchirurg 121(11):893–900

Schweigkofler U et al (2011) Web-based evidence of treatment capacity. An instrument for optimizing the interface between prehospital and hospital management. Unfallchirurg 114(10):928–937

Schweigkofler U et al (2015a) Significance of helicopter emergency medical service in prehospital trauma care. Z Orthop Unfall 153(4):387–391

Schweigkofler U et al (2015b) Bedeutung der Luftrettung für die Schwerverletztenversorgung. Unfallchirurg 118(3):240–244

Schweigkofler U, Sauter M, Wincheringer D et al (2019) Schockraumindikation nach Unfallhergang. Unfallchirurg 123:386–394

Simmel S (2018) Rehabilitation nach Polytrauma. Rehabilitation 57:127–137

Simmel S et al (2017) Phasenmodell der Traumarehabilitation – Wie können wir das „Rehaloch" vermeiden? Unfallchirurg 120:804–812

Simmel S et al (2018) Anforderungen an Einrichtungen der Phase C der Traumarehabilitation – Überregionale Traumarehabilitationszentren in der postakuten Rehabilitation. Phys Med Rehab Kuror 28:82–286

Waydhas C et al (2018) A consensus-based criterion standard for the requirement of a trauma team. World J Surg 42(9):2800–2809

Versorgungsnetze für Menschen mit psychischen Störungen

Nils Greve, Paul Bomke, Elisabeth Kurzewitsch und Thomas Becker

Inhaltsverzeichnis

© Der/die Autor(en) 2021
J. Klauber et al. (Hrsg.), *Krankenhaus-Report 2021*, https://doi.org/10.1007/978-3-662-62708-2_9

■ ■ Zusammenfassung

Der Beitrag geht von den Erfordernissen einer leitliniengerechten Versorgung für Menschen mit schweren psychischen Erkrankungen aus. Aus der Gegenüberstellung dieser idealtypischen, auf regionalen Netzwerken gründenden Versorgung mit den derzeitigen Versorgungsstrukturen und bereits bestehenden Ansätzen leitet er nächste Schritte zur Transformation der gegenwärtigen Strukturen ab.

This paper focuses on the need for guideline-based care for people with serious mental illness. By contrasting this ideal care based on regional networks with the current care structures and existing approaches, the paper derives the next steps for a transformation of the current care structures.

9.1 Einleitung

Die nachfolgende Darstellung bezieht sich schwerpunktmäßig auf die Allgemeine Erwachsenenpsychiatrie. Besonderheiten der Kinder- und Jugendpsychiatrie, der Versorgung psychosomatischer Erkrankungen und anderer spezieller Störungsbilder bleiben aus Platzgründen unberücksichtigt.

Die aktuell stark diskutierten paradigmatischen Auseinandersetzungen zwischen traditionellen Behandlungskonzepten und den neueren Ansätzen „Recovery" und „Empowerment" sowie daraus abgeleiteten zusätzlichen Behandlungselementen wie Peer-Beratung können hier ebenfalls nicht aufgegriffen werden (vgl. u. a. Greve und Hummelsheim 2015). Substanzielle Fortschritte in der Versorgung von Menschen mit schweren psychischen Erkrankungen sind aber am ehesten dann zu erwarten, wenn es gelingt, die nachfolgend dargestellten Weiterentwicklungen der Versorgungsstrukturen mit einer parallelen Weiterentwicklung der Paradigmata psychiatrischer Therapie und Rehabilitation zu verbinden.

Im Interesse einer zusammenhängenden Darstellung bei begrenztem Umfang wer-den verfügbare Evidenzen nicht überall dargelegt. Wir verweisen hierzu insbesondere auf die S3-Leitlinie „Psychosoziale Therapien bei schweren psychischen Erkrankungen" (DGPPN 2018), das Psychiatrie-Kapitel des Gutachtens des Sachverständigenrats zur Begutachtung der Lage im Gesundheitswesen (SVR 2018) und die Übersicht von Becker et al. (2008).

9.2 Anforderungen an die regionale Struktur des Versorgungssystems

9.2.1 Vorgaben der S3-Leitlinie „Psychosoziale Therapien"

Neben diversen diagnosespezifischen Leitlinien, etwa zu Schizophrenie, bipolaren Störungen oder Angsterkrankungen, hat die DGPPN als zuständige Fachgesellschaft der AWMF erstmals 2013 eine die Diagnosen übergreifende *S3-Leitlinie „Psychosoziale Therapien bei schweren psychischen Erkrankungen"* herausgegeben, die mittlerweile in einer aktualisierten Fassung vorliegt (DGPPN 2018). Im Kapitel „Systeminterventionen" dieser Leitlinie werden evidenzbasierte Vorschläge zur „multiprofessionellen gemeindepsychiatrischen Behandlung" vorgelegt, die als Blaupause für ein optimal strukturiertes Versorgungssystem gelten können (Empfehlungen 10 bis 14, a. a. O. S. 38f und 96 ff).

In allen Versorgungsregionen soll demnach „eine *gemeindepsychiatrische, teambasierte und multiprofessionelle Behandlung"* zur Verfügung stehen. Das regionale Team soll „Menschen mit schweren psychischen Störungen in akuten Krankheitsphasen in ihrem gewohnten Lebensumfeld" behandeln können, aber darüber hinaus auch über längere Zeiträume aufsuchend zur Verfügung stehen. „Wesentliche Aufgabe der multiprofessionellen gemeindepsychiatrischen Teams soll neben der bedarfsorientierten und flexiblen Behandlung die gemeinsame Verantwortung sowohl für die gesundheitliche als auch die psychosoziale Versorgung der Betroffen sein und so die Behandlungskontinuität sichern." Die für die Struktur des Versorgungssystems relevanten Aspekte dieser Empfehlungen werden in den folgenden Abschnitten näher behandelt.

9.2.2 Behandlung im „gewohnten Lebensumfeld"

So weit wie möglich sollen alle therapeutischen, rehabilitativen und unterstützenden Angebote dort stattfinden, wo die Betroffenen leben – einer ambulanten und bei Bedarf auch aufsuchenden Versorgung ist der Vorzug zu geben vor einer Herausnahme aus den gewohnten räumlichen und sozialen Bezügen, wie sie mit einer Krankenhausbehandlung, aber auch mit stationären Rehabilitationsmaßnahmen und mit Heimunterbringungen verbunden ist.

Vorteile ambulanter und ggf. aufsuchender Hilfen sind

- der Erhalt der gewohnten sozialen Beziehungen, insbesondere zu Angehörigen und Mitbewohnern oder weiteren Vertrauenspersonen;
- die Möglichkeit der Einbeziehung des sozialen Umfelds in die Behandlung, einschließlich der Bearbeitung etwaiger Konflikte;
- die Vermeidung von Belastungen und Traumatisierungen, die mit – insbesondere unfreiwilligen – Einweisungen in Einrichtungen verbunden sein können;
- die größere Wirklichkeitsnähe der gesamten Diagnostik und Behandlung;
- die Vermeidung von Transferverlusten bei der Übertragung therapeutischer Erfolge von der Einrichtung in die private Umgebung.

Stationäre Maßnahmen sollen darum auf Situationen beschränkt bleiben, in denen die Herausnahme aus dem gewohnten Lebensum-

feld bei akuten psychischen Krisen erforderlich ist, etwa zur Abwendung akuter Eigen- oder Fremdgefährdung, bei überwachungsbedürftigen gesundheitlichen Risiken aufgrund somatischer Begleiterkrankungen, bei aktuell schwierigen Lebensumständen oder Zuspitzung der Symptomatik.

9.2.3 Versorgungsregion

Nicht nur die mobilen multiprofessionellen Teams, sondern alle Angebote sollen sich auf definierte Versorgungsregionen beziehen, in der Regel kommunale Gebietskörperschaften oder Bezirke großer Städte, um alle Hilfen optimal miteinander vernetzen zu können. Idealtypisch soll niemand wegen speziellen oder besonders großen Hilfebedarfs seine regionalen und sozialen Bezüge verlassen müssen.

Dieser Regionalbezug ist auch typisch für psychiatrische Krankenhauseinrichtungen (vgl. ▶ Abschn. 9.3.2).

9.2.4 Jederzeitige Verfügbarkeit (Krankenhäuser, Krisendienste, nicht- psychiatrische Dienste)

„Akute Krankheitsphasen" (Empfehlung 10 der Leitlinie) können sich zu jeder Tages- oder Nachtzeit so weit zuspitzen, dass ein sofortiges Eingreifen durch fachlich geschulte Kräfte nötig ist. Eine solche Situation ist häufig nicht so klar vorhersehbar, dass sie rechtzeitig abgefangen werden könnte; außerdem fehlt in akuten Krisensituationen teilweise die nötige Eigenmotivation zum Aufsuchen geeigneter Hilfen. Eine *Erreichbarkeit rund um die Uhr (24/7)* gehört darum zur Grundausstattung regionaler psychiatrischer Versorgungssysteme für Menschen mit schweren psychischen Erkrankungen.

Soweit es sich um Notfallsituationen mit der Notwendigkeit einer Gefahrenabwehr handelt, stehen Dienste zu ihrer Bewältigung flächendeckend zur Verfügung (Krankenhausbereich und Ordnungsdienste einschließlich Polizei). Für Krisen mit akutem Handlungsbedarf, aber ohne akute Eigen- oder Fremdgefährdung fehlt es allerdings in den meisten Regionen Deutschlands an Strukturen der ambulanten psychiatrischen Krisenhilfe, die rund um die Uhr besetzt sind (vgl. unten ▶ Abschn. 9.3.7).

9.2.5 Von der Versorgungskette zum Gemeinde-psychiatrischen Verbund

Seit den Anfängen der Psychiatriereform in den 1970er Jahren wird allgemein die Notwendigkeit einer Zusammenführung der einzelnen Leistungsbausteine zu ganzheitlichen, aufeinander abgestimmten Hilfen gesehen. Die Psychiatrie-Enquête (Deutscher Bundestag 1975) ging zunächst vom Modell einer kettenförmigen Aneinanderreihung gestufter Hilfen aus, die von den Patienten je nach momentanen Erfordernissen durchlaufen werden sollten. Beispiele für solche Ketten wären die Abfolge von stationärer über teilstationäre zu ambulanter Behandlung oder die Kette Klinik – Wohnheim – Wohngemeinschaft – selbständiges Wohnen. Solche Kettenlösungen sind allerdings damit verbunden, dass die Patienten bei jeder Änderung mit neuen Bezugspersonen sowie neuen räumlichen und sozialen Umgebungen konfrontiert sind. Solche Wechsel können für Menschen mit schweren psychischen Erkrankungen hohe oder gar nicht überwindbare Hürden darstellen.

Die Expertenkommission zum Modellprogramm Psychiatrie der Bundesregierung formulierte deswegen in ihrem Abschlussbericht bereits 1988 das Konzept des *„Gemeinde-psychiatrischen Verbundes"*, damals noch als einer Holding, in die alle regional verfügbaren bzw. zuständigen Leistungserbringer zusammengeschlossen werden sollten (Expertenkommission 1988; Kunze 1999). Aus der Sicht hilfsbedürftiger Menschen mit (schwe-

ren) psychischen Erkrankungen ist die Kernaufgabe des GPV eine *Anker- und Lotsenfunktion* im zersplitterten, unübersichtlichen Versorgungssystem: Eine „koordinierende Bezugsperson" bietet zunächst eine Beratung über alle verfügbaren Hilfen und die Unterstützung bei deren Initialisierung an, sodann eine übergreifende Hilfeplanung und die Koordination aller im Einzelfall tätigen Dienste. Sie bleibt erforderlichenfalls über mehrere Jahre als primäre Anlaufstelle im System zuständig und erreichbar, auch bei Änderungen des Hilfebedarfs im Laufe der Erkrankung.

Wünschenswert sind darüber hinaus eine intensive Vernetzung aller Hilfen und ihre gemeinsame Steuerung, sodass die Betroffenen sie als *„Hilfen (wie) aus einer Hand"* erleben.

9.2.6 Funktionales Basismodell (Steinhart und Wienberg)

Steinhart und Wienberg haben kürzlich in einem „Funktionalen Basismodell gemeindepsychiatrischer Versorgung" dargestellt, wie eine leitliniengerechte regionale Versorgungsstruktur aussehen sollte (Steinhart und Wienberg 2017; Wienberg und Steinhart 2020).

Im Kern ihres Modells steht das *regional tätige multiprofessionelle mobile Team (MMT)*, das für jeden einzelnen Patienten/Klienten die individuell erforderlichen Hilfen teils selbst erbringt, teils als ergänzende Angebote erschließt und als Gatekeeper und koordinierende Bezugspersonen die erforderliche Steuerung ausübt (◘ Abb. 9.1).

Das mehrfach überarbeitete Modell schließt alle psychiatrischen Leistungsarten ein, die für Personen mit schweren psychischen Erkrankungen in Betracht kommen. Da es „Behandlung" und „Assistenz" als Module unabhängig von jeweiligen institutionellen Zuordnungen definiert, ist es offen dafür, aus Regionen mit ganz unterschiedlichen existierenden Versorgungsstrukturen heraus entwickelt zu werden. Einige Ansätze dazu werden im ▶ Abschn. 9.4 vorgestellt.

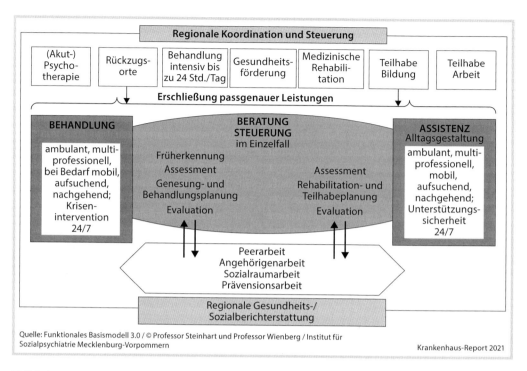

Regionale Koordination und Steuerung

| (Akut-) Psycho-therapie | Rückzugs-orte | Behandlung intensiv bis zu 24 Std./Tag | Gesundheits-förderung | Medizinische Rehabili-tation | Teilhabe Bildung | Teilhabe Arbeit |

Erschließung passgenauer Leistungen

BEHANDLUNG

ambulant, multi-professionell, bei Bedarf mobil, aufsuchend, nachgehend; Krisen-intervention 24/7

BERATUNG STEUERUNG im Einzelfall

Früherkennung
Assessment
Genesung- und Behandlungsplanung
Evaluation

Assessment
Rehabilitation- und Teilhabeplanung
Evaluation

ASSISTENZ Alltagsgestaltung

ambulant, multi-professionell, mobil, aufsuchend, nachgehend; Unterstützungs-sicherheit 24/7

Peerarbeit
Angehörigenarbeit
Sozialraumarbeit
Prävensionsarbeit

Regionale Gesundheits-/ Sozialberichterstattung

Quelle: Funktionales Basismodell 3.0 / © Professor Steinhart und Professor Wienberg / Institut für Sozialpsychiatrie Mecklenburg-Vorpommern

Krankenhaus-Report 2021

⬛ **Abb. 9.1**   Das Funktionale Basismodell 3.0 (nach Steinhart und Wienberg 2020)

9.3 Vorhandenes Versorgungssystem

9.3.1 Aufteilung in drei Subsysteme und viele einzelne Institutionen

Von der obigen Darstellung und der ⬛ Abb. 9.1 weichen die derzeitigen Strukturen des psychiatrischen Versorgungssystems in mehrfacher Hinsicht erheblich ab.

Leistungen, von denen psychisch erkrankte Menschen profitieren, finden sich verstreut in diversen Bänden des Sozialgesetzbuchs:

- Behandlung bzw. Therapie, häusliche Akutpflege und Prävention regelt das SGB V,
- Unterstützungsleistungen (Assistenz, Eingliederungshilfe) wurden mit dem Bundesteilhabegesetz vom SGB XII in das neu gefasste SGB IX übernommen,
- Hilfen zur Teilhabe am Arbeitsleben regeln die Bände II und III des SGB,
- Langzeitpflege zu Lasten der Pflegeversicherung sind im SGB XI kodifiziert und
- Vorschriften zu Leistungen der Rehabilitation sind je nach Kostenträger über mehrere SGB-Bände aufgeteilt.

Hinzu kommen in vielen Fällen Leistungen der Jugendhilfe (Unterstützung von psychisch kranken Eltern), diverse Beratungsstellen und – nicht zuletzt – die Sozialpsychiatrischen Dienste, die in den meisten Bundesländern als Teil der öffentlichen Gesundheitsfürsorge verfasst sind.

Den getrennten Rechtsvorschriften entsprechen *getrennte Leistungsträger* und als Folge dessen auch *getrennte Leistungserbringer*, unterschiedliche Konzeptionen, getrennte Planung und Ausführung der Hilfen. Eine fallbezogene Koordination oder gar eine verbundförmige Gesamtsteuerung aller Hilfen wird dadurch stark erschwert.

Hinzu kommt in mehreren Sozialgesetzbüchern eine Trennung zwischen stationären und ambulanten *„Sektoren"*: Krankenhausbereich versus KV-Bereich im SGB V, „Besondere Wohnformen" (früher Wohnheime) versus ambulante Assistenz („Betreutes Wohnen") im SGB IX, stationäre versus ambulante medizinische und berufliche Rehabilitation, stationäre versus ambulante Pflege. Nicht in allen Fällen gibt es bruchlose Übergänge zwischen stationären und ambulanten Versorgungsformen, häufig sind solche Übergänge mit einem Wechseln des Wohn- oder Aufenthaltsortes sowie der professionellen Bezugspersonen verbunden.

◻ Abb. 9.2 zeigt schematisch die Aufteilung des psychiatrischen Hilfesystems in drei weitgehend voneinander getrennte Subsysteme.

Neben den Trägern von Fachkrankenhäusern oder von Fachabteilungen an Allgemeinkrankenhäusern sowie dem Bereich der niedergelassenen Ärzte, Psychotherapeuten und weiterer Einzelpraxen ist in den letzten Jahrzehnten der gemeindepsychiatrische Bereich entstanden. Bei diesen früher so genannten „komplementären" Leistungserbringern handelt es sich in der Regel um kleine bis mittelgroße gemeinnützige Vereine, aber auch um Untergliederungen größerer Wohlfahrtsunternehmen, seltener um gewerbliche Anbieter. Sie bieten ihre Leistungen meist gezielt für eine Versorgungsregion an, also eine kommunale Gebietskörperschaft oder einen Großstadtbezirk.

Das MMT, das gemäß den Empfehlungen der S3-Leitlinie (s. o. ▸ Abschn. 9.2.1) und dem Funktionalen Basismodell von Steinhart und Wienberg (▸ Abschn. 9.2.6) den Kern der gesamten Versorgung ausmachen sollte, fehlt bisher in allen Sozialgesetzbüchern – es ist mit seinen Leistungen der Beratung, Erschließung von Hilfen und aufsuchender akuter Hilfe nirgends kodifiziert. Allenfalls Teilaspekte, wie etwa die Soziotherapie (§ 37a SGB V), die aufsuchende Akutbehandlung durch stationsäquivalente Behandlung (§ 117d SGB V) oder die trägerübergreifende Gesamtplanung im Bereich der Rehabilitations- und Unterstützungsleistungen (§ 117 SGB IX), haben mittlerweile Eingang in Gesetze gefunden, sind aber noch nicht flächendeckend umgesetzt.

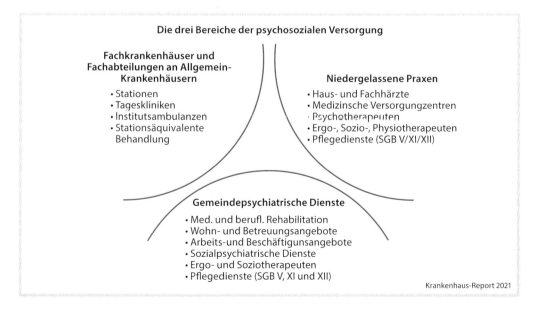

◻ **Abb. 9.2** Die drei Subsysteme der psychiatrischen Versorgung (nach Greve und Steinhart 2020)

9.3.2 Krankenhausversorgung

In der Verfasstheit des bundesrepublikanischen Sozialstaates werden psychiatrische Krankenhäuser als *Fachkrankenhäuser* geführt (zur Geschichte der psychiatrischen Krankenhausversorgung siehe auch Wigand und Becker 2017a,b), sie existieren als spezialisierte Krankenhäuser neben den somatischen Krankenhäusern der Grund-, Regel- und Maximalversorgung. Die Struktur der Trägerschaft entspricht der Struktur der somatischen Krankenhausträger. Seit der Psychiatrie-Enquête (Deutscher Bundestag 1975) sind daneben an somatischen Krankenhäusern selbstständige, gebietsärztlich geleitete Abteilungen für die Fachgebiete Psychiatrie und Psychotherapie sowie Kinder- und Jugendpsychiatrie und -psychotherapie entstanden (*Abteilungspsychiatrien*, vgl. ◻ Abb. 9.3). Weiterhin gibt es Kliniken für Psychiatrie und Psychotherapie an den *Universitätskliniken*, die für Krankenversorgung, Forschung und Lehre zuständig sind, von denen einige aber auch die Aufgaben der Pflichtversorgung wahrnehmen.

Im Mittelpunkt steht die Sicherstellung der vor- und nachstationären, der teilstationären und der stationären Behandlung und der multiprofessionellen ambulanten Behandlung in Form von psychiatrischen Institutsambulanzen nach § 118 SGB V. Mit der Einführung des § 115d SGB V zur stationsäquivalenten Behandlung im Jahre 2018 wurde erstmals die Möglichkeit geschaffen, stationäre Behandlung durch Behandlung im häuslichen Umfeld der Patientinnen und Patienten zu ersetzen. Dadurch kommt sozusagen die Institution „Krankenhaus" zum Patienten und nicht umgekehrt (Längle et al. 2018). Der überwiegende Teil der psychiatrischen Fachkrankenhäuser und Fachabteilungen unterliegt einer *regionalen Versorgungsverpflichtung* für Menschen mit psychischen Erkrankungen, die gegen ihren Willen auf Basis von öffentlich-rechtlicher Unterbringung behandelt werden (siehe auch DGPPN 2020).

Wie in der somatischen Krankenhausversorgung sind psychiatrische Fachkrankenhäuser und Abteilungspsychiatrien (und einige Psychiatrische Universitätskliniken) mit ihren (teil)stationären Angeboten in die Aufgaben

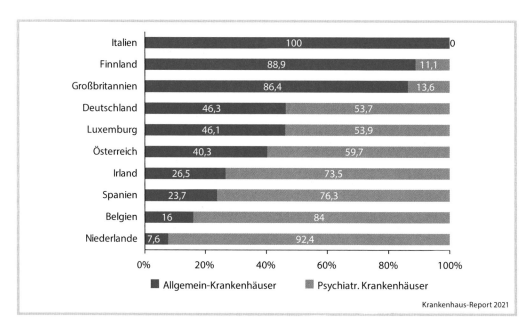

◻ **Abb. 9.3**   Anteil psychiatrischer Betten nach Krankenhaustyp (nach Wancata et al. 2018)

der regionalen Pflichtversorgung eingebunden.

Die notwendige Nähe zum Versorgungsraum und zu den zivilgesellschaftlichen Netzwerken mit und um die Fachkrankenhäuser und Abteilungspsychiatrien ermöglicht strukturell, sich auf eine eigene Aufgabe und Rolle in gemeindepsychiatrischen Verbünden einzulassen. Insbesondere die tagesklinischen Angebote und die Institutsambulanzen – sofern sie eine aufsuchende Struktur entwickelt haben, stellen eine wichtige Brückenfunktion zwischen Gemeinde und stationärer Behandlung dar (Bomke et al. 2013). Weitere wichtige Bindeglieder können auch die psychiatrische häusliche Krankenpflege nach § 37 SGB V und die Soziotherapie nach§ 37a sein (siehe auch ▶ Abschn. 9.3.4).

Kritisch bleibt anzumerken, dass die Konzentration auf die (teil)stationäre Versorgung den gesundheitspolitischen Blick limitiert. Vor diesem Hintergrund hat im Jahre 2019 am Robert Koch-Institut (RKI) ein Internationaler Workshop zur Entwicklung eines Mental-Health-Surveillance-Systems in Deutschland begonnen und wird seine Arbeit fortsetzen (RKI 2019).

9.3.3 KV-Bereich

In der Logik der strikten Trennung stationärer und ambulanter Behandlungsleistungen im SGB V obliegt die Organisation der ambulanten ärztlichen und psychotherapeutischen Behandlung den Kassenärztlichen Vereinigungen („Sicherstellungsauftrag", §§ 72 ff SGB V).

Sowohl die Fachärzte einschlägiger Richtungen (Psychiatrie und Psychotherapie, Kinder- und Jugendpsychiatrie und Psychotherapie, Neurologie, Psychosomatik usw.) als auch Psychotherapeuten betreiben in aller Regel eigene Praxen und arbeiten im Sprechstundenbetrieb. Hausbesuche sind seltene Ausnahmen. Das gilt im Wesentlichen auch für Zusammenschlüsse in Medizinischen Versorgungszentren.

Die Zahl *niedergelassener Fachärzte* der oben genannten Facharztgruppen wird allgemein als unzureichend beschrieben, Wartezeiten auf Termine von mehreren Monaten sind die Regel. Dieser Trend wird dadurch verstärkt, dass viele Fachärzte den Wechsel von der psychiatrischen zur psychotherapeutischen Versorgung wählen, sodass die Zahl der tatsächlich *psychiatrisch* behandelnden Fachärzte in vielen Regionen Deutschlands weit hinter den Erfordernissen zurückbleibt, in ländlichen Regionen teilweise sogar völlig fehlt (SVR 2018, Zi. 1240, 1262).

Eine weitere Erschwernis für gute psychiatrische Behandlung bildet das Vergütungssystem des KV-Bereichs, das hohe quartalsbezogene Fallzahlen belohnt und ausführliche Beratungsgespräche unwirtschaftlich macht.

In der Folge dieser strukturellen Unzulänglichkeiten geht die fachärztliche Behandlung schwerer psychischer Erkrankungen mehr und mehr in die Hände der Kliniken mit ihren Institutsambulanzen über.

Die Schnittstellen zwischen ambulanter und stationärer Versorgung werden weitgehend vom Krankenhausbereich gestaltet (siehe oben ▶ Abschn. 9.3.2). Für Patienten niedergelassener Ärzte und Psychotherapeuten bedeutet eine interkurrierende Krankenhausbehandlung ansonsten einen Wechsel des Arztes und/oder des Psychotherapeuten sowohl bei Aufnahme als auch bei Entlassung, mit allen damit verbundenen Nachteilen (Verlust von Vertrauensbeziehungen, Brüche in der begonnen therapeutischen Arbeit, Transferprobleme bei Rückkehr in die private Umgebung usw., vgl. ▶ Abschn. 9.2.2).

Nichtsdestotrotz bleibt festzuhalten, dass die niedergelassenen Ärzte – zum erheblichen Teil auch Hausärzte – das Rückgrat der medizinischen Versorgung psychischer Erkrankungen bilden, sie behandeln den weitaus größten Teil von Patienten mit psychiatrischen Diagnosen.

Während die Zahl der *niedergelassenen Psychotherapeuten* seit dem Inkrafttreten des Psychotherapeutengesetzes stark gestiegen ist, stagniert die psychotherapeutische Versorgung schwerer psychischer Erkrankungen auf einem unbefriedigenden Niveau. Das ist umso bedauerlicher, als alle zugelassenen Psychotherapierichtungen über gute Konzepte für die Arbeit mit schweren psychischen Störungen verfügen. Allerdings behindern auch hier die Organisationsform der niedergelassenen Praxis mit regelmäßigen Terminen und 50-Minuten-Sitzungszeit sowie die dazugehörige, schematische Vergütungsstruktur die erforderliche Flexibilität der Zeitplanung und des Behandlungsortes. Menschen mit schweren psychischen Erkrankungen werden infolgedessen vielfach nicht erreicht – für sie können der fremde Ort (Komm-Struktur) und die fremde Person, der Standard der 50-Minuten-Sitzung, das oftmals stark schwankende psychische Befinden schwer überwindbare Hürden darstellen.

9.3.4 Sonstige ambulante Leistungserbringer im SGB V

Neben ärztlicher und psychotherapeutischer Behandlung sieht das SGB V noch weitere Therapien vor, die bei psychischen Erkrankungen indiziert sein können:

- Soziotherapie (§ 37a)
- Häusliche psychiatrische Krankenpflege (§ 37)
- Medizinische Rehabilitation (§ 40)
- Ergotherapie (§ 32)

Soziotherapie soll Menschen mit schweren psychischen Erkrankungen dabei unterstützen, die für sie indizierten Behandlungsangebote zu erhalten und sie zuverlässig wahrzunehmen. Sie würde somit die Funktionen der Erschließung passgenauer Hilfen und der ggf. langzeitigen Begleitung im Sinne des funktionalen Basismodells (s. o. ▶ Abschn. 9.2.5) erfüllen, ergänzt um motivationsfördernde Einzel- und Gruppenangebote. Idealerweise könnte und sollte sie als eine von mehreren Leistungen in das gemeindepsychiatrische mobile multiprofessionelle Team integriert sein.

Allerdings steht Soziotherapie bisher bei weitem nicht flächendeckend zur Verfügung, insbesondere wegen unzureichender Vergütungen (vgl. Hemkendreis 2017). Erst neuerdings scheint sich die Situation allmählich zu bessern – in mehreren Bundesländern wurden und werden Landesrahmenverträge verhandelt, die eine bessere Abdeckung mit Soziotherapie erwarten lassen.

Auch die *psychiatrische häusliche Krankenpflege* (pHKP, früher APP = ambulante psychiatrische Pflege) steht in Deutschland in vielen Regionen nicht zur Verfügung (Hemkendreis 2017), obwohl die HKP-Richtlinie des G-BA ebenso wie die Soziotherapie-Richtlinie mehrfach nachgebessert wurde und der Begriff der Pflegebedürftigkeit mit den Pflegestärkungsgesetzen um psychische Defizite erweitert wurde. Als ein Instrument der hochfrequenten aufsuchenden Hilfe eignet sich die pHKP sehr gut ebenso zur akuten Krisenintervention wie zur längerfristigen alltagsorientierten Sicherung der körperlichen, seelischen und sozialen Funktionen. Durch eine bedarfsgerechte individuelle Kombination mit Soziotherapie und Ergotherapie könnte die ambulante Versorgung schwerer psychischer Erkrankungen im kassenfinanzierten Gesundheitssystem erheblich gestärkt werden.

Ein eklatanter Mangel besteht besonders bei der *medizinischen Rehabilitation* schwerer psychischer Erkrankungen (Weig 2008; DGPPN 2018, Abschn. 16.1). Während eine medizinische Rehabilitation, etwa eine Anschlussheilbehandlung nach Krankenhausentlassung, bei vielen Indikationen im somatischen Bereich routinemäßig stattfinden kann, ist medizinische Rehabilitation im psychiatrischen Versorgungssystem die strikte Ausnahme (in der Psychosomatik ist die Versorgung besser). Beispielsweise verzeichnete die Bundesarbeitsgemeinschaft Rehabilitation im Jahr 2016 in Deutschland lediglich 60 Rehabilitationseinrichtungen für psychisch Kranke (RPK) mit 1.544 Plätzen (BAR 2020). In weiten Teilen Deutschlands existieren keine oder nur vereinzelte RPK-Einrichtungen, beispielsweise nur je eine in den Bundesländern Brandenburg, Rheinland-Pfalz, Saarland und Thüringen und nur je zwei in Sachsen-Anhalt, Schleswig-Holstein oder im Rheinland (der südlichen Hälfte von NRW).

Die auf einer medizinischen ggf. aufbauende berufliche Rehabilitation kommt infolgedessen in vielen Fällen ebenfalls nicht zustande. Dieser Missstand trägt nicht unerheblich zu der hohen Zahl von vorzeitigen Berentungen aufgrund psychiatrischer Diagnosen bei.

Ambulante Ergotherapie spielt eine wichtige Rolle zur Sicherung einer sinnvollen Tagesstruktur, mehr noch zur Schaffung und Begleitung von Schritten zur Teilhabe am Arbeitsleben. Sie ergänzt hier die Angebote der medizinischen und beruflichen Rehabilitation, der Integrationsfachdienste und Integrationsbetriebe und ermöglicht vielen Patienten einen Eintritt oder eine Rückkehr in den allgemeinen Arbeitsmarkt.

9.3.5 Leistungserbringer der übrigen SGB-Bereiche

Menschen mit schweren psychischen Erkrankungen haben meist einen Hilfebedarf, der über die Angebote des SGB V hinausreicht. Sie benötigen teils kompensatorische, teils gezielt fördernde Unterstützung, um mit wesentlichen Bereichen ihres Lebens erfolgreich zurechtzukommen: Bewältigung des unmittelbaren Alltags sowie Teilhabe am Arbeitsleben, am Leben in der Gemeinschaft und an Angeboten der Aus-, Fort- und Weiterbildung.

Im Sprachgebrauch des Bundesteilhabegesetzes (BTHG), der Eingang in das neu gefasste SGB IX gefunden hat, handelt es sich bei diesen Hilfen um *„Assistenz"*, bezogen auf einen oder mehrere der genannten Bereiche. Es kann sich um Leistungen mit kürzerer oder längerer Befristung handeln, vielfach besteht ein Hilfebedarf aber auch über Jahre bis hin zu dauerhafter Unterstützung.

Assistenzleistungen haben hinsichtlich ihrer Zielsetzungen und ihrer konkreten Tätigkeiten Überschneidungen zu Leistungen der Pflege (gemäß SGB V und SGB XI) und der Soziotherapie; die Abgrenzung kann im Einzelfall schwierig sein und zum Gegenstand von Konflikten zwischen den beteiligten Kostenträgern werden. Die beiden Systeme sind in Deutschland vollständig getrennt voneinander kodifiziert, finanziert und auf Kostenträger- sowie Anbieterseite organisiert, sodass an den Schnittstellen zwischen ihnen erhebliche Schwierigkeiten auf dem Weg zu eng vernetzter Kooperation zu überwinden sind.

Zwischen den einzelnen Leistungen der Teilhabeförderung sind dagegen durch das BTHG mit der Teilhabe- und Gesamtplanung (§§ 19 und 117 ff SGB IX) Instrumente der engen Zusammenarbeit der Leistungsträger geschaffen worden. Das in der Praxis bisher häufig zu beobachtende „Hängen" zwischen den einzelnen Kostenträgern soll nunmehr – zumindest bezüglich des Spektrums rehabilitativer Leistungen – der Vergangenheit angehören.

Neben den Erbringern von Assistenzleistungen sind insbesondere die *Sozialpsychiatrischen Dienste* (SpDi) zu nennen, wahrscheinlich die einzige Institution, die tatsächlich in jeder kommunalen Gebietskörperschaft zur Verfügung steht. Rechtsgrundlage sind die länderspezifischen Gesetze über Hilfen und Schutzmaßnahmen für psychisch Kranke (PsychKG oder PsychKHG, im Saarland Unterbringungsgesetz – UBG). In der Regel sind sie Teil des öffentlichen Gesundheitsdienstes, in Bayern und Baden-Württemberg ist die Trägerschaft gemeinnützigen Vereinen übertragen worden. Zu ihren Aufgaben gehören Vor- und Nachsorge (nach Krankenhausaufenthalten), Beratung von Betroffenen und Angehörigen sowie gutachterliche Stellungnahmen in Unterbringungsverfahren. Sie sind multiprofessionell besetzt mit Sozialarbeitern, Ärzten, Pflegekräften und ggf. weiteren Berufsgruppen, verfügen aber in der Regel nicht über Zulassungen zur Behandlung, Pflege oder weiteren Leistungen.

Leider sind die SpDi im Verhältnis zu den ihnen zugewiesenen Aufgaben in den meisten Regionen personell unterbesetzt, worauf ihre bundesweite Arbeitsgemeinschaft wiederholt hingewiesen hat (Elgeti 2019). Die genannten Kernaufgaben können sie deswegen nur teilweise wahrnehmen. Das gilt besonders für die Krisenintervention (s. u.)

Die *Teilhabe am Arbeitsleben* ist ein essentieller Teil der Versorgungsaufgaben für psychisch kranke Menschen. International ist in den letzten 15 Jahren das Modell des sog. Supported Employment oder „Unterstützter Beschäftigung" viel diskutiert worden. Dieses Modell spricht den psychisch erkrankten Menschen mit der „Place-and-Train"-Philosophie direkt mit dem Angebot der gemeinsamen Suche nach einem Arbeitsplatz an, in der Regel am allgemeinen Arbeitsmarkt. In Deutschland überwiegen im differenzierten beruflichen Rehabilitationssystem allerdings Angebote des sog. „Train-and-Place"-Modells. Unter dem letzteren, schrittweise vorgehenden Angebot finden sich die Rehabilitationseinrichtungen für psychisch Kranke (RPK, insgesamt 45 Einrichtungen; BAR 2011) und die Beruflichen Trainingszentren (BTZ, insgesamt ca. 23 Einrichtungen) (DGPPN 2018, S. 157–193; siehe auch Stengler et al. 2015; Jäckel et al. 2020).

9.3.6 Gemeindepsychiatrische Verbundversorgung

Wie lässt sich angesichts der Vielfalt der Konzepte und Institutionen eine verbundförmige, allseits abgestimmte Versorgung „wie aus einer Hand" darstellen, wie sie insbesondere Menschen mit schweren psychischen Erkrankungen angeboten werden sollte? Auf diese Frage sind in Deutschland bisher keine umfassenden Antworten im Sinne der regionalen Verbund-Holding nach den Vorstellungen der Expertenkommission (1988) (s. o. ▶ Abschn. 9.2.4) gefunden worden, wohl aber Annäherungen. Zum einen sind hier Regionen zu nennen, in denen der Träger der Versorgungskrankenhäuser gleichzeitig einen großen Teil der übrigen Angebote vorhält (siehe auch ▶ Abschn. 9.2.4). Solche *Bündelungen der*

Aufgaben unter dem Dach eines Krankenhausträgers finden sich vor allem im Westen und Südwesten Deutschlands.

Beispielhaft sei hier die Entwicklung des Pfalzklinikums in Rheinland-Pfalz zu einem psychosozialen Komplexanbieter genannt (siehe auch Beyer 2009). Treiber dieser Entwicklungen war insbesondere die sogenannte Gemeindepsychiatrie des Klinikums. Anders als in anderen Regionen (siehe hierzu Thornicroft und Szmukler 2001; Kilian 2009) blieb bei der Reform der Bereich der Eingliederungshilfe unter dem Dach des Trägers und wurde nicht ausgegliedert. Durch die Entwicklung eigener Führungs- und Managementstrukturen war es möglich, den typischen Heimcharakter der Angebote durch ein auf die Bewohnerinnen und Bewohner fokussiertes Angebot weiterzuentwickeln (Bomke et al. 2013). Für die Entwicklung eines versorgungspolitischen Auftrags ist es wichtig, dass die Struktur der Trägerschaft zum sozialräumlichen Auftrag passt und dass die Frage von „Empowerment" der Betroffenen und die Frage der Emanzipation der Nutzer sich im Wertekanon des Trägers widerspiegeln. Grundlage für das Gelingen eines solchen Transformationsprozesses ist z. B. eine kommunalpolitische Verankerung des Trägers, sei es durch einen klaren landesrechtlichen Auftrag, wie etwa in Baden-Württemberg, oder durch die Delegation der Aufgaben an kommunale obere Zweckverbände bzw. Wohlfahrtsverbände, wie man sie in Bayern, in Nordrhein-Westfalen oder Hessen, aber eben auch in der Pfalz findet (siehe auch Fliedner 2017). Dieser Übertragung geht eine wichtige Entscheidung voraus. Psychiatrische und psychosoziale Versorgung ist Teil der Daseinsvorsorge und kann nicht gänzlich den marktwirtschaftlichen Prinzipien der Steuerung von Angebot und Nachfrage überlassen werden. Und ein zweites Prinzip ist für den beschriebenen Transformationsprozess entscheidend: Die Weiterentwicklung psychosozialer Versorgung kann nur mit öffentlicher Kontrolle, mit Transparenz und Nutzerbeteiligung und in demokratischen Meinungsbildungsprozessen gelingen (Bomke 2008).

In vielen anderen Regionen gingen *Initiativen zum Zusammenschluss von Anbietern des SGB IX* aus, meist rund um „Hilfeplankonferenzen" nach altem Recht der Eingliederungshilfe. Solche Zusammenschlüsse nennen sich meist *Sozial- oder Gemeindepsychiatrische Verbünde* (GPV). Die einzelnen Anbieter bleiben rechtlich selbständig, vereinbaren aber im Sinne einer Selbstverpflichtung eine enge, soweit möglich verbindliche Kooperation sowohl im Einzelfall als auch in der Steuerung der regionalen Versorgung (Rosemann und Aktion Psychisch Kranke 2017).

Die Bundesarbeitsgemeinschaft Gemeindepsychiatrischer Verbünde (BAG GPV) wurde 2006 gegründet mit dem Ziel, das GPV-Konzept in seinen Mitgliedsverbünden gemeinsam umzusetzen und es auf der nationalen Ebene fachlich und politisch zu vertreten. Die „Qualitätsstandards" der BAG GPV beschreiben die Konzeption und dienen als Richtschnur der Verbundentwicklung in den 25 Mitgliedsregionen (BAG GPV Qualitätsstandards 2012).

Beide Annäherungen an das Verbundideal, die südwestdeutschen Konzerne und die Verbünde der BAG GPV, sind quantitativ wie qualitativ unvollständig:

- Es gelingt ihnen nicht, alle wesentlichen Akteure und alle Leistungsarten einzubeziehen; insbesondere niedergelassene Ärzte und Psychotherapeuten werden selten erreicht;
- Und ihre Vernetzung hat nicht einen solchen Verbindlichkeitsgrad, dass tatsächlich *alle* Maßnahmen über alle Sektoren und Sozialgesetzbücher hinweg gemeinsam geplant und vernetzt umgesetzt werden.

Das Land Baden-Württemberg hat als erstes Bundesland den Aufbau gemeindepsychiatrischer Verbünde in allen kommunalen Gebietskörperschaften in sein novelliertes PsychKHG aufgenommen (Lucha 2019). Ob diese Gebilde – mit der rechtlichen Norm im Rücken – einen höheren und vollständigeren Vernetzungsgrad erreichen können, bleibt allerdings noch abzuwarten.

9.3.7 Krisenversorgung

Während für Krankenhauseinrichtungen die jederzeitige Erreichbarkeit eine Selbstverständlichkeit darstellt, sind die meisten ambulant-psychiatrischen Dienste und Einrichtungen lediglich tagsüber an Werktagen erreichbar („nine to five"). Akute Krisen, die sich außerhalb dieser Zeiten zuspitzen, können vom ambulanten Versorgungssystem darum nicht adäquat aufgefangen werden.

Der kassenärztliche Notdienst vermag diese Lücke nicht zu schließen; er führt in psychosozialen Krisensituationen nur selten Hausbesuche durch und verfügt nicht durchgängig über fachpsychiatrische Kompetenz. Ebenso wenig ist dies den Sozialpsychiatrischen Diensten flächendeckend möglich; zu den begrenzten Zeiten der Erreichbarkeit kommt hier erschwerend die meist unzureichende personelle Ausstattung hinzu.

Ansonsten stehen für Krisen außerhalb der üblichen Öffnungszeiten in den meisten Regionen Deutschlands nur nicht-psychiatrische Dienste zur Verfügung, insbesondere Ordnungsbehörden und Polizei. In akuten psychischen Krisensituationen steht ihnen der ambulante fachpsychiatrische Bereich nicht zur Verfügung.

Im Zusammenwirken mit den rund um die Uhr für Notfälle offenen Krankenhäusern führt dies zu der häufig inadäquaten Entscheidungsalternative zwischen Einweisung und Untätigkeit. Es kommt zu Krankenhausaufnahmen, für die aus medizinischer Sicht keine zwingende Indikation besteht. Beispielsweise schätzten in einer Umfrage des Sachverständigenrats Klinik- und niedergelassene Ärzte, dass etwa 20 bis 30 % der Krankenhausaufnahmen durch Ertüchtigung der ambulanten Versorgung vermieden werden könnten (SVR 2018, Zi. 1248, 1254).

Wegen fehlender Rechtsgrundlage blieb es bisher *lokalen Pilotprojekten* vorbehalten, Wege zum Aufbau von Krisendiensten zu bahnen. Beispiele sind der gemeindepsychiatrische Krisendienst in Solingen als ältester existierender Krisendienst rund um die Uhr (Psychosozialer Trägerverein Solingen e. V., https://www.ptv-solingen.de/krisendienst), der Berliner Krisendienst als Kooperationsprojekt vieler Leistungsanbieter (www.berliner-krisendienst.de) oder das Atriumhaus München, das vom zuständigen Versorgungskrankenhaus als Dependance bereits 1994 aufgebaut wurde (www.atriumhaus-muenchen.de).

Solche Krisendienste verfügen typischerweise über eine telefonische Hotline sowie – mit regionalen Unterschieden – über die Möglichkeit aufsuchender Krisenintervention und über Alternativen zur vollstationären Krankenhausaufnahme („Krisenwohnung", „Krisenpension", „Rückzugsräume" u. ä.). Sie sind entweder rund um die Uhr oder außerhalb der Bürozeiten besetzt.

Das novellierte bayerische Psychisch-Kranken-Hilfe-Gesetz (BayPsychKHG) schreibt erstmals den Aufbau von Krisendiensten in allen Regionen vor. Der erste Krisendienst gemäß dieser Vorschrift wurde unlängst im Bezirk Oberbayern implementiert (https://www.krisendienst-psychiatrie.de/). Die zentrale Leitstelle liegt in der Verantwortung des kbo-Isar-Amper-Klinikums, das seine Vorerfahrungen mit dem Atriumhaus eingebracht hat. Die Sozialpsychiatrischen Dienste der oberbayerischen Regionen sind als Partner einbezogen und leisten insbesondere die mobilen Kriseneinsätze. Die Dienste sind rund um die Uhr (24/7) erreichbar. Soweit telefonische Beratung und aufsuchender Einsatz nicht ausreichen, werden weiterführende Hilfen vermittelt. Die Umsetzung in den übrigen bayerischen Bezirken läuft.

Da alle in diesem Abschnitt besprochenen Krisendienste von regionalen, gut vernetzten Akteuren betrieben werden, ist eine Weitervermittlung an andere Hilfen in der Regel leicht möglich. Soweit diese von denselben Institutionen betrieben werden (wie etwa in Solingen und teilweise in Oberbayern), lässt sich ein Wechsel der Bezugsperson des Öfteren vermeiden.

Damit Krisendienste das angestrebte Ziel erreichen können, ambulante Maßnahmen zu mobilisieren und Krankenhausaufnahmen auf das tatsächlich notwendige Maß zu beschränken, müsste allerdings ihre Einbeziehung in Unterbringungsverfahren gemäß PsychKG/PsychKHG und gemäß Betreuungsrecht zwingend vorgeschrieben werden (Greve 2016); dies ist bisher nirgends der Fall.

9.3.8 Zusammenfassung

Der in diesem Kapitel beschriebene Ist-Zustand des psychiatrischen Versorgungssystems lässt sich folgendermaßen zusammenfassen:

- Ambulante Angebote stehen bislang in der Regelversorgung nur zu den büroüblichen Öffnungszeiten zur Verfügung. Nur in wenigen Regionen gibt es Anlaufstellen (Krisendienste) außerhalb dieser Zeiten, die – abgesehen von den im Aufbau begriffenen Krisendiensten in Bayern – auf Sondervereinbarungen oder Selektivverträgen beruhen. Inwieweit die zu erwartende Richtlinie des G-BA zu einer erweiterten Versorgung für Versicherte mit schweren psychischen Erkrankungen gemäß § 92 Abs. 6b SGB V auch eine zeitlich umfassende Erreichbarkeit und Krisenversorgung vorsehen wird, war zum Zeitpunkt der Erstellung dieses Artikels noch nicht klar.
- Infolgedessen werden stationäre Behandlungen in Fachkrankenhäusern und Fachabteilungen an Allgemein-Krankenhäusern über das eigentlich indizierte Maß hinaus in einer geschätzten Größenordnung von 20 bis zu 30 % der Aufnahmen in Anspruch genommen, einschließlich vermeidbarer Zwangseinweisungen.
- Niedergelassene Fach- und Hausärzte bilden weiterhin das quantitative Rückgrat der ärztlichen Behandlung psychischer Erkrankungen. Fachkrankenhäuser und -abteilungen übernehmen allerdings einen wachsenden Anteil ambulanter Behandlungen vor allem schwerer psychischer Erkrankungen

bereits seit langem über ihre Institutsambulanzen und neuerdings durch die stationsäquivalente Behandlung.

- Ambulante Psychotherapie erreicht nur einen Teil der Personen, für die sie indiziert wäre, insbesondere unzureichend die Menschen mit schweren psychischen Erkrankungen.
- Weitere ambulante Leistungen (Sozio- und Ergotherapie, psychiatrische Krankenpflege, medizinische Rehabilitation) stehen bei weitem nicht flächendeckend zur Verfügung.
- Die Vielfalt der Angebote ist aufgeteilt in diverse Bände des Sozialgesetzbuchs und innerhalb jedes SGB-Bandes zusätzlich in ambulante und stationäre „Sektoren". Die einzelnen Angebote und ihre Finanzierung sind voneinander getrennt organisiert.
- Insbesondere die Verknüpfung der Bereiche „Behandlung" (SGB V) und „Unterstützung" (SGB IX u. a.) ist nur in wenigen Regionen mit Verbundstrukturen ausreichend eng, in der Regel arbeiten sie in getrennten Institutionen.
- Eine Erstberatung bei ungeklärtem Hilfebedarf, die alle potenziellen Hilfen einbezieht, fehlt fast überall. Das gilt umso mehr für die verbindliche Steuerung sowohl des regionalen Versorgungssystems als auch aller beteiligten Hilfen im Einzelfall. Auch hier beziehen sich Versuche einer Zusammenführung stets getrennt entweder auf das SGB V oder auf das SGB IX (Pflegestützpunkte gemäß § 92c SGD XI spielen praktisch keine Rolle).

Wegen dieser Rahmenbedingungen ist die Behandlung und Unterstützung von Menschen mit (schweren) psychischen Erkrankungen in sehr vielen Fällen nicht regelmäßig leitliniengerecht: Es herrscht ein *Nebeneinander von Über-, Unter- und Fehlversorgung*, für viele Betroffene ist ein nennenswerter Teil notwendiger Hilfen nicht verfügbar (z. B. medizinische Rehabilitation, Zugänge zum allgemeinen Arbeitsmarkt) oder schwer erreichbar (Wartezeiten bei ambulanter Psychothera-

pie, Facharztmangel in ländlichen Regionen). Komplexe Hilfen sind unzureichend miteinander verzahnt und aufeinander abgestimmt.

Vermeidbare Chronifizierung mit hohen volkswirtschaftlichen Kosten durch teure Krankenhausbehandlungen und unnötig häufige Erwerbsminderungsberentungen kann die Folge sein (vgl. z. B. Konnopka et al. 2009). Dies gilt, obwohl die Verfügbarkeit psychiatrisch-psychotherapeutischer und psychosozialer Hilfen in Deutschland sehr umfassend gegeben und der Zugang zu den meisten Hilfsangeboten eher niederschwellig ist.

9.4 Ansätze zum Brückenbau: Selektivverträge und Modellvorhaben

9.4.1 Regionales Klinikbudget

Mit dem Ziel der flexiblen, bedarfsorientierten und bedürfnisgerechten Versorgung von psychisch erkrankten Menschen und deren Angehörigen wurden seit 2003, ausgehend von einem ersten Projekt im Klinikum Itzehoe, in rund 30 Regionen *Gesamtbudgets für Krankenhausbehandlung* als Erweiterung der sektorenübergreifenden Behandlungsformen implementiert, zunächst als Sonder- oder Selektivverträge, seit 2013 als Modellvorhaben gemäß § 64b SGB V. Da die Erlöse nicht mehr an die Belegung von Betten und Tagesklinikplätzen gebunden sind, kann das Krankenhaus die Behandlungsform individuell flexibel und sektorenübergreifend (stationäre, teilstationäre, stationsäquivalente und ambulante Behandlung) organisieren.

Mehrere Evaluationsprojekte dienen zur Weiterentwicklung und Erforschung der Modellvorhaben nach § 64b SGB V (Kliemt et al. 2018). Ziel der Modellvorhaben ist es, neue Formen der Behandlung für die Regelversorgung zu etablieren. Mithilfe der Evaluationen konnten Tendenzen, Entwicklungsbedarfe und Unklarheiten erkannt und definiert werden. Deutliche Effekte sind eine Reduktion der stationären Verweildauer und die Möglichkeit einer ambulanten Intensiv- und Akutbehandlung in allen Modellvorhaben. Neben Vereinfachungen in den bisherigen Leistungsbereichen der psychiatrischen Fachkrankenhäuser und der psychiatrischen Fachabteilungen im Modell ergeben sich durch die stärkere Vernetzung in den Sozialraum neue Herausforderungen, insbesondere mit den niedergelassenen Ärzten und psychologischen Psychotherapeuten. Schwerpunkte bilden dabei die Versorgung in ländlichen Gebieten sowie die Übergänge zu anderen Versorgern (eine Übersicht zu den Modellvorhaben und zu den Inhalten findet sich bei Deister und Wilms 2014; Netzwerk 2019)

9.4.2 Projekt RECOVER, Hamburg

Die psychiatrische Universitätsklinik Hamburg-Eppendorf arbeitet bereits seit langem mit Selektivverträgen, die für Personen mit schweren psychischen Erkrankungen, insbesondere Psychosen, eine *ganzheitliche, eng vernetzte Gesamtbehandlung* anbieten, über die Sektorengrenzen innerhalb des SGB V hinweg.

Derzeit läuft ein vom Innovationsfonds gefördertes Projekt mit dem Namen RECOVER, das diesen Ansatz mittels einer randomisiert- kontrollierten Studie im Hinblick auf Kosteneffektivität und weitere Kriterien evaluiert (Lambert et al. 2017; Recover Hamburg, https://www.recover-hamburg.de). Kernelemente sind eine Zusammenführung und Vernetzung ambulanter und (teil-)stationärer Behandlung und ein telefonischer und aufsuchender Krisendienst mit 24/7-Erreichbarkeit. Partner der UKE-Klinik sind ein MVZ für Psychiatrie und Psychotherapie sowie ein Anbieter von Leistungen zur Teilhabe am Arbeitsleben. Drei große (AOK Rheinland/Hamburg, DAK, BARMER) und 14 kleinere Kassen sind Konsortialpartner des Projekts. Im zweiten Schritt soll das Modell auf den Kreis Steinburg (Klinikum Itzehoe) übertragen werden.

9.4.3 Selektivverträge der PIBB

In Berlin hat ein *von Fachärzten* im Jahr 2003 gegründeter Verein (vpsg – Verein für Psychiatrie und seelische Gesundheit, www.psychiatrie-in-berlin.de) ein breites Netzwerk niedergelassener Fachärzte, Psychotherapeuten, Soziotherapeuten, Pflegedienste, gemeindepsychiatrischer Anbieter und der Charité aufgebaut, die Psychiatrie Initiative Berlin Brandenburg (PIBB, www.pi-bb.de). Mittels dreier Selektivverträge der Integrierten Versorgung gemäß § 140a SGB V mit der AOK Nordost, der DAK und mehreren Betriebskrankenkassen wurden zusätzliche, die Beteiligten vernetzende Angebote mit unterschiedlicher Zielsetzung aufgebaut. Ziel der Verträge ist eine Zusammenführung der ambulanten Leistungen des SGB V als „Komplexbehandlung".

9.4.4 NPPV-Projekt der KV Nordrhein

Eine ähnliche Zielsetzung verfolgt das vom Innovationsfonds geförderte Projekt NPPV der KV Nordrhein (Bergmann 2017, https://nppv-nordrhein.de). Für ausgewählte neurologische und psychiatrische Diagnosen soll eine intensive fachärztliche Beratung und Begleitung mit einem störungsspezifischen Gruppenprogramm und einer internetgestützten Kommunikation zwischen den ambulanten Behandlern angeboten werden. Partner der Kassenärztlichen Vereinigung Nordrhein sind die IVP Networks GmbH, ein von Ärzten und Kaufleuten gegründeter Betreiber von Netzwerken im Gesundheitswesen, sowie die AOK Rheinland/Hamburg und zwei Betriebskrankenkassen. Auch hier geht es um ambulante Komplexbehandlung.

9.4.5 IV-Verträge der Gemeindepsychiatrie (NWpG & Co.)

Neben den Kliniken und Fachabteilungen mit ihren Modellvorhaben und deren Vorläufern (▶ Abschn. 9.4.1 und 9.4.2) sowie den niedergelassenen Fachärzten (▶ Abschn. 9.4.3 und 9.4.4) haben sich auch die *Anbieter gemeindepsychiatrischer Leistungen* um den Aufbau vorwiegend ambulanter Vernetzungsleistungen bemüht.

Sie setzen seit 2009 in rund 80 Regionen Selektivverträge der Besonderen Versorgung gemäß § 140a SGB V um, ausgehend von dem Vertrag „Netzwerk psychische Gesundheit" (NWpG) der Techniker Krankenkasse. Dem Vertrag sind weitere Kassen beigetreten, u. a. die AOK Rheinland/Hamburg, und andere Kassen haben ähnliche Verträge abgeschlossen (Faulbaum-Decke und Zechert 2010).

Durch *multiprofessionelle gemeindepsychiatrische Teams* mit Bezugsbegleitung, Zusammenführung und Vernetzung aller Hilfen sowie einen 24/7-Krisendienst mit Hotline, aufsuchender Krisenintervention und Krisenwohnungen wird in den teilnehmenden Regionen das System der ambulanten Regelversorgung ergänzt. Dadurch sollen Krankenhausaufenthalte vermieden oder verkürzt und die teilnehmenden Versicherten in ihrer selbständigen Lebensführung gestärkt werden.

Die Verträge sind ebenso wie alle bisher beschriebenen Modelle und Projekte auf den Bereich des SGB V beschränkt. Die beteiligten Leistungserbringer können die übrigen von ihnen betriebenen Angebote der Eingliederungshilfe und Rehabilitation aber leicht einbeziehen und den teilnehmenden Patienten zugänglich machen, auch wenn die Verträge selbst es nicht honorieren.

9.4.6 GBV-Projekt

Aufsetzend auf den Erfahrungen dieser gemeindepsychiatrischen IV-Verträge hat der Dachverband Gemeindepsychiatrie im Juli 2019 gemeinsam mit der Techniker Krankenkasse, der AOK Bayern, der AOK Rheinland/Hamburg, der KKH und 15 Betriebskrankenkassen das vom Innovationsfonds seit 2019 geförderte *Projekt* GBV – Gemeindepsychiatrische Versorgung schwerer psychischer Erkrankungen gestartet (Greve und Heuchemer 2019, https://gbv.online).

Es handelt sich um ein Modellvorhaben gemäß § 64b SGB V, das in zwölf Regionen in fünf Bundesländern umgesetzt und von der Universität Ulm mit einer randomisierten Kontrollstudie evaluiert wird. Ausdrücklich geht es um die *verbindliche Vernetzung von Leistungen aus allen SGB-Rechtskreisen durch multiprofessionelle mobile Teams*, ergänzt durch 24/7-Krisenintervention. Neben der kontinuierlichen Begleitung der teilnehmenden Versicherten stehen systemisch-dialogische Netzwerkgespräche nach dem Vorbild des Offenen Dialogs (z. B. Aderhold und Greve 2011) im Vordergrund der GBV-Leistungen. Alle Hilfen werden mit den Bedürfnissen und Wünschen der Patienten und ihrer Angehörigen fortlaufend abgestimmt und durch die GBV-Teams zu „Hilfen wie aus einer Hand" zusammengeführt. Ziele sind die Verbesserung von Selbststeuerung (Empowerment), Teilhabe und Zufriedenheit der teilnehmenden Versicherten, Entlastung der Angehörigen und Kosteneffektivität.

Neben gemeindepsychiatrischen Leistungserbringern sind insbesondere die zuständigen Versorgungskliniken einbezogen, in sieben Regionen sind sie unmittelbar an der Erbringung der GBV-Leistungen beteiligt. Mit allen übrigen Anbietern werden regionale „Verbundvereinbarungen" über eine enge fallbezogene Zusammenarbeit abgeschlossen oder – in den großen Städten – verbindliche Vernetzungen für jeden einzelnen Teilnehmer aufgebaut.

9.4.7 Zusammenfassung

Allen in diesem Abschnitt geschilderten Selektivverträgen und Modellvorhaben ist gemeinsam, dass sie ausschließlich von den Krankenkassen finanziert werden und sich deshalb auf Leistungen des SGB V fokussieren. Für die Überwindung der Grenzen zwischen den „Sektoren" der Behandlungsangebote leisten sie wichtige Beiträge.

Die übrigen Hilfen der Rehabilitation und Assistenz sind allerdings nicht systematisch als Bestandteile der Projekte einbezogen. Insofern bleibt die verbindliche Überwindung der eingangs erwähnten Schnittstellen unvollständig.

Ausnahmen sind die Projekte RECOVER (▶ Abschn. 9.4.2) für den Bereich der Teilhabe am Arbeitsleben und GBV für die Gesamtheit der Hilfen im Einzelfall (▶ Abschn. 9.4.6). Ihre Evaluationen werden zeigen, wie weit sie mit dem Bemühen um den Aufbau echter Verbundstrukturen und einer vollständigen Zusammenführung *aller* Bausteine zu „Hilfen wie aus einer Hand" erfolgreich sind.

9.5 Zukunftsanforderungen

Um das vorhandene, zersplitterte System den Erfordernissen einer zeitgemäßen Versorgung schrittweise anzunähern, bedarf es einer Stärkung der ambulant-aufsuchenden, an der persönlichen Lebenswelt der Betroffenen orientierten Angebote und einer Zusammenführung und Vernetzung aller Einzelbausteine zu integrierten Komplexleistungen.

Im Einzelnen sind hierzu folgende Schritte denkbar:

9.5.1 Funktionale Zulassung zur Leistungserbringung

Die Zulassung zur Erbringung bestehender und zukünftig aufzubauender Hilfen darf nicht mehr an institutionelle Merkmale geknüpft sein, also z. B. „Krankenhaus", „KV-Praxis", „Heimeinrichtung", „Werkstatt für behinderte Menschen" etc. Vielmehr soll die Zulassung funktional erfolgen: Wenn ein Anbieter – oder eine Gemeinschaft von Anbietern – definierte Voraussetzungen für eine Zulassung erfüllt, soll er Zugang dazu erhalten, die Leistung zu erbringen.

Dadurch würde es Spartenanbietern erleichtert, sich mit komplexeren Angeboten breiter aufzustellen und diese zumindest intern eng zu vernetzen. Bisher ist eine umfassende Leistungserbringung aus einer Hand lediglich Krankenhausanbietern möglich, wie am Beispiel des Pfalzklinikums in ▶ Abschn. 9.3.2 und 9.3.6 exemplarisch dargestellt wurde. Es ist aber nicht zu erwarten, dass dieses Versorgungsmodell jemals überall in Deutschland zum Goldstandard der Versorgung würde, da die Strukturen in den Regionen extrem heterogen sind.

Eine *Abdeckung aller Regionen mit leitliniengerechter Versorgung* lässt sich nur erreichen, wenn jede Region auf die vorhandenen Strukturen zurückgreifen und diese in Richtung auf umfassende Leistungserbringung und Vernetzung stärken kann – seien es Klinikeinrichtungen, niedergelassene Ärzte und Therapeuten, gemeindepsychiatrische Vereine oder Zusammenschlüsse zwischen diesen.

9.5.2 SGB-übergreifende Komplexleistungen

Der beschriebene institutionelle „Graben" zwischen Kostenträgern und Leistungserbringern des SGB V und den übrigen Institutionen wird sich nicht ohne große Eingriffe einebnen lassen, so wünschenswert das aus Sicht psychiatrischer Patienten auch wäre. In allen SGB-Sparten sollten aber zumindest *rechtliche Voraussetzungen für eine ganzheitliche Leistungserbringung* geschaffen werden.

Ansatzpunkte für SGB-übergreifende Komplexleistungen finden sich bereits im durch das BTHG geänderten SGB IX mit der Teilhabe- und Gesamtplanung (s. o. ▶ Abschn. 9.3.5) und in einigen Projekten des Innovationsfonds wie RECOVER und GBV (▶ Abschn. 9.4.2 und 9.4.6). Bei Bewährung sind Übergänge in die Regelversorgung vorgesehen (§ 92b Abs. 3 SGB V).

Durch weitere, zum Zeitpunkt der Erstellung dieses Berichts bereits absehbare Ergänzungen bestehender Gesetze sind weitere Schritte zu erwarten.

Insbesondere wird darauf zu achten sein, dass „Koordination und Vernetzung von Hilfen" im SGB V und im SGB IX als *eigene Leistungsart* anerkannt und finanziert wird und dabei eine Einbeziehung von Leistungen aller Sozialgesetzbücher ausdrücklich ermöglicht wird (vgl. SVR 2018 Zi. 1269, 1270).

Diese umfassende Zusammenführung der sozialrechtlichen Sparten zu ganzheitlichen Komplexleistungen gehört in die allen Kostenträgern und Leistungserbringern zugängliche Regelversorgung und darf mittelfristig nicht Selektivverträgen und Sonderprojekten vorbehalten bleiben.

Wenn es gelänge, einerseits die Kostenträger (vgl. ▶ Abschn. 9.5.4) und andererseits die regional beteiligten Leistungserbringer zu Verbundlösungen zusammenzubringen, würde das Ideal des Gemeindepsychiatrischen Verbundes nach den Vorstellungen der Expertenkommission (1988) Wirklichkeit.

9.5.3 Ertüchtigung der regionalen ambulanten Versorgung

Damit der angestrebte Vorrang der ambulanten, ortsnahen Versorgung durchgängig wirksam wird, sind über die in den vorigen Abschnitten genannten Schritte hinaus folgende Maßnahmen denkbar:

- Gesetzlich vorgesehene *ambulante Leistungen*, auf die Versicherte im Bedarfsfall einen Rechtsanspruch haben, sind *flächendeckend auszubauen*. Dies gilt insbesondere für die im ▶ Abschn. 9.3.4 genannten Leistungen der Soziotherapie, der medizinischen Rehabilitation, der Ergotherapie und der psychiatrischen häuslichen Krankenpflege.

- Alle ambulanten Leistungen sollen rechtlich und finanziell so ausgestaltet werden, dass sie unabhängig von Praxissitzen u. ä. *an jedem Ort bedarfsgerecht* erbracht werden können. Niedergelassenen Ärzten und Psychotherapeuten muss es ermöglicht und bezahlt werden, dass sie erforderlichenfalls Hausbesuche machen oder an dritten Orten (z. B. Heimeinrichtungen) tätig werden können, ohne dadurch finanzielle Einbußen zu erleiden.

- In den Vergütungsregeln für kassenärztliche Praxen und MVZ sind die *Vergütungen für „sprechende Medizin" zu stärken*, um ausreichend Zeit für eine sachgerechte Beratung und Begleitung auch von Patienten mit hohem Bedarf zu ermöglichen. Die Logik der Zahl der abgerechneten Quartalsfälle und die geringen Durchschnittsvergütungen sind Fehlanreize, deren Überwindung nicht Sonderprojekten wie NPPV (▶ Abschn. 9.4.3) vorbehalten bleiben darf.

- Die Erreichbarkeit des regionalen Systems rund um die Uhr durch *gemeinsam betriebene Krisendienste* ist entsprechend dem bayerischen Vorbild gesetzlich festzuschreiben und unter Beteiligung der einschlägigen Kostenträger (Krankenversicherung und Eingliederungshilfe) gemeinsam ausreichend zu finanzieren (vgl. SVR 2018 Zi. 1287). Die Einbeziehung dieser Krisendienste vor allen Zwangseinweisungsentscheidungen ist gesetzlich zu verankern.

- Die *Vergütung der psychiatrischen Institutsambulanzen* ist so zu konzipieren, dass ihnen die Erfüllung des gesetzlichen Auftrags einer Komplexbehandlung tatsächlich möglich wird. Dies wird am ehesten durch die Übernahme der bayerischen Systematik der Einzelleistungsvergütungen zu erreichen sein. Flexible Übergänge zwischen Institutsambulanz und stationsäquivalenter

Behandlung (StäB) sind vorzusehen („Intensiv-PIA").

- Die *Einbeziehung geeigneter dritter Leistungserbringer in die StäB* ist als Regelfall statt als Ausnahme vorzusehen (§ 115d Abs. 1 Satz 3 SGB V), um allen Fachkliniken und Fachabteilungen den Aufbau von StäB zu erleichtern (Weinmann et al. 2020).

9.5.4 Budgetfinanzierungen

Nur an wenigen Orten gibt es bisher regionale Budgetlösungen, die den Anbietern eine flexible, ausschließlich am individuellen Bedarf orientierte Leistungserbringung ermöglichen. Die Modellvorhaben der Fachkliniken und Fachabteilungen mit regionalen Budgets für Krankenhausleistungen (▶ Abschn. 9.4.1) sind das derzeit bekannteste Beispiel für solche Budgetlösungen.

Grundsätzlich wären darüber hinaus individuelle (auf den Einzelfall bezogene) oder regionale Budgets wünschenswert, die neben Krankenhausleistungen auch den KV-Bereich, die Heil- und Hilfsmittel und die häusliche Pflege einbeziehen und somit Anreize für die beteiligten Leistungserbringer zu gemeinsamer, verbundförmiger Komplexbehandlung schaffen würden. Nicht nur die Übergänge zwischen stationären und ambulanten Hilfen, sondern auch die institutionsübergreifende gemeinsame Behandlung würden dadurch erleichtert. Beispielsweise könnte eine aufsuchende Akutbehandlung auch unter Beteiligung der davor und danach zuständigen niedergelassenen Fachärzte und weiterer ambulant tätiger Dienste erbracht werden.

Ein weiterer Schritt ist vorstellbar und wäre zu begrüßen, nämlich gemeinsame regionale Budgets mehrerer Kostenträger. Uns ist bisher nur ein einziger, schon im Projektstadium gescheiterter Versuch bekannt, ein solches gemeinsames Regionalbudget der Krankenkassen und des Kostenträgers der Eingliederungshilfe in Bremerhaven zu implementieren (Schwarz et al. 2019).

Allerdings ist angesichts der großen Heterogenität der Versorgungslandschaft und der Trägerkonstruktionen auf der Anbieterseite zu fragen, ob solche Gesamtbudgets eines oder mehrerer Kostenträger in allen Regionen wünschenswert und praktikabel wären.

9.6 Resümee

Das Versorgungssystem in Deutschland stellt zahlreiche Komponenten einer ganzheitlichen ambulanten Versorgung für Menschen mit schweren psychischen Erkrankungen zur Verfügung. Allerdings bestehen zwischen den Regionen große Unterschiede und insgesamt ist das System nicht hinreichend integriert, sodass der Ressourcenreichtum und die Vielfalt der Angebote nicht ausreichend zur Wirkung kommen. Insbesondere ist die rechtliche und finanzielle Verankerung fachlich differenzierter Hilfen in der Lebenssituation der Menschen nicht hinreichend gesichert. Langjährige Bemühungen um Verbesserungen durch Selektivverträge, Modellvorhaben, regionale Budgets etc. und die Arbeit an integriert-gemeindepsychiatrischen Hilfen in der Regelversorgung wecken Hoffnung, dass an die Stelle von „Versorgungsketten" mit dem Vorherrschen separater Einrichtungen integrierte Systeme treten werden, die ihre differenzierten Hilfen regelhaft direkt in der Lebenswirklichkeit verankern und dann im individuellen Bedarfsfall durch spezialisierte, stationäre oder heimatferne Angebote ergänzen. Hierzu bedarf es allerdings noch erheblicher Anstrengungen des Gesetzgebers, der Selbstverwaltung sowie der Kostenträger und Leistungserbringer zur Schaffung ganzheitlicher regionaler Verbundstrukturen.

Literatur

Aderhold V, Greve N (2011) Bedürfnisangepasste Behandlung und offene Dialoge. In: Müller M, Bräutigam B (Hrsg) Hilfe, sie kommen! Systemische Arbeitsweisen in aufsuchenden Kontexten. Carl-Auer-Systeme, Heidelberg, S 313–323

BAG GPV (2012) Qualitätsstandards für GPVs in der BAG GPV. https://www.bag-gpv.de/ueber-bag-gpv/qualitaetstandards-fuer-gpvs. Zugegriffen: 20. Juli 2020

BAR (Bundesarbeitsgemeinschaft für Rehabilitation) (2011) RPK-Empfehlungsvereinbarung und Handlungsempfehlungen für die praktische Umsetzung. Frankfurt am Main 2011. https://www.bar-frankfurt.de/fileadmin/dateiliste/_papierkorb/BARBroRPK_E.pdf. Zugegriffen: 18. Juli 2020

BAR (Bundesarbeitsgemeinschaft Rehabilitation) (2020) Reha-Info 2/2020. https://www.bar-frankfurt.de/service/reha-info/reha-info-2020/reha-info-022020/reha-statistiken-zu-psychischen-stoerungen-spiegeln-trends-wider. Zugegriffen: 14. Nov. 2020

Becker T, Hoffmann H, Puschner B, Weinmann S (2008) Versorgungsmodelle in Psychiatrie und Psychotherapie. Kohlhammer, Stuttgart

Bergmann F (2017) NPPV. Neue Wege in der Versorgung psychischer und neurologischer Erkrankungen. In: Amelung VE, Eble S, Hildebrandt H, Knieps F, Lägel R, Ozegowski S, Schlenker RU, Sjuts R (Hrsg) Innovationsfonds. Impulse für das deutsche Gesundheitswesen. Medizinisch Wissenschaftliche Verlagsgesellschaft, Berlin, S 244–251

Beyer C (2009) Von der Kreisirrenanstalt zum Pfalzklinikum – Eine Geschichte der Psychiatrie in Klingenmünster. Bezirksverband Pfalz Institut für pfälzische Geschichte, Kaiserslautern

Bomke P (2008) Psychiatrie braucht öffentliche Kontrolle – ein institutioneller Zugang. In: Raueiser S, Jehl R (Hrsg) Verantwortung für die Psychiatrie. Grizeto, Irsee

Bomke P, Fuchs B, Frech H (2013) Psychiatrische Versorgung auf dem Weg in die Kommunen. Welt Krankenversicherung 11/2013:279–281

Deister A, Wilms B (Hrsg) (2014) Regionale Verantwortung übernehmen. Modellprojekte in Psychiatrie und Psychotherapie nach § 64b SGB V. Psychiatrie Verlag, Bonn

Deutscher Bundestag (1975) Bericht über die Lage der Psychiatrie in der Bundesrepublik Deutschland — Zur psychiatrischen und psychotherapeutisch/psychosomatischen Versorgung der Bevölkerung. Drucksache 7/4200. Deutscher Bundestag, Bonn

DGPPN (2018) S3-Leitlinie „Psychosoziale Therapien bei schweren psychischen Erkrankungen", 2. Aufl. Springer, Berlin

DGPPN (2020) Ländersache: Öffentlich-rechtliche Unterbringung in der Psychiatrie. Die Regelungen der Bundesländer im Vergleich. https://www.dgppn.de/schwerpunkte/menschenrechte/uebersicht-psychKGs.html. Zugegriffen: 12. Aug. 2020

Elgeti H (2019) Wohin treibt die Sozialpsychiatrie? Erfahrungsberichte und Debattenbeiträge. Hart am Wind Bd. 3. Psychiatrie Verlag, Köln

Expertenkommission der Bundesregierung (1988) Empfehlungen der Expertenkommission der Bundesregierung zur Reform der Versorgung im psychiatrischen und psychotherapeutisch/psychosomatischen Bereich auf der Grundlage des Modellprogramms Psychiatrie der Bundesregierung. Expertenkommission der Bundesregierung, Bonn

Faulbaum-Decke W, Zechert C (Hrsg) (2010) Ambulant statt stationär. Psychiatrische Behandlung durch Integrierte Versorgung. Psychiatrie-Verlag, Bonn

Fliedner O (2017) Grundwissen Kommunalpolitik. Friedrich-Ebert-Stiftung, Bonn

Greve N (2016) Novellierung des PsychKG in NRW: zu kurz gesprungen. Psychosoz Umsch 31(4):30–31

Greve N, Heuchemer P (2019) Die Gemeindepsychiatrische Basisversorgung. Psychosoz Umsch 34(2):47–48

Greve N, Hummelsheim T (2015) Verhandeln statt behandeln – ein Paradigmenwechsel auf dem Weg der Psychiatriereform. In: Armbruster J, Dieterich A, Hahn D, Ratzke K (Hrsg) 40 Jahre Psychiatrie-Enquête – Blick zurück nach vorn. Psychiatrie Verlag, Köln, S 304–316

Greve N, Steinhart I (2020) Aufsuchende Hilfen im Rahmen des gemeindepsychiatrischen Verbundes – der ambulante Kern der Versorgung. In: Weinmann S, Bechdolf A, Greve N (Hrsg) Psychiatrische Krisenintervention zu Hause. Das Praxisbuch zu StäB & Co. Psychiatrie-Verlag, Köln, S 96–116

Hemkendreis B (2017) Häusliche psychiatrische Krankenpflege und ambulante Soziotherapie als zusätzliche Behandlungsleistungen zu selbstbestimmtem Wohnen. In: Rosemann M, Konrad M (Hrsg) Selbstbestimmtes Wohnen. Mobile Unterstützung bei der Lebensführung. Psychiatrie-Verlag, Köln, S 69–77

Jäckel D, Siebert S, Baumgardt J, Leopold K, Bechdolf A (2020) Arbeitsbezogene Teilhabebeeinträchtigungen und Unterstützungsbedarf von Patienten in der (teil-)stationären psychiatrischen Versorgung. Psychiatr Prax 47(05):235–241

Kilian R (2009) Gesundheitsökonomische Aspekte für neue Versorgungsansätze in der Psychiatrie – Ressourcenallokation und Effizienz der psychiatrischen Versorgung in Deutschland: Bestandsaufnahme und Ausblick. In: Weatherly JN, Lägel R (Hrsg) Neue Versorgungsansätze in der Psychiatrie, Neurologie und Psychosomatik. Medizinisch Wissenschaftliche Verlagsgesellschaft, Berlin, S 67–86

Kliemt et al (2018) Gesundheitsökonomische Evaluation von Modellprojekten zur Versorgung psychisch kranker Menschen nach § 64b SGB V – erste Ergebnisse von 12 Kliniken. German Medical Science GMS Publishing House, Düsseldorf

Konnopka A, Klingberg S, Wittorf A et al (2009) The cost of schizophrenia in Germany: a systematic review of the literature. Psychiatr Prax 36(5):211–218

Kunze H (1999) Steuerung des regionalen Angebots. In: Kauder V, Kunze H, Aktion Psychisch Kranke (Hrsg) Qualität und Steuerung in der regionalen psychiatrischen Versorgung. Tagungsberichte, Bd. 26. Rheinland Verlag, Köln, S 34–50

Längle G, Holzke M, Gottlob M (2018) Psychisch Kranke zu Hause versorgen: Handbuch zur Stationsäquivalenten Behandlung. Kohlhammer, Stuttgart

Lambert M, Karow A, Deister A et al (2017) RECOVER. Modell der sektorenübergreifend koordinierten, schweregradgestuften, evidenzbasierten Versorgung psychischer Erkrankungen. In: Amelung VE, Eble S, Hildebrandt H, Knieps F, Lägel R, Ozegowski S, Schlenker RU, Sjuts R (Hrsg) Innovationsfonds. Impulse für das deutsche Gesundheitswesen. Medizinisch Wissenschaftliche Verlagsgesellschaft, Berlin, S 252–264

Lucha M (2019) Verantwortung der Landespolitik für die psychiatrische Versorgung. In: Aktion Psychisch Kranke, Weiß P, Fegert JM (Hrsg) Planen – umsetzen – bewerten. Psychiatriepolitik gestalten. Eigenverlag der Aktion Psychisch Kranke, Bonn, S 33–38

Netzwerk Steuerungs- und Anreizsysteme für eine moderne psychiatrische Versorgung (2019) Zuarbeit für den Bericht an den Bundestag entsprechend § 17d KHG – Entwicklung und aktueller Kenntnisstand aus den Erfahrungen mit Modellprojekten nach § 64b SGB V. Netzwerk Steuerungs- und Anreizsysteme für eine moderne psychiatrische Versorgung, Berlin

Robert Koch-Institut (2019) Internationaler Workshop zur Entwicklung eines Mental Health Surveillance Systems in Deutschland. https://www.rki.de/DE/Content/Gesundheitsmonitoring/Studien/MHS/mhs_workshop2019.html. Zugegriffen: 14. Nov. 2020

Rosemann M, Aktion Psychisch Kranke (2017) Verantwortliche Gemeindepsychiatrische Verbünde (GPV) – trotz oder wegen BTHG? In: Weiß P, Heinz A (Hrsg) Verantwortung übernehmen. Verlässliche Hilfe bei psychischen Erkrankungen. Eigenverlag der Aktion Psychisch Kranke, Bonn, S 86–93

Schwarz J, Stöckigt B, Berghöfer A, von Peter S, Brückner B (2019) Rechtskreisübergreifende Kooperation in einem Gemeindepsychiatrischen Zentrum. Eine qualitative Studie über die Erfahrungen der Stakeholder. Psychiatr Prax 46(04):200–205

Steinhart I, Wienberg G (Hrsg) (2017) Rundum ambulant. Funktionales Basismodell psychiatrischer Versorgung in der Gemeinde. Psychiatrie Verlag, Köln

Stengler K, Kauffeldt S, Theißing A, Bräuning-Edelmann M, Becker T (2015) Medizinisch-berufliche Rehabilitation in Rehaeinrichtungen für psychisch Kranke in Deutschland. Nervenarzt 86(5):603–608

Sachverständigenrat zur Begutachtung der Entwicklung im Gesundheitswesen (2018) Gutachten 2018: Bedarfsgerechte Steuerung der Gesundheitsversorgung. Kapitel 16: Koordinierte Versorgung von Menschen mit psychischen Erkrankungen. https://www.svr-gesundheit.de/index.php?id=606. Zugegriffen: 3. Okt. 2019

Thornicroft G, Szmukler G (2001) Textbook of community psychiatry. Oxford University Press, Oxford

Weig W (2008) Ist das Rehabilitationsangebot für schwer und chronisch psychisch Kranke Menschen bedarfsgerecht? Perspekt Rehabil 08:8–13

Wancata J, Reisegger A, Slamanig RR, Winkler H, Unger A (2018) Psychiatrische Versorgung heute. Psychopraxis Neuropraxis 21(Suppl 1):S8–S13. https://doi.org/10.1007/s00739-018-0512-0

Weinmann S, Bechdolf A, Greve N (Hrsg) (2020) Psychiatrische Krisenintervention zu Hause. Das Praxishandbuch zu StäB & Co. Psychiatrie Verlag, Köln

Wienberg G, Steinhart I (2020) Das Funktionale Basismodell der Versorgung von Menschen mit schweren psychischen Erkrankungen – ein Update. Psychiat Prax 47:1–8

Wigand ME, Becker T (2017a) Die psychiatrische und psychotherapeutische Versorgung in Deutschland. In: Deister A, et al (Hrsg) Psychiatrie und Psychotherapie im Kontext des Gesundheitswesens. Medizinisch Wissenschaftliche Verlagsgesellschaft, Berlin, S 49–52

Wigand ME, Becker T (2017b) Grundlagen der psychiatrischen und psychotherapeutischen Versorgung. In: Deister A, et al (Hrsg) Psychiatrie und Psychotherapie im Kontext des Gesundheitswesens. Medizinisch Wissenschaftliche Verlagsgesellschaft, Berlin, S 53–58

Palliativversorgung

Gülay Ateş, Birgit Jaspers, Sarah Peuten, Werner Schneider und Lukas Radbruch

Inhaltsverzeichnis

© Der/die Autor(en) 2021
J. Klauber et al. (Hrsg.), *Krankenhaus-Report 2021*, https://doi.org/10.1007/978-3-662-62708-2_10

▪▪ Zusammenfassung

In Krankenhäusern hält das deutsche Gesundheitswesen für Patientinnen und Patienten in komplexen, nicht heilbaren Krankheitssituationen unterschiedliche palliative Versorgungsangebote vor. Hierzu zählen Palliativstationen sowie krankenhausinterne Palliativdienste. Deren Aufgaben umfassen die Linderung von Symptomen, Unterstützung bei psychosozialen oder spirituellen Problemen, Beratung bei ethischen Fragestellungen, Aufbau oder Ausbau des ambulanten Versorgungsnetzes sowie Koordination und Kommunikation zwischen den Versorgungsanbietenden. Der multiprofessionelle und interdisziplinäre Ansatz der Palliativversorgung zielt nicht nur auf Patienten mit lebenslimitierenden Erkrankungen in der letzten Phase des Lebens, sondern kann bereits zu einem früheren Zeitpunkt eingesetzt werden, teilweise auch parallel zu kurativen Therapieansätzen. Der ganzheitliche Ansatz der Palliativversorgung berücksichtigt dabei die individuellen Bedürfnisse und Prioritäten der Patienten sowie die Bedarfe von Zugehörigen und deren Rolle im Versorgungssystem inklusive Angebote der Trauerbegleitung. Den Erhalt individueller Lebensqualität und eine ressourcenorientierte Stärkung zur Bewältigung des Alltags stehen im Fokus der Palliativversorgung.

Nach einem kurzen Einblick in die Angebotsvielfalt des stationären und ambulanten Hospiz- und Palliativbereichs wird anhand von eigenen Studien der Zugang zur Palliativversorgung im Krankenhaus und bei Krankenhausentlassung aufgezeigt. Anschließend werden Herausforderungen bei der Einbindung der Palliativversorgung und potenzielle Probleme bei der Krankenhausentlassung dargestellt. Eine rechtzeitige und möglichst frühe Einbindung der hospizlichen und palliativen Versorgungsangebote kann nachhaltig entlastend für das gesamte Versorgungssystem (sowohl Betroffene als auch Behandelnde) sein sowie potenzielle Schnittstellenproblematiken reduzieren.

In hospitals, the German health care system provides different palliative care services for patients with incurable diseases and complex needs. These include palliative care units and hospital support teams. Their tasks comprise the alleviation of symptoms, support for psychosocial or spiritual problems, advice on ethical issues, setting up or expanding the outpatient care network and coordination and communication between care providers. The multi-professional and interdisciplinary approach in palliative care aims not only at patients with life-limiting diseases in the last phase of life, but can also be beneficial at an earlier stage, sometimes in combination with disease-modifying or curative treatment. The comprehensive approach to palliative care takes into account the individual needs and priorities of the patient as well as the needs of relatives and their role in the care system, and includes bereavement support services. Palliative care focuses on preserving individual quality of life and strengthening resources to cope with everyday life.

After a brief insight into the scope of services offered in the inpatient and outpatient hospice and palliative care sector, access to palliative care in hospital and upon discharge from hospital is shown on the basis of the authors' own study results. Challenges in integrating palliative care and potential problems in hospital discharge are presented. A timely and early integration of hospice and palliative care services may reduce strain on the entire care system (for caregivers as well as professionals) and reduce potential cross-sectoral management problems.

10.1   Ziele und Patientengruppen

Nach der neuen konsensbasierten Definition der International Association for Hospice and Palliative Care (IAHPC) ist Palliativversorgung „die aktive und umfassende Versorgung von Menschen jeden Alters mit schwerem gesundheitsbezogenem Leiden infolge schwerer

Erkrankung und insbesondere von Menschen nahe am Lebensende. Sie zielt auf eine Verbesserung der Lebensqualität von Patient*innen, deren Familien und pflegenden Zugehörigen." (IAHPC 2019) Wie in der Definition der WHO geschieht dies durch Vorbeugung und Linderung von Leiden mittels frühzeitiger Erkennung, hochqualifizierter Beurteilung und Behandlung von Schmerzen und anderen Problemen physischer, psychosozialer und spiritueller Natur (Sepulveda et al. 2002). Palliativversorgung bejaht das Leben und sieht das Sterben als einen normalen Prozess an. Sie will den Tod weder beschleunigen noch hinauszögern.

Palliativversorgung ist nicht nur auf das letzte Lebensstadium und auf sterbende Patientinnen und Patienten beschränkt, sondern kann bei solchen mit lebenslimitierenden Erkrankungen bereits zu einem früheren Zeitpunkt eingesetzt werden, teilweise auch parallel zu kurativen Therapieansätzen. Im Gegensatz zu anderen Bereichen in der medizinischen Versorgung ist Palliativmedizin nicht auf bestimmte Diagnosen oder Organsysteme fokussiert, sondern auf ein breites Spektrum von schweren und fortschreitenden Erkrankungen und betroffenen Organen. Dies sind sowohl Tumorerkrankungen als auch weit fortgeschrittene Herz-, Lungen-, Nieren- oder neurologische Erkrankungen. Zudem richtet sich Palliativmedizin auch an multimorbide geriatrische Patienten (Radbruch et al. 2011). Bei Kindern, Jugendlichen und jungen Erwachsenen stellen Tumorerkrankungen einen eher kleinen Anteil an den Diagnosen, die zu einer Palliativversorgung führen; häufiger sind Stoffwechselerkrankungen (zum Beispiel Mukoviszidose), progressive Erkrankungen wie Muskeldystrophie oder irreversible, jedoch nicht progrediente Erkrankungen wie schwerwiegende Zerebralparese oder Mehrfachbehinderung nach Schädel-Hirn- oder Wirbelsäulentrauma.

Neben Symptomkontrolle stehen auch ethische Fragen im Vordergrund sowie soziale, psychologische und spirituelle Probleme.

Palliativversorgung darf nicht auf die medikamentöse Symptomlinderung beschränkt werden. Die einschneidenden Veränderungen, die im Verlauf einer lebenslimitierenden Erkrankung ausgelöst werden, können zu psychischen, sozialen und spirituellen Belastungen führen. Dies umfasst ggf. Rollenverluste im Beruf und innerhalb des sozialen Umfelds, Angst vor dem weiteren Krankheitsverlauf, dem Sterben und dem Tod oder davor, Zugehörige zurückzulassen, sowie materielle Unsicherheit, wenn zusätzliche krankheitsbedingte finanzielle Belastungen auftreten. Zumindest in der spezialisierten Palliativversorgung erfolgt die umfassende Betreuung und Begleitung in einem multidisziplinären Team mit Ärzten, Pflegepersonal, Sozialarbeitern und bedarfsorientiert mit Seelsorgern, Physio- sowie weiteren Therapeuten und Ehrenamtlichen, sodass in Bezug auf viele Problemlagen vorausschauend beraten und bei bestehendem Handlungsbedarf gezielte Akuthilfe geleistet werden kann.

In der Palliativversorgung gelten eine Reihe von Grundwerten und -haltungen (DGP 2018; Radbruch und Payne 2011). Dazu gehört die Anerkennung der Würde sowie der Autonomie der Patienten und (pflegenden) Zugehörigen. Unerlässlich sind ein ganzheitlicher Ansatz und die Berücksichtigung der individuellen Bedürfnisse und Prioritäten der Betroffenen. Dies gilt auch für kulturelle, religiöse und soziale Belange sowie z. B. für persönliche Gewohnheiten der Patienten.

Palliativversorgung verlangt in besonderem Maße kommunikative Fähigkeiten, da sie Menschen in existenziellen Situationen unterstützt. Einfühlungsvermögen und präsente Aufmerksamkeit sind deshalb in diesem Kontext von noch größerer Bedeutung als in anderen Medizin-, Pflege- oder Versorgungsbereichen. Sich Zeit zu nehmen sowohl für die Kommunikation mit den Patienten, mit Zugehörigen als auch innerhalb von Teams sowie zwischen den unterschiedlichen an Therapie und Begleitung beteiligten Berufsgruppen, multiprofessionelle und interdisziplinäre Teamarbeit sind wesentliche Bestandteile auf Palliativstationen, in stationären Hospizen oder in anderen Einrichtungen und Diensten der spezialisierten Palliativversorgung, ebenso wie Kommunikation und Koordination im Versorgungsnetzwerk.

10.2 Palliativversorgung in Deutschland

Die Betreuung von sterbenden Patientinnen und Patienten gehörte schon früh zu den wichtigsten ärztlichen Aufgaben. Mit der Zunahme der medizinischen Erfolge und der Änderung der Einstellungen zu Sterben und Tod im letzten Jahrhundert wurden Patienten mit weit fortgeschrittenen und unheilbaren Krankheiten aber zunehmend gesellschaftlich isoliert und von der medizinischen Versorgung vernachlässigt. Erst seit Ende der 1960er Jahre hat sich mit der von England ausgehenden Entwicklung der Palliativmedizin und der Hospizidee zunehmend eine Gegenbewegung etabliert.

In Deutschland wurde die erste Palliativstation 1983 in Köln eröffnet, das erste stationäre Hospiz 1986 in Aachen und zeitgleich begann 1984 die ambulante Versorgung mit den ersten Sitzwachengruppen in Stuttgart.

Mittlerweile stehen in Deutschland 345 Palliativstationen (mit insgesamt 2.871 Betten), 72 Palliativdienste im Krankenhaus, 305 Teams für die spezialisierte ambulante Palliativversorgung, 248 stationäre Hospize (mit insgesamt 2.505 Betten) und mehr als 1.500 ambulante Dienste und Initiativen für Menschen in der letzten Lebensphase zur Verfügung.[1]

In den Palliativstationen, die als eigene Bereiche im Krankenhaus integriert sind, erfolgt in der Regel eine Krisenintervention bei akuten Problemen. Patienten, die wieder entlassen werden können, werden zu Hause, in einer Pflegeeinrichtung oder in einem Hospiz weiterversorgt und begleitet. Die Finanzie-

rung im Krankenhaus erfolgt über DRG mit einem Zusatzentgelt (ZE 145: palliativmedizinische Komplexbehandlung auf einer Palliativstation) oder als besondere Einrichtung nach einem Tagessatz (Cremer-Schaeffer und Radbruch 2012; Radbruch und Payne 2011). Die Palliativdienste im Krankenhaus bieten eine multiprofessionelle konsiliarische Mitbehandlung von Patienten in anderen Krankenhausabteilungen an (Finanzierung über ZE 133: palliativmedizinische Komplexbehandlung durch einen Konsildienst, teilweise auch noch über ZE 60: palliativmedizinische Komplexbehandlung außerhalb einer Palliativstation).

In den *stationären Hospizen* für Erwachsene werden Patienten betreut, bei denen eine Versorgung in der häuslichen Umgebung oder in einer Pflegeeinrichtung nicht möglich oder nicht gewünscht ist – sei es wegen der Komplexität der Symptome oder wegen fehlender Ressourcen im häuslichen Bereich – und eine Krankenhausindikation nicht geboten ist. Die prognostizierte Lebenserwartung beträgt Tage, Wochen oder wenige Monate. Die Finanzierung erfolgt nach § 39a im Sozialgesetzbuch V (SGB V) zu 95 % der anrechenbaren Kosten (Tagessätze) über die Kranken- und Pflegeversicherung. Den restlichen Anteil tragen die Hospize, insbesondere durch Spenden und Ehrenamt.

Ambulante Hospizdienste ermöglichen eine psychosoziale Begleitung von Patienten mit einem palliativen Versorgungsbedarf in der häuslichen Umgebung, in Einrichtungen der Eingliederungshilfe, Pflegeeinrichtungen und auch im Krankenhaus durch ehrenamtliche Begleitung. Die Ehrenamtlichen sind entsprechend qualifiziert und werden durch hauptamtliche Koordinatoren angeleitet und supervidiert. Die Finanzierung erfolgt über einen Zuschuss der Krankenkassen (§ 39a SGB V).

Mit Neufassung des § 37 b SGB V haben Schwerstkranke und Sterbende seit 2007 unabhängig von ihrem Aufenthaltsort (zu Hause, in einer Einrichtung der Eingliederungshilfe, in einer stationären Pflegeeinrichtung oder im Hospiz) einen gesetzlichen Anspruch auf eine *„Spezialisierte Ambulante Palliativversor-*

---

[1] www.wegweiser-hospiz-palliativmedizin.de, Stand September 2020.

gung" (SAPV), sofern sich die allgemeine palliativmedizinische Versorgung nicht mehr als ausreichend erweist. Die SAPV-Leistung umfasst neben dem pflegerischen und ärztlichen auch einen koordinativen Bereich. Sie kann ärztlich verordnet und beantragt werden. Die SAPV wird in der Regel durch „Palliative Care-Teams" (PCTs) erbracht, in denen Ärztinnen/Ärzte und Pflegekräfte mit weiteren Berufsgruppen und mit Ehrenamtlichen zusammenarbeiten.

Palliativversorgung kann auf verschiedenen Ebenen stattfinden: im Rahmen eines palliativen Versorgungsansatzes, der allgemeinen und der spezialisierten Palliativversorgung (Radbruch und Payne 2011). Einen palliativen Ansatz, zu dem das Erkennen von belastenden Symptomen und Problemen gehört, eine offene und ehrliche Kommunikation mit Patientinnen und Patienten und Zugehörigen sowie Grundkenntnisse in der Symptomkontrolle sollten Mitarbeiter im Gesundheitswesen umsetzen können, die in Kontakt mit schwerkranken und sterbenden Menschen kommen können (z. B. niedergelassene Ärzte, Personal in Krankenhäusern der Allgemeinversorgung wie auch ambulanten Pflegediensten und dem Personal in Pflegeheimen). Hierzu ist eine Berücksichtigung palliativmedizinischer Inhalte in den Ausbildungscurricula unerlässlich. In Fachgebieten, in denen solche Kontakte häufiger zu erwarten sind, wie z. B. in der Onkologie, Kardiologie, Pneumologie oder Geriatrie, sollten darüber hinaus Kenntnisse und Fähigkeiten der allgemeinen Palliativversorgung vorliegen, wie sie z. B. für Ärzte und Pflegende in einer 40-stündigen Kursweiterbildung vermittelt werden. Während die allgemeine Palliativversorgung auch von einzelnen Ärzten (z. B. als Hausärzte) oder einer Pflegekraft (z. B. im Pflegeheim oder im ambulanten Bereich) erbracht werden kann, ist die spezialisierte Palliativversorgung nur im multiprofessionellen Team möglich, mit Ärzten, Pflegekräften, Sozialarbeitern, Seelsorgern, Physiotherapeuten, erweitert durch Zugehörige und eventuell noch weitere Berufsgruppen (Logopäden, Apotheker usw.).

Die allgemeine und spezialisierte Palliativversorgung sind aber in Deutschland noch nicht flächendeckend umgesetzt. Vor allem in ländlichen Bereichen fehlen spezialisierte Leistungserbringer und die Entfernungen bis zum nächsten Spezialisten sind weit. In Pflegeeinrichtungen werden die spezialisierten Leistungserbringer oft zu spät oder gar nicht hinzugezogen, obwohl dies in den gesetzlichen Regelungen ausdrücklich vorgesehen ist. Die überwiegende Mehrzahl der Patientinnen und Patienten in der Palliativversorgung leidet an einer Tumorerkrankung, während Patienten mit anderen lebensbedrohlichen Erkrankungen wie Herz-, Lungen- oder Nierenversagen oder neurologischen Erkrankungen bislang zu selten den Zugang zur Palliativversorgung finden, selbst wenn sie dies dringend benötigen. Auch bei vielen geriatrischen Patienten und an Demenz Erkrankten ist in den letzten Phasen des Lebens eine Palliativversorgung erforderlich, wird aber zu selten veranlasst (Melching 2015; Radbruch et al. 2015).

Die Regelungen zur ambulanten und stationären Palliativversorgung unterscheiden sich zwischen den einzelnen Bundesländern und Kassenärztlichen Vereinigungen. Ein bundesweiter Rahmenvertrag zur SAPV, mit dem gleiche Standards in der Palliativversorgung umgesetzt werden sollen, wird derzeit zwischen Kostenträgern und Leistungserbringerverbänden verhandelt.

Für Kinder, Jugendliche und junge Erwachsene gibt es spezialisierte pädiatrische Leistungserbringer, die sich in ihren Versorgungskonzepten von denen für Erwachsene unterscheiden. Im Wegweiser Hospiz- und Palliativversorgung werden insgesamt in Deutschland drei Palliativstationen, 48 SAPV-Teams, 18 stationäre Hospize und 162 ambulante Hospizdienste für Kinder und Jugendliche aufgeführt.[2]

---

2   www.wegweiser-hospiz-palliativmedizin.de, Stand September 2020.

10.3 Frühe Integration

Mit dem Fortschreiten einer lebenslimitierenden Erkrankung ist der Übergang von kurativen zu palliativen Behandlungszielen eine zentrale Herausforderung für die medizinische Versorgung der Patientinnen und Patienten. Der richtige Zeitpunkt für diesen Übergang wird aber oft verpasst und die Palliativversorgung erst zu spät eingeleitet. Wenn (ggf. belastende) Behandlungen ohne Aussicht auf Erreichen eines kurativen oder rehabilitativen Therapieziels fortgesetzt werden, führt dies zu Übertherapie, Inkaufnahme belastender Nebenwirkungen und unrealistischen Hoffnungen auf Heilung oder Einschätzungen der Überlebenszeit.

Die Identifikation des optimalen Zeitpunkts zur Einbindung der Palliativversorgung ist deshalb von hoher Bedeutung. Dieser Zeitpunkt ist aber nicht als absoluter Wechsel von einer vorher auf Heilung gerichteten Zielsetzung zu einer ab jetzt nur noch symptomlindernden Behandlung zu verstehen, sondern vielmehr als gradueller Übergang von einer kurativen hin zu einer mehr und mehr palliativen Zielsetzung. Symptomlinderung ebenso wie psychosoziale und spirituelle Begleitung können bereits früh parallel mit gegen die Erkrankung gerichteten Behandlungsmaßnahmen (wie zum Beispiel Chemo- oder Strahlentherapie bei Tumorerkrankungen) eingesetzt werden. Des Weiteren bieten die Radiologie und Onkologie auch palliative strahlen- oder chemotherapeutische Ansätze, die der Symptomlinderung oder Progressverzögerung dienen.

Eine möglichst frühe Integration der Palliativversorgung im Krankheitsverlauf von Patienten mit fortschreitenden lebenslimitierenden Erkrankungen ist deshalb wünschenswert. In einer wegweisenden amerikanischen Studie wurde nachgewiesen, dass ein frühzeitiger Zugang zur Palliativversorgung nicht nur die Lebensqualität steigern, sondern auch die Behandlungskosten senken kann (Temel et al.

2010). In dieser randomisierten kontrollierten Studie war die Überlebenszeit der Patienten mit früher Integration der Palliativversorgung sogar signifikant länger als in der Vergleichsgruppe, vermutlich weil in dieser Gruppe weniger belastende Therapiemaßnahmen durchgeführt wurden. Die Vorteile der frühen Integration sind mittlerweile in einer Reihe von Studien belegt worden (Dalgaard et al. 2014; Gaertner et al. 2015, 2017; Haun et al. 2017; Hui und Bruera 2016; Hui et al. 2015; Levine et al. 2016; Tassinari et al. 2016).

In der S3-Leitlinie Palliativmedizin für Patienten mit einer nicht heilbaren Krebserkrankung wird deshalb gefordert, dass alle Patienten mit einer Krebserkrankung unabhängig vom Krankheitsstadium Zugang zu Informationen über Palliativversorgung (z. B. durch Auslage von Flyern) haben sollen (Empfehlung 5.1). Ebenso soll allen Patienten nach der Diagnose einer nicht-heilbaren Krebserkrankung Palliativversorgung angeboten werden, unabhängig davon, ob eine tumorspezifische Therapie durchgeführt wird (Empfehlung 5.2) (DGP 2018). In vielen Tumorzentren ist die frühe Integration in den onkologischen Behandlungspfaden berücksichtigt worden (Gaertner et al. 2011, 2013).

Trotz dieser Leitlinien erfolgt die Einbindung der Palliativversorgung in der Praxis oft zu spät und häufig erst kurz vor dem Versterben (Braun et al. 2007; Kaur und Mohanti 2011; Peppercorn et al. 2011). Zur Identifikation von Patienten mit palliativem Versorgungsbedarf sollte ein Screening in den Behandlungspfaden für potenziell lebenslimitierende Erkrankungen eingebaut werden. Dabei kann das Vorliegen von belastenden Symptomen geprüft werden, z. B. mit einer kurzen palliativmedizinischen Symptomcheckliste wie dem Minimalen Dokumentationssystem für Patienten (MIDOS) (Stiel et al. 2010). Gleichzeitig kann der Verlauf der Erkrankung bewertet werden, z. B. mit der australischen Einteilung in vier Palliativphasen: stabil, instabil, verschlechternd/verfallend, terminal (Masso et al. 2015).

Vor allem ist die Vernetzung aller beteiligten Behandelnden, den Akteuren der allgemeinen und spezialisierten Palliativversorgung, der Pflegeeinrichtungen, der Rettungsdienste, niedergelassener Ärzte und Krankenhausabteilungen notwendig, um Zeitpunkt und Umsetzung der frühen Integration der Palliativversorgung für alle Krankheitsentitäten auszuhandeln.

In den Krankenhäusern kommt den Palliativdiensten eine besondere Bedeutung für die frühe Integration der Palliativversorgung zu, da sie ein niedrigschwelliges Angebot der Mitbehandlung von Patienten in den nicht palliativmedizinisch spezialisierten Abteilungen anbieten und die Behandelnden konsiliarisch beraten.

10.4 Versorgungsübergänge

Eine qualitativ hochwertige Palliativversorgung im gesamten Krankheitsverlauf ist abhängig von einer integrierten und kontinuierlichen sektorenübergreifenden palliativen Behandlung und Versorgung. Die Übergänge zwischen den unterschiedlichen Versorgungsformen und -ebenen der Palliativversorgung sind von entscheidender Bedeutung, da hier häufig der Informationsfluss und die Behandlungskontinuität beeinträchtigt werden, ebenso wie das Vertrauen der Patientinnen und Patienten in das beteiligte Gesundheitspersonal. Die Ergebnisse aus dem vom Bundesministerium für Bildung und Forschung geförderten Projekt TRANSPAC[3] zeigen dies bei unterschiedlichen Patientengruppen und Regionen in Deutschland auf. In einer retrospektiven Dokumentenanalyse von Patientendaten von Palliativstationen in Augsburg und Bonn sowie den darauf basierenden Interviews mit Experten, Patienten und deren Zugehörigen waren Übergänge in der Palliativversorgung ein zentrales Thema.

Der erste Analyseschritt von Patientenakten aus dem Jahr 2016 zeigt auf, dass in Augsburg 81 % der Aufnahmen auf die Palliativstation als krankenhausinterne Verlegungen erfolgten. In Bonn hingegen wurden 51 % der Patientinnen und Patienten intern aus anderen Krankenhausabteilungen auf die Palliativstation verlegt. Viele der externen Palliativstationsaufnahmen waren Wiederaufnahmen, also Patienten, die schon zu einem früheren Zeitpunkt stationär auf der Palliativstation behandelt worden waren (siehe ◘ Abb. 10.1). Am Standort Augsburg wurden 62 % und in Bonn 56 % der aufgenommenen Patienten bis zu ihrem Tod auf der Station behandelt. In Augsburg wurden 18 %, in Bonn 26 % nach Hause entlassen (siehe ◘ Abb. 10.1).

Beispielhaft illustriert ◘ Abb. 10.2 die Versorgungspfade über den Palliativdienst mitbehandelter Patienten mit palliativem Versorgungsbedarf in einem Bonner Krankenhaus. Insgesamt wurden 153 Patienten betreut, davon 79 mit der komplexen palliativmedizinischen Behandlung (OPS 8-982.X) mit einer durchschnittlichen Behandlungsdauer von elf Tagen, während die übrigen 74 Patienten die Bedingungen für die Komplexbehandlung nicht erfüllten (Behandlungsdauer unter einer Woche bei 49 Patienten). Elf der Patienten, die in die häusliche Weiterbehandlung entlassen werden konnten, wurden zu einem späteren Zeitpunkt erneut stationär behandelt. Davon wurden vier Patienten über den Palliativdienst in der Komplexbehandlung betreut und acht Patienten auf einer Palliativstation aufgenommen. Nur ein/e Patient/in konnte nach der Wiederaufnahme mit SAPV erneut nach Hause entlassen werden. Die Auswertung zeigt die Vielfalt der Behandlungsverläufe und der dabei entstehenden Schnittstellen (siehe ◘ Abb. 10.2).

---

3   http://www.palliativbonn.de/forschung/projekte/
    laufende-projekte-biographie-in-ehrenamt/transpac.

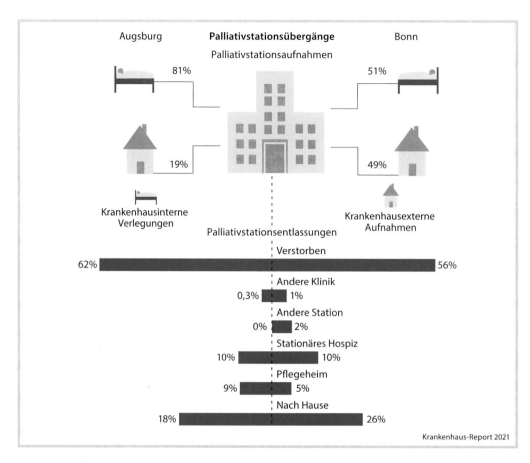

◘ Abb. 10.1 Übergänge bei Aufnahme und Behandlungsende auf der Palliativstation von Patientinnen und Patienten mit einem palliativen Versorgungsbedarf an den Standorten Augsburg und Bonn (2016)

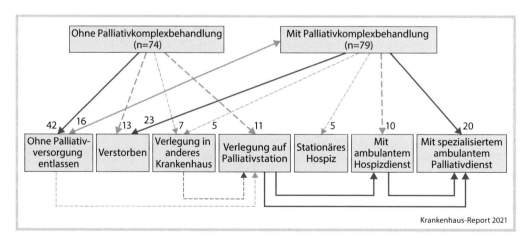

◘ Abb. 10.2 Eine Pilotstudie zu den Behandlungspfaden von Patientinnen und Patienten mit einem palliativen Versorgungsbedarf im Malteser Krankenhaus Seliger Gerhard Bonn/Rhein-Sieg (2011). *Durchgezogene Linien*: häufig beobachtete Übergänge; *gestrichelte Linien*: selten beobachtete Übergänge

10.5 Herausforderungen bei Übergängen

Gelingende ambulante und stationäre Übergänge tragen zu Versorgungskontinuität, Handlungssicherheit und Gewissheit über die Diagnose und den Krankheitsverlauf bei allen Beteiligten im Versorgungsnetz bei.

Die Analyse der Patientenakten aus dem Jahr 2016 der Palliativstationen in Augsburg und Bonn zeigt, dass sowohl in Augsburg (81 %) als auch in Bonn (70 %) die Mehrzahl der Betroffenen „mittlere oder starke Probleme mit der Organisation der Versorgung" hatten. In Augsburg gaben 20 % der Patientinnen und Patienten an, alleine zu leben, 11 % lebten in einer Pflegeeinrichtung. In Bonn lag der Anteil der Alleinlebenden bei 31 % und jener in Pflegeeinrichtungen bei 7 %.

In Augsburg lag der Anteil von Patienten mit einer Krebserkrankung bei 73 %, in Bonn bei 80 %. Dies ist insofern relevant, als viele Patienten mit anderen (weit) fortgeschrittenen Erkrankungen selten oder nur sehr spät mit einem palliativmedizinischen Versorgungsangebot in Berührung kommen. Viele der Patienten mit einem palliativen Versorgungsbedarf waren zudem über 65 Jahre alt und litten an multiplen Organerkrankungen (eigene Daten, 2016). Eine sektorenübergreifende Überleitung wurde in den Interviews auch bei jungen Erwachsenen, Familien mit jungen Kindern, Alleinlebenden, Personen mit Migrationshintergrund, spezifischen Erkrankungen (NIV-beatmete Patienten, tracheotomierte Patienten, ALS, Adipositas), komplexer Wundversorgung, oder auch Suchterkrankungen als herausfordernd beschrieben. Das Wissen um unterschiedliche Angebote und Versorgungssysteme in der Region stellt eine weitere Herausforderung in der Erfüllung von Versorgungskontinuität und Patientensicherheit dar.

Nahezu alle interviewten Expertinnen und Experten berichteten von Schwierigkeiten bei der Bedarfserhebung von Patienten. Eine ressourcen- und teilhabeorientierte Abstimmung mit den Bedarfen von Patienten stellt im normalen Krankenhausalltag eine erste Hürde dar, da Zeit für ausführliche Kommunikation fehlt. Zeitgleich berichteten die Experten, dass die krankenhausinternen Palliativdienste sie entlasten und diesbezüglich unterstützen. Die vom Palliativdienst konsiliarisch durchgeführte Symptomkontrolle wurde positiv beurteilt, jedoch wiesen die Experten darauf hin, dass sie diese Symptomkontrolle auch selbst durchführen konnten. Weiterhin berichteten Patienten, Zugehörige und Behandelnde, dass eine Palliativversorgung immer noch als Behandlung und Begleitung von Sterbenden angesehen wird, sodass z. B. Onkologen teilweise zurückhaltend im Anfordern von Konsilen beim Palliativdienst sind. Ein weiterer Aspekt ist eine Änderung von kurativen zu palliativen Therapiezielen. Auch wenn die Indikation für eine Beendigung von erfolglosen kurativen Behandlungsmaßnahmen kommuniziert wird, kann es zum Konflikt mit Patienten und Zugehörigen kommen, die verzweifelt um eine Fortsetzung dieser Maßnahmen kämpfen, um die Hoffnung auf Besserung oder gar Heilung nicht aufgeben zu müssen. Dabei besteht auf Patienten- und Zugehörigenseite auch der Wunsch nach einer geschulteren und situationssensibleren Vermittlung von Informationen und Negativbotschaften.

Im Zuge von Fokusgruppeninterviews zu krankenhausinternen Verlegungen wurde berichtet, dass es die Akzeptanz der Palliativversorgung und das Vertrauen in das Gesundheitssystem stärkt, wenn Fachärzte, die diese Patienten (unter Umständen über viele Jahre) behandelt haben, nach der Verlegung auf die Palliativstation weiterhin zu Gesprächen kommen.

Das Verständnis der Palliativversorgung ist häufig auf die (medikamentöse) Symptomkontrolle beschränkt, während Fallmanagement, psychologische oder sozialrechtliche Beratung und Begleitung nicht als Aufgaben der Palliativversorgung wahrgenommen werden. In einem Modellprojekt zeigte sich der Nutzen der frühen Integration einer Palliativversorgung bei Patienten mit amyotropher Lateralsklerose (ALS) (Ateş et al. 2019; Radbruch et al. 2020). Positive Rückmeldungen seitens des befragten Gesundheitspersonals und von Patienten sowie Zugehörigen bestätigten den Wert der Zeit für ausführliche Gespräche, die Palliativdienste und das Gesundheitspersonal der Palliativstation aufbringen können, um bedarfsgerecht patientenzentrierte Versorgungssysteme aufzubauen. Dabei berücksichtigen sie ebenfalls die Ressourcen von Zugehörigen und des behandelnden Versorgungsnetzes.

Durch eine vorausschauende bedarfsgerechte Planung können auch für eine zukünftig notwendig werdende Versorgung rechtzeitig Zugänge gebahnt werden. An ALS Erkrankte sind ein Beispiel für Patientengruppen mit chronischen, progressiven Nichttumorerkrankungen, die möglichst früh eine kompetente sozialrechtliche Beratung und ein Fallmanagement in ihrem individuellen Versorgungsnetzwerk brauchen. Eine frühe Integration der Palliativversorgung wurde aber von einigen spezialisierten Teams in der SAPV abgelehnt. Dies wurde damit begründet, in diesem frühen Stadium keine Indikation für eine Palliativversorgung zu sehen, weil zu diesem Zeitpunkt noch keine belastenden Symptome erkannt wurden oder weil die Teams befürchteten, dass die Versorgung dieser Patienten über einen eventuell mehrjährigen Zeitraum die regionalen Versorgungskapazitäten übersteigen könnte (Ateş et al. 2019; Radbruch et al. 2020).

Aus den Interviews mit Experten und Patienten geht hervor, dass fehlende Hausbesuche der Haus- bzw. Fachärzte und Therapeuten sowie unvollständige Informationen oder fehlende Dokumente (Arztbriefe, Pflegeberichte, Medikationspläne, falsche oder fehlende Rezepte, Verordnungen, Medikationspläne) Auswirkungen auf eine nahtlose bedarfsgerechte Versorgung haben. Eine Bedarfsmedikation zum Management von Krisen mit Schmerzspitzen, Angstzuständen oder Luftnot wird häufig nicht verordnet oder beim Wechsel vom Krankenhaus in die häusliche Weiterversorgung nicht umgesetzt. Die Beschaffung von fehlenden oder unzureichend ausgefüllten Rezepten, Verordnungen und Informationen ist

im ambulanten Bereich ein Problem. Ärztinnen und Ärzte in den Krankenhäusern wie auch im ambulanten Bereich sind für Nachfragen telefonisch oft nur schwer zu erreichen. Im ambulanten Bereich sind Patienten mit einer hohen und komplexen Symptomlast (mit Port, Tracheostoma, komplexen Wunden oder Dekubitus) besonders vulnerabel. Dies führt zu einer Unterversorgung, sowohl zu Hause als auch in Pflegeeinrichtungen, betreutem Wohnen oder in Beatmungs-Wohngemeinschaften, und zu unnötigen Krankenhauseinweisungen. Dies bedeutet für Patienten und Zugehörige eine zusätzliche Belastung.

Bereits nach der ersten Kontaktaufnahme mit der SAPV berichten nahezu alle interviewten Behandelnden und Patienten sowie ihre Zugehörigen von positiven Effekten im häuslichen Umfeld und einer großen Erleichterung aufgrund der 24/7-Erreichbarkeit von qualifizierten Ansprechpartnern. Versorgungskontinuität und Sicherheitsversprechen seitens ausgebildeter Palliativfachkräfte helfen den Betroffenen, ihren Alltag zu bewältigen und wirken gleichzeitig einer nicht dringend notwendigen Krankenhauseinweisung entgegen (Schneider et al. 2015).

Wenn doch eine stationäre Versorgung erforderlich wird, ist die gute Vernetzung zu Palliativstationen von Vorteil, die eine direkte Einweisung auf die Palliativstation ermöglicht. Dadurch wird das gesamte Versorgungssystem nachhaltig entlastet.

10.6 Ausblick

Die rechtzeitige und möglichst frühe Einbindung der Palliativversorgung wird von medizinischen Fachgesellschaften und in Leitlinien aufgrund des in Studien nachgewiesenen Benefits empfohlen (BÄK et al. 2017; Ferrell et al. 2017; Simon et al. 2020; Vanbutsele et al. 2018). Dies erfordert die Identifikation von Patientinnen und Patienten mit Bedarf an Palliativversorgung in den primär behandelnden Krankenhausabteilungen – auch in der Notfallaufnahme –, sofern entsprechende Informationen nicht bei Aufnahme bereits übermittelt werden. Mit dem in Großbritannien entwickelten „Supportive & Palliative Care Indicators Tool (SPICT™)", für Deutschland validiert SPICT-DE™, wurde zwar ein geeignetes Instrument zur Identifizierung von Palliativpatienten in der Notaufnahme entwickelt, jedoch werden deren Bedürfnisse darüber nicht dezidiert erhoben (Afshar et al. 2018; The University of Edinburgh 2019; Highet et al. 2014). Im Kliniksetting entwickelte Standard Operating Procedures (SOPs) können dazu beitragen, palliative Situationen einzuschätzen und den entsprechenden Behandlungsbedarf zu eruieren. Dennoch gelingt die Einbindung eher bei Patienten mit einer Tumorerkrankung als bei solchen mit Herz-, Lungen-, Nieren- oder neurologischen Erkrankungen sowie anderen Krankheitsbildern mit langsam und stetig oder wellenförmig fortschreitendem Krankheitsverlauf (Lynn und Adamson 2003; Murray et al. 2007). Dies liegt unter anderem an zu optimistischen Einschätzungen der verbleibenden Lebenszeit der Patienten (Christakis 1999).

Für den nahtlosen Übergang zwischen stationärer und ambulanter Behandlung ist neben einem effektiven Schnittstellenmanagement und intensivem Fallmanagement eine enge Kooperation zwischen den behandelnden Fachabteilungen und -ärzten (Neurologie, Onkologie, Kardiologie, Pulmologie, Nephrologie), den Hausärzten und den Palliativteams erforderlich. Zusätzlich ist der Aufbau von lokalen Netzwerken notwendig, in denen neben den Palliativexperten auch die Primärversorger (Hausärzte, Pflegedienste), Pflegeeinrichtungen und Rettungsdienste beteiligt sind. Erst dann ist das Knüpfen eines Versorgungsnetzwerks nach den individuellen Bedürfnissen und Prioritäten der betroffenen Patientinnen und Patienten regelhaft möglich.

Literatur

Afshar K, Feichtner A, Boyd K et al (2018) Systematic development and adjustment of the German version of the Supportive and Palliative Care Indicators Tool (SPICT-DE). BMC Palliat Care 17:27

Ateş G, Gasper A, Jaspers B et al (2019) Modellprojekt zur Entwicklung eines Konzeptes zur Palliativversorgung von Patient*innen mit Amyotropher Lateralsklerose (ALS). Zentrum für Palliativmedizin, Malteser Krankenhaus Seliger Gerhard, Bonn

Braun UK, Beyth RJ, Ford ME et al (2007) Defining limits in care of terminally ill patients. BMJ 334:239–241

Bundesärztekammer (BÄK), ADWMFA, Kassenärztliche Bundesvereinigung (KBV) (2017) Nationale VersorgungsLeitlinie Chronische Herzinsuffizienz – Langfassung, 2. Aufl.

Christakis NA (1999) Death foretold. Prophecy and prognosis in medical care. University of Chicago Press, Chicago

Cremer-Schaeffer P, Radbruch L (2012) Palliativversorgung im Blickwinkel gesetzlicher und regulatorischer Vorgaben in Deutschland. Bundesgesundheitsblatt Gesundheitsforschung Gesundheitsschutz 55:231–237

Dalgaard KM, Bergenholtz H, Nielsen ME et al (2014) Early integration of palliative care in hospitals: a systematic review on methods, barriers, and outcome. Palliat Support Care 12:495–513

Deutsche Gesellschaft Für Palliativmedizin (DGP) (2018) Erweiterte S3-Leitlinie Palliativmedizin für Patienten mit einer nicht heilbaren Krebserkrankung Leitlinienprogramm Onkologie der Arbeitsgemeinschaft der Wissenschaftlichen Medizinischen Fachgesellschaften e. V. (AWMF), Deutschen Krebsgesellschaft e. V. (DKG) und Deutschen Krebshilfe (DKH)

Ferrell BR, Temel JS, Temin S et al (2017) Integration of palliative care into standard oncology care: American Society of Clinical Oncology clinical practice guideline update. J Clin Oncol 35:96–112

Gaertner J, Wolf J, Hallek M et al (2011) Standardizing integration of palliative care into comprehensive cancer therapy—a disease specific approach. Support Care Cancer 19:1037–1043

Gaertner J, Weingartner V, Wolf J et al (2013) Early palliative care for patients with advanced cancer: how to make it work? Curr Opin Oncol 25:342–352

Gaertner J, Maier BO, Radbruch L (2015) Resource allocation issues concerning early palliative care. Ann Palliat Med 4:156–161

Gaertner J, Siemens W, Meerpohl JJ et al (2017) Effect of specialist palliative care services on quality of life in adults with advanced incurable illness in hospital, hospice, or community settings: systematic review and meta-analysis. BMJ 357:j2925

Haun MW, Estel S, Rucker G et al (2017) Early palliative care for adults with advanced cancer. Cochrane Database Syst Rev. https://doi.org/10.1002/14651858.CD011129.pub2

Highet G, Crawford D, Murray SA et al (2014) Development and evaluation of the Supportive and Palliative Care Indicators Tool (SPICT): a mixed-methods study. Bmj Support Palliat Care 4:285–290

Hui D, Bruera E (2016) Integrating palliative care into the trajectory of cancer care. Nat Rev Clin Oncol 13:159–171

Hui D, Kim YJ, Park JC et al (2015) Integration of oncology and palliative care: a systematic review. The Oncol 20:77–83

International Association for Hospice and Palliative Care (IAHPC) (2019) Palliative care definition

Kaur J, Mohanti BK (2011) Transition from curative to palliative care in cancer. Indian J Palliat Care 17:1–5

Levine DR, Johnson LM, Snyder A et al (2016) Integrating palliative care in pediatric oncology: evidence for an evolving paradigm for comprehensive cancer care. J Natl Compr Canc Netw 14:741–748

Lynn J, Adamson DM (2003) Living well at the end of life: adapting health care to serious chronic illness in old age. Rand Health, Arlington

Masso M, Allingham SF, Banfield M et al (2015) Palliative Care Phase: inter-rater reliability and acceptability in a national study. Palliat Med 29:22–30

Melching H (2015) Palliativversorgung Modul 2: Strukturen und regionale Unterschiede in der Hospiz- und Palliativversorgung. Bertelsmann Stiftung, Gütersloh

Murray SA, Kendall M, Grant E et al (2007) Patterns of social, psychological, and spiritual decline toward the end of life in lung cancer and heart failure. J Pain Symptom Manage 34:393–402

Peppercorn JM, Smith TJ, Helft PR et al (2011) American society of clinical oncology statement: toward individualized care for patients with advanced cancer. J Clin Oncol 29:755–760

Radbruch L, Payne S (2011) Standards und Richtlinien für Hospiz- und Palliativversorgung in Europa: Teil 1. Palliativmedizin 12:216–227

Radbruch L, Payne S, Bercovitch M et al (2011) Standards und Richtlinien für Hospiz- und Palliativversorgung in Europa: Teil 1, Weißbuch zu Empfehlungen der Europäischen Gesellschaft für Palliative Care (EAPC). Palliativmedizin 12:216–227

Radbruch L, Andersohn F, Walker J (2015) Palliativversorgung Modul 3: Überversorgung kurativ – Unterversorgung palliativ? Analyse ausgewählter Behandlungen am Lebensende. Bertelsmann Stiftung, Gütersloh

Radbruch L, Gasper A, Kern M (2020) Amyotrophe Lateralsklerose (ALS) – Leitfaden für eine patientenzentrierte Versorgung. Ansprechstellen im Land NRW zur Palliativversorgung, Hospizarbeit und Angehörigenbegleitung, Bonn

Schneider W, Eichner E, Thoms U et al (2015) Zur Praxis von SAPV in Bayern: Wirksamkeit, Struktur-/prozesseffekte und ländliche Versorgung. Gesundheitswesen 77:219–224

Sepulveda C, Marlin A, Yoshida T et al (2002) Palliative care: the World Health Organization's global perspective. J Pain Symptom Manage 24:91–96

Simon ST, Pralong A, Radbruch L et al (2020) The palliative care of patients with incurable cancer. Dtsch Arztebl Int 117:108–115

Stiel S, Matthes ME, Bertram L et al (2010) Validierung der neuen Fassung des Minimalen Dokumentationssystems (MIDOS2) fur Patienten in der Palliativmedizin: Deutsche Version der Edmonton Symptom Assessment Scale (ESAS). Schmerz 24:596–604

Tassinari D, Drudi F, Monterubbianesi MC et al (2016) Early palliative care in advanced oncologic and non-oncologic chronic diseases: a systematic review of literature. Rev Recent Clin Trials 11:63–71

Temel JS, Greer JA, Muzikansky A et al (2010) Early palliative care for patients with metastatic non-small-cell lung cancer. N Engl J Med 363:733–742

The University of Edinburgh (2019) Indikatoren für eine supportive und palliative Versorgung SPICT-DE

Vanbutsele G, Pardon K, Van Belle S et al (2018) Effect of early and systematic integration of palliative care in patients with advanced cancer: a randomised controlled trial. Lancet Oncol 19:394–404

Sektorenübergreifende Versorgungssteuerung

Robert Messerle und Jonas Schreyögg

Inhaltsverzeichnis

© Der/die Autor(en) 2021
J. Klauber et al. (Hrsg.), *Krankenhaus-Report 2021*, https://doi.org/10.1007/978-3-662-62708-2_11

▪▪ Zusammenfassung

Seit Jahrzehnten versucht die Gesundheitspolitik, die Auswirkungen der sektoralen Trennung im Gesundheitswesen abzumildern. Im Ergebnis stehen heterogene Versorgungsoptionen anstelle eines übergreifenden ordnungspolitischen Konzepts. Der von verschiedenen Seiten festgestellte Reformbedarf im Rahmen der Corona-Pandemie sollte nun zum Anlass genommen werden, größere Schritte zu gehen. Ausgehend vom Status quo der Versorgung erscheinen insbesondere drei Handlungsbereiche wichtig: eine sektorenübergreifende, morbiditäts- und leistungsorientierte Versorgungsplanung, ein einheitliches sektorengleiches Vergütungssystem und mehr Freiräume für ein aktives Versorgungsmanagement, um an den lokalen Kontext angepasste Versorgungsmodelle zu ermöglichen.

For decades, health policy has tried to mitigate the effects of sectoral separation in the health care system. The result are heterogeneous care options instead of an overarching regulatory concept. The need for reform identified during the corona pandemic should now be used as an opportunity for major changes. Based on the status quo, three areas for action appear particularly important: a cross-sectoral, needs-based health care planning, a uniform remuneration system for intersectoral care and greater freedom for an active care management.

11.1 Einleitung

Die Behandlung von Erkrankungen ist nur in den simpelsten Fällen ein singuläres Event bei einem einzelnen Leistungserbringer. Zumeist erfolgen Behandlungen in einer Kette aus Diagnostik, Behandlungsplanung, Überweisungen uvm. Für eine qualitativ hochwertige und effiziente Versorgung ist daher die Koordinierung der verschiedenen Behandlungselemente von zentraler Bedeutung. Die historisch bedingte stark sektorale Trennung in Deutschland – mit separaten Regelungen für die Leistungserbringung, die Versorgungsplanung und die Vergütung – wirkt diesem Anspruch diametral entgegen.

Bestimmte, vormals rein stationäre Behandlungen können dank des medizinischen Fortschritts in gleicher oder sogar besserer Qualität ambulant (sektorengleich) erbracht werden (Friedlander et al. 2019). Doch medizinische Entscheidungen werden von finanziellen Anreizen überlagert (Dafny 2005; Schreyögg et al. 2014). Leistungen werden somit oft nicht dort erbracht, wo sie medizinisch und wirtschaftlich am angemessensten sind. Infolge von Informations- und Kommunikationsdefiziten kann es außerdem zu unnötigen Mehrfachuntersuchungen, Versorgungsbrüchen und Koordinationsproblemen kommen.

Zur Behebung dieser Probleme wurden bisher vornehmlich die ambulanten Behandlungsmöglichkeiten der Krankenhäuser erweitert (siehe Leber und Wasem 2016), die gesetzliche Dynamik für den niedergelassenen Bereich ist deutlich geringer ausgeprägt (siehe Walendzik et al. 2019). Neben der gegenseitigen Öffnung der Sektoren versuchte der Gesetzgeber auch durch neue Versorgungsformen und Vorgaben zum Versorgungsmanagement die sektorenübergreifende Koordination zu verbessern (Brandhorst 2017). Keine der Maßnahmen vermochte es aber bisher, den Ansprüchen gerecht zu werden. Im Ergebnis stehen heterogene Versorgungsoptionen mit unterschiedlichen Rahmenbedingungen, es wäre jedoch ein kohärentes und übergreifendes ordnungspolitisches Konzept erforderlich.

Die sektorenübergreifende Versorgung wird die gesetzliche Krankenversicherung daher auch in den nächsten Jahren beschäftigen. So soll der AOP-Katalog bis 2022 aktualisiert und erweitert werden. Hierzu wurde die Selbstverwaltung mit der Vergabe eines Gutachtens beauftragt (§ 115b Abs. 1a SGB V, eingeführt durch das MDK-Reformgesetz). Dass GKV-Spitzenverband, DKG und KBV sich gemeinsam auf ein Gutachtenergebnis einigen und darauf aufbauend reibungslos eine neue EBM-basierte Vergütungssystematik beschließen, ist aufgrund der Historie zumindest sehr optimistisch. Ob die Bund-Länder-Arbeitsgruppe (BLAG) zur sektorenübergreifenden Versorgung auch deshalb mit dem „gemeinsamen ambulanten fachärztlichen Versorgungsbereich" (BMG 2020a, Stand Januar 2020) weiterhin eine sehr ähnliche Zielrichtung verfolgt, ist unklar.

Die Forderungen für eine bessere sektorenübergreifende Verzahnung entstammen fast ausschließlich dem GKV-Bereich, der privatärztliche Bereich ist ausgespart. Den meisten privaten Krankenversicherungen dürfte für eine Versorgungsgestaltung zwar schlicht die notwendige Marktgröße fehlen. Die höhere Vergütung der GOÄ sowie die leichtere Abrechenbarkeit ambulanter Leistungen durch Krankenhausärzte könnten aber auch zu einer Verkleinerung der Vergütungsdifferenzen an der ambulant-stationären Schnittstelle und zu weniger Versorgungsbrüchen führen. Es ist somit unklar, ob im privatärztlichen Bereich das Problembewusstsein fehlt oder weniger Schnittstellenprobleme vorliegen.

11.2 Sektorenübergreifende Versorgungsplanung und -steuerung

Es mangelt nicht an Analysen und Kommentaren zur sektorenübergreifenden Versorgung. Die gesundheitspolitische Herausforderung besteht darin, bestehende Ideen im Detail auszugestalten und sinnvoll zu verknüpfen, sie in ein übergreifendes ordnungspolitisches Konzept einzubinden und dieses schließlich auch nachhaltig gesetzgeberisch umzusetzen. Dies ist angesichts der unterschiedlichen Interessenlagen eine große Herausforderung. Der bisher erreichte Minimalkonsens in der BLAG zeigt, dass in der Regel kleine, vertraute Schritte begangen werden. Der von verschiedenen Seiten festgestellte Reformbedarf des deutschen Gesundheitswesens im Rahmen der Corona-Pandemie (z. B. Deutsches Ärzteblatt

2020) sollte zum Anlass genommen werden, auch größere Schritte zu gehen.

Perspektivisch ist von einer dreigliedrigen Versorgungsstruktur aus primärärztlicher Versorgung, einem fachärztlichen (sektorengleichen) Sekundärbereich und der stationären Versorgung auszugehen (Sundmacher et al. 2018, S. 554 ff.; SVR 2009, Ziffer 1179). Angesichts dessen erscheint es sinnvoll, die zum Teil arbiträren Grenzen an der ambulant-stationären Schnittstelle aufzugeben, um die Etablierung eines gemeinsamen sektorengleichen Bereichs voranzutreiben. Hierzu muss zunächst eine gemeinsame sektorenübergreifende Planung sicherstellen, dass für alle Versicherten der Zugang zu einer bedarfsgerechten und effizienten Versorgung gewährleistet wird. Darauf aufbauend müssen für sektorengleich erbringbare Leistungen einheitliche Bedingungen geschaffen werden, damit (finanzielle) Fehlanreize die Leistungserbringung nicht beeinflussen. Unter diesen Bedingungen können dann weitere Maßnahmen und Anreize die sektorenübergreifende und interdisziplinäre Kooperation konkret forcieren.

Dieser Beitrag konzentriert sich auf die Planung und Steuerung der Versorgung. Der Frage der Vergütung nimmt sich das Innovationsfondsprojekt „Einheitliche, sektorengleiche Vergütung (ESV)" an und recherchiert, welche Leistungsbereiche in anderen Ländern sektorengleich behandelt werden. Auf dieser Basis soll die Vergleichbarkeit von Patienten und Leistungen in Deutschland untersucht werden. Unter Beteiligung von Leistungserbringern und Krankenkassen wird anschließend ein sektorenübergreifendes Vergütungsmodell ausgearbeitet, das politischen Entscheidungsträgern eine konsensfähige Weiterentwicklung der Vergütungssystematik ermöglichen soll (G-BA 2020).

Bisher wurde nur in Ansätzen untersucht, welche Leistungen sektorengleich erbracht werden könnten und in welchem Umfang dies in Deutschland bereits praktiziert wird (vgl. Friedrich und Tillmanns 2016). Die abstraktere Frage, welche Leistungsbereiche potenziell einem fachärztlichen (sektorengleichen)

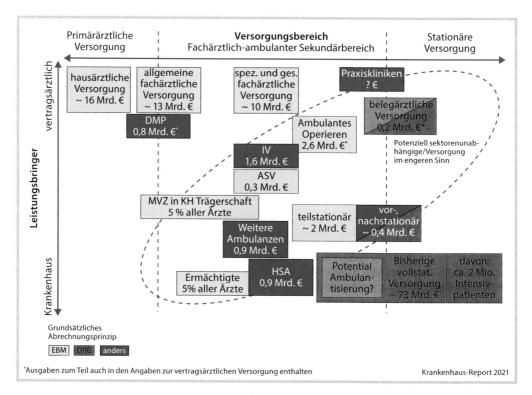

Abb. 11.1 Struktur und ungefähres Volumen der ambulant-stationären GKV-Versorgung in Deutschland. Eigene Darstellung. Zahlen soweit verfügbar für 2018. Die Arztgruppen-Zuordnung beruht auf der G-BA-Bedarfsplanungsrichtlinie, die arztgruppenbezogenen Ausgaben entstammen dem KBV-Honorarbericht. Für die hausärztliche Versorgung (inkl. Kinder- und Jugendmedizin) wurden die Ausgaben für HzV-Verträge zugesetzt. Die weiteren Angaben beruhen auf Auswertungen des Bundesarztregisters, der amtlichen Statistik KJ1, der Krankenhausstatistik und der DRG-Abrechnungsstatistik. Die integrierte Versorgung beinhaltet die Ausgaben für die ärztliche Behandlung und die Krankenhausbehandlung im Rahmen von Verträgen nach § 140a SGB V. Die Krankenhausbehandlung umfasst infolge der Datendefinition auch die stationäre Anschluss-Rehabilitation

Sekundärbereich zuzuordnen sind, wird unterschiedlich beurteilt. Eine Abschätzung dieses Potenzials wird auch durch die mangelhafte öffentliche Datenverfügbarkeit erschwert. ▢ Abb. 11.1 soll daher nur als ein grober Anhaltspunkt für Struktur und Umfang der sektoralen Versorgung in Deutschland gelten.

Sie verdeutlicht, dass Krankenhäuser bereits in hohem Maße an der ambulanten Versorgung teilnehmen. Mittel- und unmittelbar[1] sind 10 % der ambulant tätigen Ärztinnen und Ärzte in Krankenhäusern angestellt, in Bereichen wie der Chirurgie oder Radiologie sogar bis zu 25 % (KBV 2019, 2020c).[2] Hinzu kommt ein breites ambulantes Betätigungsfeld der Krankenhäuser (vor-, nach- und teilstationäre Versorgung, Ambulanzen etc.), das mit GKV-Ausgaben von etwa 5 Mrd. € jährlich verbunden ist und in Universitätskliniken über ein Viertel der Einnahmen ausmachen kann (Landtag BaWü 2020). Insbesondere er-

---

1   Mittelbar als Angestellte in einem MVZ in Trägerschaft eines Krankenhauses oder unmittelbar als ermächtigte Krankenhausärzte.

2   Welche Rolle Praxiskliniken spielen – immerhin eine der frühesten Ideen des Gesetzgebers (im Gesetz zur Strukturreform im Gesundheitswesen 1988) – ist mangels trennscharfer Definition und aufgrund fehlender Daten unklar.

mächtige Ambulanzen (z. B. Hochschulambulanzen) besitzen mit GKV-Ausgaben von 1,8 Mrd. € und z. T. zweistelligen Steigerungsraten große Bedeutung.

Ausgehend von der in ◘ Abb. 11.1 dargestellten Versorgungsstruktur lässt sich das Potenzial sektorenunabhängiger Leistungen grob skizzieren. Berücksichtigt man lediglich die Versorgungsbereiche, die vom Gesetzgeber bereits an der ambulant-stationären Schnittstelle verortet werden – also das ambulante Operieren, Ambulanzen, die ASV, teilstationäre Leistungen etc. –, ergibt sich ein Volumen von aktuell etwa 8 bis 9 Mrd. €.[3] Nimmt man die fachärztliche Versorgung hinzu, die perspektivisch zu einem sektorenunabhängigen Sekundärbereich gehören wird (SVR 2009, Ziffer 1179), ergeben sich über 30 Mrd. €.

Abhängig vom Ambulantisierungspotenzial in der stationären Versorgung kann der sektorenunabhängige Bereich noch deutlich umfangreicher ausfallen. Etwa 2 der 18 Mio. vollstationären Patienten werden intensiv-medizinisch behandelt und nur zwei Drittel der Krankenhäuser haben überhaupt Betten zur intensiv-medizinischen Versorgung (Destatis 2018). Stationäre Leistungen außerhalb der Intensivmedizin sind nicht zwangsläufig auch ambulant erbringbar, ein Kurzliegeranteil von 45 % aller vollstationären Fälle (1 bis 3 Tage, Destatis 2019) lässt jedoch auf ein relativ großes Potenzial schließen.

11.2.1 Versorgungsplanung

Die gegenwärtigen ambulanten und stationären Angebotsplanungen stellen trotz neuerer Entwicklungen[4] im Kern Fortschreibungen

historisch bestehender Kapazitäten dar. Eine Abstimmung zwischen den sektoralen Planungen findet nur sehr begrenzt statt. Die zukünftigen Herausforderungen infolge sich verändernder Versorgungsstrukturen und Patientenansprüche sowie die Substitution stationärer Leistungen bedingen aber die Weiterentwicklung und Verschränkung der Planungen. Dabei sollten folgende Kernprinzipien berücksichtigt werden (siehe auch SVR 2018, Ziffer 854 ff.).

▪▪ Planung aus einer Hand

Eine abgestimmte sektorenübergreifende Planung erfordert eine Verknüpfung der ambulanten und stationären Ressourcen sowie deren Ausgestaltung auf Basis gemeinsamer Prinzipien. Dies wäre grundsätzlich durch eine intensive Abstimmung der Akteure möglich. Infolge unterschiedlicher Ziele, Zeithorizonte und Planungsebenen ist die Übertragung der Planungs- und Sicherstellungsverantwortung an ein gemeinsames Gremium jedoch konsequenter. Da sich Angebotskapazitäten und Inanspruchnahme über Sektorengrenzen hinaus beeinflussen (Goffrier et al. 2018), erscheint es sinnvoll, neben dem sektorengleichen Bereich auch die primärärztliche und stationäre Versorgung einzubinden.

▪▪ Verknüpfung von Planungs- und finanzieller Verantwortung

Stimmrechte und Sicherstellungsverantwortung sollten auch an die Finanzierungsverantwortung geknüpft sein. Relevante Interessengruppen könnten aber als anhörungs- und antragsberechtigte Mitglieder ihre Ansichten und Ideen einbringen. Divergieren Entscheidungshoheit und Verantwortlichkeit für (finanzielle) Folgen, können z. B. Überkapazitäten und Finanzierungsprobleme die Folge sein. Mahnendes Beispiel ist die Krankenhausplanung, in

---

3 Also die eingekreisten Bereiche der ◘ Abb. 11.1. Ob die integrierte Versorgung dazu zu zählen ist, hängt von den genauen Vertragsinhalten ab.

4 Zuletzt wurden mit der Überarbeitung der Bedarfsplanungsrichtlinie des G-BA der erhöhte Behandlungsbedarf multimorbider Patienten tendenziell einbezogen und Verhältniszahlen neu berechnet; der historische Bezug wurde also in Teilen angepasst (G-BA 2019). Ein direkter Morbiditätsbezug fehlt, unter

anderem aus methodischen Gründen, weiterhin (Uhlemann und Lehmann 2019). Für die Krankenhausplanung beauftragten mehrere Bundesländer Gutachten mit der Entwicklung alternativer bzw. ergänzender Methoden, sodass Prognosen auf Ebene verschiedener Krankheitsbilder inzwischen teilweise in die Kapazitätsplanung einbezogen werden (DKG 2019).

der die Länder durch den stetigen Rückgang der Investitionsförderung (DKG 2019) schleichend aus der finanziellen Verantwortung entschwinden, aber weiterhin die Planungshoheit beanspruchen. Letztendlich werden Überkapazitäten zementiert und die Krankenhäuser dabei unterfinanziert.

▪▪ Prospektive morbiditätsorientierte Planung

Statt an historisch gewachsenen Kapazitäten festzuhalten müssen Prognosen der Bevölkerungsstruktur und -morbidität herangezogen werden, um die zu erwartende Inanspruchnahme zu bestimmen. Durch die GKV-Abrechnungsdaten verfügt Deutschland grundsätzlich über eine gute Basis für eine prospektive Morbiditätsschätzung.[5]

▪▪ Leistungsorientierung

Eine gemeinsame Planung von Kapazitäten ist für den sektorengleichen Bereich aufgrund der unterschiedlichen Strukturen in Krankenhäusern und Praxen derzeit nicht möglich. Betten und Arztsitze lassen sich nicht addieren oder vergleichen. Mehrere Entwicklungen stellen den Wert einer an Kapazitäten orientierten Planung aber auch grundsätzlich in Frage. Die Flexibilisierung der Arbeitszeit nimmt beständig zu, die Tätigkeit unterschiedlicher Ärzte derselben Fachgruppe kann sich stark unterscheiden. Die Orientierung an Kopfzahlen kann so zu Fehlschlüssen führen.

In der stationären Versorgung sind zuvorderst ärztliche und pflegerische Kapazitäten sowie technische Ressourcen maßgeblich, nicht die Anzahl der Betten. Es werden außerdem Betten geplant, die zum Teil personell gar nicht versorgt werden können und – in nicht unerheblichen Umfang (Karagiannidis et al.

2019) – gesperrt werden müssen. Mit der zunehmend ambulanten Versorgung in Krankenhäusern steht die Anzahl der Betten ebenfalls kaum in Zusammenhang.

Mit umfangreichen Daten und hohem methodischen Aufwand einen konkreten medizinischen Versorgungsbedarf zu bestimmen, um diesen dann wieder in Arztsitze oder Betten umzurechnen, kann daher nicht Ziel einer modernen Versorgungsplanung sein. Stattdessen sollten auf Basis des erwarteten medizinischen Bedarfs leistungsorientierte Versorgungsaufträge geplant und vergeben werden.

▪▪ Interdisziplinäres, teamorientiertes Leitbild

Die Vielschichtigkeit in der Versorgung steigt. Die zunehmende Spezialisierung innerhalb der und zwischen den Professionen verlangt ein hohes Maß an Koordination. Demographische Entwicklungen und sich verändernde Nachfragestrukturen führen zu komplexeren Versorgungspfaden. Vor allem im Zusammenwirken aller Gesundheitsberufe können die Patientinnen und Patienten daher zukünftig effektiv und effizient versorgt werden (SVR 2007, Ziffer 255 ff.). Dementsprechend sollten Verbund- und Netzwerkstrukturen bereits in der Angebotsplanung berücksichtigt werden.

▪▪ Qualitätssicherung

Eine leistungsorientierte Planung muss an Qualitätsparameter gebunden sein. Andernfalls wird zwar eine geplante Leistung erbracht, aber ggf. nicht das damit verbundene Versorgungsziel erreicht. Zur Sicherstellung der Qualität sollten Leistungen daher nur von personell und technisch adäquat ausgestatteten Leistungserbringern erbracht werden dürfen. Im vertragsärztlichen Bereich wird die Abrechnung hierfür häufig an vorherige Genehmigungen gebunden. So muss vor der Erlaubnis zur Abrechnung von PET-Untersuchungen u. a. die Erstellung von mindestens 1.000 Befunden unter Anleitung von Fachpersonal und eine Mindestauflösung des zu verwendenden Geräts nachgewiesen werden (siehe QS-Vereinbarung PET). Derartige Anforderun-

---

5   Die Abrechnungsdaten unterliegen allerdings verschiedenen Limitationen. So können z. B. gesetzliche oder abrechnungstechnische Festlegungen Veränderungen in den Daten nach sich ziehen, denen keine eigentliche Morbiditätsveränderung zugrunde liegt (Schubert et al. 2014). Daher müssen Validität und Vergleichbarkeit der Abrechnungsdaten sichergestellt und Besonderheiten berücksichtigt werden.

gen sollten auf den Kontext sektorengleicher Versorgungsaufträge adaptiert werden. Über die Mindeststandards hinaus muss die Versorgungsqualität durch sektorenübergreifende Qualitätssicherungsverfahren verbessert werden. Die Richtlinie des G-BA zur datengestützten einrichtungs- und sektorenübergreifenden Qualitätssicherung greift dies auf, steht jedoch noch am Anfang einer sukzessiven Weiterentwicklung (siehe auch den Beitrag von Döbler und Follert, ▶ Kap. 13 in diesem Band).

■ ■ Skizzierte Umsetzung
Die Einführung einer sektorenübergreifenden Versorgungsplanung stellt einen weitreichenden Schritt dar und wird methodisch anspruchsvoll. Eine gestufte Einführung ist daher empfehlenswert. Zunächst ist der bereits bestehende, weitgehend unkoordinierte Bereich an der ambulant-stationären Schnittstelle (also die ASV, das ambulante Operieren, Ambulanzen etc., siehe ◘ Abb. 11.1) schrittweise zusammenzuführen. Der Gesetzgeber scheint hier Versorgungsbedarf gesehen zu haben, der durch spezielle Versorgungsangebote gestillt werden sollte und mittlerweile ein beachtliches Volumen erreicht hat.

Ausgangspunkt ist die Definition der Versorgungsaufträge, die diese Strukturen erbringen sollen. Diese sind einerseits fachlich abzuleiten, andererseits bietet der umfangreiche DaTraV-Datenkörper die Chance, auch die tatsächliche Versorgung umfassend abzubilden. Mit der Neuregelung der Datentransparenzverordnung (DaTraV) wird die zentrale Datenzusammenführung gestärkt und ausgebaut, sodass de facto der gesamte Abrechnungsdatenkörper der Krankenkassen zur Verfügung stehen wird (BMG 2020b, § 3). Eine derartig umfassende Datensammlung soll nicht nur der Versorgungsforschung dienen, sondern insbesondere der Wahrnehmung von Steuerungs- und Planungsaufgaben (vgl. § 303e Abs. 2 SGB V).

Aus der Synthese von fachlich gewünschter Versorgung, tatsächlichem Leistungsgeschehen und medizinisch-technischer Ent-

wicklung werden Versorgungsaufträge generiert. Diese enthalten eine Beschreibung der Leistungen sowie der benötigten Kapazitäten und Qualifikationen. Analog zur bisherigen vertragsärztlichen Bedarfsplanung müssen abhängig von der Art der Versorgungsaufträge räumliche Planungsbereiche festgelegt werden. Spezielle Leistungen (z. B. Katarakt-OPs) gehen mit tendenziell genauer spezifizierten Versorgungsaufträgen und größeren Einzugsgebieten einher. Breitere Versorgungsspektren (z. B. die verantwortliche Betreuung bestimmter chronischer Krankheiten) benötigen hingegen umfassender formulierte Versorgungsaufträge und eher kleinere räumliche Einheiten.

Ein Beispiel können die Ausschreibungen im Rahmen des Mammographie-Screenings bieten (z. B. KV Nordrhein 2019). Dort werden für Einzugsbereiche von etwa 100.000 bis 150.000 anspruchsberechtigten Frauen Versorgungsaufträge für die Früherkennung ausgeschrieben. Interessierte (Vertrags-)Ärztinnen und Ärzte können sich als Programmverantwortliche bewerben und müssen dafür persönliche und sachliche Voraussetzungen nachweisen, aber auch die Verfügbarkeit und Qualifikation kooperierender Fachkräfte darstellen.

Für die Zusammenstellung derartiger Versorgungsaufträge könnten die bisherigen Leistungsdefinitionen des EBM oder des DRG-Katalogs ungeeignet sein, da dort Leistungen oft in Pauschalen zusammengefasst werden und somit nicht identifizierbar sind. Wünschenswert wäre stattdessen ein breiter Leistungskatalog, auf dessen Basis Versorgungsaufträge bedarfsgerecht zusammengestellt werden können. Eine umfassende gemeinsame Leistungslegendierung und relative Bewertung, wie von der Honorarkommission vorgeschlagen[6] (KOMV 2019), würde dies ermöglichen und zusätzlich eine Brücke zum privatärztlichen Bereich schlagen.

---

6 Infolge des beschränkten Gutachtensauftrages schlägt die Honorarkommission einen solchen Katalog nur für die ambulante Versorgung vor. Die Einbeziehung weiterer, z. B. sektorengleicher Leistungen ist systematisch jedoch naheliegend.

Die Definition der Versorgungsaufträge und die datenbasierte Prognose des zugehörigen Versorgungsbedarfs stellt hohe methodische Anforderungen und benötigt umfangreiche Ressourcen. Beides sollte daher im Regelfall bundesweit einheitlich an zentraler Stelle, z. B. beim G-BA, erfolgen. Ähnliche Forderungen werden für die Festlegung von sogenannten Leistungsgruppen bereits für die Krankenhausplanung erhoben (Augurzky et al. 2020). Der G-BA sollte daher – ähnlich wie vom SVR in seinem Modell einer leistungsorientierten, sektorenübergreifenden Angebotskapazitätsplanung vorgeschlagen (SVR 2018, Ziffer 892 ff.) – Leistungsaufträge je Einwohner als Richtwerte definieren.

Die so definierten Leistungsaufträge werden durch ein regionales Planungsgremium unter Berücksichtigung der Morbiditäts- und Bevölkerungsentwicklung zeitlich begrenzt ausgeschrieben. Zur Erleichterung der regionalen Ausgestaltung ist ein „methodischer Werkzeugkasten" zu erstellen, der u. a. Instrumente zur Anpassung an Morbiditätsentwicklungen vorsieht. Ansatzpunkte könnten die Methodik im G-BA-Gutachten zur Bedarfsplanung (Sundmacher et al. 2018) oder Innovationsfondsprojekte wie „BURDEN 2020" oder „PopGroup" liefern. Diese haben das Ziel, die Akteure der Gesundheitsversorgung bei der bedarfsgerechten Planung mit einem transparenten Informationssystem bzw. einer Klassifikation des morbiditätsbezogenen Versorgungsbedarfs zu unterstützen (Quentin et al. 2020; Rommel et al. 2018). Für eine leistungs- und morbiditätsorientierte Planung gibt es mit der Krankenhausplanung im Kanton Zürich bereits Vorbilder (SVR 2018, Ziffer 218); auch in Deutschland ist dies z. B. für die Krankenhausplanung in Nordrhein-Westfalen beabsichtigt. Im vorliegenden Krankenhaus-Report wird in ▶ Kap. 12 eine koordinierte Leistungsplanung am Beispiel Basels vorgestellt.

Dauerhafte Besitzansprüche der Leistungserbringer auf Versorgungsaufträge wären passé. Letztendlich wird ein Wettbewerb zwischen ambulanten und stationären Leistungserbringern sowie neuen sektorenübergreifen-

den Organisationsformen initiiert, die sich zu gleichen Bedingungen für die Aufträge bewerben können. Die Auswahl sollte insbesondere auf Basis der Qualifikation sowie prozessualer und struktureller Qualitätsanforderungen unabhängig von der Art des Leistungserbringers erfolgen. Verbund- und Netzwerkstrukturen könnten berücksichtigt werden, indem sich z. B. neben einzelnen Leistungserbringern vor allem deren Gemeinschaften auf Leistungsaufträge bewerben und für ausgewählte Versorgungsaufträge die Delegation an nicht-ärztliche Fachkräfte explizit vorgesehen wird. Für die Verortung dieser Verantwortlichkeit liegen (überarbeitete) und in ihren Funktionen gestärkte gemeinsame Landesgremien nach § 90a SGB V nahe. Um dem wachsenden Aufgabenumfang und der methodisch anspruchsvollen Fragestellung gerecht zu werden, müssen gut ausgestattete Geschäftsstellen die Arbeit unterstützen.

Zur Berücksichtigung von Mitversorgungseffekten könnten die Gremien auch überregionale Aspekte bei der Vergabe einbeziehen. Höhere Vergütungen oder längerfristige und umfassendere Versorgungsaufträge könnten in Regionen mit geringerer Versorgungsdichte Anreize schaffen.

■ ■ Herausforderungen einer sektorenübergreifenden Versorgungsplanung

Empfehlungen zur grundlegenden Ausgestaltung einer sektorenübergreifenden Versorgungsplanung wurden bereits an verschiedenen Stellen, u. a. im 2018er-Gutachten des SVR, erarbeitet. Die daraus resultierende Umstrukturierung des Planungsprozesses wird mit einer enormen methodisch-organisatorischen Komplexität und vielfältigen Herausforderungen einhergehen. Diese Aufgaben erfordern im Detail noch Aufmerksamkeit und genauere Analysen, sie stehen der Entwicklung zu einer leistungsorientierten sektorenübergreifenden Versorgungsplanung aber nicht grundsätzlich im Wege.

Die sektoralen Grenzen werden für die betroffenen Leistungen schrittweise aufgelöst.

Im Ergebnis entsteht – zumindest übergangs-weise – ein dritter Sektor, der die (sich entwickelnde) Versorgungsrealität aber besser abbilden kann. Die eindeutig stationäre Versorgung und die primärärztliche Versorgung werden mit eigenen, möglichst angepassten Regelungen zunächst fortbestehen.

Rechtlich muss somit ein neuer Regelungsbereich geschaffen werden. Dieser kann jedoch zum Teil auf adaptierten bestehenden Vorschriften beruhen. Der Unterschied zur heutigen Situation wären einheitliche Bedingungen unabhängig von Art und Ort des Leistungserbringers; maßgeblich wäre die Leistung selbst.

Institutionell stehen die bislang streng sektoral orientierten Interessenvertretungen vor Veränderungen. Die in Grundzügen bereits bestehende Trennung der vertragsärztlichen Versorgung in einen haus- und einen fachärztlichen Bereich wird durch die Einteilung in die primärärztliche Grund- und die fachärztliche Sekundärversorgung endgültig vollzogen. Dem folgend wird das breite Aufgabenspektrum der Kassenärztlichen Vereinigungen (KVen) einem Wandel unterliegen.

Neben der Übernahme des Sicherstellungsauftrags – bis hin zum (Mit-)Aufbau von Impfzentren – verhandeln die KVen die Ärztehonorare und Arzneimittelbudgets, sind für die Qualitätssicherung verantwortlich und übernehmen als Abrechnungsdienstleister sowohl die Abrechnungsprüfung als auch die Verteilung des zur Verfügung stehenden Honorars. Die Aufgaben werden sich in einem kollektivvertraglich organisierten fachärztlichen Sekundärbereich verändern, aber nicht verschwinden.

Dementsprechend stellt sich die Frage, wem diese Aufgaben künftig institutionell zugewiesen werden sollten. Bei einer selektivvertraglichen Versorgung (siehe unten) wären die Krankenkassen zuständig. In einer gemeinsamen kollektivvertraglichen Versorgung ist dieser Weg weder gangbar noch sinnvoll. Individuelle Verhandlungen und Vereinbarungen mit den Leistungserbringern – wie im stationären Bereich mit den Kranken-

häusern[7] – sind für den fachärztlichen Sekundärbereich kaum vorstellbar.

Möglich wäre stattdessen eine weitere Aufwertung der gemeinsamen Landesgremien nach § 90a SGB V bzw. der einzurichtenden Geschäftsstellen. Die Übertragung des Sicherstellungsauftrags an das planende und organisierende Gremium erscheint folgerichtig. Inwiefern Bestandteile des Sicherstellungsauftrags dabei im Rahmen der Ausschreibungen auf die Leistungserbringer übergehen, hängt von der Ausgestaltung ab. Die Auslegung und Zuordnung des Sicherstellungsauftrags wird in Zukunft ohnehin flexibler zu handhaben sein, wie auch die angedachte Reform der Notfallversorgung zeigt.

Der Aufbau völlig neuer Strukturen z. B. für die Abrechnung wird angesichts der großen organisatorischen Umwälzungen und des benötigten starken Kapazitätsaufbaus hingegen nur schwer zu begründen sein. Zielführender ist es, die Aufgabenvielfalt der KVen auch im fachärztlichen Sekundärbereich beizubehalten. Hierfür ist jedoch ein Wandel von einer vertragsärztlichen Interessenvertretung zur gleichberechtigten Berücksichtigung aller dort Teilnehmenden notwendig – ein schwieriges Unterfangen.

Eine gewisse institutionelle Konstanz würde aber dem Sachverhalt Rechnung tragen, dass zahlreiche Regelungskreise außerhalb der gesetzlichen Krankenversicherung gesetzgeberisch bedacht werden müssen. So gewährleisten die Kassenärztliche Bundesvereinigung und die KVen die Versorgung u. a. gegenüber den Unfallversicherungsträgern, der Bundespolizei oder im PKV-Basistarif.

Ökonomisch sind durch eine schrittweise Einführung, bei der zunächst die bisher unterschiedlich vergüteten Bereiche an der ambulant-stationären Schnittstelle unter einheitlichen Rahmenbedingungen zusammengeführt

---

7   Die mittlerweile breit diskutierte und sinnvolle stärkere Finanzierung von Vorhaltekosten (Milstein und Schreyögg 2020) könnte – solang diese nicht als weiterer Zuschlag auf den Fallwert enden soll – auch im stationären Bereich veränderte Abrechnungsprozesse benötigen.

werden, kaum Verwerfungen zu erwarten. Bei der anschließenden sukzessiven Ausweitung auf die fachärztliche Versorgung und potenziell ambulantisierbare stationäre Leistungen ist eine Bereinigung der Budgets voraussichtlich mit relativ geringem Aufwand umsetzbar. Denn in der vertragsärztlichen Versorgung werden bereits Honorartöpfe entlang der ärztlichen Fachgruppen gebildet, in der stationären Versorgung werden die Budgets leistungsbasiert vereinbart.

Versorgungspolitisch sind noch viele Fragen (was wären z. B. die Folgen für den Zulassungsprozess?) zu klären. Deren Beantwortung wird von der konkreten Ausgestaltung abhängen. Absehbar ist, dass bestimmte Aufgaben wie die Definition der Versorgungsaufträge zentralisiert werden. Der lokale Versorgungskontext wird im Rahmen der Anpassung und Ausschreibung durch regionale Gremien berücksichtigt werden. Herausfordernd wird es dabei sein, in den Ausschreibungen die Balance zwischen dem notwendigen Nachweis qualitativer Anforderungen und einer überbordenden Bürokratie – wie z. B. in der ASV – zu finden.

An vielen Stellen kann aber auch eine Entschlackung bisheriger Prozesse erfolgen. Die ambulanten Leistungen im Krankenhaus werden in einem Rechtsrahmen vereinheitlicht. Bisher gesetzlich zu berücksichtigende, aber methodisch kaum belastbar zu bestimmende Aspekte wie die Verlagerungseffekte zwischen den Sektoren entfallen weitgehend. Die vorgeschlagene Strukturierung der Versorgungsaufträge kann auch den Übergang zu umfassenderen Vergütungsformen wie z. B. *bundled payments* erleichtern.

Durch die explizite Vorgabe eines Leistungsumfangs und einer zu versorgenden Versichertenpopulation wird es außerdem erschwert vornehmlich ausgewählte, finanziell besonders attraktive Leistungen zu erbringen. Mittels der Definition leistungsorientierter Versorgungsaufträge kann somit dem steigenden Interesse institutioneller Investoren an der Gesundheitsversorgung begegnet und ein faires Wettbewerbsumfeld geschaffen werden.

11.2.2 Versorgungssteuerung

Die einleitend skizzierten Versorgungsdefizite werden letztlich nicht allein durch eine veränderte Planung und veränderte finanzielle Anreize behoben werden können. Um langfristig Verbesserungen der Versorgung zu erreichen, müssen darüber hinausgehende Maßnahmen getroffen werden. Ein wesentlicher, aber bisher vernachlässigter Bestandteil der Versorgung ist dabei deren Koordination. Im Folgenden sollen ausgewählte Bereiche dargestellt werden, in denen eine Verbesserung der sektorenübergreifenden Versorgungssteuerung erreicht werden könnte.

▪▪ Koordinierte Behandlungsverläufe und Fallmanagement

Die koordinative Verantwortung für den Behandlungsprozess wird international als Kernbestandteil der primärmedizinischen Versorgung gesehen. Durch die navigierende Unterstützung und die Kommunikation mit anderen Versorgungsebenen kann eine starke Primärversorgung die unnötige Inanspruchnahme teurer, nachgelagerter Versorgungstrukturen vermeiden und zur Effizienz des Gesundheitssystems beitragen (OECD 2020).

In Deutschland ist die „Koordination diagnostischer, therapeutischer und pflegerischer Maßnahmen" Teil der hausärztlichen Versorgung (§ 73 Abs. 1 Nr. 2 SGB V). Angesichts der international unüblichen starken Arztzentrierung erscheint die organisatorische Weiterentwicklung hin zu Primärversorgungspraxen bzw. -zentren notwendig, die in größeren, multiprofessionellen Strukturen die kontinuierliche und koordinierte Versorgung der Patientinnen und Patienten sicherstellen (siehe SVR 2009, Ziffer 1153 ff. für eine genauere Ausarbeitung). Dieses Modell wird auch von der OECD als aussichtsreich bewertet, um den zukünftigen Ansprüchen an die Versorgung gerecht zu werden (OECD 2020). Im Optimalfall wären diese Praxen/Zentren in größere Versorgernetzwerke wie z. B. Praxisnetze nach § 87b Abs. 2 SGB V (SVR 2018, Ziffer 628 ff.) eingebunden und könnten auf dieser Grundlage eine umfassende koordinierende Rolle des gesamten Versorgungsprozesses wahrnehmen.

In solchen Strukturen könnte durch den Einsatz von Patientenlotsen ein Fallmanagement als zusätzliches Angebot für ausgewählte Zielgruppen sinnvoll sein. Gemäß dem Konzept von Braeseke et al. (2018) würden vor allem vulnerable Personengruppen mit komplexen Versorgungsbedarfen und besonderem Unterstützungsbedarf durch die Hilfsangebote beraten und begleitet. Mithin geht es dabei nicht um zusätzliche medizinische Leistungen, sondern um eine individuelle und bedarfsgerechte Steuerung durch das Gesundheitssystem.

■ ■ Transparenz

Selbst für die qualifizierteste Fachkraft stellt der Überblick über die zunehmend differenzierten Versorgungs- und Unterstützungsmöglichkeiten eine große Herausforderung dar. Anspruch auf Hilfestellung in Form von Patientenlotsen wird aber vornehmlich für Personengruppen mit besonderem Unterstützungsbedarf diskutiert. Die Erweiterung der Behandlungsoptionen und -angebote sowie die Orientierung an einer patientenzentrierten Versorgung verursacht aber auch für den durchschnittlichen Patienten höheren Informationsbedarf (SVR 2018, Ziffer 729 ff.). Am Beispiel der Notfallversorgung zeigt sich, dass in der Bevölkerung eine flächendeckende Unkenntnis über die vorgesehenen Versorgungspfade vorherrscht (siehe den Beitrag von Messerle et al., ▶ Kap. 3 in diesem Band). Daher werden Maßnahmen benötigt, um die Transparenz über die Versorgung insgesamt zu erhöhen. Mit dem nationalen Gesundheitsportal wurden in einem ersten Schritt Informationen über Diagnosen, Therapien und allgemein zum Gesundheitswesen zusammengeführt. Es bedarf darüber hinaus größerer Transparenz über das konkrete Angebot sowie die Qualität von Leistungserbringern und Krankenkassen.[8]

Zusätzlich benötigen Patientinnen und Patienten Hilfestellungen für ihre individuelle Situation, z. B. zu weiteren Versorgungsschritten. Hierbei kann das Versorgungsmanagement durch integrierte Versorgungspfade unterstützt werden. Dies sind multidisziplinäre Pläne für Patienten mit ähnlichen Diagnosen oder Symptomen und deren zu erwartende Versorgung. Durch solche Schemata kann bei vorhersehbaren Behandlungspfaden sichergestellt werden, dass relevante Behandlungen zeit- und leitliniengerecht erfolgen (Allen et al. 2009). Außerdem besitzen sie das Potenzial, die kooperative Versorgung zu stärken, da eine klare Aufgaben- und Rollenverteilung möglich ist.

Perspektivisch können insbesondere datengetriebene Versorgungspfade die Koordination der Versorgung deutlich erleichtern. Basierend auf Abrechnungsdaten und den Daten elektronischer Patientenakten würden übliche Behandlungsabläufe identifiziert und anschließend medizinisch verifiziert. Die digitalen Versorgungspfade könnten von den koordinierenden Leistungserbringern mit geringem Aufwand ausgewählt und anschließend automatisiert nachverfolgt werden. Bei unvorhergesehenen Abweichungen in den individuellen Versorgungswegen – z. B. bei nicht zeitgerechter Durchführung weiterer Abklärungen – würden die Koordinierungsverantwortlichen benachrichtigt. Die bedarfsgerechte Koordination der Versorgung könnte umfassend ausgeweitet werden, ohne dass die personellen und finanziellen Ressourcen übermäßig beansprucht würden. Im Zusammenspiel mit der Erfassung patientenbezogener Ergebnisindikatoren würden sie weiterentwickelt und individualisiert. Zur Förderung der Nutzung wären Koordinationspauschalen zu vergüten und an die Einrichtung, Anpassung und Nachverfolgung von Behandlungspfaden zu binden.

Vor allem im internationalen Krankenhausumfeld werden datengetriebene Versorgungspfade bereits eingesetzt (Kempa-Liehr et al. 2020). Obwohl viele Studien eine Verbesserung der Behandlungsergebnisse nach der Implementierung von IT-gestützten Versorgungspfaden berichten, werden eindeutige Schlüsse

---

8 Wie im Gesetz zur Weiterentwicklung der Gesundheitsversorgung zum Teil angelegt.

noch durch methodische Schwächen erschwert (Neame et al. 2019).

▪▪ Digitalisierung der Versorgung

Ohne Verbesserungen im Bereich der Digitalisierung wie z. B. die vollständige Einführung einer elektronischen Patientenakte und deutlich verkürzte Intervalle bis zur Datenverfügbarkeit werden nahtlose Übergänge und versorgungsbruchfreie Behandlungspfade kaum umsetzbar sein. Denn sowohl im stationären (Stephani et al. 2019) als auch im niedergelassenen Bereich ist der Digitalisierungsgrad niedrig. Ob mit Kollegen, Krankenhäusern, Krankenkassen oder Patienten – immer noch erfolgt der Großteil der ärztlichen Kommunikation papiergetrieben. Trotz dieser Rückstände ist der Wunsch nach einem Ausbau digitaler Angebote übersichtlich. Nur knapp die Hälfte aller Ärzte wünscht sich z. B. einen digitalen Medikationsplan oder elektronische Bescheinigungen (KBV 2020d). In Deutschland stellt sich daher erst mittelfristig die Frage, welches Potenzial über Apps, künstliche Intelligenz etc. gehoben werden könnte. Zuvor müssen grundlegende Prozesse digital ausgestaltet werden, um den hohen Kommunikationsaufwand zu senken bzw. an vielen Stellen die Kommunikation überhaupt zu ermöglichen und eine lückenlose Dokumentation zu gewährleisten. Internationale Erkenntnisse legen nahe, dass der digitale medizinische Datenaustausch Qualität und Kosteneffizienz verbessern kann (Menachemi et al. 2018).

In Deutschland wurde die mangelnde Digitalisierung hingegen einmal mehr während der Corona-Pandemie deutlich. Meldungen an Gesundheitsämter, Informationen zum Versorgungsgeschehen wie die Anzahl durchgeführter Tests oder die Meldung freier Kapazitäten hätten bei einem höheren Grad der Digitalisierung deutlich reibungsloser und schneller erfolgen können. Für die Krankenhäuser soll die digitale Ausstattung der Krankenhäuser mit dem Krankenhauszukunftsgesetz nun über den Strukturfonds gefördert werden. Für das Fortschreiten der Digitalisierung im niedergelassenen Bereich wären ähnliche Überlegungen

wünschenswert, um Streitereien zur Finanzierungsverantwortung aufzulösen und die u. a. daraus resultierende langwierige Einführung zu beschleunigen.

▪▪ Kooperative Strukturen

Viele der zukünftigen Herausforderungen werden für den einzelnen Leistungserbringer mit hohem Aufwand verbunden sein, die Digitalisierung ist hier nur ein Beispiel. Auch für die Angebotsplanung sind Verbund- und Netzwerkstrukturen notwendig, da kleinteilige Vergaben mit höherem Aufwand einhergehen und zu einer zersplitterten Versorgung führen können. Größere, multiprofessionelle Strukturen sind daher nicht nur für den primärärztlichen Bereich wünschenswert. Die Zusammenarbeit innerhalb der Ärzteschaft sowie zwischen verschiedenen Professionen ist in Deutschland bisher aber nicht ausreichend, um den zukünftigen demographischen und strukturellen Herausforderungen gerecht zu werden (Dreier et al. 2012). Auf welche Widerstände die Übertragung ärztlicher Aufgaben auf andere Berufsgruppen in der Praxis trifft, zeigen exemplarisch die Diskussionen um erweiterte Befugnisse der Notfallsanitäter (siehe ▶ Kap. 3).

Auch innerhalb der Ärzteschaft nimmt die Bedeutung kooperativer Strukturen nur auf den ersten Blick zu. Zwar war fast die Hälfte der Ärzteschaft 2018 in Berufsausübungsgemeinschaften (BAG) oder medizinischen Versorgungszentren (MVZ) tätig (KBV 2020b) – BAG mit sinkendem, MVZ mit steigendem Anteil. 90 % der BAG sind aber fachgleich; deutschlandweit gibt es nur etwas über 1.000 fach- oder versorgungsbereichsübergreifende Praxen (KBV 2020a). Der starke Anstieg fachgleicher MVZ-Gründungen (SVR 2018, Ziffer 620 f.) und die Umfragen zur Gründungsmotivation (KBV 2016) lassen ebenso daran zweifeln, dass diese „kooperativen Strukturen" hauptsächlich für die bessere Zusammenarbeit gebildet werden. Stattdessen könnten finanzielle und organisatorische Gründe im Vordergrund stehen.

Andererseits gewann die Vernetzung über Praxisnetze in den letzten Jahren an Bedeutung

(SVR 2018, Ziffer 628 ff.). Die von der Bundesregierung beabsichtigte „Neujustierung der interprofessionellen Zusammenarbeit" (Osterloh 2020) könnte zusätzlich Impulse setzen. Diese sind dringend notwendig, um die ambulanten und stationären Strukturen auf die zukünftige Versorgung vorzubereiten.

11.2.3 Versorgungsmanagement der Krankenkassen

Um in diesen Bereichen – und darüber hinaus – für den regionalen Kontext geeignete Maßnahmen auszuwählen und in der Praxis umzusetzen, ist eine stärkere Einbindung der Krankenkassen in die Versorgungssteuerung notwendig. Kollektivvertragliche Verhandlungen sind zumeist eher schwerfällig und aufgrund der auseinanderliegenden Interessen wird oft nur der kleinste gemeinsame Nenner erreicht. Es ist daher gut vorstellbar, Versorgungsaufträge an die Krankenkassen zu übertragen, die sie durch selektivvertragliche Vereinbarungen mit Leistungserbringern ausgestalten müssten. Besondere Bereiche wie die Notfallversorgung oder die Versorgung seltener Erkrankungen wären hiervon auszunehmen. Für andere Leistungen wären insbesondere in urbanen Verdichtungsräumen aber ausreichend Kapazitäten vorhanden, um einen funktionierenden Wettbewerb zu ermöglichen.

In von Unterversorgung bedrohten Regionen ist ein Wettbewerb zwischen Leistungserbringern unwahrscheinlich. Diese Regionen werden von Forderungen nach mehr Wettbewerb oft ausgenommen (Jacobs 2020), unter anderem da die Niederlassungsentscheidung der Ärztinnen und Ärzte stark von sozialen und strukturellen, für die Gesundheitsversorgung also externen Faktoren, abhängt (Stengler et al. 2012). Auch dort ist Wettbewerb zwischen Krankenkassen aber grundsätzlich möglich, wenn ihnen eine größere Rolle in der Organisation der Versorgung übertragen würde. Die Krankenkasse, die in geeigneter Weise Anreize für eine angemessene Versorgung setzt und zusätzliche Leistungserbringer kontrahiert (oder z. B. telemedizinische Kapazitäten sicherstellt), besäße eine starke Anziehungskraft für die ansässigen Versicherten. Es müssten aber – so gesellschaftlich gewollt – entsprechende Anreize gesetzt werden, um die Versorgung unterversorgter Gebiete sowohl für Leistungserbringer als auch Krankenkassen attraktiv zu gestalten.

Ein aktives Versorgungsmanagement und die damit einhergehende Übernahme des Sicherstellungsauftrags durch die Krankenkassen sollten einflussreiche Wettbewerbsparameter darstellen. Der kollektive Kontrahierungszwang und das (bisher) strenge Wirtschaftlichkeitsgebot der selektiven Verträge bilden in der Praxis aber kaum geeignete Rahmenbedingungen für einen echten Vertragswettbewerb. Den Leistungserbringern steht die „kollektive Hängematte" (Jacobs 2020, S. 27) als Rückfalloption zur Verfügung, sodass selektivvertragliche Lösungen in der Regel zusätzliche Vergütung bedeuten. Allerdings wird, solange beide vertraglichen Möglichkeiten parallel bestehen, stets ein Spagat zwischen der Sicherstellung kollektiver Versorgungsaufträge auf der einen und den selektiven Wettbewerbsmöglichkeiten auf der anderen Seite notwendig sein.

Für die Krankenkassen bestehen derzeit kaum Anreize, sich im Markt mit besonderen Versorgungsangeboten zu differenzieren (Schreyögg 2019). Einerseits wird befürchtet, eher die „falschen" Versicherten zu attrahieren, was mit finanziellen Nachteilen im Risikostrukturausgleich (RSA) verbunden wäre. Andererseits sind die Gestaltungsspielräume der Krankenkassen oft auch zu eingeschränkt, um eine echte Differenzierung im Wettbewerb zu erreichen. Die geringen finanziellen Anreize im Morbi-RSA, u. a. zur Gesundheitsprävention bzw. zur Gesunderhaltung der Versicherten (Monopolkommission 2019), erschweren die Ausschöpfung des Potenzials von Selektivverträgen weiter. Mit dem Versorgungsverbesserungsgesetz sollen daher die Rahmenbedingungen ab 2021 verbessert werden. So werden z. B. der separate Wirtschaftlichkeitsnachweis bei Verträgen nach § 140a SGB V gestrichen und die Spielräume der Krankenkassen erweitert. Darauf aufbauend sollte auch der weitere ordnungspolitische Rahmen umgebaut werden. Andere Versorgungsformen wie Disease-Management-Programme sollten ebenfalls liberalisiert werden. Stärkere Anreize – anstelle gesetzlicher Verpflichtungen – sollten das Abschließen integrierter (populationsorientierter) Versorgungsprogramme fördern (Schreyögg 2019).

Denn die fokussierte und durchdachte Ausgestaltung ist für den Erfolg der Versorgungsprogramme wesentlich, wie die wissenschaftliche Literatur zeigt. Die heterogenen Ergebnisse bisheriger Projekte (z. B. Milstein und Schreyögg 2016) unterstreichen, dass bei der Ausgestaltung der Anreizstrukturen besondere Aufmerksamkeit geboten ist und Reformen im lokalen Kontext betrachtet werden müssen. Verschiedenste Faktoren motivieren und befähigen Leistungserbringer, eine qualitativ hochwertige und dabei kosteneffiziente Versorgung zu erbringen. Der Erfolg einer Maßnahme hängt also nicht nur von der Art und Höhe des finanziellen Anreizes ab, sondern auch von den Begleitumständen (Emanuel et al. 2016). Verhaltensökonomische Prinzipien könnten so zu einer verbesserten Anreizsetzung beitragen. Erstens werden Individuen von dem Vergleich ihrer Leistung zu anderen beeinflusst. Soziales Benchmarking kann so bei geeigneter Ausgestaltung Verhaltensanreize setzen. Zweitens haben Zeitpunkt und Art einer Vergütung Einfluss auf deren Wahrnehmung. Gehen Bonuszahlungen in den allgemeinen Wirrungen eines (Monate später erhaltenen) Honorarbescheides unter, werden sie vermutlich keine Auswirkung auf das Verhalten haben. Drittens sollten angepasste prozessuale Abläufe die Orientierung an der Qualität als Standard vorsehen und nicht als besonderen, mit Mühen verbundenen separaten Versorgungszweig (Emanuel et al. 2016). Insbesondere bei dem Versuch, die Koordinierung der Versorgung zu verbessern, muss außerdem zwischen der Anreizwirkung auf einzelne Leistungserbringer und auf deren Gruppen unterschieden werden (Heider und Mang 2020). Maßnahmen, die nicht nur auf

monetäre Faktoren fokussieren, könnten dabei insgesamt effektiver in der Zielerreichung sein (Lagarde et al. 2019; Phipps-Taylor und Shortell 2016).

Verträge, die ausschließlich zur Einhaltung gesetzlicher Pflichten vereinbart werden, haben vor diesem Hintergrund wenig Aussicht auf längerfristigen Erfolg. Gestaltungswille lässt sich nicht verordnen. Daher ist auch das verpflichtende Angebot einer hausarztzentrierten Versorgung (§ 73b Abs. 1 SGB V) wenig zielführend. Eine stärkere Rolle der primärärztlichen Versorgung ist zweifelsohne notwendig, aber durch den derzeitigen Vereinbarungszwang werden eher Pro-forma-Abschlüsse mit fraglichem Nutzen als sinnvolle und zielgerichtete Versorgungsangebote geschaffen.

Letztendlich müssen Freiräume geschaffen werden, in denen sich aussichtsreiche Versorgungsmodelle ergeben können. Transparenz über die Versorgung vorausgesetzt, sollten qualitative und finanzielle Vorteile für die Durchsetzung koordinierter und integrierter Versorgungsmodelle ausreichen.

11.3 Fazit

Seit Jahrzehnten versucht die Gesundheitspolitik mit verschiedensten Maßnahmen die Auswirkungen der sektoralen Trennung im Gesundheitswesen abzumildern. Keine der Initiativen vermochte es bisher, ein kohärentes Konzept mit einem konsequenten sektorenübergreifenden Versorgungsansatz zu etablieren. Als Folge der vielfältigen Einzelmaßnahmen weist der Bereich an der ambulant-stationären Schnittstelle inzwischen ein beachtliches Volumen von etwa 8 bis 9 Mrd. € auf. Perspektivisch sollte dieses Leistungsvolumen in einen fachärztlichen sektorengleichen Sekundärbereich übergeleitet werden. Um den Übergang zu einem solchen dreigliedrigen Versorgungssystem einzuleiten, sind verschiedene Schritte notwendig.

Eine sektorenübergreifende, morbiditäts- und leistungsorientierte Versorgungsplanung aus einer Hand muss für alle Versicherten den Zugang zu einer qualitätsgesicherten und effizienten Versorgung gewährleisten. Im fachärztlichen Sekundärbereich müssen gemeinsame Rahmenbedingungen und ein einheitliches sektorengleiches Vergütungssystem einen fairen Wettbewerb zwischen Krankenhäusern und niedergelassenen Ärzten erlauben. Schließlich müssen weitere Maßnahmen die Kooperation der Sektoren anreizen und koordinierte Behandlungsabläufe sicherstellen. Mehr Freiräume für eine aktive Versorgungssteuerung der Krankenkassen – anstelle immer detaillierterer gesetzlicher Verpflichtungen – könnten einen Wettbewerb der Ideen initiieren und an den lokalen Kontext angepasste Versorgungsmodelle hervorbringen. Transparenz über die Versorgung vorausgesetzt, sollten qualitative und finanzielle Vorteile für den Erfolg dieser Modelle ausreichen.

Literatur

Allen D, Gillen E, Rixson L (2009) Systematic review of the effectiveness of integrated care pathways: what works, for whom, in which circumstances? Int J Evid Based Healthc 7:61–74. https://doi.org/10.1111/j.1744-1609.2009.00127.x

Augurzky B, Busse R, Gerlach F, Meyer G (2020) Richtungspapier zu mittel- und langfristigen Lehren. Zwischenbilanz nach der ersten Welle der Corona-Krise 2020

BMG (Bundesministerium für Gesundheit) (2020a) Fortschrittsbericht der Bund-Länder-AG „sektorenübergreifende Versorgung"

Bundesministerium für Gesundheit (2020b) Verordnung zur Neufassung der Datentransparenzverordnung und zur Änderung der Datentransparenz-Gebührenverordnung

Braeseke G, Huster S, Pflug C, Rieckhoff S, Ströttchen J, Nolting H-D, Meyer-Rötz SH (2018) Studie zum Versorgungsmanagement durch Patientenlotsen. Abschlussbericht für die Beauftragte der Bundesregierung für die Belange der Patientinnen und Patienten

Brandhorst A (2017) Kooperation und Integration als Zielstellung der gesundheitspolitischen Gesetzgebung. In: Brandhorst A, Hildebrandt H, Luthe E-W (Hrsg) Kooperation und Integration – das unvollendete Projekt des Gesundheitssystems. Springer, Wiesbaden, S 13–30

Dafny LS (2005) How do hospitals respond to price changes? Am Econ Rev 95:1525–1547. https://doi.org/10.1257/000282805775014236

Destatis (Statistisches Bundesamt) (2018) Krankenhausstatistik – Grunddaten der Krankenhäuser und Vorsorge- oder Rehabilitationseinrichtungen. www.gbe-bund.de (Gesundheitsversorgung > Beschäftigte und Einrichtungen der Gesundheitsversorgung > Krankenhäuser > Intensivmedizinische Versorgung in Krankenhäusern, u. a. nach Krankenhausmerkmalen)

Destatis (Statistisches Bundesamt) (2019) Vollstationäre Patientinnen und Patienten in Krankenhäusern (DRG-Statistik, Eckdaten). www.gbe-bund.de (Datenquellen des Statistischen Bundesamtes > Datenquelle: DRG-Statistik PEPP-Statistik)

Deutsches Ärzteblatt (2020) Söder: Deutsches Gesundheitssystem muss nach Corona reformiert werden. https://www.aerzteblatt.de/nachrichten/111878/Soeder-Deutsches-Gesundheitssystem-muss-nach-Corona-reformiert-werden. Zugegriffen: 3. Sept. 2020

DKG (Deutsche Krankenhausgesellschaft e. V.) (2019) Bestandsaufnahme zur Krankenhausplanung und Investitionsfinanzierung in den Bundesländern (Stand: Dezember 2019)

Dreier A, Rogalski H, Oppermann RF, Hoffmann W (2012) Delegation und Substitution spezifischer medizinischer Tätigkeiten als künftiger Versorgungsansatz. Z Evid Fortbild Qual Gesundhwes 106:656–662. https://doi.org/10.1016/j.zefq.2012.10.001

Emanuel EJ, Ubel PA, Kessler JB, Meyer G, Muller RW, Navathe AS, Patel P, Pearl R, Rosenthal MB, Sacks L, Sen AP, Sherman P, Volpp KG (2016) Using Behavioral Economics to Design Physician Incentives That Deliver High-Value Care. Ann Intern Med 164:114–119. https://doi.org/10.7326/M15-1330

Friedlander DF, Krimphove MJ, Cole AP, Marchese M, Lipsitz SR, Weissman JS, Schoenfeld AJ, Ortega G, Trinh Q-D (2019) Where Is the Value in Ambulatory Versus Inpatient Surgery? Ann Surg. https://doi.org/10.1097/SLA.0000000000003578

Friedrich J, Tillmanns H (2016) Ambulante Operationen im Krankenhaus. In: Klauber J, Geraedts M, Friedrich J, Wasem J (Hrsg) Krankenhaus-Report 2016. Schwerpunkt: Ambulant im Krankenhaus. Schattauer, Stuttgart, S 127–147

G-BA (Gemeinsamer Bundesausschuss) (2019) Beschluss des Gemeinsamen Bundesausschusses über eine Änderung der Bedarfsplanungs-Richtlinie: Änderungen zur Weiterentwicklung der Bedarfsplanungs-Richtlinie

G-BA (Gemeinsamer Bundesausschuss) (2020) ESV – Einheitliche, Sektorengleiche Vergütung – G-BA Innovationsfonds. https://innovationsfonds.g-ba.

11

de/projekte/versorgungsforschung/esv-einheitliche-sektorengleiche-verguetung.329. Zugegriffen: 1. Juli 2020

Goffrier B, Czihal T, Holstiege J, Steffen A, Schulz M, Hering R, Erhart M, von Stillfried D, Bätzing J (2018) Der Sektorenindex (SIX) – eine Kenngröße zur Darstellung der Wechselwirkungen zwischen ambulanter und stationärer Versorgung auf Kreisebene. Zentralinstitut für die kassenärztliche Versorgung in Deutschland, Berlin

Heider A-K, Mang H (2020) Effects of Monetary Incentives in Physician Groups: A Systematic Review of Reviews. Appl Health Econ Health Policy. https://doi.org/10.1007/s40258-020-00572-x

Jacobs K (2020) Vertragswettbewerb: Neustart geboten. G&s Gesundheits- Sozialpolitik 74:24–28. https://doi.org/10.5771/1611-5821-2020-1-24

Karagiannidis C, Kluge S, Riessen R, Krakau M, Bein T, Janssens U (2019) Auswirkungen des Pflegepersonalmangels auf die intensivmedizinische Versorgungskapazität in Deutschland. Med Klin Intensivmed Notfmed 114:327–333. https://doi.org/10.1007/s00063-018-0457-3

KBV (Kassenärztliche Bundesvereinigung) (2016) 4. MVZ Survey der KBV

KBV (Kassenärztliche Bundesvereinigung) (2019) Entwicklungen der Medizinischen Versorgungszentren; Statistische Informationen zum Stichtag 31.12.2018

KBV (Kassenärztliche Bundesvereinigung) (2020a) KBV-Gesundheitsdaten; Anzahl Praxen nach Praxisart. https://gesundheitsdaten.kbv.de/cms/html/17020.php. Zugegriffen: 15. Juli 2020

KBV (Kassenärztliche Bundesvereinigung) (2020b) KBV-Gesundheitsdaten; Mehr Ärzte in kooperativen Strukturen. https://gesundheitsdaten.kbv.de/cms/html/17019.php. Zugegriffen: 25. Juni 2020

KBV (Kassenärztliche Bundesvereinigung) (2020c) KBV-Gesundheitsdaten; Vertragsärztliche Versorgung – Teilnahmestatus. https://gesundheitsdaten.kbv.de/cms/html/16399.php. Zugegriffen: 9. Juni 2020

KBV (Kassenärztliche Bundesvereinigung) (2020d) Praxisbarometer Digitalisierung 2020

Kempa-Liehr AW, Lin CY-C, Britten R, Armstrong D, Wallace J, Mordaunt D, O'Sullivan M (2020) Healthcare pathway discovery and probabilistic machine learning. Med Inf 137:104087. https://doi.org/10.1016/J.IJMEDINF.2020.104087

KOMV (2019) Empfehlungen für ein modernes Vergütungssystem in der ambulanten ärztlichen Versorgung; Bericht der Wissenschaftlichen Kommission für ein modernes Vergütungssystem – KOMV (Im Auftrag des Bundesministeriums für Gesundheit)

KV Nordrhein (2019) Ausschreibung eines Versorgungsauftrages im Rahmen des Programms zur Früherkennung von Brustkrebs durch Mammographie-Screening, Screening-Einheit NO10 „Kleve, Wesel"

Lagarde M, Huicho L, Papanicolas I (2019) Motivating provision of high quality care: it is not all about the money. BMJ 366:l5210. https://doi.org/10.1136/bmj.l5210

Landtag BaWü (Landtag von Baden-Württemberg) (2020) Auswirkungen von Maßnahmen im Rahmen der Corona-Pandemie auf die finanzielle Lage der Universitätsklinika in Baden-Württemberg; Drucksache 16/8088

Leber W-D, Wasem J (2016) Ambulante Krankenhausleistungen – ein Überblick, eine Trendanalyse und einige ordnungspolitische Anmerkungen. In: Klauber J, Geraedts M, Friedrich J, Wasem J (Hrsg) Krankenhaus-Report 2016. Schwerpunkt: Ambulant im Krankenhaus. Schattauer, Stuttgart, S 3–28

Menachemi N, Rahurkar S, Harle CA, Vest JR (2018) The benefits of health information exchange: an updated systematic review. J Am Med Inform Assoc 25:1259–1265. https://doi.org/10.1093/jamia/ocy035

Milstein R, Schreyögg J (2016) Pay for performance in the inpatient sector: A review of 34 P4P programs in 14 OECD countries. Health Policy 120:1125–1140. https://doi.org/10.1016/j.healthpol.2016.08.009

Milstein R, Schreyögg J (2020) Bedarfsgerechte Gestaltung der Krankenhausvergütung – Reformvorschläge unter der Berücksichtigung von Ansätzen anderer Staaten (im Auftrag der Techniker Krankenkasse (TK). Hamburg, 17. August 2020)

Monopolkommission (2019) Faire-Kassenwettbewerb-Gesetz: Gut, aber unvollständig. Policy Brief 3

Neame MT, Chacko J, Surace AE, Sinha IP, Hawcutt DB (2019) A systematic review of the effects of implementing clinical pathways supported by health information technologies. J Am Med Inform Assoc 26:356–363. https://doi.org/10.1093/jamia/ocy176

OECD (2020) Realising the Potential of Primary Health Care. OECD Health Policy Studies. OECD, OECD

Osterloh F (2020) Ärztliche Leistungen – 2021 sollen Vorschläge für die Substitution vorliegen. Dtsch Arztebl 117:A 366

Phipps-Taylor M, Shortell SM (2016) More Than Money: Motivating Physician Behavior Change in Accountable Care Organizations. Milbank Q 94:832–861. https://doi.org/10.1111/1468-0009.12230

Quentin W, Busse R, Vogt V, Czihal T, Offermanns M, Grobe T, Focke K (2020) Entwicklung eines Systems zur Klassifikation des morbiditätsbezogenen Versorgungsbedarfs (PopGroup). Gesundheitswesen aktuell, Bd. 2020

Rommel A, von der Lippe E, Plaß D, Wengler A, Anton A, Schmidt C, Schüssel K, Brückner G, Schröder H, Porst M, Leddin J, Tobollik M, Baumert J, Scheidt-Nave C, Ziese T (2018) BURDEN 2020 – Krankheitslast in Deutschland auf nationaler und regionaler Ebene. Bundesgesundheitsblatt, Gesundheitsforschung, Gesundheitsschutz 61:1159–1166. https://doi.org/10.1007/s00103-018-2793-0

Schreyögg J (2019) Sektorenübergreifende Versorgung durch Versorgungsmanagement. In: Baas J, Amelung VE (Hrsg) Zukunft der Gesundheit. Vernetzt, digital, menschlich. Medizinisch Wissenschaftliche Verlagsgesellschaft, Berlin, S 275–289

Schreyögg J, Bäuml M, Krämer J, Dette T, Busse R, Geissler A (2014) Forschungsauftrag zur Mengenentwicklung nach § 17b Abs. 9 KHG; Endbericht

Schubert I, Ihle P, Köster I, Küpper-Nybelen J, Rentzsch M, Stallmann C, Swart E, Winkler C (2014) Datengutachten für das Deutsche Institut für Medizinische Dokumentation und Information (DIMDI). Daten für die Versorgungsforschung. Zugang und Nutzungsmöglichkeiten

Stengler K, Heider D, Roick C, Günther OH, Riedel-Heller S, König H-H (2012) Weiterbildungsziel und Niederlassungsentscheidung bei zukünftigen Fachärztinnen und Fachärzten in Deutschland. Bundesgesundheitsblatt Gesundheitsforschung Gesundheitsschutz 55:121–128

Stephani V, Busse R, Geissler A (2019) Benchmarking der Krankenhaus-IT: Deutschland im internationalen Vergleich. In: Klauber J, Geraedts M, Friedrich J, Wasem J (Hrsg) Krankenhaus-Report 2019. Das digitale Krankenhaus. Springer, Berlin Heidelberg, S 17–32

Sundmacher L, Schang L, Schüttig W, Flemming R, Frank-Tewaag J, Geiger I, Brechtel T (2018) Gutachten zur Weiterentwicklung der Bedarfsplanung iSd §§ 99 ff. SGB V zur Sicherung der vertragsärztlichen Versorgung (Im Auftrag des gemeinsamen Bundesausschusses)

Sachverständigenrat zur Begutachtung der Entwicklung im Gesundheitswesen (2007) Kooperation und Verantwortung – Voraussetzungen einer zielorientierten Gesundheitsversorgung. Nomos, Baden-Baden

Sachverständigenrat zur Begutachtung der Entwicklung im Gesundheitswesen (2009) Koordination und Integration – Gesundheitsversorgung in einer Gesellschaft des längeren Lebens

SVR (Sachverständigenrat zur Begutachtung der Entwicklung im Gesundheitswesen) (2018) Bedarfsgerechte Steuerung der Gesundheitsversorgung; Gutachten 2018. Medizinisch Wissenschaftliche Verlagsgesellschaft, Berlin

Uhlemann T, Lehmann K (2019) Reform der ambulanten Bedarfsplanung – Auf dem Weg zum Morbiditätsbezug? G&S Gesundheits- & Sozialpolitik 73:14–21. https://doi.org/10.5771/1611-5821-2019-4-5-14

Walendzik A, Noweski M, Pomorin N, Wasem J (2019) Belegärztliche Versorgung: Historie, Entwicklungsdeterminanten und Weiterentwicklungsoptionen. Endbericht KBV-Projekt Belegärztliche Versorgung

Versorgungsplanung am Beispiel der Spitallisten der beiden Basel

Michael Steiner

Inhaltsverzeichnis

© Der/die Autor(en) 2021

J. Klauber et al. (Hrsg.), *Krankenhaus-Report 2021*, https://doi.org/10.1007/978-3-662-62708-2_12

▪▪ Zusammenfassung

*Mit der bedarfsorientierten Spitalplanung an-
hand der Nomenklatur der Spitalplanungsleistungsgruppen (SPLG) steigen die Kantone
Basel-Landschaft und Basel-Stadt in eine umfassende Versorgungsplanung in der Region
Basel ein. Der gesamte Planungsprozess von
der Bedarfsanalyse über die Mengenprognose
pro SPLG bis hin zur technischen Umsetzung
des Planungsmodells anhand einer linearen
Optimierung ist Gegenstand dieses Beitrags.
Dabei werden die Umsetzungschancen aufgezeigt, die eine medizinisch-planungsorien-
tierte Nomenklatur für die Weiterentwicklung
der Krankenhausplanung in Deutschland bieten kann.*

*With demand-oriented hospital planning based
on the nomenclature of hospital planning
service groups (SPLG), the Swiss cantons
of Basel-Land and Basel-Stadt are starting
a comprehensive health care supply planning
process in the Basel region. This paper describes the entire planning process, from the
analysis of demand and volume prognosis per
SPLG to the technical implementation of the
planning model along the lines of a linear op-
timisation. It outlines the opportunities that
a planning-oriented medical nomenclature can
provide for the further development of hospital
planning in Germany.*

12.1 Einleitung

Wie am Beispiel der Krankenhausversorgung
des Landes Nordrhein-Westfalen wird schon
seit vielen Jahren eine Konsolidierung der Versorgungsstrukturen auch in der Schweiz ange-
mahnt. Zahlreiche Experten gehen davon aus,
dass eine besser abgestimmte Krankenhausversorgung sowohl die Versorgungsqualität erhöht als auch den Anstieg der Kosten dämp-
fen kann. Vor dieser Herausforderung stehen
auch die Kantone Basel-Stadt und Basel-Landschaft.

Mit der Vorstellung des Gutachtens „Krankenhauslandschaft NRW" im Auftrag des Mi-
nisteriums für Arbeit, Gesundheit und Soziales
in Nordrhein-Westfalen (MAGS 2019) wird
genau dieser Fragestellung im Rahmen von
Versorgungsanalysen nachgegangen: Gibt es
eine Möglichkeit, die Versorgung in NRW
effizienter zu gestalten und dabei die Qualität der Versorgung weiterhin hoch zu halten?
Dabei nimmt das Gutachten Bezug auf die
Planungsgrundlagen der sogenannten Zürcher
Leistungsgruppensystematik (Gesundheitsdirektion Zürich 2020). Die Leistungsgruppensystematik mit Spitalplanungsleistungsgruppen (SPLG) bildet die methodische Grundlage für die im Gutachten vorgestellten Versorgungsanalysen. Im Rahmen der Erstellung
der sogenannten gleichlautenden[1] Spitallisten
der Nordwestschweizer Kantone Basel-Landschaft (BL) und Basel-Stadt (BS) wird die
Leistungsgruppensystematik in Kombination
mit der Versorgungsplanung angewendet. Mit
dem Planungsmodell, das verschiedene Pla-
nungsinstrumente kombiniert, stoßen die beiden Basler Kantone auf schweizweites Interesse[2].

Die folgenden Ausführungen stellen das
Planungsmodell und die methodischen Grundlagen der Bedarfsprognose vor. Das Planungsmodell ist ein Tool, das den eigentlichen Planungsprozess (◻ Abb. 12.1) technisch unterstützt.

Mit einer kurzen Einführung zur Versorgungslandschaft der Nordwestschweiz wird
die Ausgangslage zur Spitalplanung erläutert.

---

1   Rein rechtlich erlässt jeder Kanton eine Spitalliste.
     Die Spitallisten der Kantone Basel-Stadt und Basel-
     Land stimmen hinsichtlich der Leistungsaufträge der
     Spitäler zukünftig überein.
2   Mehr zum gemeinsamen Versorgungsraum unter:
     www.chance-gesundheit.ch.

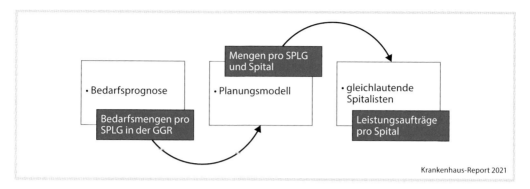

◻ Abb. 12.1 Der Spitalplanungsprozess

12.2 Ausgangslage

Die Region des Jura-Nordbogens kann als „integraler Gesundheitsraum" für das gesamte medizinische Leistungsspektrum sowie für alle Bevölkerungsgruppen und Altersstufen betrachtet werden. Die Menschen, die in dieser Region wohnen, lassen sich auch dort behandeln.

Die akutstationäre Versorgungsplanung wurde in der Region bisher von jedem Kanton separat durchgeführt. Mit dem am 10. Februar 2019 vom Stimmvolk der Kantone Basel-Stadt und Basel-Landschaft angenommenen Staatsvertrag zur Planung, Regulation und Aufsicht in der Gesundheitsversorgung erhalten die beiden Kantone die Möglichkeit, die Versorgungsplanung nun gemeinsam durchzuführen.

Ein Beweggrund des Stimmvolks ist sicherlich die Prämienlast, die insbesondere die breite Mittelschicht trifft: Die mittlere Krankenkassenprämie pro Kopf und Monat (◻ Abb. 12.2) für die beiden Basler Kantone (rote Säulen) gehört zu den höchsten in der Schweiz.

∎ ∎ Die Bevölkerung wird durch ein dichtes Netz an stationären Angeboten versorgt

Für die rund 481.000 Personen in den beiden Basel wird die stationäre Versorgung durch 26 Spitalstandorte sichergestellt. Die Spitalstandorte konzentrieren sich im Stadtgebiet Basel und im Bezirk Arlesheim des Kantons Basel-Landschaft (◻ Abb. 12.3).

Die Bevölkerung der beiden Basler Kantone lässt sich im Fall eines notwendigen akutstationären Aufenthalts zum weit überwiegenden Teil in einem der Spitäler in einem der beiden Kantone behandeln (2016: 93,2 %). Unter Berücksichtigung der Spitäler in Dornach und Rheinfelden erhöht sich der Anteil auf rund 98 % (Socialdesign 2018). Somit werden Patientinnen und Patienten aus dem gemeinsamen Gesundheitsraum (GGR) überwiegend in Spitälern behandelt, die über einen Leistungsauftrag der Kantone Basel-Stadt und Basel-Landschaft verfügen. Der Abdeckungsgrad der beiden bisher getrennten Spitallisten ist somit sehr hoch.

Eine gemeinsame Spitalplanung bedarf gemeinsamer Versorgungsziele, an denen sich die Leistungsaufträge der Spitäler auszurichten haben, und einer gemeinsamen Nomenklatur, anhand derer die medizinischen Leistungen klassifiziert werden. Die Versorgungsziele leiten sich aus den übergeordneten politischen Zielen des gemeinsamen Gesundheitsraums ab:

- eine optimierte Gesundheitsversorgung der Bevölkerung der beiden Kantone,
- eine deutliche Dämpfung des Kostenwachstums im Spitalbereich sowie
- eine langfristige Sicherung der Hochschulmedizin in der Region.

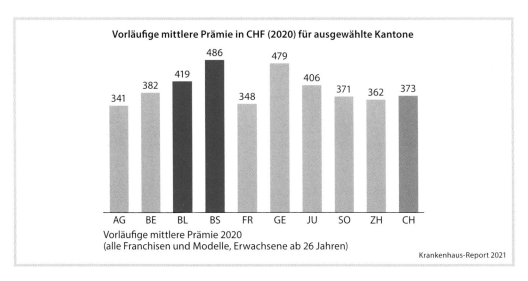

◘ Abb. 12.2 Mittlere Krankenkassenprämie in beiden Basel und ausgewählten Kantonen (Datenquelle: BAG 2020; eigene Darstellung)

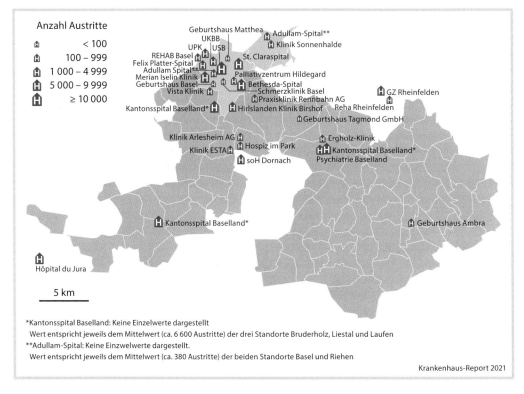

◘ Abb. 12.3 Spitalstandorte im gemeinsamen Gesundheitsraum (GGR), Statistisches Amt Basel-Stadt (2019). (Steiner et al. 2019)

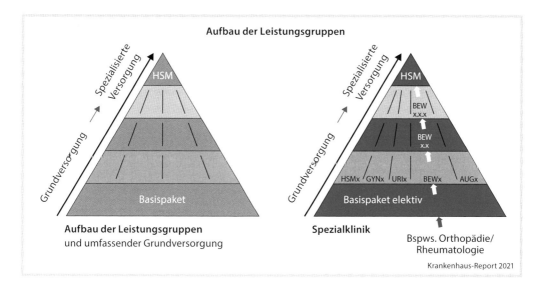

◘ Abb. 12.4 Hierarchie der Spitalplanungsleistungsgruppensystematik (SPLG) (eigene Darstellung in Anlehnung an Lehmann 2011)

In der Akutsomatik lassen sich die einzelnen medizinischen Behandlungen gemäß der Zürcher Leistungsgruppensystematik (Gesundheitsdirektion Zürich 2020) in 31 klinische Leistungsbereiche einteilen. Damit wird das gesamte akutsomatische Behandlungsspektrum systematisch beschrieben.

Die Klassifizierung fasst DRGs bzw. Diagnose- (ICD) und Operationscodes (CHOP) in medizinisch und ökonomisch sinnvolle Leistungsgruppen zusammen, die hierarchisch aufgebaut sind (◘ Abb. 12.4). Auf den Leistungen der Grundversorgung bauen Leistungen der erweiterten Grundversorgung und der spezialisierten Versorgung auf. Das sogenannte Basispaket (BP) ist für alle Spitäler mit einer Notfallstation obligatorisch. Das Basispaket ist die Voraussetzung für alle Leistungsgruppen mit einem hohen Notfallanteil, da Notfallpatienten mit häufig unklaren Beschwerden eine breite Basisversorgung benötigen. Eine umfassende Differenzialdiagnostik und sofortige Erstbehandlung soll in jedem Fall möglich sein.

Mit dem Basispaket elektiv (BPE) sichern Spitäler ohne Notfallstation die Grundversorgung in ausgewählten Leistungsbereichen. Für die Sicherung der Notfallversorgung reicht das Basispaket elektiv nicht aus; es findet somit Anwendung in Spezialkliniken, die sich auf wenige ausgewählte Leistungsbereiche konzentrieren (Bewegungsapparat, Augenheilkunde, Gynäkologie, Urologie, Hals-Nasen-Ohrenheilkunde).

Für jede Leistungsgruppe werden leistungsspezifische Anforderungen und Verknüpfung zwischen den Leistungsgruppen definiert. Leistungsgruppenspezifische Anforderungen können sein:

- Facharzt und Erreichbarkeit
- Notfallstation – Level
- Intensivstation – Level
- Verknüpfte Leistungen (inhouse oder mittels Kooperation)
- Tumorboard
- Mindestfallzahlen
- Sonstige Anforderungen (bspw. Zertifizierungen)

Diese Anforderungen müssen von dem Spital erfüllt werden, das eine entsprechende Leistungsgruppe abbildet. Die Verknüpfung zwischen den Leistungsgruppen ist medizinisch indiziert.

12.3 Spitalplanung im gemeinsamen Gesundheitsraum (GGR)

Die Spitalplanung in der Schweiz erfolgt zunehmend abgestimmt zwischen den Kantonen und gemäß den Empfehlungen der Gesundheitsdirektorenkonferenz. Das Vorgehen der Kantone Basel-Stadt und Basel-Landschaft stützt sich darauf und entwickelt das Vorgehensmodell weiter (GDK 2018).

Die bedarfsgerechte Leistungsmenge bildet die Basis des Prognosemodells (▶ Abschn. 12.3.1). Die bedarfsgerechte Leistungsmenge pro Spitalplanungsleistungsgruppe (SPLG) ist die um den Korrekturfaktor (angebotsinduzierte Nachfrage) adjustierte Leistungsmenge aus dem Datensatz der medizinischen Statistik[3] des Bundesamtes für Statistik.

Mithilfe der demographischen Daten können für das Jahr 2018 die Hospitalisierungsraten nach Alter und SPLG berechnet werden. Diese werden anschließend auf die aktuellsten Bevölkerungsprognosen angewandt, um die Anzahl der bis zum Jahr 2028 prognostizieren Fälle zu erhalten.

12.3.1 Ein Baustein der Spitalplanung – bedarfsgerechte Leistungsmengen

Mit dem politisch vorgegebenen Ziel, Über-, Unter- und Fehlversorgung zu vermeiden, setzt sich der Versorgungsplanungsbericht 2019[4] intensiv auseinander. Auslöser ist eine Analyse des Schweizerischen Gesundheitsobservatoriums (OBSAN) im Rahmen des Projektes „Versorgungsatlas" (OBSAN 2020). Das OBSAN stellt fest, dass ausgewählte Behandlungen im gemeinsamen Gesundheitsraum deutlich häufiger in Anspruch genommen werden als – im Vergleich zur übrigen Schweiz – zu erwarten gewesen wären. Für die Versorgungsplanung im gemeinsamen Gesundheitsraum ist diese Analyse von hoher Relevanz. Sollten diese Erkenntnisse auch für andere Spitalleistungsbereiche zutreffen, ist davon auszugehen, dass ein Teil der hohen Inanspruchnahme nicht medizinisch begründbar ist. Der Umfang der für diese Leistungen vorgehaltenen Spitalressourcen wäre somit nicht bedarfsgerecht.

Anhand einer vertieften statistischen Analyse wird diese Frage geklärt: Für einzelne Spitalleistungsbereiche muss von einer Überinanspruchnahme in der gemeinsamen Gesundheitsregion ausgegangen werden, die medizinisch nicht begründbar ist. Dies betrifft – unter konservativen Annahmen – 16 Spitalleistungsgruppen mit planbaren Eingriffen u. a. in den Bereichen Bewegungsapparat, HNO, Augenheilkunde, aber auch in der Kardiologie.

■ ■ Bedarfsgerechte Nachfrage – Methodische Umsetzung

Im Rahmen des Projekts wird wie folgt vorgegangen: Wie in der Literatur (zum Beispiel Cutler und Sheiner 1999; Augurzky et al. 2013) werden schrittweise zusätzliche Blöcke von Variablen zur Kontrolle der nachfrageseitigen Erklärung der regionalen Variation in der Inanspruchnahme eingebaut, und zwar:
1. demographische Variablen,
2. Variablen zum Gesundheitszustand und
3. sozioökonomische Variablen.

Interessanterweise zeigen zum Beispiel Augurzky et al. (2013) sowie Zuckerman et al. (2010), dass die bezüglich der oben genannten Kriterien mutmaßlich „umstrittensten" sozioökonomischen Variablen wie Einkommen, Vermögen usw. relativ wenig zur Reduktion der regionalen Varianz beitragen. Falls dies für die Schweiz ebenfalls gilt, wäre das Problem der „Überkontrolle" nicht weiter dramatisch.

---

3   https://www.bfs.admin.ch/bfs/de/home/statistiken/gesundheit/erhebungen/ms.html.
4   https://chance-gesundheit.ch/de/heute.

Ob dieser empirische Fall auf Ebene der Inanspruchnahme innerhalb einzelner Leistungsgruppen ebenfalls gilt, wird die Untersuchung zeigen.

Entsprechend werden Kontrollvariablen ausgewählt, welche die regionale Varianz erklären helfen. Die Anzahl der Fälle wird auf diese potenziellen Erklärungsfaktoren regressiert. Da keine Variablen im Modell sind, die das Angebot reflektieren, kann man das Residuum als Indiz für Über- oder Unterversorgung interpretieren (Steiner et al. 2019).

■ ■ Bedarfsgerechte Nachfrage im gemeinsamen Gesundheitsraum für das Jahr 2018 und die Folgejahre

Im Rahmen der Standardisierung werden vier aufeinander aufbauende Modelle geschätzt: Ein Modell mit ausschließlich demographischen Variablen (Spezifikation 1); ein Modell mit demographischen Variablen und Variablen zum Gesundheitszustand (Spezifikation 2), ein Modell mit Variablen von Spezifikation 2 plus Variablen zum Bildungsstand und der Haushaltsgröße inklusive der Anzahl der Singlehaushalte (Spezifikation 3); in Spezifikation 4 werden zusätzlich zu den Variablen von Spezifikation 3 noch Variablen zum Einkommen, zur Einkommensungleichheit, zum Vermögen und zur Arbeitslosigkeit eingebaut.

Als favorisierte Version wird die Spezifikation 3 genutzt, welche die potenzielle Überversorgung am besten isoliert und alle drei Einflussfaktoren (Demographie, Gesundheit, Soziodemographie) mit einer relativ geringen Anzahl Kontrollvariablen abbildet. Damit wird auf Variablen verzichtet – mit Ausnahme der Bildungsvariablen –, die nur auf kantonaler Ebene verfügbar sind. Für die Bildungsvariablen wird aufgrund des in der Literatur erwähnten Zusammenhangs (zum Beispiel BFS 2017) auf kantonale Variablen zurückgegriffen. Als Schätzmethode wird eine für Zähldaten passende Methode, die Poisson-Regression, verwendet.

Aus dem Pool von 40 Spitalleistungsgruppen, für die ein Überversorgungspotenzial von mindestens 15 Fällen identifiziert wird,

kann für 16 Spitalleistungsgruppen (mit positivem unerklärtem Residuum) aus medizinischer Sicht eine angebotsinduzierte Überversorgung abgeleitet werden. Die defensive Annahme gründet sich auf die Ausführungen des BAG im Jahr 2013 zur „Strategie 2020" (BAG 2013) sowie den Bericht der Expertengruppe aus dem Jahr 2017 „Kostendämpfungsmassnahmen zur Entlastung der obligatorischen Krankenpflegeversicherung", welche die Relevanz der akutsomatischen Versorgung im Rahmen der Kostendämpfung darstellen.[5] Auch international verweist der Sachverständigenrat für das Gesundheitswesen (SVR 2018) auf vergleichbare Schätzgrößen.

In Zahlen bedeutet dies (◘ Tab. 12.1): Nach Standardisierung zeigt sich ein Reduktionspotenzial von 6.643 Fällen (8,6 % der Gesamtfallzahl) für die 16 Spitalleistungsgruppen. Im Maximalszenario ist davon auszugehen, dass die Abweichung vom erwarteten Wert – angesichts der soziodemographischen Struktur – für die ausgewählten Spitalleistungsgruppen zu 100 % angebotsinduziert ist. Für das Versorgungsszenario wird davon ausgegangen, dass im Durchschnitt über alle 16 SPLG rund 50 % der unerklärten Varianz angebotsinduziert sind. Somit wird im Versorgungsszenario von einer bedarfsgerechten Leistungsmenge für das Jahr 2018 ausgegangen, die um 3.321 Fälle (4,3 % der Gesamtfallzahl) geringer ist als im Status quo.

Für die spitalplanungsrelevanten Folgejahre hat dies zur Konsequenz, dass die erwarteten Fallzahlen auf Grundlage der Bedarfsprognose einen Niveaueffekt erfahren (siehe nächsten Abschnitt).

---

5   Eine Zusammenstellung aller möglichen Effizienzreserven findet sich im Papier Effizienz, Nutzung und Finanzierung des Gesundheitswesens der Akademien der Wissenschaften Schweiz (SAMW 2012). Eine Studie von Polynomics und Helsana, die im Auftrag des BAG durchgeführt wurde, zeigt ein Einsparpotenzial von 10–50 % auf (Brüngger et al. 2014).

☐ **Tabelle 12.1**   Unerklärte Varianz von stationären Behandlungen in der GGR-Bevölkerung nach Spitalplanungsleistungsgruppen – hier nur positive Varianz > 15 Fälle; Kinder bleiben unberücksichtigt (2019)

SPLG	SPLG-Beschreibung	Unerklärte Varianz in Fällen (2016)	Unerklärte Varianz in Fällen (2018)	Angebotsinduziert: 50 % der unerklärten Varianz (in Fällen 2018)	Angebotsinduziert: 50 % der unerklärten Varianz
BEW1	Chirurgie Bewegungsapparat	712	691	345	11 %
BEW2	Orthopädie	198	185	92	11 %
BEW3	Handchirurgie	166	189	94	11 %
BEW4	Arthroskopie der Schulter und des Ellbogens	22	–	–	0 %
BEW5	Arthroskopie des Knies	841	739	370	17 %
BEW6	Rekonstruktion obere Extremität	203	171	86	7 %
BEW7	Rekonstruktion untere Extremität	564	511	255	8 %
BP	Basispaket Chirurgie und Innere Medizin	3.372	3.074	1.537	5 %
GAE1	Gastroenterologie	224	222	111	5 %
GEF1	Gefäßchirurgie periphere Gefäße (arteriell)	39	26	13	6 %
HNO1	Hals-Nasen-Ohren (HNO-Chirurgie)	269	197	99	10 %
HNO1.1	Hals- und Gesichtschirurgie	60	77	39	9 %
HNO1.2	Erweiterte Nasenchirurgie mit Nebenhöhlen	144	122	61	8 %
KAR1	Kardiologie (inkl. Schrittmacher)	34	20	10	3 %
KAR1.1	Interventionelle Kardiologie (Koronareingriffe)	273	145	72	3 %
RHE1	Rheumatologie	85	81	40	9 %
URO1	Urologie ohne Schwerpunkttitel Operative Urologie	271	193	96	3 %

Krankenhaus-Report 2021

12

▪▪ Die bedarfsgerechten Leistungsmengen in der Zukunft (Prognosen)

Häufig wird eine Prognose mit einer Trendfortschreibung ausgehend von der bisherigen Entwicklung vorgenommen. Dieses Vorgehen setzt aber voraus, dass eine längere Datenreihe ohne größere Änderungen zur Verfügung steht. Dies ist im Gesundheitswesen nicht der Fall.

Aus diesen Gründen ist für Prognosen im Gesundheitswesen ein alternatives Verfahren zu wählen. Dabei werden die oben genannten Einflussfaktoren – soweit machbar – mitberücksichtigt. Da die Entwicklung der Einflussfaktoren nicht präzise vorausgesagt werden kann oder verschiedene Meinungen über die Entwicklung bestehen, werden drei Prognoseszenarien erarbeitet: Szenario „Passiv", Szenario „Aktiv", Szenario „Restriktiv" (◘ Abb. 12.5).

Das Szenario „Passiv" beschreibt pro Leistungsgruppe eine Situation, die den Status quo fortschreibt, ohne dass regulierend eingegriffen wird. Im Szenario „Restriktiv" wird davon ausgegangen, dass das heute bereits bekannte Potenzial ausgeschöpft wird und die Region die zu erwartenden Leistungsmenge erreicht, die im Vergleich zur übrigen Schweiz – nach Standardisierung – zu erwarten wäre; sei es durch ökonomische Anreize oder regulatorische Eingriffe.

Das Szenario „Aktiv" geht davon aus, dass der normativ definierte Anteil der unerklärten Varianz als angebotsinduzierte Nachfrage ab dem Jahr t_0 bis zum Jahr t_{+1} abgebaut wird (im Szenario „Restriktiv" wird die gesamte unerklärte Varianz abgebaut). Weiter unterscheiden sich die Szenarien hinsichtlich des Anstiegs der Leistungsinanspruchnahme (Steigung der Graden spiegelt die Trendannahmen wider).

Somit tragen sowohl der Abbau der unerklärten Varianz als auch die zugrunde gelegten Trendannahmen zur Prognose der Leistungsinanspruchnahme bei.

Das Vorgehen im Rahmen des Prognosemodells lässt sich in zwei Phasen gliedern. In der ersten Phase wird auf Grundlage der Bevölkerungsentwicklung der Versorgungsbe-

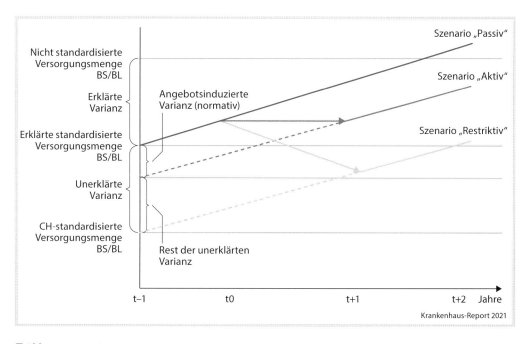

◘ **Abb. 12.5** Entwicklung der Prognoseszenarien

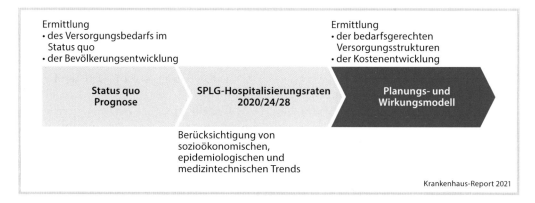

◻ Abb. 12.6   Übersicht Prognosemodell

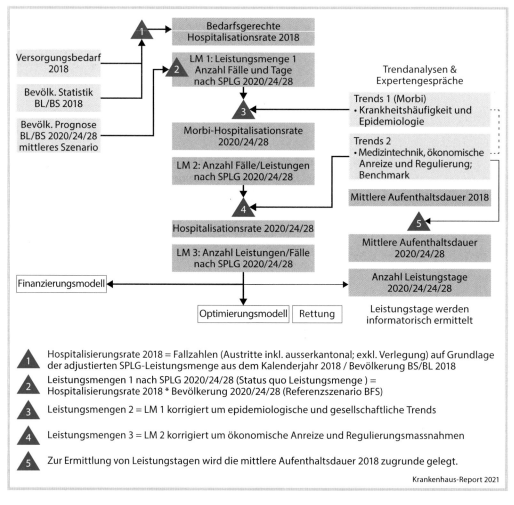

◻ Abb. 12.7   Modell zur Ermittlung der Leistungsdaten (eigene Darstellung in Anlehnung an Gesundheitsdirektion Zürich 2017)

darf im Status quo in die Zukunft extrapoliert. In der zweiten Phase werden die SPLG-spezifischen Hospitalisierungsraten für die Jahre 2020, 2024 und 2028 unter Berücksichtigung bereits heute identifizierter Trends variiert. Die ermittelten Leistungsmengen fließen unter Berücksichtigung der erwarteten mittleren Aufenthaltsdauer in das Planungs- und Wirkungsmodell ein, um die benötigten Kapazitäten zu ermitteln. Die Wirkungen der Leistungszuteilung auf die Versorgungsstrukturen und Kostenentwicklung werden auf dieser Grundlage analysiert (◘ Abb. 12.6). Dieser letzte Schritt ist Teil des Prozesses zur Erstellung der Spitallisten.

Das konkrete Vorgehen zur Ermittlung der stationären Leistungsmengen kann wie in ◘ Abb. 12.7 dargestellt skizziert werden.

◘ **Tabelle 12.2** Trendausprägungen

Trends	Szenario „Passiv"[a] (ohne regulatorische Eingriffe) Fortschreibung Leistungsinanspruchnahme Status-Quo	Szenario „Aktiv" (mit maßvollen regulatorischen Eingriffen BS/BL) wahrscheinliche Leistungsinanspruchnahme	Szenario „Restriktiv" (Regulation auf CH-standardisierten Durchschnitt) zurückhaltende Leistungsinanspruchnahme
Demographie/Struktur	Referenzszenario[b]	Referenzszenario	Tiefes Szenario
Medizintechnik/Digitalisierung	Ausweitung	Kaum Ausweitung	Keine Ausweitung
Epidemiologie	Hohe Leistungszunahme	Mittlere Zunahme	Geringe Zunahme
Soziale Trends	Keine Veränderung	Keine Veränderung	Keine Veränderung
Ökonomie	Fehlanreize wie bisher	Fehlanreize teilweise bereinigt	Fehlanreize weitgehend beseitigt
Regulation	Keine Substitution „Ambulant vor Stationär"	13er-Liste (maximal 80 % der bisherigen Leistungen werden bei unter 70-Jährigen in den ambulanten Bereich umgeschichtet) Erweiterte 16er-Liste ab 2021[c]	Erweiterte Liste mit 80 %-Realisierung in der Gesamtbevölkerung

[a] Lesebeispiel Szenario „Passiv": Die Inanspruchnahme von Spitalleistungen durch die Bevölkerung folgt dem Trend der letzten Jahre und steigt kontinuierlich an. Weiterentwicklungen in der Medizintechnik werden komplementär zu bestehenden Technologien eingeführt. Für die epidemiologischen Trends wird der „Worst Case" zugrunde gelegt. Regulatorische Eingriffe erfolgen nicht. Bestehende Fehlanreize, die zu einer Ausweitung der Leistungsinanspruchnahme und Fehlallokationen führen, werden nicht korrigiert (bspw. Vergütung an der Schnittstelle von ambulant zu stationär oder Vergütungsregelungen innerhalb der Spitäler).
[b] Als Datengrundlage für die demographische Projektion wurden die kantonalen Bevölkerungsszenarien des BFS (2017) verwendet. Das BFS unterscheidet zwischen dem Referenzszenario (Mittleres Szenario) sowie Szenarien mit starkem Bevölkerungswachstum (Hohes Szenario) und geringem Bevölkerungswachstum (Tiefes Szenario). Das tiefe Szenario findet in der vorliegenden Analyse nur im Szenario „Restriktiv" Anwendung.
[c] Die sogenannte Zürcher-Liste beinhaltet bestimmt Operationen/Eingriffe zu 16 Indikationsfeldern, die primär ambulant durchgeführt werden sollten und nur medizinisch begründeten Fällen stationär erbracht werden. Bis zum Jahr 2021 kommt im Kanton Basel-Stadt eine Liste mit 13 Eingriffen zum Einsatz. Der Kanton Baselland orientiert sich bis dahin an der 6er Liste des Bundes.
Krankenhaus-Report 2021

◘ Tabelle 12.3 Annahmen zu Veränderung der Stellgrößen je Prognoseszenario

Stellgrößen	Szenario „Passiv" (ohne regulatorische Eingriffe) Fortschreibung Leistungsinanspruchnahme Status quo	Szenario „Aktiv" (mit regulatorischen Eingriffen BS/BL) Wahrscheinliche Leistungsinanspruchnahme	Szenario „Restriktiv" (Regulation auf unstandardisierten CH-Durchschnitt) Zurückhaltende Leistungsinanspruchnahme
Bevölkerungszahl	Referenzszenario	Referenzszenario	Tiefes Szenario
Hospitalisierungsrate (HR)	Kaum Veränderung (nur Epidemiologie und Medizintechnik)	Mittlere Reduktion, Ermittlung pro SPLG	Starke Reduktion, Ermittlung pro SPLG
Mittlere Aufenthaltsdauer (MAHD)	Keine Veränderung	Keine Veränderung	Keine Veränderung

Krankenhaus-Report 2021

Die bedarfsgerechte Leistungsmenge (pro SPLG) ist die, um den Korrekturfaktor (angebotsinduzierte Nachfrage) adjustierte Leistungsmenge aus dem Datensatz der medizinischen Statistik. Diese bildet die Basis des Prognosemodells.

Mithilfe der demografischen Daten können für das Jahr 2018 die Hospitalisierungsraten nach Alter und SPLG berechnet werden. Diese werden anschließend auf die aktuellsten Bevölkerungsprognosen angewandt, um die Anzahl der bis zum Jahr 2028 prognostizieren Fälle zu erhalten.

Wie die in ◘ Abb. 12.7 aufgeführten Trends und Stellgrößen bestimmt werden, stellt der folgende Abschnitt dar.

■ ■ Trends und Stellgrößen

Mit den beschriebenen Prognosevarianten öffnen wir den Wirkungsraum, der für die regionalen Szenarien zur Verfügung steht. Beispielhaft stellt ◘ Tab. 12.2 die Ausprägung der Trends im Prognosezeitraum bis zum Jahr 2028 vor. Die ausführliche Beschreibung der Trends findet sich in den folgenden Abschnitten.

Die vorgestellten Trends wirken sich auf die Stellgrößen im Modell aus. Dabei kann kein 1 : 1-Zusammenhang hergestellt werden. Vielmehr geht es darum, die Annahmen zur Veränderung der Stellgrößen über die Trends zu validieren.

◘ Tab. 12.3 stellt dar, welche Veränderungen der Stellgrößen im Prognosemodell bis zum Jahr 2028 vorstellbar sind.

Mit dem präferierten Szenario „Aktiv" wird eine differenzierte Vorgehensweise gewählt, welche die unterschiedlichen Entwicklungen über die Trends für jeden Leistungsbereich berücksichtigt.

12.3.2 Was bedeutet diese Erkenntnis für die gemeinsame Versorgungsplanung in der Akutsomatik?

Die Überversorgung, die weder durch demographische noch durch sozioökonomische Faktoren (wie Bildungsgrad oder Haushaltsgröße) erklärt werden kann, stellt für die Kantonsbevölkerung als Prämien- und Steuerzahlende eine hohe Belastung dar. Jede medizinisch nicht notwendige Operation, die vermieden wird, vermeidet Belastungen für die Patienten und Kosten für die Allgemeinheit. Die Einsparungen werden sowohl die Krankenversicherer entlasten als auch die Ausgaben der

◨ **Tabelle 12.4** Erwartete Fallzahlentwicklung in Spitalleistungsgruppen mit Mengendialog im Jahr 2024

SPLG	Bezeichnung der Spitalplanungs-leistungsgruppe	Veränderung der DRG-Fall-zahl 2020–2024	Begründung Rückgang
ANG1	Interventionen periphere Gefäße (arteriell)	[a]	Umsetzung „Ambulant vor Stationär" (AvoS)
ANG2	Interventionen intraabdominale Gefäße	[a]	Umsetzung AvoS
AUG1.4	Katarakt	[a]	Umsetzung AvoS
AUG1.5	Glaskörper/Netzhautprobleme	[a]	Umsetzung AvoS
BEW1	Chirurgie Bewegungsapparat	[b]	Umsetzung AvoS + Abbau Überversorgung
BEW2	Orthopädie	[b]	Umsetzung AvoS + Abbau Überversorgung
BEW3	Handchirurgie	[b]	Umsetzung AvoS + Abbau Überversorgung
BEW4	Arthroskopie der Schulter und des Ellbogens	[a]	Umsetzung AvoS + Abbau Überversorgung
BEW5	Arthroskopie des Knies	[b]	Umsetzung AvoS + Abbau Überversorgung
BEW7	Rekonstruktion untere Extremität	[a]	Umsetzung AvoS + Abbau Überversorgung
BP	Basispaket Chirurgie und Innere Medizin	[a]	Umsetzung AvoS + Abbau Überversorgung
GEF1	Gefäßchirurgie periphere Gefäße (arteriell)	[a]	Abbau Überversorgung
GYN1	Gynäkologie	[b]	Umsetzung AvoS
HNO1	Hals-Nasen-Ohren (HNO-Chirurgie)	[a]	Umsetzung AvoS + Abbau Überversorgung
HNO1.1	Hals- und Gesichtschirurgie	[a]	Abbau Überversorgung
HNO1.2	Erweiterte Nasenchirurgie mit Nebenhöhlen	[a]	Umsetzung AvoS + Abbau Überversorgung
HNO1.3.1	Erweiterte Ohrchirurgie mit Innenohr und/oder Duraeröffnung	[a]	Sehr geringe Fahlzahl
KAR1	Kardiologie (inkl. Schrittmacher)	[a]	Umsetzung AvoS + Abbau Überversorgung
KAR1.1	Interventionelle Kardiologie (Koronareingriffe)	[b]	Umsetzung AvoS + Abbau Überversorgung
RHE1	Rheumatologie	[a]	Umsetzung AvoS + Abbau Überversorgung

[a] Fallzahlrückgang zwischen 3 bis 10 %
[b] Fallzahlrückgang um mehr als 10 %
Krankenhaus-Report 2021

Kantone für Spitalleistungen reduzieren. Immerhin übernehmen die beiden Kantone mindestens 55 % der Kosten für stationäre Spitalaufenthalte. Aufgabe der Versorgungsplanung ist es daher auch, die angebotsinduzierte Überversorgung zu definieren, die im Rahmen der anstehenden Ausgestaltung der gleichlautenden Spitallisten der Kantone Basel-Stadt und Basel-Landschaft im Jahr 2021 reduziert bzw. abgebaut werden kann, ohne die Versorgung der Bevölkerung einzuschränken.

Für die Spitalplanung im Rahmen der Erstellung gleichlautender Spitallisten 2021 sind die ermittelten DRG-Fallzahlen und die Veränderungsraten von hoher Bedeutung. Diese zeigen deutlich auf, dass trotz des Bevölkerungswachstums in einigen Leistungsgruppen mit einem Rückgang der akutsomatischen Fallzahlen bei bedarfsorientierter Planung zu rechnen ist (◨ Tab. 12.4). Eine Reduktion der Leistungsmenge um rund 4.000 Fälle (im Jahr 2024 gegenüber dem Jahr 2018) entspricht einem jährlichen Brutto-Einsparvolumen[6] von rund CHF 35 Mio. in der stationären Versorgung des GGR gegenüber der erwarteten Leistungsmenge für das Jahr 2024.

12.3.3 Das bedarfsorientierte Planungsmodell – technische Umsetzung

Um der Komplexität der Spitalplanung Rechnung tragen zu können, haben das Amt für Gesundheit des Kantons Baselland (BL) sowie das Gesundheitsdepartement des Kantons Basel-Stadt (BS) ein Planungsmodell erstellen lassen, das die bedarfsgerechten Leistungsmengen auf die Bewerberspitäler unter

a) Berücksichtigung der Interdependenzen der Zürcher Spitalleistungsgruppensystematik und

b) dem Nutzenbeitrag der Spitäler zur Versorgungszielerreichung

verteilt.[7] Das grundlegende Kriterium für die Verteilung der bedarfsgerechten Leistungsmenge ist der definierte effizienzgewichtete Patienten- und Systemnutzen (ePUS). Die Bedarfsmengen sollen demnach zunächst durch die Spitäler gedeckt werden, die in der jeweiligen Spitalleistungsgruppe den höchsten ePUS aufweisen. Die Verteilung der Bedarfsmengen wird wiederum durch verschiedene definierte Nebenbedingungen limitiert, namentlich die Kapazitäten der Spitäler, die Mindestfallzahlen nach SPLG-Systematik, die verknüpften Leistungen nach SPLG-Systematik sowie Mindestmarktanteile als Kriterium der Versorgungsrelevanz. Die einzelnen Nebenbedingungen werden im Kasten ▶ Nebenbedingungen bei der Verteilung der Bedarfsmengen erklärt und ihre technische Implementierung erläutert.

Methodisch entspricht das Vorgehen einer linearen Optimierung unter (linearen) Nebenbedingungen. Durch das Kriterium der Mindestfallzahl ist der Lösungsbereich insofern eingeschränkt, als die zugeteilten Mengen in Mindestfallzahl-SPLG entweder 0 sind oder mindestens der Mindestfallzahl entsprechen müssen. Zur Lösung eines solchen Problems bieten sich sogenannte Mixed-Integer-Linear-Programming-Algorithmen an. Über das Paket OMPR[8] können diese in R implementiert und somit über eine Shiny-App von außen gesteuert werden.

▪▪ Die Ermittlung des Nutzenbeitrags

Das grundlegende Kriterium für die Verteilung der bedarfsgerechten Leistungsmenge ist der definierte effizienzgewichtete Patienten- und Systemnutzen (ePUS). Der Nutzenbeitrag des Spitals zur Leistungserbringung pro Spitalleistungsgruppe wird in einem gestuften Verfahren

---

6   Das Nettoeinsparvolumen verringert sich um die möglichen Ausgaben in der ambulanten Versorgung (bspw. ambulante OPs, konservative Therapien).

7   Die methodisch-technische Umsetzung des Planungsmodells erfolgt durch das Statistische Amt des Kantons Basel-Stadt. Besonderer Dank gilt Dr. Tobias Erhardt und Dr. Matthias Minke (Statistisches Amt Basel-Stadt 2019) für die fachlich-methodische Unterstützung.

8   https://cran.r-project.org/web/packages/ompr/index.html.

Nebenbedingungen bei der Verteilung der Bedarfsmengen

1. Bedarfsdeckung

$$B_l \geq \sum_{h=1}^{H} x_{l,h}, \quad \text{für alle } l$$

Diese Nebenbedingung besagt, dass die Summe der von allen Spitälern H innerhalb einer Leistungsgruppe l zugeteilten Mengen den Bedarf B_l nicht übersteigen darf. Die Nebenbedingung wurde bewusst so gewählt, dass eine Unterdeckung des Bedarfs eine zulässige Lösung ist. Dies ermöglicht die Lösbarkeit des Modells in fast allen Konstellationen, die sich aus den restlichen Nebenbedingungen ergeben können. Andersherum führt die strikt steigende Zielfunktion dazu, dass die Bedarfsmenge in einer SPLG immer voll ausgeschöpft wird, wenn dies mit den Nebenbedingungen vereinbar ist.

2. Kapazitätsbeschränkung

Die Kapazitätsrestriktion ist in zwei Varianten implementiert, die sich jeweils über die Web-Applikation aktivieren lassen.

a. Kapazitäten auf SPLG-Ebene:

$$\text{Kapazität}_{h,l} \geq \text{Leistungsmenge}_{h,l}$$
$$\text{für alle } h \text{ und } l$$

Die Kapazitätsnebenbedingung stellt sicher, dass in keiner Leistungsgruppe ein Spital mehr Fälle zugeteilt bekommt als für dieses Spital für diese SPLG an Kapazität hinterlegt ist.

b. Kapazitäten auf Spitalleistungsbereichs-Ebene
    Ein Spitalleistungsbereich ist eine Zusammenfassung von verschiedenen SPLG, die von der Art der Leistung zusammenhängen. Zum Beispiel bilden die SPLGs BEW1 bis BEW10 den Leistungsbereich „Bewegungsapparat chirurgisch" Die Kapazitäts-

beschränkung auf Spitalleistungsbereichsebene ist demnach so definiert:

$$\text{Kapazität}_{h,B} \geq \text{Leistungsmenge}_{h,B}$$
$$\text{für alle } h \text{ und } B$$

Wobei B den Leistungsbereich definiert. Die Aktivierung dieser Restriktion hat zur Folge, dass das Modell die Kapazitäten eines Spitals innerhalb des Leistungsbereichs frei verteilen kann, d. h. die zugeteilten Mengen können die auf SPLG-Ebene definierten Kapazitäten in Einzelfällen überschreiten (zu Lasten der Zuteilung innerhalb einer anderen SPLG).

3. Mindestfallzahlen (MFZ)

Durch den Auftraggeber wurden SPLG-spezifische Mindestfallzahlen (MFZ) definiert. Die Idee ist, dass wenn ein Spital innerhalb einer MFZ-SPLG eine Menge zugeteilt bekommt, diese mindestens der Mindestfallzahl entspricht. Diese Anforderung lässt sich mathematisch durch die Einführung von Binärvariablen b lösen, die den Wert 0 annehmen, wenn die Menge 0 beträgt und 1 wenn die Menge positiv ist. Die Mindestfallzahl lässt sich dann über die Definition von zwei Restriktionen mithilfe der sogenannten Big-M-Methode einführen

$$m_l b_{l,h} \leq \text{Leistungsmenge}_{h,l} \quad \text{für alle } h \text{ und } l$$
$$\text{Leistungsmenge}_{h,l} \leq M l_{b,h} \quad \text{für alle } h \text{ und } l$$

Die erste Restriktion stellt sicher, dass die zugeteilte Leistungsmenge nur positiv ($b = 1$) sein kann, wenn diese größer ist als die Mindestfallzahl m. Die zweite Restriktion garantiert, dass die Leistungsmenge 0 beträgt, wenn $b = 0$. Der Wert für M muss hoch genug gewählt sein, damit es zu keinem Widerspruch mit der Bedarfsdeckung kommt.

12

4. Verbundene Leistungen

Diese Nebenbedingung stellt sicher, dass Leistungsmengen so zugeteilt werden, dass einige Leistungsgruppen nur zusammen mit fachlich zusammenhängenden Leistungsgruppen verteilt werden können. Einer Leistungsgruppe können eine oder mehrere weitere Leistungsgruppen zugeordnet sein. Wenn mehr als zwei Leistungsgruppen verknüpft sind, so kann diese Verknüpfung auf zwei Arten definiert sein: 1) Eine Leistungsgruppe darf einem Spital nur zugeteilt werden, wenn auch *mindestens eine* der verknüpften Leistungsgruppen erteilt wird (sog. oder-Verknüpfung). 2) Eine Leistungsgruppe darf einem Spital nur zugeteilt werden, wenn alle der verknüpften Leistungsgruppen erteilt werden (sog. und-Verknüpfung). Die verbundenen Leistungen werden über eine ähnliche Restriktion wie Mindestfallzahl ins Modell eingeführt.

Das Grundprinzip sei hier an einem Beispiel mit der SPLG BEW4, die mit den SPLGs BEW1, BEW2 und BEW3 verknüpft ist, dargelegt. In diesem Fall genügt es, dass eine der weiteren Leistungsgruppen zugeteilt wird (oder-Verknüpfung).

Die Restriktion, die sicherstellt, dass eine Menge für BEW4 nur zugeteilt wird, wenn mindestens auch eine Menge in den Bereichen BEW1, BEW2 oder BEW3 zugeteilt wird, lautet:

$$\text{Leistungsmenge}_{h,\text{BEW4}}$$
$$\leq M\left(b_{h,\text{BEW1}} + b_{h,\text{BEW2}} + b_{h,\text{BEW3}}\right)$$
$$\text{für alle } h$$

Aus dieser Restriktion folgt, dass die Leistungsmenge für Spital h in der SPLG BEW4 nur positiv sein kann, wenn mindestens eine der Leistungsmengen aus BEW1, BEW2 und BEW3 positiv ist (zur Erinnerung: b kann nur 1 sein, wenn die Menge der zugehörigen SPLG positiv ist.)

Erläuterung:
BEW   Spitalleistungsbereich Bewegungsapparat
BEW1   Spitalleistungsgruppe: Chirurgie Bewegungsapparat
BEW2   Spitalleistungsgruppe: Orthopädie
BEW3   Spitalleistungsgruppe: Handchirurgie
BEW4   Spitalleistungsgruppe: Arthroskopie der Schulter und des Ellenbogens

5. Versorgungsrelevanz

Diese Bedingung besagt, dass ein Spital nur die Leistungsmenge zugeteilt bekommt, wenn es in einer Leistungsgruppe einen Mindestanteil zur Bedarfsdeckung beiträgt.

$$\text{Leistungsmenge}_{h,l} \geq v_l B_l b_{h,l} \quad \text{für alle } h \text{ und } l$$

v_l ist der als Versorgungsrelevanz definierte Mindestanteil an der Bedarfsdeckung. Diese Restriktion greift nur, wenn die zugeteilte Menge überhaupt positiv ($b_{h,l} = 1$) ist.

ermittelt (◑ Abb. 12.8). Auf der ersten Stufe werden die übergeordneten politischen Ziele
— Ziel 1: eine optimierte Gesundheitsversorgung der Bevölkerung der beiden Kantone
— Ziel 2: eine deutliche Dämpfung des Kostenwachstums im Spitalbereich sowie
— Ziel 3: eine langfristige Sicherung der Hochschulmedizin in der Region

operationalisiert und der Nutzenbeitrag der bewerbenden Spitäler pro übergeordnetes Ziel ermittelt. Dies bedeutet, dass die Versorgungsplanung nicht eindimensional den Versorgungsraum anschaut. Die Versorgungsplanung achtet darauf, dass die Ziele gleichgewichtig erreicht werden können. Nur wie soll das gelingen? Die Lösung ist, dass die übergeordne-

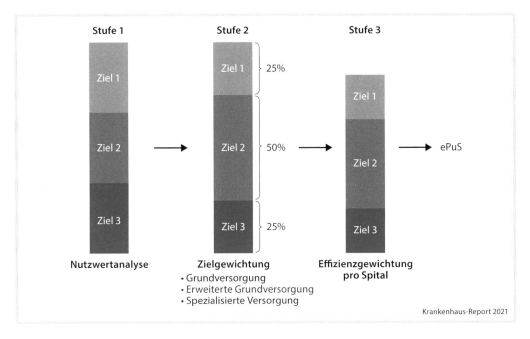

◘ Abb. 12.8 Drei Stufen zu Ermittlung des Patienten- und Systemnutzens (ePuS)

ten Ziele im weiteren Prozess operationalisiert werden, um den Nutzenbeitrag des jeweiligen Spitals ermitteln zu können. Dabei werden Unterziele definiert, deren Erreichung messbar ist.

Zu Ziel 1 (nicht abschließend) – In einer Region, in der die Menschen neben dem städtischen Zentrum noch in einer eher ländlich geprägten Peripherie leben, spielt die Erreichbarkeit der Grundversorgung/Notfallversorgung eine wichtige Rolle. Dies lässt sich über die Vorgaben zur zeitlichen Erreichbarkeit der Spitalangebote bemessen. Aber auch die Qualität der Versorgung ist ein wichtiges Kriterium.

Zu Ziel 2 (nicht abschließend) – Eine Dämpfung des Kostenwachstums im Spitalbereich schafft den Spielraum dafür, dass die Prämien in der Region Basel in Zukunft weniger stark ansteigen. Neben der preisgünstigen und wirtschaftlichen Leistungserbringung (messbar in Baserate und schweregradbereinigten Fallkosten) spielt auch die Investitionsfähigkeit in effizienzsteigernde Maßnahmen eine

wichtige Rolle. Dies drückt sich u. a. in der Eigenkapitalquote sowie der Kennziffer für die operative Leistungsfähigkeit vor Investitionen (EBITDAR-Marge) aus.

Zu Ziel 3 (nicht abschließend) – Ist das Spital Teil eines universitären Netzwerks und beteiligt sich spürbar an der ärztlichen Weiterbildung, ist davon auszugehen, dass es einen Beitrag zur Sicherung der universitären Medizin in der Region leistet.

Im Rahmen einer Nutzwertanalyse (Westermann und Finger 2012; Zangenmeister 1976) wird so der Beitrag des Spitals zur Erreichung der gleichgewichteten übergeordneten Ziele der gemeinsamen Gesundheitsregion bestimmt.

Auf der nächsten Stufe werden die Spitalplanungsleistungsgruppen (SPLG) der Grundversorgung, der erweiterten Grundversorgung oder der spezialisierten Versorgung zugeordnet. Je Versorgungsebenen sind die Ziele unterschiedlich zu gewichten. So wird der Nutzenbeitrag aus Ziel 2 für elektive Spitalplanungsleistungsgruppen der „erweiterten

Grundversorgung" höher gewichtet als für Leistungen der Grundversorgung.

Auf der abschließenden dritten Stufe wird der Nutzen eines Spitals pro SPLG einer Effizienzgewichtung unterzogen. Spitäler, die Behandlungen für komplexere multimorbide Patienten kostengünstig durchführen, erhalten einen Effizienzaufschlag und vice versa (siehe in ◘ Abb. 12.8 ein Beispiel für einen „Effizienzabschlag"). Dem liegt aus Sicht der Kantone die Annahme zugrunde, dass die Spitäler, die multimorbide Patienten bei niedrigen Fallausgaben behandeln, Patienten relativ effizient versorgen.

Der Effizienzaufschlag wird durch die den Kantonen zur Verfügung stehenden Kostendaten der Spitäler (CMI, PCCL und Baserate) pro SPLG ermittelt. Im Ergebnis erzielt jedes Spital einen individuellen effizienzgewichteten Patienten- und Systemnutzen pro Spitalplanungsleistungsgruppe (SPLG), der die Verteilung der bedarfsgerechten Leistungsmenge mitbestimmt.

■ ■ **Eine differenzierte Spitalliste auf Basis von Leistungsmengen**

Mit der Zuteilung von Leistungsmengen durch das Planungsmodell erhält das Spital im Planungsmodell auch einen Leistungsauftrag für die jeweilige Spitalleistungsgruppe. Diese technische Zuteilung muss anschließend durch die langjährige Planungsexpertise der Fachbereiche in beiden Direktionen validiert werden. In wenigen Einzelfällen kommt es zu einer Übersteuerung des technischen Modells, da nicht alle medizinischen Zusammenhänge abschließend in der Zürcher Leistungsgruppensystematik abgebildet werden (können). Diese Abweichungen müssen rechtssicher dokumentiert werden. Im Rahmen der rechtlichen Anhörung haben die Spitäler die Möglichkeit, auf Unklarheiten in der Leistungszuteilung hinzuweisen.

■ ■ **Leistungsdialog für Spitalleistungsgruppen mit Tendenz zur Überversorgung**

Die in ◘ Tab. 12.1 aufgeführten Spitalleistungen unterliegen dem Mengendialog. Dies bedeutet, dass im Rahmen der Bedarfsanalyse Leistungsbereiche identifiziert wurden, in denen die erbrachten Leistungsmengen nicht dem Bedarf entsprechen (Überversorgung). Die Überversorgung lässt sich zu einem wichtigen Anteil auf Unterschiede in der Ausübung der medizinischen Praxis (medical practice) in den Regionen zurückführen. Die Herausforderung besteht darin, die Überversorgung auf ein bedarfsgerechtes Niveau zu senken.

Die durch eine Bedarfsanalyse ermittelte bedarfsgerechte Leistungsmenge soll als Grundlage einer Zielvorgabe für die Spitäler im GGR dienen. Diese Zielvorgabe wird im Rahmen der gleichlautenden Spitallisten auf die Leistungsaufträge heruntergebrochen. Dies bedeutet, dass die zu vergebenden Leistungsaufträge an maximale Leistungsmengen/Budgets pro Leistungsauftrag geknüpft werden. Die Zielvereinbarungen werden für ausgewählte Leistungsbereiche in die Leistungsvereinbarungen der Spitäler (Verträge) aufgenommen.

Bei einer drohenden Überschreitung der GGR-Zielvorgabe werden die Spitäler mit entsprechendem Leistungsauftrag von den Kantonen informiert. So besteht die Möglichkeit, dass die Spitäler sich im Vorfeld der Zielvereinbarungsgespräche koordinieren und eigene Maßnahmenvorschläge zur Zielerreichung präsentieren (Mengendialog). Sollten die Vorschläge die Überschreitung der Zielvorgabe nicht verhindern, haben die Regulatoren die Möglichkeit zu reagieren – beginnend mit einem Indikationscontrolling bis hin zum Entzug von Leistungsaufträgen.

12.4 Das Planungsmodell setzt die Leitplanken für die Spitalliste

Mit dem Planungsmodell der beiden Basler Kantone wird sowohl den politischen Zielsetzungen als auch den medizinischen Notwendigkeiten, dem Bedarf der Bevölkerung und der Leistungsfähigkeit der Spitäler Rechnung getragen. Diese komplexen Zusammenhänge lassen sich nur durch eine anerkannte Nomenklatur sowie ein leistungsfähiges lineares Optimierungsmodell technisch abbilden.

Ein weiterer Abgleich mit den bestehenden dezentralen Planungstools zeigt ein hohes Maß an Übereinstimmung mit der gelebten Praxis. Die Ergebnisse des Planungsmodells sind die Leitplanken im weiteren Planungsprozess, an der sich Planungsentscheide orientieren. Nur so bleibt sichergestellt, dass der Bedarf der Bevölkerung an Spitalleistungen in Zukunft in allen Leistungsbereichen abgedeckt ist und gleichzeitig eine nutzenoptimierende Verteilung der Leistungsangebote für die Bevölkerung über die Spitallandschaft hinweg erfolgt. Jede begründete Abweichung vom modellierten optimalen Ergebnis reduziert den ermittelten Nutzwert für die Region. Das Modell kann diese begründeten Abweichungen adaptieren und eine neue Verteilung der Leistungen vornehmen.

Eine Verteilung von Leistungsmengen wird nur für die in der Bedarfsanalyse ermittelten Leistungsgruppen (16 SPLG) vorgenommen, für die ein Mengendialog vorgesehen ist. In allen übrigen Spitalplanungsleistungsgruppen führt die Zuteilung von Leistungsmengen (unter Berücksichtigung der Nebenbedingungen) zur Vergabe eines Leistungsauftrags. Ein Mengendialog ist für diese SPLG nicht vorgesehen.

Mit der Transparenz über Leistungsmengen für ausgewählte Spitalplanungsleistungsgruppen sowie einem Prozess zur Zielerreichung beschreiten beide Kantone Neuland. Sollte dieser kooperative Prozess zum Ziel einer bedarfsgerechten Versorgung führen,

könnte dies als Beispiel für andere Spitalplanungen dienen.

Für die Krankenhausplanung in Deutschland kann die Umsetzung in den beiden Basler Kantonen Hinweise darauf geben, was die Erfolgsfaktoren einer effizienten Planung sind. Zum einen bietet die SPLG-Nomenklatur die Chance, von einer kapazitätsorientierten Planung zu einer leistungsorientierten Planung zu kommen, die auch medizinische Notwendigkeiten (inklusive Mindestmengen) berücksichtigt. Zum anderen ist es für die Akzeptanz der Krankenhausplanung empfehlenswert, die Regionalität und eine damit verbundene transparente operationalisierte politische Zielsetzung sicherzustellen (demokratische Legitimierung). Dazu braucht es den politischen Willen, in Gesundheitsräumen zu denken und damit auch regulatorische Gestaltungshoheit zu teilen.

Literatur

Augurzky B, Kopetsch T, Schmitz H (2013) What accounts for the regional differences in the utilisation of hospitals in Germany? Eur J Health Econ 14(4):615–627

BAG – Bundesamt für Gesundheit (2013) Gesundheit 2020. Die gesundheitspolitischen Prioritäten des Bundesrates. Bern 2013. https://www.bag.admin.ch/bag/de/home/das-bag/aktuell/medienmitteilungen.msg-id-47540.html. Zugegriffen: 17. Juli 2020

BAG – Bundesamt für Gesundheit (2020) Krankenversicherung: Prämienvergleich. https://www.bag.admin.ch/bag/de/home/versicherungen/krankenversicherung/krankenversicherung-versicherte-mit-wohnsitz-in-der-schweiz/praemien-kostenbeteiligung/praemienvergleich.html. Zugegriffen: 17. Juli 2020

BFS – Bundesamt für Statistik (2017) Inanspruchnahme von Versorgungsleistungen und Krebsvorsorge nach sozialer Stellung. BFS Aktuell, Bd. 14. BFS – Bundesamt für Statistik, Neuchâtel

Brügger B, Fischer B, Früh M, Rapold R, Reich O, Telser H, Trottmann M (2014) Koordinationsbedarf leistungsintensiver Patienten. Polynomics, Olten. https://www.bag.admin.ch/bag/de/home/strategie-und-politik/nationale-gesundheitspolitik/koordinierte-versorgung/patientengruppen-und-schnittstellenkoordinierte-versorgung.html. Zugegriffen: 17. Juli 2020

Cutler DM, Sheiner L (1999) The geography of Medicare. Am Econ Rev 89(2):228–233

Gesundheitsdirektion Zürich (2017) Bedarfsprognose Akutsomatik 2015–2025. Gesundheitsdirektion Zürich, Zürich

Gesundheitsdirektion Zürich (2020) Spitalplanungs-Leistungsgruppensystematik. https://www.zh.ch/de/gesundheit/spitaeler-kliniken/spitalplanung.html#346364110. Zugegriffen: 17. Juli 2020

GDK – Konferenz der kantonalen Gesundheitsdirektorinnen und -direktoren (2018) Revidierte Empfehlungen zur Spitalplanung. Verabschiedet von der GDK-Plenarversammlung vom 25.5.2018. https://www.gdk-cds.ch/de/gesundheitsversorgung/spitaeler/planung/empfehlungen-zur-spitalplanung. Zugegriffen: 17. Juli 2020

Lehmann H (2011) Vortrag im Rahmen des SwissDRG Forums 2011

MAGS – Ministerium für Gesundheit, Arbeit und Soziales des Landes Nordrhein-Westfalen (2019) Gutachten Krankenhauslandschaft Nordrhein-Westfalen – Kurzfassung. Hausdruckerei MAGS NRW, Düsseldorf

OBSAN – Schweizerisches Gesundheitsobservatorium (2020) Schweizer Atlas der Gesundheitsversorgung. http://www.versorgungsatlas.ch/. Zugegriffen: 17. Juli 2020

SAMW – Schweizerische Akademie der Medizinischen Wissenschaften (2012) Effizienz, Nutzung und Finanzierung des Gesundheitswesens. Akademien der Wissenschaften Schweiz, Bern

Socialdesign (2018) Monitoring der regionalen und überregionalen Patientenströme (2012–2016). Unveröffentlicht. Basel-Stadt, Basel-Landschaft, Solothurn und Aargau

Statistisches Amt Basel-Stadt (2019) Spitalstandorte im gemeinsamen Gesundheitsraum (GGR)

Steiner M, Nigg M, von Allmen T (2019) Versorgungsplanungsbericht 2019 des Gesundheitsdepartements Basel-Stadt und der Volkswirtschafts- und Gesundheitsdirektion Basel-Landschaft, Basel/Liestal

SVR Gesundheit – Sachverständigenrat zur Begutachtung der Entwicklung im Gesundheitswesen (2018) Bedarfsgerechte Steuerung der Gesundheitsversorgung – Gutachten 2018. Medizinisch Wissenschaftliche Verlagsgesellschaft, Berlin

Westermann G, Finger S (2012) Kosten-Nutzen-Analyse. Einführung und Fallstudien. E. Schmidt (ESV basics), Berlin

Zangemeister C (1976) Nutzwertanalyse in der Systemtechnik – Eine Methodik zur multidimensionalen Bewertung und Auswahl von Projektalternativen, 4. Aufl. Wittemann, München

Zuckerman S, Waidman T, Berenson R, Hadley J (2010) Clarifying sources of geographic differences in Medicare spending. N Engl J Med 363(1):54–62

Stand und Perspektiven einer sektorenübergreifenden Qualitätssicherung

Klaus Döbler und Peter Follert

Inhaltsverzeichnis

© Der/die Autor(en) 2021
J. Klauber et al. (Hrsg.), *Krankenhaus-Report 2021*, https://doi.org/10.1007/978-3-662-62708-2_13

■ ■ **Zusammenfassung**

Sektorenübergreifende Qualitätssicherungsverfahren sind als effektive und praktikable Weiterentwicklung und Ergänzung sektorspezifischer Qualitätssicherungsverfahren anzusehen. Sie können insbesondere durch „Schnittstellenindikatoren" zur Optimierung der Versorgung an Sektorengrenzen beitragen, durch Follow-up-Indikatoren eine teilweise validere Erfassung der Ergebnisqualität ermöglichen und eine stärkere Integration der aktuellen Sektoren unterstützen.

Qualitätssicherung muss handlungsrelevant sein. Für sektorübergreifende Verfahren muss daher die Verantwortlichkeit für die Ergebnisqualität von Follow-up-Indikatoren indikatorenspezifisch geklärt werden. Darüber hinaus spielen über die einzelne Einrichtung hinausgehende Auswertungsebenen eine gewichtige Rolle, wie beispielsweise Versorgungsketten, regionale Strukturen oder Versorgungsverträge. Es besteht noch erheblicher Forschungs- und Entwicklungsbedarf, solche Auswertungsebenen konkret zu bestimmen und zu operationalisieren.

Eine wirkungsvolle Modellierung handlungsrelevanter Qualitätssicherungsverfahren setzt voraus, dass die qualitätsrelevanten Leistungen und Ereignisse zuverlässig identifiziert werden können. Die aktuell unterschiedlichen Kodier- und Abrechnungsregeln zwischen und innerhalb der verschiedenen Sektoren stellen eine schwerwiegende Implementationsbarriere dar. Diese Problematik ist allein innerhalb des SGB V von großer Bedeutung; „sozialgesetzbuchübergreifend" in noch größerem Ausmaß.

Eine „sozialgesetzbuchübergreifende Qualitätssicherung" erfordert neue gesetzliche Vorgaben. Sie würde die Komplexität der Messung und Bewertung von Qualitätsergebnissen, aber auch die Differenziertheit von Qualitätsbewertungen erheblich erweitern.

Cross-sectoral quality assurance is an effective and practicable development and supplement of sector-specific quality assurance. In particular, it can contribute to optimising health care at sector boundaries through "interface indicators", allow a possibly more valid recording of outcome quality through follow-up indicators and support a stronger integration of the current health care sectors.

Quality assurance must have consequences. Therefore, it must be clarified on an indicator-specific basis who is responsible for the outcome quality of follow-up indicators for cross-sectoral procedures. Furthermore, evaluation levels beyond the individual institution play an important role, such as chains of providers, regional structures or health care contracts. There is still a considerable need for further research and development to determine and operationalise such evaluation levels.

An effective modelling of appropriate quality assurance requires the possibility to reliably identify quality-related procedures and events. The currently different coding and accounting rules between and within the health care sectors represent a serious implementation barrier. This problem is of great importance within Book V of the German Social Insurance Code (SGB V) alone, and to an even greater extent, "across social codes".

A "cross-social code quality assurance" requires new legal provisions. It would considerably increase the complexity of the measurement and evaluation of quality outcomes, but also the differentiation of quality assessments.

13.1 Einleitung

Ein nicht ungewöhnlicher Fall: Eine ältere Patientin stürzt und erleidet einen Oberschenkelhalsbruch. Sie wird vom Rettungsdienst in ein Krankenhaus gebracht, dort wird die Fraktur mit einer Endoprothese versorgt. Es entsteht zusätzlicher Behandlungsbedarf aufgrund einer vorbestehenden Herzinsuffizienz und eines Diabetes mellitus, was auch eine Umstellung der Dauermedikation erfordert. Nach einem Aufenthalt in einer Rehabilitationsklinik wird die Patientin nach Hause entlassen und dort von ihrem Hausarzt und mit ambulanter Pflege betreut.

Die Patientin hat in den wenigen Wochen ihres Krankheits- und Behandlungsverlaufs Leistungen aus mehreren Sektoren erhalten, für die jeweils unterschiedliche Instrumente zur Qualitätssicherung nach unterschiedlichen Regeln eingesetzt werden: Rettungsdienst (Landesrecht), Krankenhausbehandlung (SGB V), Rehabilitation (SGB VI oder SGB IX), vertragsärztliche Versorgung (SGB V), pflegerische Versorgung (SGB XI). Darüber hinaus ist die Endoprothese im Endoprothesenregister erfasst worden: letztlich ein weiterer „Sektor" (Hersteller von Medizinprodukten) mit einer spezifischen Qualitätssicherung.

Der Begriff der „sektorenübergreifenden Qualitätssicherung" findet sich in § 136 SGB V Absatz 2, in dem vorgegeben ist, dass Richtlinien zu verpflichtenden Maßnahmen zur Qualitätssicherung für die vertragsärztliche Versorgung und für zugelassene Krankenhäuser *„sektorenübergreifend zu erlassen [sind], es sei denn, die Qualität der Leistungserbringung kann nur durch sektorbezogene Regelungen angemessen gesichert werden"*.

Auf dieser Grundlage hat der Gemeinsame Bundesausschuss (G-BA) im Jahr 2010 eine Richtlinie zur „sektorenübergreifenden Qualitätssicherung" beschlossen (GBA 2010). Diese stellt für den G-BA eine grundlegende und wichtige Verbesserung der Möglichkeiten der Qualitätsdarstellung in der Gesundheitsversorgung gegenüber den bis dahin üblichen sektorspezifischen Verfahren dar.

Dennoch umfasst diese sektorenübergreifende Qualitätssicherung „nur" die im SGB V geregelte Versorgung in Krankenhäusern, bei Vertragsärzten, Vertragszahnärzten und Vertragspsychotherapeuten. Nicht erfasst werden die Sektoren, die in anderem gesetzlichem Rahmen geregelt sind (siehe oben).

In der folgenden Darstellung liegt der Fokus auf der sektorenübergreifenden Qualitätssicherung des G-BA. Die Überlegungen hierzu haben jedoch meist generischen Charakter, sodass sie aus fachlich-methodischer Sicht auch „sozialgesetzbuchübergreifend" relevant sind.

13.1.1 Aufbau des Kapitels

Im Folgenden werden zunächst Basisinformationen zum Konzept einer sektorenübergreifenden Qualitätssicherung dargestellt: Begriffsklärungen sowie ein Rahmenkonzept, das die für die Modellierung solcher Verfahren entscheidenden Eckpunkte darstellt (► Abschn. 13.2).

Nach einem Überblick über die sektorenübergreifende Qualitätssicherung des G-BA (► Abschn. 13.3) werden die im Rahmenkonzept benannten wesentlichen Elemente (siehe ◗ Abb. 13.1) abgehandelt:
1. Charakteristika sektorenübergreifender Verfahren abhängig von den gewählten Themen/Leistungen (► Abschn. 13.4)
2. Verschiedene Auswertungs- und Handlungsebenen und die sich daraus ergebenden Konsequenzen (► Abschn. 13.5)
3. Verschiedene Typen nutzbarer Indikatoren (► Abschn. 13.6)
4. Handlungsrelevanz der Ergebnisse sektorenübergreifender Verfahren mit besonderem Bezug auf die Verantwortlichkeit für Indikatoren zur Ergebnisqualität (► Abschn. 13.7)
5. Relevante Rahmenbedingungen und sich daraus ggf. ergebende Umsetzungshürden (► Abschn. 13.8)

In einem Fazit und einem Ausblick (► Abschn. 13.9) werden Perspektiven und Anforderungen für eine gezielte Weiterentwicklung zusammengefasst.

13.2 Hintergrund

13.2.1 Qualitätsbegriff und Qualitätsindikatoren

„Qualität" der Gesundheitsversorgung ist ein mehrdimensionales Konstrukt und abhängig von der Perspektive (Arah et al. 2006; AHRQ 2018; IQTIG 2019a). Dieses theoretische Konstrukt kann mit Hilfe von Qualitätsindikatoren operationalisiert werden (Sens at al. 2018). Indikatoren können zwangsläufig nur Ausschnitte der Versorgung erfassen (Freeman 2002; NHS 2008).

Jede Gesundheitsversorgung definiert sich durch Leistungen, die für Patientinnen und Patienten erbracht werden. Die Bewertung der fachlichen, medizinisch-pflegerischen Qualität dieser Versorgung mit Hilfe von Indikatoren bezieht sich daher letztlich immer – mehr oder weniger spezifisch – auf bestimmte Leistungen. Dies gilt unabhängig davon, ob ein Qualitätssicherungsverfahren prozedur- oder diagnosebezogen konzipiert ist (siehe ► Abschn. 13.4). Die Leistungen, auf die sich eine Qualitätsbewertung bezieht, werden im Folgenden als „Indexleistungen" bezeichnet.

Eine Qualitätsdarstellung kann umso spezifischer erfolgen, je homogener die betrachteten Patientengruppen und Leistungen sind (Freeman 2002; NHS 2008).

13.2.2 Sektorenübergreifende Qualitätssicherung

Qualitätssicherung kann in unterschiedlichen Verfahrenskonzepten realisiert werden. Eine orientierende Kategorisierung der möglichen Konzepte hat der Gemeinsame Bundes-ausschuss in seiner Erstfassung der Richtlinie zur sektorenübergreifenden Qualitätssicherung verwendet (G-BA 2010):

- Sektorenübergreifende Verfahren („*mindestens zwei Sektoren (haben) an dem Behandlungsergebnis maßgeblich Anteil*")
- Sektorgleiche Verfahren („*die Erbringung der gleichen medizinischen Leistungen (erfolgt) in unterschiedlichen Sektoren*")
- Follow-up („*die Ergebnisqualität einer in einem Sektor erbrachten Leistung (wird) durch die Messung in einem anderen Sektor überprüft*")

Diese Kategorisierung ist nicht trennscharf, da beispielsweise auch Kombinationen vorliegen können (z. B. sektorgleich und Follow-up) oder da bei vielen Follow-up-Erfassungen nicht nur ein Sektor Einfluss auf das Behandlungsergebnis hat. Sie erscheint aber dennoch hilfreich, da die drei Konzepte unterschiedliche Anforderungen insbesondere in Bezug auf Aufwand und Komplexität nach sich ziehen.

13.2.3 Rahmenbedingungen einer sektorenübergreifenden Qualitätssicherung

Die Modellierung sektorenübergreifender Qualitätssicherungsverfahren sollte mit Hilfe eines Rahmenkonzepts ausgestaltet werden, das aufbauend auf den Zielen des Verfahrens eine gezielte Eingrenzung und Definition des Themas vornimmt und die sich daraus ergebenden Rahmenbedingungen bei der Verfahrensentwicklung systematisch berücksichtigt. ◼ Abb. 13.1 illustriert zentrale Elemente, die in einem solchen Rahmenkonzept zu berücksichtigen sind.

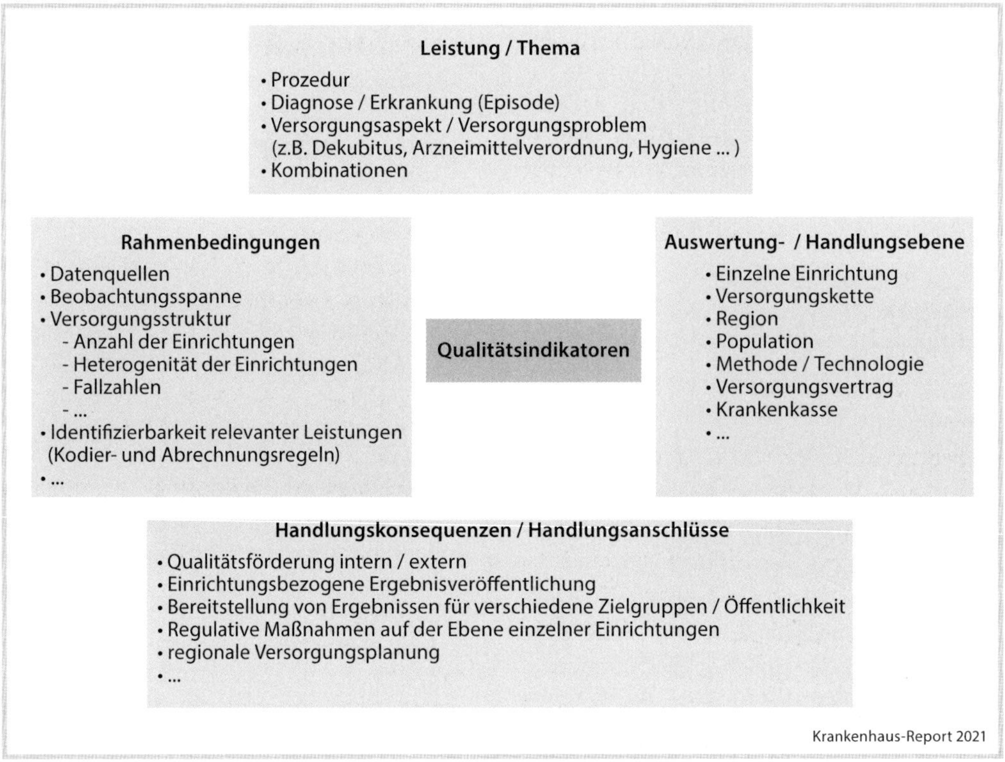

Leistung / Thema
- Prozedur
- Diagnose / Erkrankung (Episode)
- Versorgungsaspekt / Versorgungsproblem
  (z.B. Dekubitus, Arzneimittelverordnung, Hygiene ...)
- Kombinationen

Rahmenbedingungen
- Datenquellen
- Beobachtungsspanne
- Versorgungsstruktur
  - Anzahl der Einrichtungen
  - Heterogenität der Einrichtungen
  - Fallzahlen
  - ...
- Identifizierbarkeit relevanter Leistungen
  (Kodier- und Abrechnungsregeln)
- ...

Qualitätsindikatoren

Auswertung- / Handlungsebene
- Einzelne Einrichtung
- Versorgungskette
- Region
- Population
- Methode / Technologie
- Versorgungsvertrag
- Krankenkasse
- ...

Handlungskonsequenzen / Handlungsanschlüsse
- Qualitätsförderung intern / extern
- Einrichtungsbezogene Ergebnisveröffentlichung
- Bereitstellung von Ergebnissen für verschiedene Zielgruppen / Öffentlichkeit
- Regulative Maßnahmen auf der Ebene einzelner Einrichtungen
- regionale Versorgungsplanung
- ...

Krankenhaus-Report 2021

Abb. 13.1   Rahmenkonzept zur Ausgestaltung sektorenübergreifender Qualitätssicherungsverfahren

13.3 Sektorenübergreifende Qualitätssicherung des G-BA: Historie, Sachstand, Ausblick

Die vom G-BA seit seiner Gründung im Jahr 2004 auf Grundlage der §§ 135–137 SGB V beschlossenen Richtlinien zur einrichtungsübergreifenden Qualitätssicherung waren zunächst sektorspezifisch angelegt. Datengestützte Qualitätssicherungsverfahren unter Verwendung von Qualitätsindikatoren zur Messung von Prozess- und Ergebnisqualität waren für die vertragsärztliche Versorgung zum Thema Dialyse und für die stationäre Versorgung für über 20 Leistungsbereiche (Anzahl wechselnd) vorgegeben.

Mit dem GKV-Wettbewerbsstärkungsgesetz (GKV-WSG) wurde 2007 in § 136 SGB V die Vorgabe aufgenommen, dass einrichtungsübergreifende Qualitätssicherungsverfahren grundsätzlich sektorenübergreifend angelegt werden sollen. Auf dieser Grundlage hat der G-BA im Jahr 2010 die „Richtlinie zur einrichtungs- und sektorenübergreifenden Qualitätssicherung – Qesü-RL" beschlossen (G-BA 2010). Nach dem Aufbau der für die Durchführung erforderlichen Strukturen und Prozesse insbesondere zum Datenfluss (Pseudonymisierung, Vertrauensstelle) und der fachlichen Entwicklung durch das aQua-Institut begann am 01.01.2016 der Routinebetrieb für das erste sektorgleiche Verfahren zum Thema „Perkutane Koronarintervention (PCI) und Koronarangiographie" (G-BA 2015).

Im Jahr 2019 wurde die Qesü-RL zur „Richtlinie zur datengestützten einrichtungsübergreifenden Qualitätssicherung (DeQS-RL)" weiterentwickelt (G-BA 2020a). Diese Richtlinie ist im Sinne einer Rahmenrichtlinie so konzipiert, dass mit ihr alle datenbasierten QS-Verfahren administriert werden können, unabhängig davon, ob sie sektorspezifisch oder sektorenübergreifend angelegt sind. Mit Beschluss des G-BA vom 16.07.2020 wurden alle datengestützten Qualitätssicherungsverfahren unter das Dach dieser Richtlinie überführt (G-BA-2020b, zum Zeitpunkt der Manuskripterstellung noch nicht in Kraft).

Ab 01.01.2021 wird diese Richtlinie 15 Qualitätssicherungsverfahren umfassen, davon 12 sektorspezifisch stationäre Verfahren.

Drei Verfahren sind sektorenübergreifend angelegt:

- Perkutane Koronarintervention (PCI) und Koronarangiographie (QS PCI)
- Vermeidung nosokomialer Infektionen – postoperative Wundinfektionen (QS WI)
- Nierenersatztherapie bei chronischem Nierenversagen einschließlich Pankreastransplantationen (QS NET)

Alle Verfahren folgen dem Konzept sektorgleicher Verfahren: Die zu erfassenden Leistungen werden sowohl von Vertragsärzten als auch von Krankenhäusern ambulant oder stationär erbracht und gehen gleichermaßen in den Qualitätsvergleich ein.

Im Verfahren zur Nierenersatztherapie werden sowohl ambulante und stationäre Dialysebehandlungen bei chronischer Niereninsuffizienz als auch (ausschließlich stationäre) Nierentransplantationen erfasst. Im derzeitigen Konzept werden Dialysen und Transplantationen im Wesentlichen unabhängig voneinander betrachtet. Hier sind Weiterentwicklungen erforderlich, um tatsächlich eine Verknüpfung beiden Behandlungsverfahren zu erreichen.

Derzeit wird somit „nur" eine letztlich relativ einfache Form sektorenübergreifender Qualitätsvergleiche realisiert: eine prozedurbezogene Erfassung vergleichbarer Leistungen zu definierten Zeitpunkten mit einem Follow-up.

Die DeQS-RL des G-BA ermöglicht seit 2020 auch die Nutzung von Patientenbefragungen als weitere Datenquelle. Eine solche Patientenbefragung soll erstmals im Verfahren QS PCI eingesetzt werden.

13.4 Charakteristika sektorenübergreifender Qualitätssicherungsverfahren

Die Auswahl und Eingrenzung der Themen bestimmt entscheidend die Komplexität der möglichen Verfahrenskonzepte.

Orientierend können folgende Kategorien unterschieden werden:

1. Prozedurbezogen:
   Möglichst homogene Leistungen für möglicherweise heterogene Erkrankungen (z. B. „Operationen an der Mitralklappe")
2. Diagnosebezogen:
   Möglicherweise heterogene Leistungen während einer oder mehrerer Behandlungsepisoden für möglichst homogene Erkrankungen/Diagnosen (z. B. „Mammakarzinom")
3. Versorgungsaspekte („Querschnittsthemen"):
   Relativ homogene Basisleistungen bei heterogenen Prozeduren und oder heterogenen Diagnosen während einer oder mehrerer Behandlungsepisoden (z. B. Dekubitus, Hygiene, Medikamentenversorgung, Entlassmanagement).

Diese Kategorisierung weist Überschneidungen auf. So können beispielsweise Prozedur- und Diagnosebezug kombiniert werden („operative Versorgung bei Mammakarzinom"). Dennoch erscheint eine solche Kategorisierung hilfreich, um wesentliche Besonderheiten der sektorenübergreifenden Qualitätssicherung herauszustellen.

Bei allen Verfahren hängt die Komplexität von den Strukturen ab, in denen die Versorgung stattfindet:

- Anzahl der an der Versorgung beteiligten Einrichtungen (bis zu mehreren Zehntausend wie beispielsweise bei ambulanter Psychotherapie)
- Heterogenität der beteiligten Einrichtungen (große Krankenhäuser vs. Einzelpraxen mit limitiertem Patienten- und Behandlungsspektrum)

— absolute Fallzahlen und Unterschiede der Fallzahlen in den einzelnen Einrichtungen

13.4.1 Prozedurbezogene Verfahren

Prozedurbezogene Verfahren sind in der Regel relativ wenig komplex, die Verantwortlichkeit für Ergebnisse („Zuschreibbarkeit") ist meist relativ klar zuzuordnen und die Einrichtungen haben vielfach relativ hohe Fallzahlen. Es ist daher kein Zufall, dass weltweit prozedurbezogene Verfahren dominieren, wenn einzelne Einrichtungen miteinander verglichen werden sollen.

Die Verfahren haben einen weitgehend klaren „Startpunkt". Das Ende der Beobachtungsspanne bestimmt sich an den Zeitpunkten, die für eine intermediäre oder „finale" Ablesung der Ergebnisqualität erforderlich (oder effizient) sind. Die Beobachtungsspanne ist häufig relativ kurz.

Es gibt einen definierten Bezugspunkt („Indexleistung"), auf sich Qualitätsergebnisse beziehen.

Dennoch ist auch die Komplexität prozedurbezogener Verfahren variabel, primär abhängig von der Homogenität der betrachteten Prozeduren und des betrachteten Patientenkollektivs. Ein einfaches Beispiel hierfür ist die Frage, ob alle entsprechenden Eingriffe, nur elektive Eingriffe oder ggf. nur elektive Eingriffe bei bestimmten Indikationen betrachtet werden sollen.

13.4.2 Diagnosebezogene Verfahren

Die Komplexität von diagnosebezogenen Verfahren ist praktisch frei skalierbar. Sie kann relativ gering oder extrem hoch sein.

Wenn diagnosebezogene Verfahren für einen Einrichtungsvergleich verwendet werden, müssen abgrenzbare Behandlungsepisoden definiert werden. Die Qualitätsbetrachtung bezieht sich auf die Leistungen der jeweiligen Episode. Dies ist für den Krankenhausbereich relativ einfach, da stationäre Aufenthalte klar definiert sind. In der ambulanten Versorgung mit möglicherweise vielen sehr unterschiedlichen Arztkontakten ist die Definition schwieriger. Je heterogener die betrachteten Behandlungsepisoden sind, desto weniger spezifisch können die verwendeten Indikatoren und somit die Differenziertheit der Qualitätsaussage sein. Die Festlegung der Behandlungsepisoden ist insbesondere bei chronischen Erkrankungen ggf. sehr anspruchsvoll. Auch bei heterogenen Episoden können jedoch Basisanforderungen erfasst werden, wie beispielsweise zur Patienteninformation oder Medikation.

Bei diagnosebezogenen Verfahren umfasst die Betrachtung vielfach eine Versorgungskette, abhängig von der Definition der Episode. Die Verfahren können eine oder mehrere Indexleistungen umfassen. Der Startpunkt muss spezifisch definiert werden, was für akute Erkrankungen in der Regel relativ klar möglich ist, für chronische Erkrankungen aber ggf. komplexe Festlegungen erfordert.

Die Komplexität diagnosebezogener Verfahren hängt weiterhin von der Heterogenität der betrachteten Versorgungsketten ab (Beispiel: Karzinomerkrankung, bei der einzelne Behandlungsschritte in Zentren, andere dezentral durchgeführt werden).

13.4.3 Versorgungsaspekte („Querschnittsthemen")

Solche Verfahren können für eine sektorenübergreifende Qualitätssicherung besondere Bedeutung haben, da sie gezielt an Schnittstellen der Sektoren ansetzen, wie beispielsweise bei der Medikamentenversorgung.

13.5 Auswertungs- und Handlungsebenen

Qualitätssicherung muss handlungsrelevant sein. Für die Konzeption jedes Qualitätssicherungsverfahrens ist daher entscheidend, ausgehend von den Zielen des Verfahrens die potenziellen Handlungskonsequenzen festzulegen. Dies umfasst auch die Festlegung, auf welche Ebene sich diese Handlungskonsequenzen beziehen. Eben diese Ebene muss dann von der Auswertung adressiert werden. Auf dieser Grundlage werden im Folgenden die Begriffe „Auswertungsebene" (alternativ „Beobachtungsebene") und „Handlungsebene" verwendet.

Für die einrichtungsübergreifende Qualitätssicherung des G-BA ist derzeit die primäre Handlungs- und Auswertungsebene die einzelne Einrichtung. Darüber hinaus erfolgen auch Auswertungen auf der Ebene „Bund" und „Land". Diese haben das primäre Ziel, Vergleichswerte zu generieren: Die Ergebnisse der einzelnen Einrichtung sollen mit denen anderer Einrichtungen und mit dem Gesamtergebnis in Deutschland verglichen werden können. Die Auswertungsebene „Bund" kann aber auch in Bezug auf die Gesamtergebnisse oder die Verteilung der Ergebnisse der einzelnen Einrichtungen unmittelbar handlungsrelevant sein. Das IQTIG verwendet eine Methodik zur Identifikation von „besonderem Handlungsbedarf" auf Bundesebene (IQTIG 2019a).

Für eine sektorenübergreifende Qualitätssicherung haben andere Auswertungsebenen als die einzelne Einrichtung eine erheblich größere Bedeutung als für sektorspezifische Verfahren.

Als solche Auswertungsebenen kommen in Frage:

- Versorgungsketten
- Regionale Netzwerke (FES 2018)
- Versorgungsverträge
- Region (aQua-Institut 2011)
- „System" (IQTIG 2019a)
- Population (FES 2018)
- Versorgungsstrukturen (FES 2018)
- Medizinprodukt/Technologie
- …

Diese abstrakt beschriebenen Auswertungsebenen müssen für einzelne Indikatoren konkret operationalisiert werden. Nur so ergibt sich eine konkrete Handlungsrelevanz aus den Auswertungen.

Zur Auswertungsebene „Region" benennt das aQua Institut in seinem Bericht zum Verfahren „Kolorektales Karzinom" beispielsweise den Indikator „Anteil pT1-Karzinome in einer Region" (aQua-Institut 2011). Es ist offensichtlich, dass ein solcher Indikator wertvolle Informationen zur Qualität der Früherkennung liefern kann. Allerdings besteht Forschungs- und Entwicklungsbedarf, um „die Region" zu identifizieren, für die die Auswertung konkret handlungsrelevant ist. Zudem erscheint klärungsbedürftig, ob ein solcher Indikator ohne konkreten Leistungserbringerbezug zu den primären gesetzlichen Aufgaben der Qualitätssicherungsverfahren des G-BA gehört oder ob diese Informationen nicht bereits von den Krebsregistern bereitgestellt werden.

Auch Versorgungsketten sind derzeit nicht im Einzelnen bekannt, sodass die Identifikation und Auswertung nur sekundär durch auf die Auswertungsergebnisse aufbauende Analysen erfolgen kann.

Entwicklungsbedarf zur Identifikation handlungsrelevanter Auswertungsebenen besteht generell auch für alle Indikatoren zum Langzeit-Follow-up: Je länger das Beobachtungsintervall, umso mehr Leistungserbringer sind in die Versorgung involviert (desto „länger" die Versorgungskette), umso geringer wird in der Regel die Bedeutung einzelner Einrichtungen als handlungsrelevante Auswertungsebene.

Es ist somit erhebliches Potenzial darin zu sehen, neue Auswertungsebenen in sektorenübergreifenden Qualitätssicherungsverfahren zu nutzen, die über einen reinen Einrichtungsvergleich hinausgehen. Insbesondere regionale Vergleiche haben das Potenzial, relevante Informationen für eine regionale Versorgungsplanung und -steuerung zu liefern, die vor Ort genutzt werden können.

Allerdings besteht noch erheblicher Entwicklungsbedarf, um diese Ebenen zu identifizieren und konkret zu benennen. Vor diesem Hintergrund erscheint es sinnvoll, für Qualitätssicherungsverfahren des G-BA klar herauszustellen, welche Handlungsebenen in der „einrichtungsübergreifenden" Qualitätssicherung adressiert werden können und sollen.

13.6 Welche Indikatoren?

13.6.1 Konzept des aQua-Instituts zum Verfahren „Kolorektales Karzinom"

Am Beispiel des Verfahrenskonzepts zum Thema „Kolorektales Karzinom" (KRK), das vom aQua-Institut im Auftrag des G-BA entwickelt wurde, kann beispielhaft dargestellt werden, welche Indikatoren in einem sektorenübergreifenden Qualitätssicherungsverfahren verwendet werden können (aQua-Institut 2011). Das Konzept erscheint sowohl aus wissenschaftlicher Sicht als auch unter dem Aspekt der Praktikabilität gut begründet und ausgewogen.

Dieses diagnosebezogene Verfahren zu einer Karzinomerkrankung weist insbesondere im Vergleich zu chronischen Erkrankungen eine noch relativ limitierte Komplexität auf: Der Beginn der Beobachtungsspanne ist gut identifizierbar, die Behandlungskonzepte und Erkrankungsverläufe sind relativ homogen und der Behandlungsverlauf ist relativ linear mit relativ gut abgrenzbaren Schritten.

Das Konzept erfasst mehrere Behandlungsepisoden und mehrere Indexleistungen:
- Diagnostik
- Operation
- Chemotherapie
- Strahlentherapie
- Nachsorge

Als Datenquellen sind primär Dokumentationen durch die Einrichtungen sowie Krankenkassendaten vorgesehen. Hierfür wurden verschiedene Auslöser und Teildatensätze definiert. Die einzelnen Episoden sowie die zu erfassenden Folgeereignisse sind zu einem großen Teil ausreichend präzise auslösbar. Zum Entwicklungszeitpunkt nicht auslösbar war insbesondere die Erfassung zur Nachsorge.

Das Verfahren umfasst 52 Indikatoren mit folgenden Merkmalen:
- Spezifische Indikatoren zur Prozess- und Ergebnisqualität zu den o. g. Behandlungsepisoden
  Bei den Ergebnisindikatoren ist zu differenzieren zwischen:
  - Indikatoren mit klarem Bezug zu bestimmten Indexleistungen, beispielsweise „Anastomoseninsuffizienz nach elektiver Operation"
  - Indikatoren zum Langzeit-Follow-up mit fehlendem Bezug zu bestimmten Indexleistungen: Überleben und Lokalrezidive nach fünf Jahren
- Indikatoren, die die Kooperation, d. h. die Schnittstellen der Versorgung betrachten, z. B. zum Tumorboard oder zur rechtzeitigen Befundweitergabe
- Indikatoren mit der Auswertungsebene „Region": z. B. „Anteil pT1-Karzinome bei Patienten mit KRK in einer Region"

▪▪ Sektorspezifische Indikatoren

Praktisch handelt es sich um fünf sektorspezifische Verfahren, die parallel jeweils eigene Indikatoren verwenden (Operation, Chemotherapie etc.). Möglicherweise handelt es sich teilweise um sektorgleiche Verfahren, falls beispielsweise eine Chemotherapie teilweise stationär erfolgt.

Es wird deutlich: Sektorenübergreifende Verfahren bilden praktisch zwangsläufig das „Dach" für ein oder mehrere sektorspezifische Verfahren.

▪▪ „Schnittstellenindikatoren"

Schnittstellenindikatoren sind als zentrales Element der aktuellen sektorenübergreifenden

Qualitätssicherung anzusehen. Sie adressieren ein potenzielles Problemfeld der Versorgung und stellen einen wesentlichen Fortschritt gegenüber rein sektorspezifischen Verfahren dar. Diese Indikatoren können kurzfristig eingesetzt werden, sind valide modellierbar und die Ergebnisse sind voraussichtlich in hohem Maße handlungsrelevant (Schang et al. 2020).

▪▪ Indikatoren mit noch zu definierender Auswertungsebene

Für die Indikatoren zum Langzeit-Follow-up nach fünf Jahren ist eine handlungsrelevante Auswertungsebene noch nicht definiert. Für den Vergleich einzelner Einrichtungen sind diese Indikatoren praktisch nicht geeignet, die möglicherweise verantwortlichen Versorgungsketten sind derzeit nicht konkret identifizierbar und andere mögliche Auswertungsebenen sind nicht konkret beschrieben.

Der zentrale Forschungs- und Entwicklungsbedarf ist für diese Indikatoren zunächst darin zu sehen, die handlungsrelevanten Ebenen zu identifizieren.

13.6.2 Follow-up-Indikatoren

Bei einem Follow-up handelt es sich um eine Datenerfassung, die zu einem späteren Zeitpunkt als die Indexleistung stattfindet und zur Bewertung der Ergebnisqualität der Indexleistung verwendet wird. Es sollte immer klar ersichtlich sein, auf welche Indexleistung(en) und welche Auswertungsebene sich ein Follow-up bezieht.

Wenn in sektorspezifischen Verfahren mit Follow-up gearbeitet wird, erhält das Verfahren dadurch prinzipiell bereits einen sektorenübergreifenden Charakter, sofern zwischen der Indexleistung und dem Follow-up andere Leistungserbringer in die Versorgung involviert sind und zumindest theoretisch Einfluss auf das im Follow-up erfasste Ereignis bzw. den erfassten Zustand haben können.

Letztlich ist das entscheidende Merkmal eines sektorspezifischen Verfahrens nach DeQS-RL daher, dass die für die Indexleistung verantwortlichen Leistungserbringer nur aus einem Sektor kommen, d. h. Auswertungs- bzw. Handlungsebene sind sektorspezifisch.

Ein Follow-up kann verschiedene Charakteristika aufweisen. Es kann:

- in dem gleichen oder in einem anderen Sektor erfasst werden als in dem der Indexleistung
- von dem gleichen oder einem anderen Leistungserbringer erfasst werden als von dem, der die Indexleistung erbracht hat
- zeitgetriggert (z. B. 30 Tage) oder ereignisgetriggert (z. B. Re-Operation) sein
- einen Zustand oder ein Ereignis erfassen
- sich auf eine oder auf mehrere Indexleistungen beziehen
- variable Zeitintervalle umfassen

In der datengestützten Qualitätssicherung des G-BA erfolgt die Erfassung eines Follow-up erst seit wenigen Jahren (Ausnahme: Transplantationsmedizin, siehe ◘ Tab. 13.1).

◘ Tab. 13.1 gibt einen Überblick über die Indikatoren der datengestützten Qualitätssicherung des G-BA aus dem Erfassungsjahr 2020, für die ein Follow-up verwendet wird (IQTIG 2020). Es wurden teilweise vereinfachende Verkürzungen oder Zusammenfassungen vorgenommen, da die Auflistung keinen präzisen Überblick über die einzelnen Indikatoren, sondern einen orientierenden Überblick über verschiedene Charakteristika und Indikatorentypen geben soll.

Bemerkenswert ist die hohe Variabilität der Follow-up-Intervalle (7, 30 und 90 Tage sowie 1–10 Jahre). Dies macht die besondere Anforderung deutlich, indikatorenspezifisch die geeigneten Messzeitpunkte zu identifizieren.

Die Indikatoren mit einem Intervall bis zu 90 Tagen erfassen praktisch immer unerwünschte Ereignisse.

Zu unterscheiden sind Indikatoren, die unerwünschte Ereignisse erfassen (Dimension der Sicherheit) und solche, die das Erreichen primärer Behandlungsziele erfassen (Dimension der Effektivität) (Arah et al. 2006; Döbler und Geraedts 2018; Döbler et al. 2019).

◨ **Tabelle 13.1**   Im Erfassungsjahr 2020 verwendete Follow-up-Indikatoren in der datengestützten Qualitätssicherung des G-BA (Quelle: IQTIG 2020)

Verfahren	Indikatoren	Intervall	Auswertungen
Cholezystektomie[a]	Operationsspezifische Komplikationen (Gallenwege, Infektion, Blutung)	30 Tage	Noch nicht verfügbar
	Reintervention aufgrund von Komplikationen	90 Tage	
	Weitere Komplikationen	1 Jahr	
	Sterblichkeit	1 Jahr	
Postoperative Wundinfektionen[b]	Nosokomiale postoperative Wundinfektionen	30 Tage	Noch nicht verfügbar
	Nosokomiale postoperative Wundinfektionen (Implantat-Operationen)	90 Tage	
Herzschrittmacher (HSM) und implantierbare Defibrillatoren (Defi)[a]	Prozedurassoziierte Komplikationen (Infektion, Aggregatperforation, weitere)	1 Jahr	**HSM seit 2016** Defibrillatoren noch nicht verfügbar
	Laufzeit des Herzschrittmacher-Aggregats	4 Jahre	
	Folgeeingriffe wegen Hardwareproblem	8 Jahre (HSM) 6 Jahre (Defi)	
Transplantations-medizin (Herz, Lunge, Leber, Niere, Lebendspende)[a]	Sterblichkeit	1 Jahr 2 Jahre 3 Jahre	**Seit 2004**
	Organ-/Transplantatfunktion (nicht alle Verfahren)	1 Jahr 2 Jahre 3 Jahre	
Koronarangiografie und PCI[b]	Schwere Komplikationen (MACCE)	7 Tage	**Seit 2016** (noch nicht veröffentlicht)
	Sterblichkeit bei PCI	30 Tage 1 Jahr	
Herzchirurgie (Koronarchirurgie und Eingriffe an Herzklappen)[a]	Schlaganfall	30 Tage	Noch nicht verfügbar
	Reintervention oder Reoperation	30 Tage	
	Wundheilungsstörung oder Mediastinitis	90 Tage	
	PCI nach Koronarchirurgie	1 Jahr	
	Sterblichkeit	30 Tage 1 Jahr	
Hüftendoprothesen (HEP)[a]	Prothesen-Wechsel/Komponentenwechsel	90 Tage	**Seit 2016**
Knieendoprothesen (KEP)[a]	Prothesen-Wechsel/Komponentenwechsel	90 Tage	**Seit 2016**

13

◘ Tabelle 13.1 (Fortsetzung)

Verfahren	Indikatoren	Intervall	Auswertungen
Nierenersatztherapie (NET) – Dialyse[b]	Hospitalisierung wegen Komplikation am Zugang	Ereignis-getriggert, kontinuierlich	Noch nicht verfügbar
	Sterblichkeit	1 Jahr 2 Jahre 3 Jahre 5 Jahre 10 Jahre	

[a] sektorspezifisch stationäres Verfahren
[b] sektorenübergreifendes/sektorgleiches Verfahren
Krankenhaus-Report 2021

◘ Tab. 13.1 zeigt, dass ein Großteil der derzeit verwendeten Indikatoren unerwünschte Ereignisse erfassen und somit weitgehend die Qualitätsdimension „Sicherheit" adressiert wird. Lediglich in den Fällen, in denen das Überleben zum Follow-up-Zeitpunkt ein primäres Behandlungsziel ist (beispielsweise bei Herztransplantationen), wird die Dimension der Effektivität, d. h. des Erreichens der primären Behandlungsziele, abgebildet.

Keiner der Indikatoren erfasst primäre Behandlungsziele wie beispielsweise die Verbesserung der Mobilität nach Implantation von Endoprothesen oder der körperlichen Belastbarkeit nach Eingriffen an Herzklappen. Solche Indikatoren stellen besondere methodische Herausforderungen dar, insbesondere weil häufiger längere Follow-up-Intervalle erforderlich sind und die Abbildung des Behandlungsergebnisses vielfach komplexe Konstrukte erfordert, deren valide und reliable Erfassung teilweise nur eingeschränkt möglich ist (z. B. Beweglichkeit, Schmerz, Symptomveränderung).

13.7 Verantwortlichkeit für Ergebnisqualität

13.7.1 Zuschreibbarkeit bei Follow-up-Indikatoren: aktuelle Erfahrungen

Praktische Erfahrungen liegen derzeit nur für Indikatoren aus der stationären Qualitätssicherung vor.

◘ Tab. 13.2 gibt einen Überblick über die Häufigkeit, in der mit Hilfe dieser Indikatoren Qualitätsdefizite („qualitative Auffälligkeit") festgestellt wurden. Diese Feststellung beruht auf einer Analyse der Ergebnisse durch Fachexperten und bedeutet, dass das auffällige rechnerische Ergebnis auf Ursachen zurückzuführen ist, für die das Krankenhaus verantwortlich ist („Zuschreibbarkeit").

Eine Sonderrolle nehmen die Indikatoren aus der Transplantationsmedizin ein. Hier wird bereits seit der Einführung im Jahr 2004 ein Follow-up verwendet, das von den Transplantationszentren aktiv eingeholt wird. Bemerkenswert erscheint, dass mit dem Follow-up nach einem Jahr bei mindestens 40 % der Einrichtungen, die den Referenzbereich nicht erreichen, ein Qualitätsproblem festgestellt wird,

◻ **Tabelle 13.2** Erfahrungen aus dem Strukturierten Dialog 2018 (Erfassungsjahr 2017) gemäß QSKH-RL zu Follow-up-Indikatoren (Quelle: QTIG 2019c)

Leistungs-bereich	Indikator	Follow-up-Inter-vall	Anzahl rech-nerisch auffälliger Kranken-häuser	Anzahl angeforder-ter Stellungnahmen (in Klammern: Anteil an rechne-risch auffälligen Krankenhäusern in %)	Anzahl festgestellter Qualitätsdefizite ("qualitativ auffällig") (in Klammern: Anteil an Stellung-nahmen in %)
Herzschritt-macher	Laufzeit des Herz-schrittmacher-Aggregats	4 Jahre	73	65 (89)	1 (1,5)
	Prozedurassoziierte Komplikationen: Sonden- oder Taschen-problem	1 Jahr	93	83 (89)	26 (31,3)
	Prozedurassoziierte Komplikationen: Infektion, Aggregat-perforation	1 Jahr	43	32 (74)	1 (3,1)
Hüftendopro-thesen (HEP)	Prothesen-Wechsel Komponentenwechsel	90 Tage	68	52 (76)	14 (26,9)
Knieendopro-thesen (KEP)	Prothesen-Wechsel Komponentenwechsel	90 Tage	46	25 (54)	4 (16,0)
Herztrans-plantation	Sterblichkeit[a]	1 Jahr	7	7 (100)	3 (42,8)
		2 Jahre	9	9 (100)	1 (11,1)
		3 Jahre	7	7 (100)	0
Lungen- und Herz-Lungentrans-plantation	Sterblichkeit[a]	1 Jahr	5	5 (100)	2 (40,0)
		2 Jahre	7	7 (100)	4 (57,1)
		3 Jahre	7	7 (100)	1 (14,2)
Lebertrans-plantation	Sterblichkeit[a]	1 Jahr	4	4 (100)	3 (75,0)
		2 Jahre	3	3 (100)	0
		3 Jahre	2	2 (100)	1 (50,0)
Nierentrans-plantation	Sterblichkeit[a]	1 Jahr	3	3 (100)	2 (66,6)
		2 Jahre	1	1 (100)	0
		3 Jahre	2	2 (100)	0
Pankreas-/Pankreas-Nierentrans-plantation	Sterblichkeit[a]	1 Jahr	5	5 (100)	2 (40,0)
		2 Jahre	7	7 (100)	1 (14,2)
		3 Jahre	4	4 (100)	0

[a] bei bekanntem Status

Krankenhaus-Report 2021

13

während dies nach zwei und drei Jahren sehr viel seltener der Fall ist.

Trotz der sehr niedrigen Fallzahlen in den Transplantationsverfahren kann festgestellt werden, dass die Indikatoren prinzipiell geeignet sind, auf Qualitätsdefizite hinzuweisen und gezielte Qualitätsverbesserungsmaßnahmen zu initiieren. Gerade in der Transplantationsmedizin haben diese Daten aber über den Einrichtungsvergleich hinaus größte Bedeutung für die Forschung und die Gesundheitsberichterstattung.

Für die Verfahren zu Herzschrittmachern und der Endoprothetik des Hüft- und Kniegelenks (HEP, KEP) wurde nicht bei jeder rechnerischen Auffälligkeit eine Stellungnahme angefordert. Über alle Indikatoren (nicht nur Follow-up-Indikatoren) hinweg wurde im Strukturierten Dialog zum Erfassungsjahr 2019 bei 63 % der rechnerischen Auffälligkeiten eine Stellungnahme eingeholt (IQTIG 2019b). Bei den Follow-up-Indikatoren ist dies bei dem Indikator zu KEP in 54 % und bei den Indikatoren zu HEP und Herzschrittmachern in 74–89 % der rechnerischen Auffälligkeiten erfolgt. Es ist nicht ersichtlich, ob in bestimmten Bundesländern besonders häufig darauf verzichtet wird, Stellungnahmen zu diesen Indikatoren einzuholen, oder ob dies ggf. bei besonderen Fallkonstellationen erfolgt ist. Den Follow-up-Indikatoren wird von den Landesgeschäftsstellen insgesamt aber anscheinend besondere Aufmerksamkeit zuteil.

Das Verhältnis von angeforderten Stellungnahmen zu festgestellten Qualitätsdefiziten kann als Hinweis gewertet werden, wie spezifisch der Qualitätsindikator auf Qualitätsdefizite hinweist. Über alle Indikatoren (nicht nur Follow-up-Indikatoren) hinweg wurde im Strukturierten Dialog zum Erfassungsjahr 2019 bei 20,3 % der Fälle, für die eine Stellungnahme angefordert wurde, eine „qualitative Auffälligkeit" festgestellt (IQTIG 2019b).

Auch unter Berücksichtigung der relativ niedrigen Absolutzahlen (die aber deutlich über denen der Transplantationsmedizin liegen) zeigt sich für zwei Indikatoren, dass diese nur in sehr seltenen Fällen Defizite identifi-

zieren, die dem implantierenden Krankenhaus zugeschrieben werden können (Laufzeit des Herzschrittmacher-Aggregats: 1,5 %, Infektion und Aggregatperforation bei Herzschrittmachern 3,1 %). Hier erscheint es empfehlenswert, gezielt zu evaluieren, aus welchen Gründen die rechnerische Auffälligkeit jeweils aufgetreten ist. Möglicherweise können die Indikatoren optimiert werden oder müssen als invalide angesehen werden (Aggregatperforation), möglicherweise kann die Analyse auf Optimierungspotenziale auf anderer Ebene hinweisen (z. B. Produktproblem bei der Laufzeit).

Zwei andere Indikatoren hingegen weisen überdurchschnittlich häufig auf Qualitätsdefizite hin (Sonden- oder Taschenproblem bei Herzschrittmachern: 31,3 %, Prothesen- oder Komponentenwechsel nach Hüft-TEP: 26,9 %).

Praktische Erfahrungen aus Sachsen weisen darauf hin, dass zur Feststellung der Ergebnisverantwortung für Follow-up-Indikatoren eine qualitative Analyse (im Strukturierten Dialog oder anderen geeigneten Verfahren) eine möglicherweise unverzichtbare Rolle spielt (Kaiser 2020).

Insbesondere betrifft dies die Fälle, bei denen das Follow-up-relevante Ereignis nicht in derselben Einrichtung durchgeführt wurde. So kann beispielsweise bei Hüft-TEP-Wechseln die erstimplantierende Einrichtung in Frage stellen, ob die Indikation zur Folgeoperation sachgerecht war. Zur sachgerechten Bewertung werden daher mehr Informationen zu den Prozeduren oder Ereignissen aus der nachbehandelnden Einrichtung für erforderlich gehalten, als bislang zur Verfügung stehen (Kaiser 2020; GQH 2020). Für Sachsen konnte für die Indikatoren im Leistungsbereich Herzschrittmacher für die Jahre 2014–2018 festgestellt werden, dass ca. 15 % der Folgeeingriffe (Follow-up) nicht in dem Krankenhaus durchgeführt wurden, das die Erstimplantation vorgenommen hat (Kaiser 2020). Es wird zu prüfen sein, ob alle für eine fachlich wünschenswerte Analyse erforderlichen Informationen von verschiedenen Leistungserbringern datenschutzkonform verwendet werden können.

Follow-up-Indikatoren sind somit primär als Aufgreifkriterien anzusehen, die einer qualitativen Analyse bedürfen. Standardisierte Kriterien hierfür sollten systematisch entwickelt werden.

Die Identifikation des geeigneten Intervalls erfordert indikatorenspezifische Festlegungen. Selbst für weltweit fast schon als „Standard" anzusehende Follow-up-Indikatoren wie die 30-Tage-Sterblichkeit nach herzchirurgischen Eingriffen zeigen Analysen, dass diese teilweise zu hinterfragen sind – dass aber auch für längere Follow-up-Intervalle eine Zuschreibbarkeit zur Indexleistung möglich ist (Siregar et al. 2013; Hansen et al. 2015; Hirji et al. 2019).

Generell können folgende Schlussfolgerungen gezogen werden:

1. Follow-up-Indikatoren können handlungsrelevanter sein als andere Indikatoren
2. Die Ergebnisse von Follow-up-Indikatoren bedürfen in der Regel einer differenzierten qualitativen Analyse
3. Follow-up-Indikatoren geben Einrichtungen wertvolle Informationen zum Behandlungsergebnis, insbesondere zur Nachbehandlung in anderen Einrichtungen
4. Es stehen Follow-up-Indikatoren zur Verfügung, die die einrichtungsvergleichende Qualitätssicherung verbessern
5. Die Erfahrungen mit den derzeit eingesetzten Indikatoren sollten systematisch analysiert werden, um generelles und spezifisches Weiterentwicklungspotenzial konkret feststellen zu können und den Wert der einzelnen Indikatoren für einen Einrichtungsvergleich oder ggf. für andere Zielsetzungen konkret bewerten zu können.

13.7.2 Erfassung der Ergebnisqualität einer Versorgungskette

In der Praxis ist die Frage nach der Ergebnisqualität einer Versorgungskette für praktisch jeden Follow up Indikator relevant, nicht nur im Rahmen sektorenübergreifender Qualitätssicherungsverfahren. Auch für prozedurbezogene, sektorspezifische Qualitätssicherungsverfahren ist abhängig vom Follow-up-Intervall eine Versorgungskette mehr oder weniger involviert – auch wenn die einzelnen Beteiligten nicht explizit in das Verfahren einbezogen sind und die von ihnen erbrachten Leistungen nicht als Indexleistungen einer expliziten Qualitätsbetrachtung unterliegen (Ausnahmen: z. B. Patient zum 30-Tage-Follow-up noch nicht aus stationärer Behandlung entlassen, Nachbehandlung ausschließlich durch den Leistungserbringer, der auch die Indexleistung erbracht hat). Auch für das Konzept der Qualitätssicherung in Pflegeeinrichtungen nach SGB XI werden implizit Versorgungsketten erfasst: Beispielsweise soll die Häufigkeit neu aufgetretener Dekubitalulzera über einen Zeitraum von sechs Monaten betrachtet werden. Praktisch werden damit auch ärztliche Behandlungen oder stationäre Aufenthalte während dieses Zeitraums einbezogen (Wingenfeld et al. 2018).

Bei sektorenübergreifenden Verfahren sind praktisch immer Versorgungsketten involviert.

Die Bewertung der Ergebnisqualität einer Versorgungskette muss für jedes Verfahren (jedes spezifische Thema) und jeden Indikator differenziert erfolgen.

Folgende Beispiele sollen dies illustrieren:

■■ Hüft-TEP: Prothesen-Wechsel/ Komponentenwechsel innerhalb von 90 Tagen

In die Versorgungskette ist möglicherweise eine Rehabilitationseinrichtung involviert. Diese kann theoretisch Einfluss darauf haben, ob ein frühzeitiger Prothesenwechsel notwendig ist, auch wenn dies in der Praxis wenig relevant erscheint.

Wenn die Wechseloperation nicht in der erstimplantierenden Einrichtung erfolgt, gehört auch diese Einrichtung zur Versorgungskette. Die Indikation zum Wechseleingriff kann von der erstimplantierenden Einrichtung in Frage gestellt werden kann.

Trotz dieser zu bedenkenden Konstellationen wird die Verantwortlichkeit innerhalb der Versorgungskette in der Praxis primär der erstimplantierenden Einrichtung zugeschrieben werden können.

■ ■ **Perkutane Koronarintervention (PCI): Sterblichkeit innerhalb eines Jahres**

Es handelt sich um hochvariable und derzeit nicht beurteilbare Versorgungsketten.

Der Indikator ist prototypisch, um die konkrete Handlungsrelevanz solcher Indikatoren identifizieren zu können. Der G-BA hat das IQTIG daher bereits im Jahr 2018 beauftragt, Kriterien zur Datenbewertung für QS PCI zu entwickeln, und dabei insbesondere die Follow-up-Indikatoren hervorgehoben (G-BA 2018):

» Hierbei ist insbesondere auch auf Langzeit-Follow-up-Indikatoren (Bsp. QS PCI) einzugehen. Es soll geprüft und dargelegt werden, ob die Einbeziehung mehrerer Leistungserbringer in das Stellungnahmeverfahren zu ein- und demselben Indikator fachlich geboten erscheint (v. a. bei den Langzeit-Follow-up-Indikatoren) und welche Modifikationen des Stellungnahmeverfahrens dann ggf. erforderlich sind.

Es besteht daher konkreter Bedarf, eine Systematik zu entwickeln, um Versorgungsketten zu analysieren und – sofern überhaupt möglich – in eine Bewertung einzubinden.

■ ■ **Dialyse: Sterblichkeit nach 1–10 Jahren**

Es handelt sich um die kontinuierliche Erfassung der Dauerbehandlung einer chronischen Erkrankung bei Patientinnen und Patienten, die vielfach Komorbiditäten aufweisen und innerhalb variabler und nicht im Einzelnen bekannter Versorgungsketten behandelt werden.

Auch für die Bewertung dieser Ergebnisse wird es gezielter Analysen z. B. im Rahmen eines Stellungnahmeverfahrens bedürfen, um die konkrete Handlungsrelevanz der Ergebnisse bewerten zu können.

Solche Analysen müssen indikatorenspezifisch verschiedene Faktoren berücksichtigen:

1. „Länge" der Versorgungskette: ein, zwei oder x Leistungserbringer
2. Variabilität des Ablaufs der Behandlung innerhalb der Versorgungskette
(z. B. relativ stabil in der Abfolge Operation – Rehabilitation – Nachbehandlung oder wechselnd und diskontinuierlich)
3. Variabilität der Beteiligung der einzelnen Leistungserbringer (z. B. meist die gleichen Krankenhäuser und Rehabilitationskliniken oder variabler, siehe Beispiel unten zu Karzinomerkrankung)
4. Variabilität des Einflusses einzelner Beteiligter auf das durch den Indikator erfasste Behandlungsergebnis

Am Beispiel einer sehr einfachen Versorgungskette sollen einige relevante Aspekte illustriert werden.

Im Bereich der Perinatalmedizin erfolgt die Versorgung der Neugeborenen (insbesondere Frühgeborene) in der Geburtsklinik und erforderlichenfalls in einer Neonatologie.

Eine Verknüpfung von Qualitätsdaten dieser beiden Einrichtungen hat insbesondere zwei relevante Vorteile: die Geburtsklinik erhält Auswertungen zu den Langzeitergebnissen der in der Klinik versorgten (Risiko-)Neugeborenen, die Neonatologie erhält standardisierte Daten aus der Geburtsklinik, die für die Risikoadjustierung der Ergebnisse der Neonatologie relevant sind.

Die „Versorgungskette" dieser beiden Leistungserbringer findet zwar in vielen, jedoch nicht in allen Fällen innerhalb einer Einrichtung statt.

Für die „Versorgungsketten" gibt es eine n : n-Beziehung: Eine Geburtsklinik kann in verschiedene Neonatologien verlegen (auch wenn dies in der Praxis meist nur ein oder zwei regional angebundene Kliniken betrifft), eine Neonatologie nimmt Neugeborene aus verschiedenen Geburtskliniken auf. Somit finden sich selbst in diesem einfachen Fall möglicherweise viele „Versorgungsketten".

Wenn nun eine Geburtsklinik auffällige Ergebnisse für ihre weiterverlegten Neugeborenen aufweist (z. B. erhöhte Mortalität), bedarf es einer Analyse, ob diese Ergebnisse gleichermaßen in allen Neonatologien zu beobachten sind, in die verlegt worden ist, oder ob es ggf. eine Häufung in einer bestimmten Neonatologie gibt. Ggf. muss weitergehend analysiert werden, ob die Ergebnisse dieser einen Neonatologie nur für diese eine Geburtsklinik oder auch für andere Geburtskliniken auffällig sind. Da beide „n" in dieser n : n-Beziehung nicht allzu hoch sein werden, erscheint eine solche Analyse zwar anspruchsvoll, aber möglich.

Die Komplexität steigt exponentiell, wenn die Versorgungskette mehrere behandelnde Einrichtungen (mehrere „n") umfasst und die Anzahl dieser Einrichtungen, in die und von denen verwiesen wird, steigt (Höhe des „n").

Bei dem vereinfachten Beispiel einer Karzinomerkrankung mit Operation, Chemotherapie und Bestrahlung (Diagnostik und Nachsorge werden der Anschaulichkeit halber nicht mit betrachtet) handelt es sich bereits um eine n : n : n-Beziehung. Da diese Behandlungen oft überregional stattfinden (Operation ggf. in einem weiter entfernten Zentrum, Chemotherapie und Strahlentherapie ortsnäher, aber nicht zwingend am gleichen Ort), wird deutlich, dass diese Versorgungsketten in einer Analyse praktisch nur noch sehr schwer „aufgelöst" werden können. In dieser vereinfachten Betrachtung ist noch nicht berücksichtigt, dass die Reihenfolge der therapeutischen Schritte variabel ist.

Eine grundlegend andere Situation ergibt sich, wenn die Auswertungsebene verändert wird und nicht einzelne Leistungserbringer, sondern Versorgungsverträge (z. B. Selektivverträge) erfasst werden. Diese haben eine gemeinsame Verantwortung für das Ergebnis, allerdings auch abhängig davon, ob die gesamte Versorgungskette in den Vertrag einbezogen ist.

13.8 Umsetzungshürden

13.8.1 Identifizierbarkeit von Leistungen

Qualitätsvergleiche können nur dann aussagekräftig sein, wenn präzise definiert ist, welche Leistungen verglichen werden sollen. Unverzichtbare Grundvoraussetzung ist daher, dass die zu erfassenden Leistungen eindeutig definiert und zuverlässig identifizierbar sein müssen.

Dies betrifft sowohl die Indexleistungen als auch die eventuellen Folgeleistungen bzw. -ereignisse (Follow-up). Sie müssen von den dokumentationspflichtigen Einrichtungen (Leistungserbringer, Krankenkassen) zuverlässig und präzise identifiziert werden können. Diese Anforderungen können unter dem Begriff „Auslösung" zusammengefasst werden.

Eng mit dem Konzept der Auslösung verbunden ist die weitere grundlegende Anforderung, dass die Vollzähligkeit der gelieferten Datensätze zuverlässig für jede beteiligte Institution überprüft werden kann. Wenn nicht bekannt ist, wie vollzählig die Datengrundlage ist, kann die Aussagekraft der Auswertungen nicht beurteilt werden („Sollstatistik").

Die exakte Definition der zu erfassenden Fälle und Leistungen und somit die Grundlage für Auslösung und Sollstatistik wird in der datengestützten Qualitätssicherung des G-BA über einen „QS-Filter" operationalisiert. Dabei handelt es sich um eine Softwarespezifikation, in der eindeutig die Bedingungen definiert sind, wann ein Fall relevant für die Qualitätssicherung ist. Dies erfolgt mit Hilfe von Diagnose- oder Prozedurenkodes bzw. Abrechnungsziffern, die ggf. mit weiteren Bedingungen (z. B. Alter) im Sinne eines Algorithmus verknüpft sind.

Die Auslösung einer datengestützten Qualitätssicherung baut somit auf die einheitliche Kodierung von Leistungen nach einheitlichen Regeln auf. Praktisch erfolgt diese Kodierung für die Abrechnung der Leistungen.

Die datenbasierte sektorspezifische oder sektorenübergreifende Qualitätssicherung setzt daher für alle beteiligte Sektoren vergleichbare Kodier- und Abrechnungsregeln voraus.

Für einige der bislang für die sektorenübergreifende Qualitätssicherung entwickelten Verfahren hat sich bereits gezeigt, dass eine zuverlässige Auslösung in vielen Fällen unter den derzeitigen Rahmenbedingungen nicht möglich ist.

Dies führt dazu, dass sektorenübergreifende Qualitätsbetrachtungen bzw. Qualitätsvergleiche nur mit erheblichen Einschränkungen oder nur mit nicht akzeptablem Aufwand-Nutzen-Verhältnis möglich sind.

Dies ist primär auf folgende Probleme zurückzuführen:

- **Auslösung ist nicht ausreichend spezifisch**
  Beispiel: Follow-up bei Kataraktoperationen. (G-BA 2014)
  Für die Erfassung der Ergebnisqualität bei Kataraktoperationen spielen die Bestimmung der Refraktion und bestkorrigierten Sehschärfe einige Wochen nach dem Eingriff eine zentrale Rolle. Prinzipiell weist ein solches Qualitätssicherungsverfahren im Vergleich zu anderen Themen hervorragende methodische Voraussetzungen auf: Das Erreichen der Behandlungsziele (Refraktion, bestkorrigierte Sehschärfe) kann mit Hilfe standardisierter und relativ objektiver Messverfahren erfasst werden, diese Aspekte der Ergebnisqualität können innerhalb weniger Wochen „abgelesen" werden (relativ kurze Beobachtungsspanne) und das Ergebnis ist in hohem Maße der Operation „zuschreibbar".
  Für diese Follow-up-Untersuchungen im vertragsärztlichen Bereich, die oft nicht durch den Operateur erfolgen, stehen jedoch keine spezifischen Kodes (EBM-Ziffern) zur Verfügung. In der Konsequenz würde ein hoher bürokratischer Aufwand entstehen, da der größte Teil der Fälle, die durch einen unspezifischen QS-Filter

ausgelöst werden, nicht für die Qualitätssicherung relevant ist.

- **Auslösung ist nicht ausreichend sensitiv**
  Beispiel: Indexleistung bei Konisation (Gewebeentnahme aus dem Muttermund) (G-BA 2014)
  Die Abrechnungsregeln für vertragsärztlich erbrachte Konisationen führen dazu, dass bei ambulant durchgeführten Konisationen, bei denen gleichzeitig auch Hysteroskopien (Gebärmutterspiegelungen) durchgeführt werden, nur die Hysteroskopie und nicht auch zusätzlich die Konisation kodiert wird, da dies keinen Einfluss auf die Vergütung hätte.
  In der Konsequenz wären somit nur isolierte Konisationen für die Qualitätssicherung identifizierbar, nicht aber solche, bei denen gleichzeitig auch eine Hysterektomie durchgeführt wird. Letztere sind aber für die Qualitätssicherung gleichermaßen relevant und in der Praxis sogar häufiger als die isolierten Eingriffe. Es können somit nicht alle qualitätsrelevanten Eingriffe identifiziert werden.
- **Auslösung erfolgt in verschiedenen Sektoren nicht einheitlich**
  Beispiel: Indexleistung bei Konisation (G-BA 2014).
  Im o. g. Beispiel wurde dargestellt, dass im vertragsärztlichen Sektor nicht alle Leistungen identifizierbar sind. Dieses Problem besteht bei stationär durchgeführten Konisationen nicht; diese können umfassend erfasst werden. Für ein sektorenübergreifendes Verfahren hätte dies die Konsequenz, dass unterschiedliche Grundgesamtheiten von Fällen erfasst würden – das Verfahren wäre nicht mehr sektorgleich, die Ergebnisse von Krankenhäusern und Vertragsärzten nicht vergleichbar.

Die genannten Beispiele machen deutlich, dass die Problematik sowohl für die Indexleistung als auch für das Follow-up besteht und sowohl den stationären als auch den vertragsärztlichen Sektor betrifft.

Zu berücksichtigen ist weiterhin, dass sowohl für die Indexleistung, in ganz besonderem Maße aber für das Follow-up der Zeitpunkt der Leistung oder des Ereignisses bekannt sein muss. Die Verfügbarkeit dieser Information ist ebenfalls von den Kodier- und Vergütungsregeln abhängig.

Als erhebliche Implementationshürden für sektorenübergreifende Verfahren sind daher anzusehen:

- das Fehlen von spezifischen Kodes für bestimmte Leistungen (operativ oder konservativ)
- das Fehlen von Kodierregeln
- die uneinheitliche Anwendung von Kodierregeln
- das Fehlen von spezifischen Abrechnungsziffern
- die uneinheitliche Anwendung von Abrechnungsregeln
- Kodier- oder Abrechnungsregeln, die die Anforderungen der Qualitätssicherung nicht abbilden, z. B. fehlende Vergütungsrelevanz qualitätsrelevanter Leistungen oder Ereignisse
- unterschiedliche Kodier- oder Abrechnungsregeln in den Sektoren

Als Sonderfall, der aber differenzierter zu betrachten ist, können auch unterschiedliche Vergütungsanreize in den Sektoren eine Rolle spielen.

Praktisch führt jede Versorgungsform mit „eigenen" Dokumentations- und Vergütungsregeln dazu, dass eine einheitliche Leistungserfassung kompliziert, eingeschränkt oder unmöglich sein kann. Dies betrifft beispielsweise:

- Ambulantes Operieren
- Selektivvertragliche Versorgung
- Ambulante spezialfachärztliche Versorgung
- ...

Die dargestellte Problematik ist allein innerhalb des SGB V von großer Bedeutung und besteht „sozialgesetzbuchübergreifend" in noch sehr viel größerem Ausmaß.

Als naheliegende Lösung erscheint die Nutzung neuer, spezifischer Kodes für qualitätssicherungsrelevante Diagnosen und Prozeduren (ICD- und OPS-Kodes) und Abrechnungsziffern (EBM-Ziffern).

Diese Option stellt einen erheblichen Eingriff in die sensible Systematik der vertragsärztlichen und stationären Kodierung und Vergütung dar, würde allerdings in vielen Fällen ermöglichen, präzise und spezifisch für die dokumentationspflichtigen Leistungen definierte Kodes verfügbar zu machen.

Praktisch bedeutet die aktuelle Situation, dass die Regeln zur Dokumentation und Kodierung durch die Vergütung definiert werden und die Qualitätssicherung letztlich nur dort zum Tragen kommen kann, wo aus diesen „Vergütungskodes" auch qualitätsrelevante Informationen „zufällig" extrahiert werden können (Döbler 2018; FES 2018).

13.8.2 Komplexität des Datenmodells

Aus dem Konzept des aQua-Instituts zum Verfahren „Kolorektales Karzinom" sind einige Aspekte ersichtlich, die als prototypisch angesehen werden können (aQua-Institut 2011).

Das Datenmodell weist eine hohe Komplexität auf, insbesondere aufgrund verschiedener Behandlungsstrategien und Behandlungsverläufe (Reihenfolge der einzelnen Behandlungsschritte, einzelne Teildatensätze können n-fach zu dokumentieren sein). Bei einem Krankheitsbild, dessen Behandlung sich über mehrere Monate hinzieht und das eine Vielzahl von Leistungserbringern einbezieht, erscheint dies unvermeidlich.

Die Auswertungskonzepte für die einzelnen Indikatoren für dieses Modell erfordern aufgrund der hohen Komplexität hohen Aufwand für die Entwicklung, Implementierung und die kontinuierliche Pflege.

Trotz der profunden Entwicklungsarbeit des aQua-Instituts besteht vor einer praktischen Umsetzung noch erheblicher Klärungsbedarf. Beispielsweise müssen Lösungen für den Umgang mit redundanten oder widersprüchlichen Datenlieferungen erarbeitet werden, es muss dargestellt werden, wer wann welche Auswertung erhält und wann die Erhebung abgeschlossen wird (es ist nicht automatisch zu erkennen, wann ein Fall abgeschlossen ist, da – abhängig vom individuellen Verlauf – nicht in jedem Fall eine identische Zahl von Teildatensätzen geliefert wird).

13.8.3 Verknüpfbarkeit verschiedener Teildatensätze

Die praktischen Erfahrungen mit den Follow-up-Indikatoren aus der externen stationären Qualitätssicherung zeigen, dass die korrekte Erfassung und Übermittlung der für eine Verknüpfung erforderlichen patientenidentifizierenden Daten (PID) noch nicht umfassend funktioniert. Ein wichtiger Grund hierfür können Schwierigkeiten bei der automatischen Übernahme aus Patientenverwaltungssystemen sein (Kaiser 2020).

13.9 Fazit und Ausblick

Sektorenübergreifende Qualitätssicherungsverfahren sind als unverzichtbare, effektive und praktikable Weiterentwicklung und Ergänzung sektorspezifischer Qualitätssicherungsverfahren anzusehen.

Sie können auch kurzfristig insbesondere zu folgenden Aspekten konkreten Nutzen generieren:

1. Optimierung von sektorspezifischen Verfahren, insbesondere durch sektorenübergreifende Follow-up-Erhebungen
2. Optimierung der Versorgung an Sektorengrenzen, insbesondere durch „Schnittstellenindikatoren"
3. Vorbereitung, Unterstützung und Begleitung einer stärkeren Integration der aktuellen Sektoren

Herauszustellen sind Schnittstellenindikatoren, die beispielsweise auch die Erfassung von ambulant-sensitiven Krankenhausfällen, Krankenhauswiedereinweisungen, der Medikamentenversorgung oder der suffizienten Informationsweitergabe umfassen können (Schang et al. 2020).

Die aktuell bereits realisierten Verfahren einer sektorenübergreifenden Qualitätssicherung innerhalb des SGB V bieten eine gute Grundlage für die noch erforderliche Forschungs- und Entwicklungsarbeit insbesondere in Bezug auf:

1. Feststellung der Verantwortlichkeit für die Ergebnisqualität von Follow-up-Indikatoren
2. Analyse von Versorgungsketten
3. Identifikation handlungsrelevanter Auswertungsebenen

Es bedarf noch erheblicher Forschung und Entwicklung, um die Ergebnisqualität von Versorgungsketten erfassbar zu machen und handlungsrelevante Auswertungsebenen zu identifizieren. Möglicherweise können Versorgungsketten oder Versorgungskonstellationen identifiziert werden, die Vorteile gegenüber anderen Versorgungsformen aufweisen oder es können Hinweise generiert werden, wie regionale Versorgungsstrukturen optimiert werden können (SVR 2018; FES 2018). Ein Langzeit-Follow-up ist primär hilfreich für andere Auswertungsebenen als für einzelne Einrichtungen.

Eine wirkungsvolle Modellierung handlungsrelevanter Qualitätssicherungsverfahren erfordert die Möglichkeit, die qualitätsrelevanten Leistungen und Ereignisse zuverlässig identifizieren zu können. Hierfür sind möglicherweise auch Eingriffe in Kodier- und Abrechnungsregeln erforderlich. Inwieweit die fortschreitende Digitalisierung in der Patientenversorgung (z. B. „elektronische Patientenakte") hier Lösungen bieten kann, bleibt abzuwarten.

Wenn sektorenübergreifende Verfahren nur auf solche Bereiche beschränkt bleiben, in denen aufgrund von Kodier- und Vergütungsregeln eine vergleichbare Kodierung bereits gegeben ist, wird echte sektorenübergreifende Qualitätssicherung praktisch nicht oder nur in besonderen Nischen umsetzbar sein. Zudem würde dies ggf. einen Anreiz setzen, die Heterogenität der Sektoren weiter auszubauen (FES 2018).

Eine „sozialgesetzbuchübergreifende Qualitätssicherung" erfordert neue gesetzliche Vorgaben. Sie würde die Komplexität der Messung und Bewertung von Qualitätsergebnissen, aber auch die Differenziertheit von Qualitätsbewertungen erheblich erweitern. Die derzeit geplante Änderung der gesetzlichen Vorgaben zur Notfallversorgung kann einen ersten, wichtigen Schritt darstellen (BMG 2020), insbesondere da für wichtige Qualitätsaspekte bereits zum Zeitpunkt des Notfalltransports maßgebliche Weichen gestellt werden. Die Regelungen des G-BA zur Qualitätssicherung sollten daher auch den Rettungsdienst adressieren können, damit der Patient z. B. mit Schlaganfall oder Herzinfarkt möglichst nur in das Krankenhaus gebracht wird, das eine qualitativ hochwertige Versorgung sicherstellen kann.

Unvermeidlich erscheint jedoch die Ambivalenz bei einer Priorisierung von Themen insbesondere für eine sektorenübergreifende Qualitätssicherung:

- Das zu messen, was beispielsweise unter epidemiologischen Gesichtspunkten höchste Relevanz hat (chronische Erkrankungen, Versorgung multimorbider Patientinnen und Patienten) ist aufwändig, komplex und teilweise nur eingeschränkt oder nicht ausreichend valide möglich.
- Das zu messen, was relativ einfach zu erfassen ist (häufige und gut identifizierbare Prozeduren) ist unverzichtbar, sollte aber dennoch unter dem Aspekt geprüft werden, ob nicht Bereiche gemessen werden, die praktisch nur wenig Handlungsrelevanz haben oder bei denen Aufwand und Nutzen in unangemessenem Verhältnis stehen.

Es bedarf daher einer anspruchsvollen Balance.

Neue Datenquellen sollten genutzt werden, um eine stärkere Erfassung der Dimensionen der Effektivität (Erreichen primärer Behandlungsziele) und Patientenzentrierung zu ermöglichen. Insbesondere das Instrument der Patientenbefragung kann hier relevante Verbesserungen erreichen, indem „Patient-reported-Outcome-Measures" (PROM) und ggf. auch „Patient-reported-Experience-Measures" (PREM) verfügbar gemacht werden. Auch die Nutzbarkeit von „Sozialdaten bei den Krankenkassen" (vielfach als „Qualitätssicherung mit Routinedaten" bezeichnet) kann dazu beitragen, Behandlungsergebnisse besser zu erfassen, da sie relevante Informationen für das Follow-up beitragen können. Die zügige Implementierung und enge wissenschaftliche Begleitung der Erfahrungen aus den ersten Jahren sollte prioritär sein.

Eine sektorenübergreifende Qualitätssicherung kann das Zusammenspiel der Sektoren verbessern, eine zunehmende Integration unterstützen und begleiten sowie wertvolle Informationen zur Systemverbesserung liefern. Sie kann grundlegende Fehlsteuerungen oder Fehlanreize einer sektoralen Trennung jedoch nicht neutralisieren. Das Ziel einer bedarfsorientieren sektorenübergreifenden Versorgungsplanung und -steuerung muss daher prioritär bleiben.

Literatur

Agency for Healthcare Research and Quality (2018) Six Domains of Health Care Quality. https://www.ahrq.gov/talkingquality/measures/six-domains.html. Zugegriffen: 29. März 2020

aQua-Institut (2011) Kolorektales Karzinom – Abschlussbericht. https://www.aqua-institut.de/fileadmin/aqua_de/Projekte/437_Kolorektales_Karzinom/Kolorektales_Karzinom_Abschlussbericht.pdf (Erstellt: 5. Nov. 2011). Zugegriffen: 4. Juli 2020

Arah OA, Westert GP, Hurst J, Klazinga NS (2006) A conceptual framework for the OECD Health Care Quality Indicators Project. Int J Qual Health Care 18(Suppl 1):5–13

BMG – Bundesministerium für Gesundheit (2020) Entwurf eines Gesetzes zur Reform der Notfallversorgung. Referentenentwurf. https://www.bundesgesundheitsministerium.de/fileadmin/

Dateien/3_Downloads/Gesetze_und_Verordnungen/GuV/N/Referentenentwurf_zur_Reform_der_Notfallversorgung.pdf. Zugegriffen: 4. Juli 2020

Döbler K (2018) Datengestützte Qualitätssicherung: Nur dort, wo Kodier- und Abrechnungsregeln dies zulassen? Vortrag bei der 10. Qualitätssicherungskonferenz des G-BA Berlin, 24. September 2018. https://www.g-ba.de/downloads/17-98-4648/2018-09-24_QS-Konferenz_PV1-3_D%C3%B6bler_Kodier-Abrechnungsregeln.pdf. Zugegriffen: 4. Juli 2020

Döbler K, Geraedts M (2018) Ausgewogenheit der Qualitätsindikatorensets der externen Qualitätssicherung nach § 136 SGB V. Z Evid Fortbild Qual Gesundhwes 134:9–17

Döbler K, Schrappe M, Kuske S, Schmitt J, Sens B, Boywitt D, Misselwitz B, Nothacker M, Geraedts M (2019) Eignung von Qualitätsindikatorensets in der Gesundheitsversorgung für verschiedene Einsatzgebiete – Forschungs- und Handlungsbedarf. Positionspapier der Arbeitsgruppe Qualitäts- und Patientensicherheitsforschung des Deutschen Netzwerks für Versorgungsforschung. Gesundheitswesen 81(10):781–787

Freeman T (2002) Using performance indicators to improve health care quality in the public sector: a review of the literature. Health Serv Manag Res 15:126–137

FES – Friedrich-Ebert-Stiftung (2018) Qualität in einem sektorenübergreifenden Gesundheitswesen. Über die Bedeutung der Qualität für eine gute gesundheitliche Versorgung. 22/2018 Expertengruppe der FES. http://library.fes.de/pdf-files/wiso/14885.pdf. Zugegriffen: 4. Juli 2020

G-BA (2010) Richtlinie zur einrichtungs- und sektorenübergreifenden Qualitätssicherung (Erstfassung). Beschlussdatum:19.04.2010. https://www.g-ba.de/downloads/39-261-1119/2010-04-19-Qes. Zugegriffen: 5. Juli 2020

G-BA (2014) Beschluss des Gemeinsamen Bundesausschusses über die Freigabe der Ergebnisberichte zu den Probebetrieben für die Qualitätssicherungsverfahren Konisation, Kataraktoperation sowie Perkutane Koronarintervention und Koronarangiographie zur Veröffentlichung. https://www.g-ba.de/downloads/39-261-1940/2014-02-20_Freigabe-Berichte-Probebetriebe_inkl-Anlagen.pdf (Erstellt: 20. Febr. 2014). Zugegriffen: 4. Juli 2020

G-BA (2015) Richtlinie zur einrichtungs- und sektorenübergreifenden Qualitätssicherung. https://www.g-ba.de/downloads/62-492-1056/Qes (Erstellt: 19. Febr. 2015). Zugegriffen: 4. Juli 2020

G-BA (2018) Beschluss des Gemeinsamen Bundesausschusses über eine Beauftragung des Instituts nach § 137a SGB V. https://www.g-ba.de/downloads/39-261-3328/2018-05-17_IQTIG-Beauftragung-Entwicklung-Kriterien-Datenbewertung-Einleitung-Durchfuehrung-Qualitaetssicherungsmassnahmen.pdf. Zugegriffen: 4. Juli 2020 (mit der Entwick-

lung von Kriterien für die Datenbewertung und die Einleitung und Durchführung von Qualitätssicherungsmaßnahmen im Rahmen der Richtlinie zur einrichtungs- und sektorenübergreifenden Qualitätssicherung)

G-BA (2020a) Richtlinie des Gemeinsamen Bundesausschusses zur datengestützten einrichtungsübergreifenden Qualitätssicherung (DeQS-RL) in der Fassung vom 19. Juli 2018. https://www.g-ba.de/downloads/62-492-2148/DeQS-RL_2019-11-22_iK-2020-05-16_AT-15-05-2020-B2.pdf. Zugegriffen: 14. Juni 2020

G-BA (2020b) Beschluss des Gemeinsamen Bundesausschusses über eine Änderung der Richtlinie zur datengestützten einrichtungsübergreifenden Qualitätssicherung (DeQS-RL) vom 16. Juli 2020. https://www.g-ba.de/downloads/39-261-4399/2020-07-16_DeQS-RL_Verfahren7-15.pdf. Zugegriffen: 26. Juli 2020

GQH (2020) Bericht zur externen Qualitätssicherung in der stationären Versorgung 2019. https://www.gqhnet.de/geschaeftsstelle/veroeffentlichungen/berichte/qualitaetsbericht_ej2018. Zugegriffen: 3. Juli 2020

Hansen LS, Sloth E, Hjortdal VE, Jakobsen CJ (2015) Follow-Up After Cardiac Surgery Should be Extended to at Least 120 Days When Benchmarking Cardiac Surgery Centers. J Cardiothorac Vasc Anesth 29(4):984–989

Hirji S, McGurk S, Kiehm S, Ejiofor J, Ramirez-Del Val F, Kolkailah AA, Berry N, Sobieszczyk P, Pelletier M, Shah P, O'Gara P, Kaneko T (2019) Utility of 90-Day Mortality vs 30-Day Mortality as a Quality Metric for Transcatheter and Surgical Aortic Valve Replacement Outcomes. JAMA Cardiol 85(2):156–165

IQTIG – Institut für Qualitätssicherung und Transparenz im Gesundheitswesen (2019a) Methodische Grundlagen V1.1. https://iqtig.org/dateien/dasiqtig/grundlagen/IQTIG_Methodische-Grundlagen-V1.1_barrierefrei_2019-04-15.pdf (Erstellt: 15. Apr. 2019). Zugegriffen: 29. März 2020

IQTIG – Institut für Qualitätssicherung und Transparenz im Gesundheitswesen (2019b) Bericht zum Strukturierten Dialog 2018 Erfassungsjahr 2017. https://iqtig.org/downloads/berichte/2017/2019-08-23_IQTIG_Bericht-zum-Strukturierten-Dialog-2018.pdf (Erstellt: 23. Aug. 2019). Zugegriffen: 15. Apr. 2020

IQTIG – Institut für Qualitätssicherung und Transparenz im Gesundheitswesen (2019c) Bericht zum Strukturierten Dialog 2018 – Erfassungsjahr 2017. Anhang. https://iqtig.org/downloads/berichte/2017/2019-05-15-IQTIG_Bericht-zum-Strukturierten-Dialog-2018_Anhang.pdf (Erstellt: 23. Aug. 2019). Zugegriffen: 4. Juli 2020

IQTIG – Institut für Qualitätssicherung und Transparenz im Gesundheitswesen (2020) Indikatorenbeschreibungen und Rechenregeln: Übersicht. https://iqtig.org/qs-verfahren/. Zugegriffen: 4. Juli 2020

Kaiser A (2020) Follow-up-Indikatoren Praktische Anwendung für den Einrichtungsvergleich. Vortrag bei
der Öffentlichkeitsveranstaltung 2020 des KCQ. Berlin. https://www.kcqq.de/de/veranstaltungen (Erstellt:
14. Febr. 2020). Zugegriffen: 4. Juli 2020

NHS Institute for Innovation and Improvement (2008)
The good indicators guide. January 2008. https://
www.england.nhs.uk/improvement-hub/wp-content/
uploads/sites/44/2017/11/The-Good-Indicators-
Guide.pdf. Zugegriffen: 5. Apr. 2020

Schang L, Sundmacher L, Grill E (2020) Neue Formen der
Zusammenarbeit im ambulanten und stationären Sektor: ein innovatives Förderkonzept. Gesundheitswesen
82:514–519

Sens B, Pietsch B, Fischer B, Hart D, Kahla-Witzsch
HA, von Friedrichs V, Nothacker M, Paschen U,
Rath S, Rode S, Schneider K, Schrappe M (2018)
Begriffe und Konzepte des Qualitätsmanagements
– 4. Auflage. GMS Med Inform Biom Epidemiol
14(1):Doc4 (https://www.egms.de/static/pdf/journals/
mibe/2018-14/mibe000182.pdf, Zugegriffen: 4. Juli
2020)

Siregar S, Groenwold RHH, de Mol BAJM, Speekenbrink
RGH, Versteegh MIM, Bruinsma GJB, Bots ML, van

der Graaf Y, van Herwerden LA (2013) Evaluation
of cardiac surgery mortality rates: 30-day mortality or longer follow-up? Eur J Cardio-thoracic Surg
44(5):875–883

SVR – Sachverständigenrat zur Begutachtung der
Entwicklung im Gesundheitswesen (2018) Bedarfs-
gerechte Steuerung der Gesundheitsversorgung.
Gutachten 2018. https://www.svr-gesundheit.
de/fileadmin/user_upload/Gutachten/2018/SVR-
Gutachten_2018_WEBSEITE.pdf. Zugegriffen: 10.
Mai 2020

Wingenfeld K, Stegbauer C, Willms G, Voigt C, Woitzik
R (2018) Entwicklung der Instrumente und Verfahren für Qualitätsprüfungen nach §§ 114 ff.
SGB XI und die Qualitätsdarstellung nach § 115
Abs. 1a SGB XI in der stationären Pflege. https://
www.gs-qsa-pflege.de/wp-content/uploads/2018/
10/20180903_Entwicklungsauftrag_stationa_%CC_
%88r_Abschlussbericht.pdf (Erstellt: 3. Sept. 2018).
Zugegriffen: 12. Juli 2020 (Abschlussbericht: Darstellung der Konzeptionen für das neue Prüfverfahren
und die Qualitätsdarstellung. Überarbeitete Fassung.
Bielefeld/Göttingen)

13

Zur Diskussion

Inhaltsverzeichnis

Multisektorale Schnittstelle: Hospitalisierungen von Pflegeheimbewohnenden mit Schwerpunkt Sturz

Susann Behrendt, Antje Schwinger, Chrysanthi Tsiasioti, Carina Stammann, Gerald Willms, Martina Hasseler, Elisa Studinski, Tanyel Özdes, Stephanie Krebs und Jürgen Klauber

Inhaltsverzeichnis

© Der/die Autor(en) 2021
J. Klauber et al. (Hrsg.), *Krankenhaus-Report 2021*, https://doi.org/10.1007/978-3-662-62708-2_14

■ ■ **Zusammenfassung**

Knapp eine dreiviertel Million Pflegebedürftige leben in deutschen Pflegeheimen und sind in der Regel hochbetagt, multimorbid und vulnerabel. Jeder fünfte von ihnen ist jährlich im Durchschnitt der Quartale mindestens einmal im Krankenhaus. Hospitalisierungen sind damit einer der zentralen Bestandteile ihrer gesundheitlichen Versorgung. Gleichzeitig sind sie gerade für diese Personengruppe nachweislich mit erhöhten Risiken für die Verschlechterung des Gesundheitszustands verbunden, die Frage der Vermeidbarkeit von Hospitalisierungen gewinnt hier gegenwärtig an Auftrieb. Primär basierend auf Analysen von Routinedaten der AOK-Kranken- und Pflegekassen identifiziert der Beitrag die häufigsten Anlässe für den Transfer von Pflegeheimbewohnenden ins Krankenhaus: kardiovaskuläre und Atemwegserkrankungen sowie Infarkte. Darüber hinaus zeigen sich bei Pflegeheimbewohnenden Indikationen, die als potentielle Hinweise für Versorgungsdefizite im Setting Pflegeheim gelten. Die empirische Detailanalyse eines der häufigsten Anlässe, dem Sturz, unterstreicht die Bedeutung einer berufsgruppenübergreifenden Prävention: drei Viertel der Pflegeheimbewohnenden erhalten sturzrisikoerhöhende Medikation, 16 % von ihnen werden spätestens im Folgequartal der Verordnung sturzassoziiert hospitalisiert. Sturzprophylaxe ist in diesem Sinne auch immer Hospitalisierungsprävention.

Almost three-quarters of a million people in need of care live in German nursing homes and are usually highly elderly, multimorbid and vulnerable. One in five of them is transferred to hospital at least once a year on average over the quarters. Hospitalisations are thus one of the central components of their health care. At the same time, these hospitalisations are associated with increased risks for health status worsening. The question of how to avoid these nursing home residents transfers is currently gaining momentum. Based on claims data from the AOK health care and long-term care insurance funds, this paper identifies the most frequent diagnoses of nursing home residents who are transferred to hospital: cardiovascular and respiratory diseases as well as infarctions. In addition, nursing home residents show hospital diagnoses which are considered as potential indications of unmet care needs within the inpatient long-term care system. An empirical in-depth glance at one of the most common transfer occasions, the fall, underlines the importance of inter-professional prevention: three-quarters of nursing home residents receive medication that increases a risk of falls, 16 percent of them are hospitalised in the quarter following the drug prescription at the latest. Therefore, in a way, fall prevention is always also hospitalisation prevention.

14.1 Einleitung

Rund ein Viertel der pflegebedürftigen Menschen leben in Deutschland in Pflegeheimen und bedürfen einer komplexen pflegerischen und medizinischen Versorgung durch eine Vielzahl von Akteuren. Aufgrund ihrer in der Regel eingeschränkten Selbstständigkeit sind diese Menschen angewiesen auf Angehörige, Pflegekräfte und Ärzteschaft. Entscheidungen für oder gegen eine medizinische Maßnahme können sie in ihrer Komplexität nur noch bedingt selbst erfassen und fällen. Krankenhausaufenthalte stellen hierbei eine besondere Herausforderung dar. Angesichts der mit Transfer und Aufenthalt im Krankenhaus verbundenen gesundheitlichen Risiken für Pflegeheimbewohnende gewinnt die Frage einer Vermeidbarkeit von Hospitalisierungen erheblich an Bedeutung. Auch die Krankenhäuser selbst stellt die zunehmend hochbetagte, pflegebedürftige Patientenschaft vor massive Herausforderungen. Gerontopsychiatrisches und geriatrisches Wissen bei pflegerischem und ärztlichem Personal gilt zunehmend als Schlüsselqualifikation in Notaufnahmen und Krankenhausbetrieb. Die in der Versorgungsforschung aktuell prominent genannten Stellschrauben für die Reduktion von Einweisungen von Pflegeheimbewohnenden und deren Besuchen von Notaufnahmen beziehen sich auf die Ausgestaltung der (fach-)ärztlichen Pflegeheimversorgung, die (fehlende) Kompetenzerweiterung von Pflegefachkräften sowie rechtliche Unsicherheiten bei Pflegepersonal und Rettungsstellen (Fassmer et al. 2020; Hoffmann und Allers 2020; Laag 2020; Schnack 2019).

Vor diesem Hintergrund gibt der vorliegende Beitrag zunächst datenbasiert einen versorgungsepidemiologischen Überblick über die Krankenhausaufenthalte von Pflegeheimbewohnenden. Im Zentrum der daran anschließenden Ausführungen steht einer der häufigsten Anlässe für Hospitalisierungen dieser Personengruppe – der Sturz und die daraus resultierenden Frakturen und Verletzungen. Dabei konzentriert sich die Analyse auf jene Pflegeheimbewohnenden, die sturzrisikoerhöhende Medikation erhalten. Der Diskussion dieser Ergebnisse liegt die Annahme zugrunde, dass Hospitalisierungen dieser Art vermeidbar sind, insofern als ihr auslösendes Akutereignis, hier der Sturz, bzw. die Verschlechterung des Allgemeinzustands im Pflegeheim vermieden wird. Eine wirksame Prävention von unerwünschten Versorgungsereignissen bei Pflegeheimbewohnenden in deren Einrichtungen kann damit gleichzeitig eine wirksame Prävention von belastenden Krankenhausaufenthalten bedeuten. Das Fazit des hiesigen Beitrags thematisiert insbesondere die Rolle der berufsgruppenübergreifenden Zusammenarbeit bei der Sturzprophylaxe mit Schwerpunkt Medikationsmanagement und unterstreicht die Voraussetzung jeglicher Versorgungsoptimierung – die Transparenz über die Versorgungsqualität. Am Ende wird eben nicht nur ein Sturz verhindert.

14.2 Hospitalisierungen von Pflegeheimbewohnenden

14.2.1 Anlässe und Häufigkeiten

Rund 726.000 betagte Pflegebedürftige (60+ Jahre) lebten zum Stichtag 31.12.2019 in einer Einrichtung der vollstationären Langzeitpflege. Die Hälfte von ihnen (51 %) war 85 Jahre oder älter. 44 % der Pflegeheimbewohnenden wiesen Pflegegrad 4 oder 5 auf und waren damit von schwersten Beeinträchtigungen der Selbstständigkeit betroffen (vgl. Pflegebedürftige gesamt: 19 %) (BMG 2020). Mehr als zwei Drittel der Pflegeheimbewohnenden gelten als dementiell erkrankt und weisen infolgedessen kognitive und kommunikative Defizite auf (Rothgang et al. 2010; Schäufele et al. 2013; Schwinger et al. 2018); damit einher gehen Verhaltenspathologien wie Aggressivität, Umherwandern oder Apathie (DGPPN und DGN 2016).

Jeder fünfte Pflegeheimbewohnende (21 %) hatte im Jahr 2018 im Durchschnitt der Quartale mindestens einen Krankenhausaufenthalt (Matzk et al. 2020). Jeder vierte Krankenhausfall betraf Pflegebedürftige (26 %), mehr als jeder fünfte bezog sich auf einen Pflegeheimbewohnenden (22,5 % im Durchschnitt der Quartale; ◻ Abb. 14.1). Der Aufenthalt von Pflegeheimbewohnenden (durchschnittliche Tage je Fall) dauerte fast doppelt so lang (neun Tage) wie bei Nicht-Pflegebedürftigen (fünf Tage; Durchschnitt der Quartale 2018) (bisher unveröffentlichte Berechnungen und Matzk et al. 2020). Zu den häufigsten Indikationen für Krankenhausaufenthalte von Pflegeheimbewohnenden (60+ Jahre) zählen, so zeigen Analysen von Routinedaten aller AOK-Kranken- und Pflegekassen für das Jahr 2018 (im Durchschnitt der Quartale), kardiovaskuläre Erkrankungen, Dehydration, Lungenentzündungen sowie Oberschenkelfrakturen. ◻ Abb. 14.2 stellt dieses Ranking der häufigsten Hauptdiagnosen bei Pflegeheimbewohnenden jenen der Bevöl-

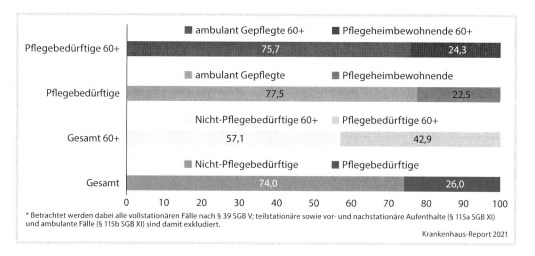

◘ Abb. 14.1 Krankenhausfälle* nach Pflegebedürftigkeit und Alter – jeweils Anteil in Prozent an allen Krankenhausfällen der entsprechenden Kategorie (2018) (Quelle: AOK-Daten 2018)

kerung im Alter von mindestens 65 Jahren gegenüber (Statistisches Bundesamt 2017). Gleiche Einfärbungen in der Abbildung stehen für gleiche Hauptdiagnose(gruppen). Es wird deutlich: Kardiovaskuläre und Atemwegserkrankungen sowie Infarkte sind bei betagten Menschen im Allgemeinen und bei Pflegeheimbewohnenden im Speziellen häufige Anlässe für Behandlungen im Krankenhaus. Interessanterweise zeigen sich bei Pflegeheimbewohnenden darüber hinaus Indikationen, die im Bereich der Versorgungsforschung als potenzielle Hinweise für Versorgungsdefizite im Setting der stationären Langzeitpflege gelten – Dehydration sogar an zweithäufigster Stelle, Frakturen auf Platz 4 (als mögliche Sturzfolge) sowie Sepsis (◘ Abb. 14.2). Diese Auszählungen bestätigen auch Befunde nationaler und internationaler Forschungsarbeiten. So nennt der systematische Review von Dwyer et al. (2014) Atemwegs- und kardiovaskuläre Erkrankungen, Frakturen, orthopädische und sturzbedingte Verletzungen sowie Infektionen als Hauptindikationen für Notfalltransporte ins Krankenhaus bei Pflegeheimbewohnenden (Dwyer et al. 2014; vgl. auch Lemoyne et al. 2019; Ramroth et al. 2006).

Hospitalisierungen von Pflegeheimbewohnenden erfolgen am häufigsten bei Beginn der vollstationären Dauerpflege sowie in der kurzen Phase vor Versterben. Im letzten Lebensjahr steigt der Hospitalisierungsanteil erheblich an: Rund drei Viertel der Bewohnenden (74,3 %) waren in diesem Zeitraum mindestens einmal im Krankenhaus (Allers und Hoffmann 2018; Hoffmann und Allers 2017, 2020; Ramroth et al. 2006). Innerhalb der letzten 30 Tage vor dem Versterben liegt die Hospitalisierungsrate bei bis zu 52 % (Allers und Hoffmann 2018). Infektionen (vor allem Pneumonie und Influenza), kardiovaskuläre Erkrankungen sowie Verletzungen sind die häufigsten Indikationen, die den Krankenhausaufenthalt in den letzten Lebensmonaten auslösen. 13 % der Pflegeheimbewohnenden verstarben 2018 im Krankenhaus (Durchschnitt der Quartale) (Matzk et al. 2020). Auch hier führen kardiovaskuläre Erkrankungen, Atemwegserkrankungen und Infektionen die Liste der Hauptindikationen für den Krankenhausaufenthalt an (Allers und Hoffmann 2018; Ramroth et al. 2006).

Rang nach Häufigkeit der Hauptdiagnosen (Entlassung)	Stationäre Hauptdiagnosen der AOK-versicherten Pflegeheimbewohnenden (60+ Jahre, im Durchschnitt der Quartale 2018)*	Stationäre Hauptdiagnosen der Bevölkerung im Alter von 65+ Jahren (2017)**
1	Herzinsuffizienz (I50)	I30-I52 Sonstige Formen der Herzkrankheit
2	Volumenmangel inkl. Dehydratation (E86)	I20-I25 Ischämische Herzkrankheiten
3	Pneumonie, Erreger nicht näher bezeichnet (J18)	I60-I69 Zerebrovaskuläre Krankheiten
4	Fraktur des Femurs (S72)	M15-M19 Arthrose
5	Sonstige Krankheiten des Harnsystems (N39)	K55-K64 Sonstige Krankheiten des Darmes
6	Hirninfarkt (I63)	J09-J18 Grippe und Pneumonie
7	Intrakranielle Verletzung (S06)	C15-C26 Bösartige Neubildungen der Verdauungsorgane
8	Sonstige Sepsis (A41)	J40-J47 Chronische Krankheiten der unteren Atemwege
9	Sonstige chronische obstruktive Lungenkrankheit (J44)	I70-I79 Krankheiten der Arterien, Arteriolen und Kapillaren
10	Diabetes mellitus, Typ 2 (E11)	S70-S79 Verletzungen der Hüfte und des Oberschenkels

* Quelle: WIdO – eigene Berechnung basierend auf dem Pflege-Report 2020; AOK-Daten 2018;
** Quelle: Statistisches Bundesamt 2017

Krankenhaus-Report 2021

◻ **Abb. 14.2** Die häufigsten Hauptdiagnosen im Krankenhaus – Vergleich Pflegeheimbewohnende (2018) und Bevölkerung 65+ (2017)

14.2.2 Risiken

In Deutschland führen viele Wege vom Pflegeheim ins Krankenhaus – die auslösenden Faktoren ebenso wie die beteiligten Versorgungsakteure können dabei recht unterschiedlich sein. Grundsätzlich gilt: ambulant vor stationär – auch in der Akutversorgung und auch bei Pflegeheimbewohnenden, sofern die Indikation und Konstitution es zulassen. Jeder Transfer vom Pflegeheim und damit vom Lebensort der vulnerablen Betroffenen hin zu einem anderen Setting birgt erhebliche Risiken für deren somatischen und auch psychosozialen Zustand.

Bereits der Transport in die Notaufnahme ist belastend für die Pflegebedürftigen und erhöht das Komplikations- und Mortalitätsrisiko (Dwyer et al. 2014; Lemoyne et al. 2019). Der systematische Review von Dwyer et al. (2014) beziffert hier eindrucklich: bis zu 5 % der Pflegeheimbewohnenden, die aufgrund eines akuten Ereignisses hospitalisiert werden, versterben bereits in der Notaufnahme oder auf dem Weg dorthin. Studien konnten auch zeigen, dass sich der Zustand bei Start des Transports bis zur Ankunft in der Notaufnahme häufig akut verschlechterte (Street et al. 2012), infolgedessen sich die dortige Aufenthaltsdauer verlängerte und vermehrt diagnostische Verfahren erforderlich waren (Dwyer et al. 2014). Rund ein Drittel der in der Notaufnahme vorstellig werdenden Pflegeheimbewohnenden sind binnen zwei Wochen erneut dort (Dwyer et al. 2014).

Die stationären Aufenthalte an sich sind mit einem erhöhten Risiko für Stürze, Dekubitus, Delirien, nosokomiale Infektionen, iatrogene/therapiebedingte Komplikationen sowie eine Verminderung der Selbstpflegekompetenz assoziiert (Bally und Nickel 2013; Dwyer et al. 2014; Lemoyne et al. 2019). Im Krankenhaus erfolgende Medikationsumstellungen bei – zu einem Großteil bereits polypharmazeutisch versorgten – Pflegeheimbewohnenden mit einer altersbedingt veränderten Pharmakokinetik und -dynamik bergen darüber hinaus erhöhte Risiken für unerwünschte Arzneimittelwirkungen (Holt et al. 2010; Masnoon et al. 2017; Thürmann und Selke 2014).

Neben den somatischen Folgen eines Krankenhausaufenthalts für Pflegeheimbewohnende sind die psychischen Belastungen von erheblicher Relevanz (Bally und Nickel 2013). *Transfer trauma, relocation stress* bis hin zum Hospitalismus sind hier Konzepte, um die psychosozialen Folgen zu beschreiben (Keville 1993; Mirotznik und Kamp 2000; Thornton und Davis 2000). Für demenziell erkrankte Bewohnende stellt der Krankenhausaufenthalt eine besonders hohe Belastung dar: Aufgrund des mit der Erkrankung einhergehenden fortschreitenden Verlustes der kognitiven und funktionellen Fähigkeiten besteht generell eine erhebliche Abhängigkeit von Dritten. Unbekannte Umgebungen und unvertrautes Personal können demnach emotionalen Stress fördern, was wiederum zu einer Verschlechterung der Demenzsymptomatik führen kann und sich nachteilig auf die Lebensqualität auswirkt (Gozalo et al. 2011; Ouslander et al. 2010).

Vor dem Hintergrund der erheblichen Belastungen einer Hospitalisierung für Pflegeheimbewohnende kommt der Vermeidbarkeit ein hoher Stellenwert zu. Dabei erscheint ein Krankenhausaufenthalt unter anderem dann vermeidbar, wenn das verursachende Ereignis, d. h. der Anlass zur Hospitalisierung, durch präventives Handeln nicht eintritt. Die folgende empirische Analyse befasst sich aus diesem Grund mit sturzassoziierten Krankenhausaufenthalten von Pflegeheimbewohnenden und spezialisiert sich dabei auf eine große Risikogruppe – nämlich jene mit sturzrisikoerhöhender Medikation.

14.3 Fokus: Sturzbedingte Hospitalisierungen von Pflegeheimbewohnenden

14.3.1 Stürze und sturzrisikoerhöhende Medikation (FRIDs) im Pflegeheim

Stürze und sturzbedingte Verletzungen zählen zu den häufigsten Ursachen für Krankenhausaufnahmen von Pflegeheimbewohnenden in Deutschland (Becker et al. 2012). Die klinische Relevanz von Stürzen ergibt sich insbesondere aus den potenziellen, auch als PostSturz-Syndrom zusammengefassten Sturzfolgen. Dies impliziert unter anderen Immobilität, psychische Beeinträchtigungen sowie Einschränkungen in den alltäglichen Fähigkeiten und damit Autonomieverlust in unterschiedlichem Ausmaß (DNQP 2013). Speziell für Hüftfrakturen gelten Pflegebedürftigkeit, Institutionalisierung und Tod als häufige Folgen (Rapp et al. 2019). Studien zum Sturzaufkommen im Pflegeheim in Deutschland beziffern die Prävalenz – innerhalb der 14 Tage vor dem jeweiligen Erhebungszeitpunkt – auf 4 bis 5 % der Heimbewohnerschaft (Balzer et al. 2012; Lahmann et al. 2014). Im Mittel entfallen jährlich mehr als zwei Stürze auf einen Bewohnenden (DNQP 2013). Ein aktueller systematischer Review von Rapp et al. (2019) zeigt ein zehnfach erhöhtes Risiko für hüftgelenksnahe Frakturen bei betagten Menschen mit gegenüber jenen ohne Pflegebedarf.

Neben personenseitigen Risiken (z. B. kognitive Einschränkungen) und umgebungsbezogenen Gefahrenquellen (z. B. Hindernisse auf dem Boden) gilt der sturzrisikoerhöhende Einfluss von spezifischen Arzneimittelwirkstoffen als belegt (DNQP 2013). Sogenannte *fall-risk-increasing drugs* (FRIDs) steigern durch verschiedene Mechanismen wie Nebenwirkungen und Arzneimittelinteraktionen das per se hohe Sturzrisiko der betagten, multimorbiden Menschen in vollstationärer Langzeitpflege. Zu ihnen zählen Antidepressiva und Antipsychotika (Bloch et al. 2011; Oderda et al. 2012; Seppala et al. 2018b). Für Hypnotika/Sedativa, Benzodiazepine, Opioide sowie Antiepileptika liefert der aktuelle Forschungsstand ebenso Evidenz zum risikosteigernden Einfluss auf die Sturzneigung (Bloch et al. 2011; Diaz-Gutierrez et al. 2017; DNQP 2013; Haasum und Johnell 2017; Park et al. 2015a,b; Ping et al. 2017; Seppala et al. 2018a,b; Treves et al. 2018; Xing et al. 2014). Wirkstoffunabhängig zählt unter anderem der Expertenstandard Sturzprophylaxe des DNQP (2013) die Polypharmazie als relevanten Risikofaktor. Ist im weiteren Verlauf von FRIDs die Rede, ist neben den genannten Wirkstoffgruppen die Polypharmazie stets impliziert.

14.3.2 Routinedatenbasierte Betrachtung sturzassoziierter Hospitalisierung und FRIDs bei Pflegeheimbewohnenden

▪▪ **Datengrundlage und Methodik**

Mit Hilfe der Routinedaten aller elf AOK-Kranken- und Pflegekassen lässt sich schätzen, wie viele AOK-versicherte Pflegeheimbewohnende FRIDs erhalten und wie viele von ihnen sturzbedingt ins Krankenhaus kommen. Zur Verfügung standen die bewohnerbezogenen Informationen zu stationären Diagnosen und Aufenthalten, zu Arzneimittelverordnungen, zu ambulant-ärztlichen Diagnosen und Leistungen sowie zu Alter, Geschlecht, Pflegegrad und Verweildauer in der Pflegeeinrichtung. Es wurden ausschließlich Pflegeheime mit einer Mindestanzahl von 30 AOK-versicherten Bewohnenden (60+ Jahre) und einer Mindestverweildauer in der jeweiligen Pflegeeinrichtung von einem Quartal im Beobachtungsjahr betrachtet.

Als Person mit schwerwiegender Sturzfolge gilt dabei jene, die im Krankenhaus eine Haupt- oder Nebendiagnose (Entlassung) der

in ◻ Abb. 14.3 gelisteten ICD-Diagnosen aufweist – d. h., das Vorliegen einer stationären Versorgung von potenziell sturzbedingten Verletzungen fungiert als Proxy für die Schwere der Sturzfolge. Von allen im Datensatz enthaltenen Bewohnenden wurden schließlich jene ausgewählt, die im Jahr 2018 mindestens eine FRIDs-Verordnung erhielten oder polymedikamentös versorgt wurden (◻ Abb. 14.3).

FRIDs sind ein wichtiger Risikofaktor für das Auftreten von Stürzen – jedoch nicht der einzige. Daneben existieren unter anderem bewohnerbezogene Prädiktoren für Stürze, auf welche die Leistungserbringenden direkt keinen Einfluss nehmen können. Dieses Risikoprofil der einrichtungsbezogenen Bewohnerschaft wurde ermittelt und die Sturzraten je Pflegeheim entsprechend multivariat adjustiert. Merkmale, die in diese Regression (GEE-Verfahren) eingingen, sind: Alter, Geschlecht, Pflegegrad, Demenz (ja/nein), die Diagnosen des Elixhauser-Komorbiditätsindex sowie die Verweildauer der Person im Pflegeheim. Unter Berücksichtigung dieser Risikofaktoren berechnete das GEE-Verfahren für jedes Pflegeheim die erwartete Anzahl von Bewohnenden mit FRIDs und sturzassoziiertem Krankenhausaufenthalt und setzte es dann zur tatsächlich beobachteten Zahl in Relation. Dieser Quotient, die sogenannte Standardisierte Morbiditätsrate (SMR), ist dann die risikoadjustierte Größe für den Einrichtungsvergleich.

▪▪ **Ergebnisse**

Rund 83 % (von N = 260.483) aller AOK-versicherten Pflegeheimbewohnenden der Grundgesamtheit erhielten 2018 mindestens eine FRIDs-Verordnung. Sehr kleine Pflegeheime mit weniger als 30 AOK-Versicherten mit FRIDs im Jahr 2018 wurden im Folgeschritt ausgeschlossen. Der Grund: Bei diesen fallen einzelne (zufällig auftretende) Ereignisse wesentlich stärker ins Gewicht als bei größeren Pflegeheimen. Damit umfasst die Stichprobe für die Sturzanalysen 191.209 Bewohnende mit FRIDs in 4.049 Pflegeheimen im Jahr 2018.

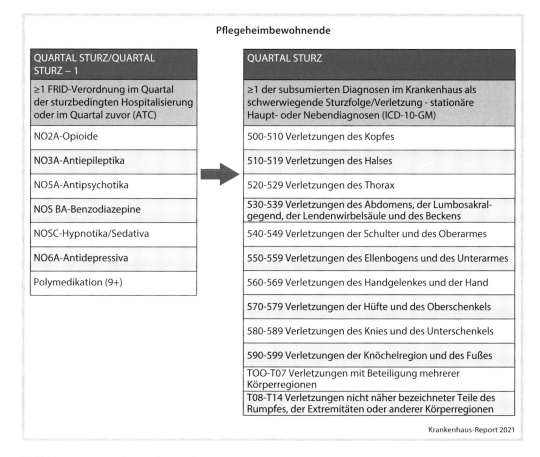

Pflegeheimbewohnende

QUARTAL STURZ/QUARTAL STURZ – 1		QUARTAL STURZ
≥1 FRID-Verordnung im Quartal der sturzbedingten Hospitalisierung oder im Quartal zuvor (ATC)		≥1 der subsumierten Diagnosen im Krankenhaus als schwerwiegende Sturzfolge/Verletzung - stationäre Haupt- oder Nebendiagnosen (ICD-10-GM)
NO2A-Opioide		500-510 Verletzungen des Kopfes
NO3A-Antiepileptika		510-519 Verletzungen des Halses
NO5A-Antipsychotika		520-529 Verletzungen des Thorax
NOS BA-Benzodiazepine		530-539 Verletzungen des Abdomens, der Lumbosakralgegend, der Lendenwirbelsäule und des Beckens
NOSC-Hypnotika/Sedativa		540-549 Verletzungen der Schulter und des Oberarmes
NO6A-Antidepressiva		550-559 Verletzungen des Ellenbogens und des Unterarmes
Polymedikation (9+)		560-569 Verletzungen des Handgelenkes und der Hand
		570-579 Verletzungen der Hüfte und des Oberschenkels
		580-589 Verletzungen des Knies und des Unterschenkels
		590-599 Verletzungen der Knöchelregion und des Fußes
		TOO-T07 Verletzungen mit Beteiligung mehrerer Körperregionen
		T08-T14 Verletzungen nicht näher bezeichneter Teile des Rumpfes, der Extremitäten oder anderer Körperregionen

Krankenhaus-Report 2021

◘ Abb. 14.3 Routinedatenbasierte Definition der schwerwiegenden Stürze bei Pflegeheimbewohnenden mit FRIDs. (Quelle: WIdO)

Einen schwerwiegenden Sturz und damit einen Sturz, der eine Hospitalisierung nach sich zog, erlitten rund 16 % von ihnen. ◘ Abb. 14.4 differenziert die Bewohnenden mit FRIDs im Allgemeinen und mit FRIDs plus Sturz im Speziellen nach Alter, Geschlecht und Pflegegrad sowie dem Vorliegen einer Demenzerkrankung (◘ Abb. 14.4). Deutlich wird: Die gestürzten Pflegeheimbewohnenden mit FRIDs sind primär hochbetagt (80+) sowie häufig demenziell beeinträchtigt. ◘ Abb. 14.4 zeigt überdies heterogene Ergebnisse im Hinblick auf den Pflegegrad. Die Prävalenz sturzbedingter Hospitalisierungen bei Bewohnenden mit FRIDs und Sturz steigt

nicht per se mit dem Ausmaß der Pflegebedürftigkeit – der höchste Anteil (17,4 %) findet sich hier im Pflegegrad 3 (schwere Beeinträchtigung der Selbstständigkeit), gefolgt von Pflegegrad 4 (16,9 %, schwerste Beeinträchtigungen).

Wie häufig Pflegeheimbewohnende mit FRIDs tatsächlich sturzassoziiert im Krankenhaus behandelt werden, variiert zwischen den insgesamt 4.049 Pflegeeinrichtungen teilweise beträchtlich. Während in einem Viertel (1. Quartil) aller Pflegeheime maximal ein Zehntel der Bewohnerschaft mit FRIDs-Verordnung sturzbedingt im Krankenhaus versorgt wurde, belief sich dieser Anteil beim Viertel am anderen Ende des Spektrums

	Prävalenz ≥ 1 FRIDs-Verordnung im Pflegeheim 2018	Pflegeheimbewoh-nende mit FRIDs-Verordnung ** (N=191.209)		Pflegeheimbewohnende mit FRIDs Verordnung**UND schwerem Sturz (N=29.801)		
	% der Grundgesamt-heit* (N=260.483)	n	%	n	%	% schwerer Sturz bei Pflegeheimbe-wohnenden mit FRIDs*
Gesamt	83,1	191.209	100,0	29.801	100,0	15,6
Frauen	83,2	138.417	72,4	22.017	73,9	15,9
Alter in Jahren						
60-69	86,0	13.563	7,1	1.311	4,4	9,7
70-79	86,6	31.394	16,4	4.131	13,9	13,2
80-89	84,9	89.371	46,7	14.629	49,1	16,4
90+	78,2	56.881	29,7	9.730	32,6	17,1
Pflegegrad						
1	73,3	665	0,3	76	0,3	11,4
2	77,5	28.771	15,0	4.327	14,5	15,0
3	82,3	58.648	30,7	10.232	34,3	17,4
4	86,3	65.573	34,3	11.085	37,2	16,9
5	83,8	37.552	19,6	4.081	13,7	10,9
Demenz						
JA	84,0	133.502	69,80	22.113	74,20	16,6
Verweildauer in Quartalen***						
1	76,0	27.956	14,6	6.607	22,2	23,6
2	86,6	22.053	11,5	5.375	18,0	24,4
3	87,4	23.701	12,4	4.836	16,2	20,4
4	83,5	117.499	61,5	12.983	43,6	11,0

*Die Grundgesamtheit umfasst ausschließlich Pflegeheime mit mindestens 30 AOK-versicherten Bewohnenden im Jahr 2018. Kleinere Pflegeheime wurden ausgeschlossen.

**Die Analysen der Bewohnenden mit FRIDs (mit und ohne Sturz) basieren auf jenen Pflegeheimen, in denen im Jahr 2018 mindestens 30 AOK-versicherte Bewohnende FRIDs aufwiesen. Kleinere Pflegeheime wurden ausgeschlossen.

Krankenhaus-Report 2021

◻ **Abb. 14.4** Prävalenz und Deskription von Pflegeheimbewohnenden mit FRIDs und schwerwiegendem Sturz (sturz-assoziierte Hospitalisierung) (2018)

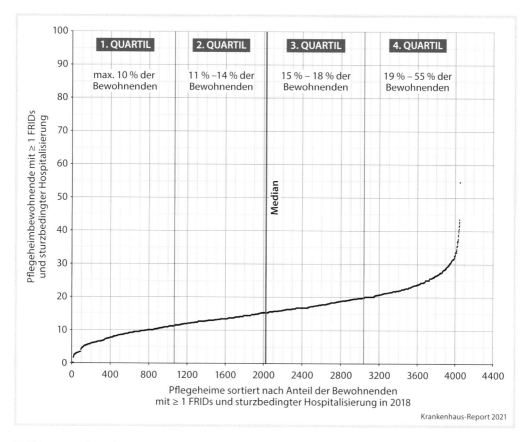

◘ Abb. 14.5 Pflegeheimbewohnende mit FRIDs und schwerwiegendem Sturz je Pflegeeinrichtung – Perzentilkurve (roh, 2018) (Quelle: AOK-Daten 2018)

(4. Quartil) auf 19 % und mehr. Das Maximum liegt bei 55 % (◘ Abb. 14.5).

Die Ergebnisse der multivariaten Adjustierung in Form der SMR-Raten je Pflegeheim (vgl. Abschn. Datengrundlage und Methodik) stellen – wie ◘ Abb. 14.6 visualisiert – die beobachtete Zahl an Bewohnenden mit FRIDs und sturzbedingter Hospitalisierung jener Anzahl gegenüber, die aufgrund des einrichtungsbezogenen Risikoprofils zu erwarten wäre. Demnach lag das SMR bei einem Viertel der Einrichtungen zwischen 1,3 und 2,9. Dies bedeutet: In diesen Pflegeheimen wurden ein Drittel mehr bis fast dreimal so viele Bewohnende mit FRIDs sturzbedingt hospitalisiert als aufgrund des Heimrisikoprofils statistisch zu erwarten wäre (◘ Abb. 14.6).

14.3.3 Diskussion – Sturzprophylaxe als Hospitalisierungsprävention

Die routinedatenbasierten Analyseergebnisse zeigen, dass sturzassoziierte Hospitalisierungen – und damit primär schwerwiegende Stürze – bei Pflegeheimbewohnenden mit FRIDs häufig sind, dass diese Prävalenz jedoch zwischen den Einrichtungen variiert. Der Schwerpunkt der Analyse lag auf einer bestimmten Risikogruppe im Pflegeheim – den Bewohnenden mit FRIDs. Studien zeigen hier Präventionspotenzial auf: Die Arzneimitteltherapie gilt als einer der am besten beeinflussbaren

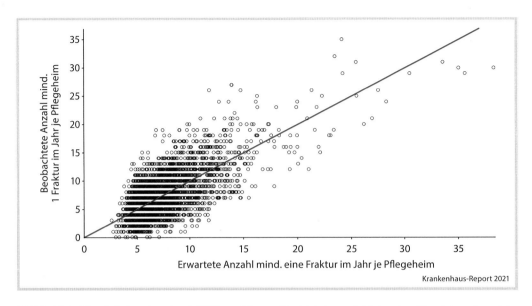

Krankenhaus-Report 2021

◘ Abb. 14.6 Pflegeheimbewohnende mit FRIDs und Sturz – Vergleich der tatsächlichen Anzahl und der aufgrund des Risikoprofils des Pflegeheims statistisch erwarteten Anzahl (2018) (Quelle: AOK-Daten 2018)

14

Prädiktoren von Stürzen. Medikationsanpassungen können hier dazu beitragen, diese gesundheitlich schwerwiegenden Ereignisse erheblich zu reduzieren (DEGAM 2014). Für die Beendigung der Gabe von Benzodiazepinen ließ sich beispielsweise ein signifikant geringeres Sturzrisiko feststellen (Berry et al. 2016; Berry et al. 2018; Hart et al. 2020). Die Versorgungsforschung liefert demgegenüber Belege, dass bei Sturzrisiko bzw. -historie keineswegs zwangsläufig eine Medikationsanpassung erfolgt. Ein systematischer Review von Hart et al. (2020) bezifferte die Prävalenz von FRIDs bei älteren Menschen zum Zeitpunkt des Sturzes auf 65 bis 93 %. Obwohl die medikamentösen Risikofaktoren für Stürze bekannt waren, kam es nach dem Sturzereignis nicht zu einer Gesamtreduktion der Verordnungen sturzrisikoerhöhender Medikamente (Hart et al. 2020). Eine weitere kanadische Studie kommt zu ähnlichen Ergebnissen: Im Zeitraum von sechs Monaten nach einem Sturzereignis kam es zu keinen Änderungen des Medikamentenregimes (Rojas-Fernandez et al. 2015).

Die Ergebnisse markieren ein Aktionsfeld für eine Optimierung der Versorgung, an der nicht nur die medizinischen Akteure, sondern auch jene der pflegerischen Versorgung beteiligt sind: Mehr als die Hälfte (57 %) von 2.500 Pflegekräften in deutschen Pflegeeinrichtungen gaben im Rahmen einer Befragung an, gelegentlich auf die Verordnung von antipsychotischen Wirkstoffen (die zu den FRIDs gehören) hinzuwirken, mehr als ein Viertel taten dies regelmäßig (27 %) (Schwinger et al. 2017). Dies unterstreicht, dass präventive Maßnahmen berufsgruppenübergreifend verzahnt sein müssten: Die systematische Beurteilung des Sturzrisikos unter Sichtung der individuellen und umgebungsbezogenen Risikofaktoren ist Aufgabe der Pflegefachkraft (Becker et al. 2012). Daran schließt sich wiederum eine weiterführende ärztlich-diagnostische Abklärung einzelner Risikofaktoren an (ACSQH 2009; Balzer et al. 2012; NICE 2013; RNAO 2017). Ein kontinuierlicher Medikationsreview (insbesondere FRIDs) ist dabei zentral; bei Bedarf sind entsprechende Maßnahmen wie Dosisänderungen, Präparatewechsel oder das Absetzen der Therapie bei nicht vorhandener Indikation zu veranlassen (Seppala et al. 2019). Die Option einer Medikationsumstellung zur Minimierung des Sturzrisikos ist darüber hinaus im Rahmen des hausärztlichen geriatrischen Assessments abzuklären (DEGAM 2017). Dabei sind auch Pflegekräfte weiter zu schulen, um das Bewusstsein gegenüber diesen Medikamenten, die mit einem erhöhten Sturzrisiko verbunden sind, zu erhöhen (ACSQH 2009; Hill und Wee 2012; Seppala et al. 2019)

Die Umsetzung von sturzprophylaktischen Standards und eine Überführung von evidenzbasiertem Wissen in die Versorgungspraxis setzt damit Verfügbarkeit und Qualifikation der Akteure voraus. Dies impliziert die erfolgreiche interdisziplinäre Kommunikation und Zusammenarbeit (Broge et al. 2018; Schwinger und Behrendt 2018). Regelmäßige ärztliche Visiten und Beobachtungen von Pflegepersonal und Angehörigen ergeben hier kombiniert bestenfalls ein Frühwarnsystem für potenzielle Neben- und Wechselwirkungen im Rahmen der medikamentösen Therapie (Becker et al. 2012). Feste – wenige – Ansprechpartner und Erreichbarkeiten sowie eine klare Kompetenzverteilung sind hierfür wichtige Voraussetzungen (Fleischmann et al. 2016; Laag 2020). Die Intention des Gesetzgebers, mit regulatorischen Maßnahmen (§ 119b Abs. 2 SGB V) die Schnittstelle Ärzteschaft – Pflegeheim zu verbessern und die kooperative Versorgung zu stärken, weist in die richtige Richtung. Belege für die Wirksamkeit der neuen Rahmenvorgaben in der Versorgungsrealität stehen jedoch noch aus.

Unter Anerkennung der multifaktoriellen Ätiologie von Stürzen im Pflegeheim ist es darüber hinaus folgerichtig, dass allein die Reduktion der sturzrisikoerhöhenden Medikamente nicht effektiv ist, um Stürze zu vermeiden (Seppala et al. 2019). Nicht-medikamentöse Maßnahmen zur Sturzprophylaxe sind in ihrer Wirksamkeit ebenso nachgewiesen. Sie beinhalten z. B. Übungen zum Erhalt oder zur Verbesserung motorischer Funktio-

nen, Anpassungen der Wohnumgebung, den Umgang mit einer beeinträchtigten Sehfunktion, die Modifikation der Kleidung und zusätzliche Schutzkleidung (z. B. Hüftprotektoren, um schwerwiegenden Sturzfolgen vorzubeugen) sowie entsprechende adressatengerechte Information und Beratung (Balzer et al. 2012; Becker et al. 2012; DEGAM 2017; DNQP 2013; NICE 2013; RNAO 2017).

In der Gesamtschau ist festzuhalten, dass die Identifikation eines singulären Effekts von FRIDs auf die sturzbedingte Hospitalisierung nicht gegeben ist; eine eindimensionale Zuschreibung von Sturzhäufungen bei FRIDs im Pflegeheim erscheint vor diesem Hintergrund nicht angemessen. Vielmehr führt die multifaktorielle Ätiologie von Stürzen zu einem breiten Spektrum an sturzprophylaktischen Ansätzen und Interventionsmöglichkeiten (DNQP 2013; Seppala et al. 2019). Im ersten Interventionsjahr konnte ein Sturzpräventionsprogramm (Fokus Hüftfrakturen) in bayerischen Interventions-Pflegeheimen eine um 20 % niedrigere Frakturrate im Vergleich zu den Kontrolleinrichtungen feststellen (Becker et al. 2012). Evidenzbasierte multimodale Interventionen zur Sturzprophylaxe für Pflegeheimbewohnende sind dennoch rar – hier ist nicht zuletzt die Forschung gefragt (Cameron et al. 2018).

14.4 Fazit und Ausblick – Vermeidbare Hospitalisierungen von Pflegeheimbewohnenden

Zur Schätzung von vermeidbaren Hospitalisierungen im Allgemeinen entstand nach amerikanischem Vorbild in Deutschland ein Diagnosekatalog für ambulant-sensitive Krankenhausfälle (ASK; Sundmacher und Schüttig 2015). Die These dahinter: Primär strukturelle Defizite der ambulant-ärztlichen Versorgungslandschaft führen dazu, dass Menschen mit grundsätzlich ambulant behandelbaren Indikationen ins Krankenhaus kommen. Die Qualität im ambulanten Sektor beeinflusst in dieser Hinsicht die Erforderlichkeit eines Krankenhausaufenthalts (Sundmacher und Schüttig 2015). In Anlehnung an diese Argumentation lässt sich der Anspruch eines derartigen Konzepts für Pflegeheimbewohnende etwas weiter umformulieren: Strukturelle Defizite der ambulant-ärztlichen und pflegerischen Performanz mit dem Ergebnis einer potenziell insuffizienten Behandlung und Prophylaxe können zu Verschlechterungen des Gesundheitszustandes, Komplikationen und damit zu potenziell vermeidbaren und unerwünschten Akutereignissen wie Stürzen mit Hospitalisierungsfolge führen. Sturzprävention ist dabei eine zentrale, berufsgruppenübergreifende Aufgabe des an der Versorgung beteiligten medizinischen und pflegerischen Personals, setzt Ressourcen und Qualifikation voraus und schließt selbstverständlich den Bewohnenden und deren Angehörige ein. Hier besteht weiterhin großer Handlungsbedarf.

Die Bedeutung formaler Qualifikation der in Pflegeheimen tätigen Pflegefachpersonen für eine hohe Versorgungsqualität ist wissenschaftlich belegt, wenn auch dieser Zusammenhang nicht als linear betrachtet werden kann (Hasseler 2019). In den entsprechenden Publikationen werden Pflegefachpersonalschlüssel zwischen 50 und 75 % diskutiert, die notwendig sind, um Qualität, Effektivität und Effizienz zu erreichen (zusammengefasst in Hasseler 2019). Erkenntnisse zu den Auswirkungen des neuen Pflegepersonalbemessungsinstruments mit einer Empfehlung für mehr Pflegehelfende auf Qualität und Outcomes der Versorgung in der stationären Altenpflege liegen derzeit völlig unzureichend vor. Ebenso fehlen Konzepte für entsprechende Skills-Grade-Mixe, die eine Anleitung und Aufsicht der Pflegehelfer sicherstellen bzw. sehr genau definieren, welche Verantwortungsbereiche von diesen unter Supervision übernommen werden können. Damit bleibt bisher auch unbeantwortet, wie mit dem neuen Bemessungsinstrument evidenzbasiertes Wissen Einzug in die pflegerische Versorgung erhalten

ten sowie die erforderliche berufsgruppen- und sektorenübergreifende Zusammenarbeit erfolgen kann.

Das Beispiel der sturzassoziierten Hospitalisierung von Pflegeheimbewohnenden zeigt darüber hinaus auch auf, dass eine einfache Zuschreibbarkeit von Versorgungsdefiziten auf Akteure im Kontext Pflegeheim nicht gegeben ist. Damit ist man allerdings bei einer Problematik auf Systemebene angelangt: „Qualität" wird in Deutschland regelmäßig als sektorale Verantwortlichkeit von Versorgern vermessen und dargestellt. Pflegeheimbewohnende werden aber in aller Regel sektoren- und leistungsträgerübergreifend versorgt. So gesehen bedarf es (zunächst) eines Bewusstseinswandels dahingehend, dass Sturzprophylaxe im Speziellen wie auch die Versorgung von Pflegebedürftigen im Allgemeinen eine medizinisch-pflegerische Gemeinschaftsaufgabe ist, in deren Zentrum die einzelnen Pflegebedürftigen stehen. Im Bereich der medizinischen Versorgung wird seit 2007 die Entwicklung sektorenübergreifender Qualitätssicherungsverfahren gesetzlich gefordert. Ein dahinterstehender richtiger Gedanke ist der patientenbezogene Krankheits- bzw. Heilungsverlauf, der keine Sektorengrenzen kennt. So sehr dieser Gedanke die versorgungspolitische Agenda prägt, so schwierig ist es, sektorenübergreifende Qualitätssicherungsverfahren einzuführen, da diese nach dem genannten Prinzip sektoraler Verantwortlichkeiten organisiert sind. Dementsprechend sind die 2019 erstmals eingeführten Indikatoren für die stationäre Altenpflege streng nach Maßgabe ihrer Pflegesensibilität ausgewählt worden, d. h. Indikatoren, die Hinweise auf mögliche medizinische Versorgungsprobleme in diesen Einrichtungen geben können, wurden bewusst ausgeschlossen (Wingenfeld et al. 2011; Wingenfeld et al. 2018).

Hier setzt das sogenannte QMPR-Projekt an: Mit dem Ziel, die Versorgung der Pflegeheimbewohnenden berufsgruppenübergreifend und damit die Qualität multikausal zu verstehen, führt das Wissenschaftliche Institut der AOK (WIdO) zusammen mit dem aQua-

Institut und der Ostfalia Hochschule für Angewandte Wissenschaften das vom Innovationsfonds geförderte Projekt „Qualitätsmessung in der Pflege mit Routinedaten (QMPR)" durch. Was zu Beginn als Pilotstudie begann, zeigt sich mittlerweile recht deutlich: Indikatoren zur Messung der Versorgungsqualität im Pflegeheim auf Basis von Routinedaten der Kranken- und Pflegeversicherung sind machbar und könnten perspektivisch das gesetzliche System der Qualitätssicherung sinnvoll erweitern. QMPR-Indikatoren bieten dabei die Möglichkeit, Transparenz für bisher ausgeblendete – leistungsträgerübergreifende – Qualitätsaspekte zu stärken, Awareness für kritische Versorgungsresultate zu erhöhen und Impulse für Optimierungsprozesse zu liefern. Ein Indikator ist dabei die sturzassoziierte Hospitalisierung von Pflegeheimbewohnenden mit FRIDs.

Literatur

ACSQH (2009) Best practice guideline: preventing falls and Harm from falls in older people. Australian Commission on safety and quality in healthcare, Sydney. https://www.safetyandquality.gov.au/. Zugegriffen: 30. Sept. 2020

Allers K, Hoffmann F (2018) Mortality and hospitalization at the end of life in newly admitted nursing home residents with and without dementia. Soc Psychiatry Psychiatr Epidemiol 53:833–839. https://doi.org/10.1007/s00127-018-1523-0

Bally KW, Nickel C (2013) Wann sollen Pflegeheimbewohner hospitalisiert werden und wann nicht? Praxis 102:987–991. https://doi.org/10.1024/1661-8157/a001376

Dalzer K, Bremer M, Schramm S, Lühmann D, Raspe H (2012) Sturzprophylaxe bei älteren Menschen in ihrer persönlichen Wohnumgebung. HTA-Bericht 116. Deutsches Institut für Medizinische Dokumentation und Information (DIMDI), Köln

Becker C, Rapp K, Erhardt-Beer L (2012) Sturzprophylaxe in Pflegeheimen. Ergebnisse einer zehnjährigen Zusammenarbeit der Wissenschaft mit der AOK. In: Günster C, Klose J, Schmacke N (Hrsg) Versorgungs-Report 2012, Schwerpunkt: Gesundheit im Alter. Schattauer, Stuttgart, S 285–300

Berry SD, Placide SG, Mostofsky E, Zhang Y, Lipsitz LA, Mittleman MA, Kiel DP (2016) Antipsychotic and

Benzodiazepine drug changes affect acute falls risk differently in the nursing home. J Gerontol A Biol Sci Med Sci 71:273–278. https://doi.org/10.1093/gerona/glv091

Berry SD, Rothbaum RR, Kiel DP, Lee Y, Mitchell SL (2018) Association of clinical outcomes with surgical repair of hip fracture vs nonsurgical management in nursing home residents with advanced dementia. JAMA Intern Med 178:774–780. https://doi.org/10.1001/jamainternmed.2018.0743

Bloch F, Thibaud M, Dugué B, Brèque C, Rigaud A-S, Kemoun G (2011) Psychotropic drugs and falls in the elderly people: updated literature review and meta-analysis. J Aging Health 23:329–346. https://doi.org/10.1177/0898264310381277

BMG (2020) Zahlen und Fakten zur Pflegeversicherung – Stand. 28.07.2020. https://www.bundesgesundheitsministerium.de/themen/pflege/pflegeversicherung-zahlen-und-fakten.html. Zugegriffen: 30. Sept. 2020

Broge B, Stegbauer C, Woitzik R, Willms G (2018) Anforderungen an einen sektorenübergreifenden Zugang zu Qualität in der stationären Altenpflege. In: Jacobs K, Kuhlmey A, Greß S, Klauber J, Schwinger A (Hrsg) Pflege-Report 2018, Schwerpunkt: Qualität in der Pflege. Springer, Berlin, S 135–146

Cameron EJ, Bowles SK, Marshall EG, Andrew MK (2018) Falls and long-term care: a report from the care by design observational cohort study. BMC Fam Pract 19:73. https://doi.org/10.1186/s12875-018-0741-6

DEGAM (2014) Hausärztliche Leitlinie Multimedikation: Empfehlungen zum Umgang mit Multimedikation bei Erwachsenen und geriatrischen Patienten. Deutsche Gesellschaft für Allgemeinmedizin und Familienmedizin, Berlin

DEGAM (2017) Hausärztliche S1-Leitlinie: Geriatrisches Assessment in der Hausarztpraxis, AWMF-Reg.-Nr.: 053-015. Deutsche Gesellschaft für Allgemeinmedizin und Familienmedizin, Berlin. https://www.awmf.org/. Zugegriffen: 30. Sept. 2020

DGPPN, DGN (2016) S3-Leitlinie „Demenzen" – Langversion – Januar 2016. https://www.dgppn.de/_Resources/Persistent/ade50e44afc7eb8024e7f65ed3f44e995583c3a0/S3-LL-Demenzen-240116.pdf. Zugegriffen: 21. Dez. 2020

Diaz-Gutierrez MJ et al (2017) Relationship between the use of benzodiazepines and falls in older adults: a systematic review. Maturitas 101:17–22. https://doi.org/10.1016/j.maturitas.2017.04.002

DNQP (2013) Expertenstandard Sturzprophylaxe in der Pflege. Deutsches Netzwerk für Qualitätsentwicklung in der Pflege. DNQP, Osnabrück

Dwyer R, Gabbe B, Stoelwinder JU, Lowthian J (2014) A systematic review of outcomes following emergency transfer to hospital for residents of aged care facilities. Age Ageing 43:759–766. https://doi.org/10.1093/ageing/afu117

Fassmer AM, Pulst A, Schmiemann G, Hoffmann F (2020) Sex-specific differences in hospital transfers of nursing home residents: results from the hOspitalizations and eMERgency department visits of nursing home residents (HOMERN) project. Int J Environ Res Public Health. https://doi.org/10.3390/ijerph17113915

Fleischmann N et al (2016) Interprofessional collaboration in nursing homes (interprof): a grounded theory study of general practitioner experiences and strategies to perform nursing home visits. BMC Fam Pract 17:123. https://doi.org/10.1186/s12875-016-0522-z

Gozalo P, Teno JM, Mitchell SL, Skinner J, Bynum J, Tyler D, Mor V (2011) End-of-life transitions among nursing home residents with cognitive issues. N Engl J Med 365:1212–1221. https://doi.org/10.1056/NEJMsa1100347

Haasum Y, Johnell K (2017) Use of antiepileptic drugs and risk of falls in old age: a systematic review. Epilepsy Res 138:98–104. https://doi.org/10.1016/j.eplepsyres.2017.10.022

Hart LA, Phelan EA, Yi JY, Marcum ZA, Gray SL (2020) Use of fall risk-increasing drugs around a fall-related injury in older adults: a systematic review. J Am Geriatr Soc. https://doi.org/10.1111/jgs.16369

Hasseler M (2019) Qualitätsmessung in der Pflege. Theoretisches Modell zur Ableitung von Indikatoren. Springer, Berlin Heidelberg

Hill KD, Wee R (2012) Psychotropic drug-induced falls in older people: a review of interventions aimed at reducing the problem. Drugs Aging 29:15–30

Hoffmann F, Allers K (2017) Variations over time in the effects of age and sex on hospitalization rates before and after admission to a nursing home: a German cohort study. Maturitas 102:50–55. https://doi.org/10.1016/j.maturitas.2017.04.017

Hoffmann F, Allers K (2020) Krankenhausaufenthalte von Pflegeheimbewohnern in der letzten Lebensphase: eine Analyse von Krankenkassenroutinedaten. Z Gerontol Geriat. https://doi.org/10.1007/s00391-020-01716-3

Holt S, Schmiedl S, Thurmann PA (2010) Potentially inappropriate medications in the elderly: the PRISCUS list. Dtsch Arztebl Int 107:543–551. https://doi.org/10.3238/arztebl.2010.0543

Keville TD (1993) Studies of transfer trauma in nursing home patients: how the legal system has failed to see the whold picture. Health. Matrix 3(2):421–458

Laag S (2020) Transfergruppe Pflegeheimversorgung – Koordinaten zu einer neuen Versorgungsform verbinden. Gesundh Sozialpolitik 74:39–48. https://doi.org/10.5771/1611-5821-2020-3-39

Lahmann NA, Heinze C, Rommel A (2014) Falls in German hospitals and nursing homes 2006–2013. Frequencies, injuries, risk assessment, and preventive measures. Bundesgesundheitsblatt Gesundheits-

forschung Gesundheitsschutz 57:650–659. https://doi.org/10.1007/s00103-014-1966-8

Lemoyne SE, Herbots HH, De Blick D, Remmen R, Monsieurs KG, Van Bogaert P (2019) Appropriateness of transferring nursing home residents to emergency departments: a systematic review. BMC Geriatr 19(1):17. https://doi.org/10.1186/s12877-019-1028-z

Masnoon N, Shakib S, Kalisch-Ellett L, Caughey GE (2017) What is polypharmacy? A systematic review of definitions. BMC Geriatr 17:230. https://doi.org/10.1186/s12877-017-0621-2

Matzk S, Tsiasioti C, Behrendt S, Jürchott K, Schwinger A (2020) Pflegebedürftigkeit in Deutschland. In: Jacobs K, Kuhlmey A, Greß S, Klauber J, Schwinger A (Hrsg) Pflege-Report 2020, Schwerpunkt: Neuausrichtung von Versorgung und Finanzierung, S 239–277 https://doi.org/10.1007/978-3-662-61362-7_16

Mirotznik J, Kamp LL (2000) Cognitive status and relocation stress: a test of the vulnerability hypothesis. Gerontologist 40:531–539

NICE (2013) Clinical guideline: Falls – Assessment and prevention of falls in older people. National Institute for Health and Care Excellence, London. https://www.nice.org.uk/Guidance/cg161. Zugegriffen: 30. Sept. 2020

Oderda LH, Young JR, Asche CV, Pepper GA (2012) Psychotropic-related hip fractures: meta-analysis of first-generation and second-generation antidepressant and antipsychotic drugs. Ann Pharmacother 46:917–928. https://doi.org/10.1345/aph.1Q589

Ouslander JG et al (2010) Potentially avoidable hospitalizations of nursing home residents: frequency, causes, and costs. J Am Geriatr Soc 58:627–635. https://doi.org/10.1111/j.1532-5415.2010.02768.x

Park H, Satoh H, Miki A, Urushihara H, Sawada Y (2015a) Medications associated with falls in older people: systematic review of publications from a recent 5-year period. Eur J Clin Pharmacol 71:1429–1440. https://doi.org/10.1007/s00228-015-1955-3

Park Y, Franklin JM, Schneeweiss S, Levin R, Crystal S, Gerhard T, Huybrechts KF (2015b) Antipsychotics and mortality: adjusting for mortality risk scores to address confounding by terminal illness. J Am Geriatr Soc 63:516–523. https://doi.org/10.1111/jgs.13326

Ping F, Wang Y, Wang J, Chen J, Zhang W, Zhi H, Liu Y (2017) Opioids increase hip fracture risk: a meta-analysis. J Bone Miner Metab 35:289–297. https://doi.org/10.1007/s00774-016-0755-x

Ramroth H, Specht-Leible N, König H-H, Brenner H (2006) Hospitalizations during the last months of life of nursing home residents: a retrospective cohort study from Germany. BMC Health Serv Res. https://doi.org/10.1186/1472-6963-6-70

Rapp K, Buchele G, Dreinhofer K, Bucking B, Becker C, Benzinger P (2019) Epidemiology of hip fractures: systematic literature review of German data and

14

an overview of the international literature. Z Gerontol Geriatr 52:10–16. https://doi.org/10.1007/s00391-018-1382-z

RNAO (2017) Clinical best practice guideline: preventing falls and reducing injury from falls – fourth edition. Registered nurses' association of Ontario, Toronto. https://rnao.ca/bpg/guidelines/prevention-falls-and-fall-injuries. Zugegriffen: 30. Sept. 2020

Rojas-Fernandez C, Dadfar F, Wong A, Brown SG (2015) Use of fall risk increasing drugs in residents of retirement villages: a pilot study of long term care and retirement home residents in Ontario, Canada. BMC Res Notes 8:568. https://doi.org/10.1186/s13104-015-1557-2

Rothgang H, Iwansky S, Müller R, Sauer S, Unger R (2010) Barmer GEK Pflegereport 2010, Schwerpunktthema Demenz und Pflege. Asgard-Verlag, St. Augustin

Schäufele M, Köhler L, Hedlmeier I, Hoell A, Weyerer S (2013) Prevalence of dementia and medical care in German nursing homes: a nationally representative survey. Psychiat Prax 40:200–206. https://doi.org/10.1055/s-0033-1343141

Schnack D (2019) Vom Heim in die Klinik – Keine Einbahnstraße. ÄrzteZeitung. https://www.aerztezeitung.de/Wirtschaft/Vom-Heim-in-die-Klinik-Keine-Einbahnstrasse-402597.html. Zugegriffen: 21. Dez. 2020

Schwinger A, Tsiasioti C, Klauber J (2017) Herausforderndes Verhalten bei Demenz: Die Sicht der Pflege. In: Jacobs K, Kuhlmey A, Greß S, Klauber J, Schwinger A (Hrsg) Pflege-Report 2017, Schwerpunkt: Die Versorgung der Pflegebedürftigen. Schattauer, Stuttgart, S 131–151

Schwinger A, Behrendt S (2018) Reform der Qualitätsprüfung und -darstellung im Pflegeheim: Stand der Umsetzung und offene Fragen. GGW 18:23–30

Schwinger A, Behrendt S, Tsiasioti C, Stieglitz K, Breitkreuz T, Grobe T, Klauber J (2018) Qualitätsmessung mit Routinedaten in deutschen Pflegeheimen: Eine erste Standortbestimmung. In: Jacobs K, Kuhlmey A, Greß S, Klauber J, Schwinger A (Hrsg) Pflege-Report 2018, Schwerpunkt: Qualität in der Pflege. Springer, Berlin Heidelberg, S 97–125

Seppala LJ et al (2018a) Fall-risk-increasing drugs: a systematic review and meta-analysis: III. Others. J Am Med Dir Assoc 19:372e1–372e8. https://doi.org/10.1016/j.jamda.2017.12.099

Seppala LJ et al (2018b) Fall-risk-increasing drugs: a systematic review and meta-analysis: II. psychotropics. J Am Med Dir Assoc 19:371e11–371e17. https://doi.org/10.1016/j.jamda.2017.12.098

Seppala LJ et al (2019) EuGMS task and finish group on fall-risk-increasing drugs (FRIDs): position on

knowledge dissemination, management, and future research. Eur Geriatr Med 10:275–283. https://doi.org/10.1007/s41999-019-00162-8

Statistisches Bundesamt (2017) Krankenhausstatistik – Diagnosedaten der Patienten und Patientinnen in Krankenhäusern. www.destatis.de. Zugegriffen: 2. Okt. 2020

Street M, Marriott JR, Livingston PM (2012) Emergency department access targets and the older patient: a retrospective cohort study of emergency department presentations by people living in residential aged care facilities. Australas Emerg Nurs J 15:211–218. https://doi.org/10.1016/j.aenj.2012.10.002

Sundmacher L, Schüttig W (2015) Which hospitalisations are ambulatory care-sensitive, to what degree, and how could the rates be reduced? Results of a group consensus study in Germany. Health Policy 11:1415–1423

Thornton JA, Davis RE (2000) Relocation of the institutionalized aged. J Clin Psychol 56:131–138

Thürmann PA, Selke GW (2014) Arzneimittelversorgung älterer Patienten. In: Klauber J, Günster C, Gerste B, Robra BP, Schmacke N (Hrsg) Versorgungs-Report 2013/2014. Schwerpunkt: Depression. Schattauer, Stuttgart, S 185–208

Treves N, Perlman A, Kolenberg Geron L, Asaly A, Matok I (2018) Z-drugs and risk for falls and fractures in older adults—a systematic review and meta-analysis. Age Ageing 47:201–208. https://doi.org/10.1093/ageing/afx167

Wingenfeld K, Kleina T, Franz S, Engels D, Mehlan S, Engel H (2011) Entwicklung und Erprobung von Instrumenten zur Beurteilung der Ergebnisqualität in der stationären Altenhilfe. Abschlussbericht. https://www.bmfsfj.de/blob/93206/2dda7f65c418478da3260d2f7996daa2/abschlussbericht-stationaere-altenhilfe-data.pdf. Zugegriffen: 21. Dez. 2020

Wingenfeld K, Stegbauer C, Willms G, Voigt C, Woitzik R (2018) Entwicklung der Instrumente und Verfahren für Qualitätsprüfungen nach §§ 114 ff. SGB XI und die Qualitätsdarstellung nach § 115 Abs. 1a SGB XI in der stationären Pflege – Abschlussbericht: Darstellung der Konzeptionen für das neue Prüfverfahren und die Qualitätsdarstellung. https://www.gs-qsa-pflege.de/wp-content/uploads/2018/10/20180903_Entwicklungsauftrag_stationa%CC%88r_Abschlussbericht.pdf. Zugegriffen: 21. Dez. 2020

Xing D, Ma XL, Ma JX, Wang J, Yang Y, Chen Y (2014) Association between use of benzodiazepines and risk of fractures: a meta-analysis. Osteoporos Int 25:105–120. https://doi.org/10.1007/s00198-013-2446-y

14

Personalfluktuation in deutschen Krankenhäusern: Jeder sechste Mitarbeiter wechselt den Job

Adam Pilny und Felix Rösel

Inhaltsverzeichnis

© Der/die Autor(en) 2021
J. Klauber et al. (Hrsg.), *Krankenhaus-Report 2021*, https://doi.org/10.1007/978-3-662-62708-2_15

15

■ ■ **Zusammenfassung**

Pflegepersonal wird in Krankenhäusern zunehmend knapp. Für das verbleibende Personal bedeutet dies eine steigende Arbeitsbelastung, mehr Unzufriedenheit und häufigere Jobwechsel, die die Situation oft weiter verschärfen. In diesem Beitrag analysieren wir auf Basis einer Sonderauswertung der Bundesagentur für Arbeit die Personalfluktuation in den deutschen Krankenhäusern für die Jahre 2004 bis 2016 und vergleichen sie mit anderen Wirtschaftszweigen. Etwa jede/r sechste Krankenhausbeschäftigte wechselt innerhalb eines Jahres den Job; in der Gesamtwirtschaft ist es jede/r dritte Arbeitnehmer/in. Über fast alle Bundesländer zeigt sich eine überdurchschnittliche Zunahme der Jobwechsel in den vergangenen Jahren. Dies liegt fast ausschließlich an der höheren Fluktuation beim Pflegepersonal. Die Rotationsrate bei Ärztinnen und Ärzten ist sogar rückläufig. Eine Verbesserung der Jobsituation für Pflegerinnen und Pfleger ist und bleibt daher eine der Top-Prioritäten auf der gesundheitspolitischen Agenda.

Nursing staff is becoming increasingly scarce in German hospitals. For the remaining staff, workload, dissatisfaction and job changes increase, which often aggravate the situation. In this article, we analyse staff turnover in German hospitals for the years 2004 to 2016 based on newly compiled data by the Federal Employment Agency and compare the health care sector with other sectors of the economy. About one in six hospital employees changes her or his job within a year; in the overall economy it is one in three. Job change frequencies of hospital employees have increased over the past few years in almost all federal states. This is almost exclusively caused by the higher fluctuation of nursing staff. By contrast, the rotation rate of doctors is even declining. Improving job conditions for nurses is and remains one of the top priorities on the German health policy agenda.

15.1   Einleitung

Die Personalnot im Gesundheitswesen ist eine der größten gesundheitspolitischen Herausforderungen der 2020er Jahre. Eine alternde Gesellschaft bringt eine steigende Zahl von Patientinnen und Patienten mit sich und damit eine erhöhte Nachfrage nach Gesundheitsleistungen – besonders im Pflegebereich. Gleichzeitig ist mit einem scharfen Rückgang der Bevölkerung im Erwerbsalter zu rechnen. Die Zahl offener Stellen im Gesundheitswesen hat sich bereits innerhalb der vergangenen acht Jahre mehr als verdoppelt (◘ Abb. 15.1); der bereits heute bestehende Fachkräfteengpass dürfte sich nochmals deutlich verschärfen (Augurzky und Kolodziej 2018). In den Krankenhäusern stieg die Zahl der offenen Stellen von Juli 2011 bis Juli 2019 immerhin um 81 %, während die Gesamtwirtschaft einen Anstieg von rund 62 % aufwies.

Ein flächendeckend hohes Niveau in der medizinischen Versorgung kann auf Dauer nur gewährleistet werden, wenn die Schere zwischen steigender Nachfrage nach Gesundheitsleistungen und sinkendem Arbeitsangebot geschlossen werden kann. Dabei geht es inzwischen nicht nur um die Besetzung offener Stellen – immer wichtiger werden Strategien, um das bereits angestellte Personal in einzelnen Sektoren oder Einrichtungen zu halten. Eine mögliche Erklärung für etwaige Jobwechsel kann die Unzufriedenheit im Job sein.[1] Zufriedene Arbeitnehmerinnen und Arbeitnehmer bleiben ihrer Arbeitsstelle treu, Unzufriedenheit mit dem Job erhöht dagegen die Wechselfreudigkeit (Boyle et al. 1999). Tourangeau und Cranley (2006) zeigen sogar, dass neben dem Alter die Jobzufriedenheit der stärkste Einflussfaktor für den Fortbestand eines Beschäftigungsverhältnisses in der Pflege ist.

---

1   Auch andere Gründe können zum Jobwechsel oder Ausscheiden und Wiedereinstieg führen. In der pflegewissenschaftlichen Literatur wird jedoch häufig die Arbeitsbelastung und -unzufriedenheit thematisiert. Daher greifen wir diesen Grund hier intensiver auf.

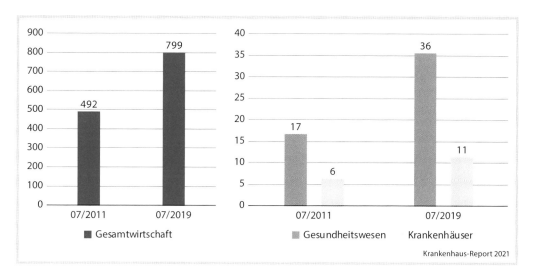

🔲 **Abb. 15.1** Anzahl der bei der Bundesagentur für Arbeit gemeldeten offenen Stellen nach Wirtschaftsabteilung und Wirtschaftsgruppen (in 1.000 Stellen). (Quelle: Bundesagentur für Arbeit 2011, 2019)

Jenseits von Anekdoten ist erstaunlich wenig über Jobzufriedenheit und Jobwechsel im deutschen Gesundheits- und Krankenhauswesen bekannt. Einige internationale Studien haben Job- oder Arbeitgeberwechsel im Gesundheitswesen untersucht (siehe z. B. Hayes et al. 2006, 2012; Cho et al. 2009; De Simone et al. 2018; Dilig-Ruiz et al. 2018). Im Fokus der Analysen stehen insbesondere Pflegekräfte. Deren Jobzufriedenheit hängt vor allem ab von der subjektiven Sicht der Pflegekraft auf die Arbeitsstelle, den eigenen Erwartungen an den Job oder der persönlichen Erfüllung, die man aus dem Job zieht (Lu et al. 2005; Price 2001). Die bereits bestehende Knappheit des Pflegepersonals verschärft sich durch steigende Arbeitsbelastung und -verdichtung, zunehmende Bürokratie, größere Unzufriedenheit und daraus resultierende häufigere Jobwechsel. Basierend auf einer internationalen Umfrage Ende der 1990er Jahre unter 43.000 Pflegekräften aus fünf Ländern kommen Aiken et al. (2001) zu dem Ergebnis, dass 17 % der Pflegekräfte in Deutschland mit ihrem Job unzufrieden waren. Der gleiche Anteil an Pflegekräften (17 %) gab an, in den nächsten zwölf Monaten den Job zu wechseln. Bei Pflegekräf-

ten unter 30 Jahren war es sogar jeder Vierte (27 %), der einen Jobwechsel ernsthaft ins Auge gefasst hat. Die dann aber tatsächlich realisierten Jobwechsel des Krankenhauspersonals, insbesondere auch im Verlauf der letzten Jahre seit Einführung des DRG-Systems, wurden unseres Wissens aber noch nicht systematisch untersucht.

In diesem Beitrag wollen wir diese Wissenslücke füllen und analysieren auf Basis einer Sonderauswertung der Bundesagentur für Arbeit die Personalfluktuation in den deutschen Krankenhäusern für die Jahre 2004 bis 2016. Die Ergebnisse für den Krankenhaussektor stellen wir dem gesamten Gesundheitswesen sowie der Gesamtwirtschaft gegenüber. Unsere Ergebnisse zeigen, dass die Jobfluktuation in den Krankenhäusern zwar noch immer deutlich geringer ist als in der übrigen Wirtschaft, aber in den vergangenen Jahren gegen den gesamtwirtschaftlichen Trend stark zugenommen hat. Die Zunahme der Fluktuation ist dabei vollständig auf das Pflegepersonal zurückzuführen. Perspektivisch müssen die Akteure im Gesundheitswesen die Attraktivität und Anerkennung der Pflegeberufe deutlich steigern und auf diese Weise neue Mitarbeiterinnen und Mitarbeiter gewinnen; andernfalls drohen sich die verschiedenen Sektoren des Gesundheitswesens zu kannibalisieren.

15.2   Daten und Methodik

In diesem Beitrag werten wir eine eigens angeforderte Sonderauswertung der Statistik der Bundesagentur für Arbeit aus, die die Zahl der sozialversicherungspflichten Beschäftigten (SV-Beschäftigte) zum 30.06. eines Jahres sowie die jährlichen Zu- und Abgänge bei Beschäftigungsverhältnissen in den Bundesländern für die Jahre 2004 bis 2016 enthält (Bundesagentur für Arbeit 2018). Die Daten unterscheiden nach Wirtschaftszweigen, um die Unterschiede zwischen der Gesamtwirtschaft, dem Gesundheitswesen und dem Krankenhausmarkt herauszuarbeiten. Außerdem sind die Daten nach Berufen aufgegliedert, um ärztliches Personal und Pflegepersonal getrennt analysieren zu können. Diese Differenzierung erlaubt es uns, zeitliche, regionale, sektorale und berufliche Trends herauszuarbeiten.

Wir harmonisieren die zwischenzeitlich neu definierten Berufs- und Wirtschaftszweigklassifikationen, soweit dies die Daten erlauben. Bis 2011 wurden beispielsweise Krankenschwestern, -pfleger, Hebammen (Berufsgruppe 853) und Helfer in der Krankenpflege (Berufsgruppe 854) ausgewiesen. Diese finden sich ab 2012 in der neuen Gruppe Gesundheits-, Kranken- und Altenpflege (813, 821) wieder. Wir unterscheiden in unserer Analyse später ärztliches und pflegerisches Personal. Außerdem vereinheitlichen wir die Wirtschaftszweigklassifikationen. Der Dienstleistungssektor umfasst entsprechend der Wirtschaftszweigklassifikation 2008 den Tertiären Sektor (Abschnitte G–Q), das Gesundheitswesen entspricht dem Gesundheits- und Sozialwesen (Gruppen 851 und 853), der den Krankenhaussektor (ohne Vorsorge- und Reha-Einrichtungen) umfasst (Unterklassen 86101 und 86102).

Aus den nunmehr vergleichbaren Zeitreihen von sozialversicherungspflichtigen Beschäftigten sowie den Zu- und Abgängen berechnen wir die Rate der jährlichen Jobfluktuation. Hierbei folgen wir der bestehenden Literatur und definieren die Rotationsrate als den Mittelwert von Zu- und Abgängen von SV-Beschäftigung, geteilt durch den Stand der Beschäftigten (Institut der deutschen Wirtschaft Köln 2016). Diese Rate gibt näherungsweise an, welcher Anteil der Beschäftigten innerhalb eines Jahres den Job wechselt. Sektoren, die von Saisonarbeit oder häufigen befristeten Beschäftigungsverhältnissen charakterisiert sind (z. B. die Land- und Forstwirtschaft), weisen naturgemäß eine höhere Personalfluktuation auf als Sektoren mit unbefristeten Beschäftigungsverhältnissen (insbesondere der Öffentliche Dienst). Wir stellen Drei-Jahres-Durchschnitte dar, um kurzfristige Schwankungen auszugleichen. Die Sonderauswertung der Statistik der Bundesagentur für Arbeit hat folgende Limitationen: Sie ermöglicht keine weiteren Aussagen zu Erwerbsbiographien der SV-Beschäftigten. Wir können daher bspw. nicht die Übernahme von Auszubildenden in der Pflege nach erfolgreichem Ausbildungsabschluss separat darstellen. Ferner lassen sich Jobwechsel zu einem anderen Arbeitgeber oder das Ausscheiden und der Wiedereintritt in den Beruf (z. B. mehrjähriger Ausstieg nach der Geburt eines Kindes) nicht differenziert analysieren.

15.3   Ergebnisse

In den Jahren 2014 bis 2016 wurde mit 32 % etwa jedes dritte sozialversicherungspflichtige (SV) Beschäftigungsverhältnis neu begonnen oder beendet (◘ Abb. 15.2). Dieser Wert bestätigt die Ergebnisse des Instituts der deutschen Wirtschaft Köln (2016), das einen ähnlichen Wert für etwa diesen Zeitraum ermittelt hat. Die Personalfluktuation im Dienstleistungssektor lag mit etwa 36 % leicht über dem Wert der Gesamtwirtschaft. Im Gesundheitswesen als Teilbereich des Dienstleistungssektors ist

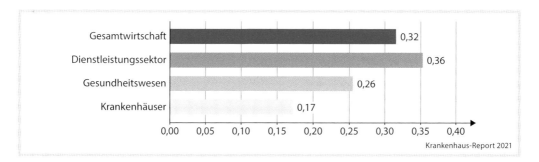

☐ Abb. 15.2 Personalfluktuation in verschiedenen Wirtschaftssektoren. Dargestellt ist der Mittelwert von begonnenen und beendeten SV-Beschäftigungsverhältnissen geteilt durch bestehende SV-Beschäftigungsverhältnisse; Durchschnitt der Jahre 2014 bis 2016. (Quelle: Bundesagentur für Arbeit 2018)

die Personalfluktuation dagegen deutlich geringer. Hier wurde im Durchschnitt jedes vierte SV-Beschäftigungsverhältnis neu begonnen bzw. beendet. Betrachtet man lediglich den Krankenhausmarkt, so zeigt sich eine nochmals niedrigere Wechselhäufigkeit von rund 17 %. Die Personalfluktuation in den Krankenhäusern ist damit spürbar geringer als in den übrigen Wirtschaftszweigen.

Unsere Daten erlauben eine Analyse der zeitlichen Entwicklung in der Fluktuation. ☐ Abb. 15.3 stellt die relative Veränderung in der Beschäftigtenzahl und in der Fluktuationsrate für die Jahresdurchschnitte 2004 bis 2006 und 2014 bis 2016 dar. Die Gesamtzahl der SV-Beschäftigten in Deutschland stieg innerhalb eines Jahrzehnts um circa 16 %. Dieser Zuwachs spiegelt die überwundene Massenarbeitslosigkeit und die wirtschaftlich starken Jahre nach der Finanz- und Wirtschaftskrise 2008/2009 wider. Interessanterweise fiel der Beschäftigungsaufbau in den deutschen Krankenhäusern etwa genauso hoch aus wie in der Gesamtwirtschaft (13 % mehr SV-Beschäftigungsverhältnisse). Innerhalb der Krankenhäuser hat die Zahl der SV-beschäftigten Ärztinnen und Ärzte um 34 % zugelegt, die Zahl des Pflegepersonals wuchs immerhin um 11 %. Ein völlig unterschiedliches Bild zeigt sich dagegen in der Personalfluktuation: Während sich gesamtwirtschaftlich die Fluktuationsrate kaum verändert hat (leichter Rückgang von einem Prozent), stiegen die Jobwechsel

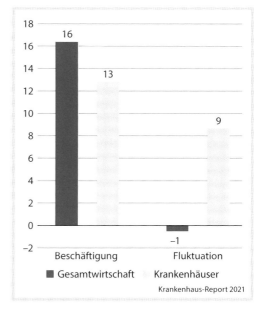

☐ Abb. 15.3 Veränderung von Beschäftigung und Fluktuation. Dargestellt ist die relative Veränderung des Durchschnitts der Jahre 2004 bis 2006 zum Durchschnitt der Jahre 2014 bis 2016. (Quelle: Bundesagentur für Arbeit 2018)

des Krankenhauspersonals um 9 %. Trotz eines mit der Gesamtwirtschaft vergleichbaren Beschäftigungsaufbaus nahm die Jobfluktuation in den Krankenhäusern in den vergangenen Jahren also deutlich zu.

Innerhalb des Krankenhaussektors finden wir große regionale Unterschiede in der

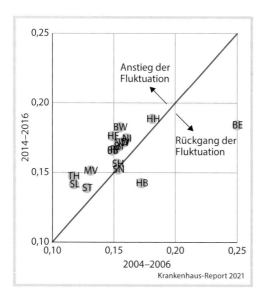

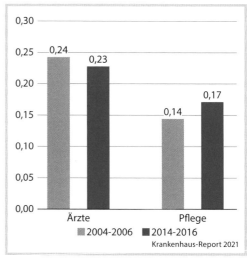

◻ **Abb. 15.4** Fluktuation in Krankenhäusern nach Bundesländern. Dargestellt ist der Mittelwert von begonnenen und beendeten SV-Beschäftigungsverhältnissen geteilt durch bestehende SV-Beschäftigungsverhältnisse; Durchschnitt der Jahre 2004 bis 2006 bzw. 2014 bis 2016. (Quelle: Bundesagentur für Arbeit 2018)

◻ **Abb. 15.5** Fluktuation von Ärzten und Pflegekräften in Krankenhäusern. Dargestellt ist der Mittelwert von begonnenen und beendeten SV-Beschäftigungsverhältnissen geteilt durch bestehende SV-Beschäftigungsverhältnisse; Durchschnitt der Jahre 2004 bis 2006 bzw. 2014 bis 2016. (Quelle: Bundesagentur für Arbeit 2018)

Personalfluktuation. Das Streudiagramm in ◻ Abb. 15.4 stellt die Jobfluktuation in den Krankenhaussektoren der 16 Bundesländer im Zeitraum 2004 bis 2006 den Jahren 2014 bis 2016 gegenüber. Die 45-Grad-Linie trennt hierbei die Länder mit einem Anstieg der Fluktuation (oberhalb der 45-Grad-Linie) von jenen Ländern, in denen ein Rückgang zu beobachten war (unterhalb der 45-Grad-Linie). In Berlin wechselte 2004 bis 2006 etwa jeder vierte Krankenhausangestellte den Job, in Thüringen war es etwas mehr als jeder Zehnte. Diese Streuung hat jedoch abgenommen. In nahezu allen Bundesländern ist ein Anstieg der Fluktuation des Krankenhauspersonals zu verzeichnen. Lediglich in Berlin, Bremen und marginal auch in Sachsen ist ein Rückgang festzustellen. Im Niveau ist die Fluktuation in den ostdeutschen Bundesländern und im Saarland deutlich geringer. Hierbei dürfte insbesondere die Altersstruktur der Beschäftigten in diesen Bundesländern eine Rolle spielen. Ostdeutschland und das Saarland sind besonders vom demographischen Wandel geprägt; die Beschäftigten haben ein höheres Durchschnittsalter als im Rest Deutschlands. Ältere Beschäftigte dürften regelmäßig weniger gewillt sein, ihren Job zu wechseln als Jüngere – daher die geringere Personalfluktuation. Ferner stellen wir eine hohe Dynamik in den Stadtstaaten Hamburg und Berlin fest. Hier dürfte der starke Bevölkerungszuwachs großer Städte (Rösel und Weishaupt 2020) einen Einfluss auf den Arbeitsmarkt haben, der zu mehr Jobwechseln als in Flächenstaaten führt. Eine Ausnahme bildet hierbei Bremen, das sich im Zeitraum 2014 bis 2016 etwa auf dem Fluktuations-Niveau der ostdeutschen Länder bewegt.

Abschließend werfen wir einen genaueren Blick hinter die Türen der Krankenhäuser, um die Ursachen der steigenden Jobfluktuation im Krankenhaussektor näher auszuleuchten. Hierfür könnte insbesondere die zunehmend zugespitzte Arbeitssituation des Pflegepersonals verantwortlich sein. In ◻ Abb. 15.5 stellen wir die Personalfluktuation für ärztliches und pflegerisches Personal im Zeitvergleich dar. Hierbei fällt zunächst auf, dass die Jobfluktuation bei den Ärztinnen und Ärzten deutlich höher ist als beim pflegerischen Personal. Etwa jede/r vierte ärztliche SV-Beschäftigte wechselt pro Jahr den Job. Vermutlich spielen hierbei auch die begonnenen und beendeten Beschäftigungsverhältnisse bei Assistenzärztinnen und -ärzten eine Rolle – eine abschließende Klärung lässt sich aus den Daten allerdings nicht ableiten. Im pflegerischen Bereich wechselt im Durchschnitt nur etwa jede/r sechste Beschäftigte den Job. Auffällig ist allerdings, dass sich die Fluktuationsrate in beiden Berufsgruppen stark aufeinander zubewegt. Die Fluktuation bei Ärztinnen und Ärzten ist mit dem Trend der Gesamtwirtschaft gesunken. In der Pflege stieg dagegen die Zahl der aufgelösten bzw. neu begonnenen SV-Beschäftigungsverhältnisse im gleichen Zeitraum von 14 auf 17 von 100 SV-Beschäftigten – eine relative Zunahme von fast 19 %. Die zu beobachtende Zunahme der Personalfluktuation in Krankenhäusern (◻ Abb. 15.3) ist damit vollständig auf den pflegerischen Bereich zurückzuführen.[2] Sinnvolle Aussagen zu weiteren Berufsgruppen in Krankenhäusern wie dem Funktionsdienst, dem medizinisch-technischen Dienst oder der Verwaltung sind an dieser Stelle leider nicht möglich, da diese Bereiche in den vergangenen Jahrzehnten stark von Outsourcing gekennzeichnet waren. Gemessen an den Personal- und Sachkosten stieg die Outsourcing-Quote in Krankenhäusern von 2010 bis 2017 von 3,9 auf 5,1 % (Augurzky et al. 2020).

15.4 Schlussfolgerungen

Aufgrund der alternden Gesellschaft und der zunehmenden Nachfrage nach Gesundheitsleistungen nimmt die Belastung und Verdichtung der Arbeit in Krankenhäusern zu. Mehr

Arbeitsdruck und Unzufriedenheit im Job können mögliche Gründe sein, die dazu führen, dass Beschäftigte ihre Arbeitsstelle wechseln. In diesem Beitrag haben wir die Fluktuation des Personals in Krankenhäusern untersucht, um erstmals empirisch abgesicherte Erkenntnisse zu Jobwechseln bei Ärztinnen und Ärzten sowie Pflegekräften in Krankenhäusern zu präsentieren. Wir haben gezeigt, dass der Beschäftigungsaufbau in Krankenhäusern zwischen 2004 bis 2006 und 2014 bis 2016 vergleichbar mit dem in der Gesamtwirtschaft war, auch im Pflegebereich. Dennoch beobachten wir eine stark steigende Personalfluktuation im Krankenhaussektor, die vollständig auf das Pflegepersonal zurückzuführen ist. Dies kann ein Indiz für eine steigende Unzufriedenheit mit den Arbeitsbedingungen in dieser Berufsgruppe sein. Die Beschäftigungsverhältnisse konnten bei den stark gestiegenen Fallzahlen nicht mithalten (Pilny und Rösel 2020). Offenbar trägt vor allem die Pflege die Last der durchaus gestiegenen Produktivität im Krankenhauswesen (Karmann und Rösel 2018). Perspektivisch müssen die Akteure im Gesundheitswesen daher die Attraktivität und Anerkennung der Pflegeberufe deutlich steigern. Die bestehende „Personalreserve" ist zu gering, um etwaige Personalengpässe zu schließen – nur rund 5 bis 6 % aller Beschäftigten mit einem Pflegeabschluss arbeiten noch außerhalb des Gesundheitswesens. Notwendig sind daher Investitionen in eine zeitgemäße Ausbildung und neue Aufstiegswege und -chancen, um mehr Berufseinsteiger für die Arbeit im Pflegebereich zu interessieren. Andernfalls drohen sich die verschiedenen Sektoren des Gesundheitswesens zu kannibalisieren.

Wünschenswert ist auch, dass die Jobsituation von Pflegekräften weiter wissenschaftlich untersucht wird. Während die vorliegende Datengrundlage den Fokus auf die Fluktuationsraten legte, können künftige Analysen zu Erwerbsbiographien ergründen, welche weiteren Faktoren Jobwechsel beeinflussen und wie sich die Dauer der durchschnittlichen Betriebszugehörigkeit über die Zeit entwickelt hat. Von großem Interesse ist zudem, zu wel-

---

2   Im Vergleich zu den anderen Berufsgruppen im Krankenhaus spielt Outsourcing in der Pflege eine geringe Rolle. So waren 2017 rund 2 % aller Vollzeit-Pflegekräfte ohne direktes Beschäftigungsverhältnis in den Kliniken tätig (Statistisches Bundesamt 2018).

chem Anteil befristete Arbeitsverhältnisse, Arbeitgeberwechsel, Babypausen oder Wechsel in andere Wirtschaftszweige zur Jobrotation beitragen. Mikrodaten bieten hier vielversprechende Möglichkeiten, tiefere Einblicke in die Fluktuation und Situation des Pflegepersonals zu erhalten.

Literatur

Aiken LH, Clarke SP, Sloane DM, Sochalski JA, Busse R, Clarke H, Giovannetti P, Hunt J, Rafferty AM, Shamian J (2001) Nurses' reports on hospital care in five countries. Health Aff 20(3):43–53

Augurzky B, Kolodziej I (2018) Fachkräftebedarf im Gesundheits- und Sozialwesen 2030: Gutachten im Auftrag des Sachverständigenrates zur Begutachtung der Gesamtwirtschaftlichen Entwicklung. Arbeitspapiere 06/2018. http://www.sachverstaendigenrat-wirtschaft.de/fileadmin/dateiablage/gutachten/jg201819/arbeitspapiere/Arbeitspapier_06-2018.pdf. Zugegriffen: 20. Juli 2020

Augurzky B, Krolop S, Pilny A, Schmidt CM, Wuckel C (2020) Krankenhaus Rating Report 2020: Ende einer Ära. Aufbruch ins neue Jahrzehnt. medhochzwei, Heidelberg

Boyle DM, Bott HE, Hansen C, Woods Q, Taunton RL (1999) Managers' leadership and critical care nurses' intent to stay. Am J Crit Care 8(6):361–371

Bundesagentur für Arbeit (2011) Arbeitsmarkt in Zahlen – Arbeitsmarktstatistik. Gemeldete Arbeitsstellen nach Wirtschaftszweigen. Juli 2011. Bundesagentur für Arbeit, Nürnberg

Bundesagentur für Arbeit (2018) Sozialversicherungspflichtig Beschäftigte sowie Begonnene und beendete sozialversicherungspflichtige Beschäftigungsverhältnisse nach ausgewählten Wirtschaftszweigen der WZ 2008 und ausgewählten Berufsgruppen der KldB 2010. Bundesagentur für Arbeit, Nürnberg (Sonderauswertung, auf Anfrage zur Verfügung gestellt, 14.12.2018)

Bundesagentur für Arbeit (2019) Arbeitsmarkt in Zahlen – Arbeitsmarktstatistik. Gemeldete Arbeitsstellen nach Wirtschaftszweigen – Monatszahlen. Juli 2019. Bundesagentur für Arbeit, Nürnberg

Cho SH, June KJ, Kim YM, Cho YA, Yoo CS, Yun SC, Sung YH (2009) Nurse staffing, quality of nursing care and nurse job outcomes in intensive care units. J Clin Nurs 18(12):1729–1737

De Simone S, Planta A, Cicotto G (2018) The role of job satisfaction, work engagement, self-efficacy and agentic capacities on nurses' turnover intention and patient satisfaction. Appl Nurs Res 39:130–140

Dilig-Ruiz A, MacDonald I, Varin MD, Vandyk A, Graham ID, Squires JE (2018) Job satisfaction among critical care nurses: A systematic review. Int J Nurs Stud 88:123–134

Hayes LJ, O'Brien-Pallas L, Duffield C, Shamian J, Buchan J, Hughes F, Laschinger HKS, North N, Stone PW (2006) Nurse turnover: A literature review. Int J Nurs Stud 43(2):237–263

Hayes LJ, O'Brien-Pallas L, Duffield C, Shamian J, Buchan J, Hughes F, Laschinger HKS, North N (2012) Nurse turnover: A literature review – an update. Int J Nurs Stud 49(7):887–905

Institut der deutschen Wirtschaft Köln (2016) Jeder Dritte wechselt den Job. iw-dienst 42(20):1–2

Karmann A, Rösel F (2018) Effizienz im Krankenhaussektor: Ein Langzeit-Benchmark der Länder. Wirtschaftsdienst 98(1):50–55

Lu H, While AE, Barriball KL (2005) Job satisfaction among nurses: a literature review. Int J Nurs Stud 42(2):211–227

Pilny A, Rösel F (2020) Are doctors better health ministers? Am J Health Econ 6(4):498–532. https://doi.org/10.1086/710331

Price JL (2001) Reflections on the determinants of voluntary turnover. Int J of Manpower 22(7):600–624

Rösel F, Weishaupt T (2020) Städte quellen über, das Land dünnt sich aus: Anteil der Landbevölkerung auf niedrigstem Stand seit 1871. Ifo Dresd Berichte 27(2):4–6

Statistisches Bundesamt (2018) Grunddaten der Krankenhäuser 2017. Fachserie 12: Gesundheitswesen, Reihe 6.1.1. DeStatis, Wiesbaden

Tourangeau AE, Cranley LA (2006) Nurse intention to remain employed: understanding and strengthening determinants. J Adv Nurs 55(4):497–509

Auswirkungen der Covid-19-Pandemie auf die Krankenhausleistungen im Jahr 2020

Carina Mostert, Corinna Hentschker, David Scheller-Kreinsen,
Christian Günster, Jürgen Malzahn und Jürgen Klauber

Inhaltsverzeichnis

© Der/die Autor(en) 2021
J. Klauber et al. (Hrsg.), *Krankenhaus-Report 2021*, https://doi.org/10.1007/978-3-662-62708-2_16

▪ ▪ Zusammenfassung

Die Covid-19-Pandemie hat das stationäre Versorgungsgeschehen stark verändert. Der Beitrag beschreibt wesentliche durch die Pandemie bedingte Leistungsveränderungen. Des Weiteren werden die Charakteristika und Versorgungsstrukturen von Covid-19-Patienten dargestellt. Es zeigt sich ein deutlicher Rückgang der Krankenhausaufnahmen im Jahr 2020 im Vergleich zum Vorjahr, der in der ersten Pandemiewelle (März bis Mai) stärker ausfiel als in der zweiten Pandemiewelle (Oktober bis Dezember). Dies ging mit einer Verschiebung des Leistungsspektrums hin zu Fällen mit einer höheren Fallschwere einher. Bei den operativen Leistungen ist ein geringerer Rückgang zu verzeichnen als bei den übrigen Leistungen. Auch bei ausgewählten dringlichen Behandlungsanlässen kam es zu Fallzahlrückgängen. Noch stärkere Rückgänge wiesen die überwiegend verschiebbaren Behandlungsanlässe auf, bei denen sich auch während der Sommermonate keine Nachholeffekte abzeichneten. Dass es sich bei Covid-19 um eine sehr schwere Erkrankung handelt, verdeutlichen die hohen Sterblichkeitsraten der stationären Patienten sowie deren lange Verweil- und Beatmungsdauer.

The COVID-19 pandemic has significantly changed inpatient care. The article describes the changes in hospital services due to the pandemic. Furthermore, the characteristics of COVID-19 patients and the related care structures are reported. There was a clear decrease in hospital admissions in 2020 compared to the previous year, which was larger in the first wave of the pandemic (March to May) than in the second wave of the pandemic (October to December). At the same time, a shift towards cases with a higher case severity can be observed. The decrease in surgical interventions was smaller than in other services. Furthermore, the decline of cases is observable for both urgent and predominantly postponable conditions. The latter show even larger declines and no catch-up effects were apparent during the summer months. The fact that COVID-19 is a very serious disease is reflected in the high mortality rates of inpatients as well as their long hospitalisation and ventilation times.

16.1 Einleitung

Die Covid-19-Pandemie und die in ihrem Kontext getroffenen regulatorischen Maßnahmen hatten und haben weitreichende Auswirkungen auf die Krankenhausversorgung in Deutschland. Spätestens die am 16. März 2020 durch die Bundesregierungen beschlossenen Regelungen des ersten Corona-Lockdowns führten zu tiefen Einschnitten im sozialen Leben insgesamt und im Gesundheitswesen im Besonderen. Die Pandemie kann als eine Art exogener Schock gewertet werden, der in seiner Dimension ein völlig unerwartetes und kaum vorstellbares Ereignis darstellt. Konkret sollten Kliniken nicht-dringliche Behandlungen verschieben und Ressourcen für die Behandlung von Covid-19-Patientinnen und Patienten freihalten, um eine Überlastung in der stationären Krankenversorgung zu vermeiden. Zudem waren Patienten zurückhaltend in der Inanspruchnahme von Gesundheitsleistungen, sei es aus Angst vor Ansteckung oder aus der Befürchtung eines überlasteten Gesundheitssystems. Bereits im April 2020 mehrten sich Berichte über eine rückläufige Nachfrage nach stationären Krankenhausbehandlungen. Dabei zeigte sich vor dem Hintergrund einer Vielzahl möglicher Faktoren und Ursachen eine heterogene Fallzahldynamik je nach Behandlungsanlass (Günster et al. 2020). So wurde beispielsweise vermutet, dass gerade Patientinnen und Patienten mit leichteren Anfangssymptomen den Rettungsdienst nicht oder verspätet alarmierten oder das Krankenhaus nicht aufsuchten, aus Sorge sich dort zu infizieren (Schlimpert 2020). Des Weiteren konnten möglicherweise durch die Aussetzung von Screening-Maßnahmen – zum Beispiel das Mammographie-Screening (G-BA 2020) – weniger Verdachtsfälle erkannt werden. Neben intendierten Auswirkungen kam es auch zu unbeabsichtigten Folgen im gesamten Leistungsspektrum der Krankenhäuser im Kontext der Pandemie, wie den Rückgang von Krankenhausbehandlungen bei lebensbedrohlichen Notfällen bei Herzinfarkt und Schlaganfall.

▪▪ Herausforderung stationäre Covid-19-Behandlung

Die Behandlung von Covid-19-Patientinnen und Patienten brachte für die Kliniken neue Herausforderungen mit sich. Medizinisch handelt es sich bei Covid-19 um eine komplexe neue Erkrankung, die viele Organsysteme angreifen und deren stationäre Krankenhausbehandlung durch potenziell viele Fachdisziplinen erfordern kann. Da Covid-19-Patienten isoliert behandelt werden müssen, können insgesamt weniger Betten belegt werden. Hospitalisierte Covid-19-Patienten weisen eine hohe Morbidität und Mortalität auf und sind häufig auf eine intensivstationäre Behandlung und hier häufig auch auf eine Beatmungstherapie angewiesen. Die Pandemie hat damit in den Krankenhäusern Personal und weitere Ressourcen – insbesondere in den Intensivabteilungen – gebunden, was Auswirkungen auf die Angebotsstrukturen nach sich gezogen haben kann. In der Frühphase der Pandemie waren mit dem damaligen Kenntnisstand über die Dynamik der Infektionsausbreitung und den Verläufen der Covid-19-Behandlungen die Intensiv- und Beatmungskapazitäten zur adäquaten Versorgung der Covid-19-Patienten nur schwer planbar.

▪▪ Phasen der Pandemie im Jahr 2020

Der Pandemieverlauf in Deutschland im Jahr 2020 kann grob in drei Abschnitte eingeteilt werden: die erste Pandemiewelle von März bis Mai, die Sommermonate Juni bis September mit verhältnismäßig niedrigen Neuinfektionszahlen sowie die zweite Pandemiewelle von Oktober bis Dezember, deren Ende zum Zeitpunkt des Verfassens des vorliegenden Beitrags noch nicht abzusehen ist. In der ersten

Pandemiephase stieg die Zahl der Covid-19-Infizierten im März 2020 kontinuierlich an. Krankenhäuser waren ab Mitte März dazu angehalten, soweit medizinisch vertretbar alle planbaren Aufnahmen und Eingriffe zu verschieben (Bundesregierung 2020). Mit sinkenden Infektionszahlen seit Mitte April sollten ab Mai wieder verstärkt planbare Operationen durchgeführt werden (Deutsches Ärzteblatt 2020). Im Mai nahm auch die Anzahl der Covid-19-Patienten in intensivmedizinischer Behandlung kontinuierlich ab (◘ Abb. 16.1). In der zweiten Pandemiephase von Ende Mai bis Mitte August lagen die Neuinfektionszahlen auf verhältnismäßig niedrigem Niveau. Seit Mitte August war wieder ein leichtes stetiges Wachstum der Neuinfektionszahlen zu beobachten. Schließlich setzte in der dritten Phase im Oktober erneut ein exponentieller Anstieg der Neuinfektionszahlen ein und damit der Beginn der zweiten Pandemiewelle.

▪▪ Krankenhausfinanzierung während der Pandemie

Um ökonomische Schieflagen zu vermeiden, wurde den Krankenhäusern mit der Anordnung zur Freihaltung von Behandlungskapazitäten ein finanzieller Ausgleich gewährt. Zunächst wurde eine pauschale Vergütung von 560 € je Tag und leeres Bett für alle Krankenhäuser festgesetzt. Dies wurde später geändert und eine Differenzierung nach Versorgungsbereich (Somatik, Psychiatrie), Leistungsart (voll- und teilstationär) und Größe (unterschiedliche Casemix-Klassen) der Krankenhäuser vorgenommen. Seit Mitte November sind in Abhängigkeit vom lokalen Infektionsgeschehen und vom Anteil freier intensivmedizinischer Behandlungskapazitäten nur noch bestimmte Krankenhäuser angehalten, Kapazitäten freizuhalten. Zunächst werden Krankenhäuser einbezogen, die an der umfassenden oder erweiterten Notfallversorgung teilnehmen. Darüber hinaus hat jedes Krankenhaus einen Anspruch auf einen Jahresschlussausgleich, über den pandemiebedingte Erlösrückgänge ausgeglichen werden (§ 21 KHG).

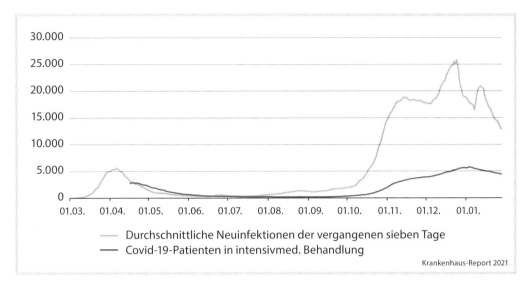

□ Abb. 16.1 Durchschnittliche Neuinfektionen der vergangenen sieben Tage und Covid-19-Patienten in intensivmedizinischer Behandlung. Anmerkung: DIVI-Daten erst ab dem 16.04.2020 dargestellt, da erst ab diesem Datum die Anzahl meldender KH-Standorte mehr als 1.000 beträgt. (Quelle: RKI 2021, DIVI 2021, eigene Berechnungen)

▪▪ Daten und Transparenz

Um das Leistungsgeschehen während der Pandemie im Blick zu behalten, wurden zwei wichtige Datenbasen implementiert: Zum einen werden im DIVI-Intensivregister täglich die Fallzahlen von intensivmedizinisch behandelten Covid-19-Patienten sowie die (freien) Behandlungskapazitäten der Intensivstationen erfasst. Zum anderen wurde in § 24 KHG eine Verpflichtung der Krankenhäuser zur unterjährigen Datenlieferung der Daten nach § 21 KHEntgG an das Institut für das Entgeltsystem im Krankenhaus (InEK) eingeführt. Damit wurde der Versuch unternommen, kurzfristig neben der Intensivmedizin auch die Transparenz über die Versorgungssituation insgesamt zu erhöhen. Allerdings sind die Daten für die Öffentlichkeit und die Planungsbehörden nur mit Zeitverzug und Restriktionen auswertbar.

Bislang fehlt jedoch weiter ein tieferes Verständnis der Veränderungen und Effekte, die sich durch die Pandemie für die Leistungserbringung ergeben. Übergreifendes Ziel dieses Beitrags ist es daher, wesentliche Leistungsveränderungen während des Pandemiezeitraums im Jahr 2020 differenziert deskriptiv zu erfassen. Weiterhin beschreibt der Beitrag die Charakteristika und Versorgungsstrukturen von Covid-19-Patienten. Der Beitrag ist wie folgt aufgebaut: Nach einer kurzen Beschreibung der Datengrundlage in ► Abschn. 16.2 erfolgt in ► Abschn. 16.3 zunächst eine Analyse der Entwicklung der somatischen akut-stationären Krankenhausbehandlungen im Zeitverlauf sowie differenziert nach Krankenhausmerkmalen. Für die DRG-Fälle wird in ► Abschn. 16.4 die Entwicklung der Leistungskennzahlen Casemix und Belegungstage während der Pandemie berichtet. Als wesentlich für die Casemix-Entwicklung zeigen sich Verschiebungen im Leistungsspektrum der Kliniken, deren Determinanten mit dem indextheoretischen Konzept der Komponentenzerlegung erfasst werden. Des Weiteren wird auf die Leistungsentwicklung für ausgewählte dringliche und überwiegend verschiebbare Behandlungsanlässe eingegangen. ► Abschn. 16.5 beschreibt die Charakteristika der Covid-19-Patienten und zeigt auf, in welchen Krankenhäusern deren Versorgung stattgefunden hat. ► Abschn. 16.6 fasst die

Ergebnisse zusammen und zeigt mögliche Erfahrungen und Lehren aus der Pandemie für das deutsche Gesundheitswesen und die Krankenhausversorgungstrukturen auf.

16.2 Datengrundlage

Für die Analyse der Auswirkungen der Covid-19-Pandemie auf das Leistungsgeschehen im Krankenhaus werden die AOK-Abrechnungsdaten (§ 301 SGB V) genutzt, die alle Krankenhausaufenthalte der AOK-Versicherten umfassen. Rund ein Drittel der deutschen Bevölkerung ist bei der AOK versichert. Die Daten enthalten umfangreiche Informationen zum Krankenhausfall, wie zum Beispiel Alter, Geschlecht, Aufnahme- und Entlassdatum sowie das Institutskennzeichen (IK) des behandelnden Krankenhauses. Für alle Analysen werden ausschließlich somatische Fälle betrachtet. Aufgrund der Aktualität der Daten muss zwischen offenen und abgeschlossenen Fällen unterschieden werden. Als abgeschlossen gelten Fälle, bei denen bereits alle Informationen zum Krankenhausaufenthalt vollständig vorliegen. Hingegen liegen bei offenen Fällen noch nicht alle Informationen vor, beispielsweise können noch das Entlassdatum und/oder die Hauptdiagnose oder weitere Informationen fehlen. Bei den Auswertungen zur Entwicklung der Neuaufnahmen können sowohl abgeschlossene als auch offene Fälle in die Auswertungen einbezogen werden.[1] Da es sich bei diesen Analysen um reine Fallzählungen handelt, werden keine weiteren Informationen zum Fall außer dem Aufnahmedatum und dem behandelnden Krankenhaus (IK) benötigt. Der Vorteil in den Auswertungen mit offenen Fällen ist, dass diese immer

für einen aktuelleren Zeitraum vorliegen. Alle Fälle, die zwischen dem 1. Januar 2019 und dem 31. Dezember 2020 im Krankenhaus aufgenommen worden sind, können in diesen Analysen berücksichtigt werden. Bei den anderen Auswertungen werden weitere Fallinformationen benötigt und nur abgeschlossene DRG-Fälle einbezogen, die in den Jahren 2019 und 2020 zwischen dem 1. Januar und dem 31. Oktober aus dem Krankenhaus entlassen wurden.

In einigen Auswertungen wird der Pandemieverlauf anhand der Entwicklung der Infektionszahlen und der Zahl der Covid-19-Patienten in intensivmedizinischer Behandlung in die zuvor genannten drei Phasen gegliedert: März bis Mai stellen die erste Pandemiewelle, Juni bis September die Sommermonate, in denen die Infektionszahlen auf niedrigem Niveau lagen, und Oktober bis Dezember einen Teil der zweiten Pandemiewelle dar. Zum Vergleich wird die Darstellung ergänzt um den Vor-Pandemie-Zeitraum von Januar bis Februar.

Dadurch, dass nur Krankenhausfälle von AOK-Versicherten betrachtet werden können, kann es vereinzelt zu Abweichungen von bundesweiten Entwicklungen kommen. Effekte durch einen Versichertenzuwachs (rund 0,9 %) und eine geringfügig veränderte Alters- und Geschlechtszusammensetzung der AOK-Population zwischen den Jahren 2019 und 2020 werden in den Auswertungen nicht berücksichtigt. Beim Vergleich der monatlichen Veränderungsrate stationärer Neuaufnahmen in den AOK-Abrechnungsdaten mit in den bislang verfügbaren bundesweiten Daten nach § 21 KHEntgG ergeben sich Abweichungen von maximal einem Prozentpunkt, was grundsätzlich für eine Repräsentativität der AOK-Daten spricht.[2]

---

1 Da erst mit Abschluss des Falles feststeht, ob die AOK der Rechnungsträger ist, werden in die Analysen auch so genannte Auftragsfälle mit einbezogen, bei denen die AOK nicht der Rechnungsträger ist (rund 2 % der Fälle), um die Vergleichbarkeit zwischen den Jahren 2019 und 2020 zu gewährleisten.

2 Für den Abgleich wurde am 10.01.2021 der InEK-Datenbrowser (unterjährige Datenlieferung DRG Januar bis September 2020) genutzt. Verfügbar unter https://datenbrowser.inek.org/.

16.3 Entwicklung der Krankenhausaufnahmen

16.3.1 Insgesamt

Um die Auswirkungen der Covid-19-Pandemie auf die Fallzahlen im Krankenhaus zu betrachten, werden die Fallzahlen des Jahres 2020 mit denen des Jahres 2019 nach Aufnahmemonat gegenübergestellt (◘ Abb. 16.2). In den beiden Monaten vor Pandemieausbruch – Januar und Februar – sind nur leichte Rückgänge bei den Fallzahlen 2020 im Vergleich zu 2019 zu verzeichnen. In den Monaten März bis Mai kommt es zu starken Einbrüchen. Im Monat März liegt der Rückgang bei –21 %. In den ersten beiden Märzwochen (2. bis 15. März) ist schon ein leichter Rückgang der Fallzahlen mit −6 % zu beobachten, in den beiden Folgewochen liegt er bereits bei −38 %. Im April hält dieser Rückgang an (−35 %). Im Mai vermindert sich der Rückgang auf −24 %.

In den Monaten Juni bis September bleibt die Zahl der Covid-19-Neuinfektionen auf ei-nem relativ niedrigen Niveau stabil und dementsprechend auch die Zahl der Covid-19-Patienten auf den Intensivstationen (◘ Abb. 16.1). Jedoch liegen die Neuaufnahmen in diesen Monaten weiterhin unter dem Vorjahresniveau. Bedingt durch die steigenden Infektionszahlen seit Oktober steigt der Fallzahlrückgang von Oktober bis Dezember erneut kontinuierlich an. Jedoch fällt der Rückgang (bisher) nicht so stark aus wie in der ersten Welle der Pandemie, trotz deutlich höherer Covid-19-Fallzahlen in den Krankenhäusern.

16.3.2 Nach Krankenhausgruppen

Die Veränderung der Fallzahlen kann sich zwischen einzelnen Krankenhäusern unterscheiden. Um dies zu analysieren, werden die Fallzahlveränderungen für jedes Krankenhaus für die Pandemiephasen ermittelt und geprüft, ob es Unterschiede in den Verteilungen (25 %-Quartil, Median und 75 %-Quartil) zwischen unterschiedlichen Krankenhausgruppen gibt. Dafür wird die Darstellungsform von

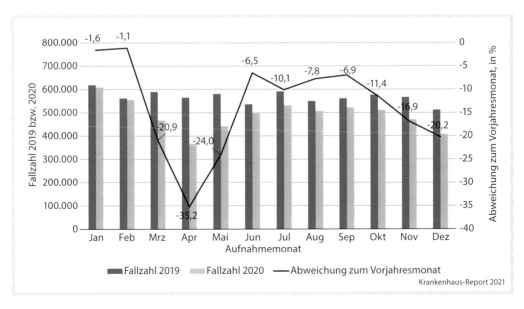

Krankenhaus-Report 2021

◘ **Abb. 16.2** Fallzahlen 2020 im Vergleich zu 2019 nach Aufnahmemonat

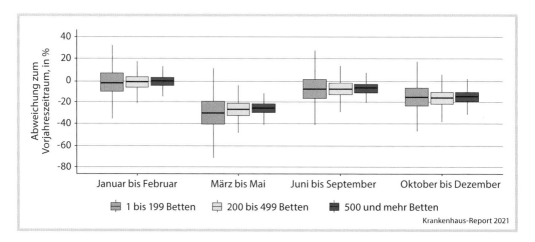

□ **Abb. 16.3** Fallzahlen 2020 im Vergleich zu 2019 nach Größenklasse und Aufnahmemonat (Veränderung in %). Anmerkung: Ausreißer, die über den 1,5-fachen Interquartilsabstand hinausgehen, werden in der Grafik nicht gezeigt.

Boxplots genutzt. Die Box, begrenzt durch das 25 %- und 75 %-Quartil, entspricht dem Bereich, in welchem 50 % der Krankenhäuser liegen. Der Median wird als durchgehender Strich in der Box dargestellt. Durch die Antennen werden die Werte außerhalb der Box gekennzeichnet, die maximal dem 1,5-fachen Interquartilsabstand entsprechen.

□ Abb. 16.3 zeigt die Veränderung der Fallzahlen nach Größenklasse. In allen drei Größenklassen verläuft die Fallzahlveränderung im Vergleich zum Vorjahreszeitraum im Median ähnlich. Lediglich in der ersten Pandemiewelle (März bis Mai) scheint der Fallzahlrückgang bei den kleinen Krankenhäusern etwas stärker zu sein. Jedoch ist in diesen Krankenhäusern auch die Streuung der Veränderungsrate deutlich größer. Das hängt damit zusammen, dass in Krankenhäusern mit niedrigen Fallzahlen bereits kleine Fallzahlveränderungen zu einer hohen relativen Veränderungsrate führen können. Auch beim Vergleich der Veränderungsraten nach Träger oder Notfallstufe[3] sind kaum Unterschiede zu be-

obachten (ohne Abbildung). Ebenso wie bei den Krankenhäusern mit weniger als 200 Betten zeigt sich bei den privaten Trägern sowie den Krankenhäusern ohne Notfallstufe eine größere Streuung der Veränderungsraten im Vergleich zu anderen Gruppen.

16.3.3 Nach Infektionsgeschehen

Die Zahl der Neuinfektionen unterscheidet sich zum Teil stark in den einzelnen Städten und Landkreisen. Dabei kann eine unterschiedliche Entwicklung der Neuinfektionen auch eine unterschiedliche Entwicklung der Fallzahlrückgänge bedingen. Um dies deskriptiv zu analysieren, wird die Zahl der Neuinfektionen je Raumordnungsregion je 100.000 Einwohner für die Pandemieabschnitte März bis Mai[4] und Oktober bis Dezember bestimmt und den IKs entsprechend zugespielt. Die 50 % der Krankenhäuser mit den höchs-

---

3   Vom GKV-Spitzenverband veröffentlichte standortbezogene Liste der Krankenhäuser, die nach den Notfallstufenregelungen des G-BA nach § 136c Absatz 4 SGB V voraussichtlich einer Notfallstufe zuzuordnen sind (Stand 07.01.2021) (GKV-Spitzenverband

2021). Bei mehreren Standorten wird hilfsweise die maximale Notfallstufe je IK verwendet.

4   Die Daten für die Neuinfektionen je Raumordnungsregion liegen erst ab dem 8. April vor. Aus diesem Grund werden für den Pandemieabschnitt März bis Mai die Neuinfektionszahlen vom 8. April bis 31. Mai zugeordnet.

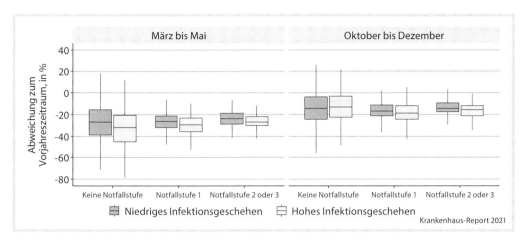

■ **Abb. 16.4** Fallzahlen 2020 im Vergleich zu 2019 nach Notfallstufe, Infektionsgeschehen und Aufnahmemonat (Veränderung in %). Anmerkung: Ausreißer, die über den 1,5-fachen Interquartilsabstand hinausgehen, werden in der Grafik nicht gezeigt.

ten Neuinfektionszahlen je Pandemieabschnitt werden der Kategorie „hohes Infektionsgeschehen" zugeordnet und die anderen entsprechend der Gruppe „niedriges Infektionsgeschehen". Es zeigt sich, dass für März bis Mai alle Krankenhäuser in Regionen mit hohem Infektionsgeschehen einen stärkeren Fallzahlrückgang aufweisen als Krankenhäuser in Regionen mit niedrigem Infektionsgeschehen (■ Abb. 16.4). Dies gilt unabhängig von der Notfallstufe des Krankenhauses. Für Oktober bis Dezember ist dieser Effekt nicht zu beobachten.

16.4 Leistungsentwicklung für DRG-Fälle

Neben der Fallzahl sind Belegungstage und das DRG-Leistungsvolumen (aG-DRG-Casemix) zentrale Kennzahlen, um die Leistungsentwicklung im Krankenhaus zu analysieren. Daraus lassen sich wiederum die Verweildauer und die Fallschwere ermitteln, die dem rela-

tiven ökonomischen Ressourcenaufwand (aG-DRG-CMI) entspricht. Die zur Ermittlung erforderlichen Fallinformationen sind erst mit der Entlassung beziehungsweise Abrechnung des Falles final bekannt. Diese Bedingung trifft zum Zeitpunkt der Analyse vor allem für alle Fälle noch nicht zu, die in den jüngeren Kalendermonaten aufgenommen wurden und/oder eine längere Verweildauer haben. Daher werden die Fälle in den nachfolgenden Abschnitten dem Entlassungsmonat zugeordnet, um in allen Monaten eine valide Datenbasis zu haben. Um eine bessere Vergleichbarkeit zwischen den Jahren 2019 und 2020 sicherzustellen, werden die Fälle aus dem Jahr 2019 nach aG-DRG-Katalog 2020 gruppiert. Ohne diese Vorgehensweise wäre der DRG-Casemix aus dem Jahr 2019 inklusive der Pflegekostenanteile somit um circa 21 % höher als der aG-DRG-Casemix 2020. Zusätzlich ist durch die Umgruppierung sichergestellt, dass katalogbedingte Veränderungen, die sich jedes Jahr durch die Neukalkulation der DRG-Kataloge durch das InEK ergeben, die Ergebnisse nicht beeinflussen.

16.4.1 Entwicklung von Fallzahlen, aG-DRG-Casemix und Belegungstagen im DRG-Bereich

Die Fallzahlentwicklung nach Entlassungsmonat (◘ Abb. 16.5) stellt sich im Jahresverlauf ähnlich dar wie nach Aufnahmemonat (◘ Abb. 16.2). Während im Januar und Februar 2020 die Zahl der entlassenen Fälle in etwa auf Vorjahresniveau liegt, ist in der ersten Pandemiewelle insgesamt ein Rückgang von 25,8 % zu verzeichnen. Auch von Juni bis September 2020 wurden im Vergleich zum Vorjahr 8,2 % weniger Fälle entlassen. Die Belegungstage und der aG-DRG-Casemix sind zwar seit Beginn der Pandemie ebenfalls rückläufig, allerdings auf einem etwas anderen Niveau als die Fallzahl: Die Summe der abgerechneten aG-DRG-Casemix-Punkte reduziert sich während der drei Monate der ersten Pandemiewelle nur um 20,8 %. Folglich wurden im Jahr 2020 im Vergleich zum Vorjahr deutlich mehr Casemix-Punkte je Fall abgerechnet. Rechnerisch steigt der aG-DRG-CMI um 6,7 % im Vergleich zum Vorjahreszeitraum. Dieser höhere aG-DRG-CMI zeigt sich auch im weiteren Jahresverlauf, wenn auch nicht mehr so deutlich. Insgesamt steigt der aG-DRG-CMI entlassener Fälle von März bis Oktober im Vergleich zum Vorjahreszeitraum um 4,6 %. Zugleich sinkt in den sieben Monaten die durchschnittliche Verweildauer um insgesamt 0,7 %. Dabei zeigen sich während der Pandemie bislang gegenläufige Effekte: Die im Vergleich zur Fallzahl weniger rückläufigen Belegungstage von März bis Mai zeigen, dass in der ersten Pandemiewelle im Vergleich zum Vorjahreszeitraum Fälle mit einer längeren Verweildauer entlassen wurden. Dagegen haben die Fälle, die zwischen Juni und Oktober 2020 entlassen wurden, kürzer im Krankenhaus gelegen als diejenigen aus dem entsprechenden Zeitraum im Jahr 2019. Insbesondere in der ersten Welle können dabei auch schwere Fälle mit langen Verweildauern eine Rolle gespielt haben, die bereits vor Beginn des Lockdowns aufgenommen worden waren.

Die Covid-19-Fälle machen insgesamt von allen Fällen, die zwischen März und Oktober 2020 entlassen wurden, einen Anteil von 0,7 % aus. Bei Ausschluss dieser Fälle aus dem Vergleich der Leistungsmengen mit dem Vorjahr fällt der Fallzahlrückgang in der ersten Pandemiewelle um 0,9 Prozentpunkte deutlicher aus, wohingegen sich der aG-DRG-CMI und die durchschnittliche Verweildauer weniger stark erhöhen. Das zeigt, dass Covid-19-Fälle einen höheren aG-DRG-CMI haben und länger im Krankenhaus liegen als ein durchschnittlicher Krankenhausfall.

16.4.2 Komponenten der aG-DRG-Casemix-Entwicklung im DRG-Bereich

Um den pandemiebedingten Leistungsrückgang in der regulären Versorgung während der Pandemie genauer zu analysieren, werden die Covid-19-Fälle und alle Fälle mit einem Aufnahmedatum vor dem 1. März des jeweiligen Jahres im Folgenden ausgeschlossen. Dazu wird die Methode der Komponentenzerlegung angewendet. Diese beruht auf dem volkswirtschaftlichen Konzept der Indextheorie. Durch Bildung einzelner Indexwerte wird die Casemix-Veränderung in Teileffekte untergliedert.[5]

Fälle, die zwischen dem 1. März und dem 31. Oktober des jeweiligen Jahres entlassen wurden, weisen im Jahr 2020 im Vergleich zum Vorjahr 470.000 weniger aG-DRG-Case-

---

5   Für die Anwendung der Komponentenzerlegung bedarf es einer Homogenität der Produkte, wie sie durch die Überführung der Vereinbarungen des Jahres 2019 nach aG-DRG-Katalog 2020 gewährleistet ist. Die zweite wesentliche Voraussetzung ist eine ausgeprägte Produkthierarchie, die das aG-DRG-System generell erfüllt. Die Hierarchieebenen des G-DRG-Systems lauten DRG, Basis-DRG, Partition und MDC. Eine ausführliche Beschreibung der theoretischen Grundlagen der Komponentenzerlegung findet sich z. B. bei Reichelt (1988) und Friedrich und Günster (2006).

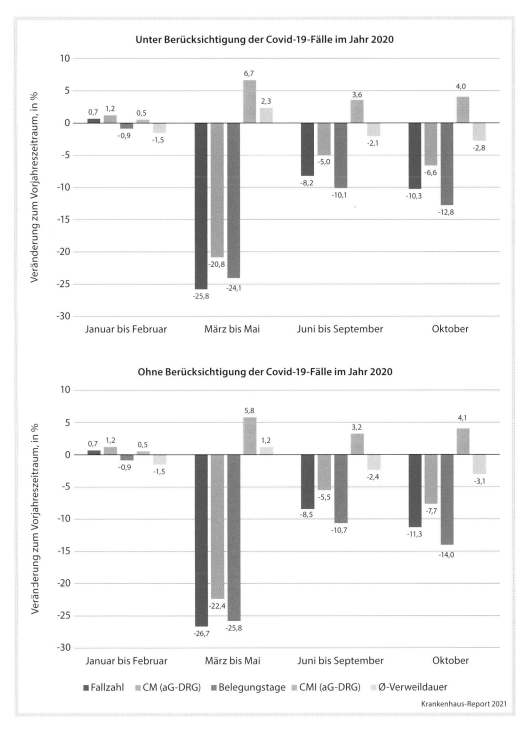

Unter Berücksichtigung der Covid-19-Fälle im Jahr 2020

Ohne Berücksichtigung der Covid-19-Fälle im Jahr 2020

■ Fallzahl   ■ CM (aG-DRG)   ■ Belegungstage   ■ CMI (aG-DRG)   ▨ Ø-Verweildauer

Krankenhaus-Report 2021

■ **Abb. 16.5** Fallzahl, aG-DRG-Casemix, Belegungstage, aG-DRG-CMI und Verweildauer nach Entlassmonat, 2020 im Vergleich zu 2019 (Veränderung in %)

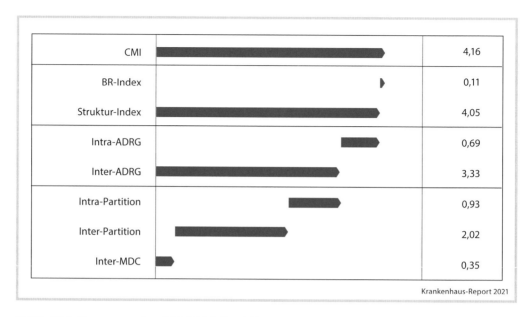

CMI		4,16
BR-Index		0,11
Struktur-Index		4,05
Intra-ADRG		0,69
Inter-ADRG		3,33
Intra-Partition		0,93
Inter-Partition		2,02
Inter-MDC		0,35

Krankenhaus-Report 2021

Abb. 16.6 Komponenten der aG-DRG-CMI-Entwicklung zwischen März und Oktober, 2020 im Vergleich zu 2019 (Veränderung in %)

mix-Punkte auf. Dies entspricht einem Rückgang um −12,3 % im Vergleich zum Vorjahreszeitraum. Die Fallzahl ging im gleichen Zeitraum um −15,8 % zurück, der aG-DRG-CMI stieg hingegen um 4,2 %. Der aG-DRG-CMI lässt sich in eine Bewertungsrelations-(BR) und eine Strukturkomponente zerlegen (■ Abb. 16.6). Die BR-Komponente setzt sich aus Verschiebungen von Anteilen der Lang-, Kurz- und Normallieger auf Ebene der jeweiligen DRG zusammen. Mit einer Wirkung von 0,1 % ist bei ihr insgesamt nur ein geringer Einfluss auf den aG-DRG-CMI messbar. Die mit einem Wert von +4,0 % positive Strukturkomponente zeigt hingegen, dass verstärkt höher bewertete Leistungen erbracht wurden. Ihre weitere Aufteilung in die Intra- und Inter-ADRG-Komponente illustriert, an welcher Stelle diese Verschiebungen zu höher bewerteten Leistungen stattfinden.

Die Intra-ADRG-Komponente beschreibt den Effekt aus Verschiebungen zwischen DRGs innerhalb einer Basisfallgruppe (dreistellige Basis-DRG beziehungsweise ADRG), also eine Anteilsverschiebung hin zu schwe-

reren Fälle bei gleichem Behandlungsanlass. Sie erklärt einen aG-DRG-CMI-Anstieg von 0,7 %. Auf der Ebene der einzelnen Basis-DRGs ist dieser Effekt sehr unterschiedlich ausgeprägt. Am Beispiel der Basis-DRG L06 (Kleine Eingriffe an der Harnblase), bei der die Intra-ADRG-Komponente isoliert betrachtet einen aG-DRG-CM-Anstieg von 4,8 % bedingt, lassen sich die Verschiebungen gut veranschaulichen. ■ Abb. 16.7 zeigt, dass der Anteil der hoch bewerteten Behandlungsfälle der DRGs L06A und L06B zunimmt, während derjenige der niedriger bewerteten L06C abnimmt. Sieben der zehn Basis-DRGs mit der deutlichsten positiven Ausprägung der Intra-ADRG-Komponente sind ebenfalls der operativen Partition zugehörig.[6] Ein Beispiel für

6   Es handelt sich um folgende Basis-DRGs: P04: Neugeborenes, Aufnahmegewicht 1.500–1.999 g mit signifikanter OR-Prozedur oder Beatmung > 95 Stunden; H12: Verschiedene Eingriffe am hepatobiliären System; L09: Andere Eingriffe bei Erkrankungen der Harnorgane; I20: Eingriffe am Fuß; I12: Knochen- und Gelenkinfektion/-entzündung mit verschiedenen Eingriffen am Muskel-Skelett-System und Bindege-

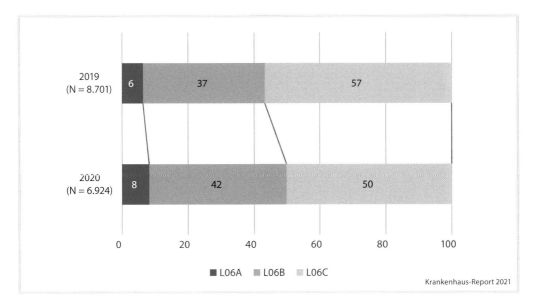

Krankenhaus-Report 2021

○ Abb. 16.7 Intra-ADRG-Komponente am Beispiel der Basis-DRG L06, in %

eine fallzahlstarke konservative Basisfallgruppe mit einem höchsten positiven Intra-ADRG-Effekt ist die I68 (Nicht operativ behandelte Erkrankungen und Verletzungen im Wirbelsäulenbereich).

Analog zur Intra-ADRG-Komponente werden die Effekte aus Verschiebungen zwischen den einzelnen Basisfallgruppen als Inter-ADRG-Komponente bezeichnet. Dahinter verbirgt sich eine Anteilsverschiebung von Behandlungsanlässen mit einem niedrigerem aG-DRG-CMI hin zu Behandlungsanlässen mit einem höheren aG-DRG-CMI. Sie bedingt einen Anstieg des aG-DRG-Casemix von +3,3 %, setzt sich aus Verschiebungen zwischen den einzelnen Basisfallgruppen zusammen und lässt sich wiederum in drei Komponenten untergliedern.

Die Intra-Partitions-Komponente, also Verschiebungen innerhalb der gleichen MDC und Partition, erklärt insgesamt einen Casemix-Zuwachs von 0,9 Prozentpunkten. Besonders deutlich fällt dieser Effekt in der operativen

Partition der MDC 3 (HNO-Bereich) aus. Der Einfluss der Intra-Partitions-Komponente auf die dortige Gesamt-Casemix-Veränderung von −19,2 % beträgt 6,1 %.

Verschiebungen innerhalb der gleichen MDC, aber in unterschiedlichen Partitionen (Inter-Partitions-Komponente) erklären mit +2,0 % eine etwas mehr als doppelt so hohe aG-DRG-Casemix-Veränderung wie die Intra-Partitions-Komponente. Hier weisen die MDC 22 (Verbrennungen), die MDC 21 (Verletzungen, Vergiftungen u. a.) und die MDC 6 (Verdauungsorgane) die deutlichsten Effekte auf (○ Tab. 16.1). ○ Abb. 16.8 illustriert die Wirkung in der MDC 22: Während der Fallzahlanteil in der operativen Partition um 5 Prozentpunkte ansteigt, ist er in der medizinischen Partition entsprechend rückläufig.

Der dritte Teilbereich der Inter-ADRG-Komponente ist die Inter-MDC-Komponente (Effekt aus der Verschiebung zwischen den Hauptdiagnosegruppen). Dieser Effekt ist mit +0,3 % verhältnismäßig niedrig, beschreibt aber die Gesamttendenz einer Verschiebung in Richtung höherwertiger MDCs.

---

webe und B04: Eingriffe an den extrakraniellen Gefäßen.

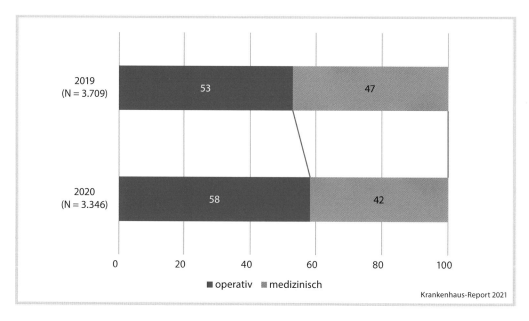

◼ **Abb. 16.8** Inter-Partitions-Komponente am Beispiel der MDC 22, in %

◼ Tab. 16.1 zeigt ergänzend die Komponenten der aG-DRG-CM-Entwicklung für die einzelnen MDCs und Partitionen. Die Symbole im MDC-Bereich teilen die MDCs auf Ebene der einzelnen Komponenten in Quartile ein. Im vierten Quartil sind die 25 % der MDCs gekennzeichnet, die das höchste Fall- bzw. CM-Volumen beziehungsweise die deutlichsten negativen Veränderungsraten je Komponente aufweisen. Insgesamt sind deutlich unterschiedliche Veränderungsraten des aG-DRG-Casemix und der Fallzahl im betrachteten Zeitraum auf MDC-Ebene sichtbar; in allen Hauptdiagnosegruppen ist aber ein Rückgang beider Kennzahlen zu verzeichnen. Bezogen auf die Fallzahl ist das prozentual am stärksten in der MDC 18 (Infektiöse und parasitäre Krankheiten) und der MDC 3 (HNO-Bereich) mit −30,3 % beziehungsweise −25,7 % (◼ Tab. 16.1) der Fall. Der geringste Fallzahlrückgang lässt sich mit −2,8 % bei der MDC 15 (Neugeborene) und mit −4,3 % in der MDC 17 (Hämatologische

und solide Neubildungen) aufzeigen. Insgesamt weisen fünf MDCs einen Rückgang beim durchschnittlichen aG-DRG-CMI auf. Dazu gehören die Prä-MDC, die MDC 19 (Psychiatrische Krankheiten und Störungen), die MDC 15 (Neugeborene), die MDC 18 (Infektiöse und parasitäre Krankheiten) und die MDC 24 (Sonstige DRGs). Ein aG-DRG-CMI-Anstieg von über 5 % verzeichnen die MDC 3 (HNO-Bereich), die MDC 6 (Verdauungsorgane), die MDC 21 (Verletzungen, Vergiftungen), die MDC 2 (Auge) und die MDC 5.

Auf Ebene der Partitionen fällt der aG-DRG-Casemix- und Fallzahlrückgang in der anderen Partition und in der medizinischen Partition deutlich stärker aus als in der operativen Partition; auch der aG-DRG-CMI entwickelt sich unterschiedlich. Während der aG-DRG-CMI in der operativen Partition um 2,6 % und in der medizinischen um 1,8 % steigt, ist er in der anderen Partition sogar um −0,3 % rückläufig.

Tabelle 16.1 Komponenten der aG-DRG-Casemix-Veränderung je Partition und MDC im Vergleich zum Vorjahreszeitraum. Anmerkung: Symbole entsprechen der Quartilseinteilung je Kennzahl und MDC. Bspw. kennzeichnet das Symbol ▦ in der Spalte Casemix 2019 alle MDCs, die zu den 25 % der MDCs mit dem geringsten CM-Volumen gehören

	Kennzahlen 2019 (in Tsd)		Veränderungswerte relativ (in %)			davon (in %)		davon (in %)		davon (in %)	
	aG-DRG-Casemix	Fälle	aG-DRG-Casemix	Fälle	aG-DRG-CMI	BR-Index	Struktur-index	Intra-ADRG	Inter-ADRG	Intra-Partition	Inter-Partition
Gesamt	3.337	3.707	-12,3	-15,8	4,2	0,1	4,0	0,7	3,3	0,9	2,0
Partition											
O operativ	2.065	1.316	-9,5	-11,8	2,6	0,0	2,6	0,6	2,0	1,1	0,0
A andere	220	213	-16,6	-16,3	-0,3	0,1	-0,3	0,5	-0,8	0,5	0,0
M medizinisch	1.052	2.177	-16,6	-18,1	1,8	0,4	1,5	0,9	0,6	0,7	0,0
MDC											
Prä-MDC Prä-MDC	240	32	-13,5	-9,0	-4,9	-0,7	-4,3	0,4	-4,6	-4,6	-0,1
MDC 1 Nervensystem	255	292	-11,0	-15,1	4,8	0,1	4,7	0,5	4,2	2,7	1,5
MDC 2 Auge	34	64	-15,6	-20,4	6,1	1,3	4,7	0,3	4,4	3,9	0,5
MDC 3 HNO-Bereich	99	145	-19,2	-25,7	8,8	1,6	7,1	0,2	6,9	6,1	0,7
MDC 4 Atmungsorgane	189	264	-20,0	-23,2	4,2	-0,1	4,4	0,7	3,7	1,1	2,6
MDC 5 Kreislaufsystem	627	586	-11,3	-15,6	5,2	0,2	5,0	0,8	4,2	1,6	2,6
MDC 6 Verdauungsorgane	318	412	-14,5	-20,6	7,7	0,7	7,0	0,4	6,6	2,3	4,2
MDC 7 Hepatobiliäres System und Pankreas	128	129	-4,4	-7,9	3,9	0,1	3,7	0,9	2,8	1,8	0,9
MDC 8 Muskel-Skelett-System und Bindegewebe	603	490	-11,8	-15,7	4,7	0,0	4,7	1,0	3,7	0,8	2,8
MDC 9 Haut, Unterhaut und Mamma	105	165	-15,2	-17,8	3,2	0,6	2,6	0,7	1,9	0,8	1,1
MDC 10 Endokrine, Ernährungs- und Stoffwechselkrankheiten	77	107	-14,9	-17,4	3,0	0,4	2,6	1,2	1,4	0,5	0,9
MDC 11 Harnorgane	143	210	-7,2	-9,1	2,2	0,5	1,6	1,4	0,2	-0,1	0,3
MDC 12 Männliche Geschlechtsorgane	39	45	-10,9	-12,8	2,2	0,3	1,8	0,5	1,4	1,5	-0,1
MDC 13 Weibliche Geschlechtsorgane	65	72	-12,1	-14,6	3,0	0,5	2,5	0,2	2,3	2,0	0,2
MDC 14 Schwangerschaft, Geburt und Wochenbett	138	254	-4,9	-6,7	1,9	-0,8	2,7	-0,3	3,0	1,5	1,5
MDC 15 Neugeborene	89	198	-4,0	-2,8	-1,3	-1,8	0,6	0,9	-0,3	-2,7	2,5
MDC 16 Blut, blutbildende Organe und Immunsystem	21	32	-11,5	-15,0	4,1	1,8	2,3	1,1	1,1	0,5	0,6
MDC 17 Hämatologische und solide Neubildungen	47	41	-2,6	-4,3	1,8	-0,8	2,7	0,1	2,6	2,4	0,2
MDC 18 Infektiöse und parasitäre Krankheiten	45	50	-30,8	-30,3	-0,7	-0,4	-0,3	2,5	-2,7	-5,6	3,1
MDC 19 Psychiatrische Krankheiten und Störungen	9	16	-26,0	-23,2	-3,6	-0,7	-2,9	-0,7	-2,2	1,3	-3,4
MDC 20 Alkohol- und Drogengebrauch	9	33	-19,6	-22,9	4,3	4,9	-0,6	1,2	-1,8	-0,2	-1,5
MDC 21 Verletzungen, Vergiftungen u.a.	29	40	-7,8	-13,1	6,1	-0,4	6,6	0,7	5,9	0,8	5,1
MDC 22 Verbrennungen	3	3	-9,4	-9,8	0,4	-0,3	0,7	-1,8	2,6	-3,5	6,3
MDC 23 Faktoren, die den Gesundheitszustand beeinflussen	7	19	-14,4	-18,2	4,7	3,1	1,6	0,2	1,4	-0,8	2,2
MDC 24 Sonstige DRG	15	7	-10,2	-9,8	-0,5	-0,2	-0,2	0,3	-0,5	-0,4	-0,1

Krankenhaus-Report 2021

16.4.3 Leistungsentwicklung für ausgewählte Behandlungsanlässe

In Günster et al. (2020) werden die Krankenhausfallzahlen für ausgewählte Behandlungsanlässe während der ersten drei Wochen des ersten Lockdowns (16. März bis 5. April) mit dem Vorjahreszeitraum verglichen. Dabei zeigen sich deutliche Unterschiede zwischen dringlichen, medizinisch notwendigen Eingriffen und planbaren, weniger dringlichen Eingriffen. In der Tendenz werden dringliche Eingriffe weiter durchgeführt und planbare Eingriffe den Vorgaben der Politik entsprechend verschoben, was mit einem Fallzahlrückgang im Vergleich zum Vorjahreszeitraum einhergeht. Im Folgenden wird die Entwicklung der Fallzahlen im weiteren Verlauf der Pandemie dargestellt. Zusätzlich werden auch der aG-DRG-CMI sowie die Verweildauer mit dem Vorjahreszeitraum verglichen. Abweichend zu den Analysen von Günster et al. (2020) werden die Fälle nicht nach Aufnahme- sondern nach Entlassdatum gruppiert (vgl. hierzu ▶ Abschn. 16.4.1).

◨ Tab. 16.2 stellt die Fallzahlen, aG-DRG-CMI und Verweildauer nach Behandlungsanlass[7] für das Jahr 2020 im Vergleich mit 2019 dar. Es wird dabei zwischen dringlichen Eingriffen und überwiegend verschiebbaren Eingriffen unterschieden. Es ist erkennbar, dass auch vor Beginn der Pandemie in den Monaten Januar und Februar leichte Schwankungen bei den Fallzahlen zu beobachten sind. In der ersten Pandemiewelle (März bis Mai) gehen die Fallzahlen bei den überwiegend verschiebbaren Eingriffen stark zurück. Die Rückgänge reichen von −17 % bei den Appendektomien mit leichtem oder ohne akutes Entzündungsgeschehen bis hin zu −44 % bei den arthrosebedingten Hüftprothesenimplantation. In den Sommermonaten (Juni bis September) stabi-

lisieren sich die Zahlen für die Behandlungsanlässe Appendektomien mit leichtem oder ohne akutes Entzündungsgeschehen, Aortenaneurysmen ohne Ruptur und Hysterektomien bei gutartiger Neubildung. Die Fallzahlen liegen für diese Erkrankungen fast wieder auf einem ähnlichen Niveau wie im Vorjahreszeitraum. Für die Behandlungsanlässe Herzinsuffizienz und chronisch ischämische Herzkrankheit liegen sie weiterhin leicht unter Vorjahresniveau (−7 % beziehungsweise −8 %). Einzig bei den arthrosebedingten Hüftprothesenimplantationen scheint es einen Nachholeffekt gegeben zu haben: Für die Sommermonate liegt die Fallzahl hier um 12 % über der des Vorjahres. Werden die Fallzahlen von März bis September addiert, ergibt sich dennoch auch bei den Hüftprothesenimplantationen weiterhin ein Rückgang von −15 %, das heißt, dass der Nachholeffekt im Sommer geringer ausfällt als der durch die erste Pandemiewelle bedingte Einbruch der Fallzahlen. Für den Monat Oktober zeigen sich wieder stärkere Rückgänge bei den verschiebbaren Eingriffen.

Auch bei den dringlichen Eingriffen sind in der ersten Pandemiewelle Rückgänge der Fallzahlen zu beobachten. Diese sind zwar weniger stark als bei den überwiegend verschiebbaren Eingriffen, dennoch liegen sie auf einem hohen Niveau. So gehen die Fallzahlen bei den zerebralen transitorischen Ischämien (TIA) um −25 %, bei den operativen Eingriffen bei kolorektalem Karzinom (Ersteingriff) um −16 %, bei den Herzinfarkten um −16 % und bei den Schlaganfällen um −11 % zurück.[8] Stabile Fallzahlen während der ersten Pandemiephase sind bei den Indikationen Appendektomien bei Appendizitis mit akutem Entzündungsgeschehen, bei Implantationen einer Hüftgelenksendoprothese bei Hüftfrakturen und bei operativen Eingriffen bei Prostatakarzinom zu beobachten. In den Sommermonaten stabilisieren sich die Fallzahlen für die dringlichen Eingriffe wieder. Sie lie-

---

7   Die Definition der Behandlungsanlässe anhand von Diagnosen und Prozeduren entspricht der Definition von Günster et al. (2020).

8   Weitere Analysen zu den Pandemieeffekten bei Herzinfarkten und Schlaganfall finden sich in Drogan et al. (2020).

◻ **Tabelle 16.2** Fallzahlen, aG-DRG-CMI und Verweildauer nach Behandlungsanlass und Entlassmonat, 2020 im Vergleich zu 2019. Anmerkung: Fallzahlen – ⇨ Rückgang um mehr als −10 %, ↘ Rückgang zwischen −5 % und −10 %, ⇨ Änderung zwischen −5 % und +5 %, ↗ Anstieg zwischen +5 % und +10 %, ⇧ Anstieg um mehr als +10 %; CMI und Verweildauer – ⇨ Rückgang um mehr als −5 %, ↘ Rückgang zwischen −2,5 % und −5 %, ⇨ Änderung zwischen −2,5 % und +2,5 %, ↗ Anstieg zwischen +2,5 % und +5 %, ⇧ Anstieg um mehr als +5 %

Behandlungsanlass	Fallzahlen (N) Jan bis Feb 2019	2020	Mrz bis Mai 2019	2020	Jun bis Sep 2019	2020	Okt 2019	2020	Fallzahlen (in %) Jan bis Feb	Mrz bis Mai	Jun bis Sep	Okt	aG-DRG-CMI (in %) Jan bis Feb	Mrz bis Mai	Jun bis Sep	Okt	Verweildauer (in %) Jan bis Feb	Mrz bis Mai	Jun bis Sep	Okt
Dringliche Eingriffe																				
Herzinfarkt	13.482	12.982	20.154	16.934	23.920	23.826	6.780	6.456	⇨ -3,7	⇩ -16,0	⇨ -0,4	⇨ -4,8	⇨ -2,3	⇨ 0,1	⇨ 0,8	⇨ -2,1	⇨ -2,1	⇩ -6,7	⇩ -5,5	⇩ -8,2
Schlaganfall	16.964	16.811	25.754	22.799	32.435	31.805	8.723	8.365	⇨ -0,9	⇩ -11,5	⇨ -1,9	⇨ -4,1	⇨ -0,3	⇨ 1,1	⇨ 0,3	⇨ 0,6	⇨ -0,4	↘ -4,1	↘ -3,2	⇩ -5,2
Zerebrale transitorische Ischämie (TIA)	5.779	5.540	8.892	6.668	10.719	9.991	3.047	2.746	⇨ -4,1	⇩ -25,0	↘ -6,8	↘ -9,9	⇨ 0,3	⇨ 0,0	⇨ 0,1	⇨ -0,2	↘ -2,8	⇩ -7,4	⇩ -5,4	⇩ -5,4
Implantation einer Hüftgelenksendoprothese oder Osteosynthese bei Hüftfraktur	7.937	7.774	11.122	11.121	14.544	14.503	3.961	3.748	⇨ -2,1	⇨ 0,0	⇨ -0,3	↘ -5,4	⇨ 0,6	⇨ -2,3	⇨ 0,6	⇨ 0,4	↘ -2,7	⇩ -7,0	↘ -3,2	↘ -4,0
Operative Eingriffe bei Bronchialkarzinom	1.029	1.051	1.748	1.611	2.212	2.018	546	495	⇨ 2,1	↘ -7,8	↘ -8,8	↘ -9,3	⇨ 0,6	⇧ 8,1	⇨ -0,8	⇨ -1,4	↘ -4,9	⇨ -0,8	⇩ -5,1	⇩ -7,7
Operative Eingriffe bei Prostatakarzinom	943	1.005	1.633	1.629	2.172	1.908	578	485	↗ 6,6	⇨ -0,2	⇩ -12,2	⇩ -16,1	⇨ -0,3	⇨ 0,4	⇨ -0,3	⇨ 0,9	↘ -2,7	↘ -4,7	⇩ -8,7	⇨ -2,3
Operative Eingriffe bei Mamma-Neubildung	3.696	3.757	6.263	5.619	7.831	7.224	1.870	1.924	⇨ 1,7	⇩ -10,3	↘ -7,8	⇨ 2,9	⇨ 0,9	⇨ 0,2	⇨ 2,3	⇨ -0,1	⇨ -2,3	⇩ -6,4	↘ -2,8	⇩ -6,0
Operative Eingriffe bei kolorektalem Karzinom (Ersteingriff)	2.795	2.768	4.848	4.062	6.270	5.770	1.582	1.432	⇨ -1,0	⇩ -16,2	↘ -8,0	↘ -9,5	↘ -4,5	⇨ 0,9	↘ -3,5	⇨ -1,4	↘ -3,5	⇩ -5,5	⇩ -5,4	↘ -3,2
Appendektomie bei Appendizitis mit akutem Entzündungsgeschehen	1.077	1.106	1.707	1.741	2.272	2.563	590	564	⇨ 2,7	⇨ 2,0	⇧ 12,8	⇨ -4,4	↘ -4,3	⇨ -2,1	⇨ 1,7	⇩ -5,5	⇩ -6,7	⇩ -6,4	↘ -4,6	⇨ 0,1
Überwiegend verschiebbare Eingriffe																				
Herzinsuffizienz	37.010	37.530	57.889	43.604	63.639	59.163	18.297	16.133	⇨ 1,4	⇩ -24,7	↘ -7,0	⇩ -11,8	⇨ 0,2	↗ 3,1	⇨ 2,0	⇨ 2,5	⇨ 0,7	⇨ -0,8	↘ -2,8	↘ -4,4
Chronische ischämische Herzkrankheit	10.231	10.264	16.658	11.060	20.078	18.487	5.269	4.723	⇨ 0,3	⇩ -33,6	↘ -7,9	⇩ -10,4	⇨ 1,2	⇧ 7,2	⇨ 1,6	⇨ 0,4	↘ -4,2	⇨ 2,4	↘ -3,8	↘ -4,3
Arthrosebedingte Hüftprothesenimplantation	7.629	7.705	13.041	7.257	14.197	15.909	4.305	4.336	⇨ 1,0	⇩ -44,4	⇧ 12,1	⇨ 0,7	⇨ -0,6	⇨ 0,3	⇨ -1,7	⇨ -1,2	↘ -4,6	⇩ -5,8	⇩ -9,7	⇩ -8,7
Appendektomien mit leichtem oder ohne akutem Entzündungsgeschehen	4.058	4.184	6.531	5.444	8.644	8.244	2.150	2.104	⇨ 3,1	⇩ -16,6	⇨ -4,6	⇨ -2,1	⇨ 0,4	⇨ -0,2	⇨ 0,0	⇨ -0,8	⇨ -2,3	↘ -4,0	↘ -2,9	⇩ -5,8
Aortenaneurysma ohne Ruptur	1.079	1.020	1.746	1.274	2.151	2.029	552	484	↘ -5,5	⇩ -27,0	↘ -5,7	⇩ -12,3	↘ -2,7	⇧ 7,9	⇨ 0,2	↗ 3,6	⇨ -1,7	↗ 3,9	⇩ -5,6	⇨ 1,1
Hysterektomie bei gutartiger Neubildung oder Leiomyom des Uterus	2.196	2.183	3.357	2.002	3.479	3.477	1.039	1.020	⇨ -0,6	⇩ -40,4	⇨ -0,1	⇨ -1,8	⇨ 1,5	⇨ 1,3	⇨ 0,6	⇨ 1,2	⇨ -2,0	↘ -3,2	↘ -3,4	⇩ -5,9

Krankenhaus-Report 2021

gen in der Tendenz nur noch leicht unter dem Vorjahresniveau. Eine Ausnahme bilden die operativen Eingriffe bei Prostatakarzinom: Der Fallzahlrückgang in den Sommermonaten liegt hier bei −12 %. Außerdem kommt es bei den Appendektomien bei Appendizitis mit akutem Entzündungsgeschehen zu einem Fallzahlanstieg von 13 %. Mit dem Beginn der zweiten Pandemiewelle gehen auch die Fallzahlen bei den dringlichen Eingriffen wieder stärker zurück. In der Tendenz fallen die Rückgänge nicht so stark aus wie in der ersten Pandemiewelle, jedoch markiert der Oktober erst den Beginn der zweiten Welle und bei den Neuaufnahmen (siehe ▶ Abschn. 16.3) kündigen sich schon stärkere Rückgänge für die Monate November und Dezember an.

Durch die Fallzahlveränderungen kann es auch zu einer anderen Zusammensetzung der Fälle bezüglich des aG-DRG-CMI kommen. Vor Beginn der Pandemie – im Januar und Februar – verändert sich der aG-DRG-CMI im Vergleich zu den Vorjahresmonaten kaum (◘ Tab. 16.2). Bei den dringlichen Eingriffen bleibt der aG-DRG-CMI in der ersten Pandemiewelle nahezu unverändert. Einzige Ausnahme bilden die operativen Eingriffe bei Bronchialkarzinom: Hier steigt der aG-DRG-CMI um 8 % an. Hingegen kommt es bei den überwiegend verschiebbaren Eingriffen in der Tendenz zu einem Anstieg des aG-DRG-CMI während der ersten Pandemiewelle. So steigt der aG-DRG-CMI bei den Aortenaneurysmen ohne Ruptur um 8 %, bei den chronisch ischämischen Herzkrankheiten um 7 % und bei den Herzinsuffizienzen um 3 % an. Dies lässt sich mit dem starken Fallzahlrückgang bei den Eingriffen erklären. Es werden folglich die schwereren Fälle bei diesen Eingriffen behandelt. In den Sommermonaten ist der Anstieg des aG-DRG-CMI nicht mehr zu erkennen. Aussagen zur aG-DRG-CMI-Entwicklung in der zweiten Welle auf Basis der entlassenen Fälle im Oktober sind noch nicht möglich.

Auch bei der Verweildauer kommt es zu Veränderungen im Vergleich zum Vorjahreszeitraum: Die durchschnittliche Verweildauer sinkt bei fast allen Indikationen bereits in den Monaten Januar und Februar im Vergleich zu den Vorjahresmonaten. Einzige Ausnahme bilden die Herzinsuffizienzen, bei denen die Verweildauer um 1 % ansteigt. Bei den dringlichen Eingriffen fallen die Rückgänge in der Verweildauer während der ersten Pandemiewelle jedoch noch einmal stärker aus als in den zwei Monaten vor der Pandemie und liegen noch einmal bis zu 5 Prozentpunkten über dem Verweildauerrückgang von Januar und Februar. Nur bei den operativen Eingriffen bei Bronchialkarzinom verändert sich die Verweildauer während der ersten Pandemiewelle kaum, was in diesem Fall vermutlich mit dem starken Anstieg des aG-DRG-CMI bei diesen Eingriffen während der ersten Welle zusammenhängt. In den Sommermonaten gehen die Verweildauerrückgänge wieder etwas zurück, liegen jedoch weiterhin über den Rückgängen von Januar und Februar.

Bei den überwiegend verschiebbaren Eingriffen zeigt sich ein leicht anderes Bild für die Verweildauerveränderung während der ersten Pandemiewelle. Für die Eingriffe, die einen starken aG-DRG-CMI-Anstieg während der ersten Pandemiewelle verzeichnen (Aortenaneurysmen ohne Ruptur, chronisch ischämische Herzkrankheit und Herzinsuffizienz), verändert sich die Verweildauer kaum, beziehungsweise sie steigt für die Aortenaneurysmen ohne Ruptur und die chronisch ischämischen Herzkrankheiten sogar an. Bei den anderen Eingriffen liegen die Verweildauerrückgänge auch über den Rückgängen der Monate Januar und Februar. Dies bleibt auch in den Sommermonaten der Fall. Bei den arthrosebedingten Hüftprothesenimplantationen geht die Verweildauer noch einmal stärker zurück. Parallel dazu, dass der bei den drei Indikationen während der ersten Pandemiewelle beobachtete aG-DRG-CMI-Anstieg in den Sommermonaten nicht mehr vorhanden ist, geht auch die Verweildauer bei diesen Indikationen weiter zurück.

16.5 Charakteristika und Versorgungsstrukturen der Patienten mit Covid-19

16.5.1 Daten

Für die Analyse der Charakteristika und der Versorgungsstrukturen der Covid-19-Patienten werden alle abgeschlossenen Covid-19-Fälle ausgewertet, bei denen der Virus durch einen Labortest nachgewiesen wurde (ICD-Kode: U07.1!). Daher kann in den Analysen nicht unterschieden werden, ob der Patient wegen oder mit Covid-19 im Krankenhaus gelegen hat. Eingeschlossen werden Patienten, die zwischen dem 26.02.2020 und dem 30.09.2020 im Krankenhaus aufgenommen wurden und mindestens 18 Jahre alt sind. Für die Analyse der Patientencharakteristika werden alle Patienten mit angrenzenden Verlegungen (Entlassdatum des einen Krankenhauses entspricht dem Aufnahmedatum eines anderen Krankenhauses) zu einer Beobachtung zusammengefasst. Hingegen werden für die Analyse der Versorgungsstrukturen alle Fälle (auch die der verlegten Patienten) einzeln betrachtet, um das Gesamtversorgungsgeschehen abzubilden. Versicherte, die ein zweites Mal mit einer Covid-19-Diagnose im Krankenhaus behandelt wurden, werden von der Analyse ausgeschlossen. Des Weiteren werden Patienten ausgeschlossen, die in einem Krankenhaus behandelt wurden, für das keine weiteren Informationen vorliegen. Die Krankenhausmerkmale werden für die Analyse der Versorgungsstrukturen benötigt. Die folgenden Analysen bieten ein Update zu den bereits erschienenen Publikationen von Karagiannidis et al. (2020) und Hentschker et al. (2021) zu den Patientencharakteristika beziehungsweise den Versorgungsstrukturen der Covid-19-Patienten.

Im genannten Zeitraum wurden insgesamt 17.899 AOK-Covid-19-Patienten stationär behandelt. Von diesen wurden 2.757 Patienten (15,4 %) beatmet. Es wurden 12 % (N = 2.114) der Patienten zwischen Krankenhäusern ver-legt, bei den beatmeten Patienten sind es 35 % (956/2.757) und bei den Patienten ohne Beatmung sind es 8 % (1.158/15.142). Damit umfassen die 17.899 AOK-Patienten 20.488 Fälle, deren Behandlung in 1.130 Krankenhäusern erfolgte.

16.5.2 Charakteristika der Covid-19-Patienten

Die Hauptcharakteristika der Covid-19-Patienten werden in ◘ Tab. 16.3 dargestellt. Das mediane Alter unterscheidet sich für beatmete und nicht beatmete Patienten nur geringfügig. Es liegt bei 69 Jahren für Patienten ohne Beatmung und bei 70 Jahren für Patienten mit Beatmung. Insgesamt sind 49 % der stationären Covid-19-Patienten 70 Jahre oder älter. Der Anteil der beatmeten Patienten unterscheidet sich stark bei Männern und Frauen: So werden 20 % der Männer beatmet; bei den Frauen sind es nur 11 %. Bei den beatmeten Patienten treten deutlich häufiger Begleiterkrankungen auf als bei den nicht beatmeten Patienten. Das gilt für alle Altersgruppen. So haben beispielsweise 44 % der Patienten mit Beatmung eine Herzrhythmusstörung; bei den Patienten ohne Beatmung sind es nur 22 %. Ein Diabetes liegt bei 41 % der Patienten mit Beatmung, aber nur bei 25 % der Patienten ohne Beatmung vor. Die Anzahl der Patienten mit Begleiterkrankungen nimmt mit steigendem Alter zu. Es weisen aber insbesondere auch jüngere beatmete Patienten Begleiterkrankungen auf. So sind in der Altersgruppe der 18- bis 49-Jährigen beatmeten Patienten 37 % von einem Bluthochdruck, 23 % von einem Diabetes und 20 % von einer Herzrhythmusstörung betroffen.

Dass sich die Krankheitsschwere auch innerhalb der Gruppen der nicht beatmeten und beatmeten Patienten stark unterscheidet, zeigt die große Streuung der Verweildauer und Beatmungsdauer (◘ Abb. 16.9). 50 % der Patienten ohne Beatmung liegen mindestens acht Tage im Krankenhaus. 10 % der Patienten ohne Beatmung liegen länger als 26 Tage; das

□ Tabelle 16.3 Charakteristika der Covid-19-Patienten

Variable	Alle Patienten	Patienten ohne Beatmung	Patienten mit Beatmung
Anzahl der Patienten	17.899	15.142	2.757
Alter			
Durchschnitt (SD)	65,7 (18,7)	65,4 (19,4)	67,6 (13,5)
Median (IQR)	69,0 (53,0; 81,0)	69,0 (52,0; 82,0)	70,0 (59,0; 78,0)
18 bis 49 Jahre	3.596 (20,1 %)	3.335 (22,0 %)	261 (9,5 %)
50 bis 59 Jahre	2.670 (14,9 %)	2.227 (14,7 %)	443 (16,1 %)
60 bis 69 Jahre	2.815 (15,7 %)	2.156 (14,2 %)	659 (23,9 %)
70 bis 79 Jahre	3.469 (19,4 %)	2.650 (17,5 %)	819 (29,7 %)
≥ 80 Jahre	5.349 (29,9 %)	4.774 (31,5 %)	575 (20,9 %)
Männlich	9.305 (52,0 %)	7.462 (49,3 %)	1.843 (66,8 %)
Weiblich	8.594 (48,0 %)	7.680 (50,7 %)	914 (33,2 %)
Elixhauser Komorbiditäten			
Bluthochdruck	9.475 (52,9 %)	7.687 (50,8 %)	1.788 (64,9 %)
Diabetes	4.958 (27,7 %)	3.835 (25,3 %)	1.123 (40,7 %)
Herzrhythmusstörungen	4.599 (25,7 %)	3.372 (22,3 %)	1.227 (44,5 %)
Niereninsuffizienz	3.906 (21,8 %)	3.201 (21,1 %)	705 (25,6 %)
Kongestive Herzinsuffizienz	3.465 (19,4 %)	2.538 (16,8 %)	927 (33,6 %)
Chronische Lungenerkrankung	2.317 (12,9 %)	1.762 (11,6 %)	555 (20,1 %)
Fettleibigkeit	1.146 (6,4 %)	744 (4,9 %)	402 (14,6 %)
Verlegung	2.114 (11,8 %)	1.158 (7,6 %)	956 (34,7 %)
Tracheostomie	812 (4,5 %)	0 (0,0 %)	812 (29,5 %)
ECMO	242 (1,4 %)	0 (0,0 %)	242 (8,8 %)
Dialyse	1.063 (5,9 %)	251 (1,7 %)	812 (29,5 %)
Krankenhaussterblichkeit	3.323 (18,6 %)	1.933 (12,8 %)	1.390 (50,4 %)

Krankenhaus-Report 2021

16

bedeutet, dass es auch unter den vermeintlich leichteren Behandlungsfällen einen nicht zu vernachlässigenden Anteil mit Liegezeiten von fast vier Wochen und mehr gibt. Bei den Patienten mit Beatmung sind die Verweildauern im Krankenhaus deutlich länger: Hier sind es 50 % der Patienten, die mindestens 25 Tage im Krankenhaus liegen. 25 % liegen sogar länger als 46 Tage und 10 % länger als 75 Tage. Die Beatmungsdauern – der beatmeten Patienten – variieren ebenso stark. Grundsätzlich wurden Patienten, die im Krankenhaus versterben, kürzer beatmet als jene, die im Krankenhaus überleben. 50 % der überlebenden beatmeten

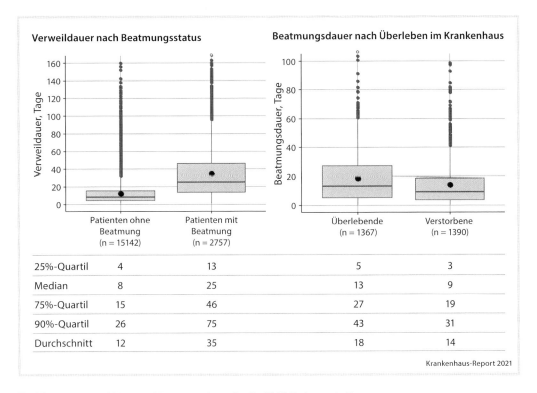

Verweildauer nach Beatmungsstatus

Beatmungsdauer nach Überleben im Krankenhaus

	Patienten ohne Beatmung (n = 15142)	Patienten mit Beatmung (n = 2757)	Überlebende (n = 1367)	Verstorbene (n = 1390)
25%-Quartil	4	13	5	3
Median	8	25	13	9
75%-Quartil	15	46	27	19
90%-Quartil	26	75	43	31
Durchschnitt	12	35	18	14

Krankenhaus-Report 2021

◻ **Abb. 16.9** Verweildauer und Beatmungsdauer der Covid-19-Patienten, in Tagen

Patienten werden bis zu 13 Tagen beatmet, weitere 25 % länger als 27 Tage.

Die Sterblichkeitsrate im Krankenhaus liegt bei 19 %. Sie liegt deutlich höher bei den beatmeten Patienten (50 %) als bei den Patienten ohne Beatmung (13 %). Um Aussagen über die Sterblichkeit nach Entlassung aus dem Krankenhaus treffen zu können, können zum Zeitpunkt der Analyse nur Patienten mit einbezogen werden, die bis zum 30.06.2020 entlassen wurden. Des Weiteren müssen für diese Analyse die Patienten während des gesamten Jahres beziehungsweise bis zum Todeszeitpunkt bei der AOK versichert gewesen sein. ◻ Abb. 16.10 zeigt die Sterblichkeit im Krankenhaus sowie 30 beziehungsweise 60 Tage nach Entlassung aus dem Krankenhaus nach Beatmungsstatus und Altersgruppe. Bei der 30- beziehungsweise 60-Tage-Sterb-

lichkeit handelt es sich um die kumulative Sterblichkeit, das heißt, es werden auch die Patienten mitgezählt, die bereits im Krankenhaus verstorben sind. Es zeigt sich, dass mit zunehmendem Alter die Sterblichkeit insgesamt stark ansteigt. Jedoch sterben auch in der Altersgruppe der 18- bis 49-Jährigen 21 % der Patienten mit Beatmung im Krankenhaus. Die Sterblichkeit liegt immer höher für die Gruppe der Patienten mit Beatmung. Wird die Sterblichkeit nach dem Krankenhausaufenthalt betrachtet, zeigt sich, dass weitere Patienten nach ihrem Krankenhausaufenthalt versterben. Der größte Anstieg der 30-Tage-Sterblichkeit im Vergleich zur Krankenhaussterblichkeit zeigt sich bei den über 80-Jährigen ohne Beatmung; im Krankenhaus sind 32 % dieser Patienten verstorben, nach 30 Tagen 38 % dieser Patienten.

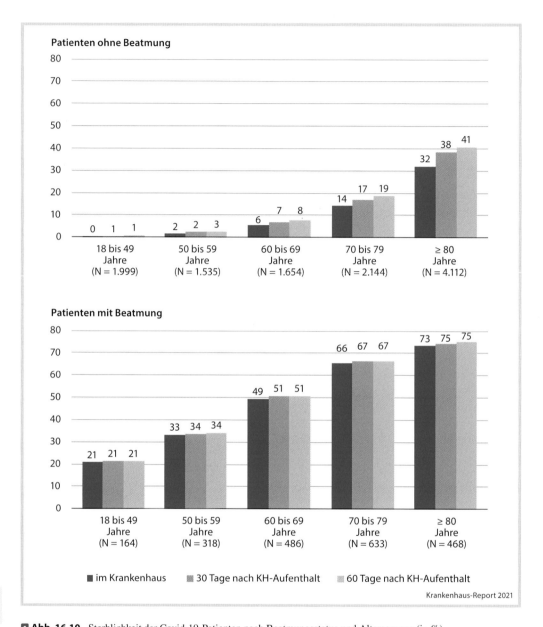

16

Krankenhaus-Report 2021

◘ Abb. 16.10 Sterblichkeit der Covid-19-Patienten nach Beatmungsstatus und Altersgruppe (in %)

16.5.3 Stationäre Versorgungsstrukturen von Covid-19-Patienten

Die Verteilung der Krankenhäuser nach ihrer Covid-19-Fallzahl (AOK-Fälle) zeigt ◨ Abb. 16.11. Die Krankenhäuser werden auf Basis ihrer Fallzahl in Quartile eingeteilt. Die 27 % (N = 307) der Krankenhäuser mit den geringsten Covid-19-Fallzahlen behandeln nur 3 % (N = 695) der Fälle. Hingegen behandeln die 24 % (N = 274) der Krankenhäuser mit den höchsten Fallzahlen 66 % (N = 13.424) der Fälle.

Die behandelnden Krankenhäuser der Covid-19-Patienten weisen unterschiedliche Vorerfahrung hinsichtlich der potenziellen Expertise auf, die für die Behandlung hoch infektiöser Patienten notwendig ist. Als Schätzpa-

rameter für die potenzielle Vorerfahrung in der Beatmung von Patienten wird die Summe der Beatmungsstunden bei Fällen mit einer Pneumonie, Sepsis oder eines Atemnotsyndroms (ARDS) als Haupt- oder Nebendiagnose im Jahr 2019 herangezogen. Hierfür werden die Krankenhäuser erneut in Quartile eingeteilt. Die 25 % der Krankenhäuser, die die wenigsten Beatmungsstunden für AOK-versicherte Patienten im Jahr 2019 aufweisen, werden dem ersten Quartil zugeordnet (◨ Abb. 16.12).

Es werden 54 % (1.850/3.411) der beatmeten Covid-19-Fälle in Krankenhäusern behandelt, die die meiste Beatmungserfahrung (4. Quartil) aufweisen. Hingegen werden auch 21 % (711/3.411, 1. und 2. Quartil) der beatmeten Fälle in Krankenhäusern behandelt, die eine deutlich geringere Beatmungserfahrung aufweisen. Die Anzahl der Beatmungsstunden mit bis zu 6.422 Stunden liegt hier nur maximal halb so hoch wie bei den Kran-

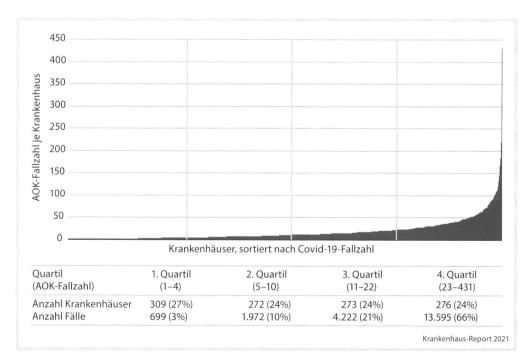

Quartil (AOK-Fallzahl)	1. Quartil (1–4)	2. Quartil (5–10)	3. Quartil (11–22)	4. Quartil (23–431)
Anzahl Krankenhäuser	309 (27%)	272 (24%)	273 (24%)	276 (24%)
Anzahl Fälle	699 (3%)	1.972 (10%)	4.222 (21%)	13.595 (66%)

Krankenhaus-Report 2021

◨ **Abb. 16.11** Verteilung der Krankenhäuser nach Covid-19-Fallzahl. Anmerkung: Quartilseinteilung der Krankenhäuser entspricht nicht immer 25 %, da Krankenhäuser mit gleicher Fallzahl dem gleichen Quartil zugeordnet wurden. In Klammern ist der Anteil in % der Krankenhäuser beziehungsweise der Patienten dargestellt.

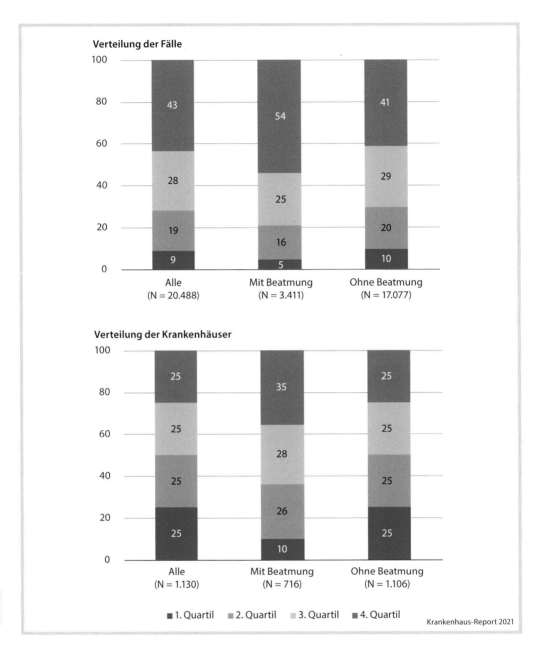

◻ Abb. 16.12 Verteilung der Covid-19-Fälle und Krankenhäuser nach Beatmungserfahrung der Krankenhäuser im Jahr 2019 (Anteil in %). Anmerkung: Beatmungserfahrung definiert als Summe der Beatmungsstunden bei AOK-Fällen mit Pneumonie, Sepsis oder ARDS im Jahr 2019. Beatmungsstunden der AOK-Fälle: 1. Quartil – 0 bis 2.556 Stunden, 2. Quartil – mehr als 2.556 bis 6.422 Stunden, 3. Quartil – mehr als 6.422 bis 13.812 Stunden, 4. Quartil – mehr als 13.812 Stunden. Quartilseinteilung basierend auf allen Krankenhäusern (N = 1.130).

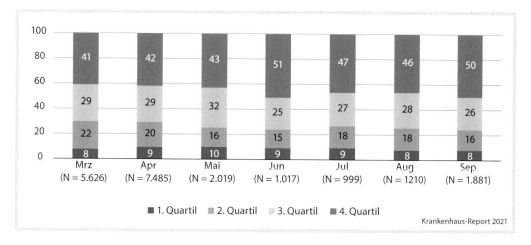

❏ **Abb. 16.13** Verteilung der Covid-19-Fälle (mit und ohne Beatmung) nach Beatmungserfahrung der Krankenhäuser im Jahr 2019 nach Aufnahmemonat (Anteil in %). Anmerkung: Beatmungserfahrung definiert als Summe der Beatmungsstunden bei AOK-Fällen mit Pneumonie, Sepsis oder ARDS im Jahr 2019. Beatmungsstunden der AOK-Fälle: 1. Quartil – 0 bis 2.556 Stunden, 2. Quartil – mehr als 2.556 bis 6.422 Stunden, 3. Quartil – mehr als 6.422 bis 13.812 Stunden, 4. Quartil – mehr als 13.812 Stunden. Quartilseinteilung basierend auf allen Krankenhäusern (N = 1.130). Die Summe der Fälle ergibt nicht 20.488, da durch die ursprüngliche Zusammensetzung der Stichprobe mit Fallzusammenführungen bei Verlegungen einige Fälle bereits im Februar und einige erst nach September aufgenommen wurden.

kenhäusern im 4. Quartil, die mehr als 13.812 Beatmungsstunden aufweisen. Die Wegverlegungsrate der Krankenhäuser im 1. und 2. Quartil liegt mit 30 % (214/711) jedoch auch mehr als doppelt so hoch wie bei den Krankenhäusern im 4. Quartil (13 %, 233/1.850). Der Anteil der Patienten ohne Beatmung, die in Krankenhäusern mit einer geringen Beatmungserfahrung behandelt werden, liegt höher (29 %, 5.041/17.077) als bei den beatmeten Patienten.

❏ Abb. 16.13 zeigt die Verteilung der Covid-19-Fälle nach den Beatmungsstunden der Krankenhäuser im Jahr 2019 und nach Aufnahmemonat. Es zeigt sich, dass der Anteil der Fälle, die in den Krankenhäusern mit der meisten Beatmungserfahrung behandelt werden, leicht ansteigt: von 41 % im März auf 50 % im September.

16.6 Diskussion und Schlussfolgerungen

Der vorliegende Beitrag gewährt erstmals einen zusammenfassenden Überblick über die Entwicklung der akut-stationären Krankenhausversorgung im Jahr 2020, differenziert nach drei Pandemiephasen. Es werden ferner sowohl die Versorgung insgesamt als auch die Versorgung von Covid-19-Patienten betrachtet. Die Mehrheit der Maßnahmen der Politik zur Eindämmung der Covid-19-Neuinfektionen zielte darauf ab, eine Überlast – insbesondere bei den Intensivkapazitäten – im Krankenhausbereich zu vermeiden. Der Bund und die Bundesländer haben vor diesem Hintergrund Vorgaben zur Freihaltung von Intensivkapazitäten empfohlen beziehungsweise angeordnet, planbare Krankenhausaufenthalte zu verschieben. Durch Freihaltepauschalen wurde eine unmittelbare Gegenfinanzierung von pandemiebedingten Erlösrückgängen sichergestellt. Während der ersten Pandemiephase wurde ein pauschaler Ansatz gewählt und es kam zu massiven Einbrüchen in allen Leistungsbereichen und über alle Krankenhausgruppen. Auch in den Sommermonaten mit niedrigen Infektionszahlen und nicht mehr so strikten Vorgaben zur Freihaltung von Kapazitäten wurden im Vergleich zum Vorjahr weniger Fälle in den Krankenhäusern behandelt. In der zweiten Pandemiewelle wurden, trotz insgesamt höherer Covid-19-Fallzahlen, überwiegend gestufte Vorgaben zur Freihaltung definiert und differenziertere Freihaltepauschalen angewendet. Die Analysen belegen für diesen Zeitraum ebenfalls hohe Leistungsrückgänge, die sich jedoch auf niedrigerem Niveau als während der ersten Pandemiephase bewegen. Inwiefern sich in den einzelnen Pandemiephasen regulatorische Vorgaben, politische Apelle, ökonomische Anreize beziehungsweise ein möglicherweise verändertes Einweiserverhalten sowie die Reaktionen der Bevölkerung sich auf die Fallzahlen im Krankenhaus ausgewirkt haben kann, kann an dieser Stelle nicht beantwortet werden. Während die Leistungserbringerverbände (VKD 2020; DKG 2020) die differenzierte regulatorische und Finanzierungssystematik mit dem Argument fehlender Planungssicherheit für die Krankenhäuser kritisiert haben, scheint sie neben anderen möglichen Einflussfaktoren auch einen Teil dazu beigetragen zu haben, die reguläre Versorgung während der dritten Pandemiephase auf einem höheren quantitativen Niveau aufrechtzuerhalten.

Auf diesen Erkenntnissen aufbauend sollte die Transparenz über Behandlungskapazitäten erheblich verbessert werden. Die Informationen sollten möglichst ohne Zeitverzug für die relevanten Akteure des Gesundheitswesens zugänglich sein, um eine differenzierte und nachvollziehbare Steuerungssystematik mit dem notwendigen Differenzierungsgrad zu ermöglichen. Wenn eine Pandemie einen ernsthaften Verlauf bezüglich der Auslastung der Kapazitäten nimmt, ist eine hohe Transparenz der Gesamtauslastung und eine gezielte Patientensteuerung in die für die Behandlung am besten geeigneten Krankenhäuser unverzichtbar, um die Versorgung der infizierten Patienten und die reguläre Versorgung sinnvoll auszubalancieren. Zu prüfen ist, ob Liquiditätssicherungsmechanismen im Pandemie- beziehungsweise Katastrophenfall grundsätzlich gesetzlich geregelt werden können, um einerseits Leistungsanreize aufrechtzuerhalten und andererseits die Planungssicherheit und Reaktionsgeschwindigkeit für alle Akteure zu erhöhen.

Neben der Entwicklung der aufgenommenen Fälle zeigen sich in den Analysen auf Basis entlassener Fälle differenziertere Auswirkungen der Covid-19-Pandemie auf die Leistungsentwicklung. Auch wenn aufgrund des Analysezeitpunkts der Analysezeitraum bezüglich der entlassenen Fälle bereits im Oktober endet, lassen sich relevante Erkenntnisse gewinnen. Die Auswertungen in ▶ Abschn. 16.4 zeigen, dass der beobachtete Fallzahlrückgang während der Pandemie mit einem weniger starken Rückgang des aG-DRG-Casemixes einhergeht. Demnach steigt der durchschnittliche aG-DRG-CMI. Das trifft vor allem für die während der ersten Pandemiephase entlassenen Fälle zu, für welche die Analysen zudem auch eine Verlängerung der Verweildauern zeigen. Während der Sommermonate liegt der aG-DRG-CMI ebenfalls höher als im Vorjahr, aber mit einer im Vergleich zum Vorjahreszeitraum kürzeren Verweildauer. Die der Verweildauerreduktion und dem aG-DRG-CMI-Anstieg zugrunde liegenden Ursachen sollten weitergehend untersucht werden. Mögliche Einflussfaktoren sind hier wie bei der Fallzahlveränderung vielfältig. Unter anderem können Präferenzen der Patienten für eine rasche Krankenhausentlassung aufgrund eines vermuteten Risikos einer Ansteckung mit Covid-19 oder ein auch während der Pandemie verändertes Nachfrageverhalten der Patienten oder Einweiser eine Rolle spielen. Es kann aber auch nicht ausgeschlossen werden, dass ökonomische Anreize der auch während der Sommermonate gewährten Freihaltepauschalen sowie ein geändertes Kodierverhalten eine Rolle gespielt haben.

Die sich deutlich unterscheidenden Rückgänge von Fallzahl, aG-DRG-Casemix und Belegungstagen wirken auf die Krankenhauserlöse. Ausgleichsmechanismen, die an der Fallzahl oder den Belegungstagen ansetzen, können daher als einfache Instrumente zur pragmatischen und zügigen Finanzierung von Freihaltepauschalen oder zur Liquiditätsunterstützung genutzt werden. Sie müssen aber weiter um einen Ausgleichsmechanismus ergänzt werden, der die unterschiedlichen Facetten der Fallpauschalenfinanzierung besser erfasst und über einen längeren Zeitraum präzise ermittelt, um überzeichnete Fehlallokationen im Rahmen der Freihaltepauschalen zu vermeiden.

Bemerkenswert ist die Veränderung des Versorgungsspektrums während der Pandemie. Erwartungskonform weisen die Analysen dabei eine Verschiebung zu schweren Fällen bei gleichem Behandlungsanlass (innerhalb einer Basisfallgruppe, ADRG) aus. Die Komponentenzerlegung verdeutlicht jedoch auch, dass Verschiebungen zwischen Behandlungsanlässen einen noch deutlich höheren Einfluss auf den Anstieg des aG-DRG-CMI insgesamt haben. Das bedeutet: Es werden zwar innerhalb der einzelnen Behandlungsanlässe primär die schwereren Fälle behandelt, aber ein Großteil der Veränderung des Leistungsgeschehens im Jahr 2020 geht auf Verschiebungen zwischen Indikationen zurück. Der Anteil von Behandlungsanlässen (ADRGs) mit hohem CMI steigt, der mit niedrigem CMI sinkt.

Die Verschiebungen des Leistungsspektrums während der Pandemie verdeutlichen auch die unterschiedlichen Ergebnisse zur Fallzahl- und aG-DRG-Casemix-Entwicklung auf MDC- und Partitionsebene: Medizinische und nicht-operative sonstige Interventionen gehen deutlich stärker zurück als operative Behandlungen. Zugleich steigt der aG-DRG-CMI bei den operativen Leistungen, was für eine Konzentration auf die schwereren Operationen spricht. Klar ist, dass diese Ergebnisse eine deutliche Verschiebung der Ressourcenallokation innerhalb der Krankenhäuser (z. B. zwischen Stationen, Fachabteilungen und medizinischen Teildisziplinen) sowie zwi-

schen Patientengruppen dokumentieren, was die Krankenhäuser vor Herausforderungen gestellt haben dürfte. In Folgeuntersuchungen müssen die Implikationen und Wirkzusammenhänge der skizzierten Verschiebungen näher untersucht und bewertet werden. Zu prüfen wäre dabei u. a. auch die Hypothese, dass eine Fokussierung auf das originär stationär behandlungsbedürftige Kerngeschäft bei gleichzeitigem Rückgang von Leistungen, die nicht zwingend stationär behandelt werden müssen, für die beobachteten Verschiebungen des Leistungsspektrums verantwortlich ist.

Werden die Auswirkungen der Covid-19-Pandemie auf der Ebene ausgewählter Behandlungsanlässe betrachtet, so wird deutlich, dass die größten Fallzahlrückgänge bei verschiebbaren Behandlungen auftreten. Die Krankenhäuser sind demnach weitestgehend den regulativen Vorgaben und Apellen der Politik gefolgt, die eine Absage beziehungsweise Verschiebung planbarer Leistungen eingefordert hatte. Bei diesen Behandlungsanlässen zeigt sich ferner, dass insbesondere die schwereren Fälle während der ersten Pandemiewelle weiter behandelt werden. Auffällig ist, dass sich auch in den Sommermonaten – trotz relativ niedriger Infektionszahlen – praktisch keine Nacholeffekte für die verschiebbaren Behandlungsanlässe ermitteln lassen. Eine Ausnahme stellt die Hüftendoprothesenimplantation dar. Im Rahmen der vorgelegten Untersuchung kann nicht beantwortet werden, ob und welche nachfrageseitigen, angebotsseitigen oder regulativen Faktoren die dargestellte Entwicklung begründen. In Folgeuntersuchungen sollten daher ausbleibende Nacholeffekte differenziert untersucht werden. Dabei sind unter anderem die Rolle ökonomischer Anreize aufgrund der Freihaltepauschalen, der Einfluss nachfrageseitiger Faktoren wie die Sorge vor einer Covid-19-Infektion, ein verändertes Einweiserverhalten oder auch die Indikationsqualität zu bewerten. Unter epidemiologischen Gesichtspunkten sollte exploriert werden, ob bei länger andauernder Pandemie ein Rückstau an Behandlungen zu erwarten ist. Unter Versorgungs- und Krankenhausfinanzierungsgesichtspunkten bleibt abzuwarten, auf welchem Niveau sich die Krankenhausfallzahlen nach der Pandemie einpendeln.

Fragen wirft die Fallzahlentwicklung bei den dringlichen Eingriffen auf, die trotz der Aufforderung, nur planbare Eingriffe zu verschieben, einen messbaren Rückgang im Vergleich zum Vorjahr verzeichnet haben. Die Ergebnisse lassen vermuten, dass Patienten – möglicherweise aus Sorge vor einer Covid-19-Infektion oder einer vermuteten Überlastung des Gesundheitssystems – teilweise auf die Inanspruchnahme von Gesundheitsleistungen (beispielsweise via Rettungsstelle, Rettungsdienst oder ambulante Screening-Maßnahmen) verzichtet haben. Angezeigt scheinen daher einerseits gezielte Aufklärungskampagnen in der Bevölkerung zu den Risiken von verspäteten oder unterbliebenen medizinischen Behandlungen. Ergänzend ist zudem die Rolle des unter Pandemiebedingungen veränderten Zugangs zu ambulanten (insbesondere vertragsärztlichen) Leistungsangeboten zu prüfen, die aufgrund der Einweiserfunktion eine hohe Bedeutung für die Krankenhausinanspruchnahme haben.

Dass es sich bei Covid-19 um eine sehr schwere Erkrankung handelt, verdeutlichen die hohen Sterblichkeitsraten stationär behandelter Patienten sowie deren lange Verweil- und Beatmungsdauer. Dementsprechend muss folgerichtig ein Anstieg der Covid-19-Infektionszahlen vermieden werden, um die Patienten adäquat versorgen zu können und eine Überlast des Gesundheitssystems zu vermeiden.

Etwas mehr als ein Fünftel der beatmeten Covid-19-Fälle wird in Krankenhäusern behandelt, die eine vergleichsweise geringere Vorerfahrung mit Beatmungspatienten aufweisen. Für diese Krankenhäuser wurde eine überdurchschnittliche Wegverlegungsquote von Covid-19-Patienten ermittelt. Soweit die Kapazitätsauslastung es ermöglicht, scheint es naheliegend, Covid-19-Patienten direkt in die dafür am besten ausgestatteten Krankenhäuser einzuweisen und dort zu versorgen. In einigen Bundesländern – zum Beispiel Hessen und Berlin – wurden sogenannte Stufenkonzepte entwickelt, die Patienten mit und ohne Covid-19 gezielt in geeignete Krankenhäuser steuern (Hoffmann et al. 2020; SenGPG 2020). Eine breite Anwendung derartiger Konzepte scheint angezeigt. In einer ersten Stufe ist dann ein vollständiger Verzicht aller Krankenhäuser auf verschiebbare Behandlungen nicht erforderlich, denn es hat sich gezeigt, dass die Krankenhauslandschaft innerhalb weniger Tage reaktionsfähig ist. Kennt man dazu den Verlauf von Infektionen, reicht es zunächst aus, die Patienten in dafür gut ausgerüsteten Krankenhäusern zu behandeln. Dass darüber hinaus alle Krankenhäuser in ihren Notaufnahmen in der Lage sein müssen, potenziell infizierte Patienten zu erkennen und ggf. kurzfristig zu isolieren, aber dann so schnell wie möglich in die geeigneten Krankenhäuser zu verlegen, ist eine zusätzliche Herausforderung. In weiteren Stufen müssen dann bei Bedarf zusätzliche Behandlungskapazitäten hinzugeschaltet werden können und es ist eine Ausweitung von Reservekapazitäten vorzunehmen.

Insgesamt zeigt sich in den vorliegenden Analysen ein deutlicher Leistungsrückgang während der Covid-19-Pandemie im Jahr 2020 im Vergleich zum Jahr 2019, der in den einzelnen Pandemiephasen unterschiedlich deutlich ausfällt. Zwar analysiert der Beitrag die zweite Welle erst zum Teil, aber die Entwicklungen der Neuaufnahmen zeigen, dass es insgesamt Unterschiede zur ersten Welle geben wird. Der Leistungsrückgang zeigt sich unabhängig von der Krankenhausgröße, allerdings sind Streuungen auf der Einzelhausebene sichtbar. Zugleich geht mit dem Fallzahlrückgang eine Veränderung der Verweildauer und eine Erhöhung des aG-DRG-CMI einher. Hauptdeterminante ist hier eine Anteilsverschiebung von Behandlungsanlässen (ADRGs) mit niedrigem aG-DRG-CMI hin zu Behandlungsanlässen mit höherem aG-DRG-CMI. Aber auch Anteilsverschiebungen hin zu schwereren Fälle bei gleichem Behandlungsanlass spielen eine Rolle. Zudem steigt der Anteil operativer Leistungen. Darüber hinaus ergeben sich unterschiedliche Entwicklungen zwischen ausgewählten dringlichen und überwiegend verschiebbaren Behandlungsanlässen. Auch bei den dringlichen Behandlungsanlässen kommt es zu Fallzahlrückgängen während der ersten Pandemiewelle. Noch stärkere Rückgänge weisen hingegen die überwiegend verschiebbaren Behandlungsanlässe auf. Nachholeffekte zeichnen sich hier auch während der Sommermonate nicht ab.

Mögliche Erklärungsansätze und ggf. deren Wirkungszusammenhänge mit diesen Entwicklungen sind vielfältig. Es gilt in weiteren Analysen mehr Transparenz über die Leistungsentwicklung im weiteren Pandemieverlauf zu schaffen, aber die Entwicklung auch im Nachgang der Pandemie aus unterschiedlichen Perspektiven im Blick zu behalten und einzelne Ursachen genauer zu analysieren. Dies kann einen Teil dazu beitragen, Lehren aus der Covid-19-Pandemie für die Patientenversorgung, aber auch ökonomische Fragestellungen für zukünftige Zeiten mit und ohne Pandemie ziehen zu können.

Literatur

Bundesregierung (2020) Besprechung der Bundeskanzlerin mit den Regierungschefinnen und Regierungschefs der Länder am 12. März 2020. https://www.bundesregierung.de/breg-de/themen/coronavirus/beschluss-zu-corona-1730292. Zugegriffen: 16. Dez. 2020

Deutsches Ärzteblatt (2020) Ministerium: Kliniken sollen Zahl der Operationen wieder erhöhen. https://www.aerzteblatt.de/nachrichten/112365/Ministerium-Kliniken-sollen-Zahl-der-Operationen-wieder-erhoehen. Zugegriffen: 19. Jan. 2021

DIVI – Deutsche Interdisziplinäre Vereinigung für Intensiv- und Notfallmedizin e. V. (2021) Tagesreporte zu den derzeitigen intensivmedizinischen Behandlungskapazitäten in Deutschland. https://www.divi.de/register/tagesreport. Zugegriffen: 11. Jan. 2021

DKG – Deutsche Krankenhausgesellschaft (2020) Sicherung der Liquidität muss kurzfristig für alle Krankenhäuser erfolgen. https://www.dkgev.de/dkg/presse/details/sicherung-der-liquiditaet-muss-kurzfristig-fuer-alle-krankenhaeuser-erfolgen/. Zugegriffen: 20. Jan. 2021

Drogan D, Pfeilschifter W, Scholz KH, Zacher J, Günster C (2020) Effekte des COVID-19-Lockdowns auf die stationäre Behandlung von Patienten mit Herzinfarkt, Schlaganfall und Hüftfraktur in Deutschland. In: Dormann F, Klauber J, Kuhlen R (Hrsg) Qualitätsmonitor 2020. Medizinisch Wissenschaftliche Verlagsgesellschaft, Berlin, S 319–412 https://doi.org/10.32745/9783954665860

Friedrich J, Günster C (2006) Determinanten der CM-Entwicklung in Deutschland während der Einführung von DRGs (2002 bis 2004). In: Klauber J, Robra B-P, Schellschmidt H (Hrsg) Krankenhaus-Report 2005 – Schwerpunkt: Wege zur Integration. Schattauer, Stuttgart, S 153–202

G-BA – Gemeinsamer Bundesausschuss (2020) Beschluss des Gemeinsamen Bundesausschusses über die befristete Aussetzung der Einladung zum Mammographie-Screening. https://www.g-ba.de/downloads/39-261-4222/2020-03-25_KFE-RL_Ausnahmeregelung-Mammographie_BAnz.pdf. Zugegriffen: 20. Jan. 2021

GKV-Spitzenverband (2021) Prognose der Krankenhäuser mit Basisnotfallstufe, erweiterter oder umfassender Notfallstufe (§ 136c Absatz 4 SGB V). https://www.gkv-spitzenverband.de/media/dokumente/krankenversicherung_1/krankenhaeuser/KH_Corona_Prognose_der_Notfallstufen_Stand_07-01-2021.pdf. Zugegriffen: 14. Jan. 2021

Günster C, Drogan D, Hentschker C, Klauber J, Malzahn J, Schillinger G, Mostert C (2020) WIdO-Report: Entwicklung der Krankenhausfallzahlen während des Coronavirus-Lockdowns nach ICD-10-Diagnosekapiteln und ausgewählten Behandlungsanlässen. Wissenschaftliches Institut der AOK (WIdO), Berlin https://doi.org/10.4126/FRL01-006421684

Hentschker C, Mostert C, Klauber J, Malzahn J, Scheller-Kreinsen D, Schillinger G, Karagiannidis C, Busse R (2021) Stationäre und intensivmedizinische Versorgungsstrukturen von COVID-19-Patienten bis Juli 2020. Medizinische Klin – Intensivmed Notfallmedizin. https://doi.org/10.1007/s00063-021-00776-6

Hoffmann F, Starke J, Khaladj N (2020) Was haben wir aus der SARS-CoV-2-Pandemie gelernt? Implikationen für die Notfallversorgung am Beispiel des Versorgungsgebietes Darmstadt. In: Dormann F, Klauber J, Kuhlen R (Hrsg) Qualitätsmonitor 2020. Medizinisch Wissenschaftliche Verlagsgesellschaft, Berlin, S 205–222 https://doi.org/10.32745/9783954665860

Karagiannidis C, Mostert C, Hentschker C, Voshaar T, Malzahn J, Schillinger G, Klauber J, Janssens U, Marx G, Weber-Carstens S, Kluge S, Pfeifer M, Grabenhenrich L, Welte T, Busse R (2020) Case characteristics, resource use, and outcomes of 10,021 patients with COVID-19 admitted to 920 German hospitals: an observational study. Lancet Repir Med 8(9):853–862. https://doi.org/10.1016/S2213-2600(20)30316-7

Reichelt H (1988) Eine Methode der statistischen Komponentenzerlegung. WIdO-Materialien. Wissenschaftliches Institut der AOK (WIdO), Bonn

RKI – Robert-Koch-Institut (2021) Fallzahlen in Deutschland: Robert Koch-Institut (RKI), dl-de/by-2-0. https://www.arcgis.com/home/item.html?id=f10774f1c63e40168479a1feb6c7ca74. Zugegriffen: 11. Jan. 2021

Schlimpert V (2020) Interview mit Prof. Dr. A. Zeiher: Wir müssen vorbereitet sein, damit wir Herzinfarkt-Patienten weiterhin behandeln können. https://www.kardiologie.org/covid-19/akutes-koronarsyndrom/-wir-muessen-vorbereitet-sein--damit-wir-herzinfarkt-patienten-w/17896004. Zugegriffen: 20. Jan. 2021

SenGPG – Senatsverwaltung für Gesundheit, Pflege und Gleichstellung (2020) SenGPG Pandemieplan – COVID 19. https://www.berlin.de/sen/gesundheit/themen/gesundheitsschutz-und-umwelt/infektionsschutz/berlin-gegen-corona/sengpg-pandemieplan-covid-19.pdf. Zugegriffen: 12. Jan. 2021

VKD – Verband der Krankenhausdirektoren Deutschlands e. V. (2020) Unterstützung nicht für alle Kliniken geplant. https://www.vkd-online.de/aktuelles?mnd_article=pressrelease3051614. Zugegriffen: 20. Jan. 2021

16

Krankenhauspolitische Chronik

Inhaltsverzeichnis

Krankenhauspolitische Chronik

Dirk Bürger und Martina Purwins

© Der/die Autor(en) 2021
J. Klauber et al. (Hrsg.), *Krankenhaus-Report 2021*, https://doi.org/10.1007/978-3-662-62708-2_17

■■ **Zusammenfassung**

Der Bundestag, dessen Abgeordnete im Ausschuss für Gesundheit, das Bundesgesundheitsministerium, die Landesgesundheitsminister und der Bundesrat setzen jährlich neben den gesundheits- auch die krankenhauspolitischen Rahmenbedingungen. Benannte Expertenbeiräte der Bundesregierung, die Gesundheitsexperten der Parteien, diverse Verbände, die (Sozial-)Gerichtsbarkeit und Bundesbehörden sowie politiknahe und wissenschaftliche Institute prägen dabei die öffentliche Diskussion um diese Regelungen. Die Selbstverwaltungspartner auf Bundesebene nutzen die ihnen übertragenen Aufgaben zur vertraglichen Gestaltung, um die medizinische und pflegerische Versorgung in den Krankenhäusern anhand der aktuellen Anforderungen weiterzuentwickeln. Die „Krankenhauspolitischen Chronik" liefert eine Übersicht über alle wesentlichen Entscheidungen der Akteure der deutschen Gesundheits- und Krankenhauspolitik und informiert über die Aktivitäten in den vergangenen zwölf Monaten.

The Bundestag, its members of the Health Committee, the Federal Ministry of Health, the state health ministers and the Bundesrat annually set the framework conditions of health policy as well as hospital policy. Appointed expert advisory boards of the federal government, the health experts of the political parties, various associations, (social) jurisdiction and federal authorities as well as policy-related and scientific institutes shape the public discussion about these regulations. The self-governing partners at the federal level use the duties for a contractual design assigned to them to further develop medical and nursing care in hospitals on the basis of current requirements. The "Hospital Policy Chronicle" provides an overview of all major decisions taken by players in German health and hospital policy and provides information on activities over the past twelve months.

Das vergangene Jahr 2020 hat viele überrascht und auch eine völlig andere und noch nie dagewesene Agenda bestimmt. Gesundheitspolitisch war zu Beginn des Jahres noch erwartet worden, dass die Digitalisierung und Qualitätsorientierung im Mittelpunkt der kommenden Monate stehen würden. Mit Spannung wurde auch erwartet, wie sich der gesundheitspolitische Diskurs innerhalb der schwarz-roten Regierungskoalition entwickelt, nachdem sich Prof. Karl Lauterbach aus der ersten Reihe zurückgezogen hatte und seinen Platz als Vize der SPD-Bundestagsfraktion zugunsten der Krankenkassenbetriebswirtin Bärbel Bas räumte. Lauterbach ist jedoch weiterhin das Gesicht der SPD für die Gesundheitspolitik. Er hat – als einfacher Abgeordneter – seinen gesundheitspolitischen Einfluss, aber vor allem seinen Bekanntheitsgrad weiter ausgebaut und so die gesundheitspolitische Agenda des Jahres 2020 in wesentlichen Teilen mitbestimmt.

Anders ist es auch beim Bundesgesundheitsminister Jens Spahn (CDU) gelaufen. Statt als „Macher" weiter wahrgenommen zu werden, der „jeden Monat ein neues Gesetz" präsentiert, musste Spahn auf Krisenmanager umsatteln. Denn als Krisenmanager bewies er seine Weitsicht schon in der Frühphase der Corona-Krise mit seiner Ansage „(...) *wir werden uns in ein paar Monaten wahrscheinlich viel einander verzeihen müssen"*. Er warb hierdurch um Verständnis für schwierige politische Entscheidungen.

Bevor jedoch die Corona-Pandemie die politische Agenda dominierte und die Gesundheits-, aber vor allem die Krankenhauspolitik massiv herausforderte, gab es noch einige erwähnenswerte Entwicklungen:

- Mit der Oberärztin Dr. Susanne Johna wurde erstmals in der Geschichte des Marburger Bundes im November 2019 eine Frau an die Spitze der Ärztegewerkschaft gewählt.
- Um den Mangel an Pflegefachkräften an den Krankenhäusern zu reduzieren, wurde im Oktober 2019 die Deutsche Fachkräfteagentur für Gesundheits- und Pflegeberufe gegründet. Die Agentur soll Arbeitgeber

bei der Anwerbung qualifizierter Mitarbeiterinnen und Mitarbeiter aus dem Ausland unterstützen.

- Weil die Anzahl gewalttätiger Übergriffe auf Ärzte und Pflegekräfte stark zugenommen hat, vereinbarte Minister Spahn mit der Bundesjustizministerin Christine Lambrecht (SPD) im Dezember 2019 eine Strafverschärfung bei Übergriffen auf Klinikmitarbeiterinnen und -mitarbeiter.

Im Verlauf des letzten Quartals des Jahres 2019 wurden aber auch für die Krankenhäuser Entscheidungen getroffen, die finanzielle Auswirkungen hatten. So wurde zum pauschalen Ausgleich in den Jahren 2018 und 2019 nicht refinanzierter Tarifsteigerungen für das Pflegepersonal 250 Mio. € bereitgestellt sowie das Hygieneprogramm um weitere drei Jahre verlängert. Ebenfalls wurde beschlossen, dass Krankenhäuser bei fehlerhaften Rechnungen eine Strafe i. H. v. 300 € zahlen müssen und die Prüfquote für 2020 auf 12,5 % festgelegt wird. Die Deutsche Krankenhausgesellschaft (DKG) befürchtete durch diese Regelung Mehrbelastungen von 380 Mio. €, während die Krankenkassen mit Mehrausgaben von 900 Mio. € im Jahr 2020 rechneten. Durch die coronabedingten Herausforderungen wurden aber die Sanktionen 2020 nicht umgesetzt. Vielmehr wurden in diesem Jahr umfangreiche Maßnahmen getroffen, die die Versorgungsinfrastruktur und -finanzierung aufrechterhalten sowie die Patientenversorgung sicherstellen sollten. So wurde zum Beispiel mit dem „Covid-19-Krankenhausentlastungsgesetz" ein milliardenschwerer Schutzschirm über alle Krankenhäuser gelegt. Hierbei wurde für die Freihaltung von Krankenhausbetten zunächst ein täglicher Ausgleich von 560 € je Bett für alle Krankenhäuser festgelegt, der mit einer Verordnung ab Mitte Juli etwas differenzierter ausgestaltet wurde. Ab diesem Zeitpunkt betrug die Pauschale für somatische Krankenhäuser in Abhängigkeit von dem im Jahr 2019 erreichten durchschnittlichen Fallschweregrad und der entsprechenden durchschnittlichen Verweildauer des je-

weiligen Krankenhauses zwischen 360 und 760 €. Des Weiteren wurden rd. 500 Mio. € für zusätzliche Intensivbehandlungsplätze mit Beatmungsmöglichkeit bereitgestellt. Um die Wirkung des Schutzschirms besser beurteilen zu können, hat das Bundesministerium für Gesundheit (BMG) einen Fachbeirat mit Vertretern der Krankenhäuser, der gesetzlichen (GKV) und privaten Krankenversicherung (PKV) sowie Wissenschaftlern eingerichtet. Das BMG konnte dann im September 2020 den Abschlussbericht des Expertenbeirats veröffentlichen. Die Experten stellten fest, „(...) dass sich die Erlössituation der Krankenhäuser von Januar bis Mai 2020 unter Berücksichtigung der Ausgleichszahlungen im Durchschnitt nicht verschlechtert hatte." Sie wiesen auch darauf hin, dass sie die Notwendigkeit sehen, dass „(...) Krankenhäuser mit coronabedingten Erlösausfällen und Mehrkosten in Zukunft einen individuellen Ausgleich mit den Kostenträgern vereinbaren können sollen."

Wird in diesem Zusammenhang die amtliche KV45-Statistik für die ersten drei Quartale des Jahres 2020 ausgewertet, so ist zu erkennen, dass die GKV rd. 1,6 % oder 860 Mio. € mehr an die Krankenhäuser ausgezahlt hat als im Jahr 2019. Zusätzlich zu den von der GKV gezahlten 61,43 Mrd. € erhielten die Krankenhäuser vom Bundesamt für Soziale Sicherung (BAS) weitere 8,8 Mrd. € für freigehaltene Betten. An die Krankenhäuser wurden somit über 15 % mehr Geld als im Vorjahr überwiesen. Trotz dieser milliardenschweren Maßnahmen forderten die Krankenhäuser weitergehende Hilfen – die auch gewährt wurden.

So wurde durch das Krankenhauszukunftsgesetz (KHZG) u. a. der Schutzschirm bis Ende Februar 2021 verlängert, der mit weiteren Mehrausgaben von mindestens 1,2 Mrd. € für den Bund verbunden ist. Aber das KHZG steht auch für die Fortsetzung der „Spahn'schen Agenda": So sollen mit 3 Mrd. € die Digitalisierung vorangebracht und die IT-Sicherheit erhöht sowie moderne Notfallkapazitäten in den Krankenhäusern geschaffen werden. Die Bundesländer sollen weitere Investitionsmittel von 1,3 Mrd. € aufbringen, sodass mehr als

4 Mrd. € für die Modernisierung von Krankenhäusern bereitgestellt werden.

Typisch für die Gesetzgebung dieser Wahlperiode ist, dass an nahezu jeden Gesetzentwurf weitergehende Regelungen angedockt werden. So auch beim KHZG mit der „Corona-Prämie" für Pflegekräfte und andere Beschäftigte in Krankenhäusern, mit Regelungen zum Kinderkrankengeld oder zur finanziellen Entlastung und Unterstützung von Pflegeeinrichtungen, Pflegebedürftigen sowie pflegenden Angehörigen.

Die verbleibenden Monate der 19. Wahlperiode des Deutschen Bundestages werden auch weiterhin durch die Corona-Herausforderungen geprägt sein. Ob und inwieweit die Große Koalition die Kraft hat, zukunftsweisende Reformen – wie zum Beispiel bei der Neuordnung der Notfallversorgung durch Kassenärztliche Vereinigungen und Krankenhäuser – zu starten, ist nicht absehbar. Klar absehbar ist aber, dass sowohl die umfangreichen Schutzschirme für Vertragsärzte, Heilmittelerbringer, Reha-Einrichtungen und Krankenhäuser als auch die ausgabenintensive Gesetzgebung des Bundesministers Spahn Auswirkungen auf die Finanzreserven der GKV haben. Das für 2021 festgestellte Finanzloch von mehr als 16 Mrd. € konnte Schwarz-Rot noch durch einen beherzten Griff in die Reserven der Krankenkassen und eine Erhöhung des Zusatzbeitrags sowie des Steuerzuschusses ausgleichen. Die Schatztruhe ist allerdings entleert. Die Beitragsbelastung von Versicherten und Wirtschaft ist mit 40 % an der politisch gewollten Obergrenze angekommen. Ein Ausbau der Steuerzuschüsse an die GKV ist unwahrscheinlich, da auch die Pflegeversicherung mehr Geld erhalten soll und auch die Steuereinnahmen des Bundes coronabedingt nicht mehr so üppig sprudeln. Die Gesundheitspolitik bleibt spannend; spannend wird auch, wer ab Herbst 2021 die Gesundheitspolitik verantworten wird. Wird es Jens Spahn bleiben oder erleben wir eine zweite grüne Amtszeit im BMG?

Termin	Leitbegriff	Vorgang	Legende
30. September 2020	Selbstverwaltung	Orientierungswert für Krankenhauskosten 2020 beträgt 2,60 %	Das Statistische Bundesamt (Destatis) hat den Orientierungswert für Krankenhauskosten 2020 (Zeitraum 2. Halbjahr 2019/1. Halbjahr 2020) veröffentlicht; dieser beträgt 2,60 %. Mit dem Orientierungswert wird die durchschnittliche jährliche prozentuale Veränderung der Krankenhauskosten wiedergegeben, die ausschließlich auf Preis- oder Verdienständerungen zurückzuführen ist. Der Teilorientierungswert für Personalkosten liegt bei 3,40 % und der für Sachkosten bei 1,30 %.
23. September 2020	Gesetzgebung	Entwurf eines Gesetzes zur Verbesserung der Gesundheitsversorgung und Pflege (Gesundheitsversorgungs- und Pflegeverbesserungsgesetz – GPVG)	In der Kabinettsfassung wurde als weitere Regelung die Einbeziehung der Kinder- und Jugendmedizin in die zusätzliche Finanzierung für bedarfsnotwendige Krankenhäuser im ländlichen Raum und gestaffelte Zuschläge nach der Anzahl der Fachabteilungen aufgenommen. Damit diejenigen Kinderkrankenhäuser und Fachabteilungen für Kinder- und Jugendmedizin, die künftig in die Vorgaben des Gemeinsamen Bundesausschusses zur Vereinbarung von Sicherstellungszuschlägen einbezogen werden, bereits im Jahr 2021 von der pauschalen Förderung von 400.000 € jährlich profitieren, soll die bereits vereinbarte Krankenhausliste des G-BA nach § 136c Abs. 3 Satz 2 SGB V zur Vereinbarung von Sicherstellungszuschlägen einmalig bis zum 31. Dezember 2020 erweitert werden.

17

Termin	Leitbegriff	Vorgang	Legende
23. September 2020	Wissenschaft	BMG veröffentlicht „Analysen zum Leistungsgeschehen, zur Erlössituation von Krankenhäusern und zu betroffenen Patienten und ihrer Versorgung in der Corona-Krise" von Prof. Augurzky (RWI) und Prof. Busse (TU Berlin)	Untersucht wurden die Folgen der Covid-19-Pandemie auf das Leistungsgeschehen und die Folgen der seit dem 16. März 2020 geltenden Freihaltepauschale auf die Erlössituation deutscher Krankenhäuser. Die Analyse wurde auf der Basis von krankenhausindividuellen Struktur- und Leistungsdaten des InEK für den Zeitraum Januar bis Mai der Jahre 2018 bis 2020 durchgeführt. Zudem wurden die Zahlungen der Freihaltepauschalen durch das Bundesamt für Soziale Sicherung (BAS) in die Analyse der Erlössituation einbezogen (zum 02.06.2020 über 4,7 Mrd. €). Im betrachteten Zeitraum gab es u. a. gegenüber dem Schnitt der beiden Vorjahre 15 % weniger stationäre Fälle bzw. „nur auf die Zeit der Covid-19-Krise und den z. T. gewünschten Beschränkungen der Krankenhäuser" einen Rückgang von 30 %; einen Rückgang bei Notfällen von 10 % und bei stationären Einweisungen von 20 %. Es wurden im Schnitt weniger als 2 % der gesamten Betten und 4 % der Intensivbetten genutzt. Eine Übersterblichkeit (über die Covid-19-Fälle hinaus) wurde nicht festgestellt. Folgen der Freihaltepauschale auf die Erlössituation: Die Veränderung der errechneten (Brutto-)Erlöse im DRG-Bereich entspricht minus 0,4 %; bei Berücksichtigung von eingesparten variablen Sachkosten der Krankenhäuser (= Nettoerlöse) stieg der Wert auf ca. 1,9 %. Im Psych-Entgeltbereich stiegen die errechneten (Netto-)Erlöse um ca. 8,6 % gegenüber dem Vorjahreszeitraum. Von den lt. BAS für die Einnahmeausfälle der Krankenhäuser gezahlten Freihaltepauschalen entfielen über 4 Mrd. € (85 %) auf somatische Kliniken und rund 700 Mio. € (15 %) auf psychiatrische und psychosomatische Krankenhäuser.
23. September 2020	Gesetzgebung	BMG veröffentlicht Abschlussbericht zur Überprüfung der Auswirkungen der Regelungen in den §§ 21 bis 23 auf die wirtschaftliche Lage der Krankenhäuser durch den Beirat gemäß § 24 Krankenhausfinanzierungsgesetz	Zu den Maßnahmen des Covid-19-Krankenhausentlastungsgesetzes hatte der Gesetzgeber das BMG verpflichtet, die Auswirkungen dieser in §§ 21 bis 23 des Krankenhausfinanzierungsgesetzes (KHG) festgeschriebenen Regelungen auf die wirtschaftliche Lage der Krankenhäuser mit Hilfe eines Expertenbeirats zu überprüfen. Der Beirat, der sich aus Vertretern von Krankenhäusern, der gesetzlichen und privaten Krankenversicherung sowie Wissenschaftlern zusammengesetzt hat, wurde von April bis August 2020 eingesetzt. In seinem Bericht kommt der Expertenbeirat zu dem Ergebnis, dass die Auswirkungen des Coronavirus SARS-CoV-2 auf die Krankenhäuser über den 30. September 2020 hinweg bestehen bleiben werden. Eine Verlängerung der finanziellen Hilfen nach § 21 KHG (Freihaltepauschalen und Pauschale für zusätzliche Intensivbetten) ist über den 30. September 2020 hinaus nicht mehr in der aktuellen Form erforderlich. Als sachgerecht und notwendig wird die Ergreifung von Maßnahmen erachtet, um im Bedarfsfall einzelne Krankenhäuser bei Corona-bedingten Erlösausfällen und Mehrkosten abzusichern. Hierbei sollen bei Erlösrückgängen nach bundeseinheitlich festgelegten Vorgaben Erlösausgleiche vereinbart werden können. Zur Finanzierung von Mehrkosten sollen befristete krankenhausindividuelle Zuschläge vereinbart werden können.

Termin	Leitbegriff	Vorgang	Legende
21. September 2020	Gesetzgebung	BMG legt Kabinettsfassung des Entwurf eines Gesetzes zur Verbesserung der Gesundheitsversorgung und Pflege (Gesundheitsversorgungs- und Pflegeverbesserungsgesetz – GPVG) vor	Die Kabinettsfassung sieht u. a. für den Bereich der Kinder- und Jugendmedizin ergänzend vor, dass förderungsfähige Krankenhäuser (im Sinne des § 136c Abs. 3 Satz 2 Nummer 3 SGB V), die mehr als zwei Fachabteilungen mit Sicherstellungsstatus vorhalten, zusätzliche Finanzmittel in Höhe von 200.000 € jährlich je weiterer vorgehaltener bedarfsnotwendiger Fachabteilung erhalten.
18. September 2020	Gesetzgebung	Bundesrat billigt Gesetz zur Stärkung von intensivpflegerischer Versorgung und medizinischer Rehabilitation in der gesetzlichen Krankenversicherung (Intensivpflege- und Rehabilitationsstärkungsgesetz – GKV-IPReG)	Der Bundesrat hat das GKV-IPReG (Drucksache 469/20) gebilligt, das vorangehend der Bundestag vor seiner parlamentarischen Sommerpause am 02.07.2020 bereits verabschiedet hatte.
18. September 2020	Gesetzgebung	Bundesrat beschließt Krankenhauszukunftsgesetz (KHZG)	Der Bundestag hat in 2. und 3. Lesung das Krankenhauszukunftsgesetz (KHZG) beschlossen. In der Debatte wurde auch die Diskussion um die Fortentwicklung der DRGs sowie die unzureichende Investitionsfinanzierung der Länder thematisiert.

17

Termin	Leitbegriff	Vorgang	Legende
16. September 2020	Gesetzgebung	Beschlussempfehlung und Bericht des Ausschusses für Gesundheit (14. Ausschuss) zum Entwurf eines Gesetzes für ein Zukunftsprogramm Krankenhäuser (Krankenhauszukunftsgesetz – KHZG) (Drucksache 19/22126) sowie zum Antrag auf Abschaffung des DRG-Systems im Krankenhaus und Einführung eines Prospektiv-Regionalen-Pauschalensystems (Drucksache 19/17754)	In der Beschlussempfehlung zum Krankenhauszukunftsgesetz für die 2./3. Lesung des Bundestages am 18.09.2020 (Drucksache 19/22609) sind u. a. folgende weitere Regelungen vorgesehen: – an Pflegekräfte in Krankenhäusern soll eine Prämie gezahlt werden, die durch die Versorgung von SARS-CoV-2-Patienten im Zeitraum 01.01.–31.05.2020 einer besonderen Belastung ausgesetzt waren. Die Zahlung soll durch die Liquiditätsreserve des Gesundheitsfonds sowie aus zusätzlichen Mitteln der PKV erfolgen. – Krankenhäuser mit anspruchsberechtigten Pflegekräften werden differenziert zur Anzahl der Betten ermittelt (KH < 500 Betten: mindestens 20 SARS-CoV-2-Patienten; KH > 500 Betten: mindestens 50 SARS-CoV-2-Patienten). Die Ermittlung des hausindividuellen Prämienvolumens erfolgt durch das InEK. Das Volumen ergibt sich jeweils hälftig aus der Belastung mit Coronavirus SARS-CoV-2-Patienten und aus dem im Jahr 2019 beschäftigten Pflegepersonal in der unmittelbaren Patientenversorgung auf bettenführenden Stationen. Der Krankenhausträger entscheidet im Einvernehmen mit der Arbeitnehmervertretung entsprechend der Belastung über die Auswahl der Empfänger und über die Höhe der Prämien (maximal 1.000 € je Begünstigten). Die Prämie soll an Pflegekräfte in der unmittelbaren Patientenversorgung auf bettenführenden Stationen ausgeschüttet werden, es können jedoch auch andere Beschäftigte die Prämie erhalten. Der Antrag auf Drucksache 19/17754 zur Abschaffung des DRG-Systems wird abgelehnt.
15. September 2020		Verordnung zum Anspruch auf bestimmte Testungen für den Nachweis des Vorliegens einer Infektion mit dem Coronavirus SARS-CoV-2 in der Fassung der Zweiten Verordnung zur Änderung der Verordnung zum Anspruch auf bestimmte Testungen für den Nachweis des Vorliegens einer Infektion mit dem Coronavirus SARS-CoV-2	Das BMG übermittelt eine erstellte nichtamtliche Gesamtfassung der Verordnung, in der die Änderungsverordnungen vom 31. Juli 2020 sowie vom 11. September 2020 zur besseren Übersicht zusammengefasst sind. Mit der Verordnung werden im Zusammenhang mit dem Coronavirus SARS-CoV-2 Regelungen zum Anspruch auf bestimmte Testungen und zur Vergütung getroffen.

Termin	Leitbegriff	Vorgang	Legende
3. September 2020	Selbstverwaltung	Corona-Prämie für Pflegekräfte im Krankenhaus – GKV-Spitzenverband und Deutsche Krankenhausgesellschaft haben sich auf einen gemeinsamen Lösungsvorschlag verständigt	Die Deutsche Krankenhausgesellschaft (DKG) und der GKV-Spitzenverband haben sich auf einen gemeinsamen Lösungsvorschlag zur Zahlung einer Corona-Prämie für Pflegekräfte mit einem Gesamtvolumen von 100 Mio. € verständigt, die aus der Liquiditätsreserve des Gesundheitsfonds finanziert werden soll. Danach soll das Gesamtvolumen nach dem Grad der Betroffenheit an anspruchsberechtigte Krankenhäuser mit einer bestimmten Mindestanzahl von stationären Covid-19-Fällen verteilt werden. Auf Krankenhausebene soll die Verteilung nach pandemiebedingter Belastung zu 50 % nach der Anzahl von Covid-19-Fällen sowie zu 50 % anhand des Pflegepersonalumfangs eines Krankenhauses erfolgen. Eine Pflegekraft kann eine Prämie von bis zu 1.000 € erhalten. Der Anspruch auf die Prämie soll primär für Pflegekräfte im Sinne der „Pflege am Bett" bestehen.
2. September 2020	Gesetzgebung	Bundeskabinett beschließt Entwurf des Krankenhauszukunftsgesetz (KHZG)	Mit dem „Krankenhauszukunftsgesetz" (KHZG) (Drucksache 19/22126) wird das durch die Koalition am 3. Juni 2020 beschlossene „Zukunftsprogramm Krankenhäuser" umgesetzt. Für die Investition der Krankenhäuser in moderne Notfallkapazitäten, Digitalisierung und IT-Sicherheit stellt der Bund 3 Mrd. € bereit. Die Länder sollen weitere 1,3 Mrd. € einbringen.
31. August 2020	Politik	Antwort der Bundesregierung (19/21741) zur stationären medizinischen Versorgung von Kindern und Jugendlichen	Nach Einschätzung der Bundesregierung ist die stationäre medizinische Versorgung von Kindern und Jugendlichen gut. Dies geht aus der Antwort (19/21741) auf die Kleine Anfrage (19/21301) der Grünen-Fraktion hervor. Nach Angabe des Statistischen Bundesamtes wurden für 2017 rund 18.600 Betten für Kinderheilkunde in 354 Fachabteilungen sowie 1.740 Betten in 90 Fachabteilungen für Kinderchirurgie und 6.311 Betten in 147 Fachabteilungen für Kinder- und Jugendpsychiatrie ausgewiesen. „Auf Grundlage dieser Daten könne von einer guten, flächendeckenden stationären Versorgung ausgegangen werden."
27. August 2020	Gesetzgebung	BMG legt einen weiteren Entwurf einer „Kabinettsvorlage" zum Entwurf eines Gesetzes für ein Zukunftsprogramm Krankenhäuser (Krankenhauszukunftsgesetz – KHZG) vor	Das BMG legt den Entwurf einer „Kabinettsvorlage" zum Entwurf eines Gesetzes für ein Zukunftsprogramm Krankenhäuser (Krankenhauszukunftsgesetz – KHZG) vor. In diesem sind u. a. folgende weitere Regelungen enthalten: – Verlängerung der Laufzeit des Krankenhausstrukturfonds um zwei Jahre bis Ende 2024; – Nach voraussichtlicher Beendigung der Ausgleichszahlungen gemäß § 21 Abs. 1 KHG am 30.09.2020 bis spätestens 31.10.2020 stellen die Länder dem Spitzenverband Bund der Krankenkassen eine krankenhausbezogene Aufstellung über die ausgezahlten Mittel aus der Liquiditätsreserve des Gesundheitsfonds zur Verfügung. Der Spitzenverband Bund der Krankenkassen wird die Höhe der Ausgleichszahlungen für ein Krankenhaus an die Vertragsparteien nach § 18 Abs. 2 KHG übermitteln, sofern das Krankenhaus sein Verlangen auf die Prüfung und Ermittlung eines Erlösrückgangs äußert.

17

Termin	Leitbegriff	Vorgang	Legende
24. August 2020	Politik	Antwort der Bundesregierung (19/21807) zur Bestellung und Verwendung von Beatmungsgeräten	Die Bundesregierung antwortet (19/21807) auf eine Kleine Anfrage (19/21455) der FDP-Fraktion zur Bestellung und Verwendung von Beatmungsgeräten während der Covid-19-Pandemie. Demnach hat das Bundesgesundheitsministerium auf dem Höhepunkt der Corona-Pandemie Verträge mit sechs Herstellern von Medizintechnik über die Lieferung von insgesamt 26.281 Beatmungsgeräten geschlossen. Bislang wurden 7.691 Geräte geliefert. Durch die positive Entwicklung des Pandemiegeschehens führt das Ministerium aktuell nochmals Verhandlungen mit den Herstellern zur Änderung der Kaufverträge mit dem Ziel, die Lieferzahl der Geräte zu reduzieren.
20. August 2020	Politik	BMG legt „Ergänzung der Formulierungshilfe des Entwurfs eines Gesetzes für ein Zukunftsprogramm Krankenhäuser (KHZG)" vor	Das BMG legt ergänzende Regelungen zum Entwurf eines Gesetzes für ein Zukunftsprogramm Krankenhäuser (Krankenhauszukunftsgesetz – KHZG) vor. Im Vorfeld hatte der Expertenbeirat gemäß § 24 KHG weitere Vorschläge präsentiert, die im Krankenhauszukunftsgesetz umgesetzt werden sollen. Nach diesen sollen die Auswirkungen der durch das Coronavirus SARS-CoV-2 ausgelösten Pandemie berücksichtigt werden, u. a. durch folgende Regelungen bzgl. sonstiger pandemie-bedingter Mehrkosten: – weiterhin Leerstandsfinanzierung im 4. Quartal, – der eigentlich dreijährige Fixkostendegressionsabschlag der Jahre 2018, 2019 und 2020 soll nicht für das Jahr 2020 erhoben werden. Damit erfolgt nur ein zweijähriger Abschlag für fixe Kosten. – Zuschläge für Mehrkosten (persönliche Schutzausrüstungen oder andere Mehrkosten), die nicht anderweitig finanziert werden, können zeitlich befristet vereinbart werden.
11. August 2020	Politik	Bundesgesundheitsminister Spahn beauftragt die Ausgestaltung von Regelungen für eine Corona-Prämie für Pflegekräfte in Krankenhaus	Im Rahmen einer gemeinsamen Webkonferenz mit mehreren Organisationen (Krankenhausträger, Pflegeverbände, Gewerkschaften, GKV-Spitzenverband) hat der Bundesgesundheitsminister den GKV-Spitzenverband und die Deutsche Krankenhausgesellschaft beauftragt, Regelungen für die Ausgestaltung einer Corona-Prämie für Pflegekräfte in Krankenhäusern binnen 14 Tagen vorzubringen.
6. August 2020	Gesetzgebung	BMG legt Referentenentwurf eines Gesetzes zur Verbesserung der Gesundheitsversorgung und Pflege (Versorgungsverbesserungsgesetz – GPVG) vor	Der Entwurf sieht u. a. zur besseren Versorgung von Schwangeren sowie zur Entlastung von Hebammen und Entbindungspflegern in der stationären Geburtshilfe die Förderung von zusätzlichen Hebammenstellen vor. Dazu soll ein „Hebammenstellen-Förderprogramm" für die Jahre 2021 bis 2023 mit bis zu 65 Mio. € pro Jahr aufgelegt werden. Des Weiteren können Kinderkrankenhäuser und Fachabteilungen für Kinder- und Jugendmedizin bereits ab dem Jahr 2021 in die zusätzliche Finanzierung für bedarfsnotwendige Krankenhäuser im ländlichen Raum einbezogen werden, sofern die Voraussetzungen für einen Sicherstellungszuschlag erfüllt sind.

Termin	Leitbegriff	Vorgang	Legende
6. August 2020	Gesetzgebung	BMG legt Formulierungshilfe für die Koalitionsfraktionen für einen aus der Mitte des Deutschen Bundestages einzubringenden Entwurf eines Gesetzes für ein Zukunftsprogramm Krankenhäuser (Krankenhauszukunftsgesetz – KHZG) vor	Mit dem Krankenhauszukunftsgesetz – KHZG sollen die im Koalitionsausschuss am 3. Juni 2020 beschlossene Vorhaben aus dem „Zukunftsprogramm Krankenhäuser" umgesetzt werden. Mittels der Bildung eines Krankenhauszukunftsfonds sollen notwendige Investitionen für moderne Notfallkapazitäten (räumlich wie in der investiven Ausstattung), für die digitale Infrastruktur zur Verbesserung der internen und auch sektorenübergreifenden Versorgung, der Ablauforganisation, Telemedizin, Robotik, Hightech-Medizin und Dokumentation sowie zur Verbesserung der IT- und Cybersicherheit für die Jahre 2020–2022 gefördert werden. Dafür sollen Fördermittel in Höhe von 3 Mrd. € bzw. 70 % aus dem Bundeshaushalt bereitgestellt sowie durch die Länder (30 %) mitfinanziert werden. Die Ko-Finanzierung der Länder kann unter finanzieller Beteiligung der Krankenhausträger oder ausschließlich durch die Krankenhausträger erfolgen. Insgesamt werden damit Fördermittel von maximal 4,3 Mrd. € zur Verfügung gestellt. Darüber hinaus sind u. a. folgende weitere Regelungen vorgesehen: – Beschlüsse des Gemeinsamen Bundesausschusses zu bettenbezogenen Mindestpersonalvorgaben: Im stationären psychiatrischen und psychosomatischen Bereich wird der Bettenbezug als ausschließlicher Maßstab für die Berufsgruppe der Psychotherapeuten gestrichen, um die notwendige Flexibilität zur ermöglichen. – Zur Untersuchung der Auswirkungen der Covid-19-Pandemie sollen die für das Jahr 2020 unterjährig übermittelten Struktur- und Leistungsdaten der Krankenhäuser in anonymisierter und zusammengefasster Form veröffentlicht werden, um diese insbesondere der Selbstverwaltung und der Wissenschaft zugänglich zu machen.
4. August 2020	Selbstverwaltung	InEK veröffentlicht Abschlussbericht zur Entwicklung von Investitionsbewertungsrelationen (IBR) gem. § 10 KHG für das Jahr 2020	Mit dem Abschlussbericht werden nähere Einzelheiten zur Vorgehensweise bei der Kalkulation sowie ergänzende Angaben zu den Investitionskosten der einzelnen DRG-Fallpauschalen bzw. PEPP-Entgelte offengelegt. Für das Jahr 2020 beträgt die für den DRG-Entgeltbereich verwendete Bezugsgröße als mittlere Investitionskosten je Fall 331,68 € (Vorjahr: 339,90 €) und die für den PEPP-Entgeltbereich verwendete Bezugsgröße als mittlere Investitionskosten je Berechnungstag 26,13 € (Vorjahr: 25,81 €).
3. August 2020	Gesetzgebung	Referentenentwurf eines Gesetzes zur Reform der technischen Assistenzberufe in der Medizin und zur Änderung weiterer Gesetze (MTA-Reform-Gesetz) in Verbändeanhörung gegeben	Das BMG hat den Referentenentwurf des MTA-Reform-Gesetzes bis zum 21.08.2020 in die Verbändeanhörung gegeben. Mit dem Entwurf wird die Ausbildung von medizinisch-technischen Assistenten umfassend reformiert sowie in Artikel 12 eine Änderung des Notfallsanitätergesetzes vorgenommen.

17

Termin	Leitbegriff	Vorgang	Legende
31. Juli 2020	Selbstverwaltung	Bericht des GKV-Spitzenverbandes zum Hygienesonderprogramm 2013 bis 2019 vorgelegt	Der GKV-Spitzenverband hat den Bericht über die Inanspruchnahme des Hygienesonderprogramms nach § 4 Abs. 9 Satz 6 i. V. m. § 4 Abs. 8 Satz 10 Krankenhausentgeltgesetz (KHEntgG) für die Jahre 2013 bis 2019 an das BMG übermittelt. Danach hat die GKV den Krankenhäusern zusätzliche Finanzmittel in Höhe von ca. 540 Mio. € in diesem Zeitraum zur Verfügung gestellt hat. Bestätigte Angaben von Jahresabschlussprüfern liegen aktualisiert für die Jahre 2013 bis 2017 sowie erstmals für das Jahr 2018 vor. Ein Teil der gesetzlich erforderlichen Nachweise muss noch geliefert werden.
31. Juli 2020	Selbstverwaltung	Bericht des GKV-Spitzenverbandes zur Förderung geeigneter Maßnahmen zur Verbesserung der Vereinbarkeit von Pflege, Familie und Beruf im Krankenhaus an das BMG	Der GKV-SV hat den ersten Bericht 2020 über die Inanspruchnahme der Förderung geeigneter Maßnahmen zur Verbesserung der Vereinbarkeit von Pflege, Familie und Beruf im Krankenhaus im Jahr 2019 an das BMG weitergeleitet. Danach hat die GKV im ersten Förderjahr bislang 213 Krankenhäusern zusätzliche Finanzmittel in Höhe von ca. 7,8 Mio. € zur Verfügung gestellt.
31. Juli 2020	Gesetzgebung	BMG legt Referentenentwurf eines Gesetzes zur Reform der technischen Assistenzberufe in der Medizin und zur Änderung weiterer Gesetze (MTA-Reform-Gesetz) vor	Mit dem Gesetzesvorhaben soll die Ausbildung von medizinisch-technischen Assistenten umfassend reformiert werden. Demnach fallen Schulen für die Ausbildung der Medizinischen Technologen in den humanmedizinischen Fachrichtungen (Laboranalytik, Radiologie und Funktionsdiagnostik) unter die Regelung zur Finanzierung von Ausbildungskosten nach § 17a des Krankenhausfinanzierungsgesetzes auch dann, wenn sie dazu mit Krankenhäusern Kooperationsvereinbarungen über die Durchführung der praktischen Ausbildung abgeschlossen haben. Die Schulkosten sind damit Teil des krankenhausindividuellen Ausbildungsbudgets nach § 17a Abs. 3 Satz 1 des Krankenhauses. Des Weiteren soll eine Änderung im Notfallsanitätergesetz (Artikel 12) den Notfallsanitätern mehr Rechtssicherheit bei der Berufsausübung geben. Insbesondere wird diesen die Ausübung von heilkundlichen Tätigkeiten auch invasiver Art bis zum Eintreffen des Notarztes oder dem Beginn einer weiteren ärztlichen, auch teleärztlichen Versorgung dann eigenverantwortlich situationsabhängig in begrenztem Umfang erlaubt. Die Regelung greift das grundsätzliche Anliegen von intensiv geführten Diskussionen auf; die Ausübung von Heilkunde wird jedoch stärker konkretisiert als zum Beispiel vom Bundesrat (BR-Drs. 428/19 – Beschluss) vorgeschlagen.

Termin	Leitbegriff	Vorgang	Legende
30. Juli 2020	Politik	BMG lädt zum Gespräch über Prämienzahlungen für Pflegekräfte in Krankenhäusern ein	Ein Rechtsanspruch auf eine einmalige Sonderleistung i. H. v. bis zu 1.000 € (sogenannte „Corona-Prämie"), so wie er für beschäftige Pflegekräfte in zugelassenen Pflegeeinrichtungen der Altenpflege besteht, ist für Pflegekräfte im Krankenhaus gesetzlich nicht vorgesehen. Grund dafür sind die grundsätzlich unterschiedlichen Arbeitsbelastungen und Bezahlung sowie die durch die Pandemie aufgetretenen Belastungen. Über die Zahlung von Prämien soll vielmehr das Krankenhaus eigenverantwortlich entscheiden. Für einen fachlichen Austausch über diesen Ansatz sowie weitere mögliche Schritte lädt das BMG zu einer Videokonferenz im August ein.
28. Juli 2020	Politik	Landesregierung Mecklenburg-Vorpommern beschließt Bundesratsinitiative zur Kindermedizin und fordert die Abkehr vom DRG-System	Die Landesregierung Mecklenburg-Vorpommern plant zum 18.9. einen Antrag in den Bundesrat einzubringen, mit dem eine bessere Finanzierung der Kinder- und Jugendmedizin angestrebt werden soll. Danach wird die Bundesregierung aufgefordert, ein System für eine flächendeckende stationäre pädiatrische Versorgung außerhalb des Fallpauschalensystems zu entwickeln, das eine auskömmliche Finanzierung und die erhöhten Qualitäts- und Personalbedarfe in der Geburtsmedizin einschließt. Vom Land und seitens der SPD liegen Positionierungen zur Gesundheitsversorgung von Kindern und Jugendlichen vor. Die SPD veröffentlicht ein Positionspapier „Kinder sind keine kleinen Erwachsenen! Sichere und individualisierte Gesundheitsversorgung für Kinder und Jugendliche". Kernforderungen des Papiers sind u. a.: sofort 13 % der Mittel des Zukunftsprogramms Krankenhäuser für Kinderkliniken, verlässliche Finanzierung für innovative Strukturen der stationären und ambulanten Versorgung, eigene Finanzierungsgrundlagen für Kinderkliniken außerhalb des DRG-Systems.
27. Juli 2020	Selbstverwaltung	Gemeinsamer Bundesausschuss beschließt Änderungen an der Geschäfts- und Verfahrensordnung zur Einarbeitung der Methodenbewertungsverfahrensverordnung (MBVerfV) und des Implantateregister-Errichtungsgesetzes (EIRD)	Der Gemeinsame Bundesausschuss hat umfangreiche Änderungen an der Geschäfts- und Verfahrensordnung beschlossen, die die gesetzlichen Vorgaben des EIRD und die Vorgaben des Bundesministeriums für Gesundheit in der MBVerfV umsetzen. Letztere ist am 26.06.2020 mit Veröffentlichung im Bundesgesetzblatt in Kraft getreten.

17

Termin	Leitbegriff	Vorgang	Legende
27. Juli 2020	Wissenschaft	Veröffentlichung Roland Berger Krankenhausstudie 2020	Unter „Krise in der Krise: Covid-19 verschärft wirtschaftliche Situation deutscher Kliniken" wird die Roland Berger Krankenhausstudie 2020 veröffentlicht. Aus der Befragung von Führungskräften der 600 größten Kliniken zur derzeitigen Marktsituation in Deutschland und ihren Wachstumserwartungen geht hervor, dass 57 % der Krankenhäuser 2020 mit einem Defizit rechnen und die Covid-19-Ausgleichszahlungen nicht ausreichen, um Erlösausfälle zu kompensieren. Die Digitalisierung und Ambulantisierung gewinnt an Bedeutung und wird beschleunigt.
25. Juli 2020	Gesetzgebung	Zweite Verordnung zur Änderung der Pflegepersonaluntergrenzen-Verordnung tritt in Kraft	Mit in Krafttreten der zweiten Verordnung zur Änderung der Pflegepersonaluntergrenzen-Verordnung werden alle Regelungen der PpUGV ab dem 01.08.2020 für die Bereiche Intensivmedizin und Geriatrie wiedereingesetzt.
24. Juli 2020	Politik	Schreiben des Ministeriums für Soziales, Arbeit, Gesundheit und Demografie von Rheinland-Pfalz an Gesundheitsminister Jens Spahn zur Wiedereinsetzung der Personaluntergrenzen	In einem Schreiben an den Gesundheitsminister Jens Spahn äußert die Gesundheitsministerin von Rheinland-Pfalz, Sabine Bätzing-Lichtenthäler, ihr Unverständnis zum Wieder-Inkraftsetzen der Pflegepersonaluntergrenzen für die Bereiche Intensivmedizin und Geriatrie im Rahmen der Corona-Bekämpfung.
23. Juli 2020	Wissenschaft	BMG übersendet Gutachten des Deutschen Krankenhausinstituts e. V. zur Datenerhebung und Datenauswertung zu Schulgeld, Schulkosten und Ausbildungsvergütung in den Gesundheitsfachberufen in Deutschland	Das vom BMG in Auftrag gegebene Gutachten zur Datenerhebung und Datenauswertung zu Schulgeld, Schulkosten und Ausbildungsvergütung in den Gesundheitsfachberufen in Deutschland mit dem Schwerpunkt der Ausbildungsvergütung wurde vom BMG übermittelt. Für die knapp 900 Ausbildungsgänge zu den bundesweit erfassten Gesundheitsfachberufen wurde ermittelt, dass in rund 63 % Schulgeld erhoben wird, in weiteren rund 4 % der Ausbildungsgänge wurde bzw. wird Schulgeld im Laufe des Schuljahres nicht mehr erhoben. Im Mittel über alle Ausbildungsgänge lag das monatliche Schulgeld bei ca. 250 € (vgl. „Kurzbericht des BMG-geförderten Forschungsvorhabens").
20. Juli 2020	Gesetzgebung	BMG übermittelt Verordnungsentwurf „Zweite Verordnung zur Änderung der Pflegepersonaluntergrenzen-Verordnung" zur Wiedereinsetzung der Pflegepersonaluntergrenzen	Mit der Änderungsverordnung informiert das BMG über die Wiedereinsetzung der PPUGV, zunächst für die Bereiche Intensivmedizin und Geriatrie, die ab dem 1. August 2020 wieder in Kraft gesetzt werden.

Termin	Leitbegriff	Vorgang	Legende
16. Juli 2020	BSG-Rechtsprechung	Entscheidung des BSG – keine Rückzahlung der Aufwandspauschalen an Krankenkassen bei Prüfung auf sachlich-rechnerische Richtigkeit	Der 1. Senat hat entschieden: „Krankenhäuser müssen Aufwandspauschalen, die sie von Krankenkassen für beanstandungslos durchgeführte Prüfungen der sachlich-rechnerischen Richtigkeit von Krankenhausabrechnungen vor dem 1. Januar 2015 erhalten haben, nicht zurückzahlen." (Aktenzeichen B 1 KR 15/19 R).
13. Juli 2020	Politik	Antwort der Bundesregierung mit Drucksache 19/21046 auf die Kleine Anfrage – Drucksache 19/20276 – zur Einflussnahme von Interessenvertretern auf den Gesetzentwurf der Bundesregierung – Entwurf eines Gesetzes zur Stärkung von intensivpflegerischer Versorgung und medizinischer Rehabilitation in der gesetzlichen Krankenversicherung	Die Bundesregierung antwortet mit Drucksache 19/21046 zur Auswahl der Beteiligung für die sogenannte Verbändeanhörung auf die Kleine Anfrage der Abgeordneten Jan Korte, Dr. Petra Sitte, Friedrich Straetmanns, weiterer Abgeordneter und der Fraktion DIE LINKE – Drucksache 19/20276 – zur Einflussnahme von Interessenvertretern auf den Gesetzentwurf der Bundesregierung – Entwurf eines Gesetzes zur Stärkung von intensivpflegerischer Versorgung und medizinischer Rehabilitation in der gesetzlichen Krankenversicherung (Intensivpflege- und Rehabilitationsstärkungsgesetz – GKV-IPReG) (Bundesratsdrucksache 86/20). Darin wird unter anderem auf die Veröffentlichung der eingegangenen Stellungnahmen aus der Verbändeanhörung hingewiesen sowie die Gespräche mit externen Dritten (nur Leitungsebene) bezogen auf den Regelungsgegenstand des Referentenentwurfs veröffentlicht.
8. Juli 2020	Gesetzgebung	BMG-Verordnung zur Erhöhung der Bevorratung mit Arzneimitteln zur intensivmedizinischen Versorgung (ITS-Arzneimittelbevorratungsverordnung – ITSABV) im Bundesanzeiger veröffentlicht	Mit in Krafttreten der Verordnung am 09.07.2020 wird die Vorratshaltung für bestimmte parenteral anzuwendende Arzneimittel mit bestimmten Wirkstoffen in der intensivmedizinischen Versorgung vorgeschrieben, die einem Bedarf von drei Wochen entspricht. Spätestens ab dem 31. Oktober 2020 muss die Bevorratung für Krankenhäuser umgesetzt sein. Die Rechtsverordnung tritt mit Aufhebung der Feststellung der epidemischen Lage, ansonsten spätestens mit Ablauf des 31. März 2021 außer Kraft.

17

Termin	Leitbegriff	Vorgang	Legende
3. Juli 2020	Gesetzgebung	Verordnung zur Anpassung der DIMDI-Arzneimittelverordnung, der Verordnung über klinische Prüfungen von Medizinprodukten und der Bundespflegesatzverordnung an die gesetzliche Aufgabenübertragung vom Deutschen Institut für Medizinische Dokumentation und Information auf das Bundesinstitut für Arzneimittel und Medizinprodukte und zur weiteren Änderung der Bundespflegesatzverordnung	Der Bundesrat beschließt die „Verordnung zur Anpassung der DIMDI-Arzneimittelverordnung, der Verordnung über klinische Prüfungen von Medizinprodukten und der Bundespflegesatzverordnung an die gesetzliche Aufgabenübertragung vom Deutschen Institut für Medizinische Dokumentation und Information auf das Bundesinstitut für Arzneimittel und Medizinprodukte und zur weiteren Änderung der Bundespflegesatzverordnung" (Drucksache 271/20). Darin wird jeweils das DIMDI durch das BfArM ersetzt wird.
3. Juli 2020	Gesetzgebung	Bundestag beschließt Patientendaten-Schutz-Gesetz	Mit dem „Patientendaten-Schutz-Gesetz" sollen digitale Angebote wie die elektronische Patientenakte (ePA), umgesetzt werden. Ab 2021 besteht der Anspruch für Patienten auf die ärztliche Befüllung. Krankenhäuser erhalten 10 €, wenn sie erstmals Einträge in eine ePA vornehmen.
3. Juli 2020	Gesetzgebung	Bundesrat beschließt Verordnung zur Anpassung der Ausgleichszahlungen an Krankenhäuser aufgrund von Sonderbelastungen durch das Coronavirus SARS-CoV-2 (COVID-19-Ausgleichszahlungs-Anpassungs-Verordnung – AusglZAV)	Mit der „COVID-19-Ausgleichszahlungs-Anpassungs-Verordnung – AusglZAV" wird geregelt, dass Krankenhäuser ab dem 13. Juli nicht mehr pauschal 560 € pro Tag für jedes zur Behandlung von Covid-19-Patienten freigehaltene Bett erhalten. Stattdessen wird ein Stufensystem mit Pauschalen von 360 bis 760 € im somatischen Bereich in Ansatz gebracht. Als Berechnungsgrundlage wird von der jeweiligen jahresdurchschnittlichen Schwere der vollstationären Patientenfälle (Casemixindex – CMI) und deren jahresdurchschnittlicher Verweildauer im Jahr 2019 ausgegangen. Diese Änderung geht auf einen Vorschlag des Expertenbeirats beim BMG zurück, der die Maßnahmen des Corona-Rettungsschirms für die Krankenhäuser vom März überprüft. Darüber hinaus wird ein Zuschlag in Höhe von 100 € pro Patient festgelegt, wenn voll- oder teilstationär behandelte Patienten mit dem Coronavirus SARS-CoV-2 infiziert sind. Der Zuschlag für persönliche Schutzausrüstungen in Höhe von 50 € wird bis zum 30.09.2020 verlängert.

Termin	Leitbegriff	Vorgang	Legende
2. Juli 2020	Gesetzgebung	Gesetz zur Stärkung von intensivpflegerischer Versorgung und medizinischer Rehabilitation in der gesetzlichen Krankenversicherung (Intensivpflege- und Rehabilitationsstärkungsgesetz – GKV-IPReG) verabschiedet	Der Bundestag hat das Gesetz zur Stärkung von intensivpflegerischer Versorgung und medizinischer Rehabilitation in der gesetzlichen Krankenversicherung (Intensivpflege- und Rehabilitationsstärkungsgesetz – GKV-IPReG) beschlossen.
1. Juli 2020	Selbstverwaltung	3. Änderungsvereinbarung zum Rahmenvertrag „Entlassmanagement" tritt in Kraft	Die Vertragspartner auf Bundesebene haben sich auf eine dritte Änderungsvereinbarung zum Rahmenvertrag über ein Entlassmanagement beim Übergang in die Versorgung nach Krankenhausbehandlung nach § 39 Abs. 1a Satz 10 SGB V (neu) verständigt. Aufgrund der CoV-19-Pandemie kann abweichend als Sonderregelung bei der Verordnung von Arzneimitteln eine Packung bis zur größten Packungsgröße gemäß Packungsgrößenverordnung verordnet werden. Diese Sonderregelung gilt bis zur Aufhebung der Feststellung der epidemischen Lage von nationaler Tragweite gemäß § 5 Abs. 1 Infektionsschutzgesetz, spätestens jedoch bis zum 31.03.2021.
30. Juni 2020	Selbstverwaltung	Verhandlungen zur Festlegung von PpUG in weiteren pflegesensitiven Bereichen ausgesetzt	In einem Schreiben der DKG wird der GKV-SV darüber in Kenntnis gesetzt, dass die Verhandlungen zur Festlegung von Pflegepersonaluntergrenzen (PpUG) in weiteren pflegesensitiven Bereichen bis zum 31.08.2020 ausgesetzt werden. Gemäß § 137i Abs. 3 Satz 1 SGB V ist in diesem Fall eine Ersatzvornahme durch das BMG vorzubereiten.
30. Juni 2020	Selbstverwaltung	121 ländliche Krankenhäuser erhalten 2021 einen Zuschlag	DKG, PKV und GKV-SV haben sich auf die Krankenhäuser verständigt, die durch einen Sicherstellungszuschlag i. H. v. 400.000 € bezuschusst werden sollen. 2021 können bundesweit 121 Krankenhäuser rechnen. Insgesamt werden so rd. 50 Mio. € verteilt.
30. Juni 2020	Selbstverwaltung	Mehr europaweite Krankenhausversorgung – Positionen der DKG zum Beginn der deutschen EU-Ratspräsidentschaft	Die DKG erwartet, dass die am 1. Juli beginnende deutsche EU-Ratspräsidentschaft genutzt wird, um Europa für Krisen, aber auch für den Regelfall, besser aufzustellen. „Die Patientenmobilität innerhalb Europas ist ein wesentliches Gut des vereinigten Binnenmarktes. Doch gerade in der Zeit der Corona-Pandemie wurde deutlich, wie schwierig es ist, Behandlungsbedarf und Behandlungsmöglichkeiten über Grenzen hinweg zusammenzubringen. Hier gilt es, die Regelungen der europäischen Patientenmobilität mit Blick auf den stationären Bereich zu erweitern."
29. Juni 2020	Gesetzgebung	Bundestag und Bundesrat beschließen COVID-19-Konjunkturpaket	In zwei Sondersitzungen beschließen Bundestag und Bundesrat das vom Bundeskabinett am 17. Juni auf den Weg gebrachte COVID-19-Konjunkturpaket. Hierdurch werden nun auch die Hilfsmaßnahmen für die Krankenhäuser und die GKV bereitgestellt.

17

Termin	Leitbegriff	Vorgang	Legende
25. Juni 2020	Wissenschaft	MDK-Statistik – Anstieg bei Behandlungsfehlern	Die Zahl der vom MDK erstellten Gutachten zu Behandlungsfehlern ist im Vergleich zu 2019 um fast 6 % angestiegen. Insgesamt wurden 14.533 Gutachten erstellt. In jedem vierten Fall (3.688) erkannten die MDK-Gutachter einen Behandlungsfehler an. Die meisten Fehler werden nach wie vor aus den operativen Fächern Orthopädie, Unfallchirurgie und Allgemeinchirurgie gemeldet.
23. Juni 2020	Gesetzgebung	Methodenbewertungsverfahrensverordnung	Mit der Veröffentlichung der Methodenbewertungsverfahrensverordnung in der vertragsärztlichen Versorgung und im Krankenhaus im Bundesgesetzblatt tritt diese in Kraft.
18. Juni 2020	Selbstverwaltung	G-BA berät über Mindestmenge für TAVI	Der G-BA hat beschlossen, ein Beratungsverfahren für eine Mindestmenge für kathetergestützte Aortenklappenimplantationen (TAVI) aufzunehmen. Mit der Festsetzung einer jährlich zu erbringenden Mindestanzahl von Eingriffen je Krankenhausstandort und je Operateur soll sichergestellt werden, dass ein TAVI-Eingriff an eine hinreichende Behandlungsroutine gekoppelt ist. Die Beratungen starten mit der Arbeitshypothese, dass eine Anzahl von 150 TAVI je Standort sowie 65 je TAVI-qualifizierten Operateur bzw. Operateurin pro Jahr erbracht werden müssen, damit dieser komplexe Eingriff auch weiterhin durchgeführt werden kann.
18. Juni 2020	Gesetzgebung	Personal in ärztlichen Notdiensten und Notaufnahmen wird besser geschützt	Der Deutsche Bundestag hat im Rahmen des Gesetzespakets gegen Hass und Hetze auch beschlossen, § 115 Abs. 3 Strafgesetzbuch zu ergänzen. Dort ist geregelt, dass Personen, die Hilfeleistende der Feuerwehr, des Katastrophenschutzes oder eines Rettungsdienstes im Einsatz „durch Gewalt oder durch Drohung mit Gewalt" behindern, strafrechtlich belangt werden können. Ähnliches soll künftig auch gelten, wenn Mitarbeiter im ärztlichen Notdienst oder in Notaufnahmen bei ihrer Arbeit attackiert werden.
18. Juni 2020	Wissenschaft	Zunehmende Ambulantisierung führt zu Einnahmeverlusten	„Ausschlaggebend" für die insgesamt schlechtere Lage der Kliniken, so der „Krankenhaus Rating Report 2020", sei der erneute Rückgang der Anzahl stationärer Fälle um 0,9 %. Für die Jahre 2019 und 2020 rechnen die Autoren mit einem weiteren Rückgang oder Stagnation der Fallzahlen. Insgesamt hat sich die wirtschaftliche Lage der bundesweit rund 1.925 Krankenhäuser weiter verschlechtert. So lag die durchschnittliche Insolvenzwahrscheinlichkeit der Krankenhäuser 2018 bei knapp 2 %. In den beiden Vorjahren habe sie bei 1,4 % beziehungsweise bei „niedrigen" 0,6 % gelegen.
17. Juni 2020	Gesetzgebung	Bundeskabinett beschließt Zweites Nachtragshaushaltsgesetz 2020	Auf Vorschlag des Bundesfinanzministers Olaf Scholz (SPD) beschließt das Bundeskabinett die Aufnahme weiterer 62,5 Mrd. € zur Finanzierung von Corona-bedingten Hilfsmaßnahmen. Insgesamt stehen somit 218,5 Mrd. € zusätzlich zur Verfügung. Das Budget des BMG wird hierdurch um 22.792 Mrd. € erhöht. Hiermit werden u. a. auch die Ausgleichszahlungen nach § 21 des KH-Finanzierungsgesetzes i. H. v. 11,5 Mrd. finanziert. Unklar ist noch die Finanzierung des „Zukunftsprogramms Krankenhaus" mit den im Koalitionsausschuss beschlossenen 3 Mrd. €.

Termin	Leitbegriff	Vorgang	Legende
17. Juni 2020	Selbstverwaltung	Verlängerung des Zusatzentgelts für Testungen auf das Coronavirus nach § 26 Abs. 2 KHG	Die Selbstverwaltung hat sich darauf verständigt, die Frist zur Abrechnung in den Fällen zu verlängern, in denen bei ab dem 14.05.2020 aufgenommenen Patienten bereits eine Schlussrechnung an die Krankenkasse übermittelt wurde, eine Abrechnung des Zusatzentgelts bis spätestens zum 30.06.2020 (Rechnungseingang bei der Krankenkasse – statt wie bisher bis 19.06.2020) über eine Nachtragsrechnung zu ermöglichen.
16. Juni 2020	Politik	Mindestvorgaben für Psychiatriepersonal	Obwohl die Richtlinie über die Ausstattung der stationären Einrichtungen der Psychiatrie und Psychosomatik mit dem für die Behandlung erforderlichen therapeutischen Personal gemäß Paragraf 136a Abs. 2 Satz 1 SGB V enthaltenen Mindestvorgaben für die personelle Ausstattung der stationären Einrichtungen erst im Januar 2020 in Kraft getreten ist, berät der Petitionsausschuss die Petition des Bundesverbandes der Angehörigen psychisch erkrankter Menschen (BApK). Das BMG sieht keinen Änderungsbedarf und verweist darauf, dass der G-BA – unter Mitarbeit und Mitberatung von Patientenvertretern – die Regelung erarbeitet habe.
16. Juni 2020	Selbstverwaltung	Gerald Gaß wird zum 1. April 2021 Hauptgeschäftsführer der DKG	Der DKG-Vorstand hat einstimmig beschlossen, dass der amtierende Präsident der DKG, Gerald Gaß, zum 1. April 2021 die Nachfolge des derzeitigen Hauptgeschäftsführers der DKG, Georg Baum, antreten wird.
15. Juni 2020	Gesetzgebung	Rechtsverordnung zur Aufstockung von intensivmedizinischen Arzneimittelvorräten im Krankenhaus	Mit dem BMG-Entwurf einer ITS-Arzneimittelbevorratungsverordnung soll der Bestand an wichtigen Medikamenten für die intensivmedizinische Versorgung von COVID-19-Patienten von einem Bedarf für zwei auf drei Wochen aufgestockt werden. Für das geplante Aufstocken der Medikamentenvorräte ist mit einmaligen Kosten in Höhe von insgesamt rund 115 Mio. € zu rechnen. Diese Verordnung soll maximal bis zum 31. März 2021 gelten.
15. Juni 2020	Politik	Mehr als 20.000 Beatmungsgeräte bestellt	Das BMG hat Verträge mit mehreren Anbietern über den Kauf von mehr als 20.000 Beatmungsgeräten geschlossen. Das geht aus der Antwort (Drs. 19/19924) der Bundesregierung auf eine Kleine Anfrage der FDP-Fraktion hervor. Nach Beschluss der GMK werden die Geräte nach dem sog. Königsteiner Schlüssel verteilt. Die Wartungs- und Instandhaltungskosten werden im Rahmen der üblichen Regelungen zur Krankenhausfinanzierung von den Krankenkassen refinanziert.
10. Juni 2020	Politik	Bund will nationale Reserve zur persönlichen Schutzausrüstung aufbauen	Die Bundesregierung arbeitet an einem Konzept zum Aufbau einer „Nationalen Reserve persönliche Schutzausrüstung". Damit sollen über 2021 hinaus nicht nur das Gesundheitssystem, sondern auch vulnerable Gruppen, Verwaltung und Wirtschaft sowie kritische Infrastrukturen besser mit Schutzausrüstung und anderen medizinisch notwendigen Verbrauchsgütern versorgt werden können, heißt es in der Antwort (Drs. 19/19845) der Bundesregierung auf eine Kleine Anfrage der FDP-Fraktion.

17

Termin	Leitbegriff	Vorgang	Legende
10. Juni 2020	Selbstverwaltung	DKG fordert Pandemiezuschlag von PKV	Durch die Corona-bedingten Belegrückgänge im stationären Bereich von 30 bis 50 % geht die DKG davon aus, dass die PKV um mehr als eine Milliarde € entlastet wird. Daher fordert sie, wie z. B. bei niedergelassenen Ärzten und Zahnärzten durch einen Honorarzuschlag in Höhe von 300 Mio. €, finanzielle Hilfe in Form eines Pandemiezuschlags an die Krankenhäuser ein.
10. Juni 2020	Politik	Melanie Leonhard ist neue Gesundheitssenatorin in Hamburg	Melanie Leonhard (SPD) ist neue Gesundheitssenatorin in Hamburg. Sie löst Cornelia Prüfer-Storcks (SPD) ab, die sich aus der Politik zurückgezogen hat.
5. Juni 2020	Selbstverwaltung	Entscheidung der Schlichtungsstelle zum Zusatzentgelt für COVID-19-Test	Die Bundesschiedsstelle hat über die Höhe des Zusatzentgelts für COVID-19-Test entschieden. In der Zeit vom 14.05. bis 15.06.2020 beträgt dies 63,00 € (Laborkosten i. H. v. 52,50 € + 10 € für Personal + 0,50 € für Sachkosten) und ab dem 16.06.2020 bis Ende der epidemischen Lage oder Kündigung 52,50 € (Laborkosten i. H. v. 42 € + 10 € für Personal + 0,50 € für Sachkosten).
4. Juni 2020	Politik	Verordnung zur Änderung der Ausgleichszahlungen an Krankenhäuser für freigehaltene Betten	Das BMG legt die Verordnung zur Änderung der Ausgleichszahlungen an Krankenhäuser aufgrund von Sonderbelastungen durch das Coronavirus SARS-CoV-2 vor. Hierdurch werden die Empfehlungen des Expertenbeirats nach § 24 des Krankenhausfinanzierungsgesetzes umgesetzt. Die Krankenhäuser werden ab dem 1. Juli fünf Kategorien zugeordnet. Ziel ist es, eine stärkere Orientierung des pauschalen Ausgleichs an den krankenhausindividuellen Erlösverlusten zu erreichen. Die Ausgleichsbeträge für leerstehende Betten sollen nun zwischen 190 und 760 € pro Tag betragen. Zudem sollen die Zuschüsse für persönliche Schutzausrüstung des Klinikpersonals je COVID-19-Patient von 50 auf 100 € angehoben werden. Nach Berechnungen des BMGs führt dies dazu, dass 220 Mio. € weniger an die Krankenhäuser fließen werden als ursprünglich berechnet.
3. Juni 2020	Politik	Koalitionsspitzen einigen sich auf ein 130 Mrd. € schweres Konjunkturpaket, um die wirtschaftlichen und sozialen Folgen der Corona-Pandemie abzufedern	Auch das Gesundheitssystem soll durch das Konjunkturpaket gestärkt werden. So sollen durch eine „Sozialgarantie 2021" die Sozialversicherungsbeiträge bei maximal 40 % stabilisiert und ein „Zukunftsprogramm Krankenhäuser" aufgelegt werden. Mit diesem Programm sollen sowohl moderne Notfallkapazitäten als auch eine bessere digitale Infrastruktur der Häuser zu besserer Versorgung, Ablauforganisation, Kommunikation, Telemedizin, Robotik, Hightechmedizin und Dokumentation gefördert werden. Hierzu sollen 3 Mrd. € bereitgestellt werden.
1. Juni 2020	Selbstverwaltung	Konjunkturprogramm nutzen, um Kliniken mit Investitionsmitteln gezielt zu unterstützen.	Die DKG fordert von der Bundesregierung, Teile des geplanten Konjunkturpakets für Investitionen in die Krankenhäuser zu nutzen. Die Mittel böten „eine gute Gelegenheit, um gerade im Bereich der stationären Versorgung nachhaltig zu investieren".

Termin	Leitbegriff	Vorgang	Legende
29. Mai 2020	Wissenschaft	Corona-Pandemie verschlechtert wirtschaftliche Lage der Krankenhäuser	Laut den Ergebnissen einer vom 7. bis zum 15. Mai vom DKI durchgeführten repräsentativen Kurzbefragung reichen die gesetzlich vorgesehenen Ausgleichszahlungen für die Krankenhäuser nicht aus, um die Erlösausfälle und Zusatzkosten durch die COVID-19-Pandemie zu kompensieren. Die wirtschaftliche Situation der Häuser habe sich dadurch im Vergleich zum Vorjahr deutlich verschlechtert.
27. Mai 2020	Selbstverwaltung	Übersicht über die von der Prüfung ausgenommenen Mindestmerkmale bestimmter OPS-Kodes	Das BfArM als Rechtsnachfolger des DIMDI veröffentlicht die Übersicht der vorübergehend von der Prüfung ausgenommenen Mindestmerkmale bestimmter OPS-Kodes nach § 25 Abs. 2 KHG. Danach dürfen Kostenträger bei Krankenhausbehandlung von COVID-19-Fällen und COVID-19-Verdachtsfällen zwischen dem 1. April 2020 und einschließlich dem 30. Juni 2020 die ordnungsgemäße Abrechnung dieser Leistungen nicht daraufhin prüfen oder prüfen lassen, ob die in dieser Liste genannten Mindestmerkmale erfüllt sind. Für die Erstellung der Liste wurden insbesondere die intensivmedizinischen Komplexkodes 8-980 und 8-98f betrachtet. Darüber hinaus wurden auch solche Bereiche berücksichtigt, die durch die für die Ausweitung intensivmedizinischer Kapazitäten erforderlichen Umstrukturierungen in den Krankenhäusern betroffen sein könnten.
25. Mai 2020	Selbstverwaltung	Weiterer ICD-10-Code für SARS-CoV-2	Für die Kodierung bei SARS-CoV-2 muss als zusätzlicher ICD-10-Code U99.0! („Spezielle Verfahren zur Untersuchung auf SARS-CoV-2") angewendet werden. Die Schlüsselnummer soll nach Angaben des DIMDI bei Patienten ohne Infektionsverdacht und mit negativem Labortest verwendet werden. Mögliche Szenarien für den Einsatz dieses neuen Codes könnten etwa Reihentestungen sein oder regelmäßige Tests bei asymptomatischen und besonders exponierten Berufsgruppen.
22. Mai 2020	Politik	27 Cyber-Angriffe auf Kliniken	Dem Bundesamt für Sicherheit in der Informationstechnik (BSI) sind mit Stand vom 22. Mai im Rahmen der gesetzlichen Meldepflicht seit dem Jahr 2018 von 27 Klinik-Betreibern Cyber-Angriffe mitgeteilt worden. Dies geht aus der Antwort der Bundesregierung (Drs. 19/19392) auf eine Kleine Anfrage der AfD-Fraktion hervor.
21. Mai 2020	Wissenschaft	Online-Umfrage unter Pflegekräften zu Personaluntergrenzen	Die vom Deutschen Berufsverband für Pflegeberufe (DBfK) im letzten Quartal des 1. PpUG-Jahres im Oktober/November 2019 durchgeführte Online-Umfrage unter beruflich Pflegenden aus den Krankenhäusern macht deutlich, dass die neuen Personaluntergrenzen die Situation in den Kliniken eher verschlechtert als verbessert haben. Der Stress habe dadurch noch mehr zugenommen und die Fehler häuften sich, beklagt eine Mehrheit der befragten Pflegekräfte.
19. Mai 2020	Gesetzgebung	Referentenentwurf Untersuchungs- und Behandlungsmethoden	Das BMG legt den Referentenentwurf der Verordnung über die Verfahrensgrundsätze der Bewertung von Untersuchungs- und Behandlungsmethoden in der vertragsärztlichen Versorgung und im Krankenhaus vor.

17

Termin	Leitbegriff	Vorgang	Legende
15. Mai 2020	Gesetzgebung	Verordnung zur Sicherung der Ausbildungen in den Gesundheitsfachberufen während einer epidemischen Lage von nationaler Tragweite	Mit dem vom BMG vorgelegten Referentenentwurf soll es den Bundesländern vorübergehend ermöglichen werden, von den Vorgaben der jeweiligen Berufsgesetze der Gesundheitsfachberufe abzuweichen. Dadurch werden die Ausbildungen und Prüfungen in den Gesundheitsfachberufen weiterhin ermöglicht und soweit notwendig durch an die Lage angepasste Formate flexibilisiert.
15. Mai 2020	Politik	Bundesrat fordert Prüfung des Corona-Krankenhaushilfspakets	Der Bundesrat fordert weitergehende Maßnahmen zur Liquiditätssicherung der Kliniken, so u. a. zur kurzfristigen Sicherung der Liquidität für die Universitätskliniken und andere vergleichbare Maximalversorger, die Erhöhung der Ausgleichspauschale auf 800 €/Tag pro Bett, der Preisausgleichspauschale auf 160 € je Fall und eine Ambulanteeinnahmeausfallausgleichspauschale i. H. v. 200 €.
14. Mai 2020	Selbstverwaltung	G-BA beauftragt Datenanalysen zu Mindestmengen	Der G-BA beauftragt das IQTIG mit weiteren Datenanalysen für Mindestmengen in mehreren Leistungsbereichen. Die Analysen sollen u. a. aufzeigen, wie viele Krankenhausstandorte bei verschiedenen Mindestmengenhöhen von der Versorgung ausgeschlossen werden sowie welche Umverteilung der betreffenden Patienten auf die restlichen Kliniken und welche veränderten Entfernungen und Fahrzeiten sich ergeben würden.
13. Mai 2020	Politik	Personalbemessung, sektorenübergreifende Qualitätssicherung und Sicherstellungszuschläge für die Geburtshilfe	Die Grünen-Bundestagsfraktion plädiert für einen Kulturwandel in der Geburtshilfe. Mit ihrem Antrag (Drs. 19/19165) fordern sie u. a. ein Personalbemessungsinstrument für die Hebammenversorgung in Kreißsälen einzuführen, das von einer 1 : 1-Betreuung der Schwangeren durch eine Hebamme in wesentlichen Phasen der Geburt ausgeht. Zudem müsse eine sektorübergreifende Qualitätssicherung in der Geburtshilfe gewährleistet und in unterversorgten Regionen solle den Hebammen ein Sicherstellungszuschlag gezahlt werden.
13. Mai 2020	Wissenschaft	10 % der Klinikärzte in Kurzarbeit	Das „MB-Barometer zur Corona-Krise 2020", eine Umfrage des Marburger Bundes (MB), an der sich 8.707 Mitglieder des MB beteiligt haben, macht deutlich, dass das Arbeitsaufkommen seit Beginn der Coronakrise im März bei 17,7 % der Befragten gestiegen, während es bei 57,2 % gesunken ist. Zudem gaben 10 % der Befragten an, dass in ihrem Unternehmen Kurzarbeit eingeführt wurde. Dies betraf vor allem in Rehakliniken – dort liegt der Anteil bei 54 %.
13. Mai 2020	Gesetzgebung	Referentenentwurf der Ersten Verordnung zur Änderung der Verordnung zur Aufrechterhaltung und Sicherung intensivmedizinischer Krankenhauskapazitäten	Um den organisatorischen Aufwand der Krankenhäuser in Zusammenhang mit der täglichen Meldepflicht möglichst gering zu halten, wird die Uhrzeit der Meldepflicht von 9:00 Uhr auf 12:00 Uhr verschoben. Zudem sind künftig die neonatologischen sowie pädiatrischen Beatmungskapazitäten gesondert auszuweisen, um eine differenziertere Übersicht über die insgesamt vorhandenen Beatmungskapazitäten zu erhalten. Der Referentenentwurf „DIVI-IntensivRegister-Änderungs-Verordnung" (IRÄV) des BMG soll im Rahmen der Verbändeanhörung am 15. Mai beraten werden.

Termin	Leitbegriff	Vorgang	Legende
13. Mai 2020	Gesetzgebung	Krankenhäuser sollen zusätzliche Mittel für SARS-CoV-2-Tests erhalten	Krankenhäuser sollen für die Testung von Patienten auf SARS-CoV-2 zusätzliche finanzielle Mittel erhalten. Die Höhe des Zusatzentgelts sollen DKG, GKV-SC und PKV aushandeln. Darüber hinaus soll künftig die bisherige Entschädigung i. H. v. 560 € für ausgebliebene Patienten differenziert werden können. Diese Änderungen hat der AfG im Rahmen der Beratungen eines Zweiten Pandemiegesetzes beschlossen. Die 2./3. Lesung im Deutschen Bundestag erfolgt am 15. Mai.
12. Mai 2020	Politik	Grüne fordern Entlastung für Pflegekräfte	Die Grünen-Fraktion fordert eine Entlastung professioneller Pflegekräfte. Die Pflege sei schon immer systemrelevant gewesen, heißt es in einem Antrag (Drs. 19/19136) der Fraktion. Deshalb müssten Pflegekräfte zügig mit Schutzausrüstung besser versorgt werden und Zugang zu einer regelmäßigen Testung bekommen. Die mit der Covid-19-Arbeitszeitverordnung beschlossene Ausweitung der Arbeitszeit auf bis zu zwölf Stunden und Verkürzung der Ruhezeiten auf bis zu neun Stunden müssten zurückgenommen werden.
12. Mai 2020	Politik	Bayern will härtere Strafen für Cyberangriffe auf Kliniken	Das bayerische Landeskabinett verabschiedet einen Entschließungsantrag, der am 15. Mai in den Bundesrat eingebracht werden soll, um Strafen für Cyberangriffe auf Krankenhäuser und andere kritische Infrastrukturen zu verschärfen.
8. Mai 2020	Selbstverwaltung	DKG sieht Investitionsmittel für Krankenhäuser als Investitionen für die Volkswirtschaft	Die DKG fordert von der Politik in Bund und Ländern, den Bereich der Daseinsvorsorge auf Platz eins der politischen monetären Interventionen zu setzen, anstatt mit Kaufprämien Strohfeuer für Konsumanreize ohne nachhaltige Wirkung zu entfachen.
5. Mai 2020	Politik	Mehr Intensivbetten in Krankenhäusern	Die Zahl der Intensivbetten in den Krankenhäusern ist seit 1997 von 22.208 auf 32.559 am 24. April 2020 angestiegen. Das geht aus der Antwort (Drs. 19/18920) der Bundesregierung auf eine Kleine Anfrage der AfD-Fraktion hervor
4. Mai 2020	Wissenschaft	Analyse von McKinsey „COVID-19 und die finanziellen Folgen für die GKV"	Seit Februar 2020 erlebt die GKV mit der COVID-19-Pandemie die größte Herausforderung der letzten Jahrzehnte. McKinsey ermittelt u. a. für den Krankenhausbereich den größten Ausgabenanstieg von 35 bis 40 € je Versicherten. Die Effekte in den übrigen Leistungsbereichen werden auf plus/minus 5 bis 10 € pro Versicherten geschätzt.
29. April 2020	Wissenschaft	Konstituierende Sitzung des Beirates nach § 24 KHG	Aufgrund der Corona-bedingten Kontaktbeschränkungen erfolgt die konstituierende Sitzung des § 24-Beirates im Rahmen einer Videokonferenz, um die Auswirkungen der Regelungen der §§ 21 bis 23 KHG auf die wirtschaftliche Lage der Krankenhäuser zu überprüfen.
29. April 2020	Gesetzgebung	Bundeskabinett beschließt „Zweites Gesetz zum Schutz der Bevölkerung bei einer epidemischen Lage von nationaler Tragweite"	Neben der Ausweitung von Corona-Test und der Verpflichtung der GKV, diese grundsätzlich zu bezahlen, werden für die Krankenhäuser Vorgaben zu zwei unterjährigen Datenübermittlungen zum Leistungsgeschehen eingeführt, damit deren wirtschaftliche Lage besser bewertet werden kann.

17

Termin	Leitbegriff	Vorgang	Legende
28. April 2020	Selbstverwaltung	DKG fordert abgestimmtes Miteinander von COVID-19-Bereitschaftsdienst und Regelversorgung	Die DKG legt ein eigenes 10-Punkte-Konzept vor, auf dessen Basis die Bundesländer unter Beachtung regionaler Besonderheiten eine schrittweise Rückkehr in die Regelversorgung entwickeln können. So fordert die DKG u. a. eine kurzfristige Überprüfung der bisherigen Finanzierungsinstrumente und stellt fest, dass eine rein leistungsbezogene Vergütung über DRGs und Pflegesätze diesen neuen Aufgaben nicht gerecht wird.
27. April 2020	Gesetzgeber	BMG legt Konzept zum „Wiederhochfahren" der stationären Versorgung vor	Unter dem Titel „Ein neuer Alltag auch für den Klinikbetrieb in Deutschland" legt das BMG ein acht Punkte umfassendes Konzept zum Wiederhochfahren der stationären Behandlung vor. U. a. sollen die Bundesländer ein Stufenkonzept entwickeln, um auf regionaler Ebene die Versorgung und die Vorhaltung der Versorgungskapazitäten zu gewährleisten.
23. April 2020	Selbstverwaltung	DKG fordert Geld für Testung und Intensivbetten und lehnt Strafzahlungen ab	Da die mit dem 2. Bevölkerungsschutzgesetz geforderte engmaschige COVID-19-Testung von Patienten und Mitarbeitern zu erheblichen Mehrkosten führt, solle diese über ein Zusatzentgelt erstattet werden. Zudem sei die Freiheithaltepauschale von 560 € unzureichend und Strafzahlungen von mindestens 20.000 € bei Fehlern im Zusammenhang einer Datenlieferung der „21er Daten" an das InEK-Institut abzulehnen.
21. April 2020	Politik	Expertenbeirat nach § 24 KHG berufen	Die zehn vom BMG benannten Expertinnen und Experten sollen bis zum 30. Juni 2020 die Auswirkungen der Maßnahmen aus dem COVID-19-Krankenhausentlastungsgesetz auf die wirtschaftliche Lage der Krankenhäuser prüfen. Neben Vertretern aus der DKG, GKV und PKV sind Prof. Albrecht, TU Dresden, Prof. Augurzky, RWI-Institut, und Prof. Busse, TU Berlin, berufen worden.
20. April 2020	Gesetzgebung	Referentenentwurf eines Zweiten Gesetzes zum Schutz der Bevölkerung bei einer epidemischen Lage von nationaler Tragweite	Das BMG übersendet den Entwurf eines Zweiten Gesetzes zum Schutz der Bevölkerung bei einer epidemischen Lage von nationaler Tragweite zur fachlichen Bewertung. Für den Krankenhausbereich sind weitere Ausnahmen bei Abrechnungsprüfung und die Verschiebung des Prüfquotensystems auf 2022 vorgesehen. Die finanzielle Wirkung auf die GKV ist laut Entwurf nicht quantifizierbar. Mit einer monatlichen Kostenwirkung auf die GKV von bis zu 1,5 Mrd. € sind symptomunabhängige Testungen der Bevölkerung in Bezug zu COVID-19 vorgesehen.
19. April 2020	Politik	„Corona-Kabinett" beschließt Kostenübernahme für die Krankenhaus-Behandlung von Covid19-Patienten aus dem europäischen Ausland	In deutschen Kliniken werden derzeit etwa 200 COVID-19-Patienten aus Europa behandelt und bei den Bundesländern liegen weitere Behandlungsanfragen für etwa 40 Patienten vor, weil die jeweiligen Kapazitäten der betreffenden EU-Nachbarländer nicht ausreichen. Erwartet werden Kosten von bis zu 20 Mio. €.

Termin	Leitbegriff	Vorgang	Legende
17. April 2020	Politik	Gesundheitsminister Spahn kündigt Rückkehr zum Regelbetrieb in Krankenhäusern ab Mai an	Im ARD-Morgenmagazin kündigt Bundesgesundheitsminister Jens Spahn an, dass die Krankenhäuser in Deutschland ab Anfang Mai schrittweise wieder in den Regelbetrieb zurückkehren werden. Allerdings sollen dabei etwa 25 bis 30 % der Intensiv-Beatmungsbetten weiterhin für Covid-19-Patienten freigehalten werden. Durch die ergriffenen Maßnahmen habe das Land die erste Welle der Corona-Neuinfektionen aber so gut überstanden, dass nun eine neue Balance in den Krankenhäusern gefunden werden müsse.
15. April 2020	Selbstverwaltung	Kein Kurzarbeitergeld bei Bezug von Ausgleichzahlungen	Die Bundesagentur für Arbeit erlässt eine Weisung (Az.: 75095/7506) zum Kurzarbeitergeld. Leistungserbringer im Gesundheitssystem haben grundsätzlich einen Anspruch auf Kurzarbeitergeld. Allerdings schließen Ausgleichszahlungen nach dem COVID-19-Krankenhausentlastungsgesetz einen Anspruch auf Kurzarbeitergeld aus.
15. April 2020	Selbstverwaltung	DKG spricht sich für eine schrittweise und verantwortungsvolle Wiederaufnahme der Regelversorgung in den Kliniken aus	Nach Auffassung des DKG-Präsidenten, Dr. Gaß, erlaubt die derzeitige Situation eine vorsichtige, schrittweise Wiederaufnahme der Regelversorgung. Die DKG erwartet daher von den politischen Entscheidern eine Aussage, die drastisch zurückgestellten Krankenhausbehandlungen wiederaufnehmen zu dürfen. Die Krankenhäuser hätten in den vergangenen Wochen sehr eindrucksvoll bewiesen, dass sie in kürzester Zeit in der Lage waren, sehr verantwortungsbewusst auf die Corona-bedingten Anforderungen zu reagieren. Auch die notwendigen Intensivkapazitäten würden zudem wieder ausgebaut und vorgehalten.
10. April 2020	Gesetzgebung	Schutzschirm auch für Vorsorge- und Rehabilitationseinrichtungen für Mutter-/Vater-Kind-Kuren	Das BMG veröffentlicht „Eckpunkte", damit auch Zahnärzte, Physiotherapeuten und Reha-Einrichtungen für Eltern-Kind-Kuren (EKK) vor den wirtschaftlichen Auswirkungen der COVID-19-Folgen geschützt werden können. Die EKK erhalten 60 % ihrer Einnahmeausfälle ersetzt. Eine Einbeziehung in die Regelung des § 22 KHG, wonach geeignete Vorsorge- und Rehabilitationseinrichtungen als Entlastungskrankenhäuser eingesetzt werden können, ist hingegen nicht geplant. Die Mehrausgaben für die EKKs werden aus der Liquiditätsreserve des Gesundheitsfonds finanziert.
9. April 2020	Selbstverwaltung	Ausgleichzahlungen für entgangene Einnahmen von stationären Reha- und Vorsorgeeinrichtungen	Die Verbände der Leistungserbringenden und der GKV-SV haben sich auf Ausgleichszahlungen für den Zeitraum vom 16. März bis 30. September 2020 für Einrichtungen mit einem Versorgungsvertrag nach § 111 Abs. 2 SGB V geeinigt.
9. April 2020	Wissenschaft	Viele Krankenhausbetten – wenig Personal	Laut Studie des Instituts der deutschen Wirtschaft – IW-REPORT NR. 14 – zeigt sich, dass Deutschland im internationalen Vergleich eine hohe Krankenhausbettendichte hat, auch im Bereich der Intensivmedizin. Allerdings liegt die Ausstattung mit medizinischem Personals in Krankenhäusern lediglich im Mittelfeld der betrachteten Länder.

17

Termin	Leitbegriff	Vorgang	Legende
9. April 2020	Politik	Verschiebung der Vergabe des AOP-Gutachtens	Das mit dem MDK-Reformgesetz vorgesehene Vergabeverfahren für ein wissenschaftliches Gutachten, welche Operationen, stationsersetzenden Eingriffe und Behandlungen ambulant erbringbar sind – § 115b Abs. 1 SGB V – wird auf Entscheidung des BMG bis zum 30. Juni 2020 verlängert.
8. April 2020	Gesetzgebung	Beschlüsse des G-BA vom 27.03.2020 im Bundesanzeiger veröffentlicht	Die Beschlüsse des G-BA vom 27.03.2020 zu den Ausnahmen bezüglich bestimmter Anforderungen an die Qualitätssicherung wurden vom BMG im Rahmen seiner Prüfung nach § 94 SGB V nicht beanstandet. Mit der Veröffentlichung im Bundesanzeiger treten die Beschlüsse zum 27.03.2020 in Kraft.
8. April 2020	Selbstverwaltung	Streit zwischen DKG und KBV wegen COVID-19-Tests in Kliniken	In einem Brief an das BMG beklagt die DKG, dass für Notaufnahmen mit COVID-19-Testung keine klaren Regelungen zu Entnahme und Honorierung vorliegen. Die KBV sieht hier keinen Handlungsbedarf.
8. April 2020	Politik	1,46 Mrd. € an Finanzhilfen für Krankenhäuser, Vorsorge- und Rehabilitationseinrichtungen ausgezahlt	Krankenhäuser erhalten einen finanziellen Ausgleich für verschobene planbare Operationen und Behandlungen aus der Liquiditätsreserve des Gesundheitsfonds. Das gleiche gilt für die Nichtbelegung von Betten in Vorsorge- und Rehabilitationseinrichtungen. Für jedes Intensivbett, das die Krankenhäuser zusätzlich schaffen, gibt es einen Zuschuss in Höhe von 50.000 €, ebenfalls finanziert aus der Liquiditätsreserve des Gesundheitsfonds. Aufgrund der jetzt vorliegenden Anträge aller Bundesländer hat das Bundesamt für Soziale Sicherung (BAS) heute die erste Tranche in Höhe von rd. 1,46 Mrd. € an die Bundesländer ausgezahlt. Mindestens bis Ende September werden an monatlich vier Terminen weitere Mittel bereitgestellt.
7. April 2020	Gesetzgebung	COVID-19-Arbeitszeitverordnung	Im Einvernehmen mit dem BMG veröffentlicht das Bundesministeriums für Arbeit und Soziales (BMAS) die Verordnung zu Abweichungen vom Arbeitszeitgesetz infolge der COVID-19-Epidemie (COVID-19-Arbeitszeitverordnung) vor. Hierdurch werden bis zum 31. Juli 2020 Ausnahmen von den Vorschriften des ArbZG, insbesondere von den Höchstarbeitszeiten, den Mindestruhezeiten sowie vom grundsätzlichen Beschäftigungsverbot an Sonn- und Feiertagen zugelassen.
7. April 2020	Gesetzgebung	Ausbildungs- und Prüfungsverordnungen OTA/ATA und Notfallsanitäter	Das BMG legt zwei Referentenentwürfe für die Ausbildungs- und Prüfungsverordnungen OTA/ATA sowie Notfallsanitäter mit der Aufforderung zur Stellungnahme bis zum 22. Mai vor. Die Fachanhörung soll zwischen dem 15. und 19. Juni erfolgen.

Termin	Leitbegriff	Vorgang	Legende
6. April 2020	Gesetzgebung	Rechtsverordnung zur Meldepflicht von intensivmedizinischen Versorgungskapazitäten	Das BMG legt den Referentenentwurf für eine Verordnung zur verpflichtenden Meldung über vorhandene, belegte und freie Kapazität an Intensivbetten in Krankenhäusern mit Intensivstationen (DIVI-Intensivregister-Verordnung) vor. Bei den auf www.divi.de/intensivregister zu veröffentlichen sanktionsverbundenen Angaben ist zwischen Intensivbetten ohne invasive Beatmungsmöglichkeit (ICU low care), Intensivbetten mit invasiver Beatmungsmöglichkeit (ICU high care) und zusätzlicher extrakorporaler Membranoxygenierung (ECMO) zu differenzieren.
3. April 2020	Politik	Krankenhäuser berichten über gelungene Integration ausländischer Pflegekräfte	Krankenhäuser und Pflegeeinrichtungen werben seit mehreren Jahren Fachkräfte von den Philippinen sowie aus Mexiko an und hätten positive Erfahrungen mit deren Integration gemacht, heißt es in der Antwort (19/18512) der Bundesregierung auf eine Kleine Anfrage der AfD-Fraktion. Die Bundesregierung sieht weiteres Potenzial bei der Anwerbung ausländischer Pflegefachkräfte.
2. April 2020	Selbstverwaltung	Ausgleichszahlungsvereinbarung nach § 21 Abs. 7 KHG unterzeichnet	DKG, GKV-SV und PKV unterzeichnen das Verfahren zu den Ausgleichszahlungen nach § 21 Abs. 7 KHG. Krankenhäuser erhalten rückwirkend vom 16.03. bis zum 30.09.2020 eine Pauschale für Einnahmeausfälle (560 €-Tagespauschale), für zusätzlich geschaffene Intensivbetten einen Bonus in Höhe von 50.000 € sowie für zwischen dem 01.04. und 30.06.2020 aufgenommene Patienten einen Rechnungszuschlag in Höhe von 50 € zur pauschalen Abgeltung von Corona-bedingten Preis- und Mengensteigerungen. Darüber hinaus wird ab dem 01.04.2020 der vorläufige Pflegeentgeltwert von 146,55 € auf 185 € erhöht.
31. März 2020	Selbstverwaltung	Christof Veit verlässt IQTIG	Dr. Christof Veit beendet seine Tätigkeit als Leiter des Instituts für Qualitätssicherung und Transparenz im Gesundheitswesen (IQTIG) nach sechs Jahren zum regulären Vertragsende am 31. Dezember 2020.
28. März 2020	Gesetzgebung	Gesetz zum Ausgleich Covid-19 bedingter finanzieller Belastungen der Krankenhäuser und weiterer Gesundheitseinrichtungen (Covid-19-Krankenhausentlastungsgesetz) tritt in Kraft	Mit dem Covid-19-Krankenhausentlastungsgesetz will die Bundesregierung kurzfristig für die finanzielle Absicherung der deutschen Krankenhäuser sorgen. Der Bundestag hat das Gesetz am 25. März 2020 verabschiedet und der Bundesrat in der Sondersitzung am 27. März 2020 gebilligt. Das Gesetz ist noch am 27. März im Bundesgesetzblatt veröffentlicht worden.

17

Termin	Leitbegriff	Vorgang	Legende
27. März 2020	Selbstverwaltung	G-BA beschließt zeitlich befristete Sonderregelungen aufgrund der Corona-Pandemie zu bestimmten Anforderungen (verbindliche Mindestvorgaben)	Der Gemeinsame Bundesausschuss (G-BA) hat zur Entlastung der Krankenhäuser und Verringerung der Infektionsrisiken durch die SARS-CoV-2-Pandemie zeitlich befristete Sonderregelungen zu den folgenden Richtlinien bzw. Regelungen getroffen: – Verordnungsmöglichkeiten durch Krankenhäuser von bis zu 14 Tagen (anstelle von 7 Tagen) im Rahmen des Entlassmanagements – Regelungen zu einem gestuften System von Notfallstrukturen in Krankenhäusern: Aussetzung der zeitlichen Vorgabe für die Aufnahme von beatmungspflichtigen Intensivpatienten auf die Intensivstation innerhalb von 60 Minuten nach Krankenhausaufnahme – Ausnahmen von Anforderungen an die Qualitätssicherung nach § 91 SGB V: Aussetzung der Dokumentations- und Nachweispflichten werden zu den folgenden Richtlinien (RL) ausgesetzt: RL über Maßnahmen der Qualitätssicherung in Krankenhäusern (QSKH-RL), RL zur datengestützten einrichtungsübergreifenden Qualitätssicherung (DeQS-RL), Qualitätssicherungs-Richtlinie Früh- und Reifgeborene (QFR-RL), RL zu planungsrelevanten Qualitätsindikatoren (plan. QI-RL), Personalausstattung Psychiatrie und Psychosomatik-Richtlinie (PPP-RL), MDK-Qualitätskontroll-Richtlinie (MDK-QK-RL), Regelungen zum Qualitätsbericht der Krankenhäuser (Qb-R) – Mindestmengenregelungen – Zentrums-Regelungen: Krankenhäuser haben weitere sechs Monate Zeit, die vorgegebenen Qualitätsanforderungen umzusetzen, sofern sie bereits vor Inkrafttreten der Zentrums-Regelungen im Krankenhausplan besondere Aufgaben wahrgenommen haben.
27. März 2020	Politik	Bundesrat hat keine Stellungnahme zum GKV-IPReG abgegeben	Der Bundesrat (BR) hat in seiner Sondersitzung zur Corona-Gesetzgebung auch weitere Tagesordnungspunkte von der Tagesordnung der turnusmäßigen Sitzung am 03.04.20 abgearbeitet, sodass die BR-Sitzung am 03.04.20 abgesagt wurde. Der 1. Durchgang des GKV-IPReG, der ursprünglich auf der Tagesordnung der BR-Sitzung am 03.4.20 vorgesehen war (Drucksache 9 86/1/20), ist in der Sondersitzung nicht beraten worden. Damit ist die grundgesetzlich vorgesehene Frist verstrichen, in der der BR Stellung nehmen kann. Es gilt, dass der BR keine Stellungnahme zum GKV-IPReG abgegeben hat. Die Bundesregierung leitet somit das Verfahren dem Bundestag zu und muss auch keine Gegenäußerung vorlegen.
25. März 2020	Gesetzgebung	Erste Verordnung zur Änderung der Pflegepersonaluntergrenzen-Verordnung ausgesetzt	Mit der ersten Verordnung zur Änderung der Pflegepersonaluntergrenzen-Verordnung, wird die PpUGV vom 01.03.2020 bis zum 31.12.2020 befristet ausgesetzt.

Termin	Leitbegriff	Vorgang	Legende
23. März 2020	Gesetzgebung	Bundeskabinett beschließt Formulierungshilfe für die Koalitionsfraktionen für einen aus der Mitte des Deutschen Bundestages einzubringenden Entwurf eines Gesetzes zum Ausgleich COVID-19 bedingter finanzieller Belastungen der Krankenhäuser und weiterer Gesundheitseinrichtungen (COVID-19-Krankenhausentlastungsgesetz)	Mit der Formulierungshilfe sind weitere Regelungen vorgesehen. Danach sind Nachweise für neu aufgestellte Intensivbetten in einer gesonderten Form an das Bundesamt für Soziale Sicherung (BAS) zu übermitteln. Es wird die Schutzkleidung (mit 50 € pro Fall zunächst für drei Monate befristet) finanziert. Das BMG kann durch Rechtsverordnung die Höhe der Beträge abweichend regeln, soweit diese zur Kostendeckung der Krankenhäuser nicht ausreichen, sowie die genannten Fristen um sechs Monate verlängern. Vom Land bestimmte Vorsorge- und Rehabilitationseinrichtungen im Kontext der Corona-Epidemie können die Versorgung von nicht infizierten Patienten der Krankenhäuser übernehmen, um in den Krankenhäusern Kapazitäten zur Versorgung von Infizierten zu schaffen. Der vorläufige Pflegeentgeltwert wird auf 185 € erhöht.
23. März 2020	Politik	DKG-Präsident Gerald Gaß wirbt in einem Schreiben an Bundesgesundheitsminister Jens Spahn für ein Finanzierungsverfahren zur Sicherung der Liquidität der Krankenhäusern im Rahmen der Covid-19-Pandemie	In dem Schreiben „Schutzschirm zur Finanzierung der Krankenhäuser in der Covid-19 Krise" werben die Deutsche Krankenhausgesellschaft und der AOK-Bundesverband für den gemeinsamen Vorschlag eines Finanzierungsverfahrens zur Sicherung der Liquidität und wirtschaftlichen Stabilisierung der Krankenhäuser.

17

Termin	Leitbegriff	Vorgang	Legende
21. März 2020	Politik	Telefonkonferenz der Gesundheitsministerinnen und -minister der Länder mit Bundesminister Spahn am 21.03.2020, „Zusätzliche Maßnahmen zur Stabilisierung der Finanzausstattung der Krankenhäuser (Änderungen gegenüber dem Referentenentwurf des COVID-19-Krankenhausentlastungsgesetzes)"	In der Telefonkonferenz sind weitere neue Regelungen zum Referentenentwurf für die Bewältigung der Corona-Pandemie vorgesehen. Für die finanziellen Belastungen, die durch die nicht belegten Betten entstehen, sind nun Ausgleichszahlungen als tagesbezogene Pauschalen in Höhe von 560 € pro Tag und je Bett geplant. Das Pflegeentgelt wird auf 175 € abgesenkt, verbleibt aber vollständig beim Krankenhaus. Für die höheren Aufwendungen der Krankenhäuser bei der Materialbeschaffung wird ein fallbezogener Zuschlag (befristet) in Höhe von 50 € gezahlt. Der Fixkostendegressionsabschlag wird für das Jahr 2020 ausgesetzt. Für jede neu geschaffene intensivmedizinische Behandlungseinheit mit Beatmungsmöglichkeit sollen Krankenhäuser einen Bonus in Höhe von 50.000 € erhalten. Die Länder finanzieren jeweils nach eigenen Konzepten weitere erforderliche Investitionskosten. Die Pflegepersonaluntergrenzen-Verordnung wird rückwirkend zum 1. März 2020 für sechs Monate ganz ausgesetzt und Rehabilitationseinrichtungen sollen auch Nicht-Corona-Patienten zur akutstationären Krankenhausversorgung aufnehmen können.
21. März 2020	Gesetzgebung	BMG übermittelt Gesetzentwurf der Fraktionen der CDU/CSU und der SPD: Gesetz zum Ausgleich COVID-19 bedingter finanzieller Belastungen der Krankenhäuser und weiterer Gesundheitseinrichtungen (COVID-19-Krankenhausentlastungsgesetz)	Mit dem Referentenentwurf werden erste wichtige Maßnahmen zur Bewältigung der Corona Pandemie formuliert. Für die Erhöhung der Bettenkapazitäten zur Versorgung von mit dem Coronavirus SARS-CoV-2 (COVID-19) infizierten Patienten sollen planbare Aufnahmen, Operationen und Eingriffe verschoben oder ausgesetzt werden. Für die finanziellen Belastungen, die durch die nicht belegten Betten entstehen, sind Ausgleichszahlungen aus der Liquiditätsreserve des Gesundheitsfonds geplant. Hierbei ist eine von der Bettenzahl des jeweiligen Krankenhauses abhängige gestufte tagesbezogene Pauschale in Höhe von 410–540 € pro Tag und je Bett vorgesehen. Darüber hinaus sollen Krankenhäuser für jede neu geschaffene intensivmedizinische Behandlungseinheit mit Beatmungsmöglichkeit einen Bonus in Höhe von 30.000 € erhalten. Das BMG kann durch Rechtsverordnung die genannte Frist der Ausgleichszahlungen um bis zu sechs Monate verlängern sowie die Höhe der tagesbezogenen Pauschale abweichend regeln.

Termin	Leitbegriff	Vorgang	Legende
20. März 2020	Gesetzgebung	Entwurf eines Gesetzes zum Schutz der Bevölkerung bei einer epidemischen Lage von nationaler Tragweite vorgelegt	Der Entwurf sieht im Rahmen der Covid-19-Pandemie unter anderem folgenden Regelungen vor: – Krankenhäuser werden zu ergänzenden Datenlieferungen an das InEK verpflichtet. Die Behandlungs- und Abrechnungsdaten der bis zum 31. Mai bzw. 30. September entlassenen Patienten sollen als empirische Grundlage für die Analyse der Auswirkungen der mit dem COVID-19-Krankenhausentlastungsgesetz beschlossenen Maßnahmen dienen. – Krankenhäuser, die zwischen dem 01.04. und dem 30.06.2020 infizierte Corona-Patienten oder solche mit einem entsprechenden Verdacht behandeln, dürfen nicht mehr auf die ordnungsgemäße Abrechnung der vom DIMDI festgelegten Mindestmerkmale (insbesondere die intensivmedizinischen Komplexkodes 8-980 und 8-98 f) durch die Kostenträger geprüft werden. – Die Einführung des Prüfquotensystems soll um ein Jahr auf das Jahr 2022 verschoben werden. Es erfolgt die für 2020 vorgesehene Festlegung einer maximal zulässigen Prüfquote von bis zu 12,5 % je Quartal im Jahr 2021. – Krankenhäuser, die eines oder mehrere der nachgewiesenen Strukturmerkmale über einen Zeitraum von mehr als einem Monat nicht mehr einhalten, haben dies nun unverzüglich neben den Landesverbänden der Krankenkassen und den Ersatzkassen auch dem zuständigen Medizinischen Dienst mitzuteilen.
20. März 2020	Selbstverwaltung	G-BA beschließt zeitlich befristete Sonderregelungen zur Mindestausstattung mit Intensivpflegepersonal bei bestimmten komplexen Behandlungen aufgrund der Corona-Pandemie	Der G-BA hat zur Sicherstellung der Versorgung von Covid-19-Erkrankten die Aussetzung der Vorgaben zur Mindestausstattung mit Intensivpflegepersonal bei bestimmten komplexen Behandlungen beschlossen. Dies betrifft u. a. die folgenden Richtlinien: – Versorgung von Früh- und Reifgeborenen (QFR-RL), Versorgung von Kindern und Jugendlichen mit hämato-onkologischen Krankheiten (KiOn-RL), Kinderherzchirurgie (KiHe-RL), Behandlung des Bauchaortenaneurysmas (QBAA-RL), minimalinvasive Herzklappeninterventionen (MHI-RL). Mit dieser Maßnahme soll eine maximale Flexibilität beim Einsatz von Intensivpflegekräften ermöglicht werden.
2. März 2020	Politik	Bundesgesundheitsminister Jens Spahn kündigt Aussetzen der Vorgaben zur Pflegepersonaluntergrenzen in Krankenhäusern an	Die Vorgaben zur Mindestbesetzung mit Pflegekräften in Krankenhäusern sollen aufgrund der Anforderungen durch die Ausbreitung des Coronavirus SARS-CoV-2 vorerst für bestimmte Stationen bis auf Weiteres außer Kraft gesetzt werden.

17

Termin	Leitbegriff	Vorgang	Legende
1. März 2020	Selbstverwaltung	Vereinbarung gemäß § 137i Abs. 1 S. 10 SGB V über Sanktionen nach § 137i Abs. 4b und 5 SGB V (PpUG-Sanktions-Vereinbarung) tritt in Kraft	Die angepasste Vereinbarung gemäß § 137i Abs. 1 S. 10 SGB V über Sanktionen nach § 137i Abs. 4b und 5 SGB V vom 04.05.20202 tritt rückwirkend zum 01.03.2020 in Kraft. Danach sind Sanktionen zu vereinbaren, wenn ein Krankenhaus die Pflegepersonaluntergrenze nach § 6 PpUGV auf einer Station eines pflegesensiblen Bereichs nach festgelegten Kriterien nicht eingehalten hat, ohne dass definierte Ausnahmetatbestände vorlagen.
21. Februar 2020	Gesetzgebung	Entwurf eines Gesetzes zur Stärkung von intensivpflegerischer Versorgung und medizinischer Rehabilitation in der gesetzlichen Krankenversicherung (Intensivpflege- und Rehabilitationsstärkungsgesetz – GKV-IPReG)	Der Kabinettsentwurf (Drucksache 86/20) sieht die Einführung eines gesonderten krankenhausindividuellen Zusatzentgelts für die längerfristige Beatmungsentwöhnung in Krankenhäusern ab dem Jahr 2021 vor. Zu diesem Zusatzentgelt sollen noch die Anforderungen und Kriterien für den Entwöhnungsprozess definiert werden und in eine Weiterentwicklung des OPS für das Jahr 2020 einfließen. Dabei ist zwischen einem zusätzlich zu schaffendem OPS-Code für eine längerfristige Entwöhnung und dem im Jahr 2019 eingeführten OPS-Code für die Entwöhnung bei allen Beatmungspatienten zu unterscheiden. Darüber hinaus sollen die Vertragsparteien auf Bundesebene das Nähere zu den Voraussetzungen, zur Höhe und zur Ausgestaltung von Abschlägen für Krankenhäuser festlegen, sofern vor der Entlassung oder Verlegung von Patienten deren Beatmungsstatus nicht erfasst oder im Falle einer erforderlichen Anschlussversorgung zur Beatmungsentwöhnung keine entsprechende Verordnung vorgenommen wurde.
12. Februar 2020	Gesetzgebung	Kabinett beschließt Intensivpflege- und Rehabilitationsstärkungsgesetz (IPReG)	Mit dem Intensivpflege- und Rehabilitationsstärkungsgesetz (GKV-IPReG) wird im Bereich der intensivpflegerischen Versorgung geregelt, dass zur Krankenhausbehandlung auch eine qualifizierte fachärztliche Feststellung des Beatmungsstatus vor der Verlegung oder Entlassung von Beatmungspatienten gehört, um das Entwöhnungspotenzial identifizieren zu können. Erfolgt dies nicht bzw. wird keine Anschlussbehandlung veranlasst, so müssen Abschläge hingenommen werden. Im Rahmen des Entlassmanagements nach § 39 Abs. 1a SGB V wird die Veranlassung einer erforderlichen Anschlussversorgung durch Krankenhausbehandlung in einem anderen Krankenhaus geregelt. Für die Anschlussbehandlung zur längerfristigen stationären Beatmungsentwöhnung ist ein krankenhausindividuelles Zusatzentgelt vorgesehen.

Termin	Leitbegriff	Vorgang	Legende
10. Februar 2020	Wissenschaft	Bericht des IQ-WIG „Brustkrebs-Operationen: Besssere Ergebnisse bei höheren Fallzahlen"	Im Auftrag des G-BA hat das Institut für Qualität und Wirtschaftlichkeit im Gesundheitswesen (IQWiG) in acht Prüfaufträgen zu Mindestmengen den Zusammenhang zwischen der Menge der je Krankenhaus bzw. je Ärzteteam erbrachten Leistung und der Qualität des Behandlungsergebnisses untersucht. Dabei wurde der IQWiG-Bericht zur chirurgischen Behandlung des primären Brustkrebs vorgelegt, wonach es einen positiven Zusammenhang zwischen der Leistungsmenge und der Qualität des Behandlungsergebnisses gibt: „In Krankenhäusern mit höheren Fallzahlen und bei Ärzteteams, die viele Brustkrebs-Operationen durchführen, sind die Überlebenschancen für die operierten Brustkrebs-Patientinnen insgesamt höher. Zudem kommt es seltener vor, dass an der operierten Brust weitere Eingriffe notwendig werden."
4. Februar 2020	Rechtsprechung	Vorstellung Jahresbericht des Bundessozialgerichts für das Jahr 2019; Klagewelle wegen Krankenhausabrechnungen	Im Rahmen des Jahrespressegesprächs hat der Präsident des Bundessozialgerichts, Prof. Dr. Rainer Schlegel, den Jahresbericht des Bundessozialgerichts für das Jahr 2019 vorgestellt und dabei insbesondere auf eine erneute Klagewelle bei den Sozialgerichten zu Krankenhausabrechnungen hingewiesen. Hierbei wurde auf Gesetzesinitiativen verwiesen, wie auf das Pflegepersonal-Stärkungsgesetz: „Mit diesem Gesetz hat der Gesetzgeber zu Lasten der Krankenkassen rückwirkend Verjährungsfristen verkürzt. Damit wollte er eigentlich die Krankenhäuser vor Erstattungsforderungen schützen und die Sozialgerichte entlasten. Im Ergebnis hat er aber genau das Gegenteil bewirkt." oder auf das MDK-Reformgesetz: „Als sich der neue obligatorische Falldialog Ende letzten Jahres im parlamentarischen Verfahren abzeichnete, haben namhafte Anwaltskanzleien den Krankenhäusern zur sofortigen Klage geraten: Noch vor Jahresschluss und somit vor Inkrafttreten des MDK-Reformgesetzes zum 1. Januar 2020 sollten Krankenhäuser sämtliche noch offenen Altfälle im Wege von Einzel- oder Sammelklagen gerichtlich geltend machen. Damit sollte erreicht werden, dass das obligatorische Erörterungsverfahren und der damit verbundene Aufwand zumindest für diese Fälle vermieden wird. Diesem Rat sind offenbar viele Krankenhäuser gefolgt und haben im Dezember 2019 sämtliche noch offenen Abrechnungsfälle bei den Sozialgerichten anhängig gemacht.".
28. Januar 2020	Politik	Schreiben von Gesundheitsminister Dr. Heiner Garg aus Schleswig-Holstein zur zukünftigen Krankenhausfinanzierung – „Zukunft sichern – Krankenhausfinanzierung reformieren, für eine flächendeckende, hochwertige Versorgung"	Mit dem Papier fordert Gesundheitsminister Garg eine grundlegende Reform der Krankenhausvergütung. Unter anderem soll durch eine erlösunabhängige Vergütungskomponente (Basisfinanzierung) die akutstationäre Versorgung mit ihren spezifischen Vorhaltekosten (inklusive Personalkosten) sichergestellt werden. Diese Basisfinanzierung ergänzt zukünftig die leistungsbezogene Abrechnung (DRGs/Fallpauschalen). Darüber hinaus sollen Spezialisierungs- und Konzentrationsprozesse für eine bestmögliche, hochwertige Patientenversorgung in ihrer Vergütung gestärkt werden und mit verbindlichen Vorgaben für die Mindestausstattung sowie Mindestfallzahlen versehen werden.

17

Termin	Leitbegriff	Vorgang	Legende
24. Januar 2020	Politik	BMG hat Fortschrittsbericht für die Bund-Länder-Arbeitsgruppe zur „Sektorenübergreifende Versorgung" vorgelegt	Das BMG legt seinen Fortschrittsbericht für die Sitzung der Bund-Länder-Arbeitsgruppe „Sektorenübergreifende Versorgung" vor. Demnach besteht u. a. eine Aufgabe in der Sicherstellung der Grundversorgung in Regionen, in denen der ambulante Versorgungsbedarf nicht gedeckt werden kann. Dieser Bedarf soll durch den stationären Versorgungsbereich geschlossen werden.
23. Januar 2020	Wissenschaft	„MB-Monitor 2019"; Mitgliederbefragung zur Belastung von Klinikärzten durch Ärztegewerkschaft Marburger Bund veröffentlicht	In der Mitgliederbefragung „MB-Monitor 2019" der Ärztegewerkschaft Marburger Bund gaben 49 % an, häufig überlastet zu sein. Wachsender Zeitdruck und bürokratische Aufgaben wurden danach vorrangig als Ursache angeführt. „Der Stress hält sich in Grenzen", gaben 39 % an. An der Befragung hatten 6.500 Klinikärzte teilgenommen.
8. Januar 2020	Politik	BMG versendet Referentenentwurf eines Gesetzes zur Reform der Notfallversorgung	Der Referentenentwurf sieht die gemeinsame Errichtung von integrierten Notfallzentren (INZ) vor, die von der zuständigen Kassenärztlichen Vereinigung gemeinsam mit den dafür bestimmten Krankenhäusern als räumlich und wirtschaftlich abgegrenzte Einrichtungen errichtet und betrieben werden sollen. Die fachliche Leitung des integrierten Notfallzentrums obliegt der jeweiligen Kassenärztlichen Vereinigung. Die Standortplanung (Festlegung der Anzahl und konkreten Standorte) erfolgt durch den erweiterten Landesausschuss nach Maßgabe der bundesweit einheitlichen, bedarfsbezogenen Planungsvorgaben des Gemeinsamen Bundesausschusses (G-BA) unter Berücksichtigung der bestehenden Strukturen sowohl des vertragsärztlichen Notdienstes, insbesondere sogenannter Portalpraxen, als auch der stationären Notfallversorgung. INZ sollen die standardisierte Ersteinschätzung und die erforderliche notdienstliche Versorgung erbringen und bei Bedarf in die stationäre Versorgung weiterleiten.
6.–8. Januar 2020	Politik	CSU spricht sich auf 44. Klausurtagung für Krankenhausmodernisierung aus	Die CSU-Landesgruppe hat auf ihrer Klausurtagung ein Positionspapier „Unsere Politik für starke Regionen – und eine Heimat mit Zukunft" beschlossen. Demnach soll ein Modernisierungspaket für Krankenhäuser stärker vorangetrieben werden soll: „Ein Krankenhaus in der Nähe des eigenen Wohnortes ist elementarer Bestandteil einer qualitativ hochwertigen medizinischen Versorgung. Wir wollen Hightech-Spitzenmedizin für alle. Für jeden sollen vor Ort möglichst schnell eine gute medizinische Versorgung aus modernsten Notfallstationen und ausreichend vielen Kinder- und Geburtsstationen vorhanden sein und jeder soll vor Ort die Möglichkeit auf modernste Apparatemedizin haben. Dafür wollen wir eine umfassende Krankenhausmodernisierungs-Offensive für den ländlichen Raum in Höhe von 5 Mrd. € für Hightech-Medizin und die Modernisierung wie den Erhalt von Krankenhäusern in den Regionen."

Termin	Leitbegriff	Vorgang	Legende
27. Dezember 2019	Wissenschaft	Zahl der unbesetzten Pflegestellen in Krankenhäusern steigt	Vier von fünf Krankenhäusern haben laut Krankenhaus-Barometer des Deutschen Krankenhausinstituts (DKI) erhebliche Probleme, Pflegestellen auf Allgemeinstationen zu besetzen. Bundesweit sind rund 17.000 Pflegestellen vakant. Zudem suchen drei von vier Krankenhäusern auch Ärzte.
19. Dezember 2019	Selbstverwaltung	Auch Krankenhäuser dürfen Krankenbeförderungsleistungen verordnen	Der G-BA beschließt u. a. Anpassungen der Krankentransport-Richtlinie und setzt damit Vorgaben aus dem Terminservice- und Versorgungsgesetz (TSVG) um. Ab dem 1. Januar 2020 kann auch von Seiten eines Krankenhauses eine Krankenbeförderung unmittelbar verordnet werden und muss nicht mehr vorher von der Krankenkasse genehmigt werden.
18. Dezember 2019	Rechtsprechung	Fehlerhafte Operation – lange Haftstrafe für Chirurgen	Wegen schwerer und gefährlicher Körperverletzung verurteilt das Rostocker Landgericht einen Neurochirurgen zu einer Haftstrafe von zehn Jahren und sechs Monaten und spricht somit eine höhere Haftstrafe aus, als dies der Staatsanwalt gefordert hat.
12. Dezember 2019	Selbstverwaltung	DRG-Systemzuschlag für 2020 vereinbart	Der DRG-Systemzuschlag wurde für das Jahr 2020 in Höhe von 1,66 € pro Fall vereinbart. Für den Anteil „Kalkulation teilnehmender Krankenhäuser" (Zuschlagsanteil „Kalkulation") entfallen 1,40 € sowie für die Finanzierung der InEK GmbH (Zuschlagsanteil „InEK") 0,26 €.
12. Dezember 2019	Selbstverwaltung	Organspenden: Kontrolleure bescheinigen korrekte Abläufe	Die für die Prüfung der Transplantationszentren in Deutschland zuständigen Kontrollgremien von Bundesärztekammer (BÄK), DKG und GKV-SV ziehen in ihrem Tätigkeitsbericht 2018/2019 bei Prüfung der Herz-, Lungen-, Leber-, Nieren- und Pankreastransplantation eine positive Bilanz. „Bei keiner der Prüfungen wurden Anhaltspunkte für systematische Richtlinienverstöße oder Manipulationen festgestellt. Damit setzte sich die positive Entwicklung der vergangenen Jahre weiter fort", sagt der Vorsitzende der Prüfungskommission, Oberstaatsanwalt Thomas Schwarz.
9. Dezember 2019	Selbstverwaltung	Eurotransplant-Budget für das Jahr 2020 vereinbart	Die Vertragspartner Stiftung Eurotransplant (ET), DKG, Bundesärztekammer (BÄK) und GKV-SV vereinbaren im Einvernehmen mit der PKV die ET-Pauschalen für das Jahr 2020 von rd. 6,59 Mio. € (bei 5.110 Registrierungsfällen 1.289,66 €).
5. Dezember 2019	Selbstverwaltung	G-BA System-zuschlag 2020 beschlossen	Der G-BA Systemzuschlag nach §§ 91 Abs. 3, 139a, 137a SGB V i. V. m. § 139c SGB V liegt im stationären Sektor bei 2,24 € pro Fall.
4. Dezember 2019	Politik	Höhere Strafen bei Übergriffen auf Klinikmitarbeiter	BM Jens Spahn teilt bei der Eröffnung der Jahrestagung der Deutschen Interdisziplinären Vereinigung für Intensiv- und Notfallmedizin (DIVI) mit, dass er sich mit Bundesjustizministerin Christine Lambrecht (SPD) auf eine Strafverschärfung bei Übergriffen auf Klinikmitarbeiter geeinigt habe, weil die Zahl der Angriffe deutlich steige.

17

Termin	Leitbegriff	Vorgang	Legende
3. Dezember 2019	Wissenschaft	Faire Bedingungen für das Abwerben von Pflegekräften gefordert	Weil reiche Länder, darunter auch Deutschland, gleich auf mehreren Kontinenten versuchten, professionell Pflegende abzuwerben, bluteten die Gesundheitssysteme etlicher ärmerer Länder buchstäblich aus. Daher fordert der International Council of Nurses (ICN) in einem in Berlin veröffentlichten Appell, dass angeworbene Beschäftigte geschützt und deren Herkunftsländer vor „Brain Drain", dem dramatischen Abfluss von Wissen und beruflichen Qualifikationen, bewahrt werden.
3. Dezember 2019	Selbstverwaltung	PEPP-Definitionshandbuch 2020 veröffentlicht	Das InEK veröffentlicht das Definitionshandbuch für die PEPP Version 2020.
2. Dezember 2019	Politik	Neue Agentur kümmert sich um Visa und Arbeitserlaubnis für Pflegekräfte	Die DeFa bearbeitet derzeit mehr als 4.000 Anträge auf Vermittlung von Pflegekräften. Ziel soll sein, dass ausländische Pflegekräfte – vor allem aus Mexiko und den Philippinen – innerhalb von sechs Monaten die notwendigen Aufenthaltstitel erhalten, um arbeiten zu können.
29. November 2019	Politik	Bundesrat möchte Geburtshilfe stärken	Mit der Entschließung wird die Bundesregierung aufgefordert, die Arbeitsbedingungen und Personalausstattung in der Geburtshilfe – u. a. dass die in der Pflege erfolgende Refinanzierung von Stellen auch bei Hebammen im Kreißsaal zur Anwendung kommt – durch ein Geburtshilfestärkungsgesetz zu verbessern.
29. November 2019	Politik	Bundesrat stimmt zahlreichen GKV-relevanten Gesetzen und Verordnung zu	Der Bundesrat stimmt folgenden GKV-relevanten Gesetzen zu: – Digitale-Versorgung-Gesetz (DVG) – MDK-Reformgesetz – Reform des sozialen Entschädigungsrechts (SGB XIV) – Angehörigenentlastungsgesetz – ATA/OTA Berufsreform Allerdings lehnt der Bundesrat die mit dem MDK-Gesetz vorgesehenen Strafzahlung ab.
25. November 2019	Selbstverwaltung	Im Jahr 2020 beträgt der Bundesbasisfallwert 3.679,62 €	Unter Berücksichtigung der anteiligen Tariferhöhungsrate 2019 in Höhe von 0,23 % und des Veränderungswert 2020 in Höhe von 3,66 % vereinbaren die Selbstverwaltungspartner den Bundesbasisfallwert (BBFW) für das Jahr 2020 in Höhe von 3.679,62 €. Die Korridorgrenzen in Höhe von 2,50 % über und 1,02 % unter dem BBFW liegen damit bei 3.771,62 € und 3.642,09 €.
20. November 2019	Politik	Fachärztin für Innere Medizin übernimmt in Brandenburg Gesundheitsressort	Nachdem der Brandenburger Landtag Ministerpräsident Dietmar Woidke (SPD) wiedergewählt hat, werden die zehn Minister vereidigt. Dabei übernimmt die 62-jährige Ärztin Ursula Nonnenmacher (Grüne) das Ministerium für Arbeit, Soziales, Gesundheit, Frauen und Familie (MASGF).

Termin	Leitbegriff	Vorgang	Legende
19. November 2019	Rechtsprechung	Reha-Träger muss Behandlungskosten erstatten, wenn Versicherte Anspruch auf stationäre medizinische Reha haben, diese aber nicht zeitgerecht erhalten	Das BSG hat mit seinem Urteil (Az.: B 1 KR 13/19 R) klargestellt, dass ein Krankenhaus einen Vergütungsanspruch gegenüber dem Reha-Träger hat, so lange es Patienten stationär weiterbehandelt, bis diese einen Reha-Platz erhalten. Diese Entscheidung schließt die unbewusste Regelungslücke in SGB V und SGB IX hinsichtlich stationärer medizinischer Reha im Notfall.
14. November 2019	Selbstverwaltung	DRG Version 2020 – erstmals tagesbezogene Bewertungsrelationen für Pflege	Das Institut für das Entgeltsystem im Krankenhaus (InEK) veröffentlicht die aktuellen Vereinbarungen und Dokumente zum Entgeltsystem im Krankenhaus für das Jahr 2020. Erstmals weist der Fallpauschalen-Katalog tagesbezogene Bewertungsrelationen für Pflege aus.
14. November 2019	Politik	Gesundheitsausschuss des Bundesrat lehnt Strafmaßnahmen gegen Krankenhäuser ab	Mit einer Entschließung zum MDK-Reformgesetz spricht sich eine knappe Mehrheit (8 ja, 4 nein, 4 Enthaltungen) sowohl gegen die Erhöhung der Prüfquote als auch gegen die Einführung einer pauschalierten Strafzahlung ab 2020 aus. Ob das Gesetz ggf. im Vermittlungsausschuss landet, entscheidet der BR am 29. November.
13. November 2019	Rechtsprechung	Herzschlag verwechselt; 500.000 € Schmerzensgeld für Geburtsschaden	Der 5. Zivilsenat des OLG Oldenburg spricht einem heute 8-jährigen Mädchen aus dem Landkreis Gütersloh 500.000 € Schmerzensgeld zu, weil die behandelnden Gynäkologen einer Klinik aus dem Landkreis Osnabrück über 10 Minuten nicht bemerkten, dass kein Herzschlag des ungeborenen Kindes wahrnehmbar war. Sie verwechselten stattdessen den Herzschlag der Mutter mit dem des Kindes (Az.: 5 U 108/18).
12. November 2019	Selbstverwaltung	Nachweisvereinbarung zu Pflegepersonaluntergrenzen unterzeichnet	Die PpUG-Nachweis-Vereinbarung für das Jahr 2020 ergänzt die Verordnung zur Festlegung von Pflegepersonaluntergrenzen in pflegesensitiven Bereichen in Krankenhäusern sowie die Vereinbarung nach§ 137i Abs. 1 Satz 1 O SGB V zu Sanktionen bei Nichteinhaltung der Pflegepersonaluntergrenzen und muss zwischen den Partnern der gemeinsamen Selbstverwaltung vereinbart werden.
9. November 2019	Politik	Erstmals eine Ärztin an der Spitze des Marburger Bundes – Minister Spahn will Reform bei Mindestmengen beschleunigen	Die Hauptversammlung der Ärztegewerkschaft wählten die Oberärztin Dr. Susanne Johna zur ersten Vorsitzenden des Marburger Bundes. Sie tritt die Nachfolge von Rudolf Henke an, der nach zwölf Jahren nicht wieder kandidiert hatte. Bundesminister Spahn sprach sich in seinem Grußwort dafür aus, „die Mindestmengenregelungen selber gesetzlich festlegen zu wollen, wenn die Selbstverwaltung es nicht hinbekomme."
8. November 2019	Politik	Verbesserungen für Geburtshilfe, Hebammen und bei der Refinanzierung der Sicherstellungszuschläge werden beraten	Der Bundesrat (BR) verweist den gemeinsamen Antrag von Rheinland-Pfalz, Bremen, Hamburg und Hessen (BR-Drs. 544/19) zur Stärkung der Geburtshilfe sowie Hebammenversorgung sowie von Rheinland-Pfalz (BR-Drs. 543/19) zur Änderung der Finanzierungsvorgabe bei den Sicherstellungszuschlägen an seine Fachausschüsse.

17

Termin	Leitbegriff	Vorgang	Legende
7. November 2019	Politik	Bundestag beschließt Ausbildungsregeln für Assistenzberufe im Operations- und Anästhesiebereich	Ohne parlamentarische Diskussion werden erstmals bundesweit einheitliche Regelungen zur Ausbildung von Assistenzberufen im Operations- und Anästhesiebereich (ATA/OTA) geschaffen. Im Rahmen des Omnibusverfahrens wurde auch eine Fristverlängerung zur Weiterqualifizierung von Rettungsassistenten zu Notfallsanitätern beschlossen.
7. November 2019	Wissenschaft	Krankenhäuser versorgen weniger Notfallpatienten	Das Zentralinstitut für die kassenärztliche Versorgung in Deutschland (Zi) hat in seiner Studie „Zahlen zur ambulanten Notfallversorgung in Deutschland" festgestellt, dass die Zahl der durch Vertragsärzte behandelten ambulanten Notfälle angestiegen ist. Zwischen 2016 und 2018 ist die Anzahl der Behandlungen im Krankenhaus um rund 222.000 Fälle gesunken (2016: 10,6 Mio. Fälle; 2018: 10,4 Mio. Fälle).
7. November 2019	Politik	Bundestag beschließt MDK-Reform	Nachdem im AfG noch 57 Änderungsanträge beschlossen wurden, stimmt der Deutsche Bundestag der MDK-Reform zu. U. a. wurde beschlossen, dass Krankenhäuser nun bei fehlerhaften Rechnungen immer eine Strafe i. H. v. 300 € zahlen müssen und die Prüfquote im Jahr 2020 auf 12,5 % erhöht wird. Die DKG spricht in diesem Zusammenhang von einer Mehrbelastung für 2020 von 380 Mio. €, während die Krankenkassen mit Mehrausgaben von 900 Mio. € rechnen. Im „Huckepack-Verfahren" wurde zudem beschlossen, das Hygieneprogramm um drei Jahre zu verlängern.
6. November 2019	Rechtsprechung	800.000 € Schmerzensgeld für Hirnschaden nach Nasen-OP	Ein nach einem Behandlungsfehler hirngeschädigter Patient hat nach der Entscheidung des Landgerichts Gießen (Az.: 5 O 376/18) Anspruch auf insgesamt 800.000 € Schmerzensgeld. Die Summe gehört zu den höchsten, die Richter in ähnlichen Fällen für angemessen hielten.
31. Oktober 2019	Qualität	Zweiter G-BA-Bericht zu planungsrelevanten Qualitätsindikatoren veröffentlicht	Mit diesem Bericht werden die 2018-Ergebnisse zu elf Qualitätsindikatoren aus den Bereichen gynäkologische Operationen, Geburtshilfe und Mammachirurgie veröffentlicht. 66 statistische Auffälligkeiten an insgesamt 62 Standorten wurden von Fachkommissionen und dem IQTIG als „unzureichende" Qualität eingestuft. Diese Erkenntnisse wurden bereits im September den für die Krankenhausplanung zuständigen Landesbehörden übermittelt.
31. Oktober 2019	Wirtschaft	Malteser-Orden stößt Großteil seiner Kliniken ab	Da der Malteser-Orden sich auf den Geschäftsbereich „Wohnen und Pflege" konzentrieren will, wird die Zahl der Akutkrankenhäuser reduziert. Sechs der insgesamt acht Malteser-Akutkrankenhäuser – inklusive der zugehörigen medizinischen Versorgungszentren und dazugehörigen Einrichtungen wie Apotheken oder Logistik – sollen schon im Laufe des Jahres 2020 unter einer neuen Trägerschaft fortgeführt werden.
29. Oktober 2019	Qualität	AOK veröffentlicht „Mindestmengen-Transparenzkarte"	Mit einer bundesweiten „Mindestmengen-Transparenzkarte" gibt die AOK-Gemeinschaft erstmals einen Überblick über alle Kliniken, die 2020 Mindestmengen-relevante Operationen durchführen dürfen.

Termin	Leitbegriff	Vorgang	Legende
28. Oktober 2019	Politik	Nicht jeder muss alles machen	Bundesgesundheitsminister Jens Spahn (CDU) fordert beim Tag der Patientenfürsprecherinnen und Patientenfürsprecher eine stärkere qualitäts- und patientenorientierte Krankenhausversorgung. So sollte vor allem darauf geachtet werden, dass die Qualität vor allem bei komplexeren Eingriffen gut ist und nicht jeder alles macht.
28. Oktober 2019	Politik	Zusatzbeitrag steigt um 0,2 %	Mit der Veröffentlichung im Bundesanzeiger steht fest, dass 2020 der durchschnittliche Zusatzbeitragssatz in der GKV um 0,2 % auf 1,1 % angehoben wird. Hierdurch sollen die erwarteten Ausgaben der GKV von rund 256,8 Mrd. € refinanziert werden.
22. Oktober 2019	Selbstverwaltung	Krankenhausentgeltkatalog 2020	Die Deutsche Krankenhausgesellschaft (DKG), der GKV-Spitzenverband (GKV-SV) und der Verband der Privaten Krankenversicherung (PKV) haben sich auf den für 2020 geltenden Fallpauschalenkatalog (DRG-Katalog) verständigt. Die große Herausforderung bestand vor allem darin, die Pflegekosten (rd. 15 Mrd. €) aus den Fallpauschalen herauszulösen. Formal bleibt zwar der DRG-Katalog erhalten, bekommt aber neben dem bislang bekannten Relativgewicht je Fall nun auch ein Relativgewicht für den Pflegetagessatz („Spaltenlösung").
22. Oktober 2019	Selbstverwaltung	G-BA veröffentlicht Details zu den verbindlichen Mindestvorgaben in psychiatrischen und psychosomatischen stationären Einrichtungen	Nach Abschluss der redaktionellen und rechtlichen Konsistenzprüfung der vom G-BA am 19. September beschlossenen Richtlinie über die personelle Ausstattung der stationären Einrichtungen der Psychiatrie und Psychosomatik (PPP-RL) wird diese nun im Internet veröffentlicht.
16. Oktober 2019	Politik	Gesundheitsausschuss berät über Digitalreform	Der AfG beschäftigt sich im Rahmen einer öffentlichen Anhörung mit dem Entwurf für das Digitale-Versorgung-Gesetz DVG (Drs. 19/13438). Mit diesem werden auch die Krankenhäuser verpflichtet, sich an die Telematikinfrastruktur (TI) anzuschließen. Hebammen und Pflege- und Rehabilitationseinrichtungen können sich freiwillig anschließen lassen. Das Ziel sei, perspektivisch alle Gesundheitsberufe an die TI anzubinden.
14. Oktober 2019	Politik	Kritik an geplanter MDK-Reform	Im Rahmen der öffentlichen Anhörung des Ausschusses für Gesundheit (AfG) zum MDK-Reformgesetz äußern die Krankenkassen heftige Kritik vor allem an den geplanten Änderungen bei der Prüfung von Krankenhausabrechnungen. Vertreter der Ärzte und Krankenhäuser lobten hingegen die geplanten Änderungen.

17

Termin	Leitbegriff	Vorgang	Legende
9. Oktober 2019	Politik	Bundeskabinett beschließt Finanzspritze für Krankenhäuser und Reform der Anästhesie- und OP-Assistenz	Im Zusammenhang mit der Beschlussfassung des Bundeskabinetts zum Fairer-Kassenwettbewerb-Gesetz (GKV-FKG) sollen die Krankenhäuser – zum pauschalen Ausgleich etwaiger 2018 und 2019 nicht refinanzierter Tarifsteigerungen für das Pflegepersonal – einmalig 250 Mio. € erhalten. Dies Mittel werden aus dem Gesundheitsfonds bereitgestellt. Mit dem Gesetzentwurf (Drs. 19/13825) soll die Ausbildung für Anästhesietechnische und Operationstechnische Assistenten (ATA/OTA) modernisiert und bundesweit vereinheitlicht werden. Ziel ist die verbesserte Patientensicherheit.
7. Oktober 2019	Politik	36 Änderungsanträge zum MDK-Reformgesetz	Die Änderungsanträge der Regierungsfraktionen enthalten u. a. neue Regelungsvorgaben zu Hygieneförderprogramm, Begrenzung der Berücksichtigung von Leiharbeit in der KH-Pflege und Fristverlängerung für den Nachweis Pflegebudget sowie Anpassung der Sachkostenkorrektur Krankenhaus im Jahr 2021.
4. Oktober 2019	Politik	Deutsche Fachkräfteagentur für Gesundheits- und Pflegeberufe gegründet	Das Saarland gründet als alleinige Gesellschafterin die Deutsche Fachkräfteagentur für Gesundheits- und Pflegeberufe (DeFa) und setzt somit einen Beschluss der Konzertierten Aktion Pflege um, auf den sich die beteiligten Bundesministerien, die Länder, Arbeitgeber und Gewerkschaften, die Fachverbände und Vertreter der Patienten und Pflegebedürftigen im Sommer 2019 geeinigt hatten. Die Dienste der DeFa – mit Sitz in Saarbrücken und mit 15 bis 20 Mitarbeitern – kann jeder in Anspruch nehmen, für die Unterstützung bei den Verwaltungsverfahren wird pro Einzelfall eine Gebühr von 350 € erhoben. Finanziert wird die Agentur hauptsächlich aus Mitteln des BMG, das mit 4,7 Mio. € binnen vier Jahren einen Großteil der Kosten trägt.
2. Oktober 2019	Politik	BMG prüft Richtlinie zur Personalausstattung für die psychiatrische, kinder- und jugendpsychiatrische und psychosomatische Versorgung	Auf die Kleine Anfrage der Fraktion BÜNDNIS 90/DIE GRÜNEN (Drs. 19/13242) teilt das Bundesministerium für Gesundheit (BMG) in seiner Antwort (Drs. 19/13729) mit, dass es die vom Gemeinsame Bundesausschuss (G-BA) am 19. September 2019 beschlossene Erstfassung der Richtlinie gemäß § 94 SGB V rechtsaufsichtlich prüfen wird.

Krankenhaus-Report 2021

Daten und Analysen

Inhaltsverzeichnis

Die Krankenhausbudgets 2018 und 2019 im Vergleich

Gregor Leclerque und Carina Mostert

Inhaltsverzeichnis

© Der/die Autor(en) 2021
J. Klauber et al. (Hrsg.), *Krankenhaus-Report 2021*, https://doi.org/10.1007/978-3-662-62708-2_18

■ ■ Zusammenfassung
Der Beitrag untersucht die Veränderungen in den jährlich zu vereinbarenden Budgets der Jahre 2018 und 2019 auf Basis von 1.181 somatischen Krankenhäusern. Deren Budgets (ohne Berücksichtigung von Ausgleichen) sind um 4,5 % gestiegen, was einem Mittelzuwachs von etwa 2,9 Mrd. Euro entspricht. Der Budgetanstieg liegt damit rund 1,4 Prozentpunkte höher als im Vorjahr. Budgeterhöhend hat sich dabei erneut vor allem die Preisentwicklung ausgewirkt. Hier ist neben der Entwicklung der LBFW auch das erhöhte Budgetvolumen der Zu- und Abschläge – und dabei insbesondere das Pflegestellenförderprogramm – von Bedeutung. Die Mengenentwicklung hingegen trägt nur geringfügig zum Budgetanstieg bei, wobei die Fallzahlen stagnieren und der moderate Anstieg vollständig auf strukturelle Entwicklungen zurückgeführt werden kann. Wenngleich die Gesamtentwicklung der Budgets durch den DRG-Bereich dominiert wird, so zeigt sich bei den Zusatzentgelten eine höhere Dynamik. Fortgesetzt hat sich die Tendenz zu deutlich späteren Verhandlungen und Genehmigungen der AEBs. Gemessen am Gesamtcasemixvolumen wurden 2019 nur knapp 38 % unterjährig umgesetzt.

This article analyses the changes in the annually agreed budgets in 2018 and 2019 on the basis of 1,181 somatic hospitals. The budgets of these hospitals have increased by 4.5 % after adjustment, which corresponds to an increase in funds of about 2.9 billion Euros. The budget increase is thus about 1.4 percentage points higher than in the previous year. The increase was again primarily due to price developments. In addition to the development of the LBFW, the increased budget volume of surcharges and discounts – and in particular the nursing care subsidy programme – is significant. Volume growth contributed only slightly to the budget increase, with case numbers stagnating and the moderate increase being entirely attributable to structural developments. Although the overall budget development is dominated by the DRG sector, a higher dynamic can be observed in the supplementary charges. The trend towards significantly later negotiations and approvals of the AEBs has continued. Measured against the total casemix volume, only just under 38 % were implemented during the year 2019.

18.1 Einführung

Der vorliegende Beitrag analysiert die Veränderungen in den jährlich zu vereinbarenden Budgets somatischer Krankenhäuser zwischen den Jahren 2018 und 2019. Die Darstellung basiert auf den vorliegenden Unterlagen nach der amtlichen Aufstellung der Entgelte und Budgetberechnung (AEB) aus 1.181 Kliniken. Es werden nur Einrichtungen betrachtet, zu denen in beiden Jahren Budgetvereinbarungen vorliegen und die über den beobachteten Zeitraum hinweg als eigenständige Leistungserbringer am Markt präsent waren. Einrichtungen, die 2019 durch Schließungen aus dem Markt ausgeschieden oder durch Fusionen in anderen Häusern aufgegangen sind, bleiben unberücksichtigt. Die Grundgesamtheit repräsentiert 80,1 % der bundesweiten Leistungsmenge (DRG-Casemixsumme), wie sie im Rahmen der Vereinbarungen der Landesbasisfallwerte (LBFW) 2019 festgelegt worden ist (AOK-Bundesverband 2020).

Der Beitrag beginnt in ▶ Abschn. 18.2 mit der Darstellung der allgemeinen Budgetentwicklung und der Preis- und Mengenfaktoren. In ▶ Abschn. 18.3 werden die Preis- und in ▶ Abschn. 18.4 die Leistungsentwicklungen im DRG-Bereich und für Zusatzentgelte vertiefend analysiert. Abschließend thematisiert ▶ Abschn. 18.5 die Wirkung der Budgetergebnisse im Zusammenhang mit den Umsetzungszeitpunkten.

18.2 Allgemeine Budgetentwicklung

Das vereinbarte Gesamtbudget (ohne Ausgleiche), das die Beträge für DRGs, sonstige Entgelte nach § 6 Krankenhausentgeltgesetz (KHEntgG) sowie Zu- und Abschläge umfasst, steigt für die hier betrachteten Einrichtungen zwischen 2018 und 2019 um 4,5 % (2,9 Mrd. Euro) auf 66,1 Mrd. Euro an. ◘ Tab. 18.1 stellt die Komponenten des vereinbarten Gesamtbudgets 2018 und 2019 dar. Das DRG-Budget ist aufgrund des großen Anteils am Gesamtbudget (91,0 %) mit einem Anstieg um knapp 1,5 Mrd. Euro beziehungsweise 2,6 % nach wie vor Haupttreiber der Entwicklung. Die Gesamtbeträge für Zusatzentgelte (+15,6 %) weisen deutlich stärkere, die der sonstigen Entgelte (+4,3 %) ähnliche Veränderungsraten wie das Gesamtbudget auf. Den nach wie vor geringsten Anteil am Gesamtbudget hat die Summe der Zu- und Abschläge, allerdings bedingt deren Anstieg von knapp 900 Mio. € 31,4 % des Gesamtbudgetanstiegs. Details zu den Veränderungen bei Zusatzentgelten und Zu- und Abschlägen finden sich in den ▶ Abschn. 18.3 und 18.4.

Wird das vereinbarte Budget überschritten, werden Rückzahlungen der Krankenhäuser fällig. Kommt es hingegen zu Budgetunterschreitungen, resultieren Nachzahlungen der Krankenkassen. Diese Ausgleiche[1] werden mit den Budgets der Folgejahre verrechnet. Während die Summe aller Nach- und Rückzahlungen im Jahr 2018 207 Mio. Euro betrug, mussten die Krankenkassen im Jahr 2019 einen Betrag von 359 Mio. Euro ausgleichen. Daher steigt das Gesamtbudget unter Berücksichtigung der Ausgleichsbeträge um 4,7 % an.

Die Veränderungsrate des Gesamtbudgets kann in einen Preis- und einen Mengeneffekt unterteilt werden. Insgesamt liegt die Veränderungsrate auf einem ähnlichen Niveau wie 2018. Die Preiskomponente ist mit 3,9 % im Vergleich zu 2018 erneut angestiegen (◘ Tab. 18.2) und erreicht den höchsten Wert seit Beendigung der Konvergenzphase der LBFW. Damit macht die Preisentwicklung von 2018 nach 2019 86,5 % der Gesamtbudgetveränderung aus, allerdings fällt auch der Mengeneffekt mit 0,6 % im Vergleich zur Vor-

◘ **Tabelle 18.1** Vereinbarte Budgets 2018 und 2019 (in Mio. Euro)

	2018	2019	Veränderung	
DRG-Budget	58.656	60.163	1.506	2,6 %
Zusatzentgelte	2.410	2.786	376	15,6 %
Sonstige Entgelte	1.821	1.900	79	4,3 %
Zu- und Abschläge (ohne Ausbildung)	366	1.265	899	245,8 %
Gesamtbudget	63.253	66.114	2.860	4,5 %
Ausgleiche	207	359	152	73,7 %
Gesamtbudget mit Ausgleichen	63.460	66.473	3.013	4,7 %

n = 1.181 Krankenhäuser
Krankenhaus-Report 2021

---

1 Nicht berücksichtigt werden sogenannte Zahlbetragsausgleiche. Diese kommen zustande, wenn im Falle von retrospektiven Vereinbarungen Entgelte des abgelaufenen Jahres weiter erhoben wurden.

◻ **Tabelle 18.2** Jährliche Budgetveränderung und der Einfluss von Menge und Preis ohne Ausgleiche (in %)

Jahr	Gesamtbudget	Menge	Preis
2009	7,0	3,6	3,2
2010	5,8	3,3	2,5
2011	2,9	2,9	0,0
2012	4,0	2,7	1,3
2013	4,5	1,6	2,9
2014	4,4	1,5	2,8
2015	3,6	1,9	1,8
2016	5,0	2,7	2,3
2017	3,0	0,9	2,2
2018	3,1	0,3	2,8
2019	4,5	0,6	3,9

Krankenhaus-Report 2021

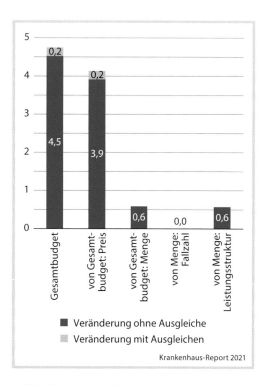

◻ **Abb. 18.1** Einflussfaktoren der vereinbarten Budgetentwicklung 2019 (in %). n = 1.181 Krankenhäuser

jahresveränderung wieder etwas stärker aus (+0,3 Prozentpunkte).

◻ Abb. 18.1 stellt die Einflussfaktoren der vereinbarten Budgetentwicklung von 2018 nach 2019 dar. Die Ausgleiche werden dem Preiseffekt zugeordnet, der mit insgesamt 4,1 Prozentpunkten den weitaus größten Teil der Gesamtbudgetveränderung determiniert. Der Einfluss des Mengeneffekts lässt sich noch einmal in zwei Faktoren untergliedern: in die Veränderung der Fallzahl und der Leistungsstruktur, wobei die Fallzahlveränderung 2018 nach 2019 einen minimalen Einfluss auf die Mengenentwicklung ausübte. Das Plus von 0,6 Prozentpunkten ist vollständig auf die Veränderung der Leistungsstruktur zurückzuführen.

18.3 Vereinbarte Preisentwicklung

Das Vergütungsniveau stationärer Leistungen im somatischen Bereich wird wie oben beschrieben hauptsächlich von der Preisentwicklung für DRG-Leistungen bestimmt. Die sogenannten sonstigen Entgelte nach § 6 KHEntgG, deren Preise hausindividuell zu vereinbaren sind, spielen für die Gesamtentwicklung auf Bundesebene eine nachgeordnete Rolle und werden daher im Weiteren nicht näher untersucht.

Die DRG-Preiskomponente setzt sich maßgeblich aus den Komponenten Basisfallwert, Zu- und Abschläge sowie periodenfremde Ausgleiche für Budgetabweichungen in den Vorjahren zusammen. Der in den Budgetverhandlungen auf Krankenhausebene verwendete Basisfallwert für die hier untersuchten Einrichtungen beträgt im Jahr 2018 im Mit-

18

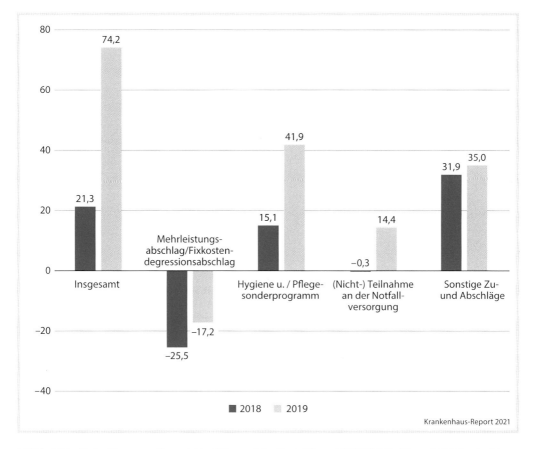

■ **Abb. 18.2** Preiswirkung von Zu- und Abschlägen auf den Basisfallwert 2018/2019 (in %). n = 1.181 Krankenhäuser

tel 3.452 € und steigt im Folgejahr um 2,5 % auf 3.538 € an. Unter Berücksichtigung der Zu- und Abschläge resultiert eine Veränderung um 4,0 %. Unter Berücksichtigung der Ausgleichzahlungen für Vorperioden liegt die Preissteigerung bei 4,2 %. Im Folgenden werden die bedeutenden Einflussgrößen im Detail dargestellt sowie deren Einfluss auf die Gesamtentwicklung analysiert. ■ Abb. 18.2 zeigt ergänzend die Preiswirkung von Zu- und Abschlägen auf die Basisfallwerte 2018 und 2019.

■ ■ **Obergrenze für die Preisentwicklung der Landesbasisfallwerte (Grundlohnrate/ Orientierungswert/Veränderungswert)**

Mit Einführung der LBFW im Jahr 2005 galt die Veränderungsrate nach § 71 SGB V Abs. 3

(Grundlohnrate) als Obergrenze für vereinbarte Preisveränderungen. Die Grundlohnrate spiegelt die Einnahmenentwicklung der gesetzlichen Krankenkassen wider. Seit 2013 soll sich die Obergrenze stärker an den Kosten der Krankenhäuser orientieren. Dazu berechnet das Statistische Bundesamt mit dem sogenannten Orientierungswert die Kostenentwicklung der Inputfaktoren für Krankenhausleistungen. Diese entspricht einer krankenhausspezifischen Inflationsrate. Die aktuell gültige Regelung für die Obergrenze der Preisentwicklung wurde mit dem Beitragsschuldengesetz 2014 eingeführt. Ob sich die Preise kosten- oder einnahmeorientiert entwickeln sollen, hängt seitdem davon ab, ob der Orientierungswert oder die Grundlohnrate höher ist. Der höhere Wert gilt als Obergrenze.

Der vom Statistischen Bundesamt veröffentlichte Orientierungswert für das Jahr 2019 liegt mit 1,96 %[2] deutlich unterhalb der veröffentlichten Veränderungsrate nach § 71 SGB V Abs. 3 in Höhe von 2,65 %. Daher galt im Jahr 2019 wiederholt die Grundlohnsumme als Obergrenze für die Veränderung der LBFW. Im gewichteten Mittel stiegen die LBFW mit Ausgleichen von 3.456 € im Jahr 2018 um 2,46 % auf 3.541 € im Jahr 2019. Somit blieb die durchschnittlich vereinbarte Preisveränderung 0,2 Prozentpunkte unter der geltenden Obergrenze. Eine Tariferhöhungsrate gemäß der Vereinbarung nach § 9 Abs. 1 Nr. 7 KHEntgG war nicht zu berücksichtigen.[3]

▪▪ Mehrleistungsabschlag

Hinsichtlich der Vergütung von vereinbarten Leistungsveränderungen bestehen seit Beginn der Konvergenzphase im Jahr 2005 unterschiedliche gesetzliche Auflagen, die in den Budgetverhandlungen zu berücksichtigen sind. Hintergrund ist, dass steigende Mengen in den meisten Leistungsbereichen c. p. zu sinkenden Durchschnittskosten führen, da sich lediglich die variablen Kosten verändern und die Fixkosten konstant bleiben.

Mit dem im Jahr 2012 verabschiedeten Gesetz zur Einführung eines pauschalierenden Entgeltsystems für psychiatrische und psychosomatische Einrichtungen (PsychEntgG) wurde der Mehrleistungsabschlag ab 2013 mit einer Geltung für zwei Jahren auf 25 % festgelegt. Mit dem ersten Pflegestärkungsgesetz (PSG I) aus dem Jahr 2014 wurde eine Verlängerung der Geltungsdauer auf drei Jahre geregelt.[4] Mit Inkrafttreten des Krankenhausstrukturgesetzes (KHSG) am 1. Januar 2016 wurden die Regelungen zur Steuerung und Budgetberücksichtigung von Leistungsveränderungen für das Folgejahr deutlich geändert: Ab dem Jahr 2017 entfällt der Mehrleistungsabschlag für neu vereinbarte Mehrmengen und mit dem Fixkostendegressionsabschlag (FDA) wird ein neues Instrumentarium eingeführt (s. u.). Durch die dreijährige Geltungsdauer des Mehrleistungsabschlages war dieser Tatbestand im Jahr 2018 letztmals budgetwirksam.

Das vereinbarte Gesamtvolumen für den Mehrleistungsabschlag belief sich aufgrund der weiter geltenden Beträge aus den Vorjahren im Jahr 2018 auf −209,2 Mio. Euro. Dies entspricht einem vereinbarten Preiseffekt von −12,31 € im selben Jahr.

▪▪ Fixkostendegressionsabschlag

Der FDA ersetzt seit seiner Einführung im Jahr 2017 nicht nur den gleichzeitig entfallenden Mehrleistungsabschlag für neu zu vereinbarende Mengensteigerungen, sondern zusätzlich die bis dato auf Landesebene im LBFW wirksame Mengendegression. Da für den FDA eine Laufzeit von drei Jahren vorgesehen ist, tritt ein befristeter krankenhausindividueller Abschlag an die Stelle einer dauerhaften Wirkung im LBFW, um die Skaleneffekte aus der Erbringung von Mehrleistungen abzubilden. Für die Jahre 2017 und 2018 wurde der FDA-Regelsatz auf 35 % gesetzlich festgelegt. Das bedeutet, dass für erbrachte Mehrleistungen die Vergütung um 35 % gekürzt wird. Der FDA-Regelsatz gilt für alle Regelleistungen, die nicht unter einen Ausnahmetatbestand[5] oder eine Sonderreglung[6] fallen. Ein erhöh-

---

2   Die zugrundeliegenden, vom Statistischen Bundesamt ermittelten Teilorientierungswerte für Personal- und Sachkosten liegen bei 2,39 bzw. 1,26 %.

3   „Vereinbarung gemäß § 9 Abs. 1 Nr. 7 KHEntgG – Erhöhungsrate für das Jahr 2018 und 2019 vom 12.11.2019".

4   Von den Regelungen ausgenommen sind Mehrleistungen aus DRGs mit einem Sachkostenanteil von mehr als 66,7 % oder solche, die aus krankenhausplanerischen Maßnahmen resultieren.

5   Komplett vom FDA ausgenommen sind Mehrleistungen aus dem Bereiche Transplantationen, Polytraumata, Versorgung Schwerbrandverletzter, Versorgung Frühgeborener, Leistungen für zusätzliche Versorgungsaufträge sowie Leistungen von Zentren. Ferner sind Leistungen mit einem Sachkostenanteil von mehr als zwei Dritteln und DRGs, deren Bewertungsrelationen im Katalog abgesenkt wurden, weil Anhaltspunkte für wirtschaftlich begründete Fallzahlsteigerungen in der Vergangenheit vorliegen.

6   Für DRGs aus dem Katalog der „nicht mengenanfälligen Leistungen" kommt ein um die Hälfte reduzierter Abschlag zur Anwendung. Gleiches gilt im Falle von Leistungsverlagerungen im Einzugsgebiet eines Krankenhauses.

ter Abschlag von bis zu 50 % konnte zunächst für zusätzliche Leistungen mit höherer Fixkostendegression vereinbart werden oder wenn in hohem Maße wirtschaftlich begründete Mengensteigerungen vorliegen. Ab 2019 entfällt entsprechend den Vorgaben im Pflegepersonal-Stärkungsgesetz (PpSG) die Möglichkeit, einen höheren FDA als 35 % zu vereinbaren.

Die Summe der vereinbarten Fixkostendegressionsabschläge im Jahr 2018 setzt sich aus neu vereinbarten Beträgen sowie der Weitergeltung aus 2017 zusammen und betrug 223,2 Mio. Euro. Bis auf wenige Ausnahmefälle galten diese Beträge 2019 weiter. Hinzu kommen Vereinbarungen für neue Mehrleistungen in den selben oder anderen Krankenhäusern. Das vereinbarte FDA-Gesamtvolumen in insgesamt 564 Krankenhäusern lag im Jahr 2019 bei 292,4 Mio. €. Der Effekt auf den Preis von DRG-Leistungen betrug entsprechend −13,14 € im Jahr 2018 und −17,20 € im Jahr 2019.

G-BA-Mehrkostenzuschlag

Darüber hinaus wurden mit dem KHSG befristete Zuschläge für die Finanzierung von Mehrkosten aufgrund von Qualitätssicherungsrichtlinien des Gemeinsamen Bundesausschusses (G-BA) etabliert. Im April 2017 trat die entsprechende Vereinbarung zwischen den Vertragspartnern auf Bundesebene in Kraft.[7] In deren Anlage 1 wird auch die konkrete Zuschlagsfinanzierung der bislang einzigen Richtlinie geregelt, die Vorgaben für die Versorgung von Früh- und Reifgeborenen (QFR-RL) macht. Sie legt die Geltungsdauer der befristeten Zuschläge vom 05.11.2015 bis zum 31.12.2021 fest.

Die für die Budgetjahre 2018 und 2019 vereinbarte Budgetsumme ist mit 62,8 bzw. 65,2 Mio. € fast identisch. Der Effekt auf den Preis von DRG-Leistungen beträgt jeweils 3,83 €.

---

7 „Vereinbarung gemäß § 9 Abs. 1a Nr. 1 KHEntgG zur Finanzierung von Mehrkosten aufgrund der Richtlinien des Gemeinsamen Bundesausschusses zur Qualitätssicherung (G-BA-Mehrkostenzuschlagsvereinbarung)".

Hygienesonderprogramm

Ebenfalls mit dem Beitragsschuldengesetz wurde die Förderung der Krankenhaushygiene im KHEntgG eingeführt. Ursprünglich sollten Krankenhäuser zusätzliche Mittel für die Neueinstellung und Weiterbildung von ärztlichem und pflegerischem Hygienepersonal für die Jahre 2013 bis 2016 erhalten. Mit dem Krankenhausstrukturgesetz (KHSG) aus dem Jahr 2016 wurde das Programm um weitere drei Jahre bis 2019 verlängert.

Für das Jahr 2018 betrug das vereinbarte Budgetvolumen in den hier untersuchten Krankenhäusern für das Hygienesonderprogramm 86,1 Mio. €. Es stieg 2019 um 9,6 % auf 94,4 Mio. €, was im Jahr 2019 mit einer Preiswirkung auf die DRG-Leistungen von 5,55 € einherging.

Pflegestellenförderprogramm

Mit dem KHSG wurde das zweite Pflegestellenförderprogramm für die Budgetjahre 2016 bis 2018 beschlossen. In diesem Zeitraum können die Verhandlungspartner jährlich bis zu 0,15 % des Krankenhausbudgets zusätzlich für die Neueinstellung oder Aufstockung vorhandener Teilzeitstellen im Pflegedienst vereinbaren. Dabei hatten die Krankenhäuser zunächst einen Eigenanteil von 10 % aufzubringen, was sich mit den Vorgaben vom ersten Förderprogramm deckt. Mit dem PpSG wurde das Pflegestellenförderprogramm nachträglich um ein weiteres Jahr verlängert und etwas verändert. Im Jahr 2019 entfiel der Eigenanteil der Krankenhäuser und die Obergrenze für die Summe der Fördermittel.

Im Vergleich zu den vereinbarten 170,4 Mio. Euro aus dem Jahr 2018 hat sich der Betrag in 2019 bei den hier betrachteten Krankenhäusern um den Faktor 3,6 erhöht und betrug 618,2 Mio. €. Die Auswirkungen des Pflegestellenförderprogramms auf den Preis von DRG-Leistungen summieren sich 2019 auf 36,36 €.

Pflegezuschlag

Das erste Pflegestärkungsgesetz (PSG I) regelte ab 2017 den Übergang des Versorgungszuschlags in den Pflegezuschlag, obwohl mit der gleichzeitigen Abschaffung der Mengenberücksichtigung in den LBFW die sogenannte „doppelte Degression" nicht mehr vorlag. Die Fördersumme jedes einzelnen Hauses leitet sich aus dessen Anteil an den Personalkosten für das Pflegepersonal aller allgemeinen Krankenhäuser im Bund ab. Somit erfolgt die Ausschüttung nicht mehr pauschal über die Gesamterlöse im DRG-Bereich (Versorgungszuschlag), sondern über den konkreteren Aufwand für Pflegepersonal (Pflegezuschlag).

Das vereinbarte Volumen des Pflegezuschlags summierte sich im Jahr 2018 auf rund 399,0 Mio. € und im Jahr 2019 auf 404,5 Mio. €. Der Preiseffekt lag 2019 folglich mit 23,79 € auf einem vergleichbaren Niveau wie 2018.

■ ■ **Zu- und Abschläge für die (Nicht-)Teilnahme an der Notfallversorgung**

Bis einschließlich 2018 konnten für Krankenhäuser, die nicht an der Notfallversorgung teilgenommen haben, Abschläge von 50 € je Fall vereinbart werden. 2019 trat der Beschluss des G-BA in Kraft, der die Regelungen zu einem gestuften System von Notfallstrukturen in Krankenhäusern (§ 136c Abs. 4 SGB V) beinhaltete. Je nach Art und Umfang der strukturellen, personellen und medizinisch-technischen Ausstattung werden die Krankenhausstandorte in ein dreistufiges System eingeteilt. Für Standorte, welche die Kriterien der Basisnotfallversorgung (Stufe 1) erfüllen, ist ein Zuschlag von 150.000 €, für die der erweiterten Notfallversorgung (Stufe 2) von 450.000 € und für die der umfassenden Notfallversorgung (Stufe 3) von 700.000 € vorgegeben.[8] Darüber hinaus besteht die Möglichkeit, hausindividuelle Zuschläge für spezielle Notfallversorgungangebote[9] zu vereinbaren. Für Krankenhäuser, die sich gar nicht an der Notfallversorgung beteiligen, ist ein Abschlag von 60 € je Fall vorgesehen.

Im Jahr 2018 wurde nach den alten Regelungen in den Budgetvereinbarungen von 68 Krankenhäusern ein Abschlag mit dem Gesamtbetrag von 4,5 Mio. € für die Nichtteilnahme an der Notfallversorgung vereinbart. Nach den neuen Regelungen im Jahr 2019 summierte sich der vereinbarte Abschlag von insgesamt 294 Nichtteilnehmern auf 35,8 Mio. €. 773 Krankenhäuser erhielten, summiert über die zugrunde liegenden Standorte, Notfallstufenzuschläge von insgesamt 280,6 Mio. Euro. Folglich ergab sich insgesamt eine Preiswirkung von 14,40 € je Fall.

18.4 Vereinbarte Leistungsentwicklung

Die folgenden zwei Abschnitte widmen sich der vereinbarten Leistungsentwicklung in den Bereichen DRG und Zusatzentgelte. Die wesentlichen Determinanten werden mit der Methode der Komponentenzerlegung identifiziert und quantifiziert.

18.4.1 Leistungsveränderung im DRG-Bereich

Die Leistungsmenge im DRG-Bereich wird über den Casemix (CM) ausgedrückt. Er ergibt sich aus der Multiplikation der Komponenten Fallzahl und durchschnittliche Fallschwere (CMI). Für einen zutreffenden Vergleich der vereinbarten Leistungsvolumina zweier Jahre ist es erforderlich, die Veränderungen zwischen den jeweils gültigen DRG-Katalogen zu berücksichtigen. Die Effekte aus dem G-DRG-

8   „Vereinbarung über Zu- und Abschläge für eine Teilnahme oder Nichtteilnahme von Krankenhäusern an der Notfallversorgung gemäß § 9 Abs. 1a Nr. 5 KHEntgG i. V. m. § 136c Abs. 4 SGB V (Notfallstufenvergütungsvereinbarung)" vom 10.12.2018.

9   Dazu gehören die Schwerverletztenversorgung, die Kindernotfallversorgung, die Versorgung von Schlaganfällen sowie die Versorgung von Durchblutungsstörungen am Herzen.

Katalogwechsel 2018/2019 werden im Folgenden dargelegt.

▪ ▪ Auswirkungen aus der G-DRG-Katalogrevision 2018/2019 (Katalogeffekt)

Die seit 2006 für den G-DRG-Katalog verwendete Normierungsmethode soll sicherstellen, dass die Anwendung eines neuen Kataloges gegenüber der Vorgängerversion auf nationaler Ebene zum gleichen CM-Volumen führt. Die jährliche Kalkulation des G-DRG-Katalogs durch das Institut für das Entgeltsystem im Krankenhaus (InEK) führt aber neben der Neubewertung der jeweiligen Krankenhausleistungen auch zu strukturellen Änderungen des Entgeltsystems. Die Auswirkungen dieser Revisionen werden im Weiteren Katalogeffekt genannt.

Auf tiefer gegliederten Ebenen, wie den Major Diagnostic Categories (MDCs)[10] und deren Partitionen, aber auch auf Krankenhaus- oder Landesebene sind zum Teil deutliche Katalogeffekte nicht unüblich. Aus ihnen resultiert eine entsprechende Änderung der Vergütungs- und damit Budgethöhe ohne reale Leistungsveränderung. Um diese Störgröße zu neutralisieren, werden für alle vergleichenden Darstellungen in den folgenden Abschnitten die vereinbarten DRG-Leistungen des Jahres 2018 in den Katalog des Jahres 2019 überführt.[11]

Mit Überleitung der Vereinbarungen aus 2018 auf den G-DRG-Katalog 2019 sinkt der CM für die hier betrachteten Einrichtungen um rund −14.505 Bewertungsrelationen (BR), was einem Katalogeffekt von −0,09 % ent-

▪ Tabelle 18.3 Verteilung der Katalogeffekte 2018 nach 2019 auf Einzelhausebene

	Katalogeffekt
1. Quintil	Negativer als −0,78 %
2. Quintil	Zwischen −0,78 und −0,16 %
3. Quintil	Zwischen −0,16 und 0,13 %
4. Quintil	Zwischen 0,13 und 0,45 %
5. Quintil	Positiver als 0,45 %

n = 1.181 Krankenhäuser
Krankenhaus-Report 2021

spricht.[12] Die individuellen Katalogeffekte der Krankenhäuser liegen zwischen −10,0 und 6,6 %. Die 20 % der Häuser mit der negativsten katalogbedingten Veränderung verzeichnen einen CM-Rückgang von mehr als 0,78 %. Für 20 % der Krankenhäuser erfolgt eine Aufwertung des vereinbarten CM-Volumens um mindestens 0,45 % (▪ Tab. 18.3). Somit fällt die Spreizung der Katalogeffekte auf Hausebene etwas deutlicher aus als im Vorjahr.[13]

Auf Ebene der 26 MDCs war die Abwertung der in den vorangegangenen Jahren mengendynamischen MDC 5 (Krankheiten und Störungen des Kreislaufsystems) erneut am deutlichsten (▪ Abb. 18.3): Sie verlor aufgrund der Katalogrevision −42.505 BR, was einem Effekt von −1,47 % entspricht. Die prozentual deutlichste Abwertung gab es mit −2,84 % bei der MDC 19 (Psychiatrische Krankheiten und Störungen) und die prozentual deutlichste Aufwertung mit 3,43 % in der MDC 14 (Schwangerschaft, Geburt und Wochenbett).

---

10 Die deutsche Bezeichnung für MDC lautet Hauptdiagnosegruppe. Eine Aufstellung aller MDCs findet sich in ▪ Tab. 18.4.
11 Die Abbildung der Vereinbarungen des Jahres 2018 nach G-DRG-Katalog 2019 erfolgt mit dem Verfahren der „Vereinbarungsgewichteten Überleitung". Dieses Verfahren gewichtet die vereinbarten Mengen des Jahres 2018 je DRG mit einer hausspezifischen Überleitungstabelle auf Basis von § 301-Daten von AOK-Versicherten (Friedrich und Paschen 2005).

12 Der nationale Katalogeffekt aus der Normierung des G-DRG Systems für das Datenjahr 2017 betrug nach Auskunft des InEK in der finalen Version −0,0911 %. Davon gehen −0,078 bzw. −0,011 % auf die Ausgliederung im Zusammenhang mit dem ZE Nusinersen bzw. dem ZE Palliativdienst zurück, weitere −0,002 % auf neue – nicht näher bezeichnete – NUBs.
13 Hentschker et al. (2020).

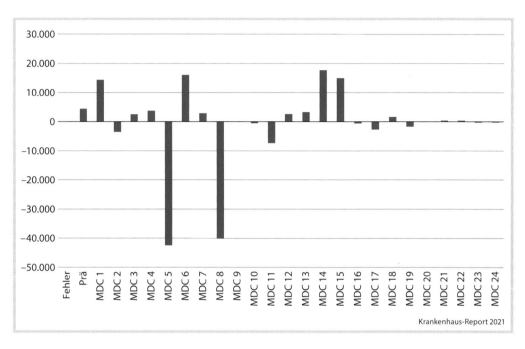

Krankenhaus-Report 2021

⬛ **Abb. 18.3** Absolute CM-Veränderung je MDC infolge der Katalogrevision 2019 zum Vorjahr (in BR). n = 1.181 Krankenhäuser

▪▪ **Komponentenzerlegung der vereinbarten CM-Veränderung im DRG-Bereich**

Nach Bereinigung des Katalogeffektes ergibt sich eine vereinbarte Leistungsentwicklung im DRG-Bereich von 2018 nach 2019 von ca. 33.079 CM-Punkten (+0,2 %) (⬛ Abb. 18.4). Zur detaillierten Analyse wird im Folgenden das Konzept der Komponentenzerlegung[14] angewendet. Sie quantifiziert den Einfluss von Fallzahl und Fallschwere

(CMI) und zerlegt die CMI-Entwicklung in weitere Teilkomponenten. Isoliert betrachtet führte die Fallzahlentwicklung lediglich zu einem Anstieg von 3.157 CM-Punkten (0,0 %). Die Leistungsentwicklung war somit nahezu vollständig durch die gestiegene durchschnittliche Fallschwere (CMI) bedingt, die zu einem Anstieg von 29.922 CM-Punkten (+0,3 %) geführt hat.

Die Komponente CMI lässt sich unterteilen in die Bewertungsrelations- und die Strukturkomponente. Dass sich der Trend hin zu kürzeren Verweildauern fortsetzt, zeigt der absenkende Einfluss (−0,3 %) der BR-Komponente. Eine Tendenz zur Vereinbarung höher bewerteter Leistungen, die sich an der positiven Strukturkomponente ablesen lässt, ist ebenfalls schon seit vielen Jahren zu beobachten. Sie lag mit +0,5 % etwas niedriger als im Vorjahr (+0,8 %).[15]

14 Für die Anwendung der Komponentenzerlegung müssen zwei Bedingungen erfüllt sein: eine Produkthomogenität und eine ausgeprägte Produkthierarchie. Erstere wird dadurch gewährleistet, dass die Vereinbarungen beider Jahre über den DRG-Katalog 2018 abgebildet werden. Die zweite Bedingung ist durch die natürlichen Eigenschaften des DRG-Systems erfüllt, da es die Ebenen DRG, Basis-DRG, Partition und MDC vorsieht. Für Analysen im DRG-System hat das Konzept bereits mehrmals Anwendung gefunden, wie bspw. bei Friedrich und Günster (2006) und Fürstenberg et al. 2013. Für eine ausführliche Beschreibung weiterer theoretischer Grundlagen der Komponentenzerlegung siehe Reichelt 1988.

15 Hentschker et al. 2020.

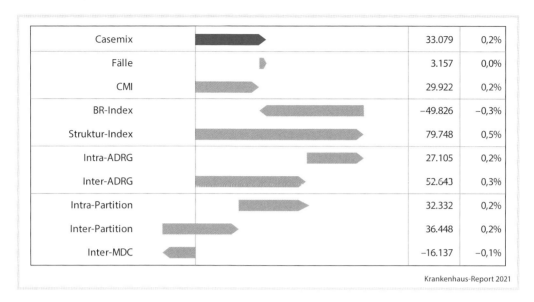

Casemix	33.079	0,2%
Fälle	3.157	0,0%
CMI	29.922	0,2%
BR-Index	−49.826	−0,3%
Struktur-Index	79.748	0,5%
Intra-ADRG	27.105	0,2%
Inter-ADRG	52.643	0,3%
Intra-Partition	32.332	0,2%
Inter-Partition	36.448	0,2%
Inter-MDC	−16.137	−0,1%

Krankenhaus-Report 2021

■ **Abb. 18.4** Komponenten der vereinbarten CM-Entwicklung 2018/2019. n = 1.181 Krankenhäuser

Verschiebungen innerhalb von Basis-DRGs (**Intra-ADRG-Komponente**) gehen mit einem Effekt von 0,2 % ein. Der größere Teil des Struktureffekts ist auf die Verschiebungen zwischen den Basis-DRGs (**Inter-ADRG-Komponente**) zurückzuführen (+0,3 %). Im hierarchischen Aufbau des DRG-Systems können diese Verschiebungen

- innerhalb der gleichen MDC und Partition (**Intra-Partition**) (+0,2 %),
- innerhalb der gleichen MDC, aber in unterschiedlichen Partitionen (**Inter-Partition**) (+0,2 %) und
- zwischen unterschiedlichen MDCs (**Inter-MDC**) (−0,1 %)

stattfinden.

■ Tab. 18.4 zeigt die Komponenten der vereinbarten CM-Entwicklung je MDC und ■ Abb. 18.5 die Bedeutung der einzelnen MDCs für die Gesamt-CM-Veränderung von 2018 nach 2019. Absolut gesehen treten die größten CM-Veränderungen bei denjenigen MDCs auf, die das größte Volumen aufweisen, also beispielsweise bei der MDC 5 (Kreislaufsystem, +35.057 CM-Punkte), der MDC 8 (Muskel-Skelett-System und Bindegewebe, 28.817 CM-Punkte) oder der MDC −1 (Prä-MDC, −29.210 CM-Punkte). Relativ gesehen sind die Veränderungen bei kleinen MDCs am größten, wie bei der MDC 22 (Verbrennungen, −3,8 %) und der MDC 20 (Alkohol- und Drogengebrauch, −3,6 %).

◼ Tabelle 18.4 Komponenten der vereinbarten CM-Entwicklung 2018/2019

		Casemix	Fälle	Veränderungswerte relativ			Davon		Davon			Davon	
				Casemix	Fälle	CMI	BR-Index	Struktur-Index	Intra-ADRG	Inter-ADRG	Intra-Partition	Inter-Partition
	Gesamt	16.597.544	15.443.361	0,2 %	0,0 %	0,2 %	−0,3 %	0,5 %	0,2 %	0,3 %	0,2 %	0,2 %
−1	Pre-MDC	1.240.272	111.958	−2,3 %	−2,3 %	0,0 %	−0,1 %	0,0 %	0,6 %	−0,6 %	−0,4 %	−0,2 %
1	Nervensystem	1.315.314	1.212.898	−0,2 %	−0,5 %	0,3 %	−0,3 %	0,6 %	−0,1 %	0,7 %	0,4 %	0,3 %
2	Auge	183.690	294.560	3,0 %	1,1 %	1,9 %	0,5 %	1,4 %	0,0 %	1,3 %	1,0 %	0,3 %
3	HNO-Bereich	504.234	664.503	0,0 %	−0,3 %	0,2 %	−0,1 %	0,4 %	0,0 %	0,4 %	0,6 %	−0,2 %
4	Atmungsorgane	1.080.359	1.172.691	−1,1 %	−1,5 %	0,4 %	−0,5 %	1,0 %	0,2 %	0,7 %	0,2 %	0,5 %
5	Kreislaufsystem	2.881.212	2.374.955	1,2 %	0,5 %	0,7 %	−0,4 %	1,1 %	0,3 %	0,7 %	0,5 %	0,2 %
6	Verdauungsorgane	1.580.080	1.767.645	0,3 %	0,9 %	−0,5 %	−0,5 %	−0,1 %	−0,1 %	0,0 %	−0,2 %	0,2 %
7	Hepatobiliäres System und Pankreas	558.888	480.287	0,8 %	1,4 %	−0,6 %	−0,3 %	−0,3 %	0,0 %	−0,4 %	−0,6 %	0,2 %
8	Muskel-Skelett-System und Bindegewebe	3.130.659	2.271.198	0,9 %	0,1 %	0,8 %	−0,3 %	1,1 %	0,2 %	0,9 %	0,5 %	0,4 %
9	Haut, Unterhaut und Mamma	554.915	698.599	0,2 %	0,5 %	−0,3 %	−0,3 %	0,0 %	0,0 %	0,0 %	−0,2 %	0,2 %
10	Endokrine, Ernährungs- und Stoffwechselkrankheiten	371.714	406.453	0,8 %	0,0 %	0,7 %	−0,4 %	1,1 %	0,3 %	0,8 %	0,7 %	0,1 %
11	Harnorgane	689.027	999.826	0,8 %	0,5 %	0,3 %	−0,3 %	0,6 %	−0,1 %	0,7 %	0,4 %	0,3 %
12	Männliche Geschlechtsorgane	221.091	208.495	2,1 %	2,1 %	0,0 %	−0,3 %	0,3 %	0,1 %	0,2 %	0,6 %	−0,4 %
13	Weibliche Geschlechtsorgane	330.738	313.328	−0,1 %	−0,4 %	0,3 %	0,0 %	0,3 %	0,1 %	0,2 %	0,3 %	−0,1 %

18

☐ **Tabelle 18.4** (Fortsetzung)

		Casemix	Fälle	Veränderungswerte relativ			Davon		Davon		Davon	
				Casemix	Fälle	CMI	BR-Index	Struktur-Index	Intra-ADRG	Inter-ADRG	Intra-Partition	Inter-Partition
14	Schwangerschaft, Geburt und Wochenbett	526.580	829.707	−1,4 %	−1,3 %	−0,2 %	−0,1 %	0,0 %	0,0 %	0,0 %	0,2 %	−0,1 %
15	Neugeborene	444.947	636.078	−1,9 %	−0,8 %	−1,1 %	−0,4 %	−0,8 %	0,4 %	−1,1 %	−1,8 %	0,6 %
16	Blut, blutbildende Organe und Immunsystem	98.469	119.563	0,7 %	1,1 %	−0,4 %	−0,4 %	0,0 %	−0,3 %	0,3 %	0,1 %	0,2 %
17	Hämatologische und solide Neubildungen	232.194	165.732	1,7 %	1,1 %	0,6 %	−0,1 %	0,7 %	0,5 %	0,2 %	0,3 %	−0,1 %
18	Infektiöse und parasitäre Krankheiten	274.791	225.703	0,2 %	0,7 %	−0,5 %	−0,3 %	−0,2 %	−0,4 %	0,2 %	0,1 %	0,1 %
19	Psychiatrische Krankheiten und Störungen	57.960	73.984	0,0 %	−3,4 %	3,5 %	0,4 %	3,1 %	0,8 %	2,3 %	−0,5 %	2,7 %
20	Alkohol- und Drogengebrauch	45.257	127.144	−3,6 %	−2,9 %	−0,7 %	−0,1 %	−0,6 %	0,2 %	−0,7 %	0,0 %	−0,7 %
21	Verletzungen, Vergiftungen u.a.	151.109	166.884	−0,6 %	−1,4 %	0,7 %	−0,2 %	0,9 %	−0,1 %	1,1 %	0,6 %	0,5 %
22	Verbrennungen	17.190	12.518	−3,8 %	−1,8 %	−2,0 %	0,7 %	−2,6 %	−2,5 %	−0,2 %	−1,8 %	1,6 %
23	Faktoren, die den Gesundheitszustand beeinflussen	40.506	83.845	−1,2 %	−1,0 %	−0,2 %	−0,2 %	0,0 %	−0,4 %	0,4 %	−0,3 %	0,8 %
24	Sonstige DRG	66.346	24.807	−0,7 %	−1,4 %	0,7 %	0,0 %	0,7 %	0,6 %	0,2 %	0,3 %	−0,1 %

n = 1.181 Krankenhäuser

Anmerkung: Die Inter-MDC-Komponente entfällt in dieser Tabelle, da diese auf MDC-Ebene nicht abgebildet werden kann.

Krankenhaus-Report 2021

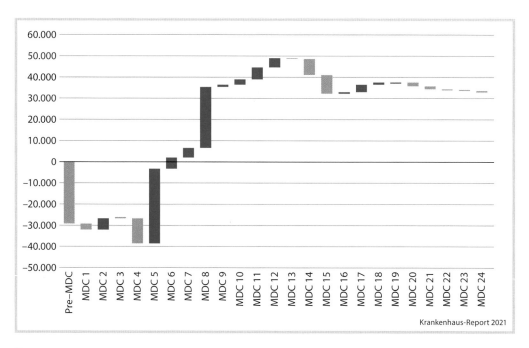

◼ Abb. 18.5 Absolute Veränderung des vereinbarten CM je MDC im Jahr 2019 gegenüber dem Vorjahr. n = 1.181 Krankenhäuser

18.4.2 Leistungsentwicklung im Zusatzentgelte-Bereich

Zwischen 2018 und 2019 ist das Volumen der vereinbarten Zusatzentgelte für die hier betrachteten Häuser um 15,6 % auf 2.785,9 Mio. € gestiegen. Ihr Anteil am Gesamtbudget betrug 2019 in Summe 4,2 %.

Für einen Teil der Zusatzentgelte werden die Preise individuell mit einzelnen Krankenhäusern vereinbart, weil noch keine ausreichende Datengrundlage zur Kalkulation bundeseinheitlicher Preise durch das InEK existiert. Für den überwiegenden Teil der Zusatzentgelte ist jedoch ein bundesweit einheitlicher Preis festgelegt. Die bundesweit einheitlich bepreisten Zusatzentgelte werden in der AEB im E2-Formular erfasst, die hausindividuell vergüteten im E3.2-Formular.

Der vereinbarte Betrag der E3.2-Zusatzentgelte ist von 2018 nach 2019 stark angestiegen. 2018 lag er bei 967,5 Mio. €, 2019 bei 1.316,7 Mio. €. Dies entspricht einem Anstieg um 36,1 %.[16] Die E3.2-Entgelte machen mittlerweile mit 47,3 % fast die Hälfte am gesamten Budget für Zusatzentgelte aus. Das Budget der bundesweit einheitlich vergüteten Zusatzentgelte hingegen wuchs nur um 1,8 % und blieb bei einem Volumen von 1.469,2 Mio. € im Jahr 2019 praktisch unverändert.

Auffällig ist die große Bedeutung, die mittlerweile pflegebezogene Zusatzentgelte innerhalb der E2-Zusatzentgelte aufweisen. Das ZE130 „Hochaufwendige Pflege von Erwachsenen" war auch in den vergangenen Jahren auf dem ersten Platz der umsatzstärksten im E2-Bereich (◼ Tab. 18.5). 2019 machte ZE130

---

16 Hierbei muss allerdings berücksichtigt werden, dass Neue Untersuchungs- und Behandlungsmethoden (NUBs) in den Vereinbarungsdaten nur unvollkommen abgebildet werden. Ein Teil der beobachteten Dynamik kann daher auch darauf zurückzuführen sein, dass Zusatzentgelte, die 2018 noch NUBs waren, 2019 diesen Status verloren haben und daher nun in den Vereinbarungen voll erfasst werden.

■ Tabelle 18.5 Komponenten der vereinbarten Budgetveränderung für die 15 umsatzstärksten Zusatzentgelte 2019

Zusatzentgelt		Segment[a]	Anzahl (in Tsd.)	Budget (in Mio. Euro)	Budget-anteil	Budget-veränderung zum Vorjahr	Davon Mengen-komponente	Preis-komponente	Struktur-komponente
Hochaufwendige Pflege von Erwachsenen	ZE130	S	286	355,5	25,3 %	5,1 %	5,2 %	0,3 %	−0,4 %
Erhöhter Pflegeaufwand bei pflegebedürftigen Patienten (DRG-Tabelle 2)	ZE163	S	436	99,7	7,1 %	38,8 %	33,3 %	4,1 %	0,0 %
Gabe von Human-Immunglobulin, polyvalent, parenteral	ZE93	M	31	91,2	6,5 %	−0,8 %	0,0 %	0,2 %	−1,0 %
Hämodialyse, intermittierend	ZE01	D	338	80,1	5,7 %	−0,6 %	−3,1 %	2,4 %	0,0 %
Hämodialyse, kontinuierlich, venovenös, pumpengetrieben (CVVHD)	ZE120	D	30	52,6	3,7 %	7,3 %	2,8 %	4,8 %	−0,4 %
Gabe von Apherese-Thrombozyten-konzentraten	ZE147	M	24	46,3	3,3 %	−11,0 %	−5,3 %	−6,8 %	0,8 %
Spezialisierte stationäre palliativmedizinische Komplexbehandlung	ZE145	S	25	45,2	3,2 %	3,1 %	2,3 %	0,4 %	0,4 %
Gabe von Bevacizumab, parenteral	ZE74	M	16	42,3	3,0 %	−7,6 %	−7,4 %	−0,3 %	0,1 %
Palliativmedizinische Komplexbehandlung	ZE60	S	25	37,5	2,7 %	−3,6 %	−5,5 %	1,7 %	0,3 %
Medikamente-freisetzende Koronarstents	ZE101	S	278	31,0	2,2 %	−8,4 %	2,3 %	−9,7 %	−0,8 %
Plasmapherese	ZE36	S	5	28,5	2,0 %	−3,1 %	−0,2 %	−0,5 %	−2,5 %
Gabe von Erythrozytenkonzentraten	ZE107	M	13	27,3	1,9 %	−7,1 %	−7,8 %	0,8 %	0,0 %
Erhöhter Pflegeaufwand bei pflegebedürftigen Patienten (DRG-Tabelle 1)	ZE162	S	246	26,1	1,9 %	52,0 %	53,6 %	−1,0 %	0,0 %

◼ Tabelle 18.5 (Fortsetzung)

Zusatzentgelt	Segment[a]	Anzahl (in Tsd.)	Budget (in Mio. Euro)	Budget-anteil	Budget-veränderung zum Vorjahr	Davon Mengen-komponente	Preis-komponente	Struktur-komponente
Perkutan-transluminale Fremdkörper-entfernung und Thrombektomie an intrakraniellen Gefäßen unter Verwendung eines Stentreviever-Systems	ZE152	S	10	24,5	1,7 %	18,0 %	21,8 %	−3,9 %	0,8 %
Extrakorporale Photopherese; OPS 8-824	ZE37	S	18	23,3	1,7 %	−6,8 %	−6,8 %	0,0 %	0,0 %
Alle E2-Zusatzentgelte			2.098	1.407,3	100,0 %	1,7 %	10,8 %	−0,6 %	−7,6 %

a „M" = Medikamentengabe; „D" = Dialyse; „S" = Sonstige

n = 1.181 Krankenhäuser

Krankenhaus-Report 2021

mit einem Budgetvolumen von 355,5 Mio. Euro allein rund ein Viertel des E2-Budgets aus. Gegenüber dem Vorjahr ist das Budget für dieses Zusatzentgelt um 5,1 % gestiegen. Noch viel höher fallen die Zuwächse bei den Zusatzentgelten 162 und 163 aus, die beide den erhöhten Pflegeaufwand bei pflegebedürftigen Patienten abbilden. ZE163 ist gegenüber 2018 um 38,8 %, ZE162 sogar um 52,0 % gestiegen. Sie machten 2019 ein Budget von 99,7 beziehungsweise 26,1 Mio. € aus. In beiden Fällen ist der Budgetanstieg auf das Mengenwachstum zurückzuführen.

◼ Tab. 18.5 zerlegt die Budgetveränderung für die 15 umsatzstärksten E2-Zusatzentgelte in Mengen-, Preis- und Struktureffekte, wie zum Beispiel Verschiebungen zwischen Dosierungsklassen bei Medikamenten. Auf diese Weise lässt sich erkennen, dass bei zahlreichen nach wie vor zu den umsatzstärksten zählenden Zusatzentgelten ein Budgetrückgang stattgefunden hat. Dies betrifft insbesondere einige Medikamentengaben und geht teilweise auf einen Mengenrückgang zurück, beispielsweise beim ZE74 „Gabe von Bevacizumab" oder beim ZE107 „Gabe von Erythrozytenkonzentraten". Hingegen ist der Budgetrückgang beim ZE147 „Gabe von Apherese-Thrombozytenkonzentraten" stärker in einem Preis- statt in einem – ebenfalls stattfindenden – Mengenrückgang begründet. Nach wie vor zeichnet sich das ZE101 „Medikamentefreisetzende Koronarstents" durch einen deutlichen Budgetrückgang bei leicht steigenden Mengen aus; dieser wird durch einen ausgeprägten Preisrückgang hervorgerufen.

Bezogen auf alle E2-Entgelte lässt sich erkennen, dass die Mengenkomponente eindeutig budgetsteigernd wirkt, während die Strukturkomponente eine dämpfende Wirkung ausübt und die Preiskomponente kaum ins Gewicht fällt.

◼ Abb. 18.6 stellt die maßgeblichen Einflussfaktoren für die vereinbarten Budgetveränderungen bundeseinheitlich bepreister Zusatzentgelte insgesamt nach der Methode der

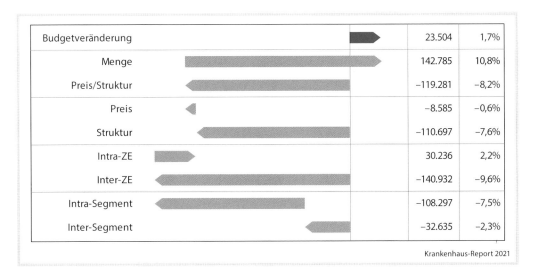

Budgetveränderung		23.504	1,7%
Menge		142.785	10,8%
Preis/Struktur		−119.281	−8,2%
Preis		−8.585	−0,6%
Struktur		−110.697	−7,6%
Intra-ZE		30.236	2,2%
Inter-ZE		−140.932	−9,6%
Intra-Segment		−108.297	−7,5%
Inter-Segment		−32.635	−2,3%

Krankenhaus-Report 2021

Abb. 18.6 Komponenten der vereinbarten Budgetveränderung für bundeseinheitliche Zusatzentgelte (in Tsd. Euro), 2019 im Vergleich zum Vorjahr. n = 1.181 Krankenhäuser

Komponentenzerlegung dar.[17] Auch hier zeigt sich, dass der sehr stark budgeterhöhende Mengeneffekt durch die Entwicklung bei Preisen und Struktur nahezu aufgehoben wird, wobei der Preiseffekt für sich allein betrachtet nur eine geringe budgetsenkende Wirkung aufweist. Die strukturellen Veränderungen stellen sich insbesondere innerhalb der einzelnen Segmente in Form eines Wechsels zwischen verschiedenen Zusatzentgelten dar.

18.5 Umsetzung der Verhandlungsergebnisse

Der § 4 Abs. 2 Satz 1 KHEntgG gibt eine leistungsorientierte Erlösbudgetermittlung vor, die sich nach den voraussichtlich zu erbringenden Leistungen richten soll, also eigentlich eine prospektive Budgetvereinbarung ist. In den vergangenen Jahren war ein Trend hin zu späteren Umsetzungszeitpunkten zu beobachten, der für zunehmend unterjährige oder

retrospektive Verhandlungen beziehungsweise Einigungen steht.[18] Diese Entwicklung zeigt sich auch im Vergleich der Jahre 2018 und 2019.[19] Gemessen an dem in Summe über alle LBFW vereinbarten CM-Volumina wurden für das Budgetjahr 2018 ca. 39 % und für das Budgetjahr 2019 38 % in den Einzelhausverhandlungen unterjährig umgesetzt (Abb. 18.7). Zugleich ist eine verzögerte Umsetzung bis zum Herbst sichtbar: Im September 2019 bestand nur für 12 % des CM-Volumens Planungssicherheit; im Vorjahr galt dies immerhin für fast 19 %. Dafür wurde aber im letzten Quartal 2019 entsprechend mehr umgesetzt. Als Hauptursache für die verzögerte Umsetzung können die in ihrer Komplexität und Budgetrelevanz zunehmenden Verhandlungsgegenstände in Form von Zu- und Abschlägen

---

17 Zu den methodischen Voraussetzungen der Anwendung der Komponentenzerlegung auf den Bereich der E2-Zusatzentgelte vergleiche Mostert et al. 2013.

18 Im Jahr 2011 lag die unterjährige Umsetzungsquote bei 72,5 %. Der Wert verringerte sich bis 2017 durchschnittlich um 4,6 Prozentpunkte p. a.

19 Für die Analyse der Umsetzungszeitpunkte wurde von der Stichprobe der 1.181 Krankenhäuser, zu denen in 2018 und 2019 eine Budgetvereinbarung vorliegt, abgewichen. Stattdessen wurden alle im jeweiligen Budgetjahr vorliegenden Verhandlungsergebnisse einbezogen.

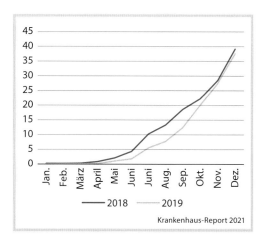

■ **Abb. 18.7** Umsetzungszeitpunkte 2018 und 2019 nach kumulierten CM-Anteilen (in %). n = 1.340 Krankenhäuser im Jahr 2018 und 1.165 Häuser im Jahr 2019

angesehen werden. Dazu gehören im Jahr 2019 z. B. die neuen Regelungen zur Teilnahme an der Notfallversorgung sowie das Pflegestellenförderprogramm (siehe auch ▶ Abschn. 18.3). Letzteres könnte vor allem zu Jahresbeginn zu Verzögerungen geführt haben, wohingegen zum Jahresende zunehmend festgestanden haben müsste, wie viele Neueinstellungen tatsächlich erfolgen konnten.

18.6 Zusammenfassung und Diskussion

Verschiedene Entwicklungen, die sich bereits im vergangenen Jahr im Krankenhausbereich abgezeichnet haben, setzen sich auch 2019 mitunter verstärkt fort. Das Gesamtbudget stieg um 4,5 %, was einem absoluten Wachstum von fast 2,9 Mrd. € entspricht. Hierbei spielte allerdings die Mengenentwicklung seit einigen Jahren nur noch eine untergeordnete Rolle: Sie trug lediglich mit 0,6 Prozentpunkten zur Budgeterhöhung bei, wohingegen der Preiseffekt insgesamt einen Anstieg von 3,9 Prozentpunkten bedingte. Dabei ging der Mengeneffekt ausschließlich auf den Struktureffekt – das heißt auf den Anstieg der durchschnittlichen Fallschwere – zurück, während die Fallzahl stagnierte. Dennoch fielen beide Mengenkomponenten im Vergleich zum Vorjahreswechsel, bei dem sogar rückläufige Fallzahlen zu verzeichnen waren, wieder etwas stärker aus. Ein kleiner Teil des deutlicheren Mengeneffekts im Vergleich zum Vorjahreswechsel ist auch auf den Budgetanstieg der Zusatzentgelte und Sonstigen Entgelte zurückzuführen, wobei letztere insgesamt die dynamischere Entwicklung verzeichneten. Bei den Zusatzentgelten ist insbesondere auf die Entwicklung bei den relativ neuen, pflegebezogenen Zusatzentgelten hinzuweisen, deren größter Budgetanteil 2020 allerdings im Pflegebudget aufgehen wird.

Die Preis- und somit auch die Gesamtbudgetentwicklung war 2019 weiterhin im Wesentlichen durch die Preissteigerung im DRG-Bereich bedingt. Der in den Budgetverhandlungen zugrunde gelegte Basisfallwert stieg zwischen 2018 und 2019 um 2,5 % an. Weitere 1,5 Prozentpunkte trugen die Zu- und Abschläge zum Budgetwachstum bei, deren Gesamtvolumen sich im Vergleich zum Vorjahr um den Faktor 3,5 – und somit stärker als in den Vorjahren – erhöht hat. Dabei schlagen insbesondere der starke Anstieg beim Pflegestellenförderprogramm (2018: 170,4 Mio. €; 2019: 618,1 Mio. €) sowie die Entwicklung der Zu- und Abschläge für die (Nicht-)Teilnahme an der Notfallversorgung (2018: −4,5 Mio. €; 2019: 244,9 Mio. €) zu Buche.

Wie in der Vergangenheit setzte sich auch 2019 der Trend zu einem späteren Abschluss der Budgetverhandlungen fort. Gemessen am Casemixvolumen bestand zum Jahresende nur für rund 38 % der Krankenhäuser Planungssicherheit. Dies ist ein erneuter Rückgang des ohnehin schon niedrigen Wertes aus dem Vorjahr und ein Indiz dafür, dass die Budgetverhandlungen nach wie vor komplex und konfliktträchtig sind.

18

Anhang

Zusatzentgelte 2018 und 2019

ZE-Nr.	Segment[a]	Bezeichnung	2018	2019
ZE 01	D	Hämodialyse, intermittierend	X	X
ZE 02	D	Hämodiafiltration, intermittierend	X	X
ZE 09	S	Vollimplantierbare Medikamentenpumpe mit programmierbarem Tagesprofil	X	X
ZE 10	S	Künstlicher Blasenschließmuskel, Eingriffe bei artifiziellem Harnblasensphinkter	X	X
ZE 11	S	Wirbelkörperersatz, Wirbelkörperersatz und komplexe Rekonstruktion der Wirbelsäule	X	X
ZE 17	M	Gabe von Gemcitabin, parenteral	X	X
ZE 19	M	Gabe von Irinotecan, parenteral	X	X
ZE 30	M	Gabe von Prothrombinkomplex, parenteral	X	X
ZE 36	S	Plasmapherese	X	X
ZE 37	S	Extrakorporale Photopherese	X	X
ZE 40	M	Gabe von Filgrastim, parenteral	X	X
ZE 42	M	Gabe von Lenograstim, parenteral	X	X
ZE 44	M	Gabe von Topotecan, parenteral	X	X
ZE 47	M	Gabe von Antithrombin III, parenteral	X	X
ZE 48	M	Gabe von Aldesleukin, parenteral	X	X
ZE 50	M	Gabe von Cetuximab, parenteral	X	X
ZE 51	M	Gabe von Human-Immunglobulin, spezifisch gegen Hepatitis-B-surface-Antigen, parenteral	X	X
ZE 52	M	Gabe von Liposomalem Doxorubicin, parenteral	X	X
ZE 56	S	Vollimplantierbare Medikamentenpumpe mit konstanter Flussrate	X	X
ZE 58	S	Hydraulische Penisprothesen, andere Operationen am Penis	X	X
ZE 60	S	Palliativmedizinische Komplexbehandlung	X	X
ZE 61	S	LDL-Apherese	X	X
ZE 62	D	Hämofiltration, intermittierend	X	X
ZE 63	M	Gabe von Paclitaxel, parenteral	X	X
ZE 64	M	Gabe von Human-Immunglobulin, spezifisch gegen Zytomegalie-Virus, parenteral	X	X

ZE-Nr.	Segment[a]	Bezeichnung	2018	2019
ZE 67	M	Gabe von Human-Immunglobulin, spezifisch gegen Varicella-Zoster-Virus, parenteral	X	X
ZE 70	M	Gabe von C1-Esteraseinhibitor, parenteral	X	X
ZE 71	M	Gabe von Pegfilgrastim, parenteral	X	X
ZE 72	M	Gabe von Pegyliertem liposomalen Doxorubicin, parenteral	X	X
ZE 74	M	Gabe von Bevacizumab, parenteral	X	X
ZE 75	M	Gabe von Liposomalem Cytarabin, intrathekal	X	X
ZE 78	M	Gabe von Temozolomid, oral	X	X
ZE 80	M	Gabe von Docetaxel, parenteral	X	X
ZE 93	M	Gabe von Human-Immunglobulin, polyvalent, parenteral	X	X
ZE 95	M	Gabe von Palifermin, parenteral	X	
ZE 96	M	Gabe von Carmustin-Implantaten, intrathekal	X	X
ZE 97	M	Gabe von Natalizumab, parenteral	X	X
ZE 98	M	Gabe von Palivizumab, parenteral	X	X
ZE 100	S	Implantation eines endobronchialen Klappensystems, andere Operationen an Lunge und Bronchien	X	X
ZE 101	S	Medikamente-freisetzende Koronarstents	X	X
ZE 105	S	Selektive Embolisation mit Metallspiralen (Coils) an Kopf, Hals (intra- und extrakraniell) und spinalen Gefäßen oder mit großlumigem Gefäßverschlusskörper	X	X
ZE 106	S	Selektive Embolisation mit Metallspiralen (Coils), andere Lokalisation	X	X
ZE 107	M	Gabe von Erythrozytenkonzentraten	X	X
ZE 108	M	Gabe von patientenbezogenen Thrombozytenkonzentraten	X	X
ZE 110	M	Gabe von Liposomalem Amphotericin B, parenteral	X	X
ZE 113	S	Gabe von Itraconazol, parenteral	X	X
ZE 115	M	Gabe von Anidulafungin, parenteral	X	
ZE 116	M	Gabe von Panitumumab, parenteral	X	X
ZE 117	M	Gabe von Trabectedin, parenteral	X	X
ZE 119	D	Hämofiltration, kontinuierlich	X	X
ZE 120	D	Hämodialyse, kontinuierlich, venovenös, pumpengetrieben (CVVHD)	X	X
ZE 121	D	Hämodiafiltration, kontinuierlich	X	X
ZE 122	D	Peritonealdialyse, intermittierend, maschinell unterstützt (IPD)	X	X
ZE 123	D	Peritonealdialyse, kontinuierlich, nicht maschinell unterstützt (CAPD)	X	X
ZE 124	M	Gabe von Azacytidin, parenteral	X	X

18

ZE-Nr.	Segment[a]	Bezeichnung	2018	2019
ZE 125	S	Implantation oder Wechsel eines interspinösen Spreizers, andere Operationen an der Wirbelsäule	X	X
ZE 126	S	Autogene/autologe matrixinduzierte Chondrozytentransplantation	X	X
ZE 128	M	Gabe von Micafungin, parenteral	X	X
ZE 130	S	Hochaufwendige Pflege von Erwachsenen	X	X
ZE 131	S	Hochaufwendige Pflege von Kleinkindern oder von Kindern und Jugendlichen	X	X
ZE 132	S	Implantation eines Wachstumsstents	X	X
ZE 133	S	Perkutan transluminale Fremdkörperentfernung und Thrombektomie an intrakraniellen Gefäßen unter Verwendung eines Mikrodrahtretriever-Systems	X	X
ZE 134	S	Verschiedene Harnkontinenztherapien	X	X
ZE 135	M	Gabe von Vinflunin, parenteral	X	X
ZE 136	S	Medikamente-freisetzende Ballons an Koronargefäßen	X	X
ZE 137	S	Medikamente-freisetzende Ballons an anderen Gefäßen	X	X
ZE 138	S	Neurostimulatoren zur Rückenmarkstimulation oder zur Stimulation des peripheren Nervensystems, Einkanalsystem, mit Sondenimplantation	X	X
ZE 139	S	Neurostimulatoren zur Rückenmarkstimulation oder zur Stimulation des peripheren Nervensystems, Einkanalsystem, ohne Sondenimplantation	X	X
ZE 140	S	Neurostimulatoren zur Rückenmarkstimulation oder zur Stimulation des peripheren Nervensystems, Mehrkanalsystem, nicht wiederaufladbar, mit Sondenimplantation	X	X
ZE 141	S	Neurostimulatoren zur Rückenmarkstimulation oder zur Stimulation des peripheren Nervensystems, Mehrkanalsystem, nicht wiederaufladbar, ohne Sondenimplantation	X	X
ZE 142	M	Gabe von Clofarabin, parenteral	X	X
ZE 143	M	Gabe von Plerixafor, parenteral	X	X
ZE 144	M	Gabe von Romiplostim, parenteral	X	X
ZE 145	S	Spezialisierte stationäre palliativmedizinische Komplexbehandlung	X	X
ZE 146	M	Gabe von Thrombozytenkonzentraten	X	X
ZE 147	M	Gabe von Apherese-Thrombozytenkonzentrat	X	X
ZE 149	M	Gabe von Trastuzumab, intravenös	X	
ZE 150	M	Gabe von Posaconazol, oral	X	X
ZE 151	M	Gabe von Abatacept, intravenös	X	X
ZE 152	S	Perkutan-transluminale Fremdkörperentfernung und Thrombektomie an intrakraniellen Gefäßen unter Verwendung eines Stentrevriever-Systems	X	X

ZE-Nr.	Segment[a]	Bezeichnung	2018	2019
ZE 153	S	Zügeloperation mit alloplastischem Material, adjustierbar	X	X
ZE 154	M	Gabe von Eculizumab, parenteral	X	X
ZE 155	M	Gabe von Ofatumumab, parenteral	X	X
ZE 156	M	Gabe von Decitabine, parenteral	X	X
ZE 157	M	Gabe von Tocilizumab, intravenös	X	X
ZE 158	S	Vagusnervstimulationssysteme, mit Sondenimplantation	X	X
ZE 159	S	Vagusnervstimulationssysteme, ohne Sondenimplantation	X	X
ZE 160	M	Gabe von Lipegfilgrastim, parenteral	X	X
ZE 161	S	Radiofrequenzablation Ösophagus	X	X
ZE 162	S	Erhöhter Pflegeaufwand bei pflegebedürftigen Patienten (DRG-Tabelle 1)	X	X
ZE 163	S	Erhöhter Pflegeaufwand bei pflegebedürftigen Patienten (DRG-Tabelle 2)	X	X
ZE 164	M	Gabe von pathogeninaktivierten Thrombozytenkonzentraten	X	X
ZE 165	M	Gabe von pathogeninaktivierten Apherese-Thrombozytenkonzentraten	X	X
ZE 166	M	Gabe von Posaconazol, oral		X
ZE 167	M	Gabe von Ipilimumab, parenteral		X

[a] „M" = Medikamentengabe; „D" = Dialyse; „S" = Sonstige
Krankenhaus-Report 2021

Literatur

AOK-Bundesverband (2020) Übersicht über die für 2020 gültigen Landesbasisfallwerte in den einzelnen Bundesländern. https://www.aok.de/gp/fileadmin/user_upload/Krankenhaus/Verwaltung/Landesbasisfallwerte/lbfw_2020_140420.pdf. Zugegriffen: 11. Dez. 2020

Friedrich J, Günster C (2006) Determinanten der CM Entwicklung in Deutschland während der Einführung von DRGs (2002 bis 2004). In: Klauber J, Robra B-P, Schellschmidt H (Hrsg) Krankenhaus-Report 2005, S 153–202

Friedrich J, Paschen K (2005) Schätzfehler bei der Überleitung von Leistungsdaten verringern – das WIdO-Verfahren der „vereinbarungsgewichteten Überleitung". f&w 5(22):464–468

Fürstenberg T, Laschat M, Zick K, Klein S, Gierling P, Noting HP, Schmidt T (2013) G-DRG-Begleitforschung gemäß § 17b Abs. 8 KHG. Endbericht des dritten Forschungszyklus (2008–2010). InEK 2013. http://www.g-drg.de/cms/Begleitforschung_gem._17b_Abs._8_KHG. Zugegriffen: 22. Jan. 2021

Hentschker C, Leclerque G, Mostert C (2020) Die Krankenhausbudgets 2017 und 2018 im Vergleich. In: Klauber J, Geraedts M, Friedrich J, Wasem J (Hrsg) Krankenhaus-Report 2020. Springer, Berlin Heidelberg, S 387–411

Mostert C, Leclerque G, Friedrich J (2013) Eckdaten der Leistungsentwicklung im Krankenhausmarkt 2011. In: Klauber J, Geraedts M, Friedrich J, Wasem J (Hrsg) Krankenhaus-Report 2013. Schattauer, Stuttgart, S 21–46

Reichelt H (1988) Eine Methode der statistischen Komponentenzerlegung. WIdO-Materialien 31. Wissenschaftliches Institut der AOK (WIdO), Bonn

18

Statistische Krankenhausdaten: Grunddaten der Krankenhäuser 2018

Ute Bölt

Inhaltsverzeichnis

Ergänzende Information Die elektronische Version dieses Kapitels enthält Zusatzmaterial, auf das über folgenden Link zugegriffen werden kann https://doi.org/10.1007/978-3-662-62708-2_19.

J. Klauber et al. (Hrsg.), *Krankenhaus-Report 2021*, https://doi.org/10.1007/978-3-662-62708-2_19

▪▪ Zusammenfassung

Dieser Beitrag fasst die Ergebnisse der Krankenhausstatistik zu den Grunddaten der Krankenhäuser für das Berichtsjahr 2018 zusammen. Er gibt einen Überblick über die sachlichen und personellen Ressourcen (z. B. Betten, Fachabteilungen, Personal) sowie die Inanspruchnahme von Krankenhausleistungen (Patientenbewegungen). Die Krankenhausstatistik ist eine seit 1991 bundeseinheitlich durchgeführte jährliche Vollerhebung. Auskunftspflichtig sind die Träger der Krankenhäuser. Die Diagnosedaten der Krankenhauspatienten werden wie die fallpauschalenbezogene Krankenhausstatistik (DRG-Statistik) jeweils in einem gesonderten Beitrag behandelt (siehe ▶ Kap. 20 und 21).

This article presents the results of the hospital statistics for the reporting year 2018 and provides an overview of the material and personnel resources of German hospitals (e.g. beds, departments, staff) as well as the utilisation of hospital services (patient movements). The survey has been carried out annually since 1991. The hospital authorities are obliged to provide information. The diagnosis statistics of hospital patients as well as the DRG statistics can be found in separate chapters (see ▶ Chap. 20 and 21).

19.1 Vorbemerkung

Die Krankenhausstatistik des Statistischen Bundesamtes liefert vielfältige Informationen über das Volumen und die Struktur des Leistungsangebots sowie über die Inanspruchnahme von Krankenhausleistungen. Seit 1991 umfasst die jährlich durchgeführte Vollerhebung die Krankenhäuser im gesamten Bundesgebiet. Das Erhebungsprogramm gliedert sich in die Grunddaten der Krankenhäuser, den Kostennachweis der Krankenhäuser und die Diagno-

sen der Krankenhauspatienten.[1] Die fallpauschalenbezogene Krankenhausstatistik (DRG-Statistik – Diagnosis Related Groups Statistics) ergänzt seit 2005 die Krankenhausdiagnosestatistik insbesondere um Angaben zu Operationen und medizinischen Prozeduren bei stationären Patienten. Gegenstand der folgenden Betrachtung sind die Grunddaten der Krankenhäuser. Eine ausführliche Darstellung der Krankenhausdiagnosestatistik enthält ▶ Kap. 20, Ergebnisse der DRG-Statistik werden in ▶ Kap. 21 präsentiert.

Rechtsgrundlage ist die 1990 in Kraft getretene und im Jahr 2001 erstmals umfassend novellierte Krankenhausstatistik-Verordnung (KHStatV). Die Novellierung war erforderlich geworden, um die Krankenhausstatistik an die Entwicklungen im Bereich der stationären Gesundheitsversorgung anzupassen.[2] Ziel der am 1. Januar 2018 in Kraft getretenen Zweite(n) Verordnung zur Änderung der Krankenhausstatistik-Verordnung ist die Moderni-

---

1 Eine ausführliche Darstellung der Ergebnisse der Krankenhausstatistik enthält die Fachserie 12 (Gesundheit) des Statistischen Bundesamtes. Die jährlich publizierten Reihen 6.1.1 (Grunddaten der Krankenhäuser) und 6.3 (Kostennachweis der Krankenhäuser) sind auf der Themenseite Gesundheit des Statistischen Bundesamtes unter Publikationen im Bereich Krankenhäuser (in der Regel kostenfrei) erhältlich. Die Reihen 6.2.1 (Diagnosen der Krankenhauspatienten) und 6.4 (Fallpauschalenbezogene Krankenhausstatistik – DRG-Statistik) wurden letztmals für das Berichtsjahr 2016 veröffentlicht. Aktuelle Ergebnisse zu den Diagnosedaten der Patienten und Patientinnen in Krankenhäusern (Code 23131) und zur Fallpauschalenbezogenen Krankenhausstatistik (Code 23141) stehen in der Datenbank GENESIS-Online – auch als lange Reihen – zur Verfügung. Weitere Informationen können unter gesundheit@destatis.de angefordert werden.

2 Zu inhaltlichen und methodischen Änderungen aufgrund der ersten Novellierung der Krankenhausstatistik-Verordnung siehe Rolland S, Rosenow C (2004) Statistische Krankenhausdaten: Grund- und Kostendaten der Krankenhäuser 2002. In: Klauber J, Robra BP, Schellschmidt H (Hrsg) Krankenhaus-Report 2004. Schattauer, Stuttgart, S. 291–310.

19

sierung und Weiterentwicklung der Datenbasis. Die wichtigsten Neuerungen bestehen in der Erfassung ambulanter Leistungen, der Erfassung des ärztlichen und des nichtärztlichen Personals in Form von Einzeldatensätzen (Alter, Beschäftigungsumfang in Stunden, Beruf und Funktionsbereich) sowie des Einsatzbereichs des Krankenpflegepersonals nach Fachabteilungen.

Der vorliegende Beitrag schließt sich an das Kap. 19 im Krankenhaus-Report 2019 an. Infolge der umfassend geänderten Rechtsgrundlage und der damit verbundenen Umstellungsarbeiten sowohl bei den Auskunftspflichtigen als auch bei den Statistischen Ämtern kam es zu erheblichen Verzögerungen bei den Datenlieferungen für die Berichtsjahre 2018 und 2019. Deshalb musste der Beitrag zum Krankenhaus-Report 2020 pausieren.

Die Struktur des Kapitels orientiert sich am Angebot und der Inanspruchnahme von Krankenhausleistungen. An einen ersten Überblick über die Ergebnisse des Jahres 2018 anhand ausgewählter Kennzahlen der Krankenhäuser (▶ Abschn. 19.2) schließt sich eine detaillierte Betrachtung des Angebots von Krankenhausleistungen an (▶ Abschn. 19.3). Dabei wird auf die sachliche, personelle und fachlichmedizinische Ausstattung der Krankenhäuser eingegangen. Im Weiteren werden Ergebnisse zur Inanspruchnahme von Krankenhausleistungen nach unterschiedlichen Behandlungsformen präsentiert (▶ Abschn. 19.4).

19.2 Kennzahlen der Krankenhäuser

Im Hinblick auf den Beitrag „Fallpauschalenbezogene Krankenhausstatistik: Diagnosen und Prozeduren der Krankenhauspatienten auf Basis der Daten nach § 21 Krankenhausentgeltgesetz" (▶ Kap. 21[3]), der sich ausschließlich mit dem Behandlungsgeschehen in allgemeinen Krankenhäusern befasst, werden vorab die Besonderheiten allgemeiner Krankenhäuser im Vergleich zu sonstigen Krankenhäusern anhand ausgewählter Kennzahlen dargestellt. Alle weiteren Ausführungen im vorliegenden Kapitel „Statistische Krankenhausdaten: Grunddaten der Krankenhäuser 2018" beziehen sich auf die Gesamtheit der Krankenhäuser in Deutschland.

19.2.1 Allgemeine und sonstige Krankenhäuser im Vergleich

Von 1.925 Krankenhäusern insgesamt sind 1.585 allgemeine und 279 sonstige Krankenhäuser (ohne 61 reine Tages- und Nachtkliniken mit ausschließlich teilstationärer Versorgung). Allgemeine Krankenhäuser sind Einrichtungen mit einem in der Regel breiten Behandlungsspektrum. Sie verfügen deshalb über ein entsprechendes Angebot verschiedener Fachabteilungen. Davon zu unterscheiden sind Krankenhäuser, deren Schwerpunkt im psychiatrischen Bereich liegen. Da neben einem Angebot an psychiatrischen Fachabteilungen in diesen Einrichtungen oft auch noch neurologische oder geriatrische Behandlungs-

---

3   Krankenhäuser, die nach dem DRG-Vergütungssystem abrechnen und dem Anwendungsbereich des § 1 KHEntgG unterliegen (hier: allgemeine Krankenhäuser), bilden die Datenbasis für die DRG-Statistik. Die Einführung eines pauschalierenden Entgeltsystems für psychiatrische und psychosomatische Einrichtungen (hier: sonstige Krankenhäuser ohne reine Tages- und Nachtkliniken) ist nach § 17d Abs. 1 KHG festgelegt und kommt seit dem 1. Januar 2018 verbindlich für alle Einrichtungen zur Anwendung.

Tabelle 19.1 Kennzahlen allgemeiner und sonstiger Krankenhäuser 2018. (Quelle: Statistisches Bundesamt (Destatis) 2021, Grunddaten der Krankenhäuser)

Gegenstand der Nachweisung				Krankenhäuser insgesamt	Allgemeine Krankenhäuser	Sonstige Krankenhäuser[a]
Anzahl der Krankenhäuser				1.925	1.585	279
Krankenhäuser mit Betten						
Unter 100				648	464	123
100–199				438	366	72
200 – 499				559	487	72
500 und mehr				280	268	12
Aufgestellte Betten				498.192	451.582	46.610
Bettenauslastung				77,1	75,6	92,0
Stationär beh. Patienten				19.392.466	18.795.287	597.180
Berechnungs-/Belegungstage				140.224.638	124.565.478	15.659.160
Durchsch. Verweild. in Tagen				7,2	6,6	26,2
Vollkräfte im Jahresdurchschnitt				910.366	845.093	64.384
Davon:	Ärztliches Personal			164.636	157.069	7.419
	Nichtärztliches Personal			745.730	688.024	56.965
	Davon:	Pflegedienst		331.370	300.109	31.027
		Dar.:	in der Psychiatrie tätig	47.233	20.380	26.637
		Med.-tech. Dienst		154.788	143.279	11.259
		Funktionsdienst		112.386	109.005	3.278
		Übriges Personal		147.186	135.631	11.401

[a] Zu den Sonstigen Krankenhäusern rechnen (neben reinen Tages- und Nachtkliniken) Krankenhäuser mit
– ausschließlich psychiatrischen und psychotherapeutischen Betten
– psychiatrischen, psychotherapeutischen und neurologischen Betten
– psychiatrischen, psychotherapeutischen und geriatrischen Betten
– psychiatrischen, psychotherapeutischen, neurologischen und geriatrischen Betten
Krankenhaus-Report 2021

schwerpunkte kombiniert werden, versteht man unter den sonstigen Krankenhäusern Einrichtungen mit ausschließlich psychiatrischen und psychotherapeutischen Betten, mit psychiatrischen, psychotherapeutischen und neurologischen Betten, mit psychiatrischen, psychotherapeutischen und geriatrischen Betten sowie mit psychiatrischen, psychotherapeuti-schen, neurologischen und geriatrischen Betten (**Tab. 19.1**).

Der Anteil kleinerer Häuser mit weniger als 100 Betten liegt bei den sonstigen Krankenhäusern bei 44,1 % (29,3 % bei allgemeinen Krankenhäusern), lediglich 4,3 % der Häuser verfügen über 500 und mehr Betten (16,9 % bei allgemeinen Krankenhäusern).

Von 19,4 Millionen stationär behandelten Patientinnen und Patienten wurden zwar nur 9,4 % in einem sonstigen Krankenhaus behandelt; allerdings entfielen auf diese Patientinnen und Patienten 11,2 % der insgesamt gut 140 Millionen Berechnungs- und Belegungstage des Jahres 2018. Daraus errechnet sich eine durchschnittliche Verweildauer von 26,2 Tagen, die sich aus dem besonderen Behandlungsspektrum dieser Einrichtungen ergibt. Überwiegend werden dort psychische Erkrankungen behandelt. Demgegenüber dauerte der Aufenthalt für die Patientinnen und Patienten in allgemeinen Krankenhäusern lediglich 6,6 Tage. Die lange Verweildauer wirkt sich positiv auf die Bettenauslastung in sonstigen Krankenhäusern aus. Sie liegt mit 92,0 % um 16,4 Prozentpunkte über der Bettenauslastung allgemeiner Krankenhäuser (75,6 %).

In sonstigen Krankenhäusern sind lediglich 11,5 % der beschäftigten Vollkräfte dem ärztlichen Personal zuzurechnen, in allgemeinen Krankenhäusern sind 18,6 % der Vollkräfte Ärzte. Mehr als die Hälfte der Vollkräfte im nichtärztlichen Dienst (54,5 %) gehört in den sonstigen Krankenhäusern zum Pflegedienst, in allgemeinen Krankenhäusern liegt der Anteil der Pflegevollkräfte an den nichtärztlichen Vollkräften bei 43,6 %.

Alle weiteren Ausführungen in diesem Kapitel zu den Statistischen Krankenhausdaten: Grunddaten der Krankenhäuser 2018 beziehen sich auf die Gesamtheit der Krankenhäuser in Deutschland.

19.2.2 **Krankenhäuser insgesamt**

Einen Überblick über zentrale Ergebnisse des Jahres 2018, auf die in den folgenden Abschnitten intensiver eingegangen wird, gibt ◘ Tab. 19.2.[4] Die kompletten Ergebnisse für die Jahre 1991 bis 2018 finden sich als elektronisches Zusatzmaterial unter https://doi.org/10.1007/978-3-662-62708-2_19 (Tab. 19.a und 19.b). Zu den grundlegenden Kennzahlen von Krankenhausleistungen gehören auf der Angebotsseite die Anzahl der Einrichtungen, Betten und Beschäftigten. Unter dem Gesichtspunkt der Inanspruchnahme stellen die Anzahl der vollstationären Krankenhausfälle und die durchschnittliche Verweildauer wesentliche Kennzahlen dar.

Um einen Eindruck von der kurz-, mittel- und langfristigen Entwicklung der einzelnen Indikatoren zu gewinnen, wird der Überblick um einen Vorjahres-, 5- und 10-Jahres-Vergleich erweitert. Ergänzend stellt ◘ Abb. 19.1 die zeitliche Entwicklung der wesentlichen Kennzahlen graphisch dar.

---

4 Die Veränderungsraten in diesem Beitrag wurden auf Basis der exakten Ergebnisse errechnet.

◘ **Tabelle 19.2**   Zentrale Indikatoren der Krankenhäuser. (Quelle: Statistisches Bundesamt (Destatis) 2021, Grunddaten der Krankenhäuser)

Gegenstand der Nachweisung	Berichtsjahr				Veränderung 2018 gegenüber		
	2018	**2017**	**2013**	**2008**	**2017**	**2013**	**2008**
	Anzahl				**In %**		
Krankenhäuser	1.925	1.942	1.996	2.083	−0,9	−3,6	−7,6
Aufgestellte Betten							
– Anzahl	498.192	497.182	500.671	503.360	0,2	−0,5	−1,0
– je 100.000 Einwohner[a]	601	602	621	613	−0,1	−3,2	−2,0
Krankenhausfälle							
– Anzahl	19.392.466	19.442.810	18.787.168	17.519.579	−0,3	3,2	10,7
– je 100.000 Einwohner[a]	23.391	23.522	23.296	21.334	−0,6	0,4	9,6
Berechnungs- und Belegungstage in 1.000	140.225	141.152	141.340	142.535	−0,7	−0,8	−1,6
Durchschnittliche Verweildauer in Tagen	7,2	7,3	7,5	8,1	−0,4	−3,9	−11,1
Durchschnittliche Bettenauslastung in Prozent	77,1	77,8	77,3	77,4	−0,9	−0,3	−0,3
Personal							
– Beschäftigte am 31.12. (Kopfzahl)	1.251.765	1.237.646	1.164.145	1.078.212	1,1	7,5	16,1
– Vollkräfte im Jahresdurchschnitt (Vollzeitäquivalente)	910.366	894.400	850.099	797.554	1,8	7,1	14,1
Darunter: – Ärztlicher Dienst	164.636	161.208	146.988	128.117	2,1	12,0	28,5
– Nichtärztlicher Dienst	745.730	733.193	703.111	669.437	1,7	6,1	11,4
Darunter: – Pflegedienst	331.370	328.327	316.275	300.417	0,9	4,8	10,3
– Med.-techn. Dienst	154.788	149.655	140.195	125.438	3,4	10,4	23,4
– Funktionsdienst	112.386	109.199	100.205	88.414	2,9	12,2	27,1

[a] (Endgültige) Ergebnisse auf Grundlage des Zensus 2011.
Krankenhaus-Report 2021

19

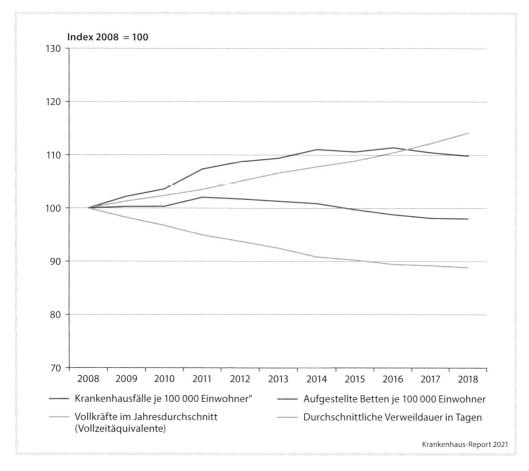

Index 2008 = 100

Legend:
— Krankenhausfälle je 100 000 Einwohner"   — Aufgestellte Betten je 100 000 Einwohner
— Vollkräfte im Jahresdurchschnitt   — Durchschnittliche Verweildauer in Tagen
   (Vollzeitäquivalente)

Krankenhaus-Report 2021

◳ **Abb. 19.1**   Entwicklung zentraler Indikatoren der Krankenhäuser 2008–2018 (Index 2008 = 100)

19.3 Die Ressourcen der Krankenhäuser

Das Angebot der Krankenhäuser setzt sich aus einer sachlichen, einer personellen und einer fachlich-medizinischen Komponente zusammen. Die sachliche Ausstattung wird neben der Einrichtungszahl vor allem durch die Anzahl der aufgestellten Betten sowie der medizinisch-technischen Großgeräte (siehe ▶ Abschn. 19.3.1) bestimmt. Das fachlich-medizinische Angebot der Krankenhäuser spiegelt sich in den Fachabteilungen wider (siehe ▶ Abschn. 19.3.2). Aussagen über die Verteilung der Ressourcen nach Disziplinen sind auf Basis der Bettenzahl nach Fachabteilungen möglich. Besondere Bedeutung kommt im dienstleistungsorientierten Krankenhausbetrieb der personellen Ausstattung der Krankenhäuser mit ärztlichem und pflegerischem Personal zu. Darüber hinaus stellen Krankenhäuser wichtige Arbeitgeber im Gesundheitswesen dar und fungieren als Ausbildungsstätten für Gesundheitsberufe (siehe ▶ Abschn. 19.3.3).

19.3.1 Sachliche Ausstattung

Eine bedarfsgerechte Versorgung der Bevölkerung sicherzustellen ist das Ziel der Krankenhausplanung[5], die in zahlreichen Bundesländern auf der in den 1960er Jahren in den USA entwickelten Hill-Burton-Formel[6] basiert. Im Jahr 2018 standen in insgesamt 1.925 Krankenhäusern Deutschlands 498.192 Betten für die stationäre Gesundheitsversorgung der Bevölkerung zur Verfügung; das Versorgungsangebot blieb gegenüber dem Vorjahr nahezu unverändert (2017: 1.942 Krankenhäuser mit 497.182 Betten). Gegenüber 2008 ging die Zahl der Krankenhäuser infolge von Schließungen, aber auch durch die Fusion[7] mehrerer ehemals eigenständiger Einrichtungen zu einem Krankenhaus um 158 (7,6 %) zurück. Die Zahl der Krankenhausbetten sank von 503.360 im Jahr 2008 um 5.168 oder 1,0 %. Sinkende Bettenzahlen hatten zur Folge, dass sich auch die Bettendichte je 100.000 Einwohner[8] verringerte. Bezogen auf die Bevölkerung Deutschlands standen 2018 durchschnittlich 601 Krankenhausbetten je 100.000 Einwohner zur Verfügung; das sind zwölf Betten (2,0 %) weniger als zehn Jahre zuvor.

Die Krankenhausdichte lag bei 2,3 Krankenhäusern je 100.000 Einwohner (2008: 2,5 Krankenhäuser je 100.000 Einwohner) (◪ Tab. 19.3).

Knapp ein Fünftel (17,9 %) aller Krankenhäuser Deutschlands hatte seinen Sitz in Nordrhein-Westfalen. Das bevölkerungsreichste Bundesland verfügte über annähernd ein Viertel (24,0 %) aller Krankenhausbetten. Die meisten Betten je 100.000 Einwohner gab es jedoch in Thüringen (744 Betten), gefolgt von Bremen (738 Betten). ◪ Abb. 19.2 verdeutlicht die regionalen Unterschiede und die Veränderung der Bettendichte im Vergleich zu 2008. Den stärksten Rückgang verzeichnete

---

5 Krankenhausplanung der Länder gem. § 6 des Gesetzes zur wirtschaftlichen Sicherung der Krankenhäuser und zur Regelung der Krankenhauspflegesätze – Krankenhausfinanzierungsgesetz (KHG). Vgl. hierzu zum Beispiel: Dreiundvierzigste Fortschreibung des Krankenhausplans des Freistaates Bayern, Stand 1. Januar 2018, Quelle: Bayerisches Staatsministerium für Gesundheit und Pflege. https://www.stmgp.bayern.de/meine-themen/fuer-krankenhausbetreiber/krankenhausplanung/ (Zugegriffen: 25. Januar 2021).

6 Für die Ermittlung des Bettenbedarfs sind nach der Hill-Burton-Formel neben der Einwohnerzahl (E) die Krankenhaushäufigkeit (KH), die Verweildauer (VD) und die Bettennutzung (BN) von Bedeutung: Bettenbedarf $=$ (E $\times$ KH $\times$ VD $\times$ 100)/(1.000 $\times$ [Tage im Jahr] $\times$ BN).

7 Zusammenschlüsse zwischen Unternehmen unterliegen unter bestimmten Voraussetzungen der Fusionskontrolle durch das Bundeskartellamt, https://www.bundeskartellamt.de/DE/Fusionskontrolle/fusionskontrolle_node.html (Zugegriffen: 25. Januar 2021).

8 Angaben je 100.000 Einwohner (Betten und Fälle) in den Krankenhausgrunddaten sind ab dem Berichtsjahr 2011 mit der Durchschnittsbevölkerung auf Grundlage des Zensus 2011 ermittelt; bis 2010 basierten die Angaben auf den Durchschnittsbevölkerungen früherer Zählungen.

Tabelle 19.3 Zentrale Indikatoren der Krankenhäuser nach Ländern 2018. (Quelle: Statistisches Bundesamt (Destatis) 2021, Grunddaten der Krankenhäuser)

Bundesland	Krankenhäuser insgesamt		Aufgestellte Betten		Aufgestellte Betten je 100.000 Einwohner[a]		Bettenauslastung		Fallzahl je 100.000 Einwohner[a]		Durchschnittliche Verweildauer	
	2018	Veränderung zum Vorjahr	2018	Veränderung zum Vorjahr	2018	Veränderung zum Vorjahr	2018	Veränderung zum Vorjahr	2018	Veränderung zum Vorjahr	2018	Veränderung zum Vorjahr
	Anzahl	In %	Anzahl	In %	Anzahl	In %	In %		Anzahl	In %	In Tagen	In %
Deutschland	**1.925**	**−0,9**	**498.192**	**0,2**	**601**	**−0,1**	**77,1**	**−0,9**	**23.391**	**−0,6**	**7,2**	**−0,4**
Baden-Württemberg	250	−5,7	55.570	−0,4	503	−0,9	76,7	−0,3	19.474	−0,9	7,2	−0,3
Bayern	354	0,0	76.226	−0,1	585	−0,6	76,8	−0,5	22.898	−0,7	7,2	−0,5
Berlin	85	2,4	20.574	0,9	567	−0,1	84,1	−0,5	24.109	0,4	7,2	−1,1
Brandenburg	58	1,8	15.460	0,6	616	0,3	78,1	−2,1	22.517	−0,8	7,8	−1,1
Bremen	14	–	5.034	0,4	738	0,0	77,8	−1,6	32.579	5,5	6,4	−6,8
Hamburg	59	1,7	12.724	1,5	693	0,6	81,1	−2,1	27.011	−2,6	7,6	1,1
Hessen	158	−0,6	36.205	−0,6	579	−1,0	76,9	0,1	21.968	−0,9	7,4	−0,1
Mecklenburg-Vorpommern	37	–	10.195	−0,9	633	−0,9	76,1	−0,7	25.602	−0,9	6,9	−0,6
Niedersachsen	178	−1,1	41.908	−0,2	526	−0,5	78,7	−1,0	21.162	−1,4	7,1	−0,1
Nordrhein-Westfalen	345	0,3	119.595	0,9	667	0,8	76,3	−0,7	25.923	0,5	7,2	−0,5
Rheinland-Pfalz	86	−1,1	24.614	−1,1	603	−1,4	74,9	0,2	22.935	−1,9	7,2	0,7
Saarland	24	–	6.752	4,0	680	4,3	81,3	−4,8	28.744	0,3	7,0	−1,1

□ Tabelle 19.3 (Fortsetzung)

Bundesland	Krankenhäuser insgesamt		Aufgestellte Betten		Aufgestellte Betten je 100.000 Einwohner[a]		Bettenauslastung		Fallzahl je 100.000 Einwohner[a]		Durchschnittliche Verweildauer	
	2018	Veränderung zum Vorjahr	2018	Veränderung zum Vorjahr	2018	Veränderung zum Vorjahr	2018	Veränderung zum Vorjahr	2018	Veränderung zum Vorjahr	2018	Veränderung zum Vorjahr
	Anzahl	In %	Anzahl	In %	Anzahl	In %	In %	In %	Anzahl	In %	In Tagen	In %
Sachsen	77	0,0	26.239	1,4	643	1,5	77,1	–1,8	24.571	0,2	7,4	–0,6
Sachsen-Anhalt	48	–	15.328	–2,7	692	–2,1	73,7	–0,8	26.278	–3,1	7,1	0,2
Schleswig-Holstein	109	–1,8	15.802	–0,1	546	–0,3	77,8	–1,8	20.280	–2,9	7,6	0,8
Thüringen	43	0,0	15.966	1,2	744	1,6	74,4	–3,0	27.318	1,4	7,4	–2,8

[a] (Endgültige) Ergebnisse auf Grundlage des Zensus 2011.
Krankenhaus-Report 2021

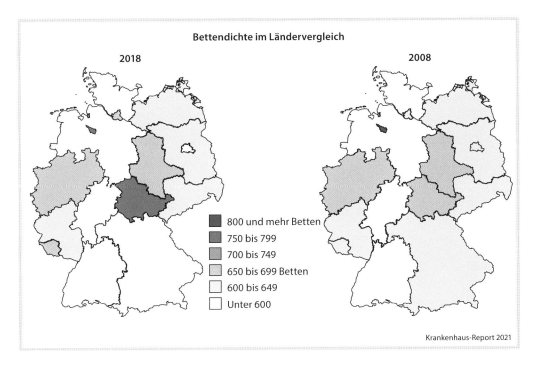

Abb. 19.2 Bettendichte im Ländervergleich 2008 und 2018

Baden-Württemberg mit einer um 8,7 % niedrigeren Bettendichte gegenüber 2008, gefolgt von Bremen mit einem um 8,4 % geringeren Bettenangebot. Die deutlichste Zunahme der Bettendichte gab es hingegen in Hamburg mit einem Plus von 7,5 %, gefolgt von Thüringen mit +6,2 %.

Die Mitversorgungsfunktion, die die Krankenhäuser Bremens für das angrenzende Niedersachsen haben, wird nicht nur durch die Bettendichte, sondern auch durch die weit über dem Bundesdurchschnitt (23.391 Fälle je 100.000 Einwohner) liegende Anzahl der Krankenhausfälle (32.579 je 100.000 Einwohner) deutlich. Aussagen über die Mitversorgungsfunktion einzelner Bundesländer können darüber hinaus anhand der Versorgungsquote[9] getroffen werden (Tab. 19.4). Werte über

100 % besagen, dass die Krankenhäuser eines Bundeslandes mehr Patienten behandelten, als Patienten des jeweiligen Bundeslandes in vollstationärer Behandlung waren. Dies ist insbesondere bei den Stadtstaaten der Fall. So verfügten die Krankenhäuser Hamburgs 2018 mit 136,9 % über die höchste Versorgungsquote, gefolgt von Bremen (134,0 %) und Berlin (109,5 %). Entsprechend niedrige Versorgungsquoten wiesen die Krankenhäuser der angrenzenden Flächenstaaten auf (Niedersachsen: 92,9 %, Schleswig-Holstein: 92,2 %, Brandenburg: 88,6 %).

Ergänzend zur Einzugsgebietsstatistik lässt sich der Anteil der Patienten ermitteln, die sich im eigenen Bundesland behandeln ließen. Die

---

9 Die Versorgungsquote in der Krankenhausstatistik wird auf Basis der durchschnittlichen Anzahl vollstationär belegter Betten pro Tag ermittelt. Weil für jeden vollstationären Patienten pro Tag, den er in der Einrichtung verbringt, ein Bett belegt wird, kann ein Tag

mit einem belegten Bett gleichgesetzt werden. Die Summe der Berechnungs- und Belegungstage wird – jeweils für Wohn- und Behandlungsort – durch die Anzahl der Kalendertage im Berichtsjahr dividiert. Aus der Relation zwischen den belegten Betten nach Wohn- und Behandlungsort ergibt sich die Versorgungsquote.

◼ **Tabelle 19.4** Versorgungsquote nach Ländern 2018. (Quelle: Statistisches Bundesamt (Destatis) 2021, Diagnosedaten der Krankenhäuser)

Bundesland	Wohnort des Patienten	Behandlungs-ort des Patienten	Absolute Differenz	Versorgungs-quote	Anteil im eigenen Land behandelter Patienten
	Anzahl belegter Betten pro Tag[a]			**In %**	
Deutschland	**393.660**	**395.502**	**X**	**X**	**X**
Baden-Württemberg	43.165	44.112	947	102,2	93,9
Bayern	59.103	61.359	2.256	103,8	96,4
Berlin	16.361	17.908	1.547	109,5	92,5
Brandenburg	14.096	12.482	−1.613	88,6	79,8
Bremen	3.019	4.047	1.028	134,0	86,2
Hamburg	7.921	10.847	2.926	136,9	90,6
Hessen	28.203	28.538	335	101,2	89,1
Mecklenburg-Vorpommern	8.118	8.020	−98	98,8	92,1
Niedersachsen	36.615	34.027	−2.587	92,9	85,6
Nordrhein-Westfalen	93.206	92.820	−386	99,6	96,1
Rheinland-Pfalz	20.050	19.062	−988	95,1	84,2
Saarland	5.490	5.651	161	102,9	91,1
Sachsen	20.050	20.302	252	101,3	95,3
Sachsen-Anhalt	12.248	11.484	−764	93,8	88,5
Schleswig-Holstein	13.774	12.697	−1.077	92,2	82,1
Thüringen	12.241	12.146	−95	99,2	90,0

[a] Durchschnittliche vollstationäre Bettenbelegung pro Tag.
Berechnung: Anzahl der Berechnungs-/Belegungstage dividiert durch Anzahl der Kalendertage im Berichtsjahr.
X = Kombination nicht sinnvoll bzw. nicht möglich.
Krankenhaus-Report 2021

Patienten aus Bayern und Nordrhein-Westfalen bevorzugten zu 96,4 % bzw. 96,1 % eine vollstationäre Krankenhausbehandlung im eigenen Land. Demgegenüber ließen sich nur 79,8 % der Brandenburger und 82,1 % der Schleswig-Holsteiner im jeweils eigenen Bundesland behandeln.

Die anhand der Anzahl der aufgestellten Betten bestimmte Krankenhausgröße ist ein weiteres Kriterium zur Beurteilung der Strukturen in der Krankenhauslandschaft. Im Jahr 2018 verfügte ein Krankenhaus über durchschnittlich 259 Betten; das sind vierzehn Betten mehr als die durchschnittliche Krankenhausgröße zehn Jahre zuvor (242 Betten).

Der allgemeine Rückgang der Zahl der Krankenhäuser trifft nicht alle Krankenhaustypen gleichermaßen. Die Anzahl sehr kleiner Krankenhäuser mit weniger als 50 Betten (einschließlich reiner Tages- und Nachtkliniken ohne aufgestellte Betten) war im Jahr 2018 mit 424 Häusern sogar höher als im Jahr 2008 (417 Häuser). Das entspricht einer Zunahme des Anteils von 20,0 % im Jahr 2008 um 2,0 Prozentpunkte auf 22,0 % im Jahr 2018. Mit durchschnittlich 21 Betten verfügte ein Krankenhaus in der Größenklasse 1 bis 49 Betten über ebenso viele Betten wie im Jahr 2008. Der Anteil sehr großer Krankenhäuser (800 und mehr Betten) lag 2018 bei 5,0 %; das sind 0,9 Prozentpunkte mehr als zehn Jahre zuvor (4,1 %); die Durchschnittsgröße dieser Krankenhäuser lag bei 1.224 Betten (2008: 1.207). Trotz des geringen Anteils dieses Krankenhaustyps an den Krankenhäusern insgesamt stand in den sehr großen Krankenhäusern knapp ein Viertel (23,6 %) aller Betten, in den sehr kleinen Krankenhäusern jedoch nur 1,5 % aller Betten. ◻ Tab. 19.5 gibt einen Überblick über ausgewählte Kennzahlen nach Krankenhausgröße und Art des Trägers und zeigt die Veränderungen im Vergleich zum Vorjahr auf.

Die durchschnittliche Bettenauslastung[10] bezogen auf alle Krankenhäuser lag 2018 bei 77,1 % (2017: 77,8 %). Die geringste Bettenauslastung (62,3 %) hatten Krankenhäuser mit 1 bis 49 Betten aufzuweisen, die höchste (79,8 %) Einrichtungen mit 800 und mehr Betten. Allerdings differiert die Bettenauslastung nach Fachabteilungen erheblich (siehe ▶ Abschn. 19.3.2).

Nicht nur bei der Größenstruktur, auch hinsichtlich der Krankenhausträger vollzog sich ein Strukturwandel. Während sich die Anzahl der Krankenhäuser insgesamt von 2008 bis 2018 um 158 (−7,6 %) Einrichtungen verringerte, stieg die Anzahl privater Kliniken um 86 (+13,5 %) auf 723 Einrichtungen. Der allgemeine Rückgang der Zahl der Einrichtungen traf folglich die freigemeinnützigen (−16,8 %) und in noch stärkerem Maße die öffentlichen Krankenhäuser (−17,0 %). ◻ Abb. 19.3 zeigt

die Auswirkungen dieser Entwicklungen auf die anteilige Verteilung der Krankenhäuser nach (siehe auch Zusatztabelle 19.d online).

Die meisten Krankenhäuser (723 oder 37,6 %) befanden sich 2018 in privater Trägerschaft, gefolgt von den freigemeinnützigen[11] Krankenhäusern (650 oder 33,8 %) und den öffentlichen Krankenhäusern (552 oder 28,7 %). Gemessen an der Zahl der verfügbaren Betten dominieren allerdings die öffentlichen Krankenhäuser nach wie vor die Krankenhauslandschaft: Annähernd jedes zweite Bett steht in einem öffentlichen Krankenhaus (238.907 oder 48 %). In freigemeinnütziger Trägerschaft befindet sich jedes dritte Krankenhausbett (164.081 oder 32,9 %) und nur jedes fünfte Bett (95.204 oder 19,1 %) steht in einem privaten Krankenhaus. ◻ Abb. 19.4 veranschaulicht die prozentuale Verteilung der Krankenhäuser und der Krankenhausbetten nach Trägerschaft im Jahr 2018.

Zwischen Träger- und Größenstruktur besteht offenbar ein enger Zusammenhang: Während sich z. B. sehr große Einrichtungen, zu denen in erster Linie die Universitätskliniken gehören, in öffentlicher Trägerschaft befinden, werden kleine Häuser eher von privaten Trägern betrieben. 2018 verfügte eine Privatklinik über durchschnittlich 132 Betten. Freigemeinnützige Krankenhäuser waren mit 252 Betten annähernd doppelt, öffentliche mit durchschnittlich 433 Betten sogar mehr als dreimal so groß. Allerdings zeigen die Entwicklungen der letzten Jahre, dass private Betreiber in den Bereich der Universitätskliniken vorstoßen.[12] Im Einzelfall sind die rechtlichen Rahmenbedingungen für eine mögliche künftige Privatisierung geschaffen worden[13] bzw.

---

10 Die durchschnittliche Bettenauslastung pro Tag ergibt sich als Quotient aus der Summe der Berechnungs- bzw. Belegungstage im Zähler und der Summe der aufgestellten Betten multipliziert mit der Anzahl der Kalendertage im Berichtsjahr im Nenner.

11 Träger der kirchlichen und freien Wohlfahrtspflege, Kirchengemeinden, Stiftungen oder Vereine.

12 Zusammenlegung der Universitätskliniken Gießen und Marburg, Umwandlung in eine GmbH mit Wirkung vom 2. Januar 2006 und Übernahme von 95 % der Geschäftsanteile durch die Rhön-Klinikum AG (Hessische Staatskanzlei: Initiativen/Verwaltungsreform/Privatisierung).

13 Landesgesetz über die Errichtung der Universitätsmedizin der Johannes Gutenberg-Universität Mainz (Universitätsmedizingesetz – UMG) vom 10. Septem-

Tabelle 19.5 Ausgewählte Kennzahlen der Krankenhäuser nach Größenklassen und Art des Trägers 2018. (Quelle: Statistisches Bundesamt (Destatis) 2021, Grunddaten der Krankenhäuser)

Bettengrößenklasse/Art des Trägers	Krankenhäuser insgesamt		Aufgestellte Betten		Aufgestellte Betten je 100.000 Einwohner[a]		Bettenauslastung		Fallzahl		Fallzahl je 100.000 Einwohner[a]		Durchschnittliche Verweildauer	
	2018	Veränderung zum Vorjahr	2018	Veränderung zum Vorjahr	2018	Veränderung zum Vorjahr	2018	Veränderung zum Vorjahr	2018	Veränderung zum Vorjahr	2018	Veränderung zum Vorjahr	2018	Veränderung zum Vorjahr
	Anzahl	In %	Anzahl	In %	Anzahl	In %	In %	In %	Anzahl	In %	Anzahl	In %	In Tagen	In %
Krankenhäuser insgesamt	**1.925**	**−0,9**	**498.192**	**0,2**	**601**	**−0,1**	**77,1**	**−0,9**	**19.392.466**	**−0,3**	**23.391**	**−0,6**	**7,2**	**−0,4**
KH mit 0 Betten[b]	61	−6,2	–	–	–	–	–	–	–	–	–	–	–	–
KH mit 1 bis 49 Betten	363	−0,5	7.512	1,9	9	1,6	62,3	1,3	224.604	2,3	271	2,0	7,6	0,9
KH mit 50 bis 99 Betten	224	−5,1	16.131	−5,5	20	−5,7	73,7	−1,4	454.776	−5,1	549	−5,4	9,5	−1,7
KH mit 100 bis 149 Betten	249	−1,2	30.384	−1,7	37	−1,9	76,1	−1,8	1.005.960	−7,1	1.213	−7,4	8,4	3,9
KH mit 150 bis 199 Betten	189	1,1	32.784	1,0	40	0,7	75,7	0,3	1.224.785	1,5	1.477	1,2	7,4	−0,2
KH mit 200 bis 299 Betten	253	4,1	62.923	4,6	76	4,3	75,1	−1,8	2.437.684	3,6	2.940	3,3	7,1	−0,9
KH mit 300 bis 399 Betten	175	−5,4	60.310	−4,6	73	−4,9	77,7	−1,0	2.393.697	−4,1	2.887	−4,3	7,1	−1,5
KH mit 400 bis 499 Betten	131	1,6	57.870	1,2	70	0,9	77,8	0,8	2.295.807	2,1	2.769	1,8	7,2	−0,1

19

◻ Tabelle 19.5 (Fortsetzung)

Bettengrößen-klasse/Art des Trägers	Krankenhäuser insgesamt		Aufgestellte Betten		Aufgestellte Betten je 100.000 Einwohner[a]		Bettenauslastung		Fallzahl		Fallzahl je 100.000 Einwohner[a]		Durchschnittliche Verweildauer	
	2018	Veränderung zum Vorjahr	2018	Veränderung zum Vorjahr	2018	Veränderung zum Vorjahr	2018	Veränderung zum Vorjahr	2018	Veränderung zum Vorjahr	2018	Veränderung zum Vorjahr	2018	Veränderung zum Vorjahr
	Anzahl	In %	Anzahl	In %	Anzahl	In %	In %	In %	Anzahl	In %	Anzahl	In %	In Tagen	In %
KH mit 500 bis 599 Betten	99	−5,7	54.305	−5,0	66	−5,3	77,2	−1,8	2.212.313	−7,0	2.669	−7,3	6,9	0,4
KH mit 600 bis 799 Betten	85	9,0	58.441	8,8	71	8,4	76,7	−0,5	2.379.650	10,2	2.870	9,9	6,9	−1,8
KH mit 800 und mehr Betten	96	−1,0	117.532	−0,4	142	−0,7	79,8	−0,8	4.763.192	−1,2	5.745	−1,5	7,2	−0,1
Öffentliche Krankenhäuser	**552**	**−1,4**	**238.907**	**0,1**	**288**	**−0,2**	**78,9**	**−1,1**	**9.432.282**	**−0,8**	**11.377**	**−1,1**	**7,3**	**−0,3**
Freigemeinnützige Krankenhäuser	**650**	**−1,3**	**164.081**	**−0,7**	**198**	**−1,0**	**76,3**	**−0,2**	**6.562.223**	**−0,5**	**7.915**	**−0,8**	**7,0**	**−0,4**
Private Krankenhäuser	**723**	**0,4**	**95.204**	**2,2**	**115**	**1,9**	**74,2**	**−1,4**	**3.397.962**	**1,7**	**4.099**	**1,4**	**7,6**	**−0,9**

[a] (Endgültige) Ergebnisse auf Grundlage des Zensus 2011.
[b] Reine Tages- und Nachtkliniken

Krankenhaus-Report 2021

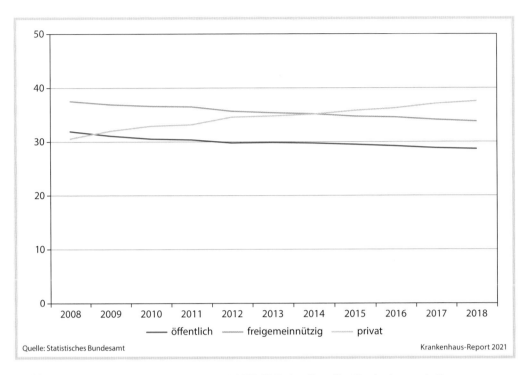

Abb. 19.3 Krankenhäuser nach der Trägerschaft 2008–2018. Anteil an allen Krankenhäusern in %

es werden die rechtlichen Möglichkeiten einer Privatisierung geprüft.[14]

Zur sachlichen Ausstattung der Krankenhäuser gehören auch medizinisch-technische Großgeräte und Sondereinrichtungen, wie z. B. Dialysegeräte, Computer- und Kern-

---

ber 2008 (GVBl. 2008, S. 205), zuletzt geändert durch Artikel 2 des Gesetzes vom 18. August 2015 (GVBl. 2015, S. 196). Das am 1. Januar 2009 in Kraft getretene Gesetz enthält die Option, die rechtsfähige Körperschaft des öffentlichen Rechts in eine Gesellschaft mit beschränkter Haftung (Universitätsmedizin GmbH) umzuwandeln – ggf. auch mit Beteiligung privaten Kapitals an dieser GmbH. Einzelheiten zum Formwechsel regelt § 25.

14 www.schleswig-holstein.de, Staatskanzlei Schleswig-Holstein: Start > Schwerpunkte > Haushaltskonsolidierung > Die Vorschläge im Detail > Universitätsklinikum Schleswig-Holstein (UKSH). „... Im Bereich von Forschung und Wissenschaft soll nach privaten Investoren für das UKSH gesucht werden. Vor dem Hintergrund der Vereinbarung zwischen dem UKSH, dem Land und den Gewerkschaften werden die rechtlichen Möglichkeiten geprüft und eine materielle Privatisierung des UKSH vorbereitet. ... "

spin-Tomographen sowie Koronarangiographische Arbeitsplätze. Insgesamt wurden am 31.12.2018 in den deutschen Krankenhäusern 12.631 medizinisch-technische Großgeräte gezählt, davon 343 Mammographiegeräte, deren Zahl erstmals erhoben wurde. Im Vergleich zum Vorjahr war die höchste Zuwachsrate (+11,4 %) bei den Herz-Lungen-Maschinen zu verzeichnen, gefolgt von den Koronarangiographischen Arbeitsplätzen (+3,4 %). Zurückgegangen ist die Zahl der Tele-Kobalt-Therapiegeräte (−9,1 %).

■ Tab. 19.6 gibt einen Überblick über Art und Anzahl der in der Krankenhausstatistik erfassten Geräte und Sondereinrichtungen.

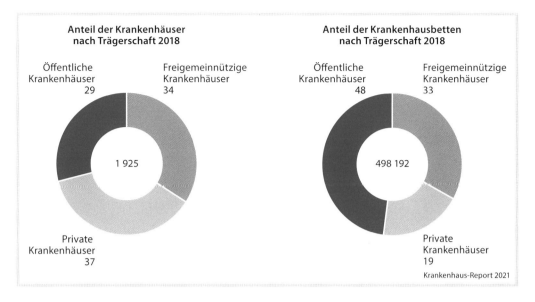

Abb. 19.4 Trägerstruktur bei Krankenhäusern 2018 in %

Tabelle 19.6 Medizinisch-technische Großgeräte und Sondereinrichtungen 2018. (Quelle: Statistisches Bundesamt (Destatis) 2021, Grunddaten der Krankenhäuser)

Medizinisch-technisches Großgerät/Sondereinrichtung	2018	Veränderung zum Vorjahr
	Anzahl	In %
Insgesamt	**12.631**	**3,0**
Computer-Tomographen	1.529	−1,4
Dialysegeräte	5.773	−0,2
Digitale Subtraktions-Angiographie-Geräte	914	3,4
Gamma-Kameras	478	−7,7
Herz-Lungen-Maschinen	559	11,4
Kernspin-Tomographen	1.007	−0,4
Koronarangiographische Arbeitsplätze	1.174	3,4
Linearbeschleuniger/Kreisbeschleuniger	401	0,3
Positronen-Emissions-Computer-Tomographen (PET)	123	−2,4
Stoßwellenlithotripter	310	−4,3
Tele-Kobalt-Therapiegeräte	20	−9,1
Mammographiegeräte	343	–

Krankenhaus-Report 2021

19.3.2 Angebot nach Fachabteilungen

Fachabteilungen sind organisatorisch abgrenzbare, von Ärztinnen und Ärzten ständig verantwortlich geleitete Abteilungen mit für den jeweiligen Fachbereich typischen Behandlungseinrichtungen. Die Fachabteilungsgliederung orientiert sich seit dem Berichtsjahr an § 301 SGB V. Die neue Fachabteilungsgliederung lässt aufgrund der geänderten Struktur des Versorgungsangebots einen Vorjahresvergleich in weiten Teilen nicht mehr zu. Deshalb beschränken sich die Aussagen auf ausgewählte Kennzahlen für das Jahr 2018. Die Angaben in ◨ Tab. 19.7 vermitteln einen Eindruck sowohl vom fachlich-medizinischen Versorgungsangebot als auch vom Behandlungsspektrum der Krankenhäuser.

Die Schwerpunkte des Versorgungsangebots liegen in den Bereichen Innere Medizin (114.692 Betten) und Chirurgie (70.065 Betten), gefolgt von der Allgemeinen Psychiatrie (56.617 Betten). Hier wurden rund 9,9 Millionen (51,1 %) aller 19,4 Millionen vollstationären Behandlungsfälle versorgt. Zu den Fachabteilungen mit den höchsten Fallzahlen gehören darüber hinaus die Frauenheilkunde (1,6 Millionen Fälle) und die Neurologie (1,9 Millionen Fälle). Die durchschnittliche Verweildauer in einer allgemeinen Fachabteilung variierte zwischen 2,8 Tagen in der Augenheilkunde und 15,1 Tagen in der Geriatrie. Ausgehend von einer durchschnittlichen Verweildauer von 7,2 Tagen über alle Fachabteilungen dauerte eine Behandlung in der Fachabteilung Psychosomatik/Psychotherapie mit 42,7 Tagen annähernd sechsmal so lange.

Auch in den Fachabteilungen Kinder- und Jugendpsychiatrie und in der Allgemeinen Psychiatrie lag die durchschnittliche Verweildauer mit 35,6 und 24,2 Tagen deutlich über dem Durchschnittswert. Sehr unterschiedlich fällt auch der Nutzungsgrad der Betten nach Fachabteilungen aus: Innerhalb der allgemeinen Fachabteilungen reichte er von 44,4 % in der Nuklearmedizin bis zu 87,3 % in der Geriatrie. In allen psychiatrischen Fachabteilungen (Allgemeine Psychiatrie, Psychosomatik/Psychotherapie sowie Kinder- und Jugendpsychiatrie) waren die Betten demgegenüber zu 89 % und mehr ausgelastet.

◨ Abb. 19.2 zeigte bereits deutliche Unterschiede in der Bettendichte nach Bundesländern. Eine genauere Analyse der Unterschiede ermöglicht eine zusätzliche Betrachtung der Bettendichte nach Fachabteilungen. In zweiundzwanzig von sechsunddreißig ausgewiesenen Hauptfachabteilungen (ohne „Sonstige Fachabteilung") lag die Bettendichte in Bremen über dem Bundesdurchschnitt, in sieben dieser Fachabteilungen, darunter in der Allgemeinen Psychiatrie, verfügte Bremen im Vergleich zu den übrigen Bundesländern über die meisten Betten je 100.000 Einwohner (◨ Tab. 19.8).

In wesentlichen Bereichen, darunter Innere Medizin, Allgemeine Chirurgie, Frauenheilkunde und Geburtshilfe, Neurologie und Orthopädie gab es in allen Bundesländern ein stationäres Versorgungsangebot. Allerdings gab es nicht in allen Fachabteilungen ein flächendeckendes stationäres Versorgungsangebot. Am geringsten war das Angebot in der Endokrinologie, in der nur acht von sechzehn Bundesländern Betten vorhielten.

◫ **Tabelle 19.7** Ausgewählte Kennzahlen nach Fachabteilungen 2018. (Quelle: Statistisches Bundesamt (Destatis) 2021, Grunddaten der Krankenhäuser)

Fachabteilungsbezeichnung	Fach-abteilungen insgesamt	Aufgestellte Betten	Nutzungs-grad der Betten	Fallzahl[a]	Durch-schnittliche Verweil-dauer
	Anzahl		In %	Anzahl	In Tagen
Fachabteilungen insgesamt		498.192	77,1	19.392.466	7,2
Davon:					
Innere Medizin	1.058	114.692	78,3	5.915.729	5,5
Geriatrie	309	17.414	87,3	367.905	15,1
Kardiologie	187	14.339	82,3	879.229	4,9
Nephrologie	61	2.158	82,4	95.572	6,8
Hämatologie und internistische Onkologie	98	4.846	79,6	191.476	7,4
Endokrinologie	16	418	77,5	18.058	6,5
Gastroenterologie	115	6.819	82,4	382.385	5,4
Pneumologie	55	3.231	81,4	158.682	6,0
Rheumatologie	30	1.015	71,8	34.170	7,8
Pädiatrie	339	15.777	64,1	935.932	3,9
Kinderkardiologie	24	552	72,3	20.109	7,2
Neonatologie	99	2.105	73,2	54.293	10,4
Kinderchirurgie	86	1.675	63,4	126.681	3,1
Lungen- und Bronchialheilkunde	19	1.868	69,3	67.369	7,0
Allgemeine Chirurgie	1.069	70.065	70,0	3.184.476	5,6
Unfallchirurgie	307	18.082	77,6	846.435	6,0
Neurochirurgie	179	6.771	77,6	253.350	7,6
Gefäßchirurgie	178	5.434	73,3	184.386	7,9
Plastische Chirurgie	125	1.878	67,6	83.876	5,5
Thoraxchirurgie	53	1.492	69,2	47.363	8,0
Herzchirurgie	71	4.729	76,9	135.375	9,8
Urologie	503	14.055	73,3	855.500	4,4
Orthopädie	429	23.070	67,3	867.422	6,5
Frauenheilkunde und Geburtshilfe	778	25.846	60,9	1.579.031	3,6
Geburtshilfe	95	2.349	78,1	179.391	3,7
Hals-, Nasen-, Ohrenheilkunde	605	9.056	59,6	565.089	3,5

☐ Tabelle 19.7 (Fortsetzung)

Fachabteilungsbezeichnung	Fach-abteilungen insgesamt	Aufgestellte Betten	Nutzungs-grad der Betten	Fallzahl[a]	Durch-schnittliche Verweil-dauer
	Anzahl		In %	Anzahl	In Tagen
Augenheilkunde	270	4.350	63,8	356.454	2,8
Neurologie	451	26.039	82,4	1.081.217	7,2
Allgemeine Psychiatrie	393	56.617	94,7	809.899	24,2
Kinder- und Jugendpsychiatrie	144	6.554	89,1	59.870	35,6
Psychosomatik/Psychotherapie	268	12.025	90,0	92.463	42,7
Nuklearmedizin	95	754	44,4	36.987	3,3
Strahlenheilkunde	146	2.582	68,5	73.256	8,8
Dermatologie	108	4.652	76,6	235.921	5,5
Zahn- und Kieferheilkunde, Mund- und Kieferchirurgie	184	2.076	65,1	115.669	4,3
Intensivmedizin	228	5.876	77,8	432.147	3,9
Sonstige Fachabteilung	305	6.931	71,4	263.311	6,9

[a] Die Fallzahl in der Zeile „Insgesamt" ist die einrichtungsbezogene Fallzahl (ohne interne Verlegungen), die fachabteilungsbezogenen Fallzahlen sind unter Berücksichtigung interner Verlegungen ermittelt.
Krankenhaus-Report 2021

19.3.3 Personal der Krankenhäuser

Am 31.12.2018 wurden gut 1,25 Millionen Beschäftigte in den Krankenhäusern gezählt, 14.119 Personen bzw. 1,1 % mehr als am 31.12.2017. 191.122 Beschäftigte waren als hauptamtliche Ärzte und Ärztinnen tätig; gut eine Million Beschäftigte (darunter 84.424 Schüler/-innen und Auszubildende) waren dem nichtärztlichen Dienst zuzurechnen. Im Vergleich zum Vorjahr stieg die Zahl der hauptamtlichen Ärztinnen und Ärzte um 5.101 (+2,7 %) Beschäftigte, die Zahl der im nichtärztlichen Dienst tätigen Krankenhausmitarbeiterinnen und -mitarbeiter nahm um 9.018 (+0,9 %) Beschäftigte zu. 26,8 % des ärztlichen und 49,5 % des nichtärztlichen Personals sind teilzeit- oder ge-

ringfügig beschäftigt. Um den Auswirkungen unterschiedlicher Beschäftigungsmodelle (Vollzeit-, Teilzeit- oder geringfügige Beschäftigung sowie kurzfristige Beschäftigung) angemessen Rechnung zu tragen, wird zusätzlich zur Zahl der Beschäftigten am Erhebungsstichtag 31. Dezember des Jahres die Anzahl der Vollkräfte im Jahresdurchschnitt[15] (Vollzeitäquivalente) erhoben. Die Gesamtzahl der Vollkräfte erhöhte sich gegenüber 2017 um 15.966 bzw. 1,8 % auf 910.366 Vollkräfte, von denen 164.636 (18,1 %) im ärztlichen Dienst und 745.730 (81,9 %) im nichtärztlichen Dienst arbeiteten; 331.370 nichtärztliche

---

15 Zur Ermittlung der Vollkräfte im Jahresdurchschnitt werden die unterschiedlichen Beschäftigungsmodelle auf die volle jährliche tarifliche Arbeitszeit umgerechnet. Überstunden und Bereitschaftsdienste werden nicht in die Berechnung einbezogen.

Tabelle 19.8 Bettendichte nach Ländern und Fachabteilungen 2018. (Quelle: Statistisches Bundesamt (Destatis) 2021, Grunddaten der Krankenhäuser)

Fachabteilungsbezeichnung	Deutschland	Baden-Württemberg	Bayern	Berlin	Brandenburg	Bremen	Hamburg	Hessen	Mecklenburg-Vorpommern	Niedersachsen	Nordrhein-Westfalen	Rheinland-Pfalz	Saarland	Sachsen	Sachsen-Anhalt	Schleswig-Holstein	Thüringen
Aufgestellte Betten je 100.000 Einwohner																	
Fachabteilungen insgesamt	601	503	585	567	616	738	693	579	633	526	667	603	680	643	692	546	744
Davon:																	
Innere Medizin	138	118	115	74	126	138	96	137	194	134	161	170	139	151	187	124	221
Geriatrie	21	3	11	44	49	48	63	33	2	7	30	9	22	14	12	42	33
Kardiologie	17	12	22	34	15	17	25	11	4	14	22	8	35	23	7	14	–
Nephrologie	3	3	4	6	4	12	4	2	–	2	2	1	7	2	1	1	–
Hämatologie und internistische Onkologie	6	6	6	12	9	3	7	5	4	4	7	2	9	5	3	5	–
Endokrinologie	1	0	1	0	0	–	–	1	–	–	1	–	–	0	1	–	–
Gastroenterologie	8	7	13	24	7	6	9	4	–	7	10	6	–	2	2	1	–
Pneumologie	4	4	3	13	6	12	–	3	–	2	5	2	8	3	2	6	–
Rheumatologie	1	0	2	1	3	4	–	1	–	0	2	1	3	0	4	1	–
Pädiatrie	19	16	16	11	23	28	15	15	24	16	22	19	22	25	40	17	27
Kinderkardiologie	1	1	1	1	–	–	1	1	–	1	1	–	1	2	1	1	–
Neonatologie	3	3	4	6	0	2	6	2	2	2	3	2	–	2	–	–	2

□ Tabelle 19.8 (Fortsetzung)

Fachabteilungsbezeichnung	Deutschland	Baden-Württemberg	Bayern	Berlin	Brandenburg	Bremen	Hamburg	Hessen	Mecklenburg-Vorpommern	Niedersachsen	Nordrhein-Westfalen	Rheinland-Pfalz	Saarland	Sachsen	Sachsen-Anhalt	Schleswig-Holstein	Thüringen
	Aufgestellte Betten je 100.000 Einwohner																
Kinderchirurgie	2	2	2	3	0	4	4	2	5	1	2	1	3	3	3	1	2
Lungen- und Bronchialheilkunde	2	–	5	–	4	–	7	2	–	1	3	–	–	3	6	–	2
Allgemeine Chirurgie	85	73	79	49	78	77	117	84	69	83	99	91	64	98	97	80	82
Unfallchirurgie	22	19	29	34	14	23	13	19	7	14	27	24	10	14	19	15	17
Neurochirurgie	8	6	8	9	7	13	12	7	11	10	8	7	13	8	11	9	9
Gefäßchirurgie	7	5	7	10	7	9	5	8	1	5	10	4	12	3	6	3	–
Plastische Chirurgie	2	3	2	5	1	4	3	2	0	2	2	3	2	1	4	2	–
Thoraxchirurgie	2	2	1	3	1	3	–	1	–	0	3	1	11	2	5	2	–
Herzchirurgie	6	5	5	4	5	8	10	6	4	8	6	5	–	7	7	5	6
Urologie	17	14	16	14	15	14	21	15	17	15	20	19	21	20	20	12	23
Orthopädie	28	23	30	21	36	50	16	19	56	25	24	37	57	27	30	19	71
Frauenheilkunde und Geburtshilfe	31	30	31	23	26	33	28	31	32	26	37	36	30	31	33	20	35
Geburtshilfe	3	2	2	7	2	16	6	3	2	2	3	0	–	4	4	4	2
Hals-, Nasen-, Ohrenheilkunde	11	10	9	9	10	22	14	11	14	10	12	12	13	11	16	7	14

19

◻ **Tabelle 19.8** (Fortsetzung)

Fachabteilungsbezeichnung	Deutschland	Baden-Württemberg	Bayern	Berlin	Brandenburg	Bremen	Hamburg	Hessen	Mecklenburg-Vorpommern	Niedersachsen	Nordrhein-Westfalen	Rheinland-Pfalz	Saarland	Sachsen	Sachsen-Anhalt	Schleswig-Holstein	Thüringen
	Aufgestellte Betten je 100.000 Einwohner																
Augenheilkunde	5	5	5	6	4	10	10	4	7	3	5	5	12	6	6	6	6
Neurologie	31	28	27	28	51	33	38	36	48	30	30	24	57	31	34	32	44
Allgemeine Psychiatrie	68	66	57	62	69	89	81	65	71	66	77	60	69	74	74	70	78
Kinder- und Jugendpsychiatrie	8	6	5	7	10	7	9	8	12	9	8	7	6	10	15	9	14
Psychosomatik/Psychotherapie	15	16	34	8	12	–	9	18	9	14	5	13	9	5	10	23	8
Nuklearmedizin	1	1	1	1	1	1	0	1	1	1	1	1	1	1	1	1	2
Strahlenheilkunde	3	4	2	3	4	4	2	1	6	2	4	2	3	5	4	2	6
Dermatologie	6	4	7	5	4	10	6	5	5	5	6	2	4	8	8	5	12
Zahn- und Kieferheilkunde, Mund- und Kieferchirurgie	3	2	2	3	2	6	3	2	4	3	3	2	3	3	2	2	4
Intensivmedizin	7	4	8	20	4	28	15	3	14	1	1	13	25	25	9	1	20
Sonstige Fachabteilung	8	3	10	6	7	4	42	11	8	2	7	16	9	16	10	6	6

– = nicht vorhanden
0 = Wert kleiner 0,5 aber größer Null
Krankenhaus-Report 2021

Vollkräfte (44,4 %) wurden allein im Pflegedienst gezählt.

Die Krankenhausstatistik liefert zudem Informationen über das Geschlecht und den Beschäftigungsumfang[16] der Beschäftigten. 46,4 % der hauptamtlichen Ärzte waren im Jahr 2018 Frauen (◘ Tab. 19.9). Damit entspricht der Frauenanteil annähernd dem Vorjahresniveau (46,3 %); gegenüber 2008 stieg der Anteil um 4,7 Prozentpunkte. Mit steigender Hierarchiestufe nimmt der Frauenanteil an den Krankenhausärzten deutlich ab. Während zu Beginn der ärztlichen Laufbahn gut die Hälfte aller Assistenzarztstellen (55,7 %) von Frauen besetzt wurde, war es bei den Oberärzten noch knapp ein Drittel (32,7 %) der Stellen. Der Frauenanteil an den leitenden Ärzten lag bei nur noch 13,0 %.

Deutlich verändert hat sich in den vergangenen zehn Jahren auch der Beschäftigungsumfang: 2008 war jede vierte hauptamtliche Ärztin (26,7 %) teilzeit- oder geringfügig beschäftigt; 2018 war es bereits jede Dritte (38,4 %). Bei ihren männlichen Kollegen verdreifachte sich im gleichen Zeitraum annähernd der Anteil der teilzeit- oder geringfügig Beschäftigten von 6,4 % auf 16,7 %. Insgesamt gab es 51.164 (26,8 %) hauptamtliche Ärztinnen und Ärzte, die 2018 in einem Teilzeitarbeitsverhältnis standen oder geringfügig beschäftigt waren.

Mit 976.219 Beschäftigten (ohne Schülerinnen/Schüler und Auszubildende, ohne Personal der Ausbildungsstätten und Personal ohne Funktionsbereich) war die Zahl der im nichtärztlichen Dienst tätigen Krankenhausmitarbeiter gut fünfmal so hoch wie die der Beschäftigten im ärztlichen Dienst. Die mit

Abstand meisten nichtärztlichen Beschäftigten (437.799) waren im Pflegedienst tätig (44,8 %). An zweiter Stelle folgten der medizinisch-technische Dienst (z. B. Laboratoriums- und Radiologieassistentinnen und -assistenten, Krankengymnastinnen und -gymnasten) mit 21,2 % und der Funktionsdienst (z. B. Personal im Operationsdienst, in der Ambulanz und in Polikliniken) mit 14,8 %.

Der Frauenanteil beim nichtärztlichen Personal lag mit 80,7 % deutlich über dem Anteil weiblicher Beschäftigter beim ärztlichen Personal (46,4 %). Der Anteil teilzeit- und geringfügig Beschäftigter ist im nichtärztlichen Bereich im Vergleich zu den hauptamtlichen Ärzten und Ärztinnen annähernd doppelt so hoch: 49,5 % im Jahr 2018. Zehn Jahre zuvor waren es gerade mal 44,0 %.

Zusammenfassend gibt ◘ Abb. 19.5 einen Überblick über die Personalstruktur der Krankenhäuser auf der Grundlage der für 2018 ermittelten 910.366 Vollkräfte nach Beschäftigtengruppen.

Die Personalstruktur variierte je nach Krankenhausträger. Bei den Krankenhäusern privater Träger gehörten 18,7 % aller Vollkräfte dem ärztlichen Personal an, bei den öffentlichen Krankenhäusern waren dies lediglich 17,8 %. Der Anteil der im Pflegedienst tätigen Vollkräfte ist bei den freigemeinnützigen und den privaten Krankenhäusern mit jeweils 38,9 % höher als bei den öffentlichen Krankenhäusern mit 34,4 % (siehe auch Zusatztabelle 19.c online).

Seit 2009 wird zusätzlich zu den Vollkräften mit direktem Beschäftigungsverhältnis beim Krankenhaus die Zahl der Vollkräfte ohne direktes Beschäftigungsverhältnis beim Krankenhaus erhoben. Im Jahr 2018 handelte es sich hierbei um 20.853 Vollkräfte, davon 2.347 im ärztlichen Dienst und 18.507 im nichtärztlichen Dienst Beschäftigte, die z. B. im Personal-Leasing-Verfahren eingesetzt wurden. Entscheidend ist, dass die Leistung vom Krankenhaus erbracht wird[17]

---

16 Zum Nachweis des ärztlichen und des nichtärztlichen Personals der Krankenhäuser nach Beschäftigungsumfang (Vollzeit/Teilzeit, gestaffelt nach Wochenstunden/geringfügige Beschäftigung) und Geschlecht s. Fachserie 12 Reihe 6.1.1 (Grunddaten der Krankenhäuser), Statistisches Bundesamt (Destatis) https://www.destatis.de/DE/Themen/Gesellschaft-Umwelt/Gesundheit/Krankenhaeuser/_inhalt.html#sprg234206 (Zugegriffen: 25. Januar 2021).

---

17 Personal einer Fremdfirma, die z. B. die Reinigung übernommen hat, wird nicht erfasst; hier gehört die

◻ **Tabelle 19.9** Frauen- und Teilzeitanteil 2008–2018. (Quelle: Statistisches Bundesamt (Destatis) 2021)

Jahr	Hauptamtliche Ärzte[a]						Nichtärztliches Personal[b]					
	Insgesamt	Darunter Frauen	Frauenanteil	Teilzeitanteil	Teilzeitbeschäftigte insgesamt	Darunter Frauen	Insgesamt	Darunter Frauen	Frauenanteil	Teilzeitanteil	Teilzeitbeschäftigte insgesamt	Darunter Frauen
	Anzahl		In %	In %	Anzahl		Anzahl		In %		Anzahl	
2008	139.294	58.035	41,7	14,8	20.678	15.481	865.027	693.884	80,2	44,0	380.687	352.995
2009	143.967	61.411	42,7	16,3	23.407	17.328	877.878	703.295	80,1	44,4	389.459	360.404
2010	148.696	65.030	43,7	17,1	25.361	18.937	888.314	712.899	80,3	44,8	397.822	367.596
2011	154.248	68.545	44,4	18,0	27.758	20.376	896.288	726.576	81,1	45,6	408.280	376.087
2012	159.764	72.068	45,1	19,2	30.667	22.230	907.522	736.368	81,1	45,9	416.369	383.593
2013	164.720	75.278	45,7	20,2	33.279	23.900	919.650	744.974	81,0	46,3	425.938	391.752
2014	169.528	78.205	46,1	21,3	36.122	25.709	928.355	752.952	81,1	46,7	433.691	398.715
2015	174.391	80.612	46,2	22,3	38.922	27.232	937.099	760.712	81,2	47,2	442.682	406.310
2016	180.372	83.790	46,5	23,7	42.696	29.371	952.659	772.945	81,1	47,8	455.008	416.813
2017	186.021	86.130	46,3	25,1	46.626	31.463	967.439	783.791	81,0	48,3	467.177	426.577
2018	**191.122**	**88.723**	**46,4**	**26,8**	**51.164**	**34.079**	**984.257**	**794.710**	**80,7**	**49,5**	**487.133**	**442.365**

[a] Ohne Zahnärzte, ab 2018 einschl. Zahnärzte.
[b] Ohne Auszubildende und Personal der Ausbildungsstätten, ab 2018 ohne Auszubildende.
Krankenhaus-Report 2021

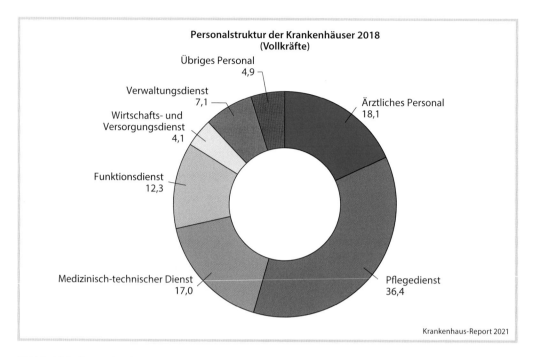

Abb. 19.5 Personalstruktur der Krankenhäuser 2018 (Vollkräfte) in %

und dazu das Personal etwa durch Zeitarbeitnehmerinnen und -arbeitnehmer verstärkt wird. Beim ärztlichen Personal ohne direktes Beschäftigungsverhältnis kann es sich um Honorarkräfte oder um Ärztinnen und Ärzte handeln, die über (konzerninterne) Personalgesellschaften im Krankenhaus eingesetzt werden. Beim nichtärztlichen Personal ohne direktes Beschäftigungsverhältnis spielen sowohl konzerninterne Personalgesellschaften als auch Zeitarbeit eine Rolle.

19.4 Die Inanspruchnahme von Krankenhausleistungen

Die Behandlungsformen im Krankenhaus sind vielfältig und gehen weit über die klassische vollstationäre, d. h. ganztägige Behandlung hinaus. Auch teil-, vor- und nachstationär erbrachte Leistungen sowie ambulante Operatio-

nen nach § 115b Fünftes Buch Sozialgesetzbuch (SGB V) werden seit 2002 erhoben. Diese ineinandergreifenden Behandlungsformen werden in der Krankenhausstatistik in unterschiedlicher Tiefe abgebildet, wobei der herkömmlichen vollstationären Behandlung das Hauptinteresse gilt.

19.4.1 Vollstationäre Behandlungen

Knapp 19,4 Millionen vollstationär behandelte Patienten[18] wurden im Berichtsjahr 2018 gezählt. Zum zweiten Mal in Folge seit dem Jahr 2005 (16,5 Millionen Fälle) war im Vergleich zum Vorjahr (2017: gut 19,4 Millionen Fälle)

---

18 Die Fallzahl in den Grunddaten der Krankenhäuser ermittelt sich aus der Summe der vollstationären Aufnahmen (Patientenzugang) und der Summe der Entlassungen aus vollstationärer Behandlung einschließlich der Sterbefälle (Patientenabgang) im Berichtsjahr, dividiert durch 2.

("outgesourcte") Reinigung nicht mehr zu den Leistungen des Krankenhauses.

ein Rückgang um rund 50.000 vollstationär behandelte Patienten oder 0,3 % zu verzeichnen.

Die Summe der 2018 erbrachten vollstationären Berechnungs- und Belegungstage[19] sank gegenüber 2017 um rund 927.000 oder 0,7 %. Ein Krankenhausaufenthalt dauerte im Jahr 2018 durchschnittlich 7,2 Tage[20]. Gegenüber 2008 (8,1 Tage) ist die Dauer des Krankenhausaufenthalts um knapp einen Tag zurückgegangen.

19.4.2 Teil-, vor- und nachstationäre Behandlungen

Um der zunehmenden Bedeutung von nicht rein vollstationären Behandlungsformen in Krankenhäusern gerecht zu werden, werden seit 2002 neben den vollstationären Behandlungen auch einzelne Merkmale im Bereich der teil-, vor- und nachstationären Behandlungen in der Krankenhausstatistik detaillierter erfasst.[21]

Unter einer teilstationären Behandlung versteht man eine Krankenhausleistung, die eine regelmäßige Verweildauer im Krankenhaus von weniger als 24 Stunden erfordert. Sie wird vorwiegend in einer von insgesamt 61 reinen Tages- oder Nachtkliniken angeboten. Die Patientinnen und Patienten verbringen dabei nur den entsprechenden Tagesabschnitt mit der ärztlichen Behandlung, die restliche Zeit aber außerhalb des Krankenhauses. 2018 wurden in den Krankenhäusern gut 781.700 teilstationäre Behandlungen[22] durchgeführt, 1,2 % weniger als im Jahr zuvor. Die meisten Fälle (164.670) wurden in der Fachabteilung Allgemeine Psychiatrie gezählt, gefolgt von 158.351 in der Inneren Medizin behandelten Fällen.

Vorstationäre Behandlungen werden im Vorfeld einer anstehenden vollstationären Behandlung erbracht, z. B. für Voruntersuchungen. In diesem Bereich wurden 4,9 Millionen Behandlungsfälle im Jahr 2018 gezählt, rund 215.700 bzw. 4,6 % mehr als 2017. Jede vierte Behandlung dieser Art (25,5 %) wurde 2018 in der Fachabteilung Allgemeine Chirurgie durchgeführt, in der Inneren Medizin wurden 16,2 % aller vorstationären Behandlungen gezählt.

Nachstationäre Behandlungen finden im Anschluss an einen vollstationären Krankenhausaufenthalt statt. Ihre Zahl lag im Jahr 2018 bei rund 1,1 Millionen Behandlungen. Das waren im Vergleich zum Vorjahr 1,2 % mehr. Die meisten dieser Behandlungen erfolgten in der Allgemeinen Chirurgie (28,2 %), weitere 10,4 % in der Fachabteilung Frauenheilkunde und Geburtshilfe und 9,8 % in der Fachabteilung Hals-Nasen-Ohrenheilkunde.

Zusammengenommen erweiterten die genannten Behandlungsformen das Leistungsvolumen der Krankenhäuser im Jahr 2018 um rund 6,8 Millionen Behandlungsfälle.

---

19 Berechnungstage sind die Tage, für die tagesgleiche Pflegesätze (Basispflegesatz, Abteilungspflegesatz oder teilstationäre Pflegesätze) in Rechnung gestellt (berechnet) werden. Unter einem Belegungstag wird ein Tag verstanden, an dem ein aufgestelltes Bett von einer Patientin bzw. einem Patienten vollstationär belegt wurde. Innerhalb des pauschalierten Entgeltsystems ist der Belegungstag das Äquivalent zum Begriff des Berechnungstages innerhalb der Bundespflegesatzverordnung.

20 Die durchschnittliche Verweildauer ergibt sich als Quotient aus der Summe der Berechnungs- bzw. Belegungstage und der Fallzahl.

21 Vor Inkrafttreten der Ersten Novellierung der KHStatV wurde lediglich die Anzahl der aus teilstationärer Behandlung entlassenen Patientinnen und Patienten erhoben.

22 Die Fallzählung (Anzahl der Behandlungen) hängt von der Art der Abrechnung teilstationärer Leistungen ab: Sind für teilstationäre Leistungen, die über Entgelte nach § 6 Abs. 1 KHEntgG (Krankenhausentgeltgesetz) abgerechnet werden, fallbezogene Entgelte vereinbart worden, zählt jede abgerechnete Patientin/jeder abgerechnete Patient als ein Fall; sind dagegen tagesbezogene Entgelte vereinbart worden, werden Patientinnen und Patienten, die wegen derselben Erkrankung mehrfach teilstationär behandelt wurden, je Quartal als ein Fall gezählt. Die Quartalszählung ist auch anzuwenden bei teilstationären Leistungen nach § 13 Abs. 1 BPflV (Bundespflegesatzverordnung), die mit einem gesonderten Pflegesatz abgerechnet werden.

◻ Tabelle 19.10 Behandlungsformen 2018. (Quelle: Statistisches Bundesamt (Destatis) 2021, Grunddaten der Krankenhäuser)

Jahr	Behandlungsfälle				Ambulante Operationen[a]
	Vollstationär	Teilstationär	Vorstationär	Nachstationär	
	Anzahl				
2008	17.519.579	702.649	2.991.986	820.371	1.758.305
2009	17.817.180	667.093	3.298.544	875.259	1.813.727
2010	18.032.903	673.080	3.510.861	905.602	1.854.125
2011	18.344.156	686.364	3.820.969	958.163	1.865.319
2012	18.620.442	734.263	4.092.333	988.307	1.867.934
2013	18.787.168	724.685	4.336.205	993.593	1.897.483
2014	19.148.626	743.561	4.581.160	1.031.277	1.953.727
2015	19.239.574	764.745	4.656.886	1.057.015	1.978.783
2016	19.532.779	773.807	4.670.177	1.075.006	1.962.051
2017	19.442.810	790.947	4.684.575	1.070.750	1.970.516
2018	19.392.466	781.743	4.900.300	1.083.987	1.856.157
Vergleichsjahr	Veränderung in %				
2017	−0,3	−1,2	4,6	1,2	−5,8
2008	10,7	11,3	63,8	32,1	5,6

[a] Ambulante Operationen und stationsersetzende Eingiffe nach § 115b SGB V
Krankenhaus-Report 2021

19.4.3 Ambulante Leistungen

Seit 2002 wird die Anzahl ambulanter Operationen und stationsersetzender Eingriffe nach § 115b Fünftes Buch Sozialgesetzbuch (SGB V) erfasst. Der Umfang, in dem Krankenhäuser zur Durchführung dieser Art von Eingriffen zugelassen sind, ist in einem vom Spitzenverband Bund der Krankenkassen, der Deutschen Krankenhausgesellschaft oder den Bundesverbänden der Krankenhausträger gemeinsam und der Kassenärztlichen Bundesvereinigung vereinbarten Katalog geregelt.

Rund 1,9 Millionen ambulante Operationen und stationsersetzende Eingriffe wurden im Jahr 2018 in Krankenhäusern durchgeführt, 5,8 % weniger als im Vorjahr (◻ Tab. 19.10).

Ab dem Berichtsjahr 2018 ist das Spektrum der von den Krankenhäusern erbrachten ambulanten Leistungen[23] umfassend erweitert worden. Erfasst wird die Anzahl der Einrichtungen sowie die Anzahl der Fälle, die im Rahmen einer Spezialfachärztlichen Versorgung sowie durch die in Krankenhäusern angesiedelten Ambulanzen nach den Vorschriften des Fünften Buchs Sozialgesetzbuchs (SGB V) behandelt werden.

---

23 Eine ausführliche Darstellung der ambulanten Leistungen (nach Einrichtungstypen und nach Bundesländern) enthält die Veröffentlichung des Statistischen Bundesamtes (Destatis) in der Fachserie 12 Reihe 6.1.1 (Grunddaten der Krankenhäuser) für das Berichtsjahr 2018.

Statistische Krankenhausdaten: Diagnosedaten der Krankenhauspatienten 2018

Torsten Schelhase

Inhaltsverzeichnis

Ergänzende Information Die elektronische Version dieses Kapitels enthält Zusatzmaterial, auf das über folgenden Link zugegriffen werden kann https://doi.org/10.1007/978-3-662-62708-2_20.

■ ■ **Zusammenfassung**

Die Diagnosen der Krankenhauspatienten bilden das gesamte vollstationäre Geschehen in den deutschen Krankenhäusern ab. Dieser Beitrag beschreibt die Ergebnisse der Diagnosedaten der Krankenhauspatienten für das Jahr 2018. Diese amtliche Statistik wird seit 1993 jährlich als Vollerhebung durchgeführt, alle Krankenhäuser in Deutschland sind auskunftspflichtig. Erfasst werden alle Patienten, die im Berichtsjahr aus der vollstationären Behandlung eines Krankenhauses entlassen werden. Im Jahr 2018 waren dies knapp 20 Millionen Patienten; damit ist die Fallzahl im Vorjahresvergleich weiter gesunken. Die Ergebnisse der Diagnosen werden nach wichtigen Indikatoren wie Hauptdiagnosen, Alter, Geschlecht und Verweildauer dargestellt. Aufgrund geschlechts- und altersspezifischer Morbiditätshäufigkeiten werden die Ergebnisse teilweise standardisiert und so um den demographischen Effekt bereinigt. Dadurch sind bevölkerungsunabhängige Aussagen möglich.

The hospital diagnosis statistics reflect all inpatient cases in Germany. This article describes the results for the year 2018. These official statistics have been conducted annually since 1993 as a full survey. All German hospitals are obliged to provide information. The data cover all inpatients discharged from hospital in the respective year. In 2018, this applied to just under 20 million patients; the number of patients has thus fallen further compared to the previous year. The diagnosis data are presented according to key indicators such as main diagnosis, age, gender and average length of stay. Due to gender and age specific morbidity frequencies, the data are partly standardised and thus adjusted for demographic effects, which allows statements independent of the actual age and gender structure of the population.

20.1 Vorbemerkung

In diesem Beitrag werden die Ergebnisse der Krankenhausdiagnosestatistik des Berichtsjahres 2018 vorgestellt. Durch Änderungen in der Rechtsgrundlage und die damit verbundenen Umstellungsarbeiten sowohl in den stationären Einrichtungen als auch in den Statistischen Landesämtern kam es bei den letzten beiden Datenlieferungen zu den Berichtsjahren 2018 und 2019 zu erheblichen Verzögerungen. Aus diesem Grunde musste der Beitrag in der letzten Ausgabe des Krankenhaus-Reports pausieren, darüber hinaus können in der vorliegenden Publikation nur die Ergebnisse für 2018 dargestellt werden.

Die Diagnosestatistik ist ein Baustein der vierteiligen Krankenhausstatistik des Statistischen Bundesamtes. Über diese Statistik hinaus werden auch die Grunddaten der Krankenhäuser (Betten, Personal, Ausstattung, etc.), die Kosten (Personal-, Sachkosten, etc.) sowie die fallpauschalenbezogene Krankenhausstatistik (DRG-Statistik) erfasst. Zusätzlich werden seit 2003 auch die Diagnosedaten von Vorsorge- oder Rehabilitationseinrichtungen mit mehr als 100 Betten erhoben.

Im Rahmen der Diagnosestatistik werden alle im Laufe des Berichtsjahres aus dem Krankenhaus entlassenen vollstationären Patienten[1] sowie die im Krankenhaus Verstorbenen erfasst. Bei mehrfach im Berichtsjahr vollstationär behandelten Patienten wird jeder Krankenhausaufenthalt als ein Fall nachgewiesen (Fallzahlenstatistik). Nicht nachgewiesen werden die vor- und nachstationären, teilstationären und ambulanten Behandlungsfälle. Die Angaben zur Diagnosestatistik entnehmen die Krankenhäuser der vorhandenen Patientendokumentation.

Um bevölkerungsunabhängige Vergleiche anstellen zu können, werden die Ergebnisse

---

1 Die Begriffe „Behandlungsfälle" und „Patienten" werden im Folgenden anstelle der korrekten Bezeichnung „aus der vollstationären Behandlung eines Krankenhauses entlassene Patientinnen und Patienten (einschl. Sterbe- und Stundenfälle)" verwendet.

der Diagnosestatistik teilweise alters- und geschlechtsstandardisiert. Mit Hilfe der Standardisierung werden die Ergebnisse um den demographischen Effekt bereinigt. Dies erlaubt bevölkerungsunabhängige intertemporale und interregionale Vergleiche zwischen strukturell verschiedenen Gesamtheiten. Dadurch können Veränderungen beim Auftreten bestimmter Krankheiten aus rein epidemiologischer Sicht beurteilt werden, ohne dass die Ergebnisse durch sich verändernde Bevölkerungsstrukturen verzerrt werden. Genauer: Mit dieser Methode kann gezeigt werden, ob sich das Risiko jedes Einzelnen, an einer bestimmten Krankheit zu erkranken, erhöht hat oder nicht. Beispiel: Wenn im Vergleich zu 1995 heute mehr Menschen in Deutschland über 80 Jahre alt sind, treten in dieser Altersklasse entsprechend mehr Krankheitsfälle auf.[2] Trotz der höheren Zahlen bedeutet dies nicht, dass sich das Risiko des Einzelnen daran zu erkranken erhöht hat.

20.2 Kennzahlen der Krankenhauspatienten

Für das Berichtsjahr 2018 wurden knapp 20 Millionen vollstationäre Krankenhausfälle in der Krankenhausdiagnosestatistik erfasst. Es handelt sich hierbei um alle Krankenhausfälle inklusive Sterbe- und Stundenfälle einschließlich gesunder Neugeborener. Der Vergleich mit dem Vorjahr zeigt, dass die Zahl der vollstationären Krankenhausfälle abgenommen hat (−0,7 %).

Nach einer Steigerung um gut 305.428 Fälle zwischen 2015 und 2016 lag der Rückgang nun bei 144.048 Fällen unter dem Vorjahresniveau. Diese Entwicklung betrifft sowohl männliche als auch weibliche Patienten.

Bezogen auf die Fälle je 100.000 Einwohner bedeutet dies einen Rückgang um 255 Fälle auf 23.764 Fälle je 100.000 Einwohner, wobei es im Vergleich zum Vorjahr bei den Männern einen Rückgang um −0,8 % und bei den Frauen einen Rückgang um −1,3 % gab.

Ob es sich bei diesen Daten um Effekte der demographischen Entwicklung handelt, zeigen die standardisierten Raten[3]. Zwischen 2013 und 2018 ist die standardisierte Zahl der Behandlungsfälle insgesamt um 586 Fälle (−2,5 %) zurückgegangen. Die standardisierte Rate der männlichen Patienten sank in diesem Zeitraum um −2,9 % an, bei den Frauen ist sie um −2,2 % gesunken.

Zu beachten ist hierbei, dass ein direkter Vergleich zwischen Männern und Frauen nur bedingt möglich ist, da Frauen von Natur aus wegen Schwangerschaft und Geburt häufiger im Krankenhaus behandelt werden.

Ein weiterer wichtiger Indikator für Aspekte wie mögliche Einsparpotenziale und Effizienz in Krankenhäusern ist die Verweildauer. Sie wird gleichermaßen als Ansatzpunkt für die Qualität der stationären Versorgung genutzt. Insbesondere die Notwendigkeit, die Kosten zu reduzieren, hat in den Vorjahren dazu geführt, dass die Patienten immer kürzer in den Krankenhäusern verweilen. Waren es im Jahr 2000 noch fast zehn Tage (9,7 Tage), ist diese Zahl kontinuierlich auf 7,6 Tage im Jahr 2013 gesunken. Seit dem Berichtsjahr 2016 hat der Wert sich auf durchschnittlich 7,3 Tage eingependelt, was den geringsten Wert seit Erstellung der Statistik darstellt. Da der Wert über die letzten drei Jahre konstant geblieben ist, erscheint eine weitere Senkung der Verweildauer nicht wahrscheinlich.

Darüber hinaus ist es sinnvoll, ein weiteres Indiz für mögliche Einsparpotenziale heranzuziehen. Die Entwicklung der Anzahl der Kurzlieger (1 bis 3 Tage im Krankenhaus) ist eng mit der Entwicklung der Verweildauer verknüpft, da sie einen konträren Verlauf

---

2   Vgl. zum Standardisierungsverfahren in der Diagnosestatistik: Rolland S, Rosenow C (2004) Diagnosedaten der Krankenhauspatientinnen und -patienten 2000. in: Klauber J, Robra BP, Schellschmidt H (Hrsg) Krankenhaus-Report 2003. Schattauer, Stuttgart, S. 365 ff.

3   Standardisiert mit der Standardbevölkerung „Zensus 2011", ohne Patienten mit Wohnsitz im Ausland, unbekanntem Geschlecht und unbekanntem Alter.

◻ Tabelle 20.1 Kennzahlen der Patienten im Überblick 2018. (Quelle: Statistisches Bundesamt)

Gegenstand der Nachweisung	Berichtsjahr								Veränderung 2018 zu						
	Anzahl								in %						
	2018	2017	2016	2015	2014	2013	2012	2000	2017	2016	2015	2014	2013	2012	2000
Behandlungsfälle insgesamt[a]	19.808.687	19.952.735	20.063.689	19.758.261	19.632.764	19.249.313	19.082.321	17.187.527	−0,7	−1,3	0,3	0,9	2,9	3,8	15,3
– Männer	9.486.268	9.523.654	9.556.083	9.403.478	9.298.558	9.120.687	9.029.838	7.755.158	−0,4	−0,7	0,9	2,0	4,0	5,1	22,3
– Frauen	10.322.410	10.428.932	10.507.577	10.354.778	10.334.188	10.128.610	10.052.395	9.432.186	−1,0	−1,8	−0,3	−0,1	1,9	2,7	9,4
Behandlungsfälle ohne Personen mit ausländischem/ unbekanntem Wohnort, unbekanntem Geschlecht und unbekanntem Alter	19.701.560	19.853.007	19.960.086	19.654.138	19.531.642	19.152.535	18.991.497	17.109.619	−0,8	−1,3	0,2	0,9	2,9	3,7	15,1
– Männer	9.424.283	9.465.902	9.496.906	9.344.534	9.241.697	9.066.164	8.978.837	7.713.931	−0,4	−0,8	0,9	2,0	4,0	5,0	22,2
– Frauen	10.277.277	10.387.105	10.463.180	10.309.604	10.289.945	10.086.371	10.012.660	9.395.688	−1,1	−1,8	−0,3	−0,1	1,9	2,6	9,4

Tabelle 20.1 (Fortsetzung)

Gegenstand der Nachweisung	Berichtsjahr								Veränderung 2018 zu						
	2018	2017	2016	2015	2014	2013	2012	2000	2017	2016	2015	2014	2013	2012	2000
	Anzahl								in %						
Behandlungsfälle je 100.000 Einwohner[c]	**23.764**	**24.019**	**24.239**	**24.060**	**24.118**	**23.749**	**23.614**	**20.818**	**–1,1**	**–2,0**	**–1,2**	**–1,5**	**0,1**	**0,6**	**14,2**
– Männer	23.039	23.218	23.388	23.260	23.281	22.970	22.844	19.229	–0,8	–1,5	–0,9	–1,0	0,3	0,9	19,8
– Frauen	24.469	24.798	25.066	24.835	24.923	24.495	24.350	22.333	**–1,3**	**–2,4**	**–1,5**	**–1,8**	**–0,1**	**0,5**	**9,6**
Behandlungsfälle je 100.000 Einwohner (standardisiert)[b,c]	**22.864**	**23.201**	**23.544**	**23.470**	**23.653**	**23.450**	**23.464**	**22.392**	**–1,5**	**–2,9**	**–2,6**	**–3,3**	**–2,5**	**–2,6**	**2,1**
– Männer	21.928	22.227	22.562	22.544	22.692	22.582	22.647	21.571	–1,3	–2,8	–2,7	–3,4	–2,9	–3,2	1,7
– Frauen	23.729	24.110	24.470	24.336	24.548	24.262	24.233	23.399	**–1,6**	**–3,0**	**–2,5**	**–3,3**	**–2,2**	**–2,1**	**1,4**
Durchschnittsalter der Patienten (in Jahren)	55,3	55,1	54,7	54,8	54,6	54,6	54,4	**51,3**	**0,3**	**1,1**	**0,9**	**1,3**	**1,4**	**1,7**	**7,8**
– Männer	55,3	55,0	54,6	54,6	54,3	54,2	53,9	50,3	0,6	1,3	1,3	1,8	2,0	2,6	**10,0**
– Frauen	55,3	55,1	54,8	55,0	54,8	54,9	54,8	52,2	0,3	0,9	0,6	0,8	0,7	0,9	**6,0**

Tabelle 20.1 (Fortsetzung)

Gegenstand der Nachweisung	Berichtsjahr								Veränderung 2018 zu						
	Anzahl								in %						
	2018	2017	2016	2015	2014	2013	2012	2000	2017	2016	2015	2014	2013	2012	2000
Altersspezifische Rate je 100.000 Einwohner[c]															
– unter 15 Jahre	16.210	16.488	16.859	16.605	16.726	16.436	16.296	11.749	−1,7	−3,8	−2,4	−3,1	−1,4	−0,5	38,0
– 15 bis unter 45 Jahre	14.094	14.372	14.774	14.541	14.665	14.286	14.201	14.147	−1,9	−4,6	−3,1	−3,9	−1,3	−0,8	−0,4
– 45 bis unter 65 Jahre	20.207	20.398	20.613	20.488	20.675	20.519	20.555	21.880	−0,9	−2,0	−1,4	−2,3	−1,5	−1,7	−7,6
– 65 bis unter 85 Jahre	45.719	46.181	46.366	46.389	46.405	46.078	46.100	42.782	−1,0	−1,4	−1,4	−1,5	−0,8	−0,8	6,9
– 85 Jahre und mehr	74.154	74.856	74.335	74.485	73.819	73.503	72.386	59.981	−0,9	−0,2	−0,4	0,5	0,9	2,4	23,6
Durchschnittliche Verweildauer (in Tagen)	**7,3**	**7,3**	**7,3**	**7,4**	**7,4**	**7,6**	**7,6**	**9,7**	**0,1**	**−0,3**	**−1,3**	**−2,2**	**−3,6**	**−4,5**	**−24,8**
Stundenfälle innerhalb eines Tages	543.869	565.395	583.186	565.982	559.693	546.052	549.046	777.404	−3,8	−6,7	−3,9	−2,8	−0,4	−0,9	−30,0

Tabelle 20.1 (Fortsetzung)

Gegenstand der Nachweisung	Berichtsjahr								Veränderung 2018 zu						
	2018	2017	2016	2015	2014	2013	2012	2000	2017	2016	2015	2014	2013	2012	2000
	Anzahl								in %						
Kurzlieger (1 bis 3 Tage)	8.735.426	8.636.473	8.547.401	8.242.851	8.022.387	7.649.540	7.429.866	4.710.656	1,1	2,2	6,0	8,9	14,2	17,6	85,4
Sterbefälle	437.398	427.917	419.359	427.201	403.787	417.290	404.842	399.413	2,2	4,3	2,4	8,3	4,8	8,0	9,5
Erfassungsgrad (in %)	99,8	99,8	99,9	99,9	99,8	99,8	99,9	99,6	0,0	−0,1	−0,1	0,0	0,0	−0,1	0,2

[a] Behandlungsfälle einschließlich der Patienten mit unbekanntem Geschlecht. Ab 2004 einschl. gesunde Neugeborene

[b] Standardisiert mit der Standardbevölkerung „Deutschland 2011".

[c] Ab dem Berichtsjahr 2000 ohne Patientinnen/Patienten mit ausländischem Wohnort, unbekanntem Wohnort, unbekanntem Alter und unbekanntem Geschlecht. Ab 2011 mit der Durchschnittsbevölkerung auf Grundlage des Zensus 2011 berechnet, bis 2010 mit der Durchschnittsbevölkerung auf Basis früherer Zählungen. Abweichungen zwischen der Summe der Einzelwerte und den ausgewiesenen Summen sowie zwischen den Bundesländern und dem Bundesergebnis ergeben sich aus Rundungsdifferenzen.

Krankenhaus-Report 2021

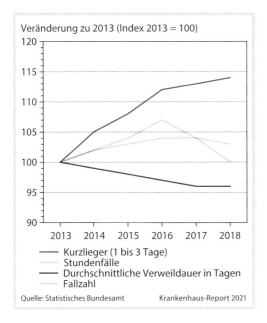

Abb. 20.1 Kennzahlen im Zeitvergleich 2013–2018 (Index 2012 = 100). (Quelle: Statistisches Bundesamt)

aufweist: Die Anzahl der Kurzlieger steigt automatisch, wenn die Verweildauer sinkt. Diese Entwicklung ist weiterhin sichtbar, obwohl die Verweildauer über die letzten Jahre konstant geblieben ist: Im Vergleich der Jahre 2017 und 2018 ist die Anzahl um 1,1 % auf über 8,7 Millionen angestiegen (■ Tab. 20.1).

Über die Jahre hinweg betrachtet zeigt sich somit folgendes Bild: Die Anzahl der Behandlungsfälle ist leicht rückläufig, die Verweildauer konnte im dritten Jahr hintereinander auf einem sehr niedrigen Niveau gehalten werden, parallel dazu ist die Zahl der Kurzlieger angestiegen. Es ist zu vermuten, dass diese Entwicklungen direkte Auswirkungen auf den ambulanten Sektor haben, beispielsweise in Form einer Verschiebung dorthin. In welchem Maße dies geschieht, kann an dieser Stelle nicht geklärt werden (vgl. ■ Abb. 20.1).

20.3 Strukturdaten der Krankenhauspatienten

Sowohl in den Grunddaten und der DRG-Statistik als auch in der Diagnosestatistik wird die Anzahl der entlassenen Patienten ermittelt. Alle Statistiken werden unabhängig voneinander erhoben. Im direkten Vergleich der Diagnosestatistik mit den Grunddaten hat sich gezeigt, dass es eine unwesentliche Untererfassung in der Diagnosestatistik gibt (2018: 99,1 %).

20.3.1 Alters- und Geschlechtsstruktur der Patienten

Im Jahr 2018 waren von den knapp 20 Millionen Behandlungsfällen 9,5 Millionen männlichen und 10,3 Millionen weiblichen Geschlechts. Die Männer haben demnach einen Anteil von 47,9 % und die Frauen von 52,1 %. Bezogen auf die standardisierte Bevölkerung der jeweiligen Geschlechtsgruppe wurden durchschnittlich 21.928 Männer und 23.729 Frauen je 100.000 Einwohner stationär in den Krankenhäusern behandelt. Zusammengenommen wurden 22.864 Personen je 100.000 Einwohner im Krankenhaus als Behandlungsfall gezählt. Dies sind 337 Fälle je 100.000 Einwohner bzw. 1,5 % weniger als noch im Vorjahr.

Das Durchschnittsalter der Patienten hat sich weiter erhöht: Im Jahr 2018 lag es bei 55,3 Jahren. Es liegt in der Natur der Sache, dass die Behandlungshäufigkeit mit dem Alter steigt. So wurden bspw. in der Gruppe der 15- bis 45-Jährigen 14.094 Personen je 100.000 Einwohner im Krankenhaus behandelt, während es in der letzten ausgewiesenen Altersgruppe der über 85-Jährigen 74.154 Personen waren, also mehr als fünfmal so viel.

Die Entwicklung der altersspezifischen Rate je 100.000 Einwohner ist seit dem Jahr 2013 bei den unter 15-Jährigen um −1,4 % gesunken, in der Altersgruppe der 15- bis un-

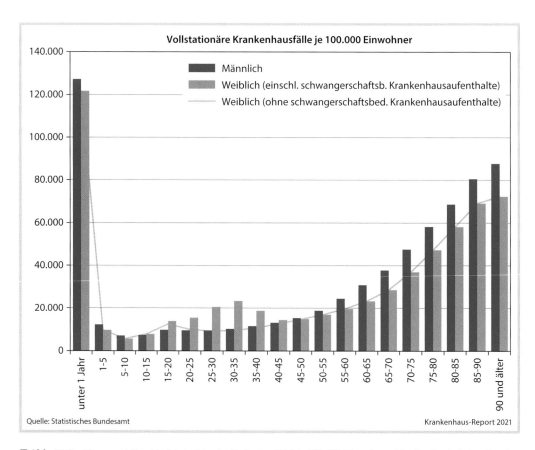

Vollstationäre Krankenhausfälle je 100.000 Einwohner

■ Männlich
■ Weiblich (einschl. schwangerschaftsb. Krankenhausaufenthalte)
— Weiblich (ohne schwangerschaftsbed. Krankenhausaufenthalte)

Quelle: Statistisches Bundesamt   Krankenhaus-Report 2021

☐ **Abb. 20.2**   Alters- und Geschlechtsstruktur der Patienten 2018 je 100.000 Einwohner. (Quelle: Statistisches Bundesamt)

ter 45-Jährigen ist ein ähnlicher Rückgang (−1,3 %) zu verzeichnen. In der Altersgruppe der 45- bis 65-Jährigen ist die Zahl von 2013 auf 2018 um −1,5 % gesunken.

Bei einer genaueren Betrachtung der Alters- und Geschlechtsstruktur der Patienten im Jahr 2018 zeigt sich, dass in fast allen Altersgruppen mehr Männer je 100.000 Einwohner als Frauen stationär im Krankenhaus behandelt wurden (siehe ☐ Abb. 20.2). Bei den 15- bis 45-Jährigen zeigt sich zwar zunächst, dass mehr Frauen als Männer behandelt wurden. Dies ist jedoch auf Fälle zurückzuführen, die im Zusammenhang mit Schwangerschaft, Geburt und Wochenbett (ICD-Positionen O00–O99) stehen. Rechnet man diese Fälle heraus, wurden nur in den Altersgruppen der

10- bis 15-Jährigen (7.822 Mädchen zu 7.338 Jungen), der 15- bis 20-Jährigen (12.516 Frauen zu 9.765 Männern) und der 20- bis 25-Jährigen (9.961 Frauen zu 9.548 Männern) mehr weibliche als männliche Patienten im Krankenhaus behandelt.

Vergleicht man den Anteil der Absolutzahlen der Behandlungsfälle je Altersklasse, so zeigt sich ebenfalls, dass die männlichen Patienten in der Regel in der Überzahl waren: Zwar machen sie insgesamt nur 47,9 % der Patienten aus, in den Altersgruppen der unter 15-Jährigen und der 45- bis 75-Jährigen liegen die Zahlen hingegen bei 53,3 % und 54,1 %. Lediglich in den Altersgruppen der 15- bis 45-Jährigen (verursacht durch schwangerschaftsbedingte Behandlungen) und

20

der 75-jährigen und älteren Patienten (verursacht durch den höheren Anteil der Frauen in den hohen Altersklassen) liegen die Zahlen der Männer unter denen der Frauen.

20.3.2 Verweildauer der Patienten

Seit dem Berichtsjahr 2003 wird die Fallzahl im Krankenhaus-Report erstmals inklusive der Stundenfälle veröffentlicht. Jeder Stundenfall wird als ein Fall mit einem Berechnungs-/Belegungstag in die Statistik aufgenommen. Dies hat zur Folge, dass die Verweildauer per se sinkt.

2018 lag die Verweildauer der Krankenhauspatienten inklusive der oben beschriebenen Stundenfälle bei durchschnittlich 7,3 Tagen und hat sich gegenüber dem Vorjahr ganz leicht um $-0,1\%$ verringert. Insgesamt ist die Verweildauer seit dem Jahr 2013 um $-4,5\%$ gesunken.

Bezogen auf das Geschlecht gibt es kaum Unterschiede. Der niedrigere Wert bei den Frauen im Alter zwischen 20 und 45 Jahren ist wiederum auf schwangerschaftsbedingte Behandlungen zurückzuführen. Mit zunehmendem Alter (ab 45 Jahren) liegen Frauen länger als Männer in den Krankenhäusern. Am größten sind die Unterschiede bei der Altersgruppe 80 bis 85 Jahre und 85 bis 90 Jahre; hier lagen Frauen 0,5 Tage länger im Krankenhaus als Männer.

Insgesamt kann man festhalten, dass ungeachtet des Geschlechts die durchschnittliche Verweildauer in den Krankenhäusern bis zur Altersgruppe der 85- bis unter 90-Jährigen mit dem Alter kontinuierlich zunimmt und nur bei den Hochbetagten leicht abnimmt.

Im Jahr 2018 verbrachten insgesamt 8,7 Millionen Patienten zwischen einem und drei Tagen im Krankenhaus. Diese so genannten Kurzlieger hatten damit einen Anteil von 44,1 % an allen Behandlungsfällen. Im Jahr davor waren es noch 43,3 %; damit hat sich die Zahl der Kurzlieger um 0,8 Prozentpunkte er-

höht. Vergleicht man die letzten Berichtsjahre miteinander, wird deutlich, dass immer mehr Patienten innerhalb von einem bis drei Tagen entlassen werden: Waren es im Jahr 2013 nur 7,6 Millionen Fälle, ist diese Zahl bis zum Jahr 2018 um 4,2 % gestiegen. Die Zahlen zeigen, dass es nach wie vor Ziel der Behandlungen ist, die Patienten früher als in den Vorjahren zu entlassen. Auf der einen Seite wird damit die Effektivität erhöht. Auf der anderen Seite aber steigt dadurch auch die Belastung des Personals, da es heute keine oder kaum Patienten in Krankenhäusern geben wird, die ohne oder nur mit wenig Betreuung (Pflege und ärztliche Versorgung) auskommen.

Patienten, die zwar vollstationär aufgenommen werden, bei denen sich jedoch innerhalb des ersten Tages herausstellt, dass ein stationärer Aufenthalt nicht notwendig ist bzw. die innerhalb des ersten Tages versterben, werden in der Krankenhausstatistik als Stundenfälle bezeichnet. 2018 gab es insgesamt 543.869 Stundenfälle, dies sind 21.526 Fälle weniger als noch im Jahr zuvor. Verglichen mit dem Jahr 2013 ist die Zahl der Stundenfälle um 0,4 % gesunken (◘ Tab. 20.2).

Insgesamt 437.398 Personen sind 2018 in den Krankenhäusern verstorben. Gemessen an der Anzahl der Verstorbenen in Deutschland insgesamt (954.874) beträgt der Anteil 45,8 %. Hierbei ist zu beachten, dass dieser Wert nur eine Annäherung darstellt, da die beiden Erhebungen, die Sterbefälle ausweisen (Krankenhausdiagnose- und Todesursachenstatistik), unterschiedliche Grundgesamtheiten haben: Die Todesursachenstatistik erfasst alle im Berichtsjahr Verstorbenen mit Wohnsitz in Deutschland und damit auch Staatenlose und Ausländer, die ihren Wohnsitz in Deutschland haben (so genanntes Inländerprinzip). Demgegenüber erfasst die Krankenhausdiagnosestatistik alle Patienten, die im Berichtsjahr in einem deutschen Krankenhaus verstarben, also auch Patienten mit Wohnort im Ausland und ausländische Patienten (Inlandsprinzip).

▣ **Tabelle 20.2** Verweildauer der Patienten 2018. (Quelle: Statistisches Bundesamt)

Verweildauer in Tagen	Patienten			Berechnungs- und Belegungstage		
	Anzahl	Anteil	Kumuliert	Anzahl	Anteil	Kumuliert
		In %			In %	
Insgesamt	19.808.687	100,0	–	144.358.372	100,0	–
Stundenfall	543.869	2,7	2,7	543.869	0,4	0,4
1	2.897.434	14,6	17,4	2.897.434	2,0	2,4
2	3.233.118	16,3	33,7	6.466.236	4,5	6,9
3	2.604.874	13,2	46,8	7.814.622	5,4	12,3
4	1.878.138	9,5	56,3	7.512.552	5,2	17,5
5	1.321.026	6,7	63,0	6.605.130	4,6	22,1
6	1.047.312	5,3	68,3	6.283.872	4,4	26,4
7	962.541	4,9	73,1	6.737.787	4,7	31,1
8–9	1.364.439	6,9	80,0	11.504.488	8,0	39,0
10–12	1.121.640	5,7	85,7	12.177.939	8,4	47,5
13–14	532.289	2,7	88,4	7.190.159	5,0	52,5
15–21	1.087.576	5,5	93,9	19.097.576	13,2	65,7
22–28	470.157	2,4	96,2	11.585.418	8,0	73,7
29–35	240.971	1,2	97,5	7.639.100	5,3	79,0
36–42	153.282	0,8	98,2	5.985.526	4,1	83,2
43–70	240.176	1,2	99,4	12.853.851	8,9	92,1
71–182	102.962	0,5	100,0	9.891.554	6,9	98,9
183–365	5.990	0,0	100,0	1.428.533	1,0	99,9
366 u. länger	314	0,0	100,0	140.783	0,1	100,0

Krankenhaus-Report 2021

20.3.3 Regionale Verteilung der Patienten

Bei dem Vergleich der Krankenhausfälle nach dem Wohnort der Patienten wird die standardisierte Rate herangezogen, um einen direkten Vergleich der Zahlen zu ermöglichen. Dies geschieht, indem die Fallzahl in eine Rate je 100.000 Einwohner umgerechnet wird. Anschließend wird die Fallzahl alters- und geschlechtsstandardisiert. Eine solche Standardisierung ist notwendig, da sich die Bevölkerung der Bundesländer im Hinblick auf ihre Alters- und Geschlechtsstruktur voneinander unterscheidet. Hierzu wird eine einheitliche Bevölkerungsstruktur in Anlehnung an die Ergebnisse des Zensus 2011 unterstellt, wodurch ein Vergleich der standardisierten Raten der Bundesländer ermöglicht wird. Die standardi-

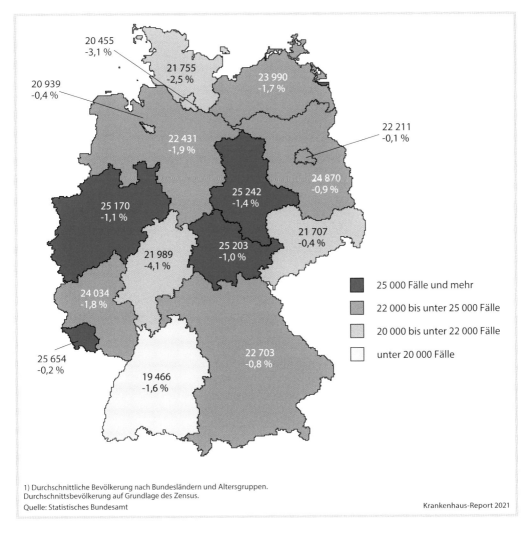

20 455
-3,1 %

21 755
-2,5 %

23 990
-1,7 %

20 939
-0,4 %

22 211
-0,1 %

22 431
-1,9 %

24 870
-0,9 %

25 242
-1,4 %

25 170
-1,1 %

21 707
-0,4 %

21 989
-4,1 %

25 203
-1,0 %

24 034
-1,8 %

25 654
-0,2 %

19 466
-1,6 %

22 703
-0,8 %

- 25 000 Fälle und mehr
- 22 000 bis unter 25 000 Fälle
- 20 000 bis unter 22 000 Fälle
- unter 20 000 Fälle

1) Durchschnittliche Bevölkerung nach Bundesländern und Altersgruppen.
Durchschnittsbevölkerung auf Grundlage des Zensus.
Quelle: Statistisches Bundesamt

Krankenhaus-Report 2021

■ **Abb. 20.3** Patienten (einschl. Stundenfälle) je 100.000 Einwohner nach Bundesländern (Wohnort) 2018 –
standardisierte[1] Rate und Vorjahresveränderung. (Quelle: Statistisches Bundesamt)

sierte Fallzahl sagt aus, wie viele Personen wegen einer bestimmten Krankheit vollstationär behandelt werden müssten, wenn die Altersstruktur der gewählten Standardbevölkerung von 2011 vorliegen würde (■ Abb. 20.3 und ■ Tab. 20.3).

Im Vergleich zu 2013 verringerten sich die Berechnungs- und Belegungstage sowie die Verweildauer weiter: Die standardisierte Fallzahl je 100.000 Einwohner in Deutschland nach Wohnort sank von 2013 zu 2018 um −2,5 %. Bei den Ländern sind die Verän-

derungsraten entsprechend. Insgesamt ist die Spannbreite der Änderungsraten unterschiedlich groß.

Die größten Rückgänge bei der standardisierten Fallzahl sind in Hamburg (−6,6 %), Sachsen (−4,8 %) und Hessen (−4,7 %) zu beobachten.

Noch stärkere Veränderungen ergaben sich, wenn man die Berechnungs- und Belegungstage betrachtet. Die Rückgänge betragen −8,7 % in Hessen, −8,4 % in Hamburg und −7,9 % in Sachsen-Anhalt. Alle anderen Länder weisen

◻ **Tabelle 20.3** Patienten nach Wohnort 2013 und 2018

Wohnort des Patienten	Patienten[a]	Berechnungs- und Belegungstage[a]	Durchschnittliche Verweildauer
	Veränderung 2018/2013 in %		
Deutschland	−2,5	−6,2	−3,6
Baden-Württemberg	−3,5	−7,6	−4,3
Bayern	−2,2	−4,7	−2,4
Berlin	0,7	−3,8	−3,9
Brandenburg	−2,2	−5,5	−2,5
Bremen	−4,4	−4,6	−0,9
Hamburg	−6,6	−8,4	−2,2
Hessen	−4,7	−8,7	−4,0
Mecklenburg-Vorpommern	−2,9	−6,7	−3,6
Niedersachsen	−2,3	−6,1	−3,9
Nordrhein-Westfalen	−0,6	−5,4	−4,6
Rheinland-Pfalz	−2,6	−6,3	−3,5
Saarland	0,2	−5,8	−6,1
Sachsen	−4,8	−7,4	−2,8
Sachsen-Anhalt	−3,0	−7,9	−4,7
Schleswig-Holstein	−4,2	−4,7	0,0
Thüringen	−3,1	−7,6	−4,3

[a] Ohne Patienten mit ausländischem oder unbekanntem Wohnort, unbekanntem Geschlecht und unbekanntem Alter
Standardisiert anhand der Standardbevölkerung „Deutschland 2011"
Mit der Durchschnittsbevölkerung auf Grundlage des Zensus 2011 berechnet.
Krankenhaus-Report 2021

ebenfalls Rückgänge auf. Dies hat auch Auswirkungen auf die durchschnittliche Verweildauer in den einzelnen Ländern. Wie zuvor schon gezeigt ist sie insgesamt in Deutschland in den letzten Jahren gesunken. Die Veränderungsraten der Verweildauer der Patienten nach dem Wohnortprinzip zwischen den Bundesländern variieren hierbei zwischen −6,1 % im Saarland und 0,0 % in Schleswig-Holstein.

Bezogen auf die Standardbevölkerung von 2011 hatte das Saarland mit 25.654 Fällen je 100.000 Einwohner die meisten Behandlungs-fälle aufzuweisen, gefolgt von Sachsen-Anhalt mit 25.242 und Thüringen mit 25.203 Fällen. Diese drei Länder lagen somit deutlich über dem standardisierten Wert für Deutschland (22.864 Fälle je 100.000 Einwohner). Die hinteren drei Plätze werden hierbei von Baden-Württemberg (19.466 Fälle), Hamburg (20.455 Fälle) und Bremen (20.939 Fälle) belegt.

Der Vergleich der Berichtsjahre 2017 zu 2018 zeigt unterschiedliche Veränderungen der standardisierten Rate der Krankenhausfälle zwischen den einzelnen Bundesländern. Am höchsten lag diese Zahl in Hessen (−4,1 %), Hamburg (−3,1 %) und Schleswig-Holstein (−2,5 %).

20.4 Struktur der Hauptdiagnosen der Krankenhauspatienten

In der Krankenhausstatistik wird die Hauptdiagnose nach der Internationalen Klassifikation der Krankheiten kodiert. Im Berichtsjahr 2018 galt die 10. Revision (ICD-10-GM). Die Hauptdiagnose wird gemäß den Deutschen Kodierrichtlinien angegeben und ist als diejenige Diagnose definiert, die nach Analyse hauptsächlich für die Veranlassung des stationären Aufenthalts des Patienten verantwortlich ist. Der Terminus „nach Analyse" bezeichnet die Evaluation der Befunde am Ende des stationären Aufenthalts, um diejenige Krankheit festzustellen, die hauptsächlich verantwortlich für die Veranlassung des stationären Krankenhausaufenthalts war. Daher ist diese genaue Definition wichtig, da die nach Analyse festgestellte Hauptdiagnose nicht mit der Aufnahme- oder Einweisungsdiagnose übereinstimmen muss.

20.4.1 Diagnosen der Patienten

Die in ▶ Abschn. 20.3.1 erläuterte Entwicklung der Behandlungsfälle durchzieht nicht jedes Diagnosekapitel. Die Zahlen zwischen den Kapiteln variieren zum Teil erheblich (◻ Tab. 20.4).

Doch zunächst ist es hilfreich, eine Art Rangliste der Kapitel der ICD nach Behandlungsfällen zu erstellen. Wie in den vorherigen Berichtsjahren auch waren die Krankheiten des Kreislaufsystems (I00 bis I99) die bedeutendsten Krankheiten in Deutschland: Knapp 2,9 Millionen Fälle sind diesem Kapitel zuzuordnen, was einem Anteil von rund 14,4 % an allen Kapiteln entspricht. Im Vergleich zu

2013 hat sich die Zahl dieser Behandlungsfälle um 1,3 % erhöht.

An zweiter Stelle liegen die Verletzungen und Vergiftungen und Bestimmte andere Folgen äußerer Ursachen (S00–T98). Sie stellen nach den Krankheiten des Kreislaufsystems mit knapp 2,0 Millionen Fällen (10,1 % an allen Behandlungsfällen) die wichtigste Diagnosegruppe dar. Im Vergleich zu 2013 ist ihre Zahl um 4,2 % gestiegen. An dritter Stelle folgen die Krankheiten des Kapitels K00 bis K93 (Krankheiten des Verdauungssystems) mit knapp 1,9 Millionen Fällen und einem Anteil von 9,8 % an allen Diagnosen (◻ Tab. 20.5).

Weitere hier beobachtbare Veränderungen stellen die Raten anderer Kapitel dar: Den höchsten Zuwachs findet man im Kapitel Bestimmte Zustände, die ihren Ursprung in der Perinatalperiode haben (P00–P96), er beträgt 12,9 % (2013: 179.620 Fälle, 2018: 202.813 Fälle). An diesen Wert kommt keine Steigerungsrate der anderen ICD-Kapitel heran. Die Faktoren, die den Gesundheitszustand beeinflussen und zur Inanspruchnahme des Gesundheitswesens führen (Z00–Z99) haben sich innerhalb dieser Zeit um 12,5 % erhöht und auch das Kapitel Schwangerschaft, Geburt und Wochenbett (O00–O99) stieg um 10,4 % im Vergleich zum Jahr 2013 an. Wichtiges Indiz für die Qualität der Krankenhausdiagnosestatistik ist die Anzahl und der Anteil derjenigen Fälle, die keine Diagnoseangabe beinhalten. Im ersten Jahr der Erhebung (1994) wurden noch 95.860 Behandlungsfälle ohne Diagnoseangaben gezählt, was einem Anteil von 0,6 % entspricht. Mit einem Anteil von 0,005 % im Jahr 2018 liegt dieser Wert aktuell auf einem kaum messbaren Niveau. Vor allem die Entwicklung der letzten Jahre zeigt deutlich, dass die Datenqualität der Krankenhausdiagnosestatistik erheblich verbessert werden konnte und nun auf ein Niveau gestiegen ist, bei dem man von einer vollständigen Erfassung aller Fälle und deren Zuordnung zu einer Diagnose sprechen kann. Dies beweist auch, dass die Dokumentation in den Krankenhäusern vor allem auch im Hinblick auf

▫ Tabelle 20.4   Patienten nach Diagnosekapiteln 2018. (Quelle: Statistisches Bundesamt)

ICD-Pos.	Diagnosekapitel	Patientinnen und Patienten		
		Insgesamt[a]	Männlich	Weiblich
		Je 100.000 Einwohner[b]		
	Insgesamt	23.764	23.039	24.469
A00–B99	Infektiöse und parasitäre Krankheiten	769	777	761
C00–D48	Neubildungen	2.261	2.360	2.164
D50–D90	Krankheiten des Blutes und der blutbildenden Organe sowie bestimmte Störungen mit Beteiligung des Immunsystems	156	140	171
E00–E90	Endokrine, Ernährungs- und Stoffwechselkrankheiten	648	575	719
F00–F99	Psychische und Verhaltensstörungen	1.413	1.532	1.297
G00–G99	Krankheiten des Nervensystems	908	957	860
H00–H59	Krankheiten des Auges und der Augenanhangsgebilde	411	394	428
H60–H95	Krankheiten des Ohres und des Warzenfortsatzes	185	175	195
I00–I99	Krankheiten des Kreislaufsystems	3.427	3.782	3.082
J00–J99	Krankheiten des Atmungssystems	1.574	1.748	1.405
K00–K93	Krankheiten des Verdauungssystems	2.339	2.460	2.221
L00–L99	Krankheiten der Haut und der Unterhaut	358	395	322
M00–M99	Krankheiten des Muskel-Skelett-Systems und des Bindegewebes	2.055	1.832	2.273
N00–N99	Krankheiten des Urogenitalsystems	1.295	1.260	1.329
O00–O99	Schwangerschaft, Geburt und Wochenbett	2.483	0	2.483
P00–P96	Bestimmte Zustände, die ihren Ursprung in der Perinatalperiode haben	244	270	219
Q00–Q99	Angeborene Fehlbildungen, Deformitäten und Chromosomenanomalien	126	144	109
R00–R99	Symptome und abnorme klinische und Laborbefunde, die anderenorts nicht klassifiziert sind	1.115	1.064	1.164
S00–T98	Verletzungen, Vergiftungen und bestimmte andere Folgen äußerer Ursachen	2.388	2.330	2.445
Z00–Z99	Faktoren, die den Gesundheitszustand beeinflussen und zur Inanspruchnahme des Gesundheitswesens führen	831	843	820

[a] Altersspezifische Rate. Ohne Patienten mit Wohnsitz im Ausland, unbekanntem Geschlecht und unbekanntem Alter
[b] Berechnet mit der Durchschnittsbevölkerung auf Grundlage des Zensus 2011
Krankenhaus-Report 2021

20

◨ **Tabelle 20.5** Hauptdiagnose nach Diagnosekapiteln 2018, 2017 und 2013. (Quelle: Statistisches Bundesamt)

ICD-Pos.	Diagnosekapitel	2018	2017	2013
	Insgesamt	19.808.687	19.952.735	19.249.313
A00–B99	Infektiöse und parasitäre Krankheiten	640.866	633.305	589.351
C00–D48	Neubildungen	1.888.171	1.864.327	1.824.701
D50–D90	Krankheiten des Blutes u. der blutbildenden Organe sowie bestimmte Störungen mit Beteiligung des Immunsystems	129.607	129.987	133.474
E00–E90	Endokrine, Ernährungs- und Stoffwechselkrankheiten	539.143	526.039	504.858
F00–F99	Psychische und Verhaltensstörungen	1.178.518	1.206.757	1.222.006
G00–G99	Krankheiten des Nervensystems	756.605	782.674	753.022
H00–H59	Krankheiten des Auges und der Augenanhangsgebilde	342.666	342.372	334.430
H60–H95	Krankheiten des Ohres und des Warzenfortsatzes	154.521	158.145	156.528
I00–I99	Krankheiten des Kreislaufsystems	2.854.506	2.919.013	2.817.508
J00–J99	Krankheiten des Atmungssystems	1.310.063	1.301.542	1.264.936
K00–K93	Krankheiten des Verdauungssystems	1.948.302	1.951.443	1.904.879
L00–L99	Krankheiten der Haut und der Unterhaut	298.732	303.272	289.021
M00–M99	Krankheiten des Muskel-Skelett-Systems und des Bindegewebes	1.712.903	1.759.396	1.751.126
N00–N99	Krankheiten des Urogenitalsystems	1.079.175	1.061.617	1.021.225
O00–O99	Schwangerschaft, Geburt und Wochenbett	1.045.825	1.057.989	947.021
P00–P96	Bestimmte Zustände, die ihren Ursprung in der Perinatalperiode haben	202.813	207.724	179.620
Q00–Q99	Angeborene Fehlbildungen, Deformitäten u. Chromosomenanomalien	106.595	105.402	103.986
R00–R99	Symptome und abnorme klinische und Laborbefunde, a. n. k.	929.779	953.095	920.025
S00–T98	Verletzungen, Vergiftungen u. best. andere Folgen äußerer Ursachen	1.997.585	1.992.777	1.916.270
Z00–Z99	Faktoren, die den Gesundheitszustand beeinflussen und zur Inanspruchnahme des Gesundheitswesens führen	691.362	693.751	614.309
Z38	Darunter: gesunde Neugeborene	556.323	553.976	474.246

a. n. k. = andernorts nicht klassifiziert
Krankenhaus-Report 2021

◘ Tabelle 20.6 Veränderungsraten der Patienten je 100.000 Einwohner 2013 zu 2018 – standardisiert mit der Standardbevölkerung Deutschland 2011 (Ohne Patienten mit ausländischem oder unbekanntem Wohnort, unbekanntem Geschlecht und unbekanntem Alter)

Diagnoseklasse/Behandlungsanlass		Veränderung 2013/2018
		in %
A00–B99	Infektiöse und parasitäre Krankheiten	1,8
C00–D48	Neubildungen	−1,1
D50–D90	Krankheiten des Blutes u. der blutbildenden Organe sowie bestimmte Störungen mit Beteiligung des Immunsystems	−9,1
E00–E90	Endokrine, Ernährungs- und Stoffwechselkrankheiten	0,2
F00–F99	Psychische und Verhaltensstörungen	−5,5
G00–G99	Krankheiten des Nervensystems	−3,8
H00–H59	Krankheiten des Auges und der Augenanhangsgebilde	−2,9
H60–H95	Krankheiten des Ohres und des Warzenfortsatzes	−4,7
I00–I99	Krankheiten des Kreislaufsystems	−5,3
J00–J99	Krankheiten des Atmungssystems	−3,0
K00–K93	Krankheiten des Verdauungssystems	−2,1
L00–L99	Krankheiten der Haut und der Unterhaut	−0,6
M00–M99	Krankheiten des Muskel-Skelett-Systems und des Bindegewebes	−6,0
N00–N99	Krankheiten des Urogenitalsystems	1,3
O00–O99[a]	Schwangerschaft, Geburt und Wochenbett	7,3
P00–P96	Bestimmte Zustände, die ihren Ursprung in der Perinatalperiode haben	−2,3
Q00–Q99	Angeborene Fehlbildungen, Deformitäten u. Chromosomenanomalien	−4,1
R00–R99	Symptome und abnorme klinische und Laborbefunde, a. n. k.	−3,7
S00–T98	Verletzungen, Vergiftungen u. best. andere Folgen äußerer Ursachen	−2,0
Z00–Z99	Faktoren, die den Gesundheitszustand beeinflussen und zur Inanspruchnahme des Gesundheitswesens führen	−1,0

[a] Standardisiert anhand der weiblichen Bevölkerung
Krankenhaus-Report 2021

abrechnungsrelevante Anforderungen ständig optimiert und angepasst wird.

Um den demographischen Effekt bereinigt (standardisierte Rate) haben sich bezogen auf 100.000 Einwohner in den Jahren 2013 und 2018 die Fälle von Schwangerschaft, Geburt und Wochenbett (O00–O99) um 7,3 % erhöht. Die Infektiösen und parasitären Krankheiten (A00–B99) nahmen in dieser Zeit um 1,8 % zu. Rückgänge sind bei den Krankheiten des Blutes und der blutbildenden Organe sowie bei Bestimmten Störungen mit Beteiligung des Immunsystems (D50–D90) festzustellen (−9,1 %) (◘ Tab. 20.6).

20

20.4.2 Diagnosen nach Alter und Geschlecht

Die häufigste Einzeldiagnose bei stationären Behandlungsfällen insgesamt war im Jahre 2018 die Diagnose Lebendgeborene nach dem Geburtsort (Z38); sie wurde insgesamt 556.232-mal gezählt. Mit 456.012 Behandlungsfällen war die Herzinsuffizienz (I50) der zweithäufigste Anlass für eine stationäre Versorgung im Krankenhaus. Dies sind 8.712 Fälle mehr als noch im Jahr zuvor (464.724 Behandlungsfälle).

Bei den weiblichen Patienten war die Position Lebendgeborene nach dem Geburtsort (Z38) die häufigste Diagnose, auf sie entfielen 276.706 Fälle. An zweiter Stelle folgt die Herzinsuffizienz (I50), die bei über 230.113 Fällen der Grund für einen stationären Aufenthalt war. Bei dieser Diagnose lag das Durchschnittsalter der Patientinnen bei 81 Jahren. Vorhofflattern und Vorhofflimmern (I48) war bei 149.463 Fällen der Behandlungsgrund, das Durchschnittsalter betrug 74 Jahre. Die Cholelithiasis (K80) folgte mit rund 143.187 Fällen. Die Patientinnen, die daran erkrankten, waren durchschnittlich 58 Jahre alt (◘ Tab. 20.7).

Bei den männlichen Patienten liegen die Lebendgeborenen nach dem Geburtsort mit 279.617 Fällen ebenfalls an erster Stelle, gefolgt von der Herzinsuffizienz (I50) mit 225.899 Fällen. Die Psychischen und Verhaltensstörungen durch Alkohol (F10) waren der dritthäufigste Anlass für Männer, sich einer stationären Behandlung zu unterziehen. Hier wurden rund 217.502 Fälle behandelt.

Über alle Diagnosen hinweg lag das Durchschnittsalter sowohl der Frauen als auch das der Männer bei 55,3 Jahren (◘ Tab. 20.7).

Beim Vergleich der Anzahl der Behandlungsfälle nach Diagnosekapiteln der ICD zeigt sich, dass beide Geschlechter unterschiedlich von Krankheiten betroffen sind und nur bei wenigen Kapiteln eine annähernde Übereinstimmung entsprechend der Verteilung der Frauen und Männer in der Bevölkerung

festzustellen ist. Grundsätzlich zeigt der Aufbau der Bevölkerung, dass von den knapp 82,9 Millionen Einwohnern ca. 50,7 % Frauen und ca. 49,3 % Männer sind.

Die größten Übereinstimmungen anhand der absoluten Zahl der Behandlungsfälle ergeben sich demnach in den Kapiteln Faktoren, die den Gesundheitszustand beeinflussen und zur Inanspruchnahme des Gesundheitswesens führen (Z00–Z99) und Infektiöse und parasitäre Krankheiten (A00–B99). Dagegen sind bei den Kapiteln Angeborene Fehlbildungen, Deformitäten und Chromosomenanomalien (Q00–Q99) und Krankheiten des Atmungssystems (J00–J99) Männer überdurchschnittlich häufig vertreten. Hier liegt der Anteil mit 56,0 % bzw. 54,8 % deutlich über dem eigentlichen Bevölkerungsanteil. Ausgenommen das Kapitel Schwangerschaft, Geburt und Wochenbett dominieren Frauen in den Diagnosekapiteln E00–E99 (Endokrine, Ernährungs- und Stoffwechselkrankheiten) und M00–M99 (Krankheiten des Muskel-Skelett-Systems und des Bindegewebes). Hier liegt ihr Anteil mit 56,2 % bzw. 56,0 % über dem eigentlichen Anteil an der Bevölkerung. Aber auch die Krankheiten des Blutes und der blutbildenden Organe sowie Bestimmte Störungen mit Beteiligung des Immunsystems (D50–D90) sowie Krankheiten des Ohres und des Warzenfortsatzes (H60–H95) betreffen mit einem Anteil von 55,6 % bzw. 53,4 % mehr Frauen als Männer (◘ Abb. 20.4).

Zum Abschluss werden die Hauptdiagnosen nach Altersgruppen und Geschlecht betrachtet. Dabei wird nach den folgenden Altersgruppen differenziert: unter 15-Jährige, 15- bis 45-Jährige, 45- bis 65-Jährige und über 65-Jährige (◘ Tab. 20.8).

Sowohl bei den Mädchen als auch bei den Jungen im Alter unter 15 Jahren wurde 2018 als häufigste Diagnose die Geburt gezählt (276.706 Fälle bei Mädchen und 279.617 bei Jungen). Mit weitem Abstand rangieren die Intrakraniellen Verletzungen (32.016 Fälle bei Mädchen und 39.384 bei Jungen), die Störungen im Zusammenhang mit kurzer Schwangerschaftsdauer und niedrigem Geburtsgewicht

◻ Tabelle 20.7 Die zehn häufigsten Hauptdiagnosen der männlichen und weiblichen Patienten (einschl. Sterbe- und Stundenfälle) 2018. (Quelle: Statistisches Bundesamt)

Rang	ICD-Pos.	Hauptdiagnose	Patienten	Durchschnittliche Verweildauer	Durchschnittliches Alter
			Anzahl	in Tagen	in Jahren
Männer					
		Insgesamt	**9.486.268**	7,3	55,3
1	Z38	Lebendgeborene nach dem Geburtsort	279.617	3,0	0,0
2	I50	Herzinsuffizienz	225.899	10,1	76,1
3	F10	Psychische und Verhaltensstörungen durch Alkohol	217.502	8,8	67,3
4	I48	Vorhofflimmern und Vorhofflattern	166.995	4,1	67,3
5	K40	Hernia inguinalis	151.637	2,2	58,3
6	S06	Intrakranielle Verletzung	148.768	4,4	42,8
7	I20	Angina pectoris	145.705	3,9	66,7
8	I21	Akuter Myokardinfarkt	142.470	7,5	67,4
9	I25	Chronische ischämische Herzkrankheit	137.416	4,7	68,3
10	I63	Hirninfarkt	135.069	12,0	71,0
Frauen					
		Insgesamt	**10.322.410**	7,3	55,3
1	Z38	Lebendgeborene nach dem Geburtsort	276.706	2,9	0,0
2	I50	Herzinsuffizienz	230.113	10,1	80,9
3	I48	Vorhofflimmern und Vorhofflattern	149.653	4,9	73,9
4	K80	Cholelithiasis	143.187	5,4	58,0
5	I10	Essentielle (primäre) Hypertonie	139.005	4,3	71,9
6	S06	Intrakranielle Verletzung	135.693	3,7	50,9
7	O80	Spontangeburt eines Einlings	135.607	2,9	30,3
8	S72	Fraktur des Femurs	130.161	15,0	80,8
9	C50	Bösartige Neubildungen der Brustdrüse (Mamma)	129.519	5,8	62,4
10	I63	Hirninfarkt	122.403	12,0	76,6

Krankenhaus-Report 2021

20

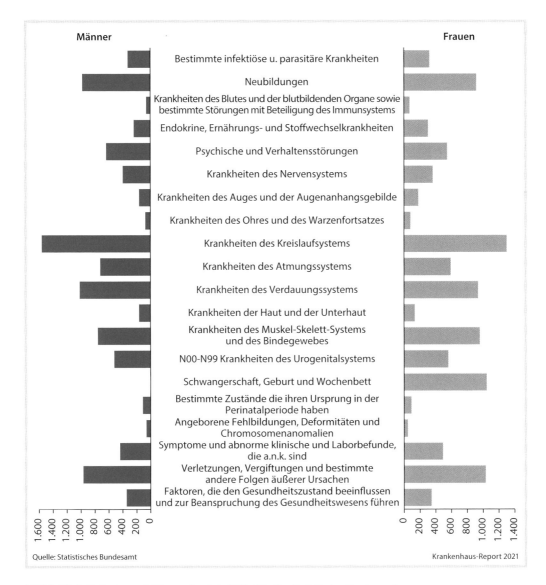

Männer — Frauen

- Bestimmte infektiöse u. parasitäre Krankheiten
- Neubildungen
- Krankheiten des Blutes und der blutbildenden Organe sowie bestimmte Störungen mit Beteiligung des Immunsystems
- Endokrine, Ernährungs- und Stoffwechselkrankheiten
- Psychische und Verhaltensstörungen
- Krankheiten des Nervensystems
- Krankheiten des Auges und der Augenanhangsgebilde
- Krankheiten des Ohres und des Warzenfortsatzes
- Krankheiten des Kreislaufsystems
- Krankheiten des Atmungssystems
- Krankheiten des Verdauungssystems
- Krankheiten der Haut und der Unterhaut
- Krankheiten des Muskel-Skelett-Systems und des Bindegewebes
- N00-N99 Krankheiten des Urogenitalsystems
- Schwangerschaft, Geburt und Wochenbett
- Bestimmte Zustände die ihren Ursprung in der Perinatalperiode haben
- Angeborene Fehlbildungen, Deformitäten und Chromosomenanomalien
- Symptome und abnorme klinische und Laborbefunde, die a.n.k. sind
- Verletzungen, Vergiftungen und bestimmte andere Folgen äußerer Ursachen
- Faktoren, die den Gesundheitszustand beeinflussen und zur Beanspruchung des Gesundheitswesens führen

Quelle: Statistisches Bundesamt

Krankenhaus-Report 2021

☐ **Abb. 20.4** Patienten nach Diagnosekapiteln 2018. (Quelle: Statistisches Bundesamt)

(27.934 Mädchen und 29.261 Jungen). Dahinter waren es bei den Mädchen die Sonstige und nicht näher bezeichnete Gastroenteritis und Kolitis infektiösen oder nicht näher bezeichneten Ursprungs (20.889 Fälle) und bei den Jungen die Akute Bronchitis (25.283 Fälle).

In der Altersgruppe der 15- bis 45-Jährigen unterscheidet sich das Bild: Bei den Frauen dominieren deutlich die Diagnosen mit Bezug auf das gebärfähige Alter: Mit 135.425 Fällen steht hier die Spontangeburt eines Einlings an erster Stelle. Dahinter liegt der Vorzeitige Blasensprung (93.080 Fälle) und der Dammriss unter der Geburt (89.383 Fälle). Bei den Männern hingegen sind die Krankenhausaufenthalte hauptsächlich durch Psychische und Verhaltensstörungen durch Alkohol (92.589 Fälle), Intrakranielle Verletzungen (37.423 Fälle) sowie Schizophrenie (33.388 Fälle) bedingt.

◨ **Tabelle 20.8**　Die fünf häufigsten Hauptdiagnosen der männlichen und weiblichen Patienten (einschl. Sterbe- und Stundenfälle) 2018 nach ausgewählten Altersgruppen. (Quelle: Statistisches Bundesamt)

Rang	ICD-Pos.	Hauptdiagnose	Anzahl	ICD-Pos.	Hauptdiagnose	Anzahl
	Männlich			**Weiblich**		
Unter 15 Jahre						
		Insgesamt	978.965		Insgesamt	851.665
1	Z38	Lebendgeborene nach dem Geburtsort	279.617	Z38	Lebendgeborene nach dem Geburtsort	276.706
2	S06	Intrakranielle Verletzung	39.384	S06	Intrakranielle Verletzung	32.016
3	P07	Störungen im Zusammenhang mit kurzer Schwangerschaftsdauer und niedrigem Geburtsgewicht, a. n. k.	29.261	P07	Störungen im Zusammenhang mit kurzer Schwangerschaftsdauer und niedrigem Geburtsgewicht, a. n. k.	27.934
4	J20	Akute Bronchitis	25.283	A09	Sonstige und n.n. bez. Gastroenteritis und Kolitis infektiösen oder n.n. bez. Ursprungs	20.889
5	J35	Chronische Krankheiten der Gaumen- und Rachenmandeln	25.236	J35	Chronische Krankheiten der Gaumen- und Rachenmandeln	18.189
15 bis unter 45 Jahre						
		Insgesamt	1.599.145		Insgesamt	2.558.625
1	F10	Psychische und Verhaltensstörungen durch Alkohol	92.589	O80	Spontangeburt eines Einlings	135.425
2	S06	Intrakranielle Verletzung	37.432	O42	Vorzeitiger Blasensprung	93.080
3	F20	Schizophrenie	33.388	O70	Dammriss unter der Geburt	89.838
4	J34	Sonstige Krankheiten der Nase und der Nasennebenhöhlen	31.192	O68	Komplikationen bei Wehen und Entbindung durch fetalen Distress	74.967
5	N20	Nieren- und Ureterstein	28.095	O34	Betreuung der Mutter bei festgestellter oder vermuteter Anomalie der Beckenorgane	72.683

Die Psychischen und Verhaltensstörungen durch Alkohol (107.438 Fälle) sind es auch, die Männer im Alter zwischen 45 und 65 Jahren hauptsächlich ins Krankenhaus bringen. Die Hernia inguinalis (Leistenbruch) liegt an zweiter Stelle (57.521 Fälle), gefolgt vom Vorhofflimmern und Vorhofflattern mit 56.908 Fällen. Bei den Frauen sind die Bösartigen Neubildungen der Brustdrüse in 58.934 Fällen verantwortlich für eine stationä-

◻ **Tabelle 20.8** (Fortsetzung)

Rang	ICD-Pos.	Hauptdiagnose	Anzahl	ICD-Pos.	Hauptdiagnose	Anzahl
	Männlich			**Weiblich**		
45 bis unter 65 Jahre						
		Insgesamt	**2.718.275**		Insgesamt	**2.290.384**
1	F10	Psychische und Verhaltensstörungen durch Alkohol	107.438	C50	Bösartige Neubildungen der Brustdrüse (Mamma)	58.934
2	K40	Hernia inguinalis	57.521	K80	Cholelithiasis	48.981
3	I48	Vorhofflimmern und Vorhofflattern	56.908	F33	Rezidivierende depressive Störung	42.236
4	I20	Angina pectoris	56.202	M54	Rückenschmerzen	39.646
5	I21	Akuter Myokardinfarkt	54.188	F10	Psychische und Verhaltensstörungen durch Alkohol	37.735
65 und älter						
		Insgesamt	**4.186.562**		Insgesamt	**4.618.221**
1	I50	Herzinsuffizienz	191.755	I50	Herzinsuffizienz	215.179
2	I48	Vorhofflimmern und Vorhofflattern	103.029	I48	Vorhofflimmern und Vorhofflattern	123.943
3	I63	Hirninfarkt	95.789	S72	Fraktur des Femurs	119.088
4	J44	Sonstige chronische obstruktive Lungenkrankheit	94.408	I63	Hirninfarkt	102.728
5	J18	J18 Pneumonie, Erreger nicht näher bezeichnet	89.474	I10	Essentielle (primäre) Hypertonie	101.461
			9.482.947			10.318.895

Krankenhaus-Report 2021

re Behandlung. Die Cholelithiasis (48.981 Fälle) und die Rezidivierende depressive Störung (42.236 Fälle) liegen dahinter.

In der letzten hier beschriebenen Altersgruppe (65 und älter) ist es die Herzinsuffizienz, die sowohl bei den Männern (191.755 Fälle) als auch bei den Frauen (215.179 Fälle) die häufigste Hauptdiagnose darstellt. An zweiter Stelle liegt die Diagnose Vorhofflattern und Vorhofflimmern mit 123.943 Fällen bei den Frauen, gefolgt von der Fraktur des Femurs (Oberschenkelknochen) mit 119.088 Fällen. Bei den Männern liegt das Vorhofflattern und Vorhofflimmern (103.029 Fälle) ebenfalls auf dem zweiten Platz, an dritter Stelle folgt der Hirninfarkt mit 95.789 Fällen.

Bei den genannten Altersgruppen gibt es bis auf wenige Ausnahmen keine großen Ausreißer bei den Diagnosen. Bei den Frauen sorgen einzig die durch Schwangerschaft, Geburt und Wochenbett ausgelösten Fälle für hohe Zahlen in der Altersgruppe der 15- bis 45-Jährigen.

20.4.3 Verweildauer bei ausgewählten Diagnosen

Der Trend der letzten Jahre hält weiter an – die Verweildauer der stationär in den Krankenhäusern Behandelten ist weiterhin auf einem sehr niedrigen Niveau (vgl. ◘ Tab. 20.9). Insgesamt betrug sie im Jahr 2018 wie auch schon im Jahr 2017 im Schnitt 7,3 Tage. Verglichen mit dem Jahr 2013 beträgt der Rückgang (−3,6 %) 0,3 Tage.

Die Verteilung der durchschnittlichen Verweildauer über die Kapitel hinweg ist unterschiedlich. Die längste Verweildauer weisen nach wie vor die Psychischen und Verhaltensstörungen auf (F00–F99), hier betrug sie 22,5 Tage. An zweiter Stelle folgen mit großem Abstand die Diagnosen aus dem Bereich Bestimmte Zustände, die ihren Ursprung in der Perinatalperiode haben (P00–P96) mit 8,5 Tagen durchschnittlicher Verweildauer. Am kürzesten mussten Patienten im Krankenhaus liegen, die wegen Faktoren, die den Gesundheitszustand beeinflussen und zur Inanspruchnahme des Gesundheitswesens führen (Z00–Z99) und aufgrund von Krankheiten des Auges und der Augenanhangsgebilde (H00–H59) behandelt wurden. Sie konnten im Schnitt schon nach drei Tagen (2,9 bzw. 3,1 Tage) nach Hause gehen. Mit 3,7 Tagen liegen die Behandlungsfälle aufgrund von Schwangerschaft, Geburt und Wochenbett (O00–O99) an dritter Stelle, gefolgt von der Diagnose Krankheiten des Ohres und des Warzenfortsatzes (H60–H95) mit 3,8 Tagen.

Bei der Untersuchung der Veränderungsraten bieten sich zwei Vergleiche an: zum einen der Vergleich zum Vorjahr (2018 zu 2017), zum anderen der längerfristige Vergleich zum Jahr 2013. Bezogen auf den Vergleich mit dem Vorjahr ergibt sich folgendes Bild: Grundsätzlich sind die Veränderungsraten moderat ausgefallen. Die größte Veränderung betrifft das Kapitel Psychische und Verhaltensstörungen (F00–F99). Die Verweildauer ist hier um 2,9 % auf 22,5 Tage gegenüber dem Vorjahr gestiegen.

Bei einem Vergleich über die letzten Jahre (2018 zu 2013) ergibt sich folgendes Bild: Bei nahezu allen Diagnosekapiteln der ICD zeigt sich, dass die durchschnittliche Verweildauer im Vergleich zu 2013 gesunken ist. Den größten Rückgang verzeichneten hier die Krankheiten des Ohres und des Warzenfortsatzes (H60–H96): Hier konnte die Verweildauer um −12,6 % gesenkt werden. Der Rückgang bei den Faktoren, die den Gesundheitszustand beeinflussen und zur Inanspruchnahme des Gesundheitswesens führen (Z00–Z99) betrug −10,3 %.

Ausgenommen die Psychischen und Verhaltensstörungen (F00–F99), bei denen die Verweildauer um 10,6 % angestiegen sind, verzeichneten die Symptome und abnorme klinische und Laborbefunde, die anderenorts nicht klassifiziert sind (R00–R99) mit −0,8 % den geringsten Verweildauerrückgang, gefolgt von den Infektiösen und parasitären Krankheiten (A00–B99) mit −1,8 %.

Insgesamt wurden 73,1 % der Patienten (14,5 Millionen Fälle) innerhalb von sieben Tagen wieder aus dem Krankenhaus entlassen. Gegenüber dem Vorjahr erhöhte sich dieser Anteil um 0,4 Prozentpunkte. Diese Patientengruppe verursachte 31,1 % aller Berechnungs- und Belegungstage. Innerhalb von 14 Tagen wurden insgesamt 88,4 % der Patienten aus der vollstationären Behandlung entlassen. Mit 52,5 % fiel somit über die Hälfte aller Berechnungs- und Belegungstage innerhalb dieser Verweildauer an. Die Anzahl der Langlieger (mit einer Verweildauer von über einem Jahr) lag 2018 bei 314 Fällen (2017: 252 Fälle) und ist damit leicht gestiegen (vgl. ◘ Tab. 20.2).

◻ **Tabelle 20.9** Verweildauer der Patienten (einschl. Sterbe- und Stundenfälle) nach Diagnosekapiteln 2018, 2017 und 2013. (Quelle: Statistisches Bundesamt)

ICD-Pos.	Diagnosekapitel	Durchschnittliche Verweildauer			Veränderungsrate	
		2018	2017	2013	2018 zu 2017	2018 zu 2013
		In Tagen				
	Insgesamt	**7,3**	**7,3**	**7,6**	**0,1**	**−3,6**
A00–B99	Infektiöse und parasitäre Krankheiten	7,4	7,4	7,5	−0,3	−1,8
C00–D48	Neubildungen	7,5	7,6	8,0	−0,3	−5,5
D50–D90	Krankheiten des Blutes und der blutbildenden Organe sowie bestimmte Störungen mit Beteiligung des Immunsystems	6,2	6,3	6,8	−1,8	−8,7
E00–E90	Endokrine, Ernährungs- und Stoffwechselkrankheiten	7,4	7,5	7,9	−0,4	−5,4
F00–F99	Psychische und Verhaltensstörungen	22,5	21,8	20,3	2,9	10,6
G00–G99	Krankheiten des Nervensystems	6,9	6,8	6,8	2,4	1,9
H00–H59	Krankheiten des Auges und der Augenanhangsgebilde	3,1	3,0	3,2	1,6	−4,6
H60–H95	Krankheiten des Ohres und des Warzenfortsatzes	3,8	3,8	4,3	−1,2	−12,6
I00–I99	Krankheiten des Kreislaufsystems	7,6	7,6	8,0	−0,6	−5,2
J00–J99	Krankheiten des Atmungssystems	6,9	6,9	7,2	−0,5	−4,4
K00–K93	Krankheiten des Verdauungssystems	5,5	5,6	6,1	−1,0	−8,5
L00–L99	Krankheiten der Haut und der Unterhaut	6,6	6,6	7,3	−0,8	−9,9
M00–M99	Krankheiten des Muskel-Skelett-Systems und des Bindegewebes	7,2	7,3	7,6	−0,7	−4,7
N00–N99	Krankheiten des Urogenitalsystems	5,2	5,2	5,5	−0,3	−5,8
O00–O99	Schwangerschaft, Geburt und Wochenbett	3,7	3,7	4,1	−1,3	−9,5
P00–P96	Bestimmte Zustände, die ihren Ursprung in der Perinatalperiode haben	8,5	8,6	9,2	−0,8	−7,8
Q00–Q99	Angeborene Fehlbildungen, Deformitäten und Chromosomenanomalien	5,5	5,6	5,8	−1,9	−5,4
R00–R99	Symptome und abnorme klinische und Laborbefunde, die anderenorts nicht klassifiziert sind	4,0	3,9	4,0	1,9	−0,8
S00–T98	Verletzungen, Vergiftungen und bestimmte andere Folgen äußerer Ursachen	7,0	7,0	7,3	−0,1	−4,0
Z00–Z99	Faktoren, die den Gesundheitszustand beeinflussen und zur Inanspruchnahme des Gesundheitswesens führen	2,9	2,9	3,3	0,7	−10,3

Krankenhaus-Report 2021

20.4.4 Regionale Verteilung der Diagnosen

Im Folgenden werden die in den Krankenhäusern vollstationär behandelten Patienten nach Hauptdiagnose auf Länderebene analysiert. Die Auswertung der Daten nach dem Wohnort und nicht nach dem Behandlungsort der Patienten gibt Aufschluss über die Anzahl der Einwohner eines Bundeslandes, die wegen bestimmter Erkrankungen vollstationär behandelt wurden. Sie ist damit wichtig für epidemiologische Aussagen. Der Wohnort der Patienten lässt jedoch keine Rückschlüsse auf den Behandlungsort zu, denn es ist gängige Praxis, dass sich Patienten auch in anderen Bundesländern einer vollstationären Krankenhausbehandlung unterziehen.

Um den demographischen Effekt auszuschließen, werden auch hier die standardisierten Daten herangezogen. Demnach ließen sich die meisten Patienten je 100.000 Einwohner im Saarland behandeln (25.654 Fälle je 100.000 Einwohner), auf den Plätzen zwei und drei folgen Sachsen-Anhalt mit 25.242 Fällen und Thüringen mit 25.203 Fällen (vgl. ◘ Tab. 20.10). Bezogen auf diese Quote wies Baden-Württemberg mit 19.466 Fällen je 100.000 Einwohner den niedrigsten Wert auf und lag somit um 14,9 % unter dem Bundesdurchschnitt (22.864 Fälle je 100.000 Einwohner).

Eine entsprechende Tabelle mit der nicht standardisierten, rohen Rate ist als elektronisches Zusatzmaterial unter https://doi.org/10.1007/978-3-662-62707-5_20 (Zusatztabelle 20.a) bereitgestellt.

Auch bei den standardisierten Raten bezogen auf die einzelnen Diagnosekapitel ergeben sich Unterschiede auf regionaler Ebene.

Demnach wies Sachsen-Anhalt mit 3.749 Fällen je 100.000 Einwohner 2018 die meisten stationär versorgten Krankheiten des Kreislaufsystems (I00 bis I99) auf und lag damit um 16,3 % über dem Bundesdurchschnitt (3.224 Fälle). An zweiter Stelle folgt das Saarland mit 3.695 Patienten je 100.000 Einwohner (◘ Abb. 20.5).

Der standardisierte Bundesdurchschnitt bei den Neubildungen (C00 bis D48) betrug 2.192 Fälle je 100.000 Einwohner. Baden-Württemberg (1.916 Fälle) und Hamburg (1.949 Fälle) lagen um 12,6 % und 11,1 % unter dem Bundesdurchschnitt und wiesen damit im Bundesvergleich die geringste Quote an vollstationären Behandlungsfällen auf. Über dem Bundesdurchschnitt lagen insbesondere Brandenburg mit 2.527 Fällen und Thüringen mit 2.522 Fällen je 100.000 Einwohner.

Wegen Krankheiten des Verdauungssystems (K00–K99) mussten sich im Jahr 2018 im Saarland 2.641 Patienten je 100.000 Einwohner behandeln lassen. Nordrhein-Westfalen lag mit 2.592 Patienten auf dem folgenden Platz. Der Bundesdurchschnitt von 2.278 Fällen wurde insbesondere von den Ländern Baden-Württemberg (1.898 Fälle) und Bremen (1.961 Fälle) unterboten.

Die letzte hier erwähnte Diagnosegruppe sind Psychische und Verhaltensstörungen (F00–F99). Insgesamt zehn Länder lagen 2018 über dem Bundesdurchschnitt von 1.424 Patienten. Mit 1.722 Fällen je 100.000 Einwohner lag das Saarland an der Spitze und damit 21,0 % über dem Bundesdurchschnitt. Auch Bremen (1.664 Fälle) und Brandenburg (1.612 Fälle) lagen weit über dem Bundesdurchschnitt. Demgegenüber fanden sich Baden-Württemberg mit 14,9 % und Hessen mit 9,8 % unter dem standardisierten Durchschnitt für Deutschland.

Tabelle 20.10 Patienten nach Diagnosekapiteln und Wohnort je 100.000 Einwohner 2018 – standardisierte Rate. (Quelle: Statistisches Bundesamt)

ICD-Pos.	Diagnosekapitel	Deutschland	Baden-Württemberg	Bayern	Berlin	Brandenburg	Bremen	Hamburg
		je 100.000 Einwohner [a,b]						
	Insgesamt (standardi. Rate)	**22.864**	**19.466**	**22.703**	**22.211**	**24.870**	**20.939**	**20.455**
A00–B99	Infektiöse und parasitäre Krankheiten	732	585	788	623	783	609	619
C00–D48	Neubildungen	2.192	1.916	2.136	2.515	2.527	2.213	1.949
D50–D90	Krankheiten des Blutes und der blutbildenden Organe sowie bestimmte Störungen mit Beteiligung des Immunsystems	147	125	127	164	174	132	129
E00–E90	Endokrine, Ernährungs- und Stoffwechselkrankheiten	613	506	596	584	703	571	516
F00–F99	Psychische und Verhaltensstörungen	1.424	1.211	1.370	1.414	1.612	1.664	1.394
G00–G99	Krankheiten des Nervensystems	884	689	811	831	929	648	824
H00–H59	Krankheiten des Auges und der Augenanhangsgebilde	394	337	320	516	474	286	499
H60–H95	Krankheiten des Ohres und des Warzenfortsatzes	183	160	164	169	214	174	170
I00–I99	Krankheiten des Kreislaufsystems	3.224	2.713	3.167	3.377	3.530	2.642	2.858
J00–J99	Krankheiten des Atmungssystems	1.499	1.248	1.418	1.412	1.561	1.494	1.495
K00–K93	Krankheiten des Verdauungssystems	2.278	1.898	2.191	2.176	2.394	1.961	1.968
L00–L99	Krankheiten der Haut und der Unterhaut	352	254	332	354	415	383	341

Tabelle 20.10 (Fortsetzung)

Hessen	Mecklenburg-Vorpommern	Niedersachsen	Nordrhein-Westfalen	Rheinland-Pfalz	Saarland	Sachsen	Sachsen-Anhalt	Schleswig-Holstein	Thüringen
21.989	**23.990**	**22.431**	**25.170**	**24.034**	**25.654**	**21.707**	**25.242**	**21.755**	**25.203**
684	796	709	796	823	829	714	881	654	889
2.031	2.218	1.953	2.422	2.235	2.426	2.183	2.313	1.995	2.522
134	158	147	167	145	149	149	182	132	178
626	785	590	666	575	627	639	732	549	730
1.284	1.596	1.427	1.530	1.493	1.722	1.380	1.525	1.582	1.593
867	1.114	860	1.038	985	1.083	831	906	850	1.024
396	436	351	411	401	526	421	403	458	502
189	208	189	189	191	263	166	282	170	202
2.934	3.513	3.186	3.570	3.355	3.695	2.822	3.749	3.213	3.580
1.456	1.587	1.511	1.733	1.511	1.666	1.317	1.810	1.400	1.592
2.228	2.377	2.275	2.592	2.491	2.641	2.124	2.508	2.005	2.533
350	403	356	400	355	324	356	464	312	443

20

◻ Tabelle 20.10 (Fortsetzung)

ICD-Pos.	Diagnosekapitel	Deutschland	Baden-Württemberg	Bayern	Berlin	Brandenburg	Bremen	Hamburg
		je 100.000 Einwohner [a,b]						
	Insgesamt (standard. Rate)	**22.864**	**19.466**	**22.703**	**22.211**	**24.870**	**20.939**	**20.455**
M00–M99	Krankheiten des Muskel-Skelett-Systems und des Bindegewebes	2.009	1.659	2.202	1.713	2.118	1.714	1.533
N00–N99	Krankheiten des Urogenitalsystems	1.264	1.088	1.233	1.234	1.384	1.117	1.096
O00–O99	Schwangerschaft, Geburt und Wochenbett	2.442	2.326	2.349	2.086	2.668	2.589	2.191
P00–P96	Bestimmte Zustände, die ihren Ursprung in der Perinatalperiode haben	214	228	205	188	237	208	258
Q00–Q99	Angeborene Fehlbildungen, Deformitäten und Chromosomenanomalien	121	115	117	118	145	125	106
R00–R99	Symptome und abnorme klinische und Laborbefunde, die anderenorts nicht klassifiziert sind	1.082	838	1.108	743	1.088	775	728
S00–T98	Verletzungen, Vergiftungen und bestimmte andere Folgen äußerer Ursachen	2.284	2.048	2.487	2.266	2.497	2.160	2.075
Z00–Z99	Faktoren, die den Gesundheitszustand beeinflussen und zur Inanspruchnahme des Gesundheitswesens führen	742	690	754	750	764	777	761

[a] Ohne Patienten mit ausländischem oder unbekanntem Wohnort, unbekanntem Geschlecht und unbekanntem Alter
Standardisiert anhand der Standardbevölkerung „Deutschland 2011"
[b] Das Kapitel O00–O99 wurde anhand der weiblichen Bevölkerung standardisiert
Krankenhaus-Report 2021

◻ Tabelle 20.10 (Fortsetzung)

	Hessen	Mecklenburg-Vorpommern	Niedersachsen	Nordrhein-Westfalen	Rheinland-Pfalz	Saarland	Sachsen	Sachsen-Anhalt	Schleswig-Holstein	Thüringen
	21.989	23.990	22.431	25.170	24.034	25.654	21.707	25.242	21.755	25.203
	1.946	1.717	1.927	2.277	2.177	2.108	1.814	2.125	1.884	2.050
	1.215	1.221	1.257	1.419	1.277	1.420	1.241	1.337	1.161	1.345
	2.504	2.624	2.563	2.576	2.525	2.367	2.463	2.700	2.382	2.740
	195	196	215	209	219	263	247	201	216	209
	112	122	121	129	126	123	125	125	112	131
	1.166	1.144	1.128	1.208	1.336	1.537	983	1.271	1.016	1.090
	2.130	2.294	2.197	2.346	2.378	2.344	2.294	2.342	2.200	2.527
	775	814	752	765	694	731	697	782	641	732

20

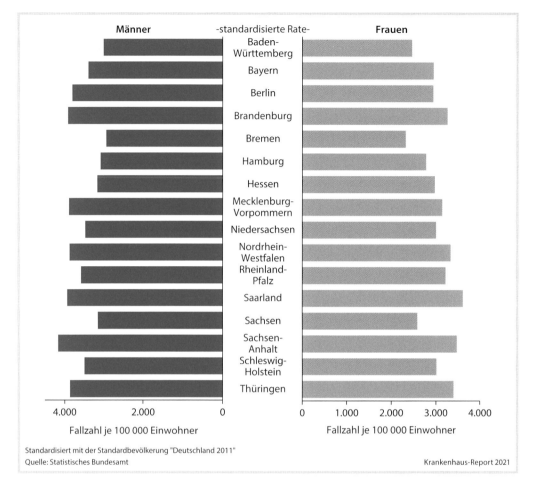

□ Abb. 20.5 Patienten (einschl. Sterbe- und Stundenfälle) mit Krankheiten des Kreislaufsystems nach Bundesländern (Wohnort). Standardisiert mit der Standardbevölkerung „Deutschland 2011". (Quelle: Statistisches Bundesamt)

20.5 Entwicklung ausgewählter Diagnosen 2013 bis 2018

Die Anteile der Diagnosen der Patienten haben sich im Zeitverlauf unterschiedlich entwickelt. Die Zahl bestimmter Diagnosen ist angestiegen, andere Diagnosen verzeichneten dagegen einen Fallrückgang. Für einen Vergleich der Diagnosen der Patienten werden die Veränderungen der Diagnosen auf dreistelliger Ebene in den Jahren 2013 bis 2018 dargestellt. Dabei werden alle Diagnosen in die Analyse einbezogen, die im Jahr 2018 mindestens 10.000 Fälle aufwiesen. Dargestellt sind die zehn Diagnosen mit den größten prozentualen Veränderungsraten vom Jahr 2018 gegenüber 2013. Bei Interesse an allen Positionen auf drei- oder vierstelliger Ebene finden Sie im Internetangebot des Statistischen Bundesamtes auf der Themenseite Gesundheit (www.destatis.de) entsprechende Informationen. Diese können auch als Sonderauswertung beim Statistischen Bundesamt angefordert werden (gesundheit@destatis.de).

In □ Tab. 20.11 werden die zehn Diagnosen mit den größten Veränderungsraten dargestellt. Auffällig dabei ist, dass sich darunter im

◻ Tabelle 20.11 Die zehn Hauptdiagnosen mit den größten Zuwächsen und Rückgängen 2013/2018. (nur Diagnosen mit mindestens 10.000 Fällen im Jahr 2018). (Quelle: Statistisches Bundesamt)

Rang	ICD-Pos.		Anzahl						Veränderung in Prozent				
			2018	2017	2016	2015	2014	2013	18/17	17/16	16/15	15/14	18/13
Die 10 größten relativen Zuwächse 2018/2013													
1	J10	Grippe durch saisonale nachgewiesene Influenzaviren	46.682	17.733	10.422	9.505	1.396	6.860	163,2	70,1	9,6	580,9	580,5
2	O80	Spontangeburt eines Einlings	135.607	131.458	127.686	111.996	91.860	43.030	3,2	3,0	14,0	21,9	215,1
3	I87	Sonstige Venenkrankheiten	11.288	9.978	9.652	5.751	5.881	5.562	13,1	3,4	67,8	−2,2	102,9
4	F15	Psychische und Verhaltensstörungen durch andere Stimulanzien, einschließlich Koffein	11.027	9.961	9.695	10.216	8.627	5.810	10,7	2,7	−5,1	18,4	89,8
5	J15	Pneumonie durch Bakterien, a. n. k.	64.937	55.902	44.904	41.720	36.904	39.069	16,2	24,5	7,6	13,1	66,2
6	E66	Adipositas	24.038	21.859	19.148	17.317	15.695	14.569	10,0	14,2	10,6	10,3	65,0
7	F12	Psychische und Verhaltensstörungen durch Cannabinoide	19.091	18.710	17.495	17.148	15.153	11.708	2,0	6,9	2,0	13,2	63,1
8	H18	Sonstige Affektionen der Hornhaut	10.292	9.560	9.185	8.557	7.530	6.405	7,7	4,1	7,3	13,6	60,7
9	R26	Störungen des Ganges und der Mobilität	40.280	37.178	33.534	31.109	29.251	25.194	8,3	10,9	7,8	6,4	59,9
10	D12	Gutartige Neubildung des Kolons, des Rektums, des Analkanals und des Anus	45.790	39.521	35.800	33.499	32.981	30.082	15,9	10,4	6,9	1,6	52,2

20

Tabelle 20.11 (Fortsetzung)

Die 10 größten relativen Rückgänge 2018/2013

Rang	ICD-Pos.	2018 Anzahl	2017	2016	2015	2014	2013	Veränderung in Prozent 18/17	17/16	16/15	15/14	18/13
1	O63	Protrahierte Geburt	10.078	11.219	13.991	19.991	26.667	27.103	−10,2	−19,8	−30,0	−25,0	−62,8
2	M42	Osteochondrose der Wirbelsäule	17.178	20.932	22.871	27.824	28.222	26.869	−17,9	−8,5	−17,8	−1,4	−36,1
3	F19	Psychische und Verhaltensstörungen durch multiplen Substanzgebrauch und Konsum anderer psychotroper Substanzen	28.994	31.827	33.810	35.731	35.798	43.826	−8,9	−5,9	−5,4	−0,2	−33,8
4	J35	Chronische Krankh. Der Gaumenmandeln und der Rachenmandeln	74.340	79.168	87.167	98.506	106.872	108.082	−6,1	−9,2	−11,5	−7,8	−31,2
5	K52	Sonstige nichtinfektiöse Gastroenteritis und Kolitis	49.737	52.038	62.737	64.959	70.359	69.571	−4,4	−17,1	−3,4	−7,7	−28,5
6	I80	Thrombose, Phlebitis und Thrombophlebitis	30.820	33.129	35.308	37.388	39.525	41.825	−7,0	−6,2	−5,6	−5,4	−26,3
7	M23	Binnenschädigung d. Kniegelenkes (internal derangement)	74.561	79.109	86.965	90.264	97.990	100.478	−5,7	−9,0	−3,7	−7,9	−25,8
8	A08	Virusbedingte und sonstige näher bezeichnete Darminfektionen	43.752	47.413	47.750	53.775	50.310	58.156	−7,7	−0,7	−11,2	6,9	−24,8
9	E05	Hyperthyreose (Thyreotoxikose)	28.726	31.476	33.641	34.472	36.187	37.556	−8,7	−6,4	−2,4	−4,7	−23,5
10	E04	Sonstige nichttoxische Struma	44.720	50.142	53.233	53.951	56.752	58.384	−10,8	−5,8	−1,3	−4,9	−23,4

Krankenhaus-Report 2021

Gegensatz zu den Vorjahren weitaus weniger Diagnosen befinden, die den Zusatz „sonstige" haben.

Die Hauptdiagnose J10 (Grippe durch saisonale nachgewiesene Influenzaviren) verzeichnete im Vergleich der Jahre 2013 und 2018 die größten Zuwächse: Ihre Zahl ist um 580,5 % angestiegen. Den zweiten Platz belegte die Diagnose O80 (Spontangeburt eines Einlings). Sie ist in diesem Zeitraum um 215,1 % angestiegen, gefolgt von der Position I87 (Sonstige Venenkrankheiten) mit einem Zuwachs um 102,9 %.

Diese Parallelität der Entwicklung legt den Schluss nahe, dass es nicht zu einer Verbesserung oder Verschlechterung der Situation bei einzelnen Diagnosen gekommen ist, sondern lediglich zu einer Verlagerung und genaueren Dokumentation. Dies zeigt sich auch in den Ergebnissen der DRG-Statistik, die in ► Kap. 21 aufgezeigt werden. Inwieweit ökonomische Anreize zu einer anderen Kodierung beitragen, kann an dieser Stelle nicht gesagt werden.

20.6 Ausblick

Die Ergebnisse der Krankenhausstatistik bilden die statistische Basis für viele gesundheitspolitische Entscheidungen des Bundes und der Länder und dienen den an der Krankenhausfinanzierung beteiligten Institutionen als Planungsgrundlage. Die Erhebung liefert wichtige Informationen über das Volumen und die Struktur der Leistungsnachfrage und der Morbiditätsentwicklung in der stationären Versorgung. Darüber hinaus wird auf dieser Datengrundlage eine Einzugsgebietsstatistik erstellt, die u. a. Aufschluss über die Patientenwanderung gibt. Durch die Alters- und Geschlechtsstandardisierung der Ergebnisse dient

die Diagnosestatistik auch der epidemiologischen Forschung. So konnte in diesem Beitrag dargestellt werden, dass sich die Inanspruchnahme stationärer Leistungen im Hinblick auf die zugrunde liegenden Erkrankungen im Laufe der Jahre leicht verändert und dass es neben den geschlechtsspezifischen auch regionale Unterschiede gibt.

Die Krankenhausstatistik ist zurzeit in einem Umbruch. In der nun vorliegenden Form existiert sie seit 2002, die DRG-Daten vervollständigen das Spektrum der Krankenhausstatistik seit dem Jahr 2005. Durch die sich verändernden Strukturen (beispielsweise Fusionen einzelner oder vieler Einrichtungen) entspricht sie nicht mehr den aktuellen Anforderungen, die an sie gestellt werden. So werden die Daten momentan noch in Anlehnung an die Wirtschaftseinheiten erfragt, ohne auf die regionale Verteilung der dahinterstehenden einzelnen Standorte einzugehen. Seit längerem ist es Ziel der Datennutzer und -produzenten, dies zu ändern und die Daten detaillierter und damit aussagekräftiger zu erheben und analysieren zu können. Dies ist mit dem Beschluss des Bundesrats vom 7. Juli 2017 und der damit verbundenen Verordnung zur Änderung der Krankenhausstatistik-Verordnung möglich. Diese beinhaltet sowohl die Erhebung vieler relevanter Merkmale auf der Ebene der Standorte in Anlehnung an das Standortverzeichnis der Selbstverwaltungspartner als auch eine detailliertere Erfassung des Personals in stationären Einrichtungen nach Alter einerseits sowie die Erfassung ambulanter Leistungen im Krankenhaus andererseits. Erste Ergebnisse auf der Grundlage des Standortverzeichnisses werden mit den Daten des Berichtsjahrs 2020 vorliegen. Daraus sind belastbare Aussagen insbesondere zur regionalen Verteilung des Angebots an stationären Leistungen wie auch zur damit verbundenen Nachfrage zu erwarten.

Fallpauschalenbezogene Krankenhausstatistik: Diagnosen und Prozeduren der Krankenhauspatienten auf Basis der Daten nach § 21 Krankenhausentgeltgesetz

Jutta Spindler

Inhaltsverzeichnis

Ergänzende Information Die elektronische Version dieses Kapitels enthält Zusatzmaterial, auf das
über folgenden Link zugegriffen werden kann https://doi.org/10.1007/978-3-662-62708-2_21.

■ ■ **Zusammenfassung**

Mit den DRG-Daten nach § 21 Krankenhausentgeltgesetz (KHEntgG) steht den Nutzerinnen und Nutzern im Rahmen des Angebots des Statistischen Bundesamtes seit dem Jahr 2005 neben den Grunddaten und den Diagnosedaten der Krankenhäuser eine weitere wichtige Datenquelle zur Verfügung. Gegenstand dieses Beitrags sind zentrale Ergebnisse zur stationären Versorgung des Jahres 2019, die das Informationsspektrum der herkömmlichen amtlichen Krankenhausstatistik ergänzen und erweitern. Im Vordergrund stehen die Art und Häufigkeit durchgeführter Operationen und medizinischer Prozeduren sowie die Darstellung wichtiger Hauptdiagnosen, ergänzt um ihre jeweiligen Nebendiagnosen auch unter fachabteilungsspezifischen Gesichtspunkten der vollstationär behandelten Krankenhauspatientinnen und -patienten. Ausgewählte Ergebnisse zum erbrachten Leistungsspektrum der Krankenhäuser, insbesondere zur Art und zum Umfang der abgerechneten Fallpauschalen (DRGs), den Hauptdiagnosegruppen (MDCs) sowie zum Casemix (CM) und Casemix-Index (CMI) werden in diesem Beitrag ebenfalls dargestellt.

In addition to the basic data and diagnosis data of the German hospitals, the DRG data in accordance with § 21 of the Hospital Remuneration Act (KHEntgG) have been an important data source for users of the German Federal Statistical Office's services since 2005. The article provides key results of inpatient care in 2019, thus supplementing and expanding the information spectrum of conventional official hospital statistics. The focus is on the type and frequency of surgical and medical procedures performed as well as important main diagnoses, supplemented by their respective secondary diagnoses, which are also considered under department-specific aspects. Additionally, the author presents selected data on the range of services provided by the hospitals, in particular on the type and scope of DRGs, Major Diagnostic Categories (MDCs), Case Mix (CM) and Case Mix Index (CMI).

21.1 Vorbemerkung

Im Rahmen der Novellierung der Krankenhausfinanzierung im Jahr 2000 führte der Gesetzgeber zur Vergütung der Leistungen von Krankenhäusern das auf Fallpauschalen basierende DRG-Entgeltsystem (DRG für Diagnosis Related Groups) ein. Seit dem 1. Januar 2004 ist die Anwendung dieses Abrechnungssystems für allgemeine Krankenhäuser, die dem Anwendungsbereich des § 1 Krankenhausentgeltgesetz (KHEntgG) unterliegen, verpflichtend. Ausnahmen galten bislang weitestgehend nur für psychiatrische und psychosomatische Krankenhäuser oder einzelne Spezialkliniken mit seltenen bzw. wenig standardisierbaren Indikationsbereichen und Verfahren.[1]

In diesem Kontext wurde auch die Übermittlungsverpflichtung der Krankenhäuser für DRG-Daten einschließlich aller Leistungen, die nach Fallpauschalen abgerechnet werden, festgeschrieben. Zur Optimierung und Weiterentwicklung der bisherigen amtlichen Krankenhausstatistik wird über das Institut für das Entgeltsystem im Krankenhaus (InEK) ein ausgewähltes und gesetzlich genau definiertes Merkmalsspektrum dieser umfangreichen Struktur- und Leistungsdaten an das Statistische Bundesamt übermittelt. Auf dieser Basis stehen Informationen über die *Fallpauschalenbezogene Krankenhausstatistik (DRG-Statistik)* zur Verfügung.[2]

---

1 Nach § 17d des Krankenhausfinanzierungsgesetzes (KHG) vom 10. April 1991 (BGBl. I S. 886) ist die Einführung eines pauschalierenden Entgeltsystems auf der Grundlage von tagesbezogenen Entgelten für psychiatrische und psychosomatische Einrichtungen festgelegt. Seit dem 1. Januar 2018 kommt das Vergütungssystem verbindlich für alle Einrichtungen zur Anwendung.

2 Ergebnisse der DRG-Statistik finden sich auf den Internetseiten des Statistischen Bundesamtes unter www.destatis.de im Themenbereich Gesellschaft & Umwelt > Gesundheit > Krankenhäuser. Ausgewählte Daten können auch über die Datenbank der Gesundheitsberichterstattung des Bundes unter www.gbe-bund.de oder https://www-genesis.destatis.de/genesis/online abgerufen werden. Die Erstellung

21

Einen deutlichen Informationszugewinn stellt insbesondere die Prozeduren-, Diagnose- und Leistungsstatistik dar. Danach können differenzierte Angaben zum Beispiel zu Operationen und medizinischen Prozeduren oder eine Erweiterung der Hauptdiagnosen um ihre jeweiligen Nebendiagnosen auch unter fachabteilungsspezifischen Gesichtspunkten für alle vollstationären Behandlungsfälle eines Kalenderjahres zur Verfügung gestellt werden. Je nach Berichtsjahr kann darüber hinaus ebenfalls auf Ergebnisse beispielsweise zur Art und zum Umfang der abgerechneten Fallpauschalen (DRGs), zu Hauptdiagnosegruppen (MDCs) sowie zum Casemix (CM) und Casemix-Index (CMI) zurückgegriffen werden.

Im Folgenden werden zentrale Ergebnisse zur stationären Versorgung des Berichtsjahres 2019 dargestellt, die das Informationsspektrum der herkömmlichen amtlichen Krankenhausstatistik ergänzen und erweitern.

21.2 Erläuterungen zur Datenbasis

Grundlage für die folgenden Auswertungen bilden die Daten nach § 21 KHEntgG. Zur Datenlieferung sind alle Krankenhäuser verpflichtet, die nach dem DRG-Vergütungssystem abrechnen und dem Anwendungsbereich des § 1 KHEntgG unterliegen. Einbezogen sind darin auch Krankenhäuser der Bundeswehr, sofern sie Zivilpatienten behandeln und Kliniken der Berufsgenossenschaften, soweit die Behandlungskosten nicht von der Unfall- sondern der Krankenversicherung vergütet werden. Von der Lieferverpflichtung ausgenommen sind Krankenhäuser im Straf- oder Maßregelvollzug und Polizeikrankenhäuser. Darüber hinaus bleiben Leistungen von psychiatrischen und psychosomatischen Einrichtungen nach § 17d Abs. 1 KHG unberücksichtigt.

Die folgenden Auswertungen für das Jahr 2019 beruhen auf den Struktur- und Leistungsdaten von 1.443 Krankenhäusern und umfassen 18,8 Millionen vollstationär behandelte Fälle. Detaillierte Informationen, ob und inwieweit Datenlieferungen einzelner Krankenhäuser möglicherweise nicht fristgerecht oder nur unvollständig an die DRG-Datenstelle übermittelt wurden und damit eine Untererfassung sowohl der Krankenhäuser als auch der Patientinnen und Patienten vorliegt, stehen für das Jahr 2019 nicht zur Verfügung. Aufgrund der Art der Daten als Abrechnungsdaten der Krankenhäuser ist aber davon auszugehen, dass die nach dem DRG-Vergütungssystem abrechnenden Krankenhäuser nahezu vollständig erfasst und nur geringe Ausfälle zu verzeichnen sind.

Im Vergleich zu den Grund- und Diagnosedaten der Krankenhäuser sind bei verschiedenen Merkmalen zum Teil deutliche Abweichungen in der *Fallpauschalenbezogenen Krankenhausstatistik* (z. B. bei der Fallzahl und durchschnittlichen Verweildauer der vollstationär behandelten Patientinnen und Patienten) festzustellen. Diese Abweichungen sind vor allem darauf zurückzuführen, dass bei der *Fallpauschalenbezogenen Krankenhausstatistik* keine Daten von Einrichtungen und Patienten einbezogen sind, die nach der Bundespflegesatzverordnung (BPflV) abgerechnet werden und außerhalb des Geltungsbereichs des DRG-Entgeltsystems liegen. Dies sind vor allem Einrichtungen der Psychiatrie, Psychosomatik und Psychotherapeutischen Medizin.[3] Daher sind diese Statistiken nur bedingt miteinander vergleichbar und vielmehr als gegenseitige Ergänzung zu betrachten.

---

von Sonderauswertungen ist auf Anfrage an gesundheit@destatis.de (je nach Umfang und Aufwand u. U. kostenpflichtig) ebenfalls möglich.

3   Die Einführung eines pauschalierenden Entgeltsystems für Einrichtungen dieser Art wurde ab 2013 schrittweise festgelegt (siehe hierzu Fußnote 1 in diesem Beitrag).

21.3 Eckdaten der vollstationär behandelten Krankenhauspatientinnen und -patienten

Auf Basis der *Fallpauschalenbezogenen Krankenhausstatistik* wurden im Jahr 2019 18,8 Mio. Patientinnen und Patienten[4] aus einer vollstationären Krankenhausbehandlung entlassen. Das waren 71.083 Fälle oder 0,4 % mehr als im Jahr zuvor. Altersstandardisiert[5] stieg die Fallzahl im Vergleich zum Vorjahr um 0,2 %. Nach zwei Jahren in Folge mit rückläufigen Behandlungszahlen stieg damit die Anzahl der Fälle wieder. Die durchschnittliche Verweildauer in den Einrichtungen lag bei 6,0 Tagen. 52 % der Behandlungsfälle waren weiblich und 48 % männlich. Durchschnittlich waren die behandelten Frauen und Männer 56 Jahre alt. Je 100.000 Einwohner wurden 22.544 Patientinnen und Patienten stationär in den Krankenhäusern behandelt. Im Vergleich zu anderen Altersgruppen waren die Behandlungszahlen je 100.000 Einwohner erwartungsgemäß bei den unter 1-Jährigen (124.809) und dem Personenkreis im höheren und sehr hohen Alter wie auch in den Vorjahren besonders hoch. Bei den über 75-Jährigen wurden beispielsweise 59.930 Patientinnen und Patienten je 100.000 Einwohner behandelt.

Wohnortbezogen[6] gab es die meisten Behandlungsfälle je 100.000 Einwohner in Sachsen-Anhalt (26.744 Fälle), in Thüringen (26.630 Fälle) und im Saarland (26.390 Fälle). Im Gegensatz dazu war die geringste Anzahl an Behandlungsfällen je 100.000 Einwohner in Baden-Württemberg (18.590 Fälle), Hamburg (18.820 Fälle) und Bremen (19.190 Fälle) zu verzeichnen (◻ Tab. 21.1).

Auf Grundlage der siedlungsstrukturellen Regionstypen des Bundesamtes für Bauwesen und Raumordnung (BBR) ist hierzu ergänzend eine Unterscheidung nach städtischen Regionen, Regionen mit Verstädterungsansätzen und ländlichen Regionen sowohl zwischen als auch innerhalb der Bundesländer möglich.[7] Unter anderem bedingt durch die Altersstruktur der Bevölkerung liegt insgesamt die Zahl der stationär versorgten Patientinnen und Patienten je 100.000 Einwohner in ländlichen Regionen (24.230 Fälle) deutlich höher als in städtischen Regionen (21.861 Fälle) und in Regionen mit Verstädterungsansätzen (22.388 Fälle). Regional betrachtet wurden in ländlichen Regionen vor allem in den Bundesländern Thüringen

---

4 Im Berichtsjahr aus der vollstationären Krankenhausbehandlung entlassene Patientinnen und Patienten einschließlich Sterbe- und Stundenfälle. Diese werden im Folgenden Fälle bzw. Patientinnen und Patienten genannt.

5 Standardisiert ohne Patientinnen und Patienten mit Wohnsitz im Ausland, unbekanntem Geschlecht und unbekanntem Alter. Berechnet mit der durchschnittlichen Bevölkerung 2019 auf Grundlage des Zensus 2011.

6 Abgebildet ist hier die absolute Zahl der Behandlungsfälle nach ihrem Wohnort im Verhältnis zur tatsächlichen Bevölkerung je 100.000 Einwohner des jeweiligen Bundeslandes.

7 Für die siedlungsstrukturellen Regionstypen gelten folgende Abgrenzungskriterien:
Städtische Regionen umfassen Regionen, in denen mindestens 50 % der Bevölkerung in Groß- und Mittelstädten lebt und in der sich eine Großstadt mit rund 500.000 Einwohnern und mehr befindet, sowie Regionen mit einer Einwohnerdichte ohne Berücksichtigung der Großstädte von mindestens 300 Einwohner/km²;
Regionen mit Verstädterungsansätzen sind Regionen, in denen mindestens 33 % der Bevölkerung in Groß- und Mittelstädten lebt mit einer Einwohnerdichte zwischen 150 und 300 Einwohner/km², sowie Regionen, in denen sich mindestens eine Großstadt befindet und die eine Einwohnerdichte ohne Berücksichtigung der Großstädte von mindestens 100 Einwohner/km² aufweisen;
Ländliche Regionen schließen Regionen ein, in denen weniger als 33 % der Bevölkerung in Groß- und Mittelstädten lebt mit einer Einwohnerdichte unter 150 Einwohner/km², sowie Regionen, in denen sich zwar eine Großstadt befindet, aber die eine Einwohnerdichte ohne Berücksichtigung der Großstädte unter 100 Einwohner/km² beträgt.
(Siehe www.bbsr.bund.de > Forschung > Raumbeobachtung > Raumabgrenzungen > Siedlungsstrukturelle Regionstypen)

21

◘ Tabelle 21.1 Patientinnen und Patienten nach Behandlungs- und Wohnort sowie Behandlungsfälle je 100.000 Einwohner 2019. (Quelle: Statistisches Bundesamt (Destatis) 2020)

	Behandlungsort der Patienten	Wohnort der Patienten	Fälle[a] je 100.000 Einwohner
	Anzahl	Anzahl	
Baden-Württemberg	2.113.200	2.060.697	18.590
Bayern	2.920.409	2.864.676	21.867
Berlin	851.352	742.950	20.315
Brandenburg	541.988	642.325	25.520
Bremen	193.728	130.895	19.190
Hamburg	483.198	347.074	18.820
Hessen	1.325.570	1.362.027	21.699
Mecklenburg-Vorpommern	396.705	396.976	24.674
Niedersachsen	1.655.412	1.763.396	22.075
Nordrhein-Westfalen	4.500.375	4.462.314	24.874
Rheinland-Pfalz	920.300	974.907	23.840
Saarland	276.314	260.922	26.390
Sachsen	963.158	941.119	23.095
Sachsen-Anhalt	557.993	588.783	26.744
Schleswig-Holstein	563.240	623.972	21.514
Thüringen	562.712	569.420	26.630

[a] auf Basis des Wohnorts. Berechnet mit der durchschnittlichen Bevölkerung 2019 auf Grundlage des Zensus 2011

Krankenhaus-Report 2021

(29.090 Fälle), Sachsen-Anhalt (27.249 Fälle) und Brandenburg (25.470 Fälle) die meisten Patientinnen und Patienten je 100.000 Einwohner stationär behandelt. In Regionen mit Verstädterungsansätzen lagen Hessen (26.174 Fälle), Sachsen (26.151 Fälle) sowie wiederum Sachsen-Anhalt (25.989 Fälle) an der Spitze. Die vordersten Plätze in städtischen Regionen nahmen das Saarland (26.439 Fälle), Nordrhein-Westfalen (24.867 Fälle) und Rheinland-Pfalz (22.427 Fälle) ein (◘ Abb. 21.1).

Unter Einbezug der Dauer des Krankenhausaufenthalts der Behandelten gab es 492.516 sogenannte Stundenfälle. Dies sind vollstationär aufgenommene Patientinnen und Patienten, bei denen sich innerhalb des ersten Tages herausstellt, dass ein stationärer Aufenthalt nicht erforderlich ist oder Patientinnen und Patienten, die innerhalb des ersten Tages versterben. Im Jahr 2019 betrug ihr Anteil an allen Behandlungsfällen 2,6 %. Die Zahl der sogenannten Kurzlieger, d. h. Patientinnen

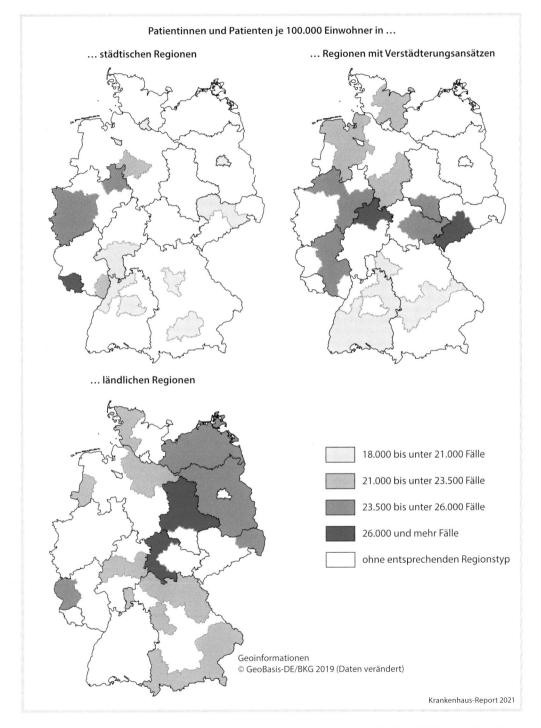

Abb. 21.1 Patientinnen und Patienten je 100.000 Einwohner 2019 nach Bundesland und Siedlungsstruktur (Regionstyp) (Quelle: Statistisches Bundesamt 2020)

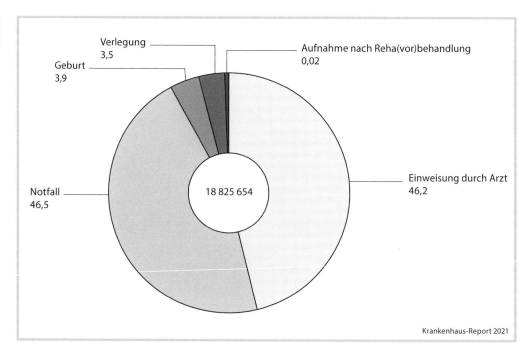

■ **Abb. 21.2**   Krankenhausfälle nach Aufnahmeanlass 2019, in % (Quelle: Statistisches Bundesamt 2020)

und Patienten, die mindestens eine Nacht und höchstens drei Nächte im Krankenhaus verbringen, lag bei 8,8 Millionen. Diese Patientengruppe entsprach einem Anteil von 46,7 % der Behandlungsfälle. Gegenüber dem Vorjahr war bei Kurzliegern ein Anstieg um 2,1 % und bei Stundenfällen ein Rückgang um 2,8 % zu verzeichnen.

Im Hinblick auf den Aufnahmeanlass erfolgte im Jahr 2019 bei 46,2 % der Fälle die Aufnahme in die vollstationäre Krankenhausbehandlung aufgrund einer ärztlichen Einweisung. Bei 46,5 % war die Krankenhausaufnahme als Notfall bezeichnet (■ Abb. 21.2).

Der häufigste Entlassungsgrund bei den Patientinnen und Patienten war die reguläre Beendigung der Behandlung. In 81,0 % aller Fälle wurde die vollstationäre Krankenhausbehandlung durch eine reguläre Entlassung abgeschlossen. Eine reguläre Beendigung des Krankenhausaufenthaltes lag auch vor, wenn eine nachstationäre Behandlung vorgesehen war (6,6 %). Entgegen ärztlichem Rat wurde die Behandlung in 2,3 % der Fälle abgebrochen. Die Unterbringung in einer Pflegeeinrichtung erfolgte in 2,1 % und die Entlassung in eine Rehabilitationseinrichtung mit einer entsprechenden Weiterbehandlung in 1,7 % der Fälle (■ Abb. 21.3).

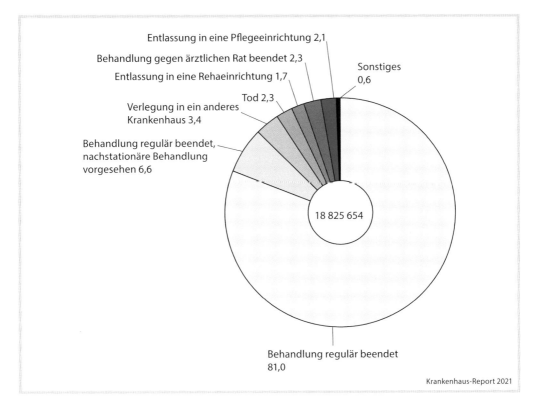

Entlassung in eine Pflegeeinrichtung 2,1

Behandlung gegen ärztlichen Rat beendet 2,3

Entlassung in eine Rehaeinrichtung 1,7

Sonstiges 0,6

Tod 2,3

Verlegung in ein anderes Krankenhaus 3,4

Behandlung regulär beendet, nachstationäre Behandlung vorgesehen 6,6

18 825 654

Behandlung regulär beendet 81,0

Krankenhaus-Report 2021

☐ **Abb. 21.3** Krankenhausfälle nach Entlassungsgrund 2019, in % (Quelle: Statistisches Bundesamt 2020)

21.4 Ausgewählte Hauptdiagnosen mit den wichtigsten Nebendiagnosen der Behandelten

Mit der *Fallpauschalenbezogenen Krankenhausstatistik* stehen umfangreiche Informationen sowohl zu den Haupt- als auch den Nebendiagnosen zur Verfügung. Als Hauptdiagnose wird gemäß den Deutschen Kodierrichtlinien[8] die Diagnose angegeben, die nach Analyse

als diejenige festgestellt wurde, die hauptsächlich für die Veranlassung des stationären Krankenhausaufenthalts der Patientin/des Patienten verantwortlich ist. Der Begriff „nach Analyse" bezeichnet die Evaluation der Befunde am Ende des stationären Aufenthalts. Die dabei festgestellte Hauptdiagnose muss daher nicht mit der Aufnahme- oder Einweisungsdiagnose übereinstimmen. Die Hauptdiagnose ist entsprechend der 10. Revision der Internationalen Statistischen Klassifikation der Krankheiten und verwandter Gesundheitsprobleme ICD-10 GM[9] zu kodieren.

---

8   Die Deutschen Kodierrichtlinien (DKR) werden jährlich von den Selbstverwaltungspartnern (Deutsche Krankenhausgesellschaft, Spitzenverband Bund der Krankenkassen und Verband der privaten Krankenversicherung) und dem InEK unter Beteiligung von Bundesärztekammer und Deutschem Pflegerat angepasst. Sie können auf der Homepage des InEK unter www.g-drg.de heruntergeladen werden.

9   Die Abkürzung ICD steht für „International Statistical Classification of Diseases and Related Health Problems". Die Ziffer 10 bezeichnet deren 10. Revision. Diese Klassifikation wird von der Weltgesundheitsorganisation (WHO) herausgegeben und weltweit eingesetzt. Die deutschsprachige Ausgabe (GM = German Modification) wird vom Deutschen Institut für Medizinische Dokumentation und Information

21

☐ **Tabelle 21.2** Hauptdiagnose Herzinsuffizienz (I50) mit ihren häufigsten Nebendiagnosen und Operationen. (Quelle: Statistisches Bundesamt (Destatis) 2020)

	Pos.-Nr. ICD-10/Hauptdiagnose Herzinsuffizienz		Anzahl	
	I50		**487.939**	
Rang	**Pos.-Nr. ICD-10/Nebendiagnose**		**Anzahl**	**In %**
Insgesamt			**6.300.000**	**100,0**
1	I25	Chronische ischämische Herzkrankheit	294.193	4,7
2	I48	Vorhofflimmern und Vorhofflattern	291.073	4,6
3	Z92	Medizinische Behandlung in der Eigenanamnese	276.629	4,4
4	I50	Herzinsuffizienz[a]	265.910	4,2
5	N18	Chronische Nierenkrankheit	236.672	3,8
Rang	**Operationen nach Kapitel 5[b]**		**Anzahl**	**In %**
Insgesamt[c]	Insgesamt (einschl. der Pos. 5-93 … 5-99)		**57.047**	**100,0**
1	5-377	Implantation eines Herzschrittmachers, Defibrillators und Ereignis-Rekorders	10.522	*18,4*
2	5-378	Entfernung, Wechsel und Korrektur eines Herzschrittmachers und Defibrillators	3.529	*6,2*
3	5-469	Andere Operationen am Darm	3.163	*5,5*
4	5-452	Lokale Exzision und Destruktion von erkranktem Gewebe des Dickdarmes	3.131	*5,5*
5	5-399	Andere Operationen an Blutgefäßen	2.613	*4,6*

[a] 4. oder 5. Stelle der Nebendiagnose weicht von der 4. oder 5. Stelle der Hauptdiagnose ab
[b] Ohne Duplikate
[c] Operationen insgesamt beinhaltet auch die Pos. 5-93 … 5-99 (Zusatzinformationen zu Operationen), die aber hier nicht separat ausgewiesen wurden
Krankenhaus-Report 2021

Als relevante Nebendiagnose (Komorbidität und Komplikation) gelten Krankheiten oder Beschwerden, die entweder gleichzeitig mit der Hauptdiagnose bestehen oder sich während des Krankenhausaufenthalts entwickeln. Voraussetzung hierfür ist eine diagnostische Maßnahme (Verfahren und/oder Prozedur), eine therapeutische Maßnahme oder ein erhöhter Pflege- und/oder Überwachungsaufwand. Nebendiagnosen sind ebenfalls gemäß der ICD-10 GM zu kodieren.

(DIMDI) erstellt. Maßgeblich ist die jeweils im Berichtsjahr gültige Version der ICD.

In Bezug auf die Hauptdiagnosekapitel wurden die Patientinnen und Patienten im Jahr 2019 mit Abstand am häufigsten aufgrund von Krankheiten des Kreislaufsystems (2,9 Mio. Fälle) stationär behandelt. Weitere Behandlungsanlässe waren vor allem Krankheiten des Verdauungssystems sowie Verletzungen und Vergiftungen (jeweils 2,0 Mio. Fälle). Bei Frauen spielten über Krankheiten des Kreislaufsystems sowie Verletzungen und Vergiftungen hinaus schwangerschaftsbedingte Behandlungen und damit verbundene Krankheiten eine große Rolle. Bei Männern dominierten neben den Krankheiten des Kreis-

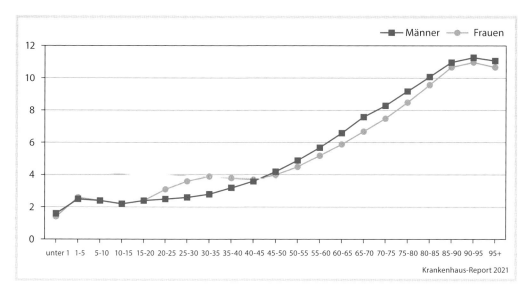

■ **Abb. 21.4** Durchschnittliche Anzahl der Nebendiagnosen pro Krankenhausfall nach Alter und Geschlecht 2019 (Quelle: Statistisches Bundesamt 2020)

lauf- und Verdauungssystems weiterhin Neubildungen.

Lässt man die Versorgung gesunder Neugeborener (Z38) unberücksichtigt, war mit 487.939 Fällen die Herzinsuffizienz (I50) die am häufigsten gestellte Hauptdiagnose. Die wichtigsten zu diesem Krankheitsbild gestellten Nebendiagnosen waren in erster Linie die chronische ischämische Herzkrankheit (I25) sowie Vorhofflimmern und Vorhofflattern (I48). Durchgeführte Operationen bezogen sich bei den Behandelten mit dieser Hauptdiagnose vor allem auf die Implantation eines Herzschrittmachers und Defibrillators (5-377), die Entfernung, den Wechsel und die Korrektur eines Herzschrittmachers und Defibrillators (5-378) sowie sonstige Operationen am Darm (5-469) (■ Tab. 21.2).

Eine Übersicht der weiteren wichtigen Hauptdiagnosen in Verbindung mit den entsprechenden Nebendiagnosen ist als elektronisches Zusatzmaterial (Tab. 21.a) zu finden.

Im Jahr 2019 wurden durchschnittlich 6,4 Nebendiagnosen je Patientin/Patient gestellt. Die durchschnittliche Zahl der Neben-

diagnosen, die bei einem Krankenhausfall zusätzlich zur Hauptdiagnose gestellt werden, steigt mit dem Alter der Patientinnen und Patienten deutlich an. Dies spiegelt die mit dem Alter zunehmende Wahrscheinlichkeit sowohl von Mehrfacherkrankungen, der sogenannten Multimorbidität als auch von Komplikationen bei der Behandlung wider. Alte Menschen leiden danach sehr viel häufiger als junge an mehreren komplexen Erkrankungen gleichzeitig (■ Abb. 21.4).

Im Durchschnitt werden bei Frauen nur in den Altersgruppen der 20- bis unter 45-Jährigen – vorwiegend verursacht durch die schwangerschaftsbedingten Behandlungen – mehr Nebendiagnosen als bei den Männern gestellt.

Unterschiede zeigen sich auch, wenn nach dem Wohnort der Behandelten unterschieden wird. Danach weisen Patientinnen und Patienten aus Mecklenburg-Vorpommern (7,6 Nebendiagnosen), Brandenburg (7,3 Nebendiagnosen) und Sachsen-Anhalt (7,2 Nebendiagnosen) im Schnitt etwas höhere Werte auf als Patientinnen und Patienten aus

21

◘ Tabelle 21.3 Die häufigsten Nebendiagnosen 2019. (Quelle: Statistisches Bundesamt (Destatis) 2020)

Rang	Pos.-Nr. ICD-10	Nebendiagnose	Anzahl	in %
		Insgesamt	120.899.995	100,0
1	I10	Essentielle (primäre) Hypertonie	6.945.776	5,7
2	Z92	Medizinische Behandlung in der Eigenanamnese	4.566.666	3,8
3	I25	Chronische ischämische Herzkrankheit	3.011.532	2,5
4	Z74	Probleme mit Bezug auf Pflegebedürftigkeit	2.785.179	2,3
5	E11	Diabetes mellitus, Typ 2	2.738.205	2,3
6	E78	Störungen des Lipoproteinstoffwechsels und sonstige Lipidämien	2.689.089	2,2
7	E87	Sonstige Störungen des Wasser- und Elektrolythaushaltes sowie des Säure-Basen-Gleichgewichts	2.504.329	2,1
8	Z95	Vorhandensein von kardialen oder vaskulären Implantaten oder Transplantaten	2.399.054	2,0
9	U50	Motorische Funktionseinschränkung	2.356.319	1,9
10	I48	Vorhofflimmern und Vorhofflattern	2.286.603	1,9
11	N18	Chronische Nierenkrankheit	2.071.563	1,7
12	I50	Herzinsuffizienz	2.067.445	1,7
13	E03	Sonstige Hypothyreose	1.742.837	1,4
14	J96	Respiratorische Insuffizienz, anderenorts nicht klassifiziert	1.309.907	1,1
15	B96	Sonstige näher bezeichnete Bakterien als Ursache von Krankheiten, die in and. Kapiteln klassifiziert sind	1.301.267	1,1
16	Z03	Ärztliche Beobachtung und Beurteilung von Verdachtsfällen, Verdacht ausgeschlossen	1.232.699	1,0
17	E66	Adipositas	1.221.452	1,0
18	N39	Sonstige Krankheiten des Harnsystems	1.177.930	1,0
19	B95	Streptokokken und Staphylokokken als Ursache von Krankheiten, die in and. Kapiteln klassifiziert sind	1.047.127	0,9
20	O09	Schwangerschaftsdauer	1.014.490	0,8
21	E86	Volumenmangel	976.585	0,8
22	Z96	Vorhandensein von anderen funktionellen Implantaten	968.548	0,8
23	Z86	Bestimmte andere Krankheiten in der Eigenanamnese	935.236	0,8
24	R26	Störungen des Ganges und der Mobilität	911.396	0,8
25	J44	Sonstige chronische obstruktive Lungenkrankheit	898.259	0,7

Krankenhaus-Report 2021

Hessen (5,7 Nebendiagnosen), Hamburg (6,1 Nebendiagnosen) sowie Bayern und Nordrhein-Westfalen (jeweils 6,2 Nebendiagnosen).

Werden die gestellten Nebendiagnosen nach ihrer Rangfolge unabhängig von der Hauptdiagnose für sich betrachtet, stand bei den Patientinnen und Patienten mit großem Abstand an erster Stelle die essentielle primäre Hypertonie (I10), gefolgt von der medizinischen Behandlung in der Eigenanamnese (Z92) und der chronischen ischämischen Herzkrankheit (I25). Bei den Frauen waren über die essentielle primäre Hypertonie und medizinische Behandlung in der Eigenanamnese hinaus Probleme mit Bezug auf Pflegebedürftigkeit (Z74) eine weitere wichtige Begleiterkrankung. Die chronische ischämische Herzkrankheit spielte bei ihnen aber eine wesentlich geringere Rolle als bei Männern (Rang 12 zu Rang 3 der häufigsten Begleiterkrankungen). Insgesamt bilden bereits die in ◘ Tab. 21.3 aufgeführten fünfundzwanzig häufigsten Nebendiagnosen rund 40 % des Spektrums aller Begleiterkrankungen ab.

Eine ausführliche Darstellung der häufigsten Nebendiagnosen sowohl insgesamt als auch differenziert nach männlichen und weiblichen Behandelten ist als elektronisches Zusatzmaterial (Tab. 21.b bis 21.d) zu finden.

21.5 Operationen und medizinische Prozeduren

Einen deutlichen Informationszugewinn, den die *Fallpauschalenbezogene Krankenhausstatistik* im Vergleich zur herkömmlichen Krankenhausdiagnosestatistik bietet, stellen Informationen über die Art und Häufigkeit von Operationen und medizinischen Prozeduren dar, die bei den Patientinnen und Patienten während ihres vollstationären Krankenhausaufenthaltes durchgeführt wurden.

Operationen und medizinische Prozeduren im stationären Bereich sowie ambulante Operationen, die im Rahmen der vertragsärztlichen Versorgung durchgeführt werden, werden anhand des amtlichen Operationen- und Prozedurenschlüssels (OPS) kodiert.[10] Nach den Deutschen Kodierrichtlinien sind alle signifikanten operativen Eingriffe und medizinischen Prozeduren, die vom Zeitpunkt der Aufnahme bis zum Zeitpunkt der Entlassung bei den Behandelten vorgenommen werden und im amtlichen OPS abbildbar sind, von den Krankenhäusern zu kodieren.[11] Dies schließt neben operativen Eingriffen auch diagnostische, therapeutische und pflegerische Prozeduren sowie die Verabreichung von speziellen Medikamenten ein.

Im Berichtsjahr 2019 wurden bei den vollstationär versorgten Patientinnen und Patienten rund 60,1 Millionen operative Maßnahmen und medizinische Prozeduren durchgeführt. Im Vergleich zum Vorjahr entspricht dies einem Rückgang um 2,1 %. Auf einen Krankenhausfall entfielen damit im Durchschnitt 3,2 Maßnahmen dieser Art. Nach Bundesländern aufgeschlüsselt lag die durchschnittliche Zahl der Operationen und Prozeduren bei Patientinnen und Patienten, die in Krankenhäusern von Hamburg und Berlin (jeweils 3,5 Maßnahmen) behandelt wurden, etwas höher als in Niedersachsen, Hessen, Rheinland-

---

10 Die Klassifikation wird seit 1993 vom Deutschen Institut für medizinische Dokumentation und Information (DIMDI) nach den §§ 295 und 301 SGB V im Auftrag des Bundesministeriums für Gesundheit herausgegeben und bereitgestellt. Der OPS ist überwiegend numerisch-hierarchisch strukturiert und weist eine topographisch-anatomische Gliederung auf. Die Hierarchieklassen umfassen Kapitel, Bereichsüberschriften, 3-Steller, 4-Steller, 5-Steller und 6-Steller.

11 Die Definition einer signifikanten Prozedur ist, dass sie entweder chirurgischer Natur ist, ein Eingriffs- oder Anästhesierisiko birgt, Spezialeinrichtungen, Geräte oder eine spezielle Ausbildung erfordert. Für die differenzierte Abbildung komplexer chirurgischer Eingriffe und Teilmaßnahmen ist in verschiedenen Bereichen eine Kodierung von Operationen mit mehreren Kodes vorgesehen. Darüber hinaus wird die Versorgung von intraoperativen Komplikationen gesondert verschlüsselt. Dementsprechend sind ggf. Mehrfachkodierungen je behandelten Krankenhausfall nachgewiesen.

21

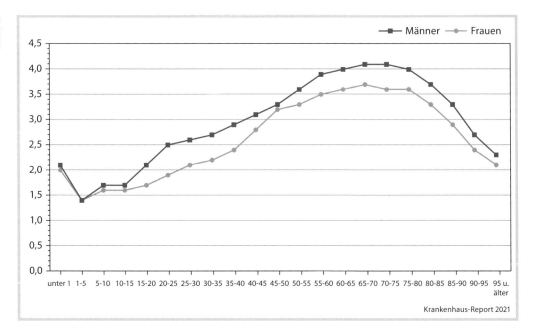

◨ **Abb. 21.5** Durchschnittliche Anzahl der Operationen und Prozeduren pro Krankenhausfall nach Alter und Geschlecht (Quelle: Statistisches Bundesamt 2020)

Pfalz, Sachsen-Anhalt und Brandenburg (jeweils 3,0 Maßnahmen) (◨ Abb. 21.5).

Ohne Berücksichtigung der unter 1-Jährigen steigt die durchschnittliche Anzahl der während eines Krankenhausaufenthalts durchgeführten operativen Eingriffe und Prozeduren pro Fall bei den bis unter 70-jährigen Frauen und Männern fast kontinuierlich an. Sie lag im Jahr 2019 bei den Behandelten dieser Altersgruppen mit durchschnittlich 3,7 Maßnahmen dieser Art pro Patientin bzw. 4,1 Maßnahmen pro Patient gut doppelt so hoch wie bei Jugendlichen und jungen Erwachsenen.

Im hohen und sehr hohen Alter geht die durchschnittliche Anzahl der operativen Eingriffe und Prozeduren pro Krankenhauspatient bei Frauen und Männern zurück. Die durchschnittliche Zahl der Operationen und Prozeduren lag 2019 bei den über 95-Jährigen auf einem annähernd vergleichbaren Niveau wie bei Behandelten im mittleren Erwachsenenalter. Auch lag die durchschnittliche Anzahl der Operationen und Prozeduren pro Krankenhausfall in allen Altersgruppen mit Ausnah-

me der 1- bis unter 5-Jährigen bei Männern über der entsprechenden Anzahl bei Frauen (◨ Abb. 21.5).

Auf Kapitelebene gliedert sich der OPS in sechs Bereiche: *Diagnostische Maßnahmen* (z. B. Biopsie, Endoskopie), *Bildgebende Diagnostik* (z. B. Computertomographie, Magnetresonanztomographie), *Operationen* (z. B. an den Bewegungsorganen), *Medikamente* (z. B. Verabreichung zur Krebsimmuntherapie, bei schweren Pilzinfektionen), *Nichtoperative therapeutische Maßnahmen* (z. B. Maßnahmen für den Blutkreislauf, Patientenmonitoring) und *Ergänzende Maßnahmen* (z. B. geburtsbegleitende Maßnahmen, psychotherapeutische Therapie).

Nach dieser Gliederung entfielen von allen Prozeduren 25,6 % auf nichtoperative therapeutische Maßnahmen (15,4 Millionen), 22,8 % auf die bildgebende Diagnostik (13,7 Millionen), 18,0 % auf diagnostische Maßnahmen (10,8 Millionen), 4,3 % auf ergänzende Maßnahmen (2,6 Millionen) und 0,6 % auf die Verabreichung spezieller Me-

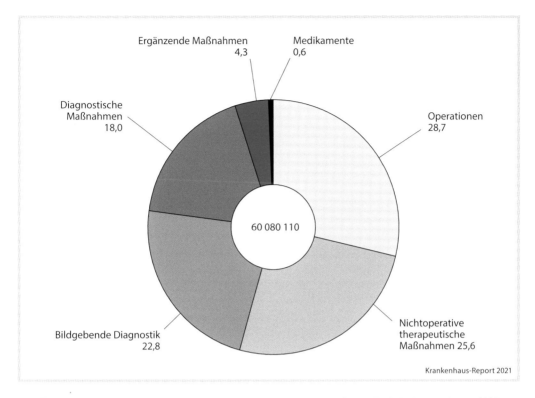

Ergänzende Maßnahmen
4,3

Medikamente
0,6

Diagnostische
Maßnahmen
18,0

Operationen
28,7

60 080 110

Bildgebende Diagnostik
22,8

Nichtoperative
therapeutische
Maßnahmen 25,6

Krankenhaus-Report 2021

☐ **Abb. 21.6** Operationen und Prozeduren nach OPS-Kapiteln 2019, in % (Quelle: Statistisches Bundesamt 2020)

dikamente (376.034). Am häufigsten wurden aber Operationen (17,2 Millionen) mit einem Anteil von 28,7 % bei den Patientinnen und Patienten veranlasst. Den größten Anstieg gegenüber dem Vorjahr gab es bei der Verabreichung von Medikamenten mit einem Zuwachs von 10,9 % (☐ Abb. 21.6).

Inwieweit sich Unterschiede bei den durchgeführten Operationen und medizinischen Prozeduren von Frauen und Männern in verschiedenen Altersgruppen zeigen, verdeutlicht ☐ Tab. 21.4.

Trotz der steigenden Zahl an Behandlungsfällen ist in den vergangenen Jahren der Anteil operierter Patientinnen und Patienten unter den stationär Behandelten mit Raten zwischen 40,2 % im Jahr 2005 und 40,6 % im Jahr 2007 relativ stabil geblieben. Mit leicht rückläufiger Tendenz wird seit 2008 die 40 %-Marke regelmäßig unterschritten und liegt aktuell im Jahr 2019 bei 37,9 %.

Werden die Operationen differenziert für sich betrachtet, dann waren die Spitzenreiter unter allen durchgeführten chirurgischen Maßnahmen auf Ebene der sogenannten Bereichsüberschriften jeweils mit großem Abstand die Operationen an den Bewegungsorganen (4,8 Millionen), gefolgt von Operationen am Verdauungstrakt (2,6 Millionen) sowie an Haut und Unterhaut (1,4 Millionen) (☐ Tab. 21.5).

Knapp die Hälfte der operativen Eingriffe wurde in den drei Fachabteilungen[12] Allgemeine Chirurgie (28,2 %), Frauenheilkunde und Geburtshilfe (10,4 %) sowie der Orthopädie (9,5 %) erbracht (☐ Abb. 21.7).

Nach Vierstellern des OPS aufgeschlüsselt erfolgten bei Frauen am häufigsten die

---

12 Maßgeblich für eine eindeutige Zuordnung der Operationen zu den Fachabteilungen ist hier die Fachabteilung mit der längsten Verweildauer.

☐ Tabelle 21.4 Operationen und Prozeduren nach OPS-Kapiteln, Alter und Geschlecht 2019. (Quelle: Statistisches Bundesamt (Destatis) 2020)

Operation/ Prozedur[a] nach OPS-Kapitel	Insgesamt[b]	Davon im Alter von ... bis unter Jahren				
		0–20	20–40	40–60	60–85	85 und älter
	Anzahl					
Frauen						
Insgesamt	29.091.606	1.854.656	3.892.659	5.897.285	14.530.433	2.916.557
Diagnostische Maßnahmen	5.051.803	483.097	456.488	1.038.586	2.642.597	431.035
Bildgebende Diagnostik	6.566.154	142.512	495.427	1.285.474	3.726.301	916.433
Operationen	8.907.532	335.390	1.823.724	2.286.114	3.930.344	531.957
Medikamente	159.201	14.446	11.533	39.328	89.061	4.833
Nichtoperative Therapeutische Maßnahmen	6.775.024	469.024	519.257	1.139.809	3.782.080	864.848
Ergänzende Maßnahmen	1.629.391	409.280	585.034	107.830	359.812	167.435
Unbekannte Operation/ Maßnahmen	2.501	907	1.196	144	238	16
Männer						
Insgesamt	30.988.504	2.135.736	2.373.452	7.106.390	17.454.586	1.918.128
Diagnostische Maßnahmen	5.743.283	498.825	394.775	1.274.526	3.256.028	319.121
Bildgebende Diagnostik	7.137.535	159.232	540.234	1.639.778	4.257.450	540.781
Operationen	8.321.481	466.501	996.349	2.248.029	4.244.752	365.844
Medikamente	216.833	17.664	12.990	53.729	126.903	5.547
Nichtoperative Therapeutische Maßnahmen	8.586.459	573.172	409.086	1.798.071	5.207.662	598.330
Ergänzende Maßnahmen	981.350	419.306	19.890	92.117	361.543	88.494
Unbekannte Operation/ Maßnahmen	1.563	1.036	128	140	248	11

[a] Ohne Duplikate
[b] Einschl. der Fälle mit unbekanntem Alter
Krankenhaus-Report 2021

Tabelle 21.5 Operationen nach Bereichsüberschriften 2019. (© Statistisches Bundesamt (Destatis) 2020)

OPS-Schlüssel	Operation[a]	Insgesamt	Männer	Frauen	Insgesamt	Männer	Frauen
	Anzahl				Veränderung zum Vorjahr in Prozent		
5	**Operationen**	**17.229.013**	**8.321.481**	**8.907.532**	**1,5**	**1,7**	**1,3**
5-01–5-05	Operationen am Nervensystem	825.831	419.201	406.630	2,4	2,3	2,6
5-06–5-07	Operationen an endokrinen Drüsen	151.061	42.823	108.238	2,0	0,0	2,9
5-08–5-16	Operationen an den Augen	648.444	331.396	317.048	2,2	2,2	2,4
5-18–5-20	Operationen an den Ohren	167.399	95.966	71.433	1,0	0,1	2,2
5-21–5-22	Operationen an Nase und Nasennebenhöhlen	446.759	268.802	177.957	-0,8	-1,1	-0,4
5-23–5-28	Operationen an Mundhöhle und Gesicht	295.569	164.921	130.648	-0,3	-0,5	-0,1
5-29–5-31	Operationen an Pharynx, Larynx und Trachea	107.067	68.984	38.083	-3,1	-3,7	-2,0
5-32–5-34	Operationen an Lunge und Bronchus	184.837	116.064	68.773	0,5	0,4	0,8
5-35–5-37	Operationen am Herzen	415.628	273.744	141.884	1,2	1,4	0,7
5-38–5-39	Operationen an den Blutgefäßen	769.483	447.815	321.668	0,0	0,6	-0,8
5-40–5-41	Operationen am hämatopoetischen und Lymphgefäßsystem	196.391	64.705	131.686	1,2	0,4	1,7
5-42–5-54	Operationen am Verdauungstrakt	2.636.415	1.415.772	1.220.643	1,6	2,0	1,2
5-55–5-59	Operationen an den Harnorganen	608.582	404.726	203.856	1,3	1,7	0,7
5-60–5-64	Operationen an den männlichen Geschlechtsorganen	233.656	231.984	1.672	3,7	3,7	6,8
5-65–5-71	Operationen an den weiblichen Geschlechtsorganen	635.650	1.840	633.810	-0,6	23,7	-0,7
5-72–5-75	Geburtshilfliche Operationen	923.769	–	923.769	-0,7	–	-0,7
5-76–5-77	Operationen an Kiefer- und Gesichtsschädelknochen	83.973	49.043	34.930	1,6	0,6	3,1
5-78–5-86	Operationen an den Bewegungsorganen	4.770.819	2.238.860	2.531.959	1,6	1,5	1,8

21

◘ Tabelle 21.5 (Fortsetzung)

OPS-Schlüssel	Operation^a	Insgesamt	Männer	Frauen	Insgesamt	Männer	Frauen
	Anzahl				Veränderung zum Vorjahr in Prozent		
5-87–5-88	Operationen an der Mamma	165.985	6.225	159.760	1,9	9,8	1,6
5-89–5-92	Operationen an Haut und Unterhaut	1.381.546	783.829	597.717	0,2	–0,3	0,9
5-93–5-99	Zusatzinformationen zu Operationen	1.580.149	894.781	685.368	5,7	6,0	5,4

^a Ohne Duplikate

Krankenhaus-Report 2021

Rekonstruktion weiblicher Geschlechtsorgane nach Ruptur/Dammriss (363.147 Eingriffe), sonstige Kaiserschnittentbindungen (256.500 Eingriffe) und sonstige Operationen am Darm (224.849 Eingriffe). Bei Männern lagen an erster Stelle sonstige Darmoperationen (207.077 Eingriffe), gefolgt von dem operativen Freilegen eines Zugangs zur Lendenwirbelsäule, zum Kreuzbein oder Steißbein (163.081 Eingriffe) und dem Verschluss eines Leistenbruchs (159.991 Eingriffe). ◘ Tab. 21.6 weist die 30 häufigsten chirurgischen Maßnahmen nach Vierstellern aus, die etwas mehr als ein Drittel aller durchgeführten Operationen umfassen.

◘ Tab. 21.7 gibt einen Überblick über die 30 häufigsten Operationen auf Ebene der Dreisteller, die im Jahr 2019 erbracht wurden. Diese decken knapp 70 % aller operativen Maßnahmen ab. Nach dieser Gliederung waren die Spitzenreiter bei den chirurgischen Eingriffen bei Frauen Operationen an sonstigen Knochen (498.241 Eingriffe), Operationen an der Wirbelsäule (450.917 Eingriffe) und sonstige geburtshilfliche Operationen (403.089 Eingriffe). Bei Männern wurden der Rangfolge nach betrachtet am häufigsten arthroskopische Gelenkoperationen (429.257 Eingriffe), Operationen an der Wirbelsäule (404.181 Eingriffe) sowie Operationen an Haut und Unterhaut (388.226 Eingriffe) durchgeführt. Eine differenzierte Übersicht zu den häufigsten Operationen der männlichen und weiblichen Behandelten sowohl auf Ebene der 3-Steller als auch der 4-Steller kann als elektronisches Zusatzmaterial (Tab. 21.e bis 21.g) abgerufen werden.

Auf Ebene der Viersteller gab es unter den chirurgischen Maßnahmen den deutlichsten Anstieg im Vergleich zum Vorjahr bei der Senkung des Augeninnendruckes durch filtrierende Operationen (18,4 %). Danach folgten die plastische Rekonstruktion der Nasennebenhöhlen (17,7 %) sowie minimalinvasive Operationen an Herzklappen (15,4 %). Der stärkste Rückgang war bei der Senkung des Augeninnendruckes durch Verbesserung der Kammerwasserzirkulation (19,6 %) zu ver-

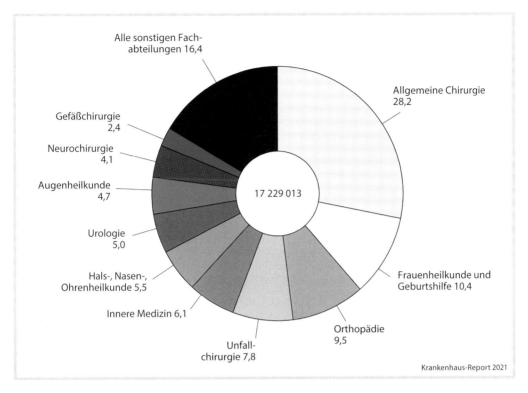

■ **Abb. 21.7** Operationen nach Fachabteilungen 2019, in % (Quelle: Statistisches Bundesamt 2020)

■ **Tabelle 21.6** Die häufigsten Operationen (ohne Duplikate) 2019 nach Vierstellern

Rang	OPS-Schlüssel/Operation		Anzahl	Prozent
	5	**Operationen insgesamt**[a]	**17.229.013**	100,0
1	5-469	Andere Operationen am Darm	431.926	*2,5*
2	5-758	Rekonstruktion weiblicher Geschlechtsorgane nach Ruptur, post partum [Dammriss]	363.147	*2,1*
3	5-032	Zugang zur Lendenwirbelsäule, zum Os sacrum und zum Os coccygis	326.911	*1,9*
4	5-513	Endoskopische Operationen an den Gallengängen	283.818	*1,6*
5	5-749	Andere Sectio caesarea	256.500	*1,5*
6	5-820	Implantation einer Endoprothese am Hüftgelenk	243.477	*1,4*
7	5-896	Chirurgische Wundtoilette [Wunddebridement] mit Entfernung von erkranktem Gewebe an Haut und Unterhaut	231.139	*1,3*
8	5-794	Offene Reposition einer Mehrfragment-Fraktur im Gelenkbereich eines langen Röhrenknochens	225.547	*1,3*
9	5-452	Lokale Exzision und Destruktion von erkranktem Gewebe des Dickdarmes	211.212	*1,2*
10	5-839	Andere Operationen an der Wirbelsäule	209.291	*1,2*

21

◻ **Tabelle 21.6**   (Fortsetzung)

Rang	OPS-Schlüssel/Operation		Anzahl	Prozent
11	5-812	Arthroskopische Operation am Gelenkknorpel und an den Menisken	208.352	*1,2*
12	5-511	Cholezystektomie	203.563	*1,2*
13	5-916	Temporäre Weichteildeckung	197.968	*1,1*
14	5-822	Implantation einer Endoprothese am Kniegelenk	193.759	*1,1*
15	5-900	Einfache Wiederherstellung der Oberflächenkontinuität an Haut und Unterhaut	181.511	*1,1*
16	5-530	Verschluss einer Hernia inguinalis	179.851	*1,0*
17	5-811	Arthroskopische Operation an der Synovialis	179.128	*1,0*
18	5-800	Offen chirurgische Operation eines Gelenkes	178.816	*1,0*
19	5-787	Entfernung von Osteosynthesematerial	175.034	1,0
20	5-814	Arthroskopische Refixation und Plastik am Kapselbandapparat des Schultergelenkes	173.245	1,0
21	5-790	Geschlossene Reposition einer Fraktur oder Epiphysenlösung mit Osteosynthese	167.089	1,0
22	5-215	Operationen an der unteren Nasenmuschel [Concha nasalis]	165.770	1,0
23	5-895	Radikale und ausgedehnte Exzision von erkranktem Gewebe an Haut und Unterhaut	164.227	1,0
24	5-831	Exzision von erkranktem Bandscheibengewebe	152.785	0,9
25	5-83b	Osteosynthese (dynamische Stabilisierung) an der Wirbelsäule	152.649	0,9
26	5-788	Operationen an Metatarsale und Phalangen des Fußes	152.070	*0,9*
27	5-399	Andere Operationen an Blutgefäßen	144.814	*0,8*
28	5-892	Andere Inzision an Haut und Unterhaut	142.506	*0,8*
29	5-786	Osteosyntheseverfahren	139.759	*0,8*
30	5-573	Transurethrale Inzision, Exzision, Destruktion und Resektion von (erkranktem) Gewebe der Harnblase	127.007	*0,7*

[a] Operationen insgesamt beinhaltet auch die Pos. 5-93 … 5-99 (Zusatzinformationen zu Operationen), die aber hier nicht separat ausgewiesen wurden.
Krankenhaus-Report 2021

◻ **Tabelle 21.7**   Die häufigsten Operationen (ohne Duplikate) 2019 nach Dreistellern

Rang	OPS-Schlüssel/Operation		Anzahl	Prozent
	5	**Operationen insgesamt**[a]	**17.229.013**	**100,0**
1	5-83	Operationen an der Wirbelsäule	855.098	5,0
2	5-78	Operationen an anderen Knochen	843.197	4,9
3	5-81	Arthroskopische Gelenkoperationen	762.657	4,4

◘ **Tabelle 21.7**   (Fortsetzung)

Rang	OPS-Schlüssel/Operation	Anzahl	Prozent
4	5-89 Operationen an Haut und Unterhaut	682.584	4,0
5	5-79 Reposition von Fraktur und Luxation	661.299	3,8
6	5-82 Endoprothetischer Gelenk- und Knochenersatz	619.833	3,6
7	5-46 Andere Operationen an Dünn- und Dickdarm	521.349	3,0
8	5-51 Operationen an Gallenblase und Gallenwegen	509.833	3,0
9	5-03 Operationen an Rückenmark, Rückenmarkhäuten und Spinalkanal	498.437	2,9
10	5-38 Inzision, Exzision und Verschluss von Blutgefäßen	465.670	2,7
11	5-75 Andere geburtshilfliche Operationen	403.089	2,3
12	5-90 Operative Wiederherstellung und Rekonstruktion von Haut und Unterhaut	386.216	2,2
13	5-45 Inzision, Exzision, Resektion und Anastomose an Dünn- und Dickdarm	368.392	2,1
14	5-80 Offen chirurgische Gelenkoperationen	363.113	2,1
15	5-85 Operationen an Muskeln, Sehnen, Faszien und Schleimbeuteln	343.464	2,0
16	5-21 Operationen an der Nase	331.055	1,9
17	5-53 Verschluss abdominaler Hernien	327.667	1,9
18	5-74 Sectio caesarea und Entwicklung des Kindes	321.008	1,9
19	5-39 Andere Operationen an Blutgefäßen	303.813	1,8
20	5-57 Operationen an der Harnblase	263.072	1,5
21	5-91 Andere Operationen an Haut und Unterhaut	261.656	1,5
22	5-15 Operationen an Retina, Choroidea und Corpus vitreum	247.334	1,4
23	5-37 Rhythmuschirurgie und andere Operationen an Herz und Perikard	231.747	1,4
24	5-54 Andere Operationen in der Bauchregion	204.300	1,2
25	5-86 Replantation, Exartikulation und Amputation von Extremitäten und andere Operationen an den Bewegungsorganen	186.926	1,1
26	5-40 Operationen am Lymphgewebe	180.828	1,1
27	5-56 Operationen am Ureter	167.649	1,0
28	5-49 Operationen am Anus	167.105	1,0
29	5-65 Operationen am Ovar	160.074	0,9
30	5-68 Inzision, Exzision und Exstirpation des Uterus	157.032	0,9

[a] Operationen insgesamt beinhaltet auch die Pos. 5-93 … 5-99 (Zusatzinformationen zu Operationen), die aber hier nicht separat ausgewiesen wurden
Krankenhaus-Report 2021

21

zeichnen. Ebenfalls rückläufig waren sonstige operative Maßnahmen zur Durchblutungsverbesserung des Herzens (18,9 %) sowie die Entfernung und Zerstörung von erkranktem Gewebe des Herzens (13,7 %). Nach Dreistellern aufgeschlüsselt zeigte sich im Vergleich zum Vorjahr der stärkste Zuwachs bei operative Maßnahmen an Nerven und Nervenganglien (11,5 %). Danach folgten die erweiterte operative Entfernung eines Teils des Magens und sonstige Eingriffe am Magen (7,6 %)sowie Operationen an Augenhöhle und Augapfel (6,4 %). Zu den chirurgischen Maßnahmen mit dem höchsten Rückgang gehörten die sonstige Operationen zur Geburtseinleitung und unter der Geburt (5,7 %). Rückläufig waren ebenfalls sonstige Kehlkopfoperationen und Operationen an der Luftröhre (4,8 %) sowie an der Appendix (3,4 %). Die entsprechenden Tabellen sind als elektronisches Zusatzmaterial (Tab. 21.h bis 21.l) zu finden.

Zur Vermeidung nicht notwendiger vollstationärer Krankenhausbehandlungen und zur Sicherstellung einer wirtschaftlichen und patientengerechten Versorgung sind weiterhin ambulante Operationen und sonstige stationsersetzende Eingriffe in Krankenhäusern nach § 115b Fünftes Buch Sozialgesetzbuch (SGB V) möglich. Leistungen dieser Art werden jedoch nicht auf der Grundlage des DRG-Entgeltsystems, sondern über das Vergütungssystem der vertragsärztlichen Versorgung nach Maßgabe des Einheitlichen Bewertungsmaßstabes (EBM) bzw. der Euro-Gebührenordnung abgerechnet. Eine Erfassung und der entsprechende Nachweis dieser Leistungen erfolgt deshalb über die Grunddaten der Krankenhäuser und nicht in der Fallpauschalenbezogenen Krankenhausstatistik.

21.6 Behandlungsspektrum bei den Patientinnen und Patienten in den Fachabteilungen

Im Rahmen der *Fallpauschalenbezogenen Krankenhausstatistik* können differenzierte Analysen zum Aufenthalt der Patientinnen und Patienten in den Fachabteilungen nicht nur nach der längsten Verweildauer, sondern auch nach den einzelnen durchlaufenen Fachabteilungen auf Basis ihrer individuellen Verlegungsketten vorgenommen werden.[13]

Danach wurden 89,4 % der Behandelten ausschließlich in einer Fachabteilung versorgt. Behandlungen in zwei verschiedenen Fachabteilungen erfolgten noch in 9,0 % der Fälle. Die häufigsten Verlegungen erfolgten dabei zwischen den Fachabteilungen Innere Medizin und Allgemeine Chirurgie, der Inneren Medizin und der Intensivmedizin sowie der Allgemeinen Chirurgie und der Intensivmedizin. Behandlungen in mehr als zwei verschiedenen Fachabteilungen waren mit 1,6 % nur noch sehr selten (◘ Tab. 21.8).

Der größte Teil der Patientinnen und Patienten wurde in den Fachabteilungen Innere Medizin (5,6 Mio. Fälle), Allgemeine Chirurgie (2,9 Mio. Fälle) sowie Frauenheilkunde und Geburtshilfe (2,0 Mio. Fälle) behandelt. Die durchschnittliche Verweildauer der Behandelten lag in der Inneren Medizin und in der Allgemeinen Chirurgie jeweils bei 5,7 Tagen und in der Frauenheilkunde/Geburtshilfe bei 3,5 Tagen.

Werden die Patientinnen und Patienten der Fachabteilung zugeordnet, in der sie während ihrer vollstationären Behandlung am längsten versorgt wurden, bleiben nach wie vor die Innere Medizin mit 5,1 Mio. Fällen (26,9 %), die Allgemeine Chirurgie mit 2,8 Mio. Fäl-

---

13 Maßgeblich für die statistische Fachabteilungsabgrenzung ist die Fachabteilungsgliederung nach Anlage 2, Schlüssel 6 der Datenübermittlungsvereinbarung der Selbstverwaltungspartner im Gesundheitswesen gem. § 301 Abs. 3 SGB V.

■ **Tabelle 21.8** Durchlaufene Fachabteilungen nach Geschlecht 2019. (© Statistisches Bundesamt (Destatis) 2020)

Durchlaufene Fachabteilung[a]	Patientinnen und Patienten					
	Insgesamt		Männer		Frauen	
	Anzahl	In %	Anzahl	In %	Anzahl	In %
Eine Fachabteilung	16.838.564	89,4	7.950.832	88,5	8.887.732	90,3
Zwei Fachabteilungen	1.689.170	9,0	876.796	9,8	812.374	8,3
Drei und mehr	297.920	1,6	158.791	1,8	139.129	1,4

[a] Ohne Rückverlegungen

Krankenhaus-Report 2021

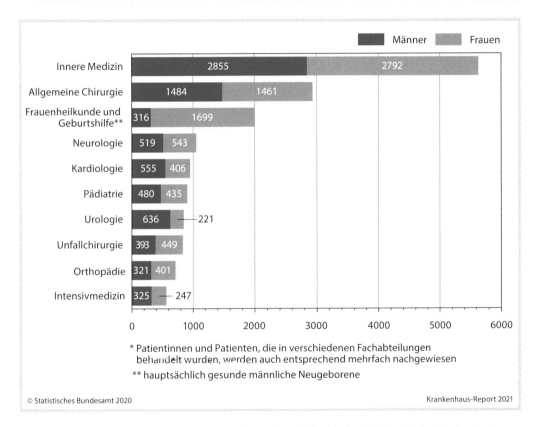

* Patientinnen und Patienten, die in verschiedenen Fachabteilungen behandelt wurden, werden auch entsprechend mehrfach nachgewiesen

** hauptsächlich gesunde männliche Neugeborene

© Statistisches Bundesamt 2020   Krankenhaus-Report 2021

■ **Abb. 21.8** Die zehn patientenstärksten Fachabteilungen* nach Geschlecht 2019 (Quelle: Statistisches Bundesamt 2020)

len (14,6 %) sowie die Frauenheilkunde und Geburtshilfe mit 2,0 Mio. Fällen (10,4 %) die patientenstärksten Fachabteilungen. Auf dieser Basis betrug die durchschnittliche Ver-weildauer in der Inneren Medizin 6,1 Tage, in der Allgemeinen Chirurgie 6,0 Tage sowie in der Frauenheilkunde/Geburtshilfe 3,5 Tage (■ Abb. 21.8).

◻ **Tabelle 21.9** Patientinnen und Patienten mit den häufigsten Hauptdiagnosen in den Fachabteilungen Innere Medizin und Allgemeine Chirurgie 2019 (Fachabteilung mit der längsten Verweildauer). (© Statistisches Bundesamt (Destatis) 2020)

Rang	ICD-Pos.	Diagnose/Behandlungsanlass	Patienten Durchschnittl. Verweildauer In Tagen	Insgesamt[a] Anzahl	Davon im Alter von … bis unter … Jahren			
					0-15 Anzahl	15-45	45-65	65 und älter
Innere Medizin								
Fachabteilung Innere Medizin insgesamt			6,1	5.070.476	4.241	555.810	1.269.132	3.241.279
1	I50	Herzinsuffizienz	9,2	336.834	1	2.272	29.456	305.105
2	I48	Vorhofflimmern und Vorhofflattern	3,9	196.573	1	4.867	47.585	144.120
3	J44	Sonstige chronische obstruktive Lungenkrankheit	7,7	174.649	2	1.831	48.662	124.154
4	I10	Essentielle (primäre) Hypertonie	3,8	163.998	3	10.211	43.827	109.957
5	J18	Pneumonie, Erreger nicht näher bezeichnet	8,7	147.702	24	7.894	23.562	116.221
6	I20	Angina pectoris	3,3	130.900	–	4.516	44.160	82.224
7	I21	Akuter Myokardinfarkt	6,3	115.752	–	3.452	36.269	76.030
8	K29	Gastritis und Duodenitis	3,5	112.017	23	27.248	32.932	51.814
9	E86	Volumenmangel	5,8	101.090	13	1.829	6.341	92.907
10	I25	Chronische ischämische Herzkrankheit	3,0	94.130	–	1.137	28.587	64.406
11	R07	Hals- und Brustschmerzen	2,1	89.003	19	21.650	35.012	32.322
12	E11	Diabetes mellitus, Typ 2	8,8	88.626	1	4.849	25.213	58.563
13	R55	Synkope und Kollaps	4,0	87.978	73	12.362	18.888	56.655
14	F10	Psychische und Verhaltensstörungen durch Alkohol	3,4	85.629	170	37.887	38.728	8.837
15	A09	Sonstige und nicht näher bezeichnete Gastroenteritis und Kolitis infektiösen und nicht näher bezeichneten Ursprungs	4,1	80.412	221	21.773	17.122	41.296

◻ Tabelle 21.9 (Fortsetzung)

Rang	ICD-Pos.	Diagnose/Behandlungsanlass	Patienten	Insgesamt[a]	Davon im Alter von … bis unter … Jahren				
			Durchschnittl. Verweildauer		0–15	15–45	45–65	65 und älter
			In Tagen	Anzahl	Anzahl			
		Allgemeine Chirurgie							
		Fachabteilung Allgemeine Chirurgie insgesamt	**6,0**	**2.751.369**	**43.500**	**584.417**	**915.609**	**1.207.830**
1	K40	Hernia inguinalis	1,9	161.938	1.183	25.538	61.823	73.394
2	K80	Cholelithiasis	4,5	150.081	93	39.574	59.478	50.936
3	K35	Akute Appendizitis	4,4	82.834	5.628	47.671	20.100	9.435
4	S06	Intrakranielle Verletzung	2,2	80.325	5.280	21.812	12.995	40.228
5	I70	Atherosklerose	9,7	79.393	–	456	21.057	57.840
6	K57	Divertikulose des Darmes	8,5	69.828	4	8.172	34.355	27.297
7	M17	Gonarthrose [Arthrose des Kniegelenkes]	8,7	66.817	1	828	23.789	42.199
8	S72	Fraktur des Femurs	11,7	61.565	285	1.514	7.210	52.556
9	K56	Paralytischer Ileus und intestinale Obstruktion ohne Hernie	8,0	61.100	282	7.248	16.150	37.420
10	M16	Koxarthrose [Arthrose des Hüftgelenkes]	9,0	56.770	1	947	17.583	38.239
11	S52	Fraktur des Unterarmes	3,3	52.340	4.290	7.534	15.053	25.663
12	K43	Hernia ventralis	5,6	50.169	57	7.469	21.098	21.545
13	M54	Rückenschmerzen	4,9	48.859	31	8.360	17.531	22.936
14	S82	Fraktur des Unterschenkels, einschließlich des oberen Sprunggelenkes	6,9	48.473	1.324	12.261	17.688	17.200
15	S42	Fraktur im Bereich der Schulter und des Oberarmes	6,0	44.194	1.625	6.623	11.546	24.400

[a] Einschließlich Fälle mit unbekanntem Alter

Krankenhaus-Report 2021

□ Tabelle 21.10 Häufigste Operationen in den Fachabteilungen Innere Medizin und Allgemeine Chirurgie 2019 (Fachabteilung mit der längsten Verweildauer). (© Statistisches Bundesamt 2020)

Rang	Maßnahme[a]	Insgesamt[c]		Davon im Alter von … bis unter … Jahren			
		in %	Anzahl	0–15	15–45	45–65	65 und älter
				Anzahl			
Innere Medizin							
	Insgesamt Operationen und Prozeduren		**13.626.676**	**4.383**	**1.009.502**	**3.657.508**	**8.955.273**
	Operationen Kapitel 5[b]	100	1.043.005	628	55.888	254.639	731.850
1	5-513 Endoskopische Operationen an den Gallengängen	17,2	179.673	2	13.295	40.061	126.315
2	5-452 Lokale Exzision und Destruktion von erkranktem Gewebe des Dickdarmes	13,8	143.666	3	4.405	39.091	100.167
3	5-469 Andere Operationen am Darm	12,6	131.893	7	5.159	35.605	91.122
4	5-377 Implantation eines Herzschrittmachers, Defibrillators und Ereignis-Rekorders	6,1	63.907	–	1.460	10.255	52.192
5	5-399 Andere Operationen an Blutgefäßen	3,8	40.015	10	2.104	12.458	25.443
6	5-429 Andere Operationen am Ösophagus	3,5	36.062	4	2.544	12.106	21.408
7	5-449 Andere Operationen am Magen	3,3	33.984	–	1.724	7.669	24.591
8	5-378 Entfernung, Wechsel und Korrektur eines Herzschrittmachers und Defibrillators	2,7	27.896	–	585	4.008	23.303
9	5-433 Lokale Exzision und Destruktion von erkranktem Gewebe des Magens	1,5	16.145	–	509	3.226	12.410
10	5-900 Einfache Wiederherstellung der Oberflächenkontinuität an Haut und Unterhaut	1,5	15.127	50	1.421	3.069	10.587

◼ Tabelle 21.10 (Fortsetzung)

Rang	Maßnahme[a]	Insgesamt[c]		Davon im Alter von … bis unter … Jahren			
		in %	Anzahl	0–15 Anzahl	15–45	45–65	65 und älter
Allgemeine Chirurgie							
Insgesamt Operationen und Prozeduren		**100,00**	**9.139.068**	**56.673**	**1.315.460**	**3.103.410**	**4.663.475**
	Operationen Kapitel 5[b]		4.866.618	42.490	861.650	1.823.105	2.139.367
1	5-511 Cholezystektomie	3,7	180.764	100	41.699	70.120	68.845
2	5-469 Andere Operationen am Darm	3,6	176.171	387	19.501	60.320	95.963
3	5-530 Verschluss einer Hernia inguinalis	3,4	163.487	1.426	25.498	62.308	74.255
4	5-032 Zugang zur Lendenwirbelsäule, zum Os sacrum und zum Os coccygis	1,9	90.944	40	12.961	35.441	42.502
5	5-470 Appendektomie	1,8	89.472	6.064	52.654	21.001	9.753
6	5-896 Chirurgische Wundtoilette [Wunddebridement] mit Entfernung von erkranktem Gewebe an Haut und Unterhaut	1,8	88.733	490	11.362	27.216	49.665
7	5-794 Offene Reposition einer Mehrfragment-Fraktur im Gelenkbereich eines langen Röhrenknochens	1,8	87.093	467	11.630	27.267	47.729
8	5-820 Implantation einer Endoprothese am Hüftgelenk	1,6	79.266	–	1.045	19.665	58.556
9	5-916 Temporäre Weichteildeckung	1,6	79.132	94	7.166	24.772	47.100
10	5-455 Partielle Resektion des Dickdarmes	1,6	78.135	55	6.681	26.143	45.256

a Ohne Duplikate
b Operationen insgesamt beinhaltet auch die Pos. 5-93…5-99 (Zusatzinformationen zu Operationen), die aber hier nicht separat ausgewiesen wurden
c Einschließlich Fälle mit unbekannten Alter
Krankenhaus-Report 2021

21

Am häufigsten wurden die Patientinnen und Patienten der Inneren Medizin aufgrund von Krankheiten des Kreislaufsystems behandelt. Nach der Hauptdiagnose war in 336.834 Fällen eine Herzinsuffizienz (I50) Ursache der Behandlung und betraf 6,6 % aller Patientinnen und Patienten dieser Abteilung. Die entsprechende durchschnittliche Verweildauer lag bei 9,2 Tagen. Jüngere waren davon kaum betroffen, 90,6 % der Behandelten mit diesem Krankheitsbild waren 65 Jahre und älter.

Der zweithäufigste Behandlungsanlass für eine stationäre Versorgung in der Inneren Medizin war das Vorhofflimmern und Vorhofflattern (I48) mit 196.573 Behandlungsfällen. Sie war Ursache in 3,9 % aller Fälle dieser Abteilung und betraf mit 73,3 % in erster Linie ebenfalls die über 65-Jährigen. Die durchschnittliche Verweildauer lag hier bei 3,9 Tagen.

Die sonstige chronische obstruktive Lungenkrankheit (J44) war für weitere 3,4 % der Behandlungsfälle der Inneren Medizin verantwortlich. Patientinnen und Patienten mit dieser Diagnose verbrachten im Schnitt 7,7 Tage im Krankenhaus. 71 % der Behandelten waren auch hier 65 Jahre und älter (◘ Tab. 21.9).

Insgesamt wurden in der Inneren Medizin rund 13,6 Mio. Operationen und medizinische Prozeduren, darunter 1.043.005 operative Eingriffe nach Kapitel 5 des OPS durchgeführt. An erster Stelle stand dabei die endoskopische Operation an den Gallengängen (5-513), gefolgt von der lokalen Entfernung und Zerstörung von erkranktem Gewebe des Dickdarms (5-452) sowie von sonstigen Operationen am Darm (5-469). Jeweils rund 70 % der Patientinnen und Patienten mit diesen Operationen in der Inneren Medizin waren 65 Jahre und älter (◘ Tab. 21.10).

In der zweiten an dieser Stelle ausgewiesenen Fachabteilung, der Allgemeinen Chirurgie, wurden knapp 2,8 Mio. Fälle für die durchschnittliche Dauer von 6,0 Tagen stationär im Krankenhaus versorgt. Der häufigste Behandlungsanlass nach Diagnosekapiteln in dieser Abteilung waren Krankheiten des Verdauungssystems.

Mit einem Anteil von 5,9 % wurden die Patientinnen und Patienten der Allgemeinen Chirurgie am häufigsten aufgrund eines Leistenbruchs (K40) stationär behandelt (161.938 Fälle). Sie verbrachten durchschnittlich 1,9 Tage im Krankenhaus. 45,3 % der Behandelten mit dieser Diagnose war 65 Jahre und älter und noch 38,2 % zwischen 45 bis unter 65 Jahre alt.

Die zweithäufigste in der Chirurgie behandelte Erkrankung war mit einem Anteil von 5,5 % und 150.081 Fällen das Gallensteinleiden (K80). Der größte Teil der Patientinnen und Patienten mit dieser Erkrankung war zwischen 45 bis unter 65 Jahre alt (39,6 %) sowie 65 Jahre und älter (33,9 %).

Der dritthäufigste Grund für eine vollstationäre Versorgung in der Chirurgie war die akute Blinddarmentzündung (K35), die bei 82.834 Patientinnen und Patienten behandelt wurde und einen Anteil von 3,0 % ausmachte. Der Krankenhausaufenthalt mit dieser Diagnose dauerte im Schnitt 4,4 Tage und betraf vor allem Personen, die zwischen 15 und 45 Jahre alt waren. Ihr Anteil lag bei 57,6 % (◘ Tab. 21.9).

Zusammengenommen wurden in der Allgemeinen Chirurgie 9,1 Mio. Operationen und Prozeduren, darunter 4,9 Mio. operative Eingriffe nach Kapitel 5 des OPS durchgeführt. An oberster Stelle standen die Gallenblasenentfernung (5-511) gefolgt von sonstigen Operationen am Darm (5-469) und dem Verschluss eines Leistenbruchs (5-530). Mit Anteilen zwischen 38,1 % und 54,5 % war bei allen drei Operationen der jeweils größte Teil der Operierten 65 Jahre und älter (◘ Tab. 21.10).

21.7 Leistungsmengen und Leistungsstrukturen der Krankenhäuser

Fallpauschalen bilden die Grundlage für das Vergütungssystem der akutstationären Krankenhausleistungen in deutschen Krankenhäusern, in dem Behandlungsfälle entsprechend ihrem Behandlungsaufwand nach pauschalier-

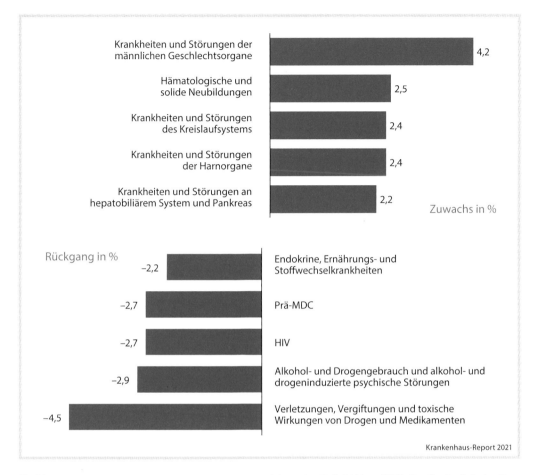

◘ Abb. 21.9 Die größten Fallzahlveränderungen zum Vorjahr nach MDC (2019 zu 2018) (Quelle: Statistisches Bundesamt 2020)

ten Preisen vergütet werden.[14] Differenzierte Informationen zum stationären Leistungsge-

14 Die jährliche Pflege und Weiterentwicklung des DRG-Entgeltsystems obliegt dem Institut für das Entgeltsystem im Krankenhaus (InEK) und basiert auf den Kosten- und Leistungsdaten einer Stichprobe sowohl freiwillig teilnehmender als auch ausgewählter verpflichteter Krankenhäuser. Der jährlich veröffentlichte Fallpauschalenkatalog enthält u. a. die spezifische Leistungsbeschreibung und die Bewertungsrelation als relatives Kostengewicht für die Vergütungshöhe jeder einzelnen DRG. Seit dem Jahr 2020 wurde die Vergütung für Krankenhäuser auf eine Kombination von Fallpauschalen und einer Pflegepersonalkostenvergütung (Pflegebudget) umgestellt. Der Fallpauschalenkatalog kann auf der Website des InEK unter www.g-drg.de heruntergeladen werden.

schehen der Krankenhäuser stehen im Rahmen der Fallpauschalenbezogenen Krankenhausstatistik insbesondere zu Hauptdiagnosegruppen (MDCs), abgerechneten Fallpauschalen (DRGs) sowie zum Casemix (CM) und Casemix-Index (CMI) zur Verfügung.

In Bezug auf die Verteilung der vollstationär behandelten Krankenhausfälle nach den MDCs standen im Jahr 2019 an erster Stelle Krankheiten und Störungen des Kreislaufsystems (15,5 %). An zweiter und dritter Stelle folgten Krankheiten und Störungen des Muskel-Skelett-Systems und Bindegewebes (14,7 %) sowie der Verdauungsorgane (11,6 %). Hinsichtlich des Leistungsumfangs hatten diese drei Gruppen jeweils auch die

21

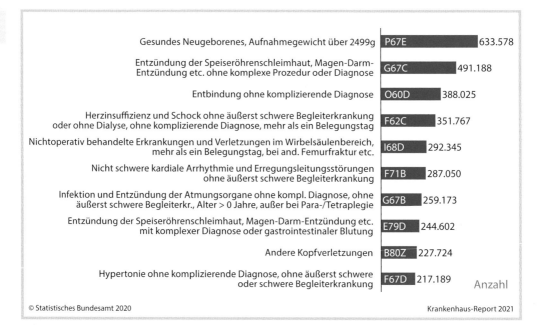

Gesundes Neugeborenes, Aufnahmegewicht über 2499g	P67E	633.578
Entzündung der Speiseröhrenschleimhaut, Magen-Darm-Entzündung etc. ohne komplexe Prozedur oder Diagnose	G67C	491.188
Entbindung ohne komplizierende Diagnose	O60D	388.025
Herzinsuffizienz und Schock ohne äußerst schwere Begleiterkrankung oder ohne Dialyse, ohne komplizierende Diagnose, mehr als ein Belegungstag	F62C	351.767
Nichtoperativ behandelte Erkrankungen und Verletzungen im Wirbelsäulenbereich, mehr als ein Belegungstag, bei and. Femurfraktur etc.	I68D	292.345
Nicht schwere kardiale Arrhythmie und Erregungsleitungsstörungen ohne äußerst schwere Begleiterkrankung	F71B	287.050
Infektion und Entzündung der Atmungsorgane ohne kompl. Diagnose, ohne äußerst schwere Begleiterkr., Alter > 0 Jahre, außer bei Para-/Tetraplegie	G67B	259.173
Entzündung der Speiseröhrenschleimhaut, Magen-Darm-Entzündung etc. mit komplexer Diagnose oder gastrointestinaler Blutung	E79D	244.602
Andere Kopfverletzungen	B80Z	227.724
Hypertonie ohne komplizierende Diagnose, ohne äußerst schwere oder schwere Begleiterkrankung	F67D	217.189

Anzahl

© Statistisches Bundesamt 2020   Krankenhaus-Report 2021

◻ Abb. 21.10 Die zehn häufigsten Fallpauschalen (DRGs) der Patientinnen und Patienten 2019 (Quelle: Statistisches Bundesamt 2020)

höchsten Anteile (zwischen 18,5 und 9,4 %) am gesamten Casemix-Volumen des Jahres 2019. Die Tabellen können als elektronisches Zusatzmaterial (Tab. 21.m und 21.n) abgerufen werden.

Die größten Fallzahlenzuwächse gegenüber dem Vorjahr waren bei der MDC „Krankheiten und Störungen der männlichen Geschlechtsorgane" (4,2 %) zu verzeichnen. Die MDCs „Hämatologische und solide Neubildungen" (2,5 %) sowie „Krankheiten und Störungen des Kreislaufsystems" (2,4 %) lagen an zweiter und dritter Stelle. Den stärksten Rückgang wies die MDCs „Verletzungen, Vergiftungen und toxische Wirkungen von Drogen und Medikamenten" (4,5 %) auf. Darüber hinaus waren die MDCs „Alkohol- und Drogengebrauch und alkohol- und drogeninduzierte psychische Störungen" (2,9 %) sowie „HIV" (2,7 %) ebenfalls rückläufig (◻ Abb. 21.9).

Die Versorgung gesunder Neugeborener (633.578 Fälle), die Speiseröhrenentzündung, Magen-Darm-Entzündung und verschiedene Erkrankungen der Verdauungsorgane

ohne komplexe Prozedur oder Diagnose (491.188 Fälle) sowie die Entbindung ohne komplizierende Diagnose (388.025 Fälle) waren im Jahr 2019 die insgesamt am häufigsten abgerechneten Fallpauschalen (DRGs) (◻ Abb. 21.10). Von den über 1.300 anhand des Fallpauschalenkatalogs bewerteten und abrechenbaren DRGs machten dabei die zwanzig häufigsten bereits 26,5 % und die fünfzig häufigsten DRGs 42,2 % des gesamten DRG-Leistungsspektrums aus. Nach der sogenannten Partition aufgeschlüsselt waren 57,6 % medizinische Behandlungen ohne chirurgische Eingriffe (Partition M), 36,4 % operative Behandlungen (Partition O) und 6,0 % nichtoperative, jedoch invasive medizinische Maßnahmen (Partition A). Die höchsten Anteile des Casemix entfielen dabei mit 60,3 % auf operative Eingriffe und 32,7 % auf medizinische Behandlungen. 7,1 % umfassten noch die nichtoperativen, invasiven medizinischen Maßnahmen.

Nicht immer sind die am häufigsten abgerechneten Fallpauschalen auch am teuers-

◼ Tabelle 21.11 DRGs nach Anteil am Erlösvolumen 2019. (© Statistisches Bundesamt (Destatis) 2020)

DRG	Bezeichnung	Fälle[a]	Anteil an allen Fällen	Erlös-volumen[b]	An-teil am Erlös-volumen
			In %	In 1.000 €	In %
F62C	Herzinsuffizienz und Schock ohne äußerst schwere CC oder ohne Dialyse, ohne komplizierende Diagnose, ohne komplizierende Konstellation, ohne best. hochaufw. Beh., mehr als ein Belegungstag, ohne best. akutes Nierenversagen oder ohne äußerst schwere CC	351.209	1,9	1.070.674	1,5
I47C	Revision oder Ersatz des Hüftgelenkes ohne bestimmte komplizierende Faktoren, ohne komplexe Diagnose an Becken/Oberschenkel, ohne bestimmten endoprothetischen Eingriff, ohne gelenkplastischen Eingriff am Hüftgelenk	156.534	0,8	1.047.836	1,4
I44C	Bestimmte Endopotheseneingriffe am Kniegelenk ohne äußerst schwere CC, ohne bestimmten Wechsel oder Entfernung von Endoprothesen oder Prothesenkomponenten	135.119	0,7	1.022.607	1,4
O60D	Vaginale Entbindung ohne komplizierende Diagnose, Schwangerschaftsdauer mehr als 33 vollendete Wochen	387.241	2,1	729.884	1,0
G67C	Ösophagitis, Gastroenteritis, gastrointestinale Blutung, Ulkuserkrankung und verschiedene Erkrankungen der Verdauungsorgane ohne bestimmte oder andere komplizierende Faktoren, ohne äußerst schwere CC	490.903	2,6	706.104	1,0

[a] Ohne Fälle der integrierten Versorgung
[b] Das bewertete Erlösvolumen wird ermittelt aus dem Produkt der effektiven Bewertungsrelation und dem jeweiligen Landesbasisfallwert (mit Angleichungsbetrag) der behandelten Krankenhausfälle. Berücksichtigt sind dabei tagesbezogene Abschläge bei Unterschreitung der unteren Grenzverweildauer und Zuschläge bei Überschreitung der oberen Grenzverweildauer sowie Verlegungen nach den Regelungen der jährlichen Fallpauschalenvereinbarung. Zusatzentgelte und nicht mit dem Fallpauschalenkatalog bewertete und vergütete vollstationäre Leistungen sind in der Berechnung nicht eingeschlossen.
Krankenhaus-Report 2021

ten und machen den Löwenanteil des Erlösvolumens der Krankenhäuser aus. Wird danach unterschieden, welche Fallpauschalen auf Basis der erbrachten Menge und des Preises in ihrer Gesamtsumme den größten Anteil der Behandlungserlöse ausmachten, dann standen die Herzinsuffizienz und Schock ohne schwere Begleiterkrankungen (1,5 %), die Korrektur oder der Ersatz des Hüftgelenks ohne komplizierende Diagnose sowie Endopro-

theseneingriffe am Kniegelenk ohne Wechsel oder Entfernung von Endoprothesen oder Prothesenkomponenten (jeweils 1,4 %) an oberster Stelle. Zusammengenommen entfielen auf diese drei DRGs für die Behandlung von 642.862 Patientinnen und Patienten 4,3 % der Behandlungserlöse mit einem Volumen von rund 3,1 Mrd. € (◼ Tab. 21.11).

Nach der DRG-Bewertungsrelation waren die teuersten und komplexesten Behand-

21

◻ Tabelle 21.12 Komplexe Leistungen: Am höchsten bewertete DRGs. (© Statistisches Bundesamt 2020)

DRG	Bezeichnung	Bewertungs-relation	Fälle[a]	Anteil an allen Fällen	Erlös-volumen[b]	Anteil am Erlös-volumen
				In %	In 1.000 €	In %
A06A	Beatmung > 1.799 Stunden mit inten-sivmedizinischer Komplexbehandlung > 2.940/5.520/5.520 Aufwandspunkte oder mit hochkomplexem Eingriff	71,60	394	0,002	119.952	0,16
A18Z	Beatmung > 999 Stunden und Trans-plantation von Leber, Lunge, Herz und Knochenmark oder Stammzelltransfusion	62,04	153	0,001	50.188	0,07
A06B	Beatmung > 1.799 Stunden mit kom-plexer OR-Prozedur oder Polytrauma, ohne hochkomplexen Eingriff, ohne in-tensivmedizinische Komplexbehandlung > 2.940/5.520/5.520 Aufwandspunkte	52,831	384	0,002	79.518	0,11
P61A	Neugeborenes, Aufnahmegewicht < 600 g mit signifikanter OR-Prozedur	47,863	160	0,001	31.702	0,04
A05A	Herztransplantation mit Beatmung > 179 Stunden oder intensivmedizinischer Komplexbehandlung > 2.646/2.484/– Aufwandspunkte	46,96	114	0,001	21.328	0,03

[a] Ohne Fälle der integrierten Versorgung
[b] Das bewertete Erlösvolumen wird ermittelt aus dem Produkt der effektiven Bewertungsrelation und dem jeweiligen Landesbasisfallwert (mit Angleichungsbetrag) der behandelten Krankenhausfälle. Berücksichtigt sind dabei tagesbezogene Abschläge bei Unterschreitung der unteren Grenzverweildauer und Zuschläge bei Überschreitung der oberen Grenzverweildauer sowie Verlegungen nach den Regelungen der jährlichen Fall-pauschalenvereinbarung. Zusatzentgelte und nicht mit dem Fallpauschalenkatalog bewertete und vergütete vollstationäre Leistungen sind in der Berechnung nicht eingeschlossen.
Krankenhaus-Report 2021

lungen die Versorgung von langzeitbeatme-ten Schwerstverletzten mit Polytrauma be-ziehungsweise von Komapatienten, die einer hochaufwändigen intensivmedizinischen Be-handlung bedurften (A06A und A06B). Hier-zu gehörte ebenfalls die Transplantation le-benswichtiger Organe, unter anderem von Le-ber, Lunge und Herz, mit einer Langzeit-beatmung der Patienten (A18Z). Für die-se drei DRGs wurden näherungsweise rund 250 Mio. € im Rahmen der notfall- und inten-sivmedizinischen Behandlung von 931 Patien-tinnen und Patienten abgerechnet, was einen Anteil von 0,3 % am Erlösvolumen ausmachte.

Die auf Basis ihrer Bewertungsrelation teuers-te DRG mit der Durchführung einer hochkom-plexen Operation oder einer intensivmedizini-schen Komplexbehandlung und Beatmung von über 1.799 Stunden (A06A) kostete je Pati-entin/Patient durchschnittlich rund 304.000 € (◻ Tab. 21.12).

Im Hinblick auf den Schweregrad der Er-krankungen der Patientinnen und Patienten er-folgten nach dem Casemix-Index (CMI) die aufwändigsten bzw. schwerwiegendsten Be-handlungen in den Fachabteilungen der Herz-chirurgie (5,34), Intensivmedizin (4,82) und Kinderkardiologie (3,90). Das leichteste bzw.

◨ **Tabelle 21.13** Casemix, Casemix-Index und Erlöse je Fall 2019 nach Bundesländern. (© Statistisches Bundesamt 2020)

Sitz des Krankenhauses	Insgesamt[a]	Casemix[b]			Casemix-Index[c]	Erlös je Fall[d]
		DRG-Partition				In Euro
		O	M	A		
Deutschland	20.749.052	12.504.012	6.781.262	1.463.778	1,11	3.927
Baden-Württemberg	2.375.653	1.491.543	762.910	121.199	1,13	4.005
Bayern	3.143.938	1.927.679	1.037.704	178.555	1,08	3.827
Berlin	1.047.441	661.395	288.040	98.007	1,24	4.372
Brandenburg	586.707	319.748	203.288	63.671	1,10	3.900
Bremen	221.467	137.179	68.385	15.902	1,15	4.064
Hamburg	610.295	411.503	153.794	44.998	1,28	4.517
Hessen	1.452.817	875.948	468.693	108.176	1,10	3.895
Mecklenburg-Vorp.	435.975	261.047	151.203	23.725	1,10	3.896
Niedersachsen	1.764.584	1.052.192	594.419	117.974	1,07	3.775
Nordrhein-Westfalen	4.915.957	2.893.550	1.631.865	390.542	1,10	3.878
Rheinland-Pfalz	948.087	540.082	340.140	67.865	1,03	3.804
Saarland	299.543	176.562	103.634	19.347	1,09	3.885
Sachsen	1.103.594	674.748	366.666	62.181	1,15	4.070
Sachsen-Anhalt	597.598	343.336	207.284	46.978	1,07	3.792
Schleswig-Holstein	619.196	372.633	189.007	57.557	1,13	3.999
Thüringen	626.200	364.867	214.232	47.101	1,12	3.944

[a] Einschließlich der Fälle mit unbekannter Partition

[b] Der Casemix ergibt sich aus Summe der effektiven Bewertungsrelationen der behandelten Krankenhausfälle im jeweiligen Berichtsjahr. Berücksichtigt sind tagesbezogene Abschläge bei Unterschreitung der unteren Grenzverweildauer und Zuschläge bei Überschreitung der oberen Grenzverweildauer sowie Verlegungen nach den Regelungen der jährlichen Fallpauschalenvereinbarung. Nicht mit dem Fallpauschalenkatalog bewertete und vergütete vollstationäre Leistungen sind in der Berechnung nicht eingeschlossen.

[c] Der Casemix-Index ist Summe der von den Krankenhäusern abgerechneten effektiven Bewertungsrelationen (CM) dividiert durch die Zahl der behandelten Fälle.

[d] Das bewertete Erlösvolumen wird ermittelt aus dem Produkt der effektiven Bewertungsrelationen und dem jeweiligen Landesbasisfallwert (mit Angleichungsbetrag) der behandelten Krankenhausfälle. Berücksichtigt sind tagesbezogene Abschläge bei Unterschreitung der unteren Grenzverweildauer und Zuschläge bei Überschreitung der oberen Grenzverweildauer sowie Verlegungen nach den Regelungen der jährlichen Fallpauschalenvereinbarung. Zusatzentgelte und nicht mit dem Fallpauschalenkatalog bewertete und vergütete vollstationäre Leistungen sind in der Berechnung nicht eingeschlossen.

Krankenhaus-Report 2021

21

aufwandsärmste Erkrankungsspektrum wurde in der Geburtshilfe (0,51), der Augenheilkunde (0,62) sowie der Frauenheilkunde und Geburtshilfe (0,63) behandelt. Eine differenzierte Übersicht zum Casemix-Index nach Fachabteilungen und Altersgruppen der Patientinnen und Patienten ist als elektronisches Zusatzmaterial (Tab. 21.o bis 21.q) eingestellt.

Die im Durchschnitt höchsten Erlöse je Fall wurden in Krankenhäusern in Hamburg (4.517 €), Berlin (4.372 €) und Sachsen (4.070 €) erzielt. Am niedrigsten lagen sie in Niedersachsen (3.775 €), Sachsen-Anhalt (3.792 €) und Rheinland-Pfalz (3.804 €). Aufgrund der unterschiedlich hohen Landesbasisfallwerte korrespondieren die durchschnittlichen Fallerlöse nicht durchgängig mit dem Schweregrad der behandelten Patientinnen und Patienten. So weisen zum Beispiel Krankenhäuser in Rheinland-Pfalz mit dem im Schnitt niedrigsten CMI (1,03) höhere durchschnittliche Fallerlöse auf (3.804 €) als zum Beispiel Krankenhäuser in Niedersachsen (3.775 €) (◘ Tab. 21.13).

Krankenhaus-Directory

Inhaltsverzeichnis

Krankenhaus-Directory 2019 – DRG-Krankenhäuser im Vergleich

Carina Mostert und Andreas Pritzkau

Ergänzende Information Die elektronische Version dieses Kapitels enthält Zusatzmaterial, auf das über folgenden Link zugegriffen werden kann https://doi.org/10.1007/978-3-662-62708-2_22.

J. Klauber et al. (Hrsg.), *Krankenhaus-Report 2021*, https://doi.org/10.1007/978-3-662-62708-2_22

22

■■ **Zusammenfassung**

Das Directory deutscher Krankenhäuser bietet eine jährlich aktualisierte Übersicht stationärer Leistungserbringer. Die Darstellung umfasst unter anderem Informationen zur Struktur des vereinbarten Leistungsangebots, zum Grad der Spezialisierung, zur regionalen Marktpositionierung und Wettbewerbssituation sowie Informationen zur Ergebnisqualität nach dem Verfahren Qualitätssicherung mit Routinedaten (QSR). Insgesamt finden mehr als 1.300 Krankenhäuser Eingang, zu denen eine Budgetvereinbarung für das Jahr 2019 oder QSR-Behandlungsergebnisse vorliegen.

The Directory of German Hospitals provides an annually updated overview of inpatient service providers. It includes information on the structure of the agreed range of services, the degree of specialisation, regional market positioning and competitive situation as well as information on the outcome quality according to QSR, a method of quality reporting based on routine data of health care funds. In total, more than 1,300 hospitals have been included for which a budget agreement for the year 2019 or QSR treatment outcomes are available.

Das jährliche Directory deutscher Krankenhäuser stellt Eckdaten aus den Aufstellungen der Entgelte und Budgetermittlung (AEB) gemäß Krankenhausentgeltgesetz (KHEntgG) dar. Den Darstellungen liegen Vereinbarungsdaten und nicht die tatsächlich erbrachten Leistungen der jeweiligen Einrichtung zugrunde. Insgesamt finden mehr als 1.300 Krankenhäuser Eingang, zu denen eine Vereinbarung oder QSR-Behandlungsergebnisse vorliegen. Das Krankenhaus-Directory finden Sie unter https://doi.org/10.1007/978-3-662-62708-2_22.

Die einzelnen Spalten des Directories haben folgende Bedeutung:

■■ **Krankenhausname**

Mit einem * gekennzeichnete Einrichtungen haben nach Abschluss der Vereinbarung 2019

mit einem anderen Krankenhaus fusioniert oder wurden geschlossen.

■■ **Betten**

Jedes Krankenhaus wird nach seiner Bettenzahl klassifiziert und einer von sechs Kategorien zugeordnet. Die verwendeten Symbole bedeuten Folgendes:

< 50	=	unter 50 Betten
< 100	=	50 bis unter 100 Betten
< 200	=	100 bis unter 200 Betten
< 500	=	200 bis unter 500 Betten
< 1.000	=	500 bis unter 1.000 Betten
> 1.000	=	über 1.000 Betten

Die Angaben stammen überwiegend aus dem Jahr 2019, andernfalls aus den Vorjahren.

■■ **Träger**

In dieser Spalte wird die Trägerschaft des Krankenhauses mit folgenden Abkürzungen geschlüsselt:

ö　für öffentlich

fg　für freigemeinnützig

p　für privat

■■ **Z-Bax (Zahlbasisfallwert)**

Der Basisfallwert ist der Eurobetrag, der multipliziert mit der Bewertungsrelation den Preis einer DRG-Fallpauschale festlegt. Für die Vergütung der Krankenhausfälle einer laufenden Periode ist der Zahlbasisfallwert maßgeblich, der auch Transferzahlungen aus vergangenen Perioden, sogenannte Erlösausgleiche, berücksichtigt. Außerdem dient der Zahlbasisfallwert auch der sachgerechten Umsetzung unterjährig vereinbarter Gesamtjahreswerte. Der gemittelte Zahlbasisfallwert (Z-Bax) ist ein Indikator für das tatsächlich herrschende Preisniveau des Jahres für Krankenhausleistungen, die nach DRGs vergütet werden.[1] Der Z-Bax umfasst alle relevanten Zu- und Abschlagstatbestände.

1　Der bundesweite Z-Bax steht wochenaktuell unter https://www.wido.de/publikationen-produkte/z-bax/ als Download zur Verfügung.

Deren Vergütung wird ebenfalls je Bewertungsrelation, also analog dem Basisfallwert ausgedrückt (Friedrich et al. 2010).[2]

In der Spalte für den Basisfallwert ist ein „BE" zu finden, wenn das gesamte Krankenhaus 2019 keine DRG-Entgelte vereinbart hat, z. B. auf Basis der Vereinbarung zur Bestimmung von Besonderen Einrichtungen 2019, und es somit als Ganzes von der Anwendung der DRG-Fallpauschalen ausgenommen ist.

■ ■ Casemix

Der Casemix ist die Summe aller Bewertungsrelationen einer Einrichtung. Jedes Krankenhaus wird anhand des vereinbarten Casemix klassifiziert und einer von sechs Kategorien zugeordnet. Die verwendeten Symbole bedeuten Folgendes:

$$
\begin{aligned}
< 1.000 \ &= \ \text{unter 1.000 Bewertungsrelationen} \\
< 5.000 \ &= \ \text{1.000 bis unter 5.000 Bewertungsrelationen} \\
< 10.000 \ &= \ \text{5.000 bis unter 10.000 Bewertungsrelationen} \\
< 20.000 \ &= \ \text{10.000 bis unter 20.000 Bewertungsrelationen} \\
< 50.000 \ &= \ \text{20.000 bis unter 50.000 Bewertungsrelationen} \\
> 50.000 \ &= \ \text{über 50.000 Bewertungsrelationen}
\end{aligned}
$$

---

2 Alle fallbezogenen Zuschläge werden bei Anrechnung im Z-Bax durch den vereinbarten CMI des Hauses dividiert. Die berücksichtigten Zu- und Abschläge lauten bis 2019. Zuschlag Ausbildung, Investitionszuschlag, Zu- und Abschlag Qualität, Sicherstellungszuschlag, Zuschlag für Vorhaltekosten Besonderer Einrichtungen, Abschlag Tariferhöhung, Abschlag für Mehrleistungen, Abschlag für Nichtteilnahme am DTA, Zu- und Abschlag für die (Nicht-)Teilnahme an der Notfallversorgung, Ausgleiche, Konvergenz Besondere Einrichtungen, Pflegesonderprogramm, Hygieneförderprogramm, Mehrkosten G-BA, Fixkostendegressionsabschlag, Versorgungszuschlag, Pflegezuschlag sowie Zuschläge für Klinische Sektionen, für einrichtungsübergreifende Fehlermeldesysteme und zur besseren Vereinbarkeit von Familie und Beruf. Unberücksichtigt bleiben Zuschläge für Begleitpersonen, Zentren und Schwerpunkte und Telematik.

■ ■ CMI (Casemix-Index)

Der Casemix-Index (CMI) beschreibt die mittlere Fallschwere eines Krankenhauses. Er berechnet sich aus dem Quotienten des Casemix (Summe aller Bewertungsrelationen eines Krankenhauses) und der Gesamtzahl der über DRGs abgerechneten Fälle eines Krankenhauses. Der hier ausgewiesene CMI enthält keine teilstationären DRGs.

■ ■ Abw. CMI Land

Für jede Einrichtung wird der individuelle CMI mit dem entsprechenden Landeswert verglichen. Die Abweichungen sind mit folgenden Symbolen gekennzeichnet:

$$
\begin{aligned}
+++ \ &= \ \text{Abweichung vom Landeswert von über 20\,\%} \\
++ \ &= \ \text{Abweichung vom Landeswert von 10\,\% bis unter 20\,\%} \\
+ \ &= \ \text{Abweichung vom Landeswert von 0\,\% bis unter 10\,\%} \\
- \ &= \ \text{Abweichung vom Landeswert von 0\,\% bis über} -10\,\% \\
-- \ &= \ \text{Abweichung vom Landeswert von} -10\,\% \text{ bis über} -20\,\% \\
--- \ &= \ \text{Abweichung vom Landeswert von unter} -20\,\%
\end{aligned}
$$

■ ■ Vereinbarter Spezialisierungsgrad im DRG-Bereich (Gini-Koeffizient)

Die Werte beschreiben den Grad der Spezialisierung für DRG-Leistungen des jeweiligen Krankenhauses anhand des Gini-Koeffizienten. Die Ermittlung erfolgt auf der Ebene Basis-DRG (A-DRG). Der Gini-Koeffizient ist eine Maßzahl für die (Un)gleichverteilung innerhalb einer Grundgesamtheit. Sind die Leistungen eines Krankenhauses über alle Basis-DRGs gleich verteilt, liegt keine Spezialisierung vor. Verteilen sich die Fälle auf nur wenige Basis-DRGs und ist die Verteilung somit sehr ungleich, kann das Krankenhaus als spezialisiert gelten. Ein Gini-Koeffizient von 1 resultierte aus einer maximalen Spezialisierung auf nur eine Leistung, ein Wert von 0 entspräche einer identischen Fallzahl in allen Basis-DRGs.

22

Aus dem Grad der Spezialisierung der Krankenhäuser lassen sich nur wenige Rückschlüsse auf die Zentralisierung der Leistungserbringung ziehen. Die ◘ Tab. 22.1 und 22.2 illustrieren die Verteilung der Fallzahlen je vollstationäre Basis-DRG (s. u.) der operativen bzw. der medizinischen Partition auf die vorliegenden Vereinbarungen. Die Darstellung erfolgt nach Fallzahlquintilen. Die Spalten zum ersten Quintil geben z. B. darüber Auskunft, welchen Anteil die 20 % der Krankenhäuser mit den größten Fallzahlen am Gesamtaufkommen haben. Die Spalten zum fünften Quintil geben u. a. Hinweise, in welchen Basis-DRGs die 20 % der Krankenhäuser mit den geringsten Fallzahlen die entsprechende Leistung nur sehr selten erbringen. Die Darstellung beschränkt sich auf die jeweils 25 fallzahlstärksten Basis-DRGs.

▪▪ Leistungsdichte Basis-DRGs

Es wird jeweils angegeben, wie viele Basis-DRGs (A-DRGs) jeweils 25 %, 50 % und 75 % aller Leistungen eines Hauses ausmachen. Basis-DRGs stellen eine Obergruppe für eine oder mehrere DRGs dar, die durch die gleichen Diagnosen- und/oder Prozedurencodes definiert sind. DRGs innerhalb einer Basis-DRG unterscheiden sich in ihrem Ressourcenverbrauch bzw. ihres Schweregrads. In der G-DRG Version 2019 gibt es 561 Basis-DRGs, davon drei nicht bewertete Fehler-DRGs und eine teilstationäre DRG.

▪▪ TOP 3 MDC

In einer weiteren Annäherung an das DRG-Leistungsspektrum eines Hauses werden die fünf jeweils stärksten Hauptdiagnosegruppen (MDCs; Major Diagnostic Category) mit ihrer Nummer sowie dem jeweiligen Prozentanteil an sämtlichen DRG-Leistungen dokumentiert. Die Nummern der MDCs bedeuten Folgendes:

−1 Pre-MDC

1 Krankheiten und Störungen des Nervensystems

2 Krankheiten und Störungen des Auges

3 Krankheiten und Störungen im HNO-Bereich

4 Krankheiten und Störungen der Atmungsorgane

5 Krankheiten und Störungen des Kreislaufsystems

6 Krankheiten und Störungen der Verdauungsorgane

7 Krankheiten und Störungen am hepatobiliären System und Pankreas

8 Krankheiten und Störungen am Muskel-Skelett-System und Bindegewebe

9 Krankheiten und Störungen an Haut, Unterhaut und Mamma

10 Endokrine, Ernährungs- und Stoffwechselkrankheiten

11 Krankheiten und Störungen der Harnorgane

12 Krankheiten und Störungen der männlichen Geschlechtsorgane

13 Krankheiten und Störungen der weiblichen Geschlechtsorgane

14 Schwangerschaft, Geburt und Wochenbett

15 Neugeborene

16 Krankheiten des Blutes, der blutbildenden Organe und des Immunsystems

17 Hämatologische und solide Neubildungen

18 Infektiöse und parasitäre Krankheiten

19 Psychiatrische Krankheiten und Störungen

20 Alkohol- und Drogengebrauch und alkohol- und drogeninduzierte psychische Störungen

21 Verletzungen, Vergiftungen und toxische Nebenwirkungen von Drogen und Medikamenten

22 Verbrennungen

23 Faktoren, die den Gesundheitszustand beeinflussen und andere Inanspruchnahmen des Gesundheitswesens

24 Sonstige DRGs

☐ Tabelle 22.1 Verteilung der vereinbarten Fallzahlen 2019 auf Fallzahl-Quintile für die 25 häufigsten vollstationären Basis-DRGs der operativen Partition

ADRG	Beschreibung	MDC	Partition	Fallzahl	Anzahl KH	Anteil KH in %	Ø Fallzahl	1. Quintil Ø Fallzahl	1. Quintil Fallzahlanteil in %	2. Quintil Ø Fallzahl	2. Quintil Fallzahlanteil in %	3. Quintil Ø Fallzahl	3. Quintil Fallzahlanteil in %	4. Quintil Ø Fallzahl	4. Quintil Fallzahlanteil in %	5. Quintil Ø Fallzahl	5. Quintil Fallzahlanteil in %
O01	Sectio caesarea	14	O	181.258	530	46	342	758	44	400	23	263	15	185	11	103	6
I47	Revision oder Ersatz des Hüftgelenkes ohne komplizierende Diagnose, ohne Arthrodese, ohne äußerst schwere CC, Alter > 15 Jahre	8	O	174.649	829	72	211	537	51	229	22	148	14	99	9	39	4
G24	Eingriffe bei Bauchwandhernien, Nabelhernien u. and. Hernien, Alt. > 0 J. od. beidseit. Eingr. bei Leisten- und Schenkelhernien, Alt. > 0 J. u. < 56 J. oder Eingr. bei Leisten- u. Schenkelhernien, Alt. > 55 J.	6	O	154.473	826	72	187	370	40	221	24	164	17	121	13	58	6
L20	Transurethrale Eingriffe außer Prostataresektion und komplexe Ureterorenoskopien	11	O	144.908	480	42	302	702	47	432	29	279	18	93	6	5	0
I44	Endoprothese oder andere Endoprothesenimplantation/-revision am Kniegelenk	8	O	138.090	762	66	181	459	51	204	23	128	14	80	9	34	4
I13	Bestimmte Eingriffe an Humerus, Tibia, Fibula und Sprunggelenk	8	O	133.266	865	75	154	349	45	186	24	122	16	79	10	34	4

22

◻ Tabelle 22.1 (Fortsetzung)

ADRG	Beschreibung	MDC	Partition	Fallzahl	Anzahl KH	Anteil KH in %	Ø Fallzahl	1. Quintil		2. Quintil		3. Quintil		4. Quintil		5. Quintil	
								Ø Fallzahl	Fallzahlanteil in %	Ø Fallzahl	Fallzahlanteil in %	Ø Fallzahl	Fallzahlanteil in %	Ø Fallzahl	Fallzahlanteil	Ø Fallzahl	Fallzahlanteil in %
I10	Andere Eingriffe an der Wirbelsäule	8	O	133.218	743	65	179	513	57	228	26	110	12	39	4	4	0
F59	Gefäßeingriffe ohne komplizierende Konstellation	5	O	132.918	663	58	200	540	54	271	27	145	15	41	4	3	0
H08	Laparoskopische Cholezystektomie	7	O	129.395	791	69	164	311	38	198	24	147	18	109	13	52	6
F58	Perkutane Koronarangioplastie	5	O	102.736	565	49	182	449	49	218	24	143	16	84	9	15	2
D30	Tonsillektomie außer bei bösartiger Neubildung oder verschiedene Eingriffe an Ohr, Nase, Mund und Hals ohne äußerst schwere CC	3	O	96.620	506	44	191	677	71	192	20	60	6	19	2	3	0
J11	Andere Eingriffe an Haut, Unterhaut und Mamma	9	O	89.702	911	79	98	298	61	96	19	58	12	31	6	8	2
I08	Andere Eingriffe an Hüftgelenk und Femur	8	O	89.666	854	74	105	241	46	125	24	84	16	54	10	21	4
I20	Eingriffe am Fuß	8	O	85.667	877	76	98	276	57	100	21	60	12	37	8	15	3
G26	Andere Eingriffe am Anus	6	O	83.573	822	72	102	245	48	117	23	77	15	49	10	20	4

□ Tabelle 22.1 (Fortsetzung)

ADRG	Beschreibung	MDC	Partition	Fallzahl	Anzahl KH	Anteil KH in %	Ø Fallzahl	1. Quintil		2. Quintil		3. Quintil		4. Quintil		5. Quintil	
								Ø Fallzahl	Fallzahlanteil in %	Ø Fallzahl	Fallzahlanteil in %	Ø Fallzahl	Fallzahlanteil in %	Ø Fallzahl	Fallzahlanteil in %	Ø Fallzahl	Fallzahlanteil in %
I21	Lokale Exzision und Entfernung von Osteosynthesematerial an Hüftgelenk, Femur und Wirbelsäule oder komplexe Eingriffe an Ellenbogengelenk und Unterarm oder bestimmte Eingriffe an der Klavikula	8	O	81.751	860	75	95	207	44	116	24	80	17	52	11	20	4
F52	Perkutane Koronarangioplastie mit komplexer Diagnose	5	O	78.240	567	49	138	307	45	177	26	121	17	71	10	13	2
I09	Bestimmte Eingriffe an der Wirbelsäule	8	O	78.110	747	65	105	293	56	126	24	65	12	30	6	8	1
G23	Appendektomie oder laparoskopische Adhäsiolyse außer bei Peritonitis, ohne äußerst schwere oder schwere CC	6	O	75.318	808	70	93	190	41	114	25	84	18	56	12	22	5
D06	Eingriffe an Nasennebenhöhlen, Mastoid, komplexe Eingriffe am Mittelohr und andere Eingriffe an den Speicheldrüsen	3	O	74.942	479	42	156	514	66	175	22	65	8	23	3	4	0

22

◻ Tabelle 22.1 (Fortsetzung)

ADRG	Beschreibung	MDC	Partition	Fallzahl	Anzahl KH	Anteil KH in %	Ø Fallzahl	1. Quintil		2. Quintil		3. Quintil		4. Quintil		5. Quintil	
								Ø Fallzahl	Fallzahlanteil in %	Ø Fallzahl	Fallzahlanteil in %	Ø Fallzahl	Fallzahlanteil in %	Ø Fallzahl	Fallzahlanteil	Ø Fallzahl	Fallzahlanteil in %
I29	Komplexe Eingriffe am Schultergelenk oder bestimmte Osteosynthesen an der Klavikula	8	O	71.059	845	74	84	243	58	86	20	51	12	29	7	11	3
F50	Ablative Maßnahmen bei Tachyarrhythmie	5	O	70.709	314	27	225	639	57	257	23	140	12	68	6	19	2
I32	Eingriffe an Handgelenk und Hand	8	O	69.819	843	73	83	286	69	77	19	31	8	14	3	5	1
F12	Implantation eines Herzschrittmachers	5	O	62.801	725	63	87	208	48	108	25	69	16	37	9	10	2
C08	Extrakapsuläre Extraktion der Linse (ECCE)	2	O	59.305	193	17	307	865	57	393	26	205	13	51	3	9	1

n = 1.148 Vereinbarungen des Jahres 2019
Krankenhaus-Report 2021

◻ **Tabelle 22.2** Verteilung der vereinbarten Fallzahlen 2019 auf Fallzahl-Quintile für die 25 häufigsten vollstationären Basis-DRGs der medizinischen Partition

ADRG	Beschreibung	MDC	Partition	Fallzahl	Anzahl KH	Anteil KH in %	Ø Fallzahl	1. Quintil		2. Quintil		3. Quintil		4. Quintil		5. Quintil	
								Ø Fallzahl	Fallzahlanteil in %	Ø Fallzahl	Fallzahlanteil in %	Ø Fallzahl	Fallzahlanteil in %	Ø Fallzahl	Fallzahlanteil in %	Ø Fallzahl	Fallzahlanteil in %
G67	Ösophagitis, Gastroenteritis, gastrointestinale Blutung, Ulkuserkrankung und verschiedene Erkrankungen der Verdauungsorgane	6	M	658.733	960	84	686	1.489	43	894	26	623	18	377	11	48	1
P67	Neugeborener Einling, Aufnahmegewicht > 2.499 g	15	M	579.337	552	48	1.050	2.255	43	1.268	24	825	16	591	11	295	6
O60	Vaginale Entbindung	14	M	394.447	531	46	743	1.536	42	902	24	597	16	436	12	236	6
I68	Nicht operativ behandelte Erkrankungen und Verletzungen im Wirbelsäulenbereich	8	M	327.648	1.021	89	321	836	52	384	24	231	14	125	8	27	2
F62	Herzinsuffizienz und Schock	5	M	299.768	929	81	323	679	42	412	26	285	18	185	11	51	3
E79	Infektionen und Entzündungen der Atmungsorgane	4	M	249.796	943	82	265	602	46	331	25	218	16	137	10	35	3
F71	Nicht schwere kardiale Arrhythmie und Erregungsleitungsstörungen	5	M	235.724	908	79	260	615	47	334	26	207	16	115	9	25	2
L90	Niereninsuffizienz, teilstationär, Alter > 14 Jahre ohne Peritonealdialyse	11	M	233.686	117	10	1.997	6.584	68	2.640	27	335	3	154	2	47	0
B70	Apoplexie	1	M	184.023	939	82	196	658	67	236	24	58	6	21	2	6	1
B80	Andere Kopfverletzungen	1	M	182.242	878	76	208	561	54	252	24	140	14	72	7	10	1

■ Tabelle 22.2 (Fortsetzung)

ADRG	Beschreibung	MDC	Partition	Fallzahl	Anzahl KH	Anteil KH in %	Ø Fallzahl	1. Quintil		2. Quintil		3. Quintil		4. Quintil		5. Quintil	
								Ø Fallzahl	Fallzahlanteil in %	Ø Fallzahl	Fallzahlanteil in %	Ø Fallzahl	Fallzahlanteil in %	Ø Fallzahl	Fallzahlanteil	Ø Fallzahl	Fallzahlanteil in %
F67	Hypertonie	5	M	179.897	908	79	198	428	43	242	24	175	18	116	12	28	3
E65	Chronisch-obstruktive Atemwegserkrankung	4	M	172.514	913	80	189	445	47	225	24	151	16	93	10	28	3
O65	Andere vorgeburtliche stationäre Aufnahme	14	M	171.146	653	57	262	646	49	341	26	210	16	103	8	6	0
L64	Harnsteine und Harnwegsobstruktion	11	M	158.939	877	76	181	554	61	230	26	76	8	35	4	9	1
E69	Bronchitis und Asthma bronchiale	4	M	158.459	918	80	173	412	48	222	26	131	15	77	9	21	2
K62	Verschiedene Stoffwechselerkrankungen	10	M	153.533	946	82	162	338	42	208	26	148	18	97	12	20	3
L63	Infektionen der Harnorgane	11	M	150.870	921	80	164	377	46	213	26	132	16	77	9	19	2
F73	Synkope und Kollaps	5	M	138.915	947	82	147	330	45	188	26	122	17	75	10	16	2
J65	Verletzung der Haut, Unterhaut und Mamma	9	M	131.235	907	79	145	372	52	173	24	109	15	58	8	10	1
E71	Neubildungen der Atmungsorgane	4	M	131.090	890	78	147	534	72	123	17	50	7	23	3	6	1
K60	Diabetes mellitus	10	M	114.350	931	81	123	339	55	132	21	81	13	49	8	12	2
J64	Infektion/Entzündung der Haut und Unterhaut oder Hautulkus	9	M	113.870	978	85	116	281	48	144	25	94	16	54	9	8	1

◘ **Tabelle 22.2** (Fortsetzung)

ADRG	Beschreibung	MDC	Partition	Fallzahl	Anzahl KH	Anteil KH in %	Ø Fallzahl	1. Quintil Ø Fallzahl	1. Quintil Fallzahlanteil in %	2. Quintil Ø Fallzahl	2. Quintil Fallzahlanteil in %	3. Quintil Ø Fallzahl	3. Quintil Fallzahlanteil in %	4. Quintil Ø Fallzahl	4. Quintil Fallzahlanteil	5. Quintil Ø Fallzahl	5. Quintil Fallzahlanteil in %
D61	Gleichgewichtsstörung, Hörverlust und Tinnitus	3	M	111.809	921	80	121	330	55	149	25	75	12	40	7	11	2
B76	Anfälle	1	M	109.201	905	79	121	388	64	157	26	43	7	13	2	3	0
G72	Andere leichte bis moderate Erkrankungen der Verdauungsorgane	6	M	107.863	883	77	122	282	46	156	26	99	16	59	10	15	2

n = 1.148 Vereinbarungen des Jahres 2019

Krankenhaus-Report 2021

22

■■ **Partitionen in % (Verteilung über die Partitionen)**

Eine MDC kann in drei Partitionen aufgeteilt sein:

- DRGs liegen in der chirurgischen Partition, wenn sie eine Prozedur beinhalten, für die ein OP-Saal erforderlich ist.
- DRGs der anderen Partition beinhalten Prozeduren, die in der Regel diagnostische Maßnahmen abbilden und für die kein OP-Saal erforderlich ist.
- DRGs der medizinischen Partition beinhalten keine relevanten Prozeduren.

Die Abkürzungen der Partitionen bedeuten Folgendes:

o = operativ
a = andere
m = medizinisch

■■ **Budget-Anteile ZE/SE**

Für Leistungen, die mit DRGs noch nicht sachgerecht vergütet werden, können die Vertragspartner individuelle Leistungskomplexe und Entgelte vereinbaren. Dazu gehören im Jahr 2019 u. a. 45 DRGs (davon drei teilstationäre), zu denen keine sachgerechte Bewertungsrelation durch das InEK ermittelt werden konnte, aber auch Leistungen in besonderen Einrichtungen und teilstationäre Behandlung.[3] Die Spalte Budgetanteil SE beschreibt den Anteil solcher tages- oder fallbezogenen Leistungen am Gesamtbudget aus DRGs, Zusatzentgelten und sonstigen Entgelten. Dieser Budgetanteil ist von der Vergütung nach DRGs sowie der Budgetkonvergenz ausgenommen.

Zusatzentgelte können neben DRG-Fallpauschalen sowie tages- und fallbezogenen sonstigen Entgelten zusätzlich abgerechnet werden. Über die 93 vom InEK kalkulierten und bundeseinheitlich vergüteten hinaus können weitere hausindividuelle Zusatzentgelte vereinbart werden.

■■ **Bes. Leist. (B/N/H/P)**

In mit einem „B" gekennzeichneten Häusern sind Leistungsbereiche vereinbart, die nach der Vereinbarung zur Bestimmung von Besonderen Einrichtungen – VBE 2019 – von der Abrechnung nach DRG-Fallpauschalen und der Budgetkonvergenz ausgenommen sind. „N" markiert Einrichtungen, in denen 2019 Entgelte für neue Untersuchungs- und Behandlungsmethoden nach § 6 Abs. 2 des Krankenhausentgeltgesetzes (NUB) vereinbart wurden. „H" kennzeichnet Krankenhäuser, in denen Zusatzentgelte für hochspezialisierte Leistungen nach § 6 Abs. 2a des Krankenhausentgeltgesetzes vereinbart wurden. „P" markiert Krankenhäuser mit einer psychiatrischen Fachabteilung.

■■ **Notfall**

In dieser Spalte finden sich Informationen zu für das Budgetjahr 2019 vereinbarten Zu- bzw. Abschlägen für die Teilnahme an der Notfallversorgung. Falls zu einem IK mehrere Standorte gehören, welche unterschiedliche Kriterien der Notfallstufenvergütungsvereinbarung[4] erfüllen, wird die höchste Stufe angezeigt. Es wird unterschieden, ob das Krankenhaus ein Zuschlag für die Teilnahme an der Basisnotfallversorgung (Stufe 1), an der erweiterten Notfallversorgung (Stufe 2) bzw. der Versorgung von Schwerverletzten oder der umfassenden Notfallversorgung (Stufe 3) erhält. Bei Krankenhäusern, bei denen kein Standort die Kriterien für eine allgemeine Notfallstufe erfüllt wird ausgewiesen, ob für sie ein separater Zuschlag für die Vorhaltung spezieller Notfallversorgungangebote oder ein Abschlag für die Nichtteilnahme an der Notfallversorgung vereinbart wurde.

Die Abkürzungen für die vereinbarten Zu- bzw. Abschläge zur Teilnahme an der Notfallversorgung bedeuten Folgendes:

---

3   Die Regelungen finden sich im Detail in § 6 Abs. 1 des Krankenhausentgeltgesetzes.

4   Grundlage ist die „Vereinbarung über Zu- und Abschläge für eine Teilnahme oder Nichtteilnahme von Krankenhäusern an der Notfallversorgung gemäß § 9 Absatz 1a Nummer 5 KHEntgG i. V. m. § 136c Absatz 4 SGB V (Notfallstufenvergütungsvereinbarung)" vom 10.12.2018.

1 = Basisnotfallversorgung

2 = Erweiterte Notfallversorgung und/
oder Versorgung von Schwerverletzten

3 = Umfassende Notfallversorgung

C = Versorgung von Durchblutungsstörungen am Herzen (Chest Pain Unit)

K = Kindernotfallversorgung

S = Versorgung von Schlaganfällen
(Stroke Unit)

N = Nicht-Teilnahme

Leer = keine Information vorhanden oder
abschlagsbefreiter Spezialversorger

▪▪ AOK-Patientenwege (PKW-km) (Med/oQ)

Für jede Einrichtung wird auf Basis der AOK-
Krankenhausfälle mit Abrechnung nach Krankenhausentgeltgesetz (KHEntgG) die maximale PKW-Strecke in km für die 50 % (in der
Spalte Med für Median) bzw. 75 % (in der
Spalte oQ für oberes Quartil) der AOK-Versicherten mit der kürzesten Fahrtstrecke dargestellt. Als Startpunkt des Patientenwegs gilt
der geografische Mittelpunkt des 5-stelligen
PLZ-Gebiets des Patientenwohnorts, als End-
punkt die vollständige Adresse des Krankenhauses.

**▪▪ Vereinbarte regionale DRG-Marktanteile
und -konzentration im Umkreis von 10, 20
und 30 km (Marktanteil/HHI)**

Die Spalten beschreiben die regionale Markt-
und Wettbewerbssituation des jeweiligen
Krankenhauses für DRG-Leistungen im Luft-
linienumkreis von 10, 20 und 30 km anhand
der Kennzahlen Marktanteil und dem Herfindahl-Hirschman-Index (HHI).

Der ausgewiesene regionale Marktanteil
eines Krankenhauses basiert auf den dort konkret vereinbarten Leistungen. Eine Einrichtung
in einer Region mit hoher Krankenhausdichte
kann also auch einen relativ hohen Marktanteil aufweisen, sofern es Leistungen erbringt,
die in der Region ansonsten selten bzw. in geringem Umfang vereinbart sind.

Der Herfindahl-Hirschman-Index ist eine
Kennzahl zur Konzentrationsmessung in einem Markt bzw. in einer Marktregion und

spiegelt so die Wettbewerbsintensität wider. Er
ist als Summe der quadrierten Markanteile aller Teilnehmer in einer Region definiert und
kann die Werte zwischen 0 und 1 annehmen,
wobei der Wert 1 als Synonym für eine Mo-
nopolstellung keinem Wettbewerb entspricht.
Verteilen sich in einer Wettbewerbsregion die
Leistungen gleichmäßig auf zwei Anbieter, so
haben beide einen Marktanteil von 50 %, der
quadrierte Marktanteil beträgt jeweils 0,25 und
der HHI als Summe der quadrierten Markt-
anteile ist 0,50. Verteilen sich die Leistungen
aber nicht gleichmäßig auf die zwei Anbieter,
sondern im Verhältnis 99 % zu 1 %, so nimmt
der HHI einen Wert in der Nähe von 1 ein
und spiegelt so die monopolistische Angebots-
struktur wider.

Um unerwünschte Effekte aus noch nicht
geschlossenen Vereinbarungen zu minimieren,
basieren die Marktdaten abweichend von den
übrigen Werten in der Tabelle aus der Vorjah-
res-Budgetrunde.

▪▪ Infozeile Bundesland

Die Darstellung ist sortiert nach Bundesländern und dem Namen des Standortes. Für jedes
Bundesland werden in einer Zeile die gewichteten Mittelwerte CMI, Anteile der Partitionen
an Gesamtfällen, Leistungsdichte Basis-DRG,
Top MDC, Budgetanteile von Zusatzentgelten und sonstigen Entgelten sowie die Anzahl
der Krankenhäuser mit vereinbarten besonderen Leistungen dargestellt.

▪▪ QSR-Behandlungsergebnisse

Das QSR-Verfahren der AOK ist ein Verfahren zur Qualitätsmessung von Krankenhausbehandlungen. Die Abkürzung QSR steht
für „Qualitätssicherung mit Routinedaten". Im
QSR-Verfahren kann durch die konsequente
Analyse der Behandlung und des Überlebens-
status bis zu einem Jahr nach der Erstopera-
tion auch die langfristige Behandlungsqualität
gemessen werden. Zur Berechnung der Qualitätsindikatoren werden Abrechnungs- bzw.
Routinedaten verwendet. Diese werden den
Krankenkassen automatisch vom Krankenhaus
übermittelt, um die Behandlung eines Pati-

22

enten in Rechnung zu stellen, oder liegen der Krankenkasse bereits in den Versichertenstammdaten vor.

Im Krankenhaus-Directory stehen die krankenhausbezogenen Ergebnisse für folgende Leistungsbereiche zur Verfügung: Einsetzen einer Hüftendoprothese bei Coxarthrose (Hüft-EP), Hüftprothesenwechsel (nicht bei Knochenbruch oder Infektion), Einsetzen einer Endoprothese oder osteosynthetische Versorgung nach einem hüftgelenknahen Oberschenkelbruch, Einsetzen eines künstlichen Kniegelenks bei Gonarthrose (Knie-EP), Knieprothesenwechsel (nicht bei Knochenbruch oder Infektion), Gallenblasenentfernung bei Gallensteinen, Blinddarmentfernung, Verschluss einer Leistenhernie, Operation bei gutartiger Prostatavergrößerung, Prostataentfernung bei Prostatakrebs und therapeutische Herzkatheter (PCI) bei Patienten ohne Herzinfarkt. Das aktuelle Verfahrensjahr 2020 umfasst den Berichtszeitraum 2016 bis 2018 (Ausnahme: Knieprothesenwechsel 2014 bis 2018) mit 2019 zur Nachbeobachtung der Patienten.

Die klinikbezogenen QSR-Ergebnisse werden auch in der Krankenhaussuche im AOK-Gesundheitsnavigator frei zugänglich veröffentlicht.[5]

Literatur

Friedrich J, Leber WD, Wolff J (2010) Basisfallwerte – zur Preis- und Produktivitätsentwicklung stationärer Leistungen. In: Klauber J, Geraedts M, Friedrich J (Hrsg) Krankenhaus-Report 2010. Schattauer, Stuttgart, S 122–147

---

5   https://www.aok.de/pk/uni/medizin-versorgung/krankenhaussuche/

Serviceteil

© Der/die Herausgeber bzw. der/die Autor(en) 2021
J. Klauber et al. (Hrsg.), *Krankenhaus-Report 2021*, https://doi.org/10.1007/978-3-662-62708-2

Die Autorinnen und Autoren

Dr. Gülay Ateş

Klinik für Palliativmedizin
Universitätsklinikum Bonn
Bonn

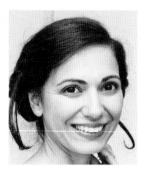

Gülay Ateş studierte Soziologie in Heidelberg und Wien und wurde an der Universität Wien promoviert. Seit 2016 arbeitet sie am Lehrstuhl für Palliativmedizin von Prof. Lukas Radbruch im Bereich der palliativen Versorgungsforschung der Universität Bonn. Seit 2018 ist Gülay Ateş Sprecherin der AG Forschung der Deutschen Gesellschaft für Palliativmedizin. Sie ist spezialisiert in den Methoden der qualitativen und quantitativen Sozialforschung sowie der Evaluation.

Prof. Dr. med. Thomas Becker

Bezirkskliniken Schwaben
Klinik für Psychiatrie und Psychotherapie II
der Universität Ulm
Bezirkskrankenhaus Günzburg
Günzburg

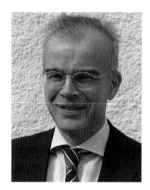

Prof. Dr. Thomas Becker ist ein international vernetzter psychiatrischer Versorgungsforscher. Nach beruflichen Stationen u. a. in Würzburg, London und Leipzig wurde er im Jahr 2002 auf einen Lehrstuhl für Psychiatrie und Psychotherapie an der Universität Ulm berufen, seither ist er Ärztlicher Direktor der Klinik für Psychiatrie und Psychotherapie II der Universität Ulm am Bezirkskrankenhaus Günzburg. Er hat viele nationale und internationale Forschungsprojekte im Bereich der Gemeindepsychiatrie durchgeführt und ist unter anderem Koautor der DGPPN-S3-Leitlinie Psychosoziale Therapien bei schweren psychischen Erkrankungen.

Susann Behrendt

Wissenschaftliches Institut der AOK (WIdO)
Berlin

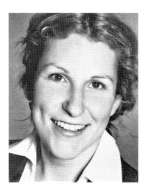

Studium der Kommunikationswissenschaft, Soziologie und Interkulturellen Wirtschaftskommunikation an der Friedrich-Schiller-Universität Jena, der Universidad de Salamanca und der University of Limerick. Wissenschaftliche Tätigkeiten am Europäischen Migrationszentrum, am Statistischen Bundesamt sowie am IGES Institut mit Schwerpunkt Versorgungsforschung, Qualitätsmessung und Sekundärdatenanalysen. Seit Dezember 2017 als wissenschaftliche Mitarbeiterin am WIdO befasst mit Themen rund um die Versorgungsqualität in der Langzeitpflege.

Prof. Dr. Andreas Beivers

Hochschule Fresenius München
München

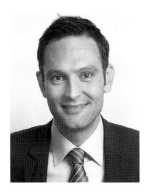

Studium der VWL an der Ludwig-Maximilians-Universität München. 2004–2009 zunächst wissenschaftlicher Mitarbeiter, dann Bereichsleiter für stationäre Versorgung am Institut für Gesundheitsökonomik in München. Promotion an der Universität der Bundeswehr München. Seit 2010 Studiendekan für Gesundheitsökonomik an der Hochschule Fresenius in München. Im März 2011 Berufung zum Professor an der Hochschule Fresenius durch das Hessische Kultusministerium.

Dr. med. Julian Bleek, MPH

AOK-Bundesverband
Berlin

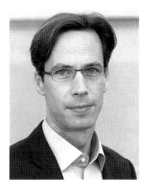

Studium der Humanmedizin in Berlin, Lausanne und Hongkong. 2002–2020 ärztliche Tätigkeit in verschiedenen Kliniken der Vivantes GmbH Berlin. 2005 Promotion am Institut für Geschichte und Ethik der Medizin, Charité. 2011 Facharzt für Innere Medizin. 2011–2013 berufsbegleitendes Public-Health-Studium an der Berlin School of Public Health, Charité. Seit 2013 Referent für medizinische Grundsatzfragen im Stab Medizin, AOK-Bundesverband. Seit 2020 hausärztliche Tätigkeit in Teilzeit.

Dr. Karl Blum

Deutsches Krankenhausinstitut (DKI)
Düsseldorf

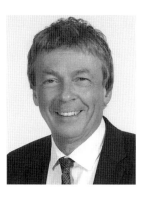

Studium der Politikwissenschaften in München und Gesundheitswissenschaften in Bielefeld. Promotion in Public Health. Seit 1994 tätig im Deutschen Krankenhausinstitut (DKI) in Düsseldorf, zunächst als wissenschaftlicher Mitarbeiter, seit 2003 als Leiter des Geschäftsbereichs Forschung, seit 2017 als Vorstand. Arbeitsschwerpunkte: Krankenhaus-, Versorgungs- und Gesundheitssystemforschung.

Ute Bölt

Statistisches Bundesamt
Bonn

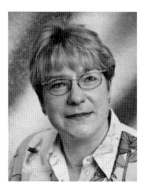

Diplom-Verwaltungswirtin (FH). Seit 1978 Beamtin des Landschaftsverbandes Rheinland. 1992 Wechsel in das Bundesministerium des Innern, Abteilung Öffentlicher Dienst. Federführende Erstellung des Ersten Versorgungsberichts der Bundesregierung zur Prognose der künftigen Entwicklung der Versorgungskosten. Seit 1999 Mitarbeiterin des Statistischen Bundesamtes in der Gruppe H1 Gesundheit. Schwerpunkt: Methodische Weiterentwicklung der Krankenhausstatistik.

Paul Bomke, Dipl.-Kfm.

Pfalzklinikum für Psychiatrie und Neurologie
Klingenmünster

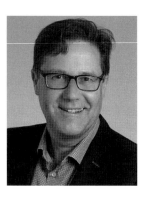

Studium der Betriebs- und Volkswirtschaftslehre sowie Wirtschaftsgeschichte in Mannheim und in Großbritannien. Nach dem Studium diverse Aufgaben im Krankenhausmanagement, unter anderen Kfm. Direktor im Pfalzklinikum. Seit Feb. 2010 Geschäftsführer des Pfalzklinikums und zweier Tochtergesellschaften. Schwerpunkt seiner Arbeit ist die Weiterentwicklung des strategischen Managements, der Führungskräfteentwicklung, der Ausbau neuer Angebote in regionalen Versorgungssystemen und die Internationalisierung. Seit Juli 2018 Mitglied des Vorstandes von Mental Health Europe (MHE), der Fachgruppe psychiatrische Einrichtungen des Verbandes der Krankenhausdirektoren sowie seit Juni 2019 stellvertretender Vorsitzender des Unterausschusses für seelische Gesundheit im Europäischen Verband der Krankenhausmanager (EAHM).

Prof. Dr. med. Bertil Bouillon

Kliniken der Stadt Köln gGmbH
Klinikum Köln-Merheim
Köln

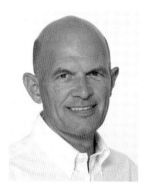

Bertil Bouillon studierte Medizin in Frankfurt und erwarb den Facharzt für Chirurgie sowie Orthopädie und Unfallchirurgie. Er habilitierte an der Universität zu Köln und erwarb ein Diplom in Epidemiologie und Biostatistik an der McGill Universität in Montreal, Kanada. Er hat den Lehrstuhl für Orthopädie und Unfallchirurgie der Universität Witten/Herdecke inne und ist Direktor der Klinik für Orthopädie, Unfallchirurgie und Sporttraumatologie am Klinikum Köln-Merheim. Seine klinischen und wissenschaftlichen Schwerpunkte sind das Polytrauma, die Frakturversorgung, die Sporttraumatologie und die Patientensicherheit. Er war Präsident und ist weiter im Vorstand der Deutschen Gesellschaft für Unfallchirurgie (DGU), er ist im Vorstand der Deutschen Gesellschaft für Orthopädie und Unfallchirurgie (DGOU), Bundeslandmoderator im TraumaNetzwerk DGU und im Medical Advisory Board von Lufthansa Aviation Training (LAT) für die IC-Kurse (Interpersonal Competence Course). Er ist Mitglied der American Academy of Orthopaedic Surgeons (AAOS) und der Orthopaedic Trauma Association (OTA). Er hat mehr als 500 „peer reviewed" Artikel im Bereich Trauma, Sporttraumatologie und Patientensicherheit publiziert.

Björn Broge

aQua – Institut für angewandte Qualitätsförderung und Forschung im Gesundheitswesen GmbH
Göttingen

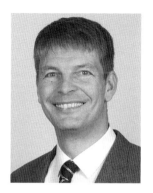

Björn Broge, Diplom-Kaufmann, Geschäftsführer des aQua-Instituts. 1995 Einstieg beim aQua-Institut als wissenschaftlicher Mitarbeiter und seit 2004 Prokurist. Seit 1995 Leiter von Projekten in den Feldern Qualitätsmanagement, datengestützte Feedbacksysteme, Evaluation von Versorgungsformen und Entwicklung von Qualitätsindikatoren. In den Jahren 2009 bis 2015 leitete er den Bereich Verfahrensentwicklung und -umsetzung im Rahmen des vom G-BA erteilten Auftrags zur sektorenübergreifenden Qualitätssicherung nach § 137a SGB V. Mitarbeit an der Konzeptskizze für ein Qualitätssicherungsverfahren zum Thema Entlassmanagement im Auftrag des G-BA (2015). Leiter verschiedener Projekte zum Entlassmanagement im Rahmen der Förderung der Versorgungsforschung im Innovationsfonds.

Dirk Bürger

AOK-Bundesverband
Berlin

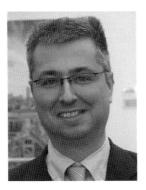

Seit 03/2010 Referent für Gesundheitspolitik beim AOK-Bundesverband, Stabsbe-
reich Politik und Unternehmensentwicklung.
11/2009–02/2010 wissenschaftlicher Mitarbeiter und Büroleiter des Bundestagsabgeord-
neten Rudolf Henke, CDU/CSU-Bundestags-
fraktion, Mitglied des Gesundheitsausschusses. 01/2001–10/2009 wissenschaftlicher Mitarbeiter und Büroleiter des Bundestagsabge-
ordneten und stellvertretenden Vorsitzenden
des Gesundheitsausschusses des Deutschen
Bundestages Dr. med. Hans Georg Faust.
10/1986–12/2000 Fachkrankenpfleger in der
Abteilung für Anästhesie und Intensivmedizin
des Marienhospitals in Bottrop/NRW.

Prof. Dr. Reinhard Busse, MPH, FFPH

Technische Universität Berlin
Lehrstuhl Management im Gesundheitswesen
WHO Collaborating Centre for Health
Systems, Research and Management
Berlin

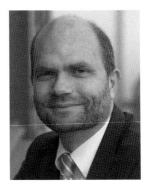

Lehrstuhlinhaber für Management im Gesundheitswesen an der Technischen Universität
Berlin und Co-Direktor des Europäischen Ob-
servatoriums für Gesundheitssysteme und Gesundheitspolitik. Seit 2011 Editor-in-Chief des
internationalen Journals „Health Policy", seit
2012 Leiter des Gesundheitsökonomischen
Zentrums Berlin (BerlinHECOR), 2015–2018
Sprecher des Direktoriums der Berlin School
of Public Health (BSPH), 2016/17 Vorsitzender der Deutschen Gesellschaft für Gesundheitsökonomie (dggö). Zahlreiche Mitglied-
schaften in Beiräten und Kommissionen, u. a.
beim WIdO, dem ZI und dem Wissenschafts-
rat. Forschungsschwerpunkte: Gesundheitssystemforschung (insbesondere internationale Vergleiche, Spannungsfeld zwischen Markt
und Regulation sowie Health Systems Performance Assessment), Versorgungsforschung
(Vergütungsmechanismen, Integrierte Versorgung, Rolle von Pflegepersonal), Gesundheitsökonomie sowie Health Technology Assessment (HTA).

Dr. med. Werner de Cruppé

Institut für Versorgungsforschung und
Klinische Epidemiologie
Fachbereich Medizin
Philipps-Universität
Marburg

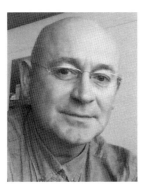

Studium der Medizin in Bonn und Heidelberg mit anschließender internistisch-hausärztlicher und psychosomatischer Facharztausbildung. Studium der Gesundheitswissenschaften und wissenschaftlicher Mitarbeiter an der Professur für Public Health der Universität Düsseldorf. 2009–2016 wissenschaftlicher Mitarbeiter am Institut für Gesundheitssystemforschung mit Arbeitsschwerpunkten im Bereich Qualitätsforschung und patientenorientierter Informationsbedarf. Seit 2016 wissenschaftlicher Mitarbeiter am Institut für Versorgungsforschung und Klinische Epidemiologie der Philipps-Universität Marburg.

Dr. med. Klaus Döbler

KCQ – Kompetenzzentrum
Qualitätssicherung/Qualitätsmanagement
Stuttgart

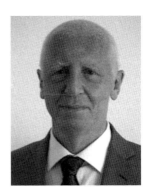

Studium der Humanmedizin an der Westfälischen Wilhelms-Universität in Münster. Weiterbildung zum Facharzt für Anästhesiologie am Klinikum Minden und Universitätsklinikum Bergmannsheil, Bochum. Insgesamt knapp 17 Jahre als Anästhesist in der klinischen Medizin tätig. 1999–2000 berufsbegleitendes Studium „Krankenhausmanagement für Ärzte" an der Fachhochschule Hannover. 2001–2010 Leitung der Abteilung Medizin und Pflege bei der BQS – Bundesgeschäftsstelle Qualitätssicherung, Düsseldorf, die mit dem Aufbau und der Umsetzung der gesetzlich verpflichtenden externen stationären Qualitätssicherung beauftragt war. Seit 2010 Tätigkeit für das Kompetenzzentrum Qualitätssicherung (KCQ) beim MDK-Baden-Württemberg, seit 2018 Leiter des KCQ. Mitglied in verschiedenen Arbeitsgruppen des Gemeinsamen Bundesausschusses zu Fragen der externen Qualitätssicherung.

Peter Follert, MBA

GKV-Spitzenverband
Berlin

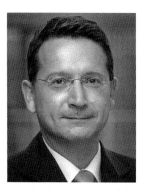

Peter Follert studierte nach einer handwerkli-
chen Ausbildung Psychologie an der Universität des Saarlandes mit Auslandsstudienzeiten
in den Niederlanden und Italien. Nach dem
Studium arbeitete er therapeutisch und wissenschaftlich in einer Psychosomatischen Rehabilitationsklinik und später an der Uniklinik
Freiburg als wissenschaftlicher Mitarbeiter,
primär zu Themen der Qualitätsmessung, Qualitätssicherung und -verbesserung. Während
dieser Zeit studierte er begleitend Management im Gesundheitswesen und schloss den
Masterstudiengang mit einem MBA ab. Nach
dieser praktisch und wissenschaftlich orientierten Zeit wechselte er erst zum Verband der
Ersatzkassen (vdek) und dann 2009 zum GKV-
Spitzenverband. Der Diplom-Psychologe leitet
seit 2015 das Referat Qualitätssicherung in der
Abteilung Medizin des GKV-Spitzenverbandes in Berlin.

Dr. Julia Frankenhauser-Mannuß

AOK Baden-Württemberg
Fachbereich Rehabilitations- und
Pflegeforschung
Stuttgart

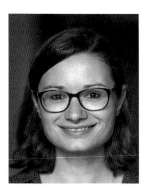

Dr. Julia Frankenhauser-Mannuß studierte Soziologie mit Schwerpunkt Medizinsoziologie
an der Ruprecht-Karls-Universität Heidelberg.
Seit 2009 ist sie bei der AOK Baden-Württemberg in unterschiedlichen Bereichen tätig und
leitet dort aktuell Projekte aus dem Bereich
der Rehabilitations- und Pflegeforschung. Be-
rufsbegleitend promovierte sie von 2011 bis
2015 am Universitätsklinikum Heidelberg in
der Abteilung Allgemeinmedizin und Versorgungsforschung.

Prof. Dr. Max Geraedts, M. san.

Institut für Versorgungsforschung und
Klinische Epidemiologie
Fachbereich Medizin
Philipps-Universität
Marburg

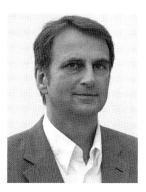

Studium der Medizin in Marburg und der
Gesundheitswissenschaften und Sozialmedizin in Düsseldorf. Ärztliche Tätigkeit am
Universitätsklinikum Marburg. Wissenschaftlicher Mitarbeiter am Institut für Medizinische Informationsverarbeitung der Universität Tübingen. DFG-Forschungsstipendium und
Postdoctoral Fellowship „Health Services Research" am Institute for Health Policy Studies
der University of California, San Francisco.
Habilitation für das Fach Gesundheitssystemforschung an der Eberhard-Karls-Universität
Tübingen. 2000–2008 Professur für Public
Health an der Heinrich-Heine-Universität Düsseldorf. 2009–2016 Lehrstuhlinhaber für Gesundheitssystemforschung an der Universität
Witten/Herdecke. Seit Juni 2016 Leitung des
Instituts für Versorgungsforschung und Klinische Epidemiologie an der Philipps-Universität Marburg.

Prof. Dr. med. Ferdinand Gerlach, MPH

Goethe-Universität Frankfurt am Main
Zentrum der Gesundheitswissenschaften
Institut für Allgemeinmedizin
Frankfurt am Main

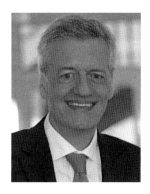

Prof. Dr. Gerlach ist Facharzt, Universitäts-
professor und Direktor des Instituts für Allgemeinmedizin der Goethe-Universität Frankfurt am Main. Er ist seit 2007 Mitglied und
seit 2012 Vorsitzender des Sachverständigenrats zur Begutachtung der Entwicklung im
Gesundheitswesen. Außerdem war und ist er
Mitglied in diversen Gremien und wissenschaftlichen Beiräten von Institutionen des
Gesundheitswesens. Von 2010 bis 2016 war
er Präsident der Deutschen Gesellschaft für
Allgemeinmedizin und Familienmedizin. Er
erhielt für seine Forschung und Lehre, insbesondere in der Allgemeinmedizin, vielfache
Auszeichnungen.

Dr. Philipp Gohmann

KNAPPSCHAFT
Abteilungsreferat Strategie & Innovation
Bochum

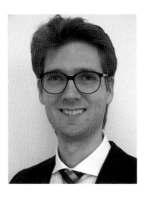

Studium der Wirtschaftswissenschaften an der Ruhr-Universität Bochum (Dipl.-Ök.). Promotion zum Doktor der Naturwissenschaften in der Medizin an der Universität Duisburg-Essen (Dr. rer. medic.). Seit 2010 tätig bei der KNAPPSCHAFT, zunächst als Referent und Multiprojektmanager im Versorgungsmanagement mit Schwerpunkt in digitalen Versorgungsprojekten, seit 2020 als Leiter Digitales im Abteilungsreferat Strategie & Innovation.

Nils Greve

Dachverband Gemeindepsychiatrie e. V.
Köln

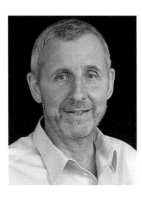

Diplom-Psychologe, Facharzt für Psychiatrie und Psychotherapie, Systemischer Lehrthera-peut (SG), Vorsitzender des Dachverbands Gemeindepsychiatrie e. V., Leiter des Projekts Gemeindepsychiatrie Basisversorgung (GBV). Facharzt-Weiterbildung und oberärztliche Tätigkeit in der LVR-Klinik Langenfeld, danach 30 Jahre in leitender Funktion (Klinik- und Gesamtleitung) in der Gemeindepsychiatrie beim Psychosozialen Trägerverein Solingen e. V. tätig. Zahlreiche Buch- und Zeitschriftenveröffentlichungen, Schwerpunkte: Aufbau gemeindepsychiatrischer Komplexleistungen, Offener Dialog, (systemische) Psychotherapie in psychiatrischen Kontexten, Psychopharmaka.

Christian Günster

Wissenschaftliches Institut der AOK (WIdO)
Berlin

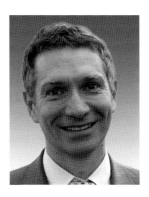

Studium der Mathematik und Philosophie in Bonn. Seit 1990 beim Wissenschaftlichen Institut der AOK (WIdO). Von 2002 bis 2008 Mitglied des Sachverständigenrates nach § 17b KHG des Bundesministeriums für Gesundheit. Leitung des Bereichs Qualitäts- und Versorgungsforschung. Mitherausgeber des Versorgungs-Reports. Arbeitsschwerpunkte sind Methoden der Qualitätsmessung und Versorgungsanalysen mittels Routinedaten.

Prof. Dr. Martina Hasseler

Ostfalia Hochschule für angewandte
Wissenschaften
Hochschule Braunschweig/Wolfenbüttel
Wolfsburg

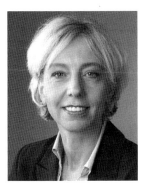

Professorin für Klinische Pflege (Gerontolo-
gie, Gesundheitswissenschaft, Rehabilitation)
an der Ostfalia Hochschule für angewandte Wissenschaften, Fakultät Gesundheitswesen. Forschungsschwerpunkte: Gesundheitliche und pflegerische Versorgung von vulnerablen Bevölkerungsgruppen (z. B. ältere
Menschen, Menschen mit Beeinträchtigungen,
Prävention & Gesundheitsförderung & Rehabilitation in der Pflege); Rahmenbedingungen gesundheitlicher und pflegerischer Versorgung (z. B. Koordination und integrierte Versorgung, interdisziplinäre Gesundheitsversorgung, Digitalisierung in Pflege & Gesundheit);
Qualität in der Pflege & Gesundheit.

Dr. Corinna Hentschker

Wissenschaftliches Institut der AOK (WIdO)
Berlin

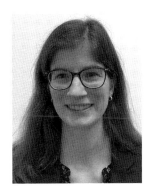

Seit 2019 ist Corinna Hentschker wissenschaftliche Mitarbeiterin im Forschungsbereich Krankenhaus am WIdO. Zuvor war sie
von 2011 bis 2019 Wissenschaftlerin am RWI
– Leibniz-Institut für Wirtschaftsforschung im
Kompetenzbereich „Gesundheit". Sie studierte
Gesundheitsökonomie an der Universität Bayreuth und promovierte im Jahr 2016 an der
Ruhr-Universität Bochum.

Prof. Dr. med. Dr. med. habil.
Reinhard Hoffmann

BG Unfallklinik Frankfurt am Main gGmbH
Frankfurt am Main

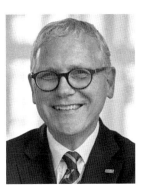

Reinhard Hoffmann studierte in Bochum
und Düsseldorf Medizin. Facharztweiterbil-

dung Chirurgie und Unfallchirurgie in Hannover. Leitende Oberarzttätigkeit an der Charité in Berlin. Chefarzt für Unfallchirurgie an den Städtischen Kliniken Offenbach am Main. Seit 2004 Ärztlicher Direktor der Berufsgenossenschaftlichen Unfallklinik Frankfurt am Main gGmbH. Außerplanmäßiger Professor am Klinikum der Goethe-Universität Frankfurt am Main. Schwerpunkte in der speziellen Unfallchirurgie: Versorgung komplexer Knochen-/Gelenk-/Beckenbrüche, Ellenbogentraumatologie, Rekonstruktionen nach schweren Verletzungen. Präsident der DGU und der DGOU 2013. Langjähriger Generalsekretär dieser Fachgesellschaften. Initiator des Lufthansa Aviation Training (LAT) für die IC-Kurse (Interpersonal Competence Course). Aktuell Vizepräsident des Berufsverbandes des Orthopädie und Unfallchirurgie (BVOU). Für den BVOU Leiter der Akademie Orthopädie und Unfallchirurgie. Mitglied großer national wie international tätiger Fachgesellschaften und Verbände. Herausgeber und Mitherausgeber zahlreicher Fachzeitschriften.

Theresa Hüer, M. A.

Universität Duisburg-Essen
Lehrstuhl für Medizinmanagement
Essen

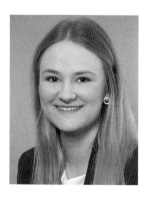

Theresa Hüer studierte Betriebswirtschaftslehre im Gesundheitswesen an der Hochschule Osnabrück und absolvierte im Anschluss daran ihren Master im Studiengang Medizinmanage-

ment an der Universität Duisburg-Essen. Seit 2019 arbeitet und forscht sie als wissenschaftliche Mitarbeiterin am Lehrstuhl für Medizinmanagement in Essen in der AG Gesundheitspolitik und Management von Gesundheitseinrichtungen.

Dr. Birgit Jaspers

Klinik für Palliativmedizin
Universitätsklinikum Bonn
Bonn
Klinik für Palliativmedizin
Universitätsmedizin Göttingen
Göttingen

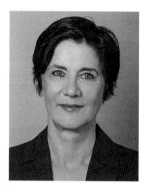

Dr. Birgit Jaspers ist Philosophin, Germanistin und Medizinwissenschaftlerin. Sie arbeitet in der palliativmedizinischen Forschung und Lehre an den Universitäten Bonn und Göttingen. Schwerpunkte sind Forschungskoordination, ethische und medizinethische Fragestellungen, internationale Projekte zur Qualitätssicherung in der Palliativversorgung und Arbeiten für gesundheitspolitische Gremien.

Jürgen Klauber

Wissenschaftliches Institut der AOK (WIdO)
Berlin

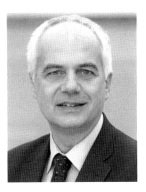

Studium der Mathematik, Sozialwissenschaften und Psychologie in Aachen und Bonn. Seit 1990 im Wissenschaftlichen Institut der AOK (WIdO) tätig. 1992–1996 Leitung des Projekts GKV-Arzneimittelindex im WIdO, 1997–1998 Leitung des Referats Marktanalysen im AOK-Bundesverband. Ab 1998 stellvertretender Institutsleiter und ab 2000 Leiter des WIdO. Inhaltliche Tätigkeitsschwerpunkte: Themen des Arzneimittelmarktes und stationäre Versorgung.

Andreas Klöss

Wissenschaftliches Institut der AOK (WIdO)
Berlin

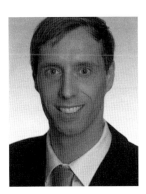

Studium der Mathematik (Diplom) mit Nebenfach Betriebswirtschaftslehre an der Techni-

schen Universität Berlin. Seit 2017 Programmierer und Datenanalyst im Forschungsbereich Qualitäts- und Versorgungsforschung sowie im Forschungsbereich Krankenhaus des Wissenschaftlichen Instituts der AOK (WIdO).

Stephanie Krebs, M. Sc.

Ostfalia Hochschule für angewandte
Wissenschaften
Hochschule Braunschweig/Wolfenbüttel
Wolfsburg

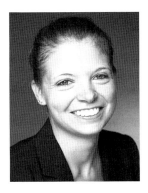

Stephanie Krebs ist wissenschaftliche Mitarbeiterin an der Ostfalia Hochschule für angewandte Wissenschaften. Sie schloss ihr Studium in Biologie, Germanistik und Wirtschaftswissenschaften an der Ruhr-Universität in Bochum und der Friedrich-Schiller-Universität in Jena ab. Auf Basis ihrer branchenübergreifenden Erfahrung in der freien Wirtschaft liegt ihr Forschungsschwerpunkt im interdisziplinären und systemischen Verständnis des Gesundheitswesens.

Elisabeth Kurzewitsch, B. A.

Duale Hochschule Baden-Württemberg
Fachgebiet Gesundheitsmanagement
Mannheim

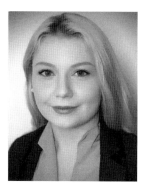

Duales Studium der Betriebswirtschaftslehre an der Dualen Hochschule Baden-Württemberg in Mannheim. Bachelorabschluss im Jahr 2020 im Studiengang Gesundheitsmanagement. Seit 2020 Projektmanagerin für Softwareprodukte im Bereich der Medizininformatik.

Dr. Gregor Leclerque

Wissenschaftliches Institut der AOK (WIdO)
Berlin

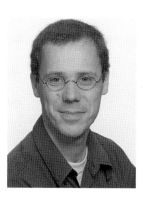

Studium der Volkswirtschaftslehre. 1997–2002 wissenschaftlicher Mitarbeiter an der Professur für Verteilungs- und Sozialpolitik, Johann-Wolfgang-Goethe-Universität, Frankfurt am Main. Promotion zum Thema „Arbeitnehmervertretungen in Japan". 2003–2006 wissenschaftlicher Mitarbeiter am Institut für Wirtschaft, Arbeit und Kultur (IWAK), Frankfurt am Main. Seit Jahresbeginn 2007 wissenschaftlicher Mitarbeiter im Forschungsbereich Krankenhaus des WIdO.

Ruth Lingnau, M. Sc.

aQua – Institut für angewandte Qualitätsförderung und Forschung im Gesundheitswesen GmbH
Abt. Gesundheitssystemanalyse und Gesundheitsökonomie
Göttingen

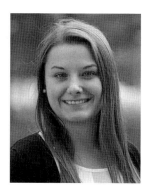

Gesundheitswissenschaftlerin, studierte Health Communication (B. Sc.) und Public Health (M. Sc.) an der Universität Bielefeld und arbeitet seit 2019 am aQua-Institut in Göttingen in der Abteilung Gesundheitssystemanalyse und Gesundheitsökonomie. Neben der Unterstützung in einigen Innovationsfondsprojekten koordiniert sie aktuell das ebenfalls vom G-BA geförderte USER-Projekt zur Umsetzung eines strukturierten Entlassmanagements mit Routinedaten.

Dr. med. Jürgen Malzahn

AOK-Bundesverband
Berlin

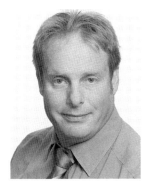

Studium der Humanmedizin in Berlin und Frankfurt am Main. Seit 1997 im AOK-Bundesverband tätig, dort bis zum Jahr 2000 im Referat Krankenhaus-Fallmanagement beschäftigt, dann Wechsel in das Referat Krankenhäuser und später Übernahme der Referatsleitung. Seit 2007 Abteilungsleiter Stationäre Einrichtungen/Rehabilitation.

Robert Messerle

Hamburg Center for Health Economics
Universität Hamburg
Hamburg

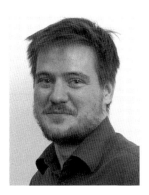

Seit 2020 wissenschaftlicher Mitarbeiter am Lehrstuhl für Management im Gesundheitswesen an der Universität Hamburg. Nach dem Studium der Wirtschaftsinformatik und Volkswirtschaftslehre beschäftigte er sich einige Jahre beim GKV-Spitzenverband als Fachreferent mit der Analyse der ambulanten Versorgung. Vor Beginn seines Promotionsstudiums war er als wissenschaftlicher Referent in der Geschäftsstelle des Sachverständigenrats zur Begutachtung der Entwicklung im Gesundheitswesen und bei der Wissenschaftlichen Kommission für ein modernes Vergütungssystem tätig.

Carina Mostert

Wissenschaftliches Institut der AOK
Berlin

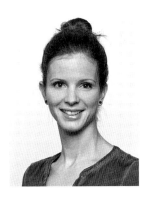

Studium an den Universitäten Bielefeld und Duisburg-Essen. Masterabschluss im Jahr 2012 im Studiengang Medizinmanagement. 2009–2011 wissenschaftliche Hilfskraft beim Rheinisch-Westfälischen Institut für Wirtschaftsforschung (RWI). Seit 2012 wissenschaftliche Mitarbeiterin im Forschungsbereich Krankenhaus des Wissenschaftlichen Instituts der AOK (WIdO), seit 2019 Leiterin des Forschungsbereichs.

Rajko Ninic

AOK-Bundesverband
Berlin

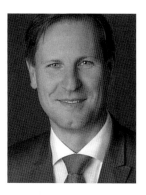

Ausbildung zum Versicherungskaufmann. Studium der Medizin in Frankfurt am Main. Ärztliche Tätigkeit in den Fachbereichen Innere Medizin und Unfallchirurgie. Im Anschluss Tätigkeitsfeld im Medizincontrolling. Seit 2009 beratender Arzt für die Abteilungen ambulante und stationäre Versorgung im AOK-Bundesverband. Themenschwerpunkt: neue Versorgungsformen.

Tanyel Özdes

Wissenschaftliches Institut der AOK
Berlin

Studium der Mathematik mit dem Schwerpunkt „Wirtschaftsmathematik und Statistik" an der Beuth-Hochschule für Technik Berlin. Seit September 2020 Mitarbeiterin des Wissenschaftlichen Instituts der AOK (WIdO). Davor ein Jahr lang als studentische Hilfskraft tätig. Aktuelle Arbeitsschwerpunkte: statistische Analyse von Routinedaten der Kranken- und Pflegeversicherung im Forschungsbereich Pflege.

Prof. Dr. med. Frank Peters-Klimm

Universitätsklinikum Heidelberg
Heidelberg

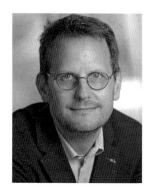

Nach seinem Medizinstudium mit Promotion 1992–1999 an der Universität in Freiburg im Breisgau klinische Weiterbildung am Medizinischen Universitätsklinikum Basel. Seit 2004 wissenschaftlicher Mitarbeiter des Universitätsklinikums Heidelberg, Facharzt für Innere Medizin 2006 FMH (Schweiz), Facharzt für Allgemeinmedizin 2007 (Deutschland), Habilitation zum Thema „Herzinsuffizienz in der Hausarztpraxis" 2011, apl. Professur im Fach Allgemeinmedizin 2015.

Dr. Sarah Peuten

Philosophisch-Sozialwissenschaftliche
Fakultät
Universität Augsburg
Augsburg

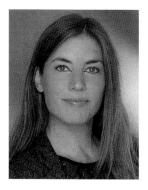

Sarah Peuten ist seit 2017 wissenschaftliche Mitarbeiterin an der Professur für Soziologie mit Berücksichtigung der Sozialkunde an der Philosophisch-Sozialwissenschaftlichen Fakultät der Universität Augsburg. Sie studierte Europäische Ethnologie/Kulturwissenschaft an der Philipps-Universität Marburg und promovierte 2018. Ihre Arbeitsschwerpunkte liegen im Bereich Lebensende, Diskurs- und Gouvernementalitätsanalyse.

Dr. Adam Pilny

Rheinisch-Westfälisches Institut
für Wirtschaftsforschung e. V. (RWI)
Essen

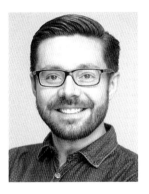

Dr. Adam Pilny hat von September 2013 bis Dezember 2014 als Wissenschaftler im FZD Ruhr am RWI gearbeitet. Seit Januar 2015 ist er als Wissenschaftler im Kompetenzbereich „Gesundheit" tätig. Er studierte Wirtschaftswissenschaft an der Ruhr-Universität Bochum und war von 2010 bis 2013 Promotionsstudent an der Ruhr Graduate School in Economics (RGS). Er wurde im Februar 2015 an der Ruhr-Universität Bochum promoviert. Sein Forschungsinteresse gilt der Gesundheitsökonomie und der angewandten Ökonometrie, insbesondere befasst er sich mit Konsolidierungen und Investitionssubventionen im Krankenhausmarkt sowie Discrete-Choice-Modellen zur Untersuchung von Patientenentscheidungen.

Thorsten Pollmann

aQua – Institut für angewandte Qualitätsförderung und Forschung im Gesundheitswesen GmbH
Abt. Gesundheitssystemanalyse und Gesundheitsökonomie
Göttingen

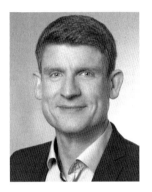

Gesundheitswissenschaftler (M. Sc.). Thorsten Pollmann studierte Health Communication (B. Sc.) und Public Health (M. Sc.) an der Universität Bielefeld mit den Schwerpunkten Epidemiologie und quantitative Forschungsmethoden. Seit 2017 arbeitet er am aQua-Institut in der Abteilung Gesundheitsberichterstattung und Biometrie. Dort ist er in verschiedenen Innovationsfondsprojekten – aktuell zu den Themen Entlassmanagement und Notfallversorgung – zuständig für die Analyse von GKV-Routinedaten.

Andreas Pritzkau

Wissenschaftliches Institut der AOK
Berlin

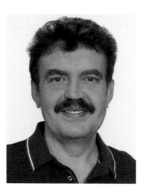

Geboren 1969. Studium der Informatik an der Rheinischen Friedrich-Wilhelms-Universität Bonn. Seit 1995 Mitarbeiter in Forschungsbereich Krankenhaus des WIdO.

Martina Purwins

AOK-Bundesverband
Berlin

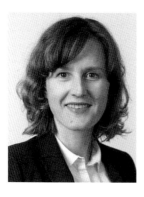

Examinierte Krankenschwester, Studium Pflege/Pflegemanagement (Diplom) an der Evangelischen Fachhochschule Berlin mit den Schwerpunkten Gesundheitsökonomie und Management, Pflegewissenschaften, Rechtliche Grundlagen und Methoden. Seit 2008 Referentin in der Abteilung Stationäre Versorgung, Rehabilitation im AOK-Bundesverband.

Prof. Dr. med. Lukas Radbruch

Klinik für Palliativmedizin
Universitätsklinikum Bonn
Bonn

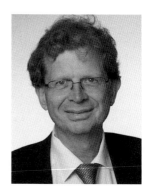

Nach dem Studium der Humanmedizin in Bonn und der Weiterbildung Anästhesiologie am Universitätsklinikum Köln trat Lukas Radbruch 2003 die Grünenthal-Stiftungsprofessur für Palliativmedizin an der RWTH Aachen an. Mit dem Wechsel auf den Lehrstuhl für Palliativmedizin der Universität Bonn im Jahr 2010 ist die Leitung der Klinik für Palliativmedizin am Universitätsklinikum Bonn und des Zentrums für Palliativmedizin am Malteser Krankenhaus Bonn/Rhein-Sieg verbunden. Seit 2014 ist Lukas Radbruch Präsident der Deutschen Gesellschaft für Palliativmedizin und Vorsitzender der International Association for Hospice and Palliative Care. Seine wissenschaftlichen Schwerpunkte liegen in der Symptomerfassung, Opioidtherapie, Fatigue, Kachexie und ethischen Fragestellungen in der Palliativmedizin.

Dr. med. Christoph Reimertz

BG Unfallklinik Frankfurt am Main gGmbH
Frankfurt am Main

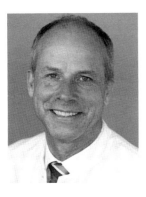

Christoph Reimertz war sieben Jahre lang unfallchirurgischer Oberarzt an der BG-Unfallklinik Frankfurt am Main. Seit 2014 leitet er
als Chefarzt die dortige Abteilung BG Service- und Rehabilitationszentrum. Er ist einer
der Sprecher des Medizinischen Beirats innerhalb der Holding der BG Kliniken und vertritt
den Bereich Rehabilitation in zahlreichen Gremien innerhalb und außerhalb der Deutschen
Gesetzlichen Unfallversicherung.

apl. Prof. Dr. med. Ulrich Ronellenfitsch

Universitätsklinik und Poliklinik für Viszerale,
Gefäß- und Endokrine Chirurgie
Universitätsklinikum Halle (Saale)
Halle (Saale)

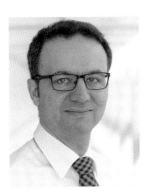

Apl. Prof. Dr. med. Ulrich Ronellenfitsch studierte Humanmedizin an den Universitäten
Heidelberg und Madrid. Er ist Facharzt für
Allgemeinchirurgie und Gefäßchirurgie. Nach
klinischen und wissenschaftlichen Tätigkeiten an der Universitätsmedizin Mannheim und
dem Universitätsklinikum Heidelberg ist er
seit 2019 Advanced Clinician Scientist an
der Medizinischen Fakultät der Martin-Luther-
Universität Halle-Wittenberg und Oberarzt an
der Klinik für Viszerale, Gefäß- und Endokrine
Chirurgie am Universitätsklinikum Halle (Saale). Seine wissenschaftlichen Schwerpunkte
sind die Behandlungsqualität in der Chirurgie
sowie die multimodale Therapie von Tumoren
des Gastrointestinaltraktes.

Dr. Felix Rösel

ifo Institut für Wirtschaftsforschung e. V.
Dresden

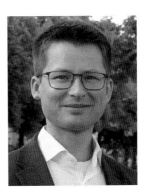

Dr. Felix Rösel ist seit 2013 wissenschaftlicher
Mitarbeiter an der Dresdner Niederlassung des
ifo Instituts. Er hat in Erfurt und Dresden
Rechtswissenschaft und Volkswirtschaftslehre
studiert und wurde 2017 an der TU Dresden
promoviert. Felix Rösel forscht empirisch an
den Schnittstellen von Gesundheitsökonomie,
Finanzwissenschaft und Politischer Ökonomie
und ist aktiv in der Politikberatung.

Torsten Schelhase

Statistisches Bundesamt
Bonn

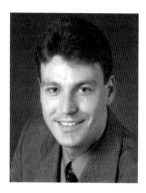

Studium der Geografie mit Schwerpunkten Wirtschafts- und Sozialgeografie in Bayreuth und Bonn. 2002–2003 bei der Kassenärztlichen Bundesvereinigung im Bereich Bedarfsplanung tätig. Seit 2003 Mitarbeiter im Statistischen Bundesamt, seit 2005 Leiter des Referats Krankenhausstatistik/Todesursachenstatistik in der Gruppe H1 Gesundheit.

Dr. David Scheller-Kreinsen

AOK-Bundesverband
Berlin

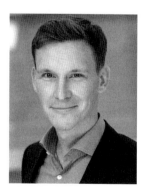

Dr. David Scheller-Kreinsen ist Leiter des Referats Stationäre Versorgung und Rehabilitation des AOK-Bundesverbandes. Er ist promovierter Volkswirt und Autor von diver-

sen Beiträgen zu Fragestellungen der Steuerung und Finanzierung der Krankenhausversorgung. Sein Studium absolvierte er in London, Berlin und Washington.

Prof. Dr. Werner Schneider

Philosophisch-Sozialwissenschaftliche Fakultät
Universität Augsburg
Augsburg

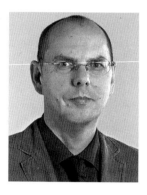

Werner Schneider ist seit 2003 Professor für Soziologie unter Berücksichtigung der Sozialkunde an der Philosophisch-Sozialwissenschaftlichen Fakultät der Universität Augsburg, zuvor war er wissenschaftlicher Oberassistent und Privatdozent am Institut für Soziologie der Ludwig-Maximilians-Universität München. Seine Forschungs- und Lehrgebiete umfassen folgende Bereiche: Familiensoziologie und Soziologie der Lebensalter bzw. Soziologie der Lebensphasen und privaten Lebensformen, Wissenssoziologie, Kultursoziologie und Medizin-/Gesundheitssoziologie (insbes. Medizintechnik, Körper, Behinderung sowie Sterben, Tod und sozialer Wandel), Diskurs-/Dispositivforschung sowie qualitative Methoden der empirischen Sozialforschung.

Prof. Dr. Jonas Schreyögg

Hamburg Center for Health Economics
Universität Hamburg
Hamburg

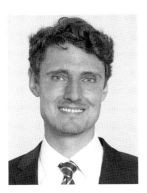

Prof. Dr. Schreyögg ist Inhaber des Lehrstuhls für Betriebswirtschaftslehre, insb. Management im Gesundheitswesen an der Universität Hamburg und wissenschaftlicher Direktor des Hamburg Center for Health Economics (HCHE). Er ist gleichzeitig assoziierter Forscher an der Stanford University. Er ist Mitglied des Sachverständigenrates zur Begutachtung der Entwicklung im Gesundheitswesen, der Expertenkommission „Pflegepersonal im Krankenhaus" beim Bundesministerium für Gesundheit und zahlreicher wissenschaftlicher Beiräte von Institutionen des Gesundheitswesens. Er erhielt zahlreiche Preise und Forschungsstipendien und verbrachte Lehr- und Forschungsaufenthalte in Norwegen, Singapur, Taiwan und den USA.

Prof. Dr. med. Matthias Schwarzbach

Klinikum Frankfurt Höchst
Frankfurt

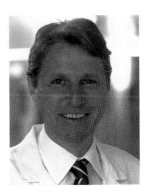

Prof. Dr. med. Matthias Schwarzbach ist Chefarzt der Klinik für Allgemein-, Viszeral-, Gefäß- und Thoraxchirurgie am Klinikum Frankfurt Höchst. Er studierte Humanmedizin an der Universität Erlangen. Seine chirurgische Weiterbildung absolvierte er an der Chirurgischen Universitätsklinik Heidelberg und habilitierte sich 2001. Er absolvierte Weiterbildungen in den Fächern Gefäß-, Viszeral- und Thoraxchirurgie und erlangte einen MBA in Gesundheitsökonomie. 2005–2007 war er Leiter des Transplantationszentrums Mannheim. 2007 wurde er zum apl. Professor im Fach Chirurgie an der Universität Heidelberg ernannt. Er ist Gründungsvorsitzender der Deutschen Gesellschaft für Klinisches Prozessmanagement (DGKPM) e. V.

Dr. med. Uwe Schweigkofler

BG Unfallklinik Frankfurt am Main gGmbH
Frankfurt am Main

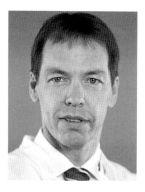

Uwe Schweigkofler ist stellv. Ärztlicher Direktor der BG Unfallklinik Frankfurt am Main gGmbH (BGU) und leitet seit Juni 2018 die Sektion spezielle Unfallchirurgie in der Abteilung Unfallchirurgie und orthopädische Chirurgie. Er war über 15 Jahre der leitende Arzt des Notarztstandortes an der BGU (NEF1 und RTH Chr.2) und unfallchirurgischer Oberarzt in leitenden Positionen. Er ist aktiv in zahlreichen Gremien und Sektionen der DGU, DIVI und der gesetzlichen Unfallversicherung, die sich mit der Versorgung von Schwerverletzten befassen.

Dr. Antje Schwinger

Wissenschaftliches Institut der AOK (WIdO)
Berlin

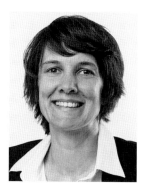

Pflegestudium an der Napier University Edinburgh und Studium der Gesundheitsökonomie an der Universität zu Köln. Nach Tätigkeiten im Wissenschaftlichen Institut der AOK (WIdO) und im AOK-Bundesverband mehrere Jahre am IGES Institut tätig mit den Themenschwerpunkten vertragsärztliche Vergütung und Pflegeforschung. Leitung des Forschungsbereichs Pflege im WIdO. 2017 Abschluss der Promotion an der Universität Bremen zum Thema Pflegekammern.

Susanne Sollmann

Wissenschaftliches Institut der AOK (WIdO)
Berlin

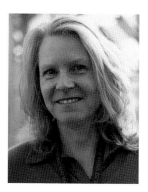

Susanne Sollmann studierte Anglistik und Kunsterziehung an der Rheinischen Friedrich-Wilhelms-Universität Bonn und am Goldsmiths College, University of London. Von 1986 bis 1988 war sie wissenschaftliche Hilfskraft am Institut für Informatik der Universität Bonn. Seit 1989 ist sie im Wissenschaftlichen Institut der AOK (WIdO) tätig, u. a. im Projekt Krankenhausbetriebsvergleich und im Forschungsbereich Krankenhaus. Verantwortlich für Koordination und Lektorat des Krankenhaus-Reports.

Jutta Spindler

Statistisches Bundesamt
Gruppe H1 Gesundheit
Bonn

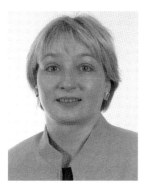

Studium der Sozialwissenschaften mit den Schwerpunkten Empirische Sozialforschung und Sozialstrukturanalyse in Duisburg. Wissenschaftliche Mitarbeiterin u. a. an den Universitäten Köln und Duisburg in berufs- und medizinsoziologischen Forschungsprojekten und Leitung der Geschäftsstelle eines Modellprojekts zur Verbesserung regionaler Ausbildungschancen von Jugendlichen. Seit 2002 im Statistischen Bundesamt zunächst in der Gruppe Mikrozensus, seit 2006 in der Gruppe H1 Gesundheit zuständig für die Organisation und Koordination im Bereich der Gesundheitsstatistiken sowie für die konzeptionelle und methodische Weiterentwicklung der Statistiken.

Carina Stammann, MPH

aQua – Institut für angewandte Qualitätsförderung und Forschung im Gesundheitswesen GmbH
Abt. Gesundheitssystemanalyse und Gesundheitsökonomie
Göttingen

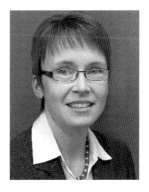

Medizinisch-technische Radiologieassistentin, Bachelorstudium des Gesundheitsmanagements an der Hochschule Fulda und Masterstudium Public Health an der Universität Bielefeld. Seit 2009 wissenschaftliche Mitarbeiterin im aQua-Institut. Arbeitsschwerpunkte sind neben der Methodenbegleitung (Evidenzbasierte Medizin, systematische Literaturrecherche, Studienbewertung) Projektleitungen von Innovationsfondprojekten, u. a. für Qualitätsmessung in der Pflege mit Routinedaten (QMPR).

Michael Steiner

Gesundheitsdepartement Basel-Stadt
Basel

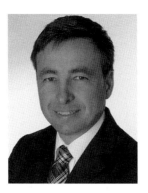

Michael Steiner, Dipl. Volkswirt, leitet seit dem Jahr 2018 die Umsetzung der gemeinsamen Versorgungsplanung der Kantone Basel-Landschaft und Basel-Stadt. Bis zum Jahr 2014 war er als Senior Partner für das Geschäftsfeld Gesundheit und Soziales der Prognos AG(Basel) verantwortlich. Dabei konnte er die Evaluation der Hausarztmodelle der AOK Baden-Württemberg, die wissenschaftliche Begleitung der Unabhängigen Patientenberatung sowie die Politikberatung im Rahmen des Kompetenzzentrums für Familie des BMFSFJ vorantreiben. Seit einigen Jahren konzentriert sich Michael Steiner – zunächst in verschiedenen Mandaten – auf die Weiterentwicklung des Gesundheitswesens in der Nordwestschweiz.

Prof. Dr. med. Stefan Störk

Universitätsklinikum Würzburg
Würzburg

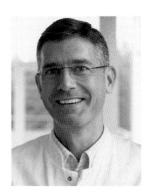

Prof. Dr. med. Stefan Störk, PhD, studierte Humanmedizin an den Universitäten von Homburg/Saar, Bristol/UK und FU Berlin sowie Klinische Epidemiologie an den Universitäten von Rotterdam und Utrecht. Er ist Gründungsmitglied des Deutschen Zentrums für Herzinsuffizienz und leitet dort seit 2011 das Department für Klinische Forschung und Epidemiologie. Seine Forschungsschwerpunkte sind diagnostische, therapeutische und prognostische Aspekte des Syndroms Herzinsuffizienz sowie die assoziierte Implementierungsforschung.

Dr. Verena Struckmann

Technische Universität Berlin
Lehrstuhl Management im Gesundheitswesen
WHO Collaborating Centre for Health
Systems, Research and Management
Berlin

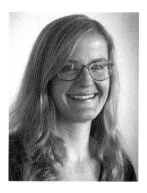

Verena Struckmann ist seit 2012 wissenschaftliche Mitarbeiterin im Fachgebiet Management im Gesundheitswesen an der TU Berlin. Nach einem Bachelor in European Public Health in Maastricht und Malmö, einem Honours Degree in Governance of Health Care Innovations in Maastricht und einem Master of Public Health an der Freien Universität Berlin schloss sie ihre Dissertation zum Dr. PH an der TU Berlin ab. Ihre Forschungsschwerpunkte liegen auf der Integrierten Versorgung, insbesondere mit einem Fokus auf Multimorbidität und Finanzierung und dem Bereich Global Health.

Elisa Studinski

Wissenschaftliches Institut der AOK (WIdO)
Berlin

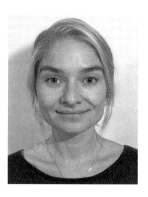

Derzeit befindet sich Elisa Studinski im Abschlusssemester des Masterstudiengangs Management und Qualitätsentwicklung im Gesundheitswesen an der Alice Salomon Hochschule Berlin. Seit August 2019 ist sie als studentische Mitarbeiterin am WIdO im Projekt Qualitätsmessung in der Pflege mit Routinedaten (QMPR) tätig. Ihr Schwerpunkt liegt hierbei auf der Evidenzrecherche von Qualitätsindikatoren für die Versorgung im Pflegeheim. Zunächst arbeitete sie als Gesundheits- und Krankenpflegerin und absolvierte das Studium Gesundheits- und Pflegemanagement (B. Sc.).

Chrysanthi Tsiasioti

Wissenschaftliches Institut der AOK (WIdO)
Berlin

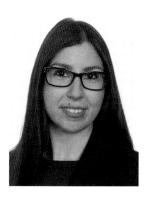

Diplomstudium der Volkswirtschaftslehre an der Freien Universität Berlin und Masterstudium Statistik an der Humboldt-Universität Berlin. Seit 2015 wissenschaftliche Mitarbeiterin im WIdO. Aktuelle Arbeitsschwerpunkte: Datenanalysen, Versorgungsforschung mit Routinedaten im Bereich Pflege, unter anderem mit Schwerpunkt auf Arzneimittelversorgung, ambulant-ärztlicher und rehabilitativer Versorgung.

Dr. rer. medic. Anke Walendzik

Lehrstuhl für Medizinmanagement
Universität Duisburg-Essen
Essen

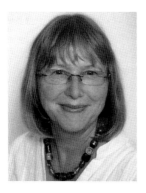

Anke Walendzik arbeitet und forscht seit 2005 am Alfried Krupp von Bohlen und Halbach-Stiftungslehrstuhl für Medizinmanagement der Universität Duisburg-Essen als wissenschaftliche Mitarbeiterin und Arbeitsgruppenleitung in den Bereichen Gesundheitspolitik, Gesundheitssystemforschung und Versorgungsforschung – ein besonderer Schwerpunkt liegt im Bereich der ambulanten ärztlichen Vergütung.

Prof. Dr. Jürgen Wasem

Lehrstuhl für Medizinmanagement
Universität Duisburg-Essen
Essen

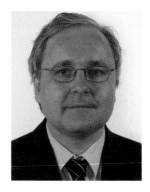

Diplom-Volkswirt. 1985–1989 Referententätigkeit im Bundesministerium für Arbeit und Sozialordnung. 1991–1994 Max-Planck-Institut für Gesellschaftsforschung. 1989–1991 und 1994–1997 Fachhochschule Köln. 1997–1999 Universität München. 1999–2003 Universität Greifswald. Seit 2003 Inhaber des Alfried Krupp von Bohlen und Halbach-Stiftungslehrstuhls für Medizinmanagement der Universität Duisburg-Essen. Vorsitzender der Deutschen Gesellschaft für Disease Management und Mitglied im Vorstand der Deutschen Gesellschaft für Sozialmedizin und Prävention sowie des Geschäftsführenden Vorstands der Gesellschaft für Sozialen Fortschritt.

Dr. Gerald Willms

aQua – Institut für angewandte Qualitätsför-
derung und Forschung im Gesundheitswesen
GmbH
Abt. Gesundheitssystemanalyse und Gesund-
heitsökonomie
Göttingen

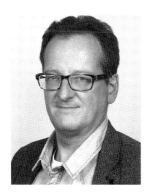

Promovierter Sozialwissenschaftler der Ge-
org-August-Universität Göttingen. Gerald
Willms arbeitet seit 2009 am Göttinger aQua-
Institut und leitet dort derzeit die Abteilung
Gesundheitssystemanalyse und Gesundheitsökonomie. Als Seniorprojektentwickler liegt
ein Schwerpunkt seiner Tätigkeit in der Konzeption und methodischen Begleitung von
(insbesondere) Innovationsfondsprojekten.
Seine aktuell bearbeiteten Themen liegen in
den Bereichen der (ambulanten) Notfallversorgung und der Pflege, wo er sich überwiegend
mit implementierungswissenschaftlichen Fragestellungen beschäftigt.

Juliane Winkelmann

Technische Universität Berlin
Lehrstuhl Management im Gesundheitswesen
WHO Collaborating Centre for Health
Systems, Research and Management
Berlin

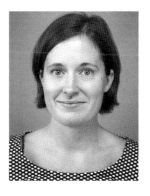

Juliane Winkelmann ist seit 2016 wissenschaftliche Mitarbeiterin am Fachgebiet Management im Gesundheitswesen an der TU
Berlin und Mitherausgeberin der Health Care
Systems in Transition Series des European Observatory on Health Systems and Policies. Sie
studierte Sozialwissenschaften und Public Policy in Berlin, Paris und Maastricht sowie Gesundheitsökonomie in York. Ihr Forschungsschwerpunkt liegt auf der vergleichenden Gesundheitssystemforschung.

Stichwortverzeichnis